国家卫生健康委员会“十三五”规划教材
全 国 高 等 职 业 教 育 教 材

供康复治疗技术专业用

康复评定技术

第 3 版

主　编　王玉龙　周菊芝

副主编　丁建红　罗　萍　沈维青

编　者（以姓氏笔画为序）

丁建红（长春医学高等专科学校）
王小青（四川护理职业学院）
王玉龙（深圳大学第一附属医院）
冯传博（商丘医学高等专科学校）
吕　星（深圳大学第一附属医院）
任　凯（四川卫生康复职业学院附属自贡市第一人民医院）
李　华（深圳大学第一附属医院）（兼秘书）
李　静（安庆医药高等专科学校）
杨　飞（深圳职业技术学院）
沈维青（江苏护理职业学院）
宋　锐（黑龙江护理高等专科学校）
郁利清（赣南卫生健康职业学院）
罗　萍（湖北职业技术学院）
周建瑞（十堰市太和医院　湖北医药学院附属医院）
周菊芝（宁波卫生职业技术学院）
耿姣姣（江苏医药职业学院）
郭　艳（鹤壁职业技术学院）
路　莹（廊坊卫生职业学院）

人民卫生出版社

图书在版编目（CIP）数据

康复评定技术 / 王玉龙，周菊芝主编 . —3 版 . —北京：人民卫生出版社，2019

ISBN 978-7-117-28445-5

Ⅰ. ①康… Ⅱ. ①王…②周… Ⅲ. ①康复评定 – 高等职业教育 – 教材 Ⅳ. ①R49

中国版本图书馆 CIP 数据核字（2019）第 231563 号

康复评定技术

第 3 版

主　　编：王玉龙　周菊芝
出版发行：人民卫生出版社（中继线 010-59780011）
地　　址：北京市朝阳区潘家园南里 19 号
邮　　编：100021
E - mail：pmph @ pmph.com
购书热线：010-59787592　010-59787584　010-65264830
印　　刷：人卫印务（北京）有限公司
经　　销：新华书店
开　　本：850 × 1168　1/16　　印张：41　　插页：8
字　　数：1298 千字
版　　次：2010 年 7 月第 1 版　　2019 年 12 月第 3 版
2024 年 10 月第 3 版第 10 次印刷（总第 21 次印刷）
标准书号：ISBN 978-7-117-28445-5
定　　价：82.00 元

修订说明

《“健康中国2030”规划纲要》指出：“加强康复、老年病、长期护理、慢性病管理、安宁疗护等接续性医疗机构建设”，“加大养老护理员、康复治疗师、心理咨询师等健康人才培养培训力度”。近年康复治疗技术专业和康复治疗师职业显示了强劲的发展势头和成长的活力，反映了医疗和康复领域对专业人才培养及人力资源的迫切需要。为了认真贯彻落实党的二十大精神，更好地服务康复专业教育的发展，提升康复人才培养水平，人民卫生出版社在教育部、国家卫生健康委员会的领导下，在全国卫生职业教育教学指导委员会的支持下，成立了第二届全国高等职业教育康复治疗技术专业教育教材建设评审委员会，并启动了第三轮全国高等职业教育康复治疗技术专业规划教材的修订工作。

全国高等职业教育康复治疗技术专业规划教材第一轮8种于2010年出版，第二轮主教材17种于2014年出版。教材自出版以来，在全国各院校的支持与呵护下，得到了广泛的认可与使用。本轮教材修订经过认真的调研与论证，在坚持传承与创新的基础上，积极开展教材的立体化建设，力争突出实用性，体现高职康复教育特色：

1. 注重培育康复理念 现代康复的核心思想是全面康复、整体康复。整套教材在编写中以建立康复服务核心职业能力为中心，注重学生康复专业技能与综合素质均衡发展，使其掌握康复治疗技术的特点，增强实践操作能力和思维能力，能够适应康复治疗专业的工作需要。

2. 不断提升教材品质 编写遵循“三基”、“五性”、“三特定”的原则，坚持高质量医药卫生教材的一贯品质。旨在体现专业价值的同时，内容和工作岗位需求紧密衔接，并在教材中加强对学生人文素质的培养。本轮教材修订精益求精，适应需求，突出专业特色，注重整体优化，力争打造我国康复治疗技术专业的精品教材。

3. 紧密围绕教学标准 紧紧围绕高等职业教育康复治疗技术专业的教学标准，结合临床需求，以岗位为导向，以就业为目标，以技能为核心，以服务为宗旨，力图充分体现职业教育特色。坚持理论与实践相结合，实践内容并入主教材中，注重提高学生的职业素养和实践技能，更好地为教学服务。

4. 积极推进融合创新 通过二维码实现教材内容与线上数字内容融合对接，让学习方式多样化、学习内容形象化、学习过程人性化、学习体验真实化。为学习理解、巩固知识提供了全新的途径与独特的体验，体现了以学生为中心的教材开发和建设理念。

本轮教材共17种，均为国家卫生健康委员会“十三五”规划教材。

教材目录

序号	教材名称	版次	主编
1	人体解剖学	第 1 版	陈　尚　胡小和
2	基础医学概要	第 2 版	杨朝晔　倪月秋
3	临床医学概要	第 2 版	胡忠亚
4	运动学基础	第 3 版	蓝　巍　马　萍
5	人体发育学	第 1 版	江钟立　王　红
6	康复医学导论	第 1 版	王俊华　杨　毅
7	康复评定技术	第 3 版	王玉龙　周菊芝
8	运动治疗技术	第 3 版	章　稼　王于领
9	物理因子治疗技术	第 3 版	张维杰　吴　军
10	作业治疗技术	第 3 版	闵水平　孙晓莉
11	言语治疗技术	第 3 版	王左生　马　金
12	中国传统康复技术	第 3 版	陈健尔　李艳生
13	常见疾病康复	第 3 版	张绍岚　王红星
14	康复辅助器具技术	第 2 版	肖晓鸿　李古强
15	社区康复	第 3 版	章　荣　张　慧
16	康复心理学	第 3 版	周郁秋
17	儿童康复	第 1 版	李　渤　程金叶

第二届全国高等职业教育康复治疗技术专业教育教材建设评审委员会名单

顾　　问　励建安　燕铁斌

主任委员　陈健尔　乔学斌　王左生　杨　晋

委　　员　（按姓氏笔画排序）

马　金　王玉龙　王俊华　王晓臣
江钟立　李　渤　杨　毅　肖晓鸿
闵水平　张绍岚　张维杰　罗治安
周郁秋　周菊芝　胡忠亚　章　荣
章　稼　蓝　巍　窦天舒　薛秀琍

秘　　书　薛秀琍　许贵强

数字内容编者名单

主　编　周菊芝　王玉龙

副主编　丁建红　罗　萍　沈维青

编　者（以姓氏笔画为序）

丁建红（长春医学高等专科学校）
王　波（长春医学高等专科学校）
王小青（四川护理职业学院）
王玉龙（深圳大学第一附属医院）
王立苹（黑龙江省康复医院）
冯传博（商丘医学高等专科学校）
吕　星（深圳大学第一附属医院）
朱利月（浙江医院）
任　凯（四川卫生康复职业学院附属自贡市第一人民医院）
杜月秋（黑龙江省农垦总局总医院）
李　伟（黑龙江省农垦总局总医院）
李　华（深圳大学第一附属医院）（兼秘书）
李　珂（黑龙江省农垦总局总医院）
李　静（安庆医药高等专科学校）
杨　飞（深圳职业技术学院）
沈维青（江苏护理职业学院）
宋　锐（黑龙江护理高等专科学校）
郁利清（赣南卫生健康职业学院）
罗　萍（湖北职业技术学院）
周建瑞（十堰市太和医院　湖北医药学院附属医院）
周菊芝（宁波卫生职业技术学院）
耿姣姣（江苏医药职业学院）
郭　艳（鹤壁职业技术学院）
路　莹（廊坊卫生职业学院）

主编简介与寄语

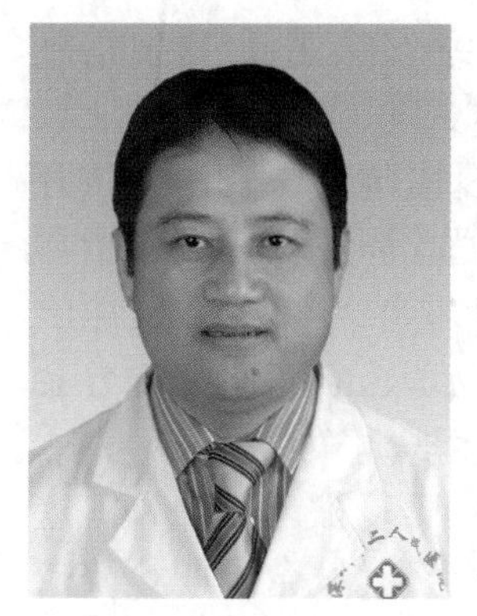

王玉龙，主任医师、教授、硕士生导师。深圳市第二人民医院(深圳大学第一附属医院)康复中心主任、深圳市康复医疗质量控制中心主任、深圳市残疾人康复培训基地主任、国家卫生健康委员会康复医学专家委员会委员、教育部行业教育教学指导委员会委员、中国医师协会老年康复专业委员会主任委员、中国康复医学会老年康复分会候任主任委员、中国非公立医疗机构协会康复医学专业委员会副主任委员、大湾区康复医学会会长、广东省康复医学会副会长、深圳市康复医学会会长，《中华物理医学与康复杂志》《中国康复医学杂志》《神经康复与神经修复》和《针灸推拿医学(英文版)》编委。发表专业学术论文150余篇，出版专著(含参编)50余部，承担国家级和省部级科研项目26项，国家标准“功能障碍者生活自理能力评定方法(GB/T 37103—2018)”第一起草人，获发明专利36项。

寄语：

《康复评定技术》是康复治疗专业的桥梁课程，是制定康复计划、实施康复服务、评定康复疗效的基础。希望同学们通过学习能够成为攻克疾病的“尖兵”、提高病人功能的“能手”。

主编简介与寄语

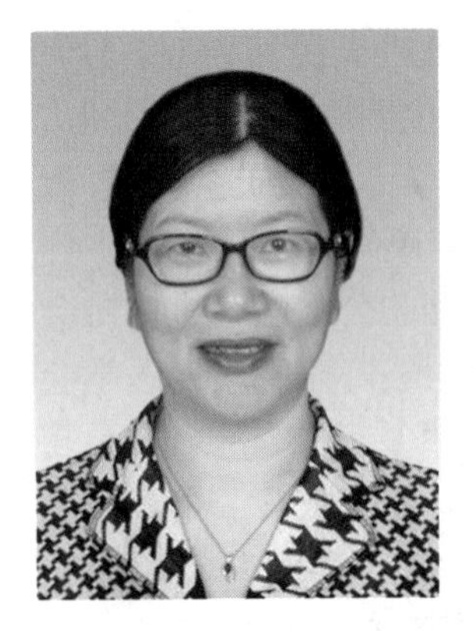

周菊芝，教授。宁波卫生职业技术学院教学督导委员会主任、康复治疗技术专业荣誉专业主任、学科带头人、学校首批教学名师，全国卫生职业教育教学指导委员会康复治疗类专委会委员、中国康复医学会康复医学教育委员会委员兼康复治疗技术教育学组副组长、全国民政职业教育教学指导委员会康复专业指导委员会常委、浙江省康复医学会理事、浙江省康复医学会康复教育专委会副主任委员、宁波市中华医学会物理医学与康复学分会副主任委员、宁波市康复医学会常务理事。从事卫生职业教育35年，先后任教临床医学概要、康复评定技术、内外科疾病康复、康复护理等课程。近年来主持或负责全国职业院校健康服务类示范专业点建设、全国职业院校残疾人康复人才培养改革试点项目等省部级专业建设项目10余项，主持国家职业教育专业教学资源库"康复治疗技术专业教学资源库"建设课程以及省级精品课程、精品在线开放课程各1门；发表论文近20篇，主编和参编国家级、省部级规划教材等近20部，专利1项；主持省高校"十三五"新形态教材建设等省市教科研项目（课题）10多项，获市级教学成果一等奖、二等奖各1项，获国家级、省级教学成果二等奖各1项。

寄语：

"吾生也有涯，而知也无涯。"希望即将成为康复治疗师的你在前行路上，立足专业，学会思考，勇于实践，潜心学习，不断提升自己。"有时去治愈，常常去帮助，总是去安慰"，做一名有温度、有情怀的"康复匠人"，帮助更多患者恢复健康，回归家庭与社会，让更多的功能障碍者重拾生活信心。

前　言

随着康复医学的发展和国家健康战略的调整，康复工作者对康复评定的认识发生了深刻的变化。早期康复的介入，使得相当一部分康复工作前移到相关临床学科，床边的康复评定工作因此而大大增加，便捷、快速以及非设备支撑的评定技术就特别受到临床康复工作者的欢迎。“医养结合”工作的开展，使得社区康复、居家康复的比重大大提升，与日常生活活动能力相关联的康复评定就显得越来越重要。综合型医院康复医学科因为需要承接ICU、骨科、神经科等学科的重症病人，所以重症康复已经成为“三级甲等”医院康复医学科必备的工作内容，应用康复的理念、手段和技能处理心肺疾病、脑损伤、恶性肿瘤晚期等重症、疑难病人的能力是衡量康复医学科服务水平的重要标志。

对重症、疑难病人的救治以及在社区的康复服务，使得康复疗效评定的指标也发生了很大的变化，仅仅用生活能否独立、是否需要帮助、日常生活依赖的程度等指标来表达康复的效果已经不能满足日益发展的康复医学的需要，如在重症病区开展康复，使用较多的是与生命体征相关的指标来衡量，对急性期病人的康复用对原发疾病的控制、并发症防治等的相关指标来衡量，对恢复期病人的康复用日常生活活动能力的相关指标来衡量，对在社区服务的后遗症期康复病人用自我照料能力、就读或就业能力的相关指标来衡量。

《康复评定技术》从第1版到第2版无论是在形式上，还是在内容上都进行了很大的调整，目的是为了更加贴近临床，有利于教师“教”、学生“学”，特别是强调了临床的实用性和操作性。第3版又在第2版的基础上进行了较大幅度的修改。这次的修改在认真落实党的二十大精神首先在康复的理念上，强调康复的着力点是疾病，而不仅仅是“功能障碍”，这样，康复评定的内容就发生了很大的改变。其次，《康复评定技术》整个内容分为了评定基本技术和评定技术临床应用两个部分，在应用环节，又将成人疾病评定和儿童疾病评定分开。另外，为顺应老年化趋势，本版特别增加了“常见老年疾病评定技术”，以满足临床工作的需求。

本版教材共分21章，第一章是总论，介绍康复评定的内容和方法；第二章到第十五章介绍有关认知、言语、运动、日常生活活动及社会参与等方面的内容，是康复评定技术的基础；第十六章到第二十一章是康复医学科常见疾病的功能评定，是康复评定技术的临床应用，体现了康复评定技术的重要性与临床价值。本版教材是数字融合教材，扫描书中二维码便于读者进行自主学习和自测学习效果。根据主干教材编写了实训指导和习题集。

在本书的编写过程中，编委们无私奉献、精诚合作。深圳大学第一附属医院也给予了大力支持和帮助，在此表示衷心的感谢。同时感谢深圳大学第一附属医院康复医学中心查甫兵、骆伟、李雅薇、罗皓鸣、陈晓燕、朱晓龙、龙建军、陈文生、李旭辉、吕星、耿红荔、余飞、王光益、刘芳、周静、袁健、周春秀和付莞祺，他们参与了本书的校对和部分文字工作，为本书的顺利出版付出了辛勤的劳动。

由于本次再版时间短，加上编者水平有限，不当之处在所难免，恳请广大教师、学生、同道及其他读者不吝赐教。

教学大纲（参考）

王玉龙　周菊芝

2023年10月

目　录

第一章 总 论

学习目标

1. 掌握 康复计划的制定、康复医嘱的解读。
2. 熟悉 康复评定的内容、残疾划分的标准。
3. 了解 临床评定的内容、康复治疗的常用手段。
4. 具有对康复计划的组成识别、康复计划制定以及实施康复转介服务的能力，能够了解康复疗效评定的指标变化。
5. 实施康复评定过去是需要康复协作组完成的，现在有不同的变化，在急诊医院、康复医院和社区康复服务中有不同的表现。

康复评定技术（rehabilitation evaluation and assessment）是研究病人有关身体、心理、社会及其所处环境的功能状况的一门医学学科。它是康复治疗专业主要的专业基础课之一，其任务是通过多种形式的教学，特别是操作性指导，使学生掌握识别、测量、分析和判断功能障碍和潜能的方法和技能，寻求能够满足各方需求的康复目标，制定适宜的康复计划，为康复临床学的学习奠定基础。

第一节 概 述

康复评定（rehabilitation evaluation）是康复医学的基石，没有评定就无法制定康复计划、评价康复的效果。随着康复的发展，康复评定的理念、意识和内容也发生了很大的变化。过去我们常常认为康复医学面对的是伤病后遗留的或与疾病伴存的功能障碍，已逐渐被康复医学所面对的是整体人，而不仅仅是功能障碍的观念所取代。对于康复疗效的评定也发生了质的改变。由于康复临床早期的介入，特别是对重症、疑难病人的救治，仅仅用生活能否独立、是否需要帮助、日常生活依赖的程度等来表达康复的效果，已经不能满足日益发展的康复医学的需要，如在重症病区开展康复，用的较多的是生命体征的相关指标来衡量效果，对急性期病人的康复用对原发疾病的控制、并发症防治的相关指标来衡量，对恢复期病人的康复用日常生活活动能力的相关指标来衡量，对于后遗症期的康复病人用自我照料能力、就读或就业能力的相关指标来衡量。

一、基本概念

（一）康复评定的定义

康复评定分为临床评定（clinical evaluation）和功能评定（functional evaluation）两个部分，前者多集中于评定病人整体健康状况、疾病的转归、临床的综合处理等主要由康复医师完成，后者则多限于

评定病人的功能，尤其是现实生活所需要的能力，主要由不同专业的治疗师完成。临床评定是康复治疗的基础，也为康复治疗提供安全保障；功能评定是临床评定的延续和深入，是取得良好的康复治疗效果的前提。因此，评定不同于诊断，远比诊断细致而详尽。康复评定技术则主要阐述与功能相关的康复评定内容。

康复评定尚无一个统一的定义，目前比较一致的描述是，康复评定是对病、伤、残病人的功能状况及其水平进行定性和 / 或定量描述，并对其结果做出合理解释的过程。它是通过收集病人的病史和相关信息，使用客观的方法有效、准确地评定功能障碍的种类、性质、部位、范围、严重程度、预后以及制定康复计划和评定疗效的过程。在康复领域中，康复评定是一项基本的专业技能，只有通过全面的、系统的和记录详细的康复评定，才有可能明确病人的具体问题，制定相应的康复计划。

1. 康复评定是临床的评定　对疾病的认识水平决定了对病情及其预后的判断，康复临床评定在很大程度上基于此，如对腰椎间盘突出症的病情判断，需要了解以下一些问题，如首先要了解是椎管内或椎管外，还是椎管内外混合的软组织损害；如椎管内，应了解突出了几个节段，突出的部位是中央型或周围型，突出的部位是否是巨大型，纤维环是否完全破裂，后纵韧带是完全破裂的游离型还是不完全破裂；神经根和马尾损害的情况，有无运动、感觉、自主神经功能损害的症状，有无鞍区感觉障碍，下肢有无肌萎缩、足下垂或肢体瘫痪，有无大小便困难或失禁，椎管狭窄的程度如何，椎管内软组织无菌性炎症的程度，椎管外肌肉等软组织的痉挛、变性的程度；腰痛与颈、背、肩胛部软组织损害的关系；是否进行过手术或非手术治疗，疗效如何，有无副作用和不良反应；影像学、肌电图检查与临床表现的符合情况。对于脑卒中病人，需要了解出血还是梗死、病变的部位和病因；若是高血压性脑出血，应积极控制血压，若是糖尿病病人，应积极控制血糖，若是心源性梗死，需积极抗凝；其次了解是否有并发症，如深静脉血栓、肺部感染、尿路感染和压疮等，只有深入地了解了疾病类似的这些问题，才有可能进行正确的功能评定和康复治疗。

2. 康复评定是功能和障碍的评定　临床诊断工作主要是根据病史、体格检查和辅助检查对疾病做出正确的诊断。一旦确立了医学诊断，康复医生就必须确定疾病的功能性结局。在进行功能评定前，必须深刻地理解疾病、残损、残疾、残障之间的区别。若疾病不能通过药物和手术治愈，则应采取措施减少残损，如肌力减弱可以通过强化训练得到增强；对于某些不可减轻的慢性疾病或损伤，应针对疾病、残疾、残障进行干预，如受损的听力可以通过戴电子助听器来减轻功能的丧失。此外，对残存功能和功能潜力的识别也是康复评定的重要内容，因为残存功能可以被利用或增强，适应新的环境，从而提高病人的功能独立性程度。

3. 康复评定是综合性的评定　康复医学并不局限于单个的器官系统，康复评定所关注的是病人整个个体，而不仅仅是病人的功能障碍，康复的最终目标是使病人在生理、心理、社会等功能得到全面地恢复，因此，康复评定不仅要对其疾病进行评定，还应该收集、整理和分析病人各方面的信息，包括疾病的后续影响、病人的家庭、社会环境、职业能力、业余爱好、愿望和梦想的影响。

4. 康复评定是多专业的评定　尽管有人认为在临床过程中多么强调病史和体格检查都不过分，但它们仅仅是康复评定中的一部分。这样说并不是要否定这些传统手段的作用，病史和体格检查具有高度重要性，是进一步评定的基础，但因其特征所致，也有局限性，还需要物理治疗师、作业治疗师、言语治疗师、心理治疗师、社会工作者等做进一步评定。言语和语言障碍可妨碍交流，病人及其家属对有关事实的主观解释，可妨碍对功能进行客观的评定，使得康复工作者不能很好地了解病人的功能活动情况，如康复医生和物理治疗师只有观察病人在不同状态下的步行，才能发现步态的潜在问题；作业治疗师需要评定病人日常生活活动的实施情况；言语治疗师测评语言功能，通过特殊的交流技巧，可从病人那里获得会谈所涉及不到的信息；康复心理学家提供认知和感知功能专业化的标准评定，并可熟练地对病人目前的心理状态进行评定；康复护士需要评定病人在病房中的安全性和判断力；社会工作者通过与病人、家属或照顾者交往，可了解有关病人社会支持系统和经济资源方面的有用信息。康复的这种多专业的评定在康复治疗中也得到了充分的体现。

（二）与临床检查的区别

临床检查是康复评定的基础，没有详细、准确的临床检查就不可能有正确的康复评定，因此，临床检查也是正确的康复评定的前提。但是临床检查多偏重于疾病本身，对疾病所导致的功能障碍并不是其关注的主要内容。例如，对行走困难的病人，临床检查重在了解是由于神经系统疾患引起还是由

骨关节疾患引起，而康复评定则除了要了解上述内容外，还需要通过步态分析进一步得到有关参数，如行走困难发生于步行周期的支撑相还是摆动相，以及在每一个时相中身体重心的变化、肢体各关节的活动、肌肉力量有无异常等，为行走功能的改善获得依据。康复评定和临床检查的主要区别表现在以下几个方面。

1. 对象不同　临床检查的对象包括一切急性、慢性疾病以及重症、危症病人，康复评定则局限于有功能障碍的病、伤、残病人。

2. 病情不同　临床检查的对象病情复杂、多变，康复评定的对象多数生命体征平稳，病情相对稳定，波动小。

3. 目的不同　临床检查要寻找病因（定性、定位），了解病理过程（性质、部位、范围、程度），治疗疾病本身；而康复评定则侧重于了解有无功能障碍及其程度、残存的功能状况，挖掘潜力，改善功能，提高日常生活活动能力，最终提高生存质量。

4. 检查手段不同　临床检查以实验室或仪器为主，局限在个体内，即按照器官→组织→细胞→分子的顺序，花费多；康复评定则以测量（如关节活动度、肌力）、询问（如日常生活活动、心理）和实地测试（环境评定）为主，由个体外延，即按照个人→家庭→社会的顺序进行，花费少。

5. 处理原则不同　临床检查后的治疗主要是药物和手术，而康复评定后的治疗主要为功能训练、代偿、环境改造或功能适应。

（三）与康复评定有关的一些术语

1. 测量、评估和评定　测量（measurement）是用公认的标准去确定被测对象某一方面量值的过程；评估（assessment）是根据一定的要求去确定一种或多种测量结果的价值的方法，如挑选篮球运动员，测得某人身高 2.2m，此身高符合既定的篮球运动员的身高标准，此为通过了评估，但不能依据评估做出最后的决定；评定（evaluation）是根据测量和评估的结果对被测对象做出最后判断的行为，如上例，身高不是篮球运动员的唯一标准，要做出最后的判定，还需测定其视力、12min 跑的距离、100m 速度和灵活性等，当这些测量结果都合格时，才可决定录用，这才是最后的决定，即评定。

2. 康复协作组　康复医学是一门多学科性的专业，在康复评定和治疗过程中常常需要多个专业的人员参加，如由康复医师、康复护士、物理治疗师、作业治疗师、言语治疗师、社会工作者、临床心理学家、假肢和矫形器师、特殊教育工作者等组成康复协作组（rehabilitation team）对病人进行康复评定、治疗、训练和教育，以争取最大的康复效果。

3. 康复评定会　康复评定会（rehabilitation evaluative conference）是由康复医师负责组织的、针对某一位病人具体的功能障碍和康复计划进行讨论的康复协作组会议。在康复评定会上，康复医师介绍该病人的病情和一般功能状况，物理治疗师、作业治疗师、言语治疗师、临床心理学家、假肢和矫形器师、康复护士等从各自不同的专业角度报告评定的结果，并提出康复计划，包括治疗目标、治疗方案及注意事项，最后由康复医师总结康复协作组各成员的意见，形成一个完整的康复计划。康复评定会通常在每次评定结束后进行，通过沟通、交流和讨论，使康复协作组的每一位成员对该病人的情况有一个全面的了解，对不适当的康复计划进行必要的修改，有助于各专业之间的相互协调、合作，提高康复治疗效果。

出现于 20 世纪 40 年代的康复评定会模式尽管得到了广泛的支持，但因为存在明显的缺陷，所以实施起来一直很困难，如会议时间冗长、效率不高，康复协作组成员各自为政等。与现在的综合医院的康复医学科相比，过去的康复中心在整体上是一种闲暇、低压的环境。由于现代医院管理模式的改变，特别是医疗保险和住院周转率的要求，康复协作组模式的理念和实践正面临着越来越大的压力，病人的住院时间日趋缩短，费用控制越来越严，客观上只允许住院期间的康复治疗完成阶段性目标，而不是实现所谓的全面康复。上述阶段性目标一般定位于病人病情稳定，在辅助下可独立活动，适应基本的家庭生活，从而可以安全地返回家庭。病人的其余康复目标可以在康复门诊或社区层面上通过病人、家庭成员、家庭医生、家庭护士、家庭治疗师或其他康复人员得到实现。

二、康复评定对象

（一）残损、残疾和残障

康复评定的对象主要是功能障碍，根据 1980 年 WHO 的国际残损、残疾和残障分类（international

classification of impairments, disabilities and handicaps, ICIDH)标准，将功能障碍分为残损、残疾和残障三个层次。

1. 残损 ICIDH对残损(impairment)的定义是不论何种病因，“心理上、生理上或解剖的结构或功能上的任何丧失或异常”。如关节疼痛、活动受限、共济失调、呼吸困难、忧虑、生病前的性格，或者是对骨折、跌倒和痉挛的敏感性等，它是有关器官结构和系统功能异常的生物医学概念，被认为是一种在器官水平上的障碍，可以分为：①智力残损；②其他心理残损；③语言残损；④听力残损；⑤视力残损；⑥内脏(心肺、消化、生殖器官)残损；⑦骨骼(姿势、体格、运动)残损；⑧畸形；⑨多种综合残损。在每一类残损中还可以再分类。

2. 残疾 ICIDH对残疾(disability)的定义是“由于残损的原因使人的能力受限或缺乏，以至于不能在正常范围内和以正常方式进行活动”。它是以功能为导向的概念，根据活动的完成情况反映残损的后果，被认为是一种在个体水平上的障碍，可以分为：①行为残疾；②交流残疾；③生活自理残疾；④运动残疾；⑤身体姿势和活动残疾；⑥技能活动残疾；⑦环境适应残疾；⑧特殊技能残疾；⑨其他活动残疾。在每一类残疾中还可以再分类。

(1)日常生活活动：日常生活活动(activities of daily living, ADL)是全面地描述个人总体活动能力的最常用的术语，它是通过作业(如写字)而不是部位(如手功能)定义的，正如一个无臂的人仍可能通过脚写字一样。通常，只要完成作业花费的时间、能量和产生的疼痛可以接受，并能可靠安全地完成，则很少考虑是如何完成的。关于日常行为能力的描述是可以观察和测量的，为了充分表达活动能力方面的细微差别，需要进一步详细的分类。图1-1列出了最常见的生活活动。表中有些项目可能有部分重叠，如大便后穿裤子这样一项活动，很可能归于不止一个项目，如穿衣和个人卫生，这种情况在日常生活中也是常见的。日常生活活动作为描述身体总体功能是明确的，已被广泛接受。

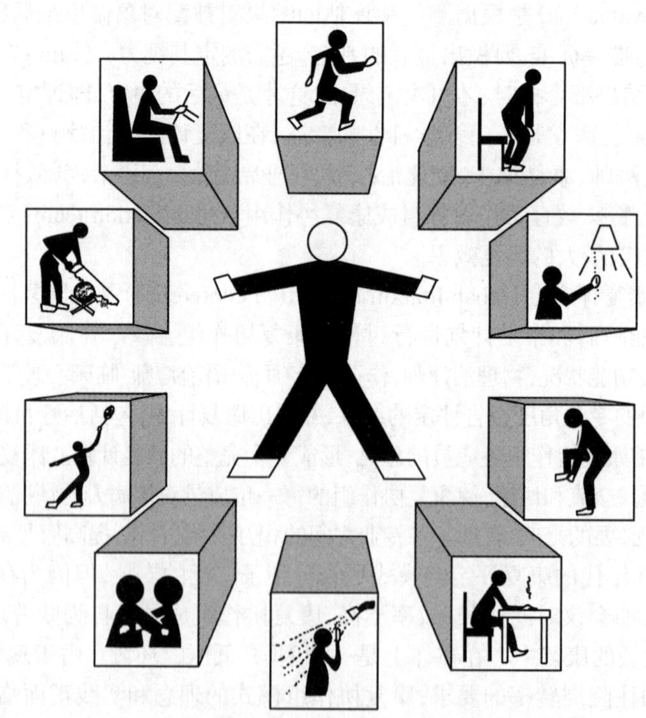

图1-1 日常生活活动

在ADL项目内，通常有一些作业比其他难以完成，这样，按照完成的难易程度将ADL项目分成等级(hierarchy)。可以根据病人的能力判断病人所处的功能水平，例如，若患有严重髋关节骨关节炎的病人能够从厕所坐位上站起，我们就可以想象他能够轻易地从高凳上站起，但很可能不能够从一个未经改造的浴缸中走出来。如果从一种疾病到另一种疾病的等级变化不大时，只要通过了解其中一、二项较大或较小困难的项目就可以进一步证实这种判断了。

(2)辅助：可以采用人力、药物、支具或用具的形式辅助(assistance)功能活动。大多数正常人日常

生活可以依赖于各种各样的装置(从咖啡杯到洗衣机)。对严重残疾的康复,许多进步要归功于辅助器具的发展。尽管支具、用具或药物可能容易得到,值得信赖并能够消费得起,但与不需要此类帮助的人相比,残疾人灵活性和独立性仍然较差。根据辅助的程度,可将残疾人的功能性活动分为5个等级,见表1-1。

表1-1 功能性活动的等级划分

分级	标准
0	完全不能完成作业
1	必须有身体上的帮助
2	必须有可依靠的人帮助或监督
3	借助支具或用具可独立
4	无需支具可独立

对于许多残疾人来说,要求整体的独立可能是不恰当的。对于一个患有严重类风湿关节炎的病人来说,要求有炎症的关节完全独立可能是有害的。在这种情况下,若家中无人照顾,通常采取的方法是依靠出诊护士每周两次到病人的家中,帮助完成洗澡和其他家务活动。

除了通过上述方法得到辅助外,还可以通过降低或减轻限制因素来改善功能。限制因素就是那些妨碍高水平功能活动的因素。尽管鉴别它们有时会存在一定的困难,但具有重要的意义,因为治疗的目的就是为了纠正或回避这些因素。例如,一位屈膝大于70°的病人难以从标准高度的厕所上站起来,如果康复治疗不能改善关节活动度,也可以通过抬高厕所的座位来解决该病人的起立问题。

限制因素可以是自身的,也可以是外界的。自身的限制因素通常是临床症状、体征或由于疾病产生的残损,外界的因素则来源于环境,如建筑障碍、认识的偏见等。

(3)残疾的程度:残疾可以用病人的残存功能和正常功能之间的差异表示,用等式表示则为:$D=(NFC-CFC)/NFC\times100\%$,其中D表示残疾程度,NFC是正常功能(normal functional capacity),是指病人在伤病发生前的功能,CFC是残疾人残存功能(current functional capacity)。理想的正常功能应该是每个人的正常水平,但通常难以测到,一般是参考同类人的功能。令人遗憾的是,正常活动能力的范围很大,常常难以获得正常值,因此,常规的方法是描述病人残存功能,而不是试图估计残疾。这不仅符合实际情况,而且也符合人道主义精神,因为它强调明确的残存功能,即还具有哪些功能而不是已经丧失了哪些功能。

如果将残疾概念用于临床上(与流行病学和行政管理相区别),还可以对残疾做进一步的区别。在正常情况下,人的功能超过他的实际需要,即有一定的功能储备。实际有意义的残疾是需求功能和实际功能之间的差别。如果某人需要完成某项活动而不具有完成的能力,那么我们就可以说具有有意义的残疾,可用以下等式表达这种关系:$SD=(RFC-CFC)/RFC\times100\%$,其中SD表示有意义的残疾(significant disability),RFC表示病人的需求功能(required functional capacity),CFC是残存功能。因此,有意义的残疾和个人的目标和抱负有密切关联,它是存活的残疾人丧失功能的比率,也是医师和康复治疗组工作的中心。

功能非常少的丧失,如百米跑成绩增加1s对于比赛的运动员来说是一种有意义的残疾,相反,一个非常严重的残疾,如不能行走,对于一位哲学家来说可能仅具有中等意义。也就是说,如果功能的丧失无责任和经济之忧或促使他的人生观发生了适应性改变,那么功能的丧失有时可能只是像失去一种财产一样,而不是有意义的残疾。

3. 残障 ICIDH对残障(handicap)的定义是"由于残损或残疾,限制或阻碍一个人充当正常社会角色(按照年龄、性别、社会和文化的因素)并使之处于不利的地位。"例如,一位膝下截肢的病人戴假肢后有能力驾驶一辆卡车,但交通管理部门可能会不发驾照给他,使他无法实现驾驶的目标,即出现了残障。除了通过在社会和政治领域努力外,残障本身难以通过医疗和其他康复途径减轻,也难以像残疾那样定量测定。它是一个社会概念,反映个人与周围环境和社区的相互作用以及个人的适应状

况，因此，残障被认为是一种环境和社会水平上的障碍，可以分为：①定向识别（时间、地点和人）残障；②身体自主残障（生活不能自理）；③行动残障；④就业残障；⑤社会活动残障；⑥经济自立残障；⑦其他残障。在每一类残障中还可以再分类。

（二）损伤、活动受限和参与限制

第54届世界卫生大会于2001年5月22日通过的《国际功能、残疾和健康分类》（International Classification of Functioning，Disability and Health，简称ICF）公布了与残疾有关的新概念，它将残疾建立在一种社会模式基础上，从残疾人融入社会的角度出发，将残疾作为一种社会性问题（即残疾不仅是个人的特性，也是社会环境形成的一种复合状态），强调社会集体行动，要求改造环境以使残疾人充分参与社会生活的各个方面。因此，残疾的定义是复杂和多维度的，是个体和环境相互作用的结果，包括身体结构与功能损伤、活动受限和社会参与限制，而且强调残疾的背景性因素（个人情况、生活中的自然、社会和态度环境等）对病人的健康和残疾情况起着重要的互动作用。在ICF中，分为功能和残疾、情景性因素两部分。在功能和残疾部分，除身体功能和结构成分外，活动和参与是另一个成分，活动和参与是通过能力和活动表现来描述的。在情景性因素中，包括环境因素和个人因素，这些因素对个体的健康和与健康有关的问题可能会产生影响。在评定时，能力是描述个体完成任务或行动的潜力，即个体在某一时刻在既定的功能领域中可能达到的最高功能水平，而活动表现是描述个体在现实环境中实际做了什么，现实环境会有社会性情景，因此，活动表现可以理解为在现实生活中的表现。

ICF是以活动和参与为主线来进行功能、残疾和健康分类的，强调环境与个人因素以及各部分之间的双向作用，其运行模式见图1-2。在该标准中，“残疾”不再被分成残损、残疾、残障三个层次，而是被定义为“是对损伤、活动受限和参与限制的一个概括性术语”。ICF将“残损（impairment）”定义为“身体功能或结构问题，有显著差异或丧失。身体功能是身体各系统的生理功能（包括心理）。身体结构是身体的解剖部位如器官、肢体及其组成”。“活动受限（activity limitation）”定义为“个体在进行活动时可能遇到的困难，活动指个体执行一项任务或行动”。“参与限制（participation restriction）”定义为“个体投入到生活情景中可能经历到的问题。参与是个体投入到生活情景中”。

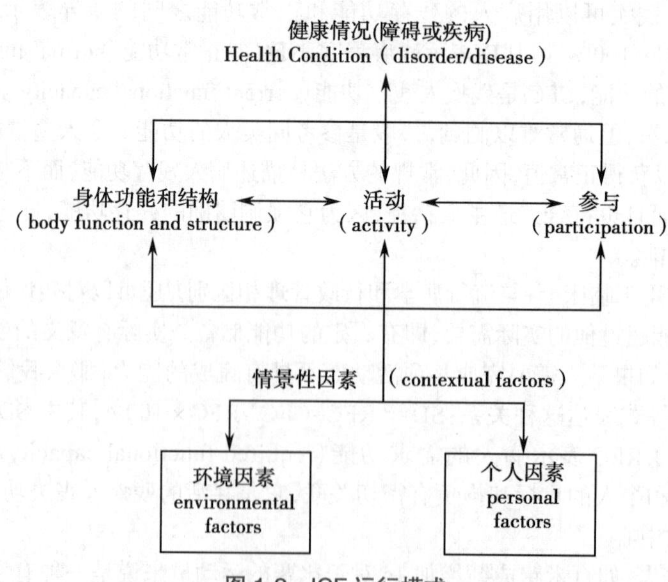

图1-2 ICF运行模式

2006年12月13日第61届联大通过了《残疾人权利公约》（Convention of the Rights of Persons with Disabilities）对残疾和残疾人概念进行了新的表述。它确认“残疾是一个演变中的概念，残疾是伤残者和阻碍他们在与其他人平等的基础上充分和切实地参与社会的各种态度和环境障碍相互作用所产生的结果。”“残疾人包括肢体、精神、智力或感官有长期损伤的人，这些损伤与各种障碍相互作用，可能阻碍残疾人在与他人平等的基础上充分和切实地参与社会。”

（三）六类残疾

在《中华人民共和国残疾人保障法》中规定：残疾人包括视力残疾、听力残疾、言语残疾、肢体残疾、智力残疾、精神残疾、多重残疾和其他残疾的人。这就是通常所说的六类残疾人。

2011 年 1 月 14 日中国国家标准化管理委员会公布了《残疾人残疾分类和分级》(GB/T 26341—2010),从 2011 年 5 月 1 日开始实施。它将残疾分为视力残疾、听力残疾、言语残疾、智力残疾、肢体残疾、精神残疾和多重残疾。

1. 视力残疾标准

(1) 视力残疾的定义:视力残疾(visual disability),是指由于各种原因导致双眼视力低下并且不能矫正或双眼视野缩小,以致影响其日常生活和社会参与。视力残疾包括盲及低视力。

(2) 视力残疾的分级:见表 1-2。

表 1-2 视力残疾的分级

类别	级别	最佳矫正视力
盲	一级	无光感 ~<0.02;或视野半径小于 5°
	二级	0.02~<0.05;或视野半径小于 10°
低视力	三级	0.05~<0.1
	四级	0.1~<0.3

注:①盲或低视力均指双眼而言,若双眼视力不同,则以视力较好的一眼为准,如仅有单眼为盲或低视力,而另一眼的视力达到或优于 0.3,则不属于视力残疾范畴;②最佳矫正视力是指以适当镜片矫正所能达到的最好视力,或以针孔镜所测得的视力;③视野半径 <10° 者,无论其视力如何均属于盲。

2. 听力残疾标准

(1) 听力残疾的定义:听力残疾(hearing disability),是指人由于各种原因导致双耳不同程度的永久性听力障碍,听不到或听不清周围环境声及言语声,以致影响日常生活和社会参与。3 岁以内儿童,残疾程度一、二、三级的定为残疾人。

(2) 听力残疾的分级

1) 听力残疾一级:听觉系统的结构和功能方面极重度损伤,较好耳平均听力损失大于 90dB HL,在无助听设备帮助下,不能依靠听觉进行言语交流,在理解和交流等活动上极度受限,在参与社会生活方面存在极严重障碍。

2) 听力残疾二级:听觉系统的结构和功能重度损伤,较好耳平均听力损失在 81~90dB HL 之间,在无助听设备帮助下,在理解和交流等活动上重度受限,在参与社会生活方面存在严重障碍。

3) 听力残疾三级:听觉系统的结构和功能中重度损伤,较好耳平均听力损失在 61~80dB HL 之间,在无助听设备帮助下,在理解和交流等活动上中度受限,在参与社会生活方面存在中度障碍。

4) 听力残疾四级:听觉系统的结构和功能中度损伤,较好耳平均听力损失在 41~60dB HL 之间,在无助听设备帮助下,在理解和交流等活动上轻度受限,在参与社会生活方面存在轻度障碍。

3. 言语残疾标准

(1) 言语残疾的定义:言语残疾(speech disability),是指由于各种原因导致的不同程度的言语障碍(经治疗一年以上不愈或病程超过两年者),不能或难以进行正常的言语交往活动(3 岁以下不定残)。言语残疾包括:

1) 失语:是指由于大脑言语区域以及相关部位损伤所导致的获得性言语功能丧失或受损。

2) 运动性构音障碍:是指由于神经肌肉病变导致构音器官的运动障碍,主要表现不会说话、说话费力、发声和发音不清等。

3) 器官结构异常所致的构音障碍:是指构音器官形态结构异常所致的构音障碍,其代表为腭裂以及舌或颌面部术后,主要表现为不能说话、鼻音过重、发音不清等。

4) 发声障碍(嗓音障碍):是指由于呼吸及喉存在器质性病变导致失声、发声困难、声音嘶哑等。

5) 儿童言语发育迟滞:指儿童在生长发育过程中其言语发育落后于实际年龄的状态,主要表现为不会说话、说话晚、发音不清等。

6)听力障碍所致的语言障碍:是指由于听觉障碍所致的言语障碍,主要表现为不会说话或者发音不清。

7)口吃:是指言语的流畅性障碍,常表现为在说话的过程中拖长音、重复、语塞并伴有面部及其他行为变化等。

(2)言语残疾的分级

1)言语残疾一级:无任何言语功能或语音清晰度≤ 10%,言语表达能力等级测试未达到一级测试水平,不能进行任何言语交流。

2)言语残疾二级:具有一定的发声及言语能力。语音清晰度在11%~25%之间,言语表达能力未达到二级测试水平。

3)言语残疾三级:可以进行部分言语交流。语音清晰度在26%~45%之间,言语表达能力等级测试未达到三级测试水平。

4)言语残疾四级:能进行简单会话,但用较长句或长篇表达困难。语音清晰度在46%~65%之间,言语表达能力等级未达到四级测试水平。

4. 肢体残疾标准

(1)肢体残疾的定义:肢体残疾(physical disability),是指人体运动系统的结构、功能损伤造成四肢残缺或四肢、躯干麻痹(瘫痪)、畸形等而致人体运动功能不同程度丧失及活动受限。肢体残疾包括:

1)上肢或下肢因伤、病或发育异常所致的缺失、畸形或功能障碍。

2)脊柱因伤、病或发育异常所致的畸形或功能障碍。

3)中枢、周围神经因伤、病或发育异常造成躯干或四肢的功能障碍。

(2)肢体残疾的分级

1)肢体残疾一级:不能独立实现日常生活活动。

Ⅰ. 四肢瘫:四肢运动功能重度丧失。

Ⅱ. 截瘫:双下肢运动功能完全丧失。

Ⅲ. 偏瘫:一侧肢体运动功能完全丧失。

Ⅳ. 单全上肢和双小腿缺失。

Ⅴ. 单全下肢和双前臂缺失。

Ⅵ. 双上臂和单大腿(或单小腿)缺失。

Ⅶ. 双全上肢或双全下肢缺失。

Ⅷ. 四肢在不同部位缺失。

Ⅸ. 双上肢功能极重度障碍或三肢功能重度障碍。

2)肢体残疾二级:基本上不能独立实现日常生活活动。

Ⅰ. 偏瘫或截瘫,残肢保留少许功能(不能独立行走)。

Ⅱ. 双上臂或双前臂缺失。

Ⅲ. 双大腿缺失。

Ⅳ. 单全上肢和单大腿缺失。

Ⅴ. 单全下肢和单上臂缺失。

Ⅵ. 三肢在不同部位缺失(除外一级中的情况)。

Ⅶ. 二肢功能重度障碍或三肢功能中度障碍。

3)肢体残疾三级:能部分独立实现日常生活活动。

Ⅰ. 双小腿缺失。

Ⅱ. 单前臂及其以上缺失。

Ⅲ. 单大腿及其以上缺失。

Ⅳ. 双手拇指或双手拇指以外其他手指全缺失。

Ⅴ. 二肢在不同部位缺失(除外二级中的情况)。

Ⅵ. 一肢功能重度障碍或二肢功能中度障碍。

4）肢体残疾四级：基本上能独立实现日常生活活动。

Ⅰ. 单小腿缺失。

Ⅱ. 双下肢不等长，差距在 50mm 以上（含 50mm）。

Ⅲ. 脊柱强（僵）直。

Ⅳ. 脊柱畸形，驼背畸形大于 70° 或侧凸大于 45°。

Ⅴ. 单手拇指以外其他四指全缺失。

Ⅵ. 单侧拇指全缺失。

Ⅶ. 单足跗跖关节以上缺失。

Ⅷ. 双足趾完全缺失或失去功能。

Ⅸ. 侏儒症（身高不超过 1 300mm 的成年人）。

Ⅹ. 一肢功能中度障碍，两肢功能轻度障碍。

Ⅺ. 类似上述的其他肢体功能障碍。

5. 智力残疾标准

（1）智力残疾的定义：智力残疾（intellectual disability），是指智力显著低于一般人水平，并伴有适应行为的障碍。此类残疾是由于神经系统结构、功能障碍，使个体活动和参与受到限制，需要环境提供全面、广泛、有限和间歇的支持。智力残疾包括：在智力发育期间（18 岁之前），由于各种有害因素导致的精神发育不全或智力迟滞；或者智力发育成熟以后，由于各种有害因素导致有智力损害或智力明显衰退。

（2）智力残疾的分级：见表 1-3。

表 1-3 智力残疾的分级

级别	分级标准			
	发展商（DQ） 0~6 岁	智商（IQ） 7 岁及以上	适应性行为 （AB）	WHO-DAS Ⅱ分值 18 岁及以上
一级	≤ 25	<20	极重度	≥ 116 分
二级	26~39	20~34	重度	106~115 分
三级	40~54	35~49	中度	96~105 分
四级	55~75	50~69	轻度	52~95 分

6. 精神残疾标准

（1）精神残疾的定义：精神残疾（mental disability），是指各类精神障碍持续一年以上未痊愈，由于病人的认知、情感和行为障碍，影响其日常生活和社会参与。

（2）精神残疾的分级：18 岁以上的精神障碍病人根据 WHO-DAS 分数和下述的适应行为表现，18 岁以下者依据下述的适应行为的表现，把精神残疾划分为四级：

1）精神残疾一级：WHO-DAS 值在≥ 116 分，适应行为严重障碍；生活完全不能自理，忽视自己的生理、心理的基本要求。不与人交往，无法从事工作，不能学习新事物。需要环境提供全面、广泛的支持，生活长期、全部需他人监护。

2）精神残疾二级：WHO-DAS 值在 106~115 分之间，适应行为重度障碍；生活大部分不能自理，基本不与人交往，只与照顾者简单交往，能理解简单照顾者的指令，有一定学习能力。监护下能从事简单劳动。能表达自己的基本需求，偶尔被动参与社交活动；需要环境提供广泛的支持，大部分生活仍需他人照料。

3）精神残疾三级：WHO-DAS 值在 96~105 分之间，适应行为中度障碍；生活上不能完全自理，可以与人进行简单交流，能表达自己的情感。能独立从事简单劳动，能学习新事物，但学习能力明显比一般人差。被动参与社交活动，偶尔能主动参与社交活动；需要环境提供部分的支持，即所需要的支持服务是经常性的、短时间的需求，部分生活需由他人照料。

4）精神残疾四级：WHO-DAS 值在 52~95 分之间，适应行为轻度障碍；生活上基本自理，但自理能力比一般人差，有时忽略个人卫生。能与人交往，能表达自己的情感，体会他人情感的能力较差，能从事一般的工作，学习新事物的能力比一般人稍差；偶尔需要环境提供支持，一般情况下生活不需要由他人照料。

此外，存在两种或两种以上的残疾称为多重残疾（multiple disabilities）。多重残疾应指出其残疾的类别。多重残疾分级按所属残疾中最重类别残疾分级标准进行分级。

三、康复评定的意义和作用

（一）康复评定的意义

1. 从病人的角度看　通过评定，可以加深病人对自身疾病和活动能力的了解，帮助病人制定合适的治疗目标，增强信心，提高对治疗的积极性，促使病人更加努力地帮助自己、主动地参与治疗。对一些伴有慢性疾病的病人来说，将会鼓励他尽早地向康复医生反映有关情况，以预防和减缓疾病的恶化和功能的减退。

2. 从康复医生和治疗师的角度看　通过全面、系统、准确地评定，可弥补病史和一般临床检查的不足，容易早期发现问题，具体了解病人在哪些方面需要帮助，如何才能提供和得到帮助，鼓励他制定出更为全面合适的康复计划，随时掌握病人的病情和功能变化，指导我们的康复医疗工作。最终，通过康复评定的结果，确定康复的后果，从而控制康复治疗的质量。

3. 从社会的角度看　通过评定，发现在社会康复方面存在的问题，如社会对提供资助、改进服务质量、环境状况以及政策法规方面所存在的缺陷，为社会对残疾人提供帮助提供依据。此外，评定还可以就残障为政府相关部门提供新的发病资料。

（二）康复评定的作用

1. 掌握功能障碍的情况

（1）了解功能障碍的性质：寻找引起功能障碍的器官组织缺陷，包括：①先天性的，如先天性脊髓膜膨出、先天性心脏病等；②后天性的，如小儿脑性瘫痪、小儿麻痹后遗症、脑卒中等；③继发性的，如骨折后长期卧床引起的关节挛缩等。

（2）了解功能障碍的范围：明确功能障碍是哪一个或哪几个方面受到限制，如颅脑损伤病人是单纯性躯体运动功能障碍，还是同时存在认知、言语及心理障碍等。

（3）了解功能障碍的程度：按照 WHO 标准，分清功能障碍是组织器官水平缺陷，或个体自身活动能力受到影响，还是个体与外界交往、发挥社会作用受到限制，区分损伤、活动受限和参与限制三个不同层次的障碍。

2. 制定康复计划　不同性质的功能障碍需要选择不同的治疗措施和方法，为此需要寻找和分析导致功能障碍的原因、阻碍病人重返家庭和重返社会的具体因素，如关节活动度受限、肌力低下或平衡和协调功能障碍均可导致病人运动功能障碍，但三者的康复治疗方法却有很大的差异，前者主要是改善关节活动度，肌力低下可以通过力量训练得到提高，后者则需要相应的平衡和协调训练。当然，心理状态、社会影响也可能为其原因。选择适当的治疗手段以促进功能恢复，或考虑如何进行自身功能代偿和研究如何应用轮椅、支具或其他辅助器具进行补偿以增进功能和能力的具体方法。

3. 评价治疗效果

（1）评定治疗效果：一个完整的康复治疗过程应该是以评定开始，又以评定结束。通过评定，找出病人存在的功能障碍，分清主次，根据评定结果制定出适宜的治疗方案，进行有针对性的康复治疗。经过一定时间的治疗后，要再次评定，以了解治疗的效果，并根据再次评定的结果，制定或修改下一阶段的治疗方案，继续治疗，然后再评定，再治疗……如此循环下去，直至达到既定的康复目标或需要停止治疗。

（2）寻找更有效的治疗方法：病人的情况千差万别，需要我们不断探索新的更有效的治疗方法。为了比较它们的疗效差别，必须要用客观、统一的标准去衡量。

4. 帮助判断预后　由于病、伤、残的部位、范围、性质和程度不同，同一种疾病、相似的功能障碍的发展变化不同，评定可以动态地观察残疾的进程，对其结局有一定的预见性。对预后的判断可给病人

及其家属以心理准备，可使制定的治疗计划更合理，以便充分地利用各种资源，避免病人及其家属对康复期望值过高或过低。如 Barthel 指数低于 20 分的脑卒中病人治疗意义不大，因其功能恢复的潜能较小；而高于 80 分者多将自愈，则不必进行特殊治疗。

5. 分析卫生资源的使用效率　如何在最短的时间内、消耗最低的费用、获得最佳的康复效果一直是社会和病人共同追寻的目标。目前许多医疗机构和相关部门在通过功能独立性测量（FIM）量表的使用，有针对性地选择康复方案，确定住院时间，节约康复费用，如 Stineman 等研究就证实，与入院时 FIM 积分相符的临床治疗方案，能更好地满足病人的需要，从而缩短了住院时间，节约了康复费用。

第二节　康复评定方法

长期以来，人们都在努力地寻找表达各种残损、残疾和残障的具体方法，并尽量尝试通过数据来显示评定的结果，但由于功能障碍的复杂性，至今仍有相当多的残疾状况无法通过定量的方法解释，只能用定性的方法进行分析。

一、康复评定方法的分类

（一）定性评定

定性评定（qualitative evaluation）是一种从整体上分析评定对象特性的描述性分析，主要是解决评定对象"有没有"或者"是不是"的问题，适用于个案分析和比较分析中的差异性描述。它通过观察和调查访谈等手段获取信息，反映事物的质的规律性的描述性资料，而不是量的资料。定性评定要对搜集到的资料运用归纳和演绎、分析和综合、抽象和概括等方法进行处理，即先列出获取的信息，将其与事实比较，归纳得出一些启示，总结概括出概念和原理。因此，定性评定不仅可以从不同的事例中寻找出共性的特点，而且可以发现不同事物的特殊性。定性评定的结果容易受评定者和被评定者主观因素的影响，有一定的不确定性。

交谈、问卷调查和肉眼观察是康复评定中常用的定性评定方法。通过调查和观察，将获得的信息与正常人群的表现特征进行比较，大致判断被评定对象是否存在功能障碍、功能障碍的性质等，即通过对资料归纳分析，达到认识事物本质、揭示内在规律的目的。在临床康复工作中，定性评定常作为一种筛查手段对病人进行初查，找出问题，如对偏瘫病人上、下肢痉挛模式的评定，通过调查表对残疾人康复需求的调查等。其优点是不需要昂贵的仪器设备，对评定的地点也没有严格的要求，可以在短时间内实现等。定性评定为进一步进行定量评定限定了范围，提高了评定的针对性。其缺点是定性评定有一定的主观性，对结果的准确性有影响。

（二）定量评定（quantitative evaluation）

1. 等级资料的量化评定　等级资料的量化评定是将定性评定中所描述的内容分等级进行量化，即将等级赋予分值的方法，如临床上通常采用的标准化量表，如徒手肌力检查的六级分法（0~5 级），Brunnstrom 评定 6 个功能等级划分（0~4 分），Barthel 指数（0~15 分），功能独立性测量（FIM）（1~7 分）等。这样，定性资料就可以通过数字得以表达，显得直观、具体，较容易发现问题，便于比较不同病人之间的差异以及同一病人在不同的时间功能障碍的变化。由于评定标准统一，操作简单，因而易于推广，是临床康复中最常用的评定方法。

2. 计量资料的评定　计量资料的评定是通过测量获得资料、分析量化结果的方法。该方法可以更加清晰地表达功能障碍的性质、范围和程度，理清关系，把握本质，揭示规律，预测事物的发展趋势。其突出的优点是可以将功能障碍的程度量化，因而结果客观、准确，便于治疗前后的比较。

此类数据一般用度量衡单位表示，如截肢的残端长度和周径用 cm 表示，关节活动度用度（°）表示，步长、步幅用厘米（cm）表示，步频用 steps/min 表示，步速用 m/min 表示。

定性评定和定量评定是统一、互补的，定性评定是定量评定的前提，没有定性的定量是一种盲目的、毫无价值的定量，定量评定使定性评定更加科学、准确，是检测和提高康复医疗质量、评定康复疗效的最主要的手段。

二、常用的康复评定方法

(一) 访谈

通过与病人及其家属的直接接触,可以了解病人功能障碍发生的时间、持续的时间、发展的过程以及对日常生活、工作、学习的影响等大量的第一手资料,也可以从病人周围的人那里了解其他有关的信息,如通常交往的人群、朋友和同事等。通过交谈,还可将治疗方案和注意事项告诉病人及其家属,赢得他们的信赖,争取他们对治疗的积极支持和配合。

(二) 问卷调查

通过填表这种方式能迅速地收集多个人、多方面的资料,也可通过信访填表的形式进行,其优点是省时省力,缺点是填表人对表中的项目常难以准确理解或用文字全面而准确的表达,造成信息量的丢失。

(三) 观察

既要进行外部观察(即身体观察),还要进行内部观察(包括心理、精神、性格、情绪、智能等方面的观察)。内部观察主要通过言语和行动进行,外部观察则包括:①局部观察(以障碍部位为中心);②全身观察(主要是通过全身观察以了解局部障碍对全身所造成的影响);③静态观察(即形态观察,如观察姿势、肢位等情况);④动态观察(即功能观察,是要求在活动时进行观察,如了解步行时是否存在异常步态等)。

(四) 量表评定

它是通过运用标准化的量表对病人的功能进行评定的一种方法。在康复评定中应用较多的量表有以下几种。

1. 按照评定方式分为自评量表和他评量表　自评量表(self-rating scale)又称客观量表,由被评定对象自己对照量表的项目及其要求,选择符合自己情况的答案。此类量表在心理学及社会学中应用较多,包括各类问卷和调查表,如症状自评量表(SCL-90),自评抑郁量表(SDS),生活满意度指数(LSI)。他评量表是由填表人作为评定者(一般为专业人员),评定者根据自己的观察和测量结果填表,如关节活动度测量(ROM),徒手肌力检查(MMT);也可以询问知情者,如 Barthel 指数(BI)、功能独立性测量(FIM)等。由于他评量表是评定者对受试者所进行的主观评价,因此,在这种意义上,他评量表又称为主观量表。

2. 按照量表的编排方式分为等级量表和总结性量表　等级量表(ordinal scale)是将功能按某种标志排成顺序,采用数字或字母将功能状况进行定性分级,如将某一种功能状况的评定结果按 A,B,C,D,E 或 1,2,3,4,5 或Ⅰ、Ⅱ、Ⅲ、Ⅳ、Ⅴ进行分级,标准的徒手肌力检查就是典型的等级量表评定的例子。等级量表无法确切地将等级间隔进行合理的划分,虽然评定结果比较粗糙,但可以对功能的特征进行一定程度的度量。总结性量表(summary scale)是由一系列技能或功能活动组成,根据受试者完成活动时的表现进行评分,最后将小分相加得出总分,从而归纳出某种结论。总结性量表尽管可以量化地反映受试者的功能状况,但是数字不能确切地反映实际功能水平,这一缺陷可以从功能不同的病人取得相同的积分现象中解读出来。

3. 按照量表的内容分为五类功能量表　包括:①运动功能量表,如 Fugl-Meyer 运动量表、Rivermead 运动指数等;②言语功能量表,如 Boston 诊断性失语检查、Frenchay 构音障碍评定等;③心理精神量表,如汉密尔顿抑郁评定量表(HAMD)、焦虑自评量表(SAS)等;④生活自理能力量表,如 Barthel 指数、FIM 等;⑤社会功能量表,如家庭功能评定量表(FAD)、生活满意度评定量表(LSR)、总体幸福感量表(GWB)等。

(五) 设备检测

它是指借助于仪器设备对受试者的某一功能性变量进行直接测量,通过数据的记录反映病人的功能状况,如使用量角器测量关节活动度、通过肌电图机记录周围神经的传导速度、在平板运动试验期间及试验结束后通过心电图评定 ST 段变化的幅度、在不同的运动治疗强度和时间测量糖尿病病人的血糖浓度变化、通过功能性磁共振反映脑功能变化等。设备检测最突出的优点是可以将功能状况精确地量化,获得客观的数据,其缺点是有些检测需要昂贵的仪器设备。

三、康复评定方法的质量要求

康复评定要求有规范化的评定量表，有些评定量表是国际上公认的，而有些则是本地区、本单位根据需要自行制定的。后者在临床正式使用之前，需要对该量表的信度、效度、敏感度和统一性进行研究。只有通过了这些研究，才能加以临床使用，或推广应用。

（一）信度

信度（reliability）又称可靠性，是指不同评定者使用同一评定量表的一致性水平，用以反映相同条件下重复测定结果的近似程度，它包括组内信度和组间信度。

1. 组内信度　组内信度是指同一对象不同时期反复测定的一致性。两次测定相距时间不能过长，假定在这段时间内受试对象的情况相对稳定，通常为 1~2 周，如果受试对象的特征随时间变化而迅速变化的话，这个时间应缩短。例如，急性脑血管病病人在早期时，病情变化较快，功能也相应地有所改变，两次测定相距时间可以相对较短。如果受试对象的特征随着时间的延长而相对稳定，如脑血管病恢复期病人，病情相对稳定，两次测量时间可适当延长 7~10 天。

2. 组间信度　组间信度是指多个评定者对同一对象评定的一致性。理想的是应为不同的评定者完全独立地对病人做出评价，但在实际中很难做到，尤其是涉及多个评定者研究。多数情况下是让一受试对象进行活动，由多人进行评分，或将受试对象的活动情况摄成录像片，重放后让多人评分。

（二）效度

效度（validity）又称有效性，它是评定量表的第二个基本特征，它是指量表所测试的结果与它希望测量对象结果的接近程度。可靠性低很难被用于评价，有些量表仅评价其可靠性（信度），而未评价其有效性（效度），这就导致了对研究结果的准确性和重要性产生疑问。因此，对每一个量表进行效度的研究同样重要。临床上评定量表效度的指标有多种，不同的指标得出的结果反映了量表效度的不同方面。

1. 内容效度　内容效度（content validity）是指量表中所涉及的条目是否能够反映评定的要素。对于康复评定量表，其内容的有效性是很重要的，只有当组成量表的内容完全包括了想要评定的所有方面，并且所评定的主要内容的各方面有一定的平衡性，才完成了量表的内容效度。相关系数越高，则量表的效度越高。

2. 标准效度　标准效度（criteria validity）评价的是量表测量结果与标准测量之间的接近程度。常用的统计方法为相关分析，相关系数被称为效度系数。标准效度的评定方法是选择一个与本量表直接有关系的独立标准，然后在研究人群中同时进行量表和标准的测量，比较两者的结果，分析它们之间的相关性。相关系数在 0.4~0.8 之间比较理想。

3. 结构效度　结构效度（construct validity）是指所设计量表的评定结果与预期的假设是否一致。为测试结构有效性，需要列出一些预期的假设，并观察你所设计的量表是否支持这些假设。结构效度的一种形式是共存效果。如果你能使从你的量表所得的分数，能够与一个已被证明其有效性的测量方法的同一变量的分数相关，你就能估计出该量表的共存有效性。例如，评价总体健康水平的量表理论上应该与因病缺勤的天数成负相关，如果量表的分数与缺勤天数高度负相关，则支持量表的共存有效性。

（三）敏感度

敏感度（sensitivity）又称反应度，是指在内、外环境变化时，若受试对象也有所变化，则测量结果对此变化做出反应的敏感程度。在临床上，如果一个评定量表的信度和效度较好，却检测不出病人出现的细微的、有临床意义的变化，还不能算是一个有效的评定量表。因此，我们可以这样理解，一个量表的信度和效度反映的是在不变状况下测量手段的准确性和精确性，那么敏感度则反映的是在变化状况下的该测量手段的应变性。在实际应用中，如果受试对象经过康复治疗有所进步，评定结果能及时地反映出来，这说明该量表具有较好的应用价值。通常可从以下两方面来评价量表的敏感性。

1. 统计学分析　使用该量表对病人在康复治疗前后分别进行测试，记录治疗前后的得分。如果治疗有效，则治疗前后得分的差别应该有统计学意义。此时，可使用配对 t 检验或其他分析方法进行统计学处理，根据得分的差别判断是否有统计学意义，从而判断量表的敏感性。

2. 效应尺度 使用效应尺度测试评价量表的敏感度，效应尺度为治疗后得分（A）与治疗前得分（B）两者之差除以治疗前得分（A）结果的标准差［即（A+B）/A 的标准差］。一般说效应尺度大于 0.2 小于 0.5 为较小效应，0.5~0.8 为中等效应，0.8 以上为较大效应。如果临床上康复治疗确实有效，但该量表的效应尺度却不大，表明该量表的敏感性较差。

（四）统一性

每个康复医疗单位根据本单位的情况可制定一定的评定量表，但为了便于本单位的经验与其他单位比较，需要采用统一的评定量表。评定量表必须有明确的标准，术语有明确的定义，并有可操作性。同时须对评定人员进行培训，统一标准和评定方法，以便获得评定结果的一致性。

（五）其他因素

1. 量表的简便性 是指所选择的量表简明，省时和方便实施。作为量表使用者，都希望量表简短、功能齐全、省时又无需经过特殊训练，且结果可靠。实际上，量表简短、省时就难全面；使用者不加训练和采用非标准化方法就会降低量表的信度，影响结果的可靠性。因此，使用者应根据自己的研究需要采用不同的量表，比如先用简短量表筛选，再使用项目多、功能较齐全的量表进行分类研究。几个量表同时配合使用，能弥补单一量表的缺陷。

2. 量表的可分析性 使用量表的目的是要对评定对象的特征、行为或现象作质与量的评定，这就需要比较。量表的比较标准多用常模或描述性标准，而量表中的单项分、因子分及总分都是常用的分析指标。

第三节 康复评定内容

康复评定的内容包括主观资料、客观资料、功能评定和制定康复计划四个部分，即目前普遍采用的是 SOAP 法，内容包括：①主观资料（subjective data，简称 S），主要指病人详细的病史，包括病人个人的主诉及其他临床症状；②客观资料（objective data，简称 O），体格检查发现的客观体征和功能表现；③功能评定（assessment，简称 A），对上述资料进行整理和分析；④制定康复计划（plan，简称 P），拟订处理计划，包括有关的进一步检查、会诊、诊断、康复治疗和处理等。

一、病史

在康复评定中，一般通过与病人或其家属、照顾者面谈来获得病史。病史的内容主要包括主诉、现病史、功能史、既往史、系统回顾、病人概况和家族史等。

（一）主诉

它是病人通过语言表达的最主要的问题，常是以症状为表现的损伤，也可能是残疾或残障的前期表现，预示着某种或某一组疾病，如诉说“我上楼梯时出现胸痛”表明可能有心脏病，说“我在低头伏案时有颈痛、手麻”则提示可能患有颈椎病，一位青年诉说“我的平衡能力越来越差，已经跌了好几跤了”就有可能与前庭疾病有关，卡车司机说“我再也爬不上我的卡车了”，不仅提示神经肌肉或骨科疾病，同时表明该疾病已经导致了他工作能力的丧失。

（二）现病史

它是病史的主体部分，记述病人发病的全过程，即发生、发展、演变和诊治过程，主要内容包括何时发病、损伤部位、就医机构、检查、诊断、治疗经过、目前状况。一般格式为“某时间发生了什么（首发症状），就诊于某医疗机构，做了何种检查，诊断是什么，做了何种医学处理，处理后病人情况发生了何种变化，来本院或本科室就诊时病人的具体情况，包括功能障碍”。

1. 起病情况和发病的时间 每种疾病的起病或发作都有各自的特点，对它的了解可以帮助探索病因和鉴别其他疾病，如脑卒中等疾病起病急骤，类风湿关节炎引起的功能障碍则起病缓慢，脑血栓形成常发生于睡眠时，脑出血则多发生于激动或紧张的状态时。

2. 主要症状的特点 包括出现的部位、性质、持续时间和程度，缓解或加剧的因素，了解这些有助于评定疾病和功能。

3. 病因和诱因　询问时应尽可能了解与本次疾病和功能障碍有关的病因,如外伤、中毒、感染、遗传等,以及诱因,如气候变化、环境改变、情绪、起居饮食失调等。

4. 病情的发展和演变　包括患病过程中主要症状的变化、新症状的出现,都可视为病情的发展与演变。

5. 诊治的经过　已经做过哪些检查、进行过哪些康复治疗,检查和治疗结果;要了解完整的药物使用情况,如药物名称、剂量、时间、疗效、药物的副作用以及药物使用后的效果等。

6. 一般情况　应记述患病后精神、体力状态、食欲及食量和体重的改变、睡眠和大小便的情况等,还应包括对惯用手的记录(是右利手还是左利手)。

(三) 功能史

功能史是康复病史的核心内容,在临床评定中占有极其重要的位置。通过了解功能史,可以区分疾病所导致功能障碍的状况和类型,并确定其残存能力。日常生活活动一般包括交流、进食、修饰、洗澡、用厕、穿衣、床上活动、转移和行动等内容,但随着时代的进步和科技的发展,人们的生活方式发生了很大的变化,如在日常生活活动中手机的使用、汽车的驾驶操作和在工作中电脑和互联网的使用,一些新的活动形式在功能性活动中占有了越来越重要作用。

1. 交流　"交流"包括语言、字幕、盲文、触觉交流、大字本、无障碍多媒体以及书面语言、听力语言、浅白语言、朗读员和辅助或替代性交流方式、手段和模式,包括无障碍信息和通信技术。主要表现为听、读、说、写四个方面。

2. 进食　将固体或液体食物送入口中、完成咀嚼、吞咽等对正常人是基本的技能,然而,对于患有神经科、骨科或肿瘤等疾病的人来说,这些活动可能是难以完成的。当进食出现障碍时,可能会伴发一些其他后果,比如营养不良、吸入性肺炎以及抑郁等。

3. 修饰　修饰能使自己具有吸引力并推荐给自己或他人,可影响其自身形象、自信、社交范围和职业的选择。因此,修饰技巧应受到康复协作组的关注。

4. 洗澡　保持清洁也具有长远的心理学意义。此外,清洁方面的缺陷可导致皮肤和组织感染,甚至溃疡,以及将疾病传播给别人。独立洗澡的能力应受到重视。

5. 如厕　大便或小便障碍是造成心理损害最严重的个人自理缺陷,对个人心理、职业和社会影响很大。皮肤和衣服的污渍常导致皮肤溃烂、感染和泌尿系统并发症。考虑到尊严问题,怕在别人面前"出丑",病人甚至不再走出自己的房屋。

对留置导尿管的病人,应了解导尿管和尿袋的使用和管理情况;对通过间歇导尿排空膀胱的病人,检查者要知道是谁负责导尿,以及如何进行会阴部护理;对行尿液或粪便造口术的病人,检查者应确定是谁来护理瘘口,以及询问其技巧;对女性病人在面谈时应询问有关尿布或卫生巾的使用情况。

6. 穿衣　穿衣是为了保护、保暖、自信、自尊和娱乐。穿衣方面的依赖可导致个人独立性明显受限,因此,在面谈中应深入地了解病人穿脱衣和在辅助器帮助下的完成情况。

7. 床上活动　床上活动是最初阶段的功能性活动。翻身可以减轻身体局部的压力和定时暴露皮肤,减少在骨骼突出部位产生压疮的危险性。如果病人还不能站立穿衣,床上的桥式动作将有助于穿内衣和长裤。从卧位到坐位的转移能力也有助于提高病人床上的独立性。坐位平衡对日常生活活动是必需的基本技能。

8. 转移　独立的转移是功能性活动的第二个阶段。从轮椅到床、坐厕、浴凳(椅)、普通座椅或汽车座椅的技巧,是独立从事其他活动的前提。没有扶手的矮座椅比有扶手的直靠背座椅在转移上会给病人造成更大的困难。

9. 运动

(1)行走:移动的最后一个阶段是步行。从狭义上讲,行走就是步行,但是在康复领域,行走可以表示从一个地方移动到另一个地方的任意一种移动方式,可以是跳跃,可以是爬行,也可以是轮椅行走,甚至是驾驶机动车。病人可报告其步行的距离,也可以报告到必须休息时行走所持续的时间,或其行走的环境。

(2)轮椅运动:轮椅转移较步行更容易受到建筑障碍的限制,但它为非步行病人提供了一个优良的移动工具。随着用轻质材料制作的轮椅出现及其有效的操控,在平地上操纵轮椅的能量消耗已经仅

比步行略有增加。此外，随着轮椅的机械化操纵、电池供能以及速度和方向控制的改善，合并有上肢肌力缺陷的人仍然能够保持有效的移动独立。

(3)驾驶机动车：在很多病人看来，如果不能独立地驾驶机动车辆，就算不上达到完全独立的移动，因此，对于已经达到驾驶年龄的病人，均需要评定其驾驶技能。

(四)既往史

既往史记录着病人过去的疾病、外伤和健康状况。某些过去的疾病可持续影响到目前的功能状况。对这些疾病的识别能使康复医师更好地区别病人发病前的基础功能水平。既往史的所有要素均应记录，尤其是关于神经系统、心肺系统、肌肉骨骼系统疾病的病史。记录一般是按照时间顺序进行的。

1. 神经疾病　了解既往的神经系统病史是康复评定的一个基本组成部分。神经系统疾病的既往史最常见于老年人群，也可见于其他任何年龄组。若与当前的疾病相关，则对其康复可能产生巨大的影响。无论是先天性的还是后天性的，先前存在的认知障碍都会对康复干预产生限制作用，有感觉异常如触觉、痛觉、关节位置觉丧失的疾病和以知觉障碍为特征的疾患均可妨碍病人获得新的功能性技巧和行为执行的能力。这些病人在不能移动期间，对持续过度的皮肤表面压力所造成的软组织损伤可能无反应性，若同时伴有视力或听力障碍，功能就会受到更大的妨碍。同样，残存的运动缺陷会由于痉挛、无力或耐力减弱而限制新的运动学习。

2. 心肺疾病　有运动障碍的病人，完成日常生活活动需要耗费的能量较常人多。若过去存在心肺疾患，就会因为耐受能力降低、能量消耗增加而出现新的功能缺陷。这类病人也可伴有多种血液病、肾脏和肝脏功能障碍。要收集尽可能多的心肺方面的资料以正确地评定心脏贮备。只有在心肺疾病被确认后，才有可能依据病人的能力确定康复治疗，使心肺储备最大化。

3. 肌肉骨骼疾病　由于既往的损伤或关节炎，截肢或其他肌肉骨骼功能障碍造成的肌无力、关节僵硬或关节不稳均可对功能产生不良的影响，故对肌肉骨骼疾病史了解是非常重要的，了解这方面的情况是进行全面的康复评定的先决条件。

4. 心理和精神疾病　任何伴随功能丧失的疾病都具有心理的挑战性。静息性的精神疾患可在紧张时刻发作，从而使康复进展受到阻碍或停滞。若评定者能够识别出精神病病史，则在康复过程中进行早期干预，减少复发的机会。检查者要收集有关既往精神病住院治疗史、影响精神活动的药物干预史或精神心理治疗史。筛查病人既往和现在有无焦虑、抑郁和其他心情改变，有无睡眠障碍、妄想、幻觉、强迫感和恐怖感，以及既往严重的和轻微的精神疾病。对病人的过去和现在、对紧张和压力的反应情况的回顾，有助于我们理解和改进对灾难性疾病和外伤的行为反应。因此，了解病人对既往疾病和家庭烦恼的情绪反应以及对现存疾病的压力是很重要的。若初步检查提示有异常，可进一步进行临床心理学测试，区别心理症状或人格障碍的情况。

(五)系统回顾

对现病史和既往史中可能未被识别的疾患，可通过全面、彻底地系统回顾来寻找线索。

1. 全身情况　注意有无感染和营养不良的征兆，疲劳多见于多发性硬化。

2. 头和颈部　确定有无视力、听力、吞咽及构音器官的障碍。

3. 呼吸系统　肺部疾病会限制氧的转运，对耐力造成不良影响，因此应注意识别有无呼吸障碍、咳嗽、咳痰、咯血、喘息、胸痛。

4. 心血管系统　心脏疾病表现为限制心脏贮备和耐力。识别心律不齐对于预防卒中具有很重要的意义，应注意识别有无胸痛、呼吸困难、端坐呼吸、心悸、头晕。

周围血管性疾病是导致截肢的原因之一。如果识别有周围血管性疾病的存在，卧床、支具、压力衣和其他康复设备导致溃疡和坏疽的潜在可能性就能减低到最小。应注意询问病人有关跛行、足部溃疡和静脉曲张的情况。

5. 消化系统　几乎所有的胃肠道疾病都可导致营养障碍，限制康复的效果。大便控制障碍是神经系统疾患经常伴有的问题，应询问病人有关大便失禁、便秘、直肠护理技巧和使用泻药的情况。

6. 泌尿生殖系统　除了解是否有神经性膀胱的表现外，还应询问下列有关的问题，如特定的液体摄入量、排尿情况、膀胱排空技巧、尿急、尿频、尿失禁、尿潴留，膀胱是否能够完全排空、充盈和排空

的感觉、尿痛、脓尿、感染、腹痛、血尿和肾结石等。对于女性病人，还应了解月经史和生育史，询问有关性交痛、阴道和阴蒂的感觉，以及性高潮的情况；对男性病人应询问有关勃起、射精和性交痛的情况。

7. 神经系统　在临床康复中，神经系统障碍的发生率很高，应进行有条理的系统回顾，如味觉、复视、视物不清、视野缺失、平衡障碍、头晕、耳鸣、乏力、震颤、不自主运动、抽搐、意识程度下降、共济失调、触觉丧失、疼痛、感觉迟钝、痛觉过敏和记忆、思维的改变等。此外，咀嚼、吞咽、听力、阅读和说话等情况也应在系统回顾中被提及。

8. 肌肉骨骼系统　在康复过程中，病人出现肌肉骨骼功能障碍的频率很高，因此，肌肉骨骼系统的回顾必须全面，如应了解有无肌肉疼痛、乏力、肌肉收缩、萎缩、肥大、骨骼畸形和骨折、关节活动受限、关节僵硬、关节痛，以及软组织和关节肿胀等情况。

（六）个人史

1. 生活方式　休闲活动能提高躯体和情绪等健康因素。了解病人的休闲习惯，有利于制定帮助病人独立的重返社会的康复措施。

2. 饮食和体重　需了解病人准备食物的能力、饮食习惯和所使用的某些特殊食物。营养不当可限制康复治疗和影响康复效果，如在动脉粥样硬化所导致的初次心肌梗死和脑血管意外后，可通过食物调控达到二级预防。体重的变化不仅可以反映了病人的营养状况，而且是某些疾病发生的高危因素。

3. 酒精和药物　必须对药物、酒精和尼古丁的使用情况进行评定。有认知、感知和运动障碍的病人可能会通过滥用药品而导致其障碍达到更危险的程度。药物和酒精的滥用是造成头部或脊髓损伤的常见原因。通过识别这类药物的滥用和依赖性，可使我们有机会改变其将来不良的行为。

（七）社会史

1. 家庭　一个家庭成员的灾难性疾病对家中其他成员会造成巨大的压力。若这个家庭还存在其他方面的问题，如交往、健康或药物滥用等，则解体的危险性就更大。要了解病人的婚姻史和婚姻状况，记录住在家中其他成员的姓名、年龄及每一个成员的角色（如谁负责财务、谁煮饭、谁清洁、谁管教孩子等），确定是否有其他家庭成员住在附近。对于所有有可能提供帮助的人员，要询问他们是否愿意和参与照顾病人的能力，以及有关他们的工作或学习计划，以确定其潜在的可获得性。

2. 家居　考察病人的家居设计以了解其建筑障碍物，确定病人的家居是自有还是租住，以及所在地（城市、城郊或乡村）位置、住宅与康复机构的距离、进家的阶梯数量、门前或房间入口的坡道，以及可否进入厨房、浴室、房间和起居室。

（八）职业史

1. 教育和培训　尽管教育水平不能预示智能，但病人的教育水平可提示康复工作者在病人康复过程中所能获得的智能技巧。此外，结合躯体功能评定、教育背景可了解将来的教育和培训需求。了解病人接受教育的年龄，是高中还是本科或研究生毕业，以及学业情况，注意所获得的特殊技能证书和相关执照。这对病人将来职业的目标是很重要的，对青年病人则更有特别意义。讨论这些目标将提示病人的兴趣类型和要求、资质以及适合病人的技能测试和职业咨询。

2. 工作史　详细了解病人的工作经历能确定病人是否有进一步教育和培训的必要。此外，还有助于了解病人的学习意愿、可信性和自律性。应记录过去的工作时间、工作类型以及工作变更的原因，包括工作名称、工作职责以及工作场所的建筑障碍。同样，对在家工作的病人也要求获得这些信息。必须清楚病人有关准备食物、购物、家居、维修、清洁、抚养孩子和训导等家政方面的期望。此外，还要询问病人在哪洗衣服，是否有建筑上的障碍阻碍了病人使用洗衣机、进入家中或院子等区域。

3. 经济情况　医师应对病人的经济收入、投资和保险资源、残疾等级及债务有一个基本的了解。对于病人住院期间偿付方式、医疗保险偿付比例、自费部分都应清楚掌握，并向病人及其家属交代康复治疗期间可能发生的费用，并得到其认可。

（九）家族史

通过家族史可确定家族中的遗传病，测定病人家庭支持系统的人员健康状况、配偶和其他家族成员的健康情况，这些对制定病人的出院后的进一步康复计划是非常重要的。

二、体格检查

康复医师所做的体格检查与一般的医学检查很多都是相同的，也必须经过良好的培训。通过望、触、叩、听检查，可以寻找进一步支持和形成诊断的证据。但是，康复医疗的体格检查与一般的医学检查也有不同之处，除从体检获得信息帮助建立医学诊断外，还有两个主要任务：①通过详细的检查获得体检结果，以确定疾病引发的残疾和残障；②确定残存的躯体、心理和智力上的能力，以此作为重建功能独立性的基础。

一般来说，康复医学特别注意骨科和神经学检查，而功能评定则是体格检查中的一个有机部分。严重的运动、认知和交流障碍使一些病人很难或不可能跟随医师的指令，并限制了某些传统的体格检查项目。通常要求有创意地完成这些检查，此时，就需要专业人员具备特殊的专业检查技巧。

康复医学体格检查的范围有生命体征和一般情况、皮肤和淋巴、头、眼、耳、鼻、口腔和咽喉、颈、胸、心脏和外周血管系统、腹部、泌尿生殖系统和直肠、肌肉骨骼系统、神经系统检查。

（一）生命体征和一般情况

记录血压、脉搏、呼吸、体温、体重和病人的一般健康状况，确认高血压的有无对卒中和心肌梗死的二级预防具有临床意义。心动过速可能是高位截瘫病人的最初表现，也可能提示长期制动病人的肺部栓塞。最初的体重记录有利于确定和追踪营养不良、肥胖以及水和电解质紊乱。如果病人有敌对情绪、紧张或焦虑，或不配合、行为不当或心不在焉均应注意并做记录。

（二）皮肤和淋巴

在康复中心或康复医学科，医务人员会高度关注病人的皮肤问题。外周血管疾病、感觉障碍、制动和意识障碍的病人，持续的受压常导致皮肤和皮下组织损害，发生压疮。残疾人常见的许多疾病及其治疗也容易使皮肤损伤和感染。一般健康人仅感到厌烦的皮肤问题，就能造成那些使用假肢、矫形器和其他装置的残疾人士受到破坏性的影响。注意了解癌症病人淋巴结清扫和放疗后面临的肢体淋巴水肿的有关情况。

观察皮肤应在明亮的光线下进行，一般不需要将病人全身体表完全暴露。对骨性突起部位的皮肤以及假肢和矫形器接触的皮肤，注意有无苔藓样变、水肿或损伤。检查擦伤部位的渗出和溃疡，观察血管疾病的病人下肢末端有无色素沉着、毛发脱失及损伤，以及观察痴呆病人的手、足上未被发现的损伤。触摸所有淋巴结，了解是否肿大、质地是否柔软，触压水肿区，观察是否有凹陷。

（三）头和五官

1. 头部　观察头部是否有陈旧性损伤或新伤。轻轻触摸损伤的部位或神经外科手术部位、分流泵和其他头面部的异常情况。当考虑有血管畸形时，应通过听诊确定有无杂音存在。

2. 眼　视力障碍可妨碍康复的效果，尤其在需要良好的视力弥补其他感觉障碍时特别明显。可采用标准的视力表测量病人的远、近视力，如果没有视力表，也可将病人的视力与检查者视力相比较，鉴别和描述其远视力以及阅读几种打印字体以检查近视力，在条件许可的情况下，还应进行屈光度和检眼镜的检查。寻找眼球或结膜红斑和发炎的征象，注意失语症和意识障碍病人因不能适当地表达青光眼所致的疼痛或结膜炎所致的不适。观察昏睡病人眼睛是否有眼睑闭合不全，预防由于润滑不足所致的角膜溃疡。

3. 耳　听力障碍也可限制康复效果。可用“手表试验”来测试其听觉敏锐度，或通过对病人耳语测试其复述能力，来了解是否有听力障碍。如果确定为单侧听力缺陷，还应进一步确定是神经性耳聋还是传导性耳聋。如果头部外伤的病人出现耳道溢液，应证实是否是脑脊液。

4. 鼻　常规检查一般能满足临床的需要。如果头部外伤病人出现清的或血性的鼻腔排液，则应明确是否为脑脊液鼻漏。

5. 口腔和咽喉　观察口腔和咽部黏膜的卫生和感染、牙齿破损和牙龈炎症或肥大，检查义齿合适度和维护情况。对于关节炎或损伤的病人，应观察并触诊颞颌关节是否有弹响、柔软度、肿胀或活动受限的表现。这些问题均可影响食物的摄入并导致营养不良。

（四）颈

对动脉粥样硬化和脑血管意外的病人，应注意听诊颈部血管杂音。对肌肉骨骼系统疾病的病人，要测量其关节活动度，检查是否有压痛及放射痛。对新近损伤的病人应通过放射检查排除骨折或不稳情况。

（五）胸部

肺功能影响运动的耐力，对于运动耐力已受影响的病人，检查者必须准确地检查是否有肺功能障碍，以便使之最大限度地降低。视诊胸壁以记录心跳频率、呼吸频率、幅度和节奏，记录有无咳嗽、打嗝、呼吸困难、辅助肌的活动以及胸廓畸形。气促和心悸可以是肺栓塞、肺炎或高位脊髓损伤病人败血症仅有的表现。桶状胸可提示限制性肺部疾病。嘱病人咳嗽，注意其咳嗽的力量和效率。如果咳嗽很弱，可帮助病人将手放在病人腹部配合咳嗽以观察效果。触诊胸壁的柔软度、畸形和声音传导，注意有无肋骨骨折情况。叩诊确定膈肌水平和运动，听诊鉴别呼吸音、哮鸣音、摩擦音、干啰音和水泡音。对气管切开术病人，应检查切口周围的皮肤状况，记录套管类型，是否存在套管漏。筛查男性和女性乳腺恶性肿瘤的表现。

（六）心脏和周围血管系统

心血管功能障碍可严重地影响运动耐力，康复干预不仅能减轻和减少心血管功能失调对运动耐力和总体健康的影响，还能避免或降低心律不齐、瓣膜疾病和先天性发育异常病人脑卒中的发生。周围循环功能的检查通常在四肢详细检查时进行。当打算配备支具时，应检查是否有动脉闭塞疾病所致的苍白、冰冷和萎缩，不合适的装置可导致皮肤损伤，甚至截肢。深静脉血栓是因其他疾病而长期制动的病人一个主要的并发症，在静脉淤血和回流不足的情况下，危险性更大。应检查是否有静脉曲张和回流不足，可用多普勒检查以了解动、静脉情况。

（七）腹部

对多发性硬化和脊髓疾病的病人，在触诊和叩诊前应先进行视诊和听诊。腹壁的检查经常会导致局部张力增高，从而增加腹部检查的时间、检查的难度，或不能完成检查。对某些中枢神经系统疾病而出现肠蠕动障碍的病人进行用力腹部触诊可引发胃内容物反流。对这类病人，应在半卧位轻柔地进行检查。

（八）泌尿生殖系统和直肠

男性和女性泌尿生殖器官的检查，应了解是否有小便控制、排尿和性功能障碍。小便失禁的男、女性病人和使用体外收集装置的病人可发生生殖器官渗出和溃疡。检查男性病人阴茎皮肤、女性病人的尿道周围黏膜以及擦烂的会阴区的渗出和溃疡。对带有内置导尿管的男性病人应触诊其阴囊内容物以排除睾丸炎和附睾炎。神经源性尿失禁在康复病人中较为常见，但检查者不应忽视膀胱膨出或其他可矫治原因所致的尿失禁。应检查长期带导尿管的病人有无外尿道溃疡和男性病人的阴茎瘘。若怀疑有尿潴留，则应插管测量残余尿量。

对直肠、肛门指检，以及肛门括约肌和会阴部感觉的检查是康复评定的重要内容，对怀疑有中枢神经系统、自主神经或盆腔疾病的病人，还应检查球海绵体反射。

（九）肌肉骨骼系统

临床康复中对肌肉骨骼系统的检查内容常有视诊、触诊、关节活动度测量、关节稳定性检测和肌力测定。

1. 视诊　有无脊柱侧凸、后凸、前弯；关节畸形、截肢、躯体缺损和下肢长度不对称；软组织肿胀、肥大、瘢痕和缺损；以及肌肉颤动、萎缩、肥大和断裂。

2. 触诊　通过视诊以鉴别局部的异常，通过触诊来确定躯体结构性器官的质地和畸形。对于任何此类异常，应首先确定是软组织还是骨骼，以及是否是异常的解剖结构。对软组织异常，要进一步鉴别其是凹陷性还是非凹陷性水肿、滑膜炎或肿块。

3. 关节活动度　正常人之间的关节活动度有相当大的差异，年龄、性别、身体状况、肥胖和遗传等因素均可影响正常的关节活动度。在测量关节活动度时，应注意轴心确定、移动臂和固定臂摆放等因素。

4. 关节稳定度　关节稳定度是关节的结构成分抵抗不适当外力作用的能力，由骨骼的一致性、软骨和关节的完整性、韧带和肌力以及关节所需承受的力量等因素确定。四肢关节和脊柱的不稳定常见于外伤性疾病和神经源性疾病。

5. 肌力 肌力检查的结果受很多因素的影响，如年龄、性别、疼痛、疲劳、恐惧以及对检查的协作程度等，下运动神经元疾病引起的运动丧失取决于病变的部位，上运动神经元疾病常导致肌痉挛，使得徒手肌力检查较为困难。

(十) 神经系统

在康复评定中，除了肌肉骨骼检查外，没有任何一项体检比神经学检查更为重要。该检查虽常用于诊断疾病，但也使康复医师有机会确定需处理的神经损害和需要运用病人残存的功能改善其独立性。神经学检查常分为精神状态、言语与语言功能、脑神经、反射、中枢性运动整合、感觉和知觉评定，具体内容见相关章节。

三、辅助检查

(一) 实验诊断

实验诊断(laboratory diagnosis)是通过临床实验室分析所得到的信息，为预防、治疗、康复和预后评价所用的医学临床活动。包括临床血液学检查、临床生化学检查、临床免疫学检查、临床病原学检查、体液与排泄物检查等。

(二) 心肺检查

临床常用的心功能评价方法包括心电图、心脏超声、24h 动态心电图以及心肌酶谱和心肌标志物的检测等。肺功能检查包括通气功能检查、换气功能检查、小气道功能检查和血气分析。通过肺功能检查可以对受检者呼吸生理功能的基本状况作出质和量的评价，明确肺功能障碍的程度和类型。

(三) 神经电生理学检查

肌电图是目前广泛应用于临床的电生理诊断技术，是记录肌肉静息、随意收缩及周围神经受刺激时各种电特性的一门技术，脑电图(electroencephalography，EEG)是脑生物电活动的检查技术，通过测定自发的有节律的生物电活动以了解脑功能状态，是目前临床上癫痫诊断和分类的最客观手段。脑磁图(magnetoencephalography，MEG)是对脑组织自发的神经磁场的记录。用声音、光和电刺激后探测和描记的脑组织神经磁场为诱发脑磁场。与 EEG 相比，其具有良好的空间分辨能力，可以检测出直径小于 3.0mm 的癫痫灶，定位误差小，灵敏度高。

(四) 影像学评定

医学影像学(medical imaging)包括影像诊断学(diagnostic imaging)和介入放射学(interventional radiology)，包括 X 线成像、超声成像(ultrasonography，US)、X 射线计算机断层成像(X-ray computed tomography，CT)、磁共振成像(magnetic resonance imaging，MRI)和正电子发射计算机断层扫描(positron emission computed tomography，PET)。临床上，要根据检查的部位和病人的病情来确定检查的方式，应用检查结果来指导临床治疗和康复方案的制定。

(五) 其他临床方法评定

1. 尿流动力学检查 尿流动力学检查可以客观反映膀胱、尿道及其括约肌的异常生理活动，可为神经源性膀胱的临床诊断、分类和治疗提供依据，并能反映下尿路状况对上尿路功能变化的潜在影响。尿流动力学检查通过借助尿流动力检测仪测定相关的生理参数对下尿路功能进行评估。常规尿流动力学检查包括尿流率(urinary flow rate)、储尿期膀胱和尿道的功能检查和排尿期膀胱尿功能检查。

2. 脑脊液检查 脑脊液(cerebrospinal fluid，CSF)为无色透明的液体，在康复医学科的病人中，如果病人为脑肿瘤术后的病人，术后无明显诱因出现发热，在考虑常见的呼吸系统感染和尿路感染时，也不能忘记可能存在中枢神经系统感染，此时，就需要进行腰穿和脑脊液检查，必要时进行脑脊液持续引流，以明确诊断和辅助治疗。

3. 骨髓穿刺 骨髓穿刺术(bone marrow puncture)是采集骨髓的一种常用诊断技术，临床上常用于血细胞形态学检查，也可用于造血干细胞培养、细胞遗传学分析等，以协助临床诊断和治疗策略的制定。在入院康复治疗的病人中，如果合并有血液系统疾病，则需要进行骨髓穿刺术。

4. 病理检查 病理检查(pathological examination)是检查器官、组织或细胞中的病理改变的病理

形态学方法，是诊断肿瘤的金标准。在康复医学科的病人中，病理检查较少用。

四、功能评定

由于康复的范畴涉及医疗、职业、教育和社会等领域，康复评定的内容包含身体、言语、心理、职业和社会等方面。对于不同类型的病人还各有其特定要求。常做的评定项目通常在功能的八个方面和障碍的三个不同层次上进行，每个方面具体评定的方法参见相关章节的内容。

(一) 功能的八个方面

1. 认知功能评定　既包括感觉和知觉、注意力、记忆力和执行力的评定，也包括情绪评定、残疾后心理状态评定、痴呆评定、非痴呆性认知障碍（注意力、记忆、思维）评定、智力测定、性格评定等内容。认知功能是一切功能的基础。

2. 吞咽功能的评定　吞咽功能的完善不仅关系到病人的营养状况，也关系到病人并发症的发生，如肺部感染。对于 80 岁以上的高龄病人，吞咽功能的评定应作为康复医学科的常规检查来实施。

3. 感觉功能的评定　包括一般感觉功能和特殊感觉功能。若对温度觉的了解可以判断病人对高温危险的识别能力，对本体感觉的评定可以判断病人跌倒的风险。特殊感觉功能如视觉、听觉、味觉、嗅觉等功能的评定对于了解功能障碍的状况和选择康复治疗的手段均十分重要。

4. 言语功能评定　一般包括失语症评定、构音障碍评定、言语失用评定、言语错乱评定、痴呆性言语评定、言语发育迟缓的评定、听力测定和发音功能的仪器评定等。既要评定病人是否有言语障碍、言语障碍的类型、程度，还要选择适宜的康复治疗手段、评定康复治疗的效果。

5. 运动功能评定　包括姿势反射与原始反射评定、关节功能评定、感觉与知觉评定、肌力与肌张力评定、上肢功能评定、下肢功能评定、脊柱功能评定、步态分析、神经电生理评定、协调与平衡评定、上、下肢穿戴假肢或矫形器后功能评定、脊柱矫形器评定等。

6. 日常生活活动能力评定　人体所具备的能力在日常生活中的表现是人的日常生活活动能力，从晨起穿衣到夜间上床睡觉其间所发生的活动，尽管人人不同、每天不同，但有一定的规律，其中有些活动，如起床、穿衣、刷牙、如厕、行走、使用手机和电脑、驾驶等则是多数人每天必须完成的活动，对这些活动完成情况的评定则可以反映病人日常生活活动的能力。

7. 职业能力评定　对于成人，特别是就业年龄阶段的病人常需要进行职业能力的评定，包括职业动作分析、就业前职业培训、就业后的岗位跟踪等。对于就读年龄段的病人常以是否可以跟班就读来替代职业能力的评定。

8. 环境无障碍评定　环境评定（environment evaluation）意指对残疾人的环境因素进行评定。这里要特别指出，由于环境包括物质环境、社会环境和态度环境，且物质环境（physical environment）又包括自然环境和人造环境两大类，本文仅评定为人造环境，而不对自然环境、社会环境和态度环境评定。至于环境评定的内容，也仅评定环境因素对残疾人活动和参与的影响，而不评定对身体功能和结构的影响。

(二) 障碍的三个层次

通过对损伤、活动受限和参与限制三个层次全面的评定，制定出个性化、整体性的康复计划。

1. 损伤的评定　包括评定人体形态、关节功能（活动度、灵活性和稳定性）、肌肉功能（肌力、耐力）、运动功能、运动控制（肌张力、反射、姿势、平衡与协调、运动模式、步态）、感觉、循环和呼吸功能、认知、语言、情绪、行为等。

2. 活动受限的评定　包括评定日常生活活动等自理能力、生产性活动（工作、家务管理、学生学习和发育期婴幼儿玩耍）、休闲活动等。

3. 参与限制　包括评定居住环境、社区环境、社会人文环境、生活质量等。

五、制定康复计划

康复计划（rehabilitation program）是康复医师向康复治疗人员下达的详细的有关治疗的指令性医疗文件。拟订完善、详细、准确的康复计划对于有效地利用各种治疗是十分重要的。

(一) 康复计划及其内容

康复计划是康复医师明确地向治疗师指出的康复治疗目标和具体的康复方案。一个完整的康复

计划应包括病人的一般信息、诊断、主要功能障碍、康复目标、康复方案(治疗部位、方法、时间、频度)和治疗过程中的注意事项六个部分。为顺应医疗职业环境的要求,制定好的康复计划单需要在实施前得到康复治疗师、病人或其家属或委托人的签字确认。

在康复计划中,康复医师使治疗师明确康复目标、清楚治疗方法,使医师和治疗师的目标和手段一致而不至于互相误解。同时,康复计划不可能将治疗方法写得十分细致,因此治疗师可以充分地发挥自己的专业技能,与康复医师和病人合作,运用恰当的康复手段和治疗方法,取得较好的康复效果。

康复计划是病人、家属、治疗师及其他专业人员检验预后和预期结果的工具。康复计划不是一成不变的,应根据康复目标的完成情况进行动态的变化。在治疗过程中可产生和确定新的目标,也可删除一些无关紧要和不可能实现的目标。具体康复方案的制定可由康复医师或治疗师主持,也可以由康复协作组交流后共同制定。康复专业人员必须熟悉对病人所实施的各种治疗以及对完成预期康复目标有帮助的治疗方法。

与任何医学资质要求一样,制定康复计划的人员需要具备合格的证书,只有康复医师和受过康复医学规范化训练的医师才有权利制定康复计划。不具备此条件者,需要进行康复治疗时,可书写康复转介单,送康复医学科由康复医师接诊、制定康复计划。

(二)康复计划的制定方法

1. 设定康复目标　由于年龄、职业、文化背景、家庭经济状况不同,其康复欲望和要求也不相同,因此,应根据病人的具体情况制定个性化的康复目标(rehabilitation objectives)。适宜的康复目标应建立在全面准确的评定基础上,包括:①在评定中发现的问题;②心理状况,如病人对问题、目的和性格的调整和适应;③社会经济和文化背景以及个人的希望;④家庭护理、身体和情绪环境、家庭反应;⑤病人的职业计划和目标。

康复目标包括长期目标(long-term objective)和短期目标(short-term objective)。长期目标是在康复治疗结束或出院时所期望的功能活动水平,短期目标是实现远期目标的基础和具体步骤,是实现远期目标过程中的一个又一个的阶段性目标。它常是在治疗1~2周内可解决的问题。随着康复的进展,不断出现新的短期目标,逐步接近并最终实现长期目标。模糊和不准确的康复目标将使康复治疗迷失方向,甚至发生根本性的错误,因此,一个将要实施的康复目标应包括:①有可测量的结果;②可用具体的方法进行检查;③希望实现这一目标的时间。

2. 康复目标的描述

(1)下肢功能:下肢的功能主要是支撑体重和步行,根据假肢和支具的有无和种类设定不同的目标:①不能步行:可分为卧床不起、靠物坐位和独立坐位三种;②乘坐轮椅:分自己驱动和外力驱动两种;③平行杠内活动:分起立、平衡和步行三种;④用拐杖步行:根据能否独立起立,可区别有无实用意义;⑤用手杖步行:分有辅助和完全独立两种;⑥无手杖步行:分有辅助和完全独立两种。

(2)上肢功能:主要是手功能,手的功能高度分化,要左右分别制定目标。脑卒中病人的手功能可大致判定为实用手、辅助手、候补辅助手和完全失用手。

1)实用手:吃饭时虽然不集中注意力也能端端正正地拿饭碗(左),吃饭时(右),可以较正常地使用匙、叉、筷子,可以写出能读的字。

2)辅助手:不是实用手,但靠自己的力量能够抓东西,固定,放开。

3)候补辅助手:呈握拳状态的手指可被动地使其张开且能够握物体;桌上的物体被动地挂在手指上,可以拉到靠近身体并使其固定于腹部与桌子之间;依靠自己的力量或用健侧手可将放在桌上的手向下压。

4)完全失用手:不能主动或被动地用手指固定物品,放在桌子上面的手不能向下推动,但可以上臂、前臂或躯干固定物品。

(3)整体功能:对于偏瘫、脊髓损伤、慢性类风湿关节炎病人常发生两侧上下肢同时出现功能障碍,常根据病人日常生活活动能力分阶段制定康复目标:①全面辅助;②部分辅助;③完全独立完成。

(4)劳动能力:除日常生活活动以外,最好还应预测劳动能力:①恢复原职;②恢复工作,改变原职;

③改变职业，可劳动；④做家务。

3. 制定康复方案 通过对病人全面的评定，掌握其功能障碍情况，了解其需求，制定确实可行的康复目标，接下来便是选择为达到康复目标所需的治疗手段，安排适当的治疗，并提出注意事项。

(1) 康复手段的选择：常用的康复治疗和训练方法涉及物理治疗（physical therapy）、作业治疗（occupational therapy）、言语治疗（speech therapy）、心理治疗（psychotherapy）、辅助器具（assistive devices）和中国传统康复治疗（rehabilitation of traditional Chinese medicine）。

1) 物理治疗：其中运动治疗是康复医学中应用最广泛的治疗方法，包括主动运动和被动运动，可借助或不借助器械，按照科学、有针对性、循序渐进的原则，最大限度地恢复病人已经丧失或减弱了的运动功能，并预防和治疗肌肉萎缩、关节僵硬以及局部或全身的并发症，如对肩关节周围炎的病人，可使用体操棒进行上肢主动运动，每次 20min，每天 2 次或 3 次；对昏迷病人可通过被动活动四肢关节，防治关节挛缩，每次 20min，每天 2 次或 3 次。此外，还可利用各种电、声、热、磁、水、蜡、压力等物理因子对炎症、疼痛、痉挛和血液循环障碍进行治疗，如局部冷疗多用于疼痛、关节或肌肉的急性损伤，充气压力夹板多用于偏瘫肢体的治疗，压力衣在烧伤后防止瘢痕增生应用得较广泛，如使用气压循环治疗仪对偏瘫侧的上、下肢进行治疗，防治深静脉血栓形成，每次 20min，每天 1 次；为软化烧伤病人的瘢痕可选择中频电治疗仪进行治疗，每次瘢痕局部治疗 20min，每天 1 次。

2) 作业疗法：是针对病人的功能障碍，从日常生活活动和操作劳动或文体活动中，选择一些针对性强，有助于恢复病人已经减弱了的功能并提高其技巧的活动作为治疗手段，如日常生活活动训练（改善独立生活能力）、职业训练（准备重返工作岗位）、认知训练（进行认知方面的针对性训练）、辅助具制作（对活动困难的病人，需要制作一些助行器或自助器），如对脊髓损伤病人可选择轮椅进行训练，每次 30min，每天 1 次。

3) 言语矫治：对失语、口吃、聋及喉切除后的病人进行言语训练，尽量恢复或改善听、说能力，如对失语症病人进行找词训练，每次 30min，每天 1 次。

4) 心理治疗：通过观察、谈话、实验和心理测验等方法对病人的智力、人格、心理等方面进行评定后，采用各种针对性的治疗，包括精神支持疗法、暗示疗法、催眠疗法、行为疗法、松弛疗法、音乐疗法以及心理咨询等，如对重症外伤病人采用每周 3 次的心理疏导治疗，每次 45min。

5) 辅助器具：在 ICF 中，将"辅助产品和技术"（assistive products and technology）作为环境因素之一并定义为"为改善残疾人的功能状况而适配的或专门设计的任何产品、器具、设备或技术"。所谓"适配的"指在已有产品中选配和调试，如拐杖的高度调节和轮椅的宽度选择等。所谓"专门设计的"指在没有合适产品时，专门设计的个性化服务。

辅助器具可以帮助解决盲人看不见、聋人听不到、失语者说不清、肢残人活动不便的问题。所以，辅助器具是残疾人平等参与社会活动的"无障碍通道"。辅助器具包括医疗康复的辅助器具、教育康复的辅助器具、职业康复的辅助器具、社会康复的辅助器具。

6) 中国传统康复治疗：祖国医学中，数千年前已经有推拿、针灸、拔罐、导引等康复治疗方法，中国传统康复治疗就是将上述治疗方法用于康复，如应用针灸治疗面神经瘫痪的病人，每次取相关穴位 6~8 个，留针 20~30min。

7) 其他治疗：康复的对象常合并有其他疾病，药物治疗是必不可少的，不仅是控制原发疾病的需要，也可以减少功能障碍的影响。近年来的医学实践证明，药物注射治疗和局部手术对病人的功能改善也起到了很好的作用。

(2) 康复治疗的安排：治疗安排是根据对病人的初次评定书写的。一旦病人的问题和治疗目标列出后，就开始进行治疗安排过程。将问题整理为相应的功能障碍通常可以促进这一过程的进行。常规的做法是先列出主要存在的医疗问题，接着是功能障碍和康复问题，然后是环境和社会问题。这样有利于将康复计划分解为医疗、治疗方法和社会心理等各个方面的专项治疗。治疗安排通常以康复计划、医嘱和康复转介单的形式表达。

1) 康复计划单：无论是处方还是表格，通常都应包括以下内容：①病人的一般情况，如姓名、性别、年龄、住院号、病区、病室、床号等；②疾病诊断和残疾状态；③病历和康复评定摘要（含体检和目前主要存在的问题）；④预期的康复目标；⑤治疗安排，包括治疗种类、治疗部位、治疗方法和所用设备或用

品用具(运动、作业、言语疗法、器械等)、治疗剂量和参数、治疗持续时间、频度(次 /d 或次 / 周)、治疗总次数;⑥注意事项,包括妨碍治疗或治疗禁忌的其他疾病或问题、治疗中为保障病人安全所需要的监测等;此外,还应有医师和治疗师签名和日期。表 1-4 是病房住院病人常用的康复计划单。

表 1-4 康复计划单

康复计划单					
姓名	性别	年龄	职业	病程	床号
诊断					
病史摘要和主要功能障碍					
康复目标					
治疗安排(治疗种类、治疗部位、治疗方法和所用设备、治疗剂量和参数、治疗持续时间、频度等)					
注意事项					
医师签名	治疗师签名	日期			
病人(或家属或委托人)签字		日期			

2)康复转介单:康复医师对超出自己业务范围的需求转至其他康复专业人员实施的过程称之为转介服务,这种服务通常通过书面的形式表达,现在也有通过电子媒体的方式实现,统称为康复转介单。康复转介单应包括病人的一般情况、临床诊断、主要的功能障碍、康复目标、医嘱和注意事项等内容,可分为物理治疗转介单、作业治疗转介单、言语治疗转介单、心理治疗转介单、辅助器具转介单、中医康复转介单等。

(3)注意事项:在康复计划中清晰地指出康复过程中的注意事项对于确保医疗安全、提高康复服务质量是至关重要的一项内容,如糖尿病病人在康复过程中血糖的检测、高血压病人血压的检测、偏瘫病人跌倒的防控等。

(4)病人签名:在康复计划的制定过程中应充分尊重病人及其家属的权力,所有的康复行为应征得病人及其家属的同意,并需要签字确认,以确保医疗安全。具体内容可参考国内某三级甲等医院康复医学科的康复治疗知情同意书(表 1-5)。

表 1-5 康复治疗知情同意书

康复治疗是病人回归家庭、回归社会的基础，也是病人恢复功能的必要条件，以物理治疗、作业治疗、言语治疗、心理治疗、传统康复、辅助器具治疗等手段为特征，并辅以必要的药物和手术。医师将根据病人的病情和功能制定出相对合理的康复方案。由于各种医学治疗方法均具有一定的风险及局限性，康复治疗无法保证治疗效果。同时疾病本身的转归及预后、病人体质的特殊性等原因，均可使病人在治疗或住院期间可能发生以下的并发症或意外情况，虽然发生率很低，但是难以避免。在住院或康复治疗过程中可能发生以下并发症或意外情况，包括但不限于：

(1)疾病的自然进展使病情及症状进一步加重。

(2)疾病的复发或发生其他新的疾病。

(3)在康复治疗过程中，可能诱发心脑血管事件(如心肌梗死、恶性心律不齐、脑血管意外等)、呼吸心搏骤停等。

(4)康复治疗可能使各种栓子(如血栓、脂肪栓、癌栓等)脱落，严重时可导致肢体坏死、重要脏器梗死，甚至危及生命。

(5)康复训练可能使疼痛加剧、关节肿胀，关节及肌肉肌腱损伤。

(6)肿瘤、长期卧床、老年等各种原因引起的骨质疏松，可能会在正常的康复治疗过程中造成骨折，或者摔伤致骨折。

(7)各种康复器械引起的损伤。

(8)电疗时可出现电击伤、灼伤、烫伤、红斑、水疱、表皮脱落及色素沉着等。

(9)针刺时可能出现晕针、滞针、断针、血肿、感染、血气胸等症状。

(10)病人吞咽障碍训练可能导致气管异物窒息。

(11)其他不可预见的意外情况。

(12)住院期间不能离开病房，若离开病房发生意外，后果自负。

康复治疗目前仅有部分项目可以用医疗保险支付，尚有以下康复治疗和评定项目为自费项目，需要自己偿付，如康复评定、手功能评定、吞咽功能评定、认知知觉功能检查、言语能力评定、心功能康复评定、肺功能康复评定、仪器平衡功能训练、关节被动活动、减重支持系统训练、有氧训练、构音障碍训练、轮椅功能训练、关节松动术、平衡功能训练、文体训练、电动起立床训练、肺功能康复训练、言语训练等。

医师已向我详细说明病情、诊断、功能状况、康复治疗方案及其替代方案、具体方法、费用、预后等，我已了解上述情况并志愿承担相应风险，同意康复治疗。

病人或委托人签字： 管床医师签字：

时间： 时间：

4. 康复医嘱的表达 康复专业人员在对病人进行临床评定和功能评定后，需要制定适宜的康复治疗计划，最后以康复医嘱的形式加以表达。康复医学科的医嘱有别于其他专业的医嘱，它不仅反映神经疾患的特点，还要显示功能障碍的类型、程度以及对日常生活活动的影响。一份规范的康复医嘱不仅应包括对原发疾病、合并症和并发症的临床治疗，而且要有对神经疾患所造成的各种功能障碍的康复治疗，此外，还应有康复护理、营养和健康教育等内容。因此，一份高质量的康复医嘱应该是全面的、系统的、条理清晰的、有序的康复指令。

(1)康复医嘱的类别：就医疗而言，处方是交给药剂师的，而在康复治疗中，医嘱则是康复医师提出的治疗要求。医嘱的书写有助于避免要求的含糊不清，保证病人得到所要求的治疗。表格的制定有助于住院病人治疗的协调、医师与治疗师以及各专业治疗师之间的交流，但在门诊工作中则难以实施。康复医嘱的书写根据医嘱的性质、时间和疾病的特殊性要求，可分为一般性医嘱和专科性医嘱、长期医嘱和临时医嘱、常规性医嘱和选择性医嘱。

1)一般性医嘱和专科性医嘱：一般性医嘱(general medical order record)是指多数临床科室医师在医嘱中所包含的内容，如常规护理、饮食要求和健康教育等。专科性医嘱(specialist medical order record)是指康复医学科所特有的康复医嘱，如脑外伤后造成病人认知障碍，医嘱中需要有针对认知障碍的评定、治疗的相关康复医嘱；脑卒中后导致病人出现失语症，医嘱中需要有针对失语症的评定、治疗的相关康复医嘱，而这些医嘱在其他临床科室没有，因为它需要特定的场地、设备及康复专业技术人员支持才能完成。

2) 长期医嘱和临时医嘱：康复医学科的医嘱需要根据病人的病情变化而调整，通过调整能及时反映康复治疗计划的改变和完善。除了诊断并发症需要下临时医嘱外，如发热，需要开医嘱查血常规、尿常规、X线片，康复医学科更多的临时医嘱内容是医师在康复治疗师的建议下所开的康复医嘱。病人的合并症所需要的医嘱通常都是长期医嘱，如高血压病人所需要的口服降压药物、高脂血症病人所需要的口服调脂药物、糖尿病病人所需要的降糖药物。

3) 常规性医嘱和选择性医嘱：对于有功能障碍的病人实施康复治疗是康复医学科的常规性医嘱，但是即使伴有同一种功能障碍，其康复治疗手段和方法以及使用的康复设备也不尽相同。例如，对于有下肢运动障碍的病人，伴有肌张力增高的病人需要实施关节松动治疗，而对于下肢肌张力低下的病人则不能在该患肢使用关节松动技术；对于有行走困难的病人，早期的康复治疗应以训练下肢的平衡和稳定性为主，后期则以训练行走的复杂性为主。上述内容就是康复医学科的选择性医嘱。康复医学科的医师通过实施选择性医嘱可以清晰地表达同一种类型的功能障碍其障碍程度不同所实施的康复治疗的差异。

(2) 康复医嘱的内容：在临床工作中，如何根据需要尽可能详细地制定康复处方是测试康复医师能力的一项重要内容。但过于详尽的康复处方也非可取，其最大不足之处在于使有关医疗人员觉得不必针对病人的问题去进行创造性思维，只需提供技师性的服务。康复医师必须清楚所采用的治疗是怎样影响疾病的病理生理过程的，这样才能制定合理的治疗处方，包括强度、使用方法、部位、时间、频率及保证治疗安全的预防措施。至于治疗安排的表达，则随治疗种类的不同而异。对运动疗法，常用强度的表示有运动量相当于若干个MET，或达靶心率，或相当于VO_{2max}的百分数；对于运动疗法中的神经发育治疗和运动再学习等方法，很难以上述参数表示，由于初期大量使用的是被动运动，强度多以活动的弱、中或强相对定性的术语来表达，但较好的是规定活动的强度，使心率增加数不超过安静时心率的30%；对于牵引常用所加的重量(kg)表示；对于手法治疗，常以弱、中、强但病人仍可忍受等来表示，或不用强度概念，只用时间的长短为代表。在电疗中，强度可能是mA(毫安)、A(安培)、W(瓦特)，也可能是感觉阈、运动阈、强烈肌肉收缩或病人可以耐受的耐受阈；对于产热的高频电疗，常用无热量、微热量、温热量、热量来表示；在低频电疗中，参数还有波形、波宽、频率、调制频率、差频等；对于光疗，产热者参数与产热的高频电疗；紫外线则用最小红斑量；激光用mW(毫瓦)、W(瓦特)或mW/cm^2(毫瓦/平方厘米)；超声为W/cm^2(瓦/平方厘米)；对于磁疗是磁通量密度高斯；对于水疗，除直接标明温度外，还可以用不感温、温、热、高热来表示。对于作业治疗，强度可用弱、中、强表示，也可用持续时间长短代替。对于言语治疗，多用持续时间长短来表示。对于心理治疗，很难说有强度的标准，一般也以时间的长短表示，具体参见表1-6康复医嘱单。康复工程处方有其独自的特点，如要写出适宜的设备处方，就应该清楚辅助设备的用途、优点、危险性以及对提高日常生活活动能力，改善运动、交流和文娱活动等方面的作用。

医师的处方具有法律效力，如果没有这种专业上的默契并且在治疗过程中得以实施，就会失去医疗监督的安全网。若治疗师不愿意遵循拟定的治疗医嘱，而是依据自己所认为对病人最好的方法进行治疗而不同主管医师商量，这就会使治疗师和病人处于没有医疗监督的状况。这种情况若不能得到纠正，那么为了病人的安全和获得合适的治疗，应将病人转给更加合作的治疗师。各不同专业的治疗师应根据自身专业的特点按照评定的结果开具治疗单。

(三) 质量控制

为了能够达到康复目标，需要相关的专业医务人员密切合作。病人的治疗安排、医嘱和处方是联系康复各专业人员的纽带，一个合适的治疗安排、医嘱和处方的书写，可以充分地表达病人的需要、要求的治疗、相应的注意事项、预期的结果，并为信息反馈和质量控制提供适宜的途径。建立在康复治疗过程中的信息反馈及其运行机制是质量控制的一个不可或缺的环节。再评定和对病人的随访，可以了解康复治疗的效果，通过对疗效的评定和证实，可以制定更加适宜的康复计划。在医疗模式下，由主管医师单独负责保障信息的反馈、相应的随访以及与其他医务人员的接触；在多学科小组模式下，小组各成员对是否完成目标提出意见，得到共同认同的解决方案。此外，一个具有使康复协作组各成员间能够充分交流的良好机制，不仅可以使康复工作正常的运行，而且可以使康复达到一个更高的层次。

表 1-6 康复医嘱单

康复医嘱单

姓名：　　　性别：　　　年龄：　　　病区：　　　床号：　　　住院号：

日期	时间	医嘱	医师签名	执行时间	护士签名	治疗师签名

第　　页

在医疗保险费用不断增长的情况下，为提高住院费用的使用效益，目前美国医疗保健财政部门开始探索一个基于"功能独立性测量 - 功能性相关组"（functional independence measure-function-related groups，FIM-FRG）的康复预付系统（prospective payment system，PPS）。该系统除了用增强控制支出的功效外，还希望能证明经营性的医疗对医疗保健的质量有保障。

第四节 康复评定的实施

一、康复评定场所

由于康复医学涉及的范围很广，病人的情景性因素各不相同，因此实施康复评定的场所也有相应的要求。评定场所的条件和要求是由评定的目的决定的，而评定的场所和项目又受评定种类和范围的影响。一般来说，住院康复地点一直是整个康复团队进行综合评定的最佳场所。然而，随着医疗费用的不断上涨、医疗体制的改革、医疗保险的推广，以及政府有关部门、残联和社会团体对康复领域的积极参与，人们已经越来越多地利用诊所和社区内的其他地方进行综合性的康复评定。

（一）由医院承担康复评定工作

可以在住院康复科室由康复协作组进行全面的康复评定，也可以按照康复的需求采用院外服务的方式由康复医师对病人进行康复评定。

（二）由诊所承担康复评定工作

在综合性康复诊所，可由康复协作组负责进行全面的康复评定，也可以按照康复需求由康复医师

进行评定，或对特定肌肉骨骼疾病进行局限性评定；在专病诊所，由康复医师对特定的疾病进行局限性评定，如肌肉萎缩、运动损伤等；在日间康复机构，由康复协作组进行全面的康复评定；在伤病或残疾诊所，按照转介单位的要求进行相应的康复评定，如人工补偿、社会安全等。

（三）由社区承担康复评定工作

在护理院，由康复协作组进行全面的康复评定，或由康复协作组选定成员进行局限性评定，也可以由康复医师按照康复需求进行评定；在学校，由康复医师进行躯体残疾的局限性评定，或对所进行的运动做局限性评定；在过渡宿舍，由康复协作组进行全面的康复评定，或对特殊问题进行局限性评定。

二、康复评定过程

康复评定通常是由康复协作组来完成的。实施康复评定的两大要素被认为是选择适当的评定方法和把握住适当的评定时间。

（一）康复评定手段的选择

通过交谈、观察等手段，了解病人的主诉、现病史和现关的既往史；通过实验室检查、特殊检查和功能测量，有助于对病人病情的进一步掌握和鉴别。为准确地掌握病人的功能障碍状况，必须恰当地选择评定量表和检查手段。无论选择何种量表，必须满足对评定量表可靠性、有效性、灵敏性和统一性的要求。在日常临床康复工作中，应尽量选择容易理解和使用而费时少的评定量表；对有科研需求的，应尽量选择能全面、清晰地反映所要评定的内容、灵敏度高的评定量表。在选择检查手段时，应充分考虑地点和病人的一般健康状况以及经济承受能力。在基层社区，应尽可能使用不用仪器的评定方法，避免病人支付昂贵的医疗费用。若病人的一般健康状况不容许使用耗时长的检查手段，应选择简单、费时短的方法进行评定。

（二）康复评定时间的选择

何时开始评定？间隔多长时间再次评定？何时结束评定？这是实施康复评定时需要掌握的时间因素。病人来院时，一般由康复医师召集物理治疗师、作业治疗师、言语治疗师、心理治疗师、假肢和矫形器制作师、康复护师、社会工作者等举行评定会议，根据各有关方面的评定结果，加以综合分析并做出全面的综合性评定，即初期评定（initial evaluation），列出问题表，并据此制定相应的康复计划，再由各相关专业人员分头执行。在康复计划实施过程中，还应根据治疗和训练的进展情况，定期（一般每 2 周 1 次）进行再评定，即中期评定（middle evaluation），检讨康复计划的执行情况和康复治疗效果，并对康复计划做必要的修订和补充。治疗过程结束时，还要进行总结性评定，即末期评定（final evaluation），与初期评定进行比较以判定治疗效果，提出出院总结，作为随后家庭和社会随访计划的依据。康复始于评定，止于评定。

近年来，由于医疗费用的不断上涨和其他相关要求，迫使康复病人的住院周期明显缩短，尤其在急诊医院更是如此，使得原来的“三期评定”（初期评定、中期评定、末期评定）发生了很大的变化，现多由科主任带领的团队查房制度所取代。

（三）康复评定的流程

对病人康复的过程实际上是一个解决问题的过程，可以用一个反馈环来简单地加以描述，如图 1-3。

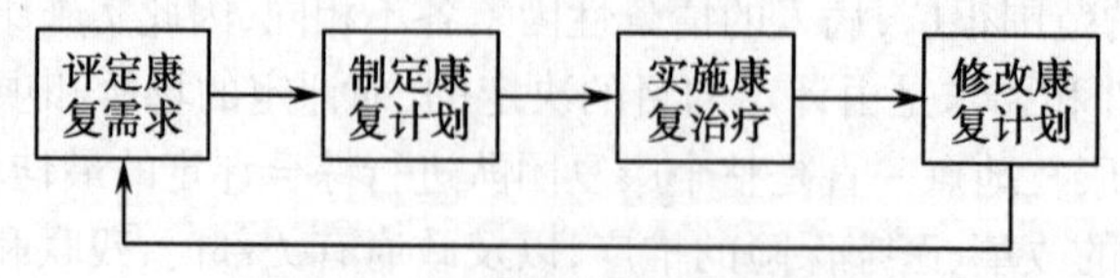

图 1-3 康复工作的流程

一个对病人的全面评定应明确病人的功能障碍和残存功能，避免忽视一些重要的因素。正确的康复评定来源于详细的病史和细致的检查和功能测定。从广义上说，实施康复评定的过程应包括下列四个部分。

1. 采集病史　康复病史不仅为评定提供了依据，作为制定康复计划的基础，还能为相关的社会问题和可能的职业康复提供线索。障碍史是康复病史的核心内容，应详细询问，要充分地了解障碍的发

生和发展过程。除了解身体伤病部位及其所造成的障碍部位、障碍产生的时间、障碍的内容、性质及其所达到的程度以及障碍产生至今的演变过程和所接受的治疗情况外，还需了解障碍对病人日常生活和社会生活参与所造成的影响。功能障碍的发生时间和演变过程对于判断功能预后具有重要的意义，对病人日常生活所造成的影响是进行日常生活活动评定和制定康复计划的重要依据，其要点是了解日常生活活动的主要方面（如进食、穿衣、洗漱、如厕、沐浴）的具体实施情况。

个人生活史除了解病人的性格、志趣、习惯、嗜好等内容外，还应详细了解学历、专业、特殊技能、工作经历、现时职业、地位、收入、人事关系、工作单位的规模以及是否存在另行安排工作的可能性等。这些情况既能提供有价值的医学资料，如与功能障碍发生有关的职业因素，又能提供重要的社会资料，作为随后考虑职业回归和社会回归以及预测生活能否自理的重要参考依据。

在康复病史中，对家族史的了解不仅是为了寻求与目前功能障碍可能有关的家族或遗传因素，还能为病人重返社会和重返家庭提供所需的有关资料。因而不仅要了解家庭成员的构成及其健康情况，还要了解他们的生活方式和经济情况与对病人的接受态度。此外，还要了解病人在家庭中所承担的责任和今后仍需承担的责任、可能的代替者及其相互协作关系等情况。当然，对于住房状况、卫生设施、周围环境、邻里关系、社区情况等亦应详尽了解。

2. 检测功能　目的是为了对病人的伤病和障碍情况进行科学和客观的了解，其内容和手段多种多样。用于康复医学的检查和测定手段包括了一般的临床检查和测定的全部项目，但由于康复对象构成的特殊性，通常是以神经科和骨科检查最为重要。康复检查的另一特点是既要查明一般的解剖形态异常和病理情况，还需对功能状态进行充分调查。检查时应注意以下事项：①根据需要选择检查和测定项目，进行有目的的检查和测定；②要取得病人的充分信任和合作；③检查手法应准确、迅速和方便；④检查不应引起疲劳和疼痛；⑤检查应尽可能由同一位检查者连续进行；⑥检查条件（如姿势、肢位、运动基点、运动平面和轴线等）应当明确。具体的检查和测定方法则与一般的临床检查和测定无区别。

3. 记录结果　将病史和检查测定结果以及进行综合分析的各项资料进行系统的记录是现代医学实践中的一项基本要求。各种记录应遵循准确性、一贯性、客观性和完整性四项原则。具体进行时尚应注意：①应有统一的、标准化的记录格式；②记录应简洁、明了和方便；③检查记录表（如关节活动度和肌力检查表）应备有多行空格，以便能用同一张表格记录治疗过程中反复检查的结果，从而能方便地进行比较和反映疗效；④检查和测定条件应加以说明；⑤正确地运用医学术语。

4. 分析处理　将病史和观察所得，结合检测结果进行科学的综合、比较、分析和解释，这也是评定过程中不可忽视的重要内容。

(1)全面地掌握病人的功能障碍：通过康复评定可了解病人的功能障碍是属于躯体性、精神性、言语性、社会性、混合性中的哪一种？何者为主？何者为次？从而分清主次，有针对性地决定采取何种康复治疗措施。对于病人的功能障碍不仅应了解其种类，还应判断其程度。病人功能障碍的严重程度，常以其独立程度的受损情况为标准。一般将独立程度分为四级：①完全独立；②大部分独立（小部分依赖），需少量帮助；③大部分依赖（小部分独立），需大量帮助；④完全依赖。

(2)判断病人的代偿能力：在临床康复工作中，我们不仅应了解病人的功能障碍情况，知道其丧失了什么功能，更应该了解其代偿能力如何，还残存什么功能，能发挥多大的代偿能力，怎样利用这些残存的功能去发挥代偿作用，提高病人的生活和社会适应能力。如对截瘫病人，我们不仅应了解其下肢瘫痪情况，也应了解其上肢代偿能力情况，以便制定出训练计划，利用上肢功能去代偿下肢的功能障碍。

(3)确定康复治疗目标：对病人功能障碍的种类、严重程度和主要功能障碍有了正确全面的认识以后，治疗的重点即可明确，通过康复治疗和训练，预期可以使病人的功能障碍恢复到何种水平？这种水平即是康复治疗需要达到的目标。最基本的指标是病人的生活自理能力的恢复水平，其次是对家庭及社会的适应能力恢复程度等。

(4)决定各种康复治疗措施：通过康复评定会议或团队查房等形式综合各专业人员的评定结果和意见，根据功能障碍的主次，制定康复计划并对康复治疗的先后顺序做出合理的安排。影响病人生活自理能力最严重的和病人感到最痛苦和最迫切希望解决的问题，应该予以优先考虑。

(5)决定承担各种治疗和功能训练任务的专业人员：根据病人功能障碍的种类和严重程度，结合康复协作组各成员的专长，将治疗和功能训练的各方面任务恰如其分地分配给能胜任的成员，充分发挥康复协作组成员各专业的特长，分工协作，共同完成恢复病人功能的任务。

(6)判断康复治疗效果、修改康复计划：康复治疗工作中，可根据需要随时对病人状况进行评定，修改康复计划，变更康复治疗措施，以期取得更好的康复治疗效果。

三、康复结果的描述

康复医学的服务对象主要是因为疾病和损伤而导致各种功能障碍的病人，如急性疾病后残留有功能障碍者、慢性病和老年病病人。康复医学的医疗目的，不是针对疾病的"治愈"，而是最大程度地恢复功能。康复的基本目标主要包括两个方面：①增加病人的独立能力(independence)；②促进病人回归社会并进行创造性生活(productive life)。

随着康复的早期介入和社会老年化后社区康复的深入，特别是对重症、疑难病人的救治，仅仅用生活能否独立、是否需要帮助、日常生活依赖的程度等来表达康复的效果已经不能满足日益发展的康复医学的需要，对于康复疗效的评定也发生了很大的变化。

(一) 生命体征是否平稳

在ICU和其他重症病区实施康复服务后，病人常难以在短时间内发生功能的改变，但是有利于病人生命体征的平稳，如对于肺部感染的病人康复的早期介入有利于肺部感染的治疗，心脏手术后的病人早期康复介入有利于心功能的恢复。经过康复服务，病人的生命体征，如体温、脉搏、呼吸、血压等指标的好转是康复早期介入疗效的重要体现。

(二) 原发疾病和并发症是否得到控制

对于急性期脑卒中后的糖尿病病人血糖的控制、脑卒中伴高血压病人的血压控制、压疮是否治愈十分重要，若通过康复服务实现了上述目标也是康复效果的重要体现。

(三) 日常生活能否独立

对于恢复期病人经过康复服务，有些病人日常生活可以自理，也有的仍然需要他人照料，即使仍然需要他人照料，可能也有程度的变化，如仅仅在某些情况下需要帮助。经过康复服务，上述指标有变化，也能反映康复效果。

(四) 就业能否得以实现

当然，对于多数老人来说，已经没有就业的需求，但对于就业年龄段的成人来说，再就业是十分重要的内容，也是回归社会的重要标志。对于学龄段病人，常用就读指标来替代就业评定。

除了使用上述概念外，还可以用康复效率来描述康复结果。康复效率的评定可用公式表达：康复效率=(治疗后ADL评分－治疗前ADL评分)/治疗天数。数值越大，效率越高。

四、注意事项

(一) 选择合适的方法

在临床康复中，目前有许多用于评定功能障碍的方法和设备，但不同的方法和设备评定的目的各有侧重，在选择使用时，应注意鉴别，如中枢性瘫痪引起的四肢运动障碍不宜选用徒手肌力检查法，小儿脑性瘫痪儿童的运动功能应重点评定神经反射发育和运动发育。

(二) 掌握恰当的时间

无论是急性期病人还是恢复期病人，都应尽快地进行功能评定。为确保准确性，评定常由一个人自始至终地进行，但需注意的是，每次评定时间要尽量短，不要引起病人的疲劳。在康复过程中，应反复多次地进行康复评定，及时掌握病人的功能状态，不断地完善、修正康复计划。

(三) 争取病人和家属的配合

尽管康复评定手段绝大多数是无创性的，但为了最大限度地获得病人和家属的协作和支持，评定前要向病人及其家属说明评定的目的和方法，消除他们的不安，取得积极的配合。

(四) 防止意外情况的发生

康复的对象多为老年人或其他功能残疾者，常合并多种疾病。在进行评定的过程中病人可能会出现不适或其他并发症，此时应及时终止评定，积极查找原因，给予相应的处理。

案例及思路解析

本章小结

总论的主要内容是了解康复评定、康复评定技术的概念、内容及其方法，康复医师和康复治疗师在康复评定方面的分工与合作以及在临床工作中二者的配合。制定康复计划是本章的重点和难点，也是康复医师和康复治疗师工作的基础。康复医师要开具医嘱首先要制定康复计划，其中具体的实施方案需要康复治疗师根据自己的专业和技能进行操作，并且需要随着康复过程的进展不断地完善和改进康复计划。

（王玉龙）

思考题

1. 临床评定与功能评定的区别
2. 不同的病程康复效果评定指标的变化。
3. 信度和效度对于一个评定方法的意义。
4. 中国残疾分类与国际分类的差别。
5. 康复治疗的特征性手段有哪些？

扫一扫，测一测

思路解析

第二章　人体形态和反射评定技术

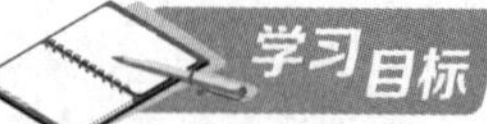

1. 掌握　常用的神经反射和形态评定的临床意义和操作技术，并能根据操作的结果判断其是否存在发育障碍。

2. 熟悉　脊髓水平常用的神经反射、脑干水平常用的神经反射、中脑水平常用的神经反射和大脑水平常用的神经反射的临床意义。人体形态测量的流程，体重指数、肢体长度、肢体围度测量的方法。

3. 了解　神经反射发育的规律。

人体形态（human shape）是指身体的最直观的外部表现，包括器官系统的外形结构、体格、体型及姿势。人体形态评定是定量测量人体外部特征的主要方法。在康复评定中，它是了解生长发育异常及伤病所致的身体形态方面的变化，确定由于形态变化导致的功能障碍及其程度的重要方法。

第一节　人体形态评定技术

人体形态评定可以用“测量”和“评价”来描述。“测量”是将一些可以测得的物理量、非物理量转换为数值或记号，进行资料汇集、信息收集的过程。“评价”是对所获得的信息进行加工处理、通过科学分析做出价值判断，赋予被测量事物某种意义的过程。

一、人体形态评定的发展

人体形态评定是人体测量学的一部分，最先出现于人类学。随着现代科学技术的发展，各学术领域的相互渗透，人类对健康需求和美学要求的提高，人体测量学不断与临床医学、整形外科学、人体工程学、体育保健学、心理学等相结合，成为这些学科的一部分，同时也成为康复功能评定学的重要组成内容。

人体测量的应用也是随时代的变化而不断变化的。起初通过对不同进化阶段的古人类化石进行测量与观察，从而找出人类进化的规律；后来对不同种族、不同人群进行人体测量和分析比较，找出人类的差异及变异规律。在少儿卫生学领域引入了人类学的方法，开展生长发育方面的研究，揭示人体生长发育的规律；在体育科学中，应用人体测量方法挑选运动员、指导训练；在艺术领域，运用人体测量技术指导雕塑与绘画；在颌面外科中，应用面部活体测量进行矫形与美容手术；在法医学中，通过人体测量进行个体识别，应用颅骨测量进行容貌复原；在心理学方面，根据体型分类，了解测量对象的气质特征。在医学领域，借助人体测量学方法研究某些疾病的危险倾向，测定人体组成成分和评价健康等。

德国人类学家马丁，对人体测量学做出了卓著的贡献，由他编著的《人类学教科书》详细阐述了人

体的测量方法，至今仍为各国人类学家所采用，在统一人体测量标准方面，起了很大的作用。

我国国家标准局于1985年12月5日发布了中华人民共和国国家标准——《人体测量方法》，制定了人体测量的标准方法，保证了我国人体测量的规范实施。吴新智、席焕久等人于2010年编著出版了《人体测量方法》第2版，它是目前国内介绍人体测量方法比较全面的参考书。

二、人体形态评定的内容

人体形态评定主要是从身体姿势、体格、体型及身体组成成分等方面进行测量和评价。

（一）身体姿势评定

在人体形态评定中，通常用直立姿势作为身体姿势评定（posture assessment/evaluation）的基本姿势。直立姿势测量法要求被测者两足跟靠拢，两臂自然下垂，挺胸收颌，两眼平视前方，使头部保持眼眶下缘与耳屏点成水平的"耳眼平面"姿势。耳眼平面是国际上通用的标准平面，已被各国人体测量工作者广为采用。采用这种方法测量的优点是，所需测量器械相对比较简单轻便，测量所需的时间也较短，适宜于大面积或流动性测量工作。但是，在直立状态下进行测量，被测者的稳定性较差，也难以根据测量的要求，对姿势做精确的矫正。

（二）体格评定

在一般的人体形态评定中，体格评定（physical assessment/evaluation）的内容常用身高、体重、胸围、肢体长度和围度等指标来表示。

（三）体型评定

体型（somatotype）是指人体在某个阶段由于受遗传、营养、环境及疾病等因素影响而形成的身体外形特征。通过对体型的研究，探讨体型与某些疾病的关系，了解不同体型人的性格和行为特点。

体型评定多采用定性的评定方法对人体体型进行分类，目前有几十种有关体型分类方法。

1. 谢尔顿体型分类法　美国临床心理学家谢尔顿按照个体在胚胎发育中的三个胚层，将人的体型分为三种类型（图2-1）：

（1）内胚型（肥胖型）：这种类型的人体体型特点是身体圆胖、头大、颈短而粗、胸厚而宽，腹部隆起，腰部粗壮，四肢短粗。

（2）中胚型（健壮型）：这种类型的人体体型特点是身体魁伟高大，肌肉结实粗壮，肩宽胸厚，腰腹较小，身体有一定线条。

（3）外胚型（瘦小型）：这种类型的人体体型特点是瘦小，软弱无力，肌肉不发达，四肢细小。

同时，谢尔顿研究认为人格与体型有关。根据体型分类结果，可以了解被测量者的性格和行为特点，具体内容见表2-1。

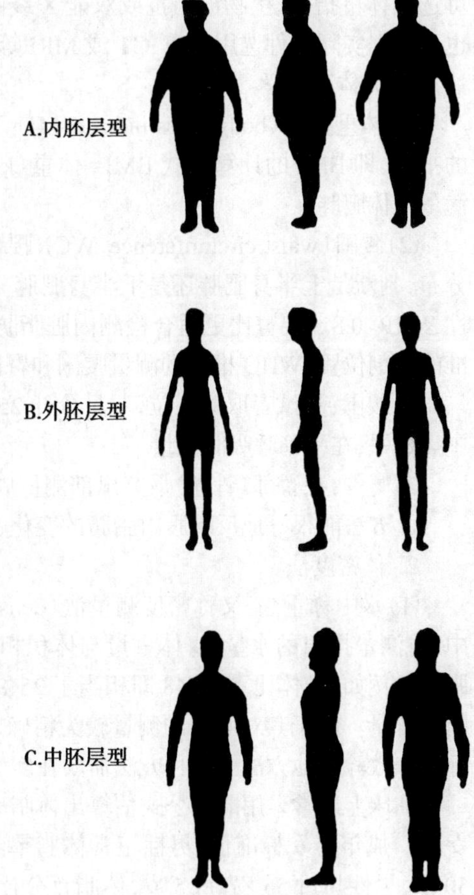

图2-1　谢尔顿体型分类法

表2-1　不同体型人群气质类型及行为倾向

体型	气质类型	行为倾向
内胚型	内脏紧张型	动作缓慢、善交际、感情丰富、情绪舒畅、随和、有耐心
中胚型	身体紧张型	动作粗放、精力旺盛、喜好运动、自信、富有进取心和冒险性
外胚型	头脑紧张型	动作生硬、善于思考、不爱交际、情绪表现抑制、谨慎、神经过敏

2. 国内常用分类　国内学者基于谢尔顿体型分类法，将成年人的体型分为以下三种。

(1)瘦长型(无力型)：体高肌瘦，肌肉少，颈、躯干、四肢细长，胸廓扁平，肩窄下垂，上腹角(两侧肋骨之间形成的夹角)<90°。瘦长型的人容易得内脏下垂的疾病。

(2)矮胖型(超力型)：与瘦长型相反。体格粗壮，颈、四肢粗短，肌肉发达，肩平，胸廓宽阔，上腹角>90°。矮胖型人容易患高血压、高脂血症。

(3)均匀型(正力型)：身体各部分结构匀称适中，上腹角 90° 左右。一般正常人多为此体型。

此外，常用的体型评定方法还有柯里顿评分标准、体型评价表、三角形体型评价法等。相比较而言，谢尔顿体型分类法和国内临床体型分类法简单易行，便于操作。通过对比判断，可以较清楚地判断出人体所属的类型。

(四) 身体成分评定

身体成分(body composition)是指皮肤、脂肪、肌肉、骨骼及内脏器官等身体的组成成分。身体成分评定主要是对人体脂肪成分进行测量与评定，包括体脂和皮脂测定。随着检验技术的发展和医疗器械的不断改进，身体成分的测定方法较为丰富。测定方法分为直接、间接和双间接测定法，由于直接测定很困难，多采用间接和双间接测定法。可根据不同的目的选用不同的测定方法。如评估总体脂，可选用体重指数、生物电阻抗或双能 X 线吸收法等；评估局部体脂或腹型肥胖，可测量腰围、腰臀比；也可根据实际条件选用超声、CT 或 MRI 等检查来测定总体脂肪和局部体脂。

1. 人体测量学

(1)体重指数(body mass index，BMI)：又称为体质指数，具体计算方法是以体重(kg)除以身高(m)的平方，即 BMI 的计算公式 BMI= 体重(kg)/ 身高(m^2)。流行病学调查和人群防治常用体重指数来衡量整体肥胖。

(2)腰围(waist circumference，WC)、腰臀比(waist-to-hip ratio，WHR)：腰臀比可以指示脂肪区域性分布，判断是上半身肥胖还是下半身肥胖。WHO 推荐的腹部脂肪分布过多的标准：男性 WHR>1，女性 WHR>0.8。腰臀比更适合检测内脏脂肪性肥胖，对个体指导更实用。在测定腰围和臀围应采用标准的解剖位置，WHO 推荐的测量腰围和臀围方法：

1)腰围：受试者取站立位，双足分开 25~30cm，使体重均匀分布，在肋骨最下缘和髋骨上缘之间的中点水平，在平稳呼吸时测量。

2)臀围：在臀部(骨盆)最突出部测量周径。

此方法能很好地反映腹内脂肪的变化，但测量者经验、手法等会影响结果。

2. 体密度法

(1)水中称重法：又称密度测量法(densitometry)(金标准)，应用阿基米德原理，将个体完全沉入水中，再测量排出的水量，身体重量与体积相除，即可得到比重。再根据比重之相对体脂百分比得出体脂率。例如，身体比重 1.048 即相当于 25% 的体脂肪的含量，而身体比重 1.002，则相当于 49.3% 的体脂肪含量。由于其对脂肪的测量较为精确，是目前公认的身体成分测定的"黄金标准法"，故经常用作标准来效验其他方法。这种方法需要在实验室条件下进行，实行难度高，不适宜临床常规使用。

临床上通常采用既有公式估算出体脂率：体脂率 =1.2 × BMI+0.23 × 年龄 –5.4–10.8 × 性别(男 1，女 0)。成年男女标准值：男性正常体脂率约在 10%~20% 之间，女性约在 17%~30% 之间。女性超过 50 岁，男性超过 55 岁，每 5 岁，体脂百分比标准值可上调 2%~3%。男性体脂 >25%，女性 >33% 是诊断为肥胖的标准，具体见表 2-2。

表 2-2　不同性别年龄段体脂率

性别	年龄	偏瘦	标准	微胖	肥胖
男性	30 岁以下	13% 以下	14%~20%	21%~25%	25% 以上
	30 岁以上	16% 以下	17%~23%	24%~25%	25% 以上
女性	30 岁以下	16% 以下	17%~24%	25%~30%	30% 以上
	30 岁以上	19% 以下	20%~27%	28%~30%	30% 以上

(2)皮脂厚度的测量：由于人体大约有50%的体脂肪组织位于表皮下层，因此测量皮下脂肪厚度可以推测体内脂肪贮存量值。测量的部位通常选择肱三头肌肌腹、右肩胛下角下方5cm处、右腹部脐旁3cm处等。测量时用拇指和示指捏起被测者的皮肤和皮下脂肪，然后用卡尺或皮脂厚度计来测量。通过测得的皮脂厚度推算出人体脂肪的含量，具体见表2-3。

表2-3 皮脂测定正常参考值

部位	男性	女性
肱三头肌肌腹	10.4mm	17.5mm
右肩胛下角下方5cm处	12.4~14mm	12.4~14mm
右腹部脐旁3cm处	5~15mm	12~20mm

(3)生物电阻抗(bio-impedance analysis, BIA)：临床上也常用生物抗阻分析仪来测定人体的体脂含量。其基本原理是：生物组织对外加电流场具有不同的导电作用，当在人体表面加一个固定频率的低频电流时，含水70%以上的肌肉组织是良好的导电体，而含水较少的脂肪组织近似为绝缘体，通过测出抗阻值可计算出身体成分。是准确测定身体成分的指标之一，该方法简单易行，安全准确，不仅适用于成人的身体成分分析，而且更适用于儿童的身体成分评估。适用于大规模群体研究，对诊断肥胖或营养不良、监测慢性病病人营养状态有重要价值，对于老人、儿童或卧床病人特别适用。但对装有心律调整器者及孕妇不宜使用。

(4)超声波法(ultra-sound technology)：超声波诊断仪将人体某部位各层组织回声，通过探头回收到仪器内，并将声能转化成电能，显示在荧光屏上，形成声像图，以间接反映人体某部位各层组织的结构。B超测定的优点在于无创、价廉、精确和可靠。

(5)双能X线吸收法(dual energy X-ray absorptiometry, DXA)：能探测到身体成分的微小变化，直接测量出全身与局部体脂(fat tissue mass, FTM)、瘦组织(lean tissue mass, LTM)和骨矿含量(bone mineral content, BMC)，较其他方法优势明显。但由于测试费用较高，应用仍有局限性。

(6)计算机断层扫描技术(computed tomography, CT)和磁共振成像(magnetic resonance imaging, MRI)：CT和MRI被认为是对骨骼肌和脂肪组织进行定量测量和分布测量的最准确方法。局部肌肉和脂肪的分布和含量，可以通过CT和MRI可靠地成像出来。MRI和CT技术可用于验证其他方法，如生物电阻抗法。

其他还包括：三维光子扫描仪(极度肥胖者)和组织活检等。

三、身体姿势评定

身体姿势(posture)是指身体各部在空间的相对位置，它反映人体骨骼、肌肉、内脏器官、神经系统等各组织间的力学关系。正常的姿势有赖于肌肉、韧带、骨骼、关节、筋膜等组织的支持和良好的姿势习惯以及正常的平衡功能。正确的身体姿势应具备如下条件：具有能使机体处于稳定状态的力学条件；肌肉为维持正常姿势所承受的负荷不大；不妨碍内脏器官功能；表现出人体的美感和良好的精神面貌。

(一)正常姿势及其评定

1. 正常姿势　人体正常姿势包括静态姿势和动态姿势。静态姿势表现为站位、坐位、跪位和卧位等相对静止的姿势；动态姿势是指活动中的各种姿势，如行走姿势、运动姿势、劳动姿势和舞蹈姿势等。姿势的表现受到性别、年龄、身体状况、文化背景及性格等因素的影响，同时也受到各种病理因素的影响。理想的姿势应满足以下几点：很好的分散重力压力进而平衡肌肉功能；允许关节在中央范围运动，减少对韧带和关节面的压力；有效地进行个人的日常生活；满足个体逃避受伤的能力。

在静态姿势评定中，直立姿势是人体最基本的和最具有区别于其他动物的特定姿势，其特性是双脚着地、身体直立，上肢能够自由地进行各种粗大运动和精细动作，下肢能够站立、行走和跑步。站立的高重心和足底的小支撑面使得人体在站立时相对不稳定。这也是人类在长期的进化过程中，形成的特有的外形特征。

2. 直立姿势的评定　人体处于直立位的标准姿势时，从各个不同方向进行观察，要符合以下条件。

(1) 前面观：从前面看，双眼应平视前方，两侧耳屏上缘和眶下缘中点应处同一水平面上，左、右髂前上棘应处同一水平面上。

(2) 后面观：从后面看，头后枕部、脊柱和两足跟夹缝线都应处于一条垂直线上；与脊柱相邻的两肩和两侧髂嵴，对称地处于垂直脊柱的水平线上。

(3) 侧面观：从侧向看，耳屏、肩峰、股骨大转子、膝、踝应五点一线，位于一条垂直线上。同时可见脊柱的4个正常生理弯曲，即向前凸的颈曲；向后凸的胸曲；向前凸的腰曲和向后凸的骶曲。颈曲和腰曲最大，胸曲次之，骶曲最小，具体见图2-2。

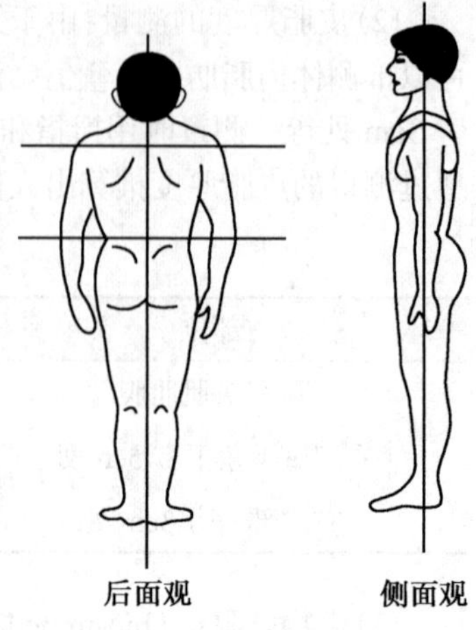

图2-2　标准直立姿势

(二) 常见的异常姿势及其评定

1. 侧面观　从侧面观察，正常颈椎和腰椎的生理弯曲弧度介于3~5cm之间。

(1) 头向前倾斜：下颈段和上胸屈曲增加，上颈段伸展增加，颈椎的体位于中心线的前面，颈部的屈肌放松，伸肌紧张，常见于颈部长期前屈姿势的职业，如电脑工作人员、银行工作人员等。

(2) 胸脊柱后凸：又称驼背，是胸椎体向后凸增加的表现，重心位于椎体的前方，颈曲深度超过5cm以上。这种情况常见于脊柱结核病、长期前倾疲劳、脊柱的退行性变化、长期过度的屈肌训练等。

(3) 平背：亦称直背，由脊柱胸段和腰段的生理弯曲弧度变小而造成。其特征是胸曲和腰曲小于2~3cm，从而使背部相应呈扁平状，常伴有骨盆后倾的表现。

(4) 鞍背：鞍背是因脊柱腰段过度前凸所造成。其特征是腰段向前凸程度明显增大，常大于5cm，使腹部向前突出。为维持身体直立平衡，鞍背者与驼背者相反，头颈或上部躯干重心，落于标准姿势的后方。产生这种情况通常与腰骶角增大、骨盆前倾和髋屈曲、椎体后部受压等因素有关，此外，还与妊娠、肥胖症、不良站立习惯有关，具体见图2-3。

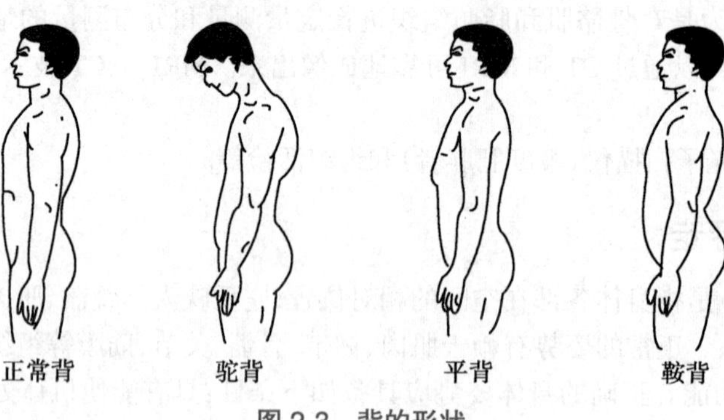

图2-3　背的形状

(5) 胸部畸形：正常胸廓呈圆锥形，上方略小，下方稍宽，横径与前后径之比为4∶3。

1) 扁平胸：胸部呈扁平状，前后径较小，横径明显大于前后径。

2) 圆柱胸：胸廓的前后径与横径的比例近似1∶1，呈圆柱形。

3) 鸡胸：胸骨处明显隆突，胸廓前后径大于横径。

4) 漏斗胸：胸前部呈凹陷状。

5) 不对称胸：左右胸廓歪斜，大小高低不一，明显呈不对称状。此情况在脊柱侧凸重度病人中常可见到。

6) 骨盆后倾：耻骨联合位于髂前上棘之前，髂前上棘位于重心线的后方。

7) 骨盆前倾：耻骨联合位于髂前上棘之后，髂前上棘位于重心线的前方。

8) 膝过伸：踝关节常呈跖屈位，膝关节位于重心线的后方，股四头肌、腓肠肌紧张。

9) 膝屈曲：伴踝关节背屈位、髋关节屈曲，膝关节位于重心线的前方，股四头肌被拉长。

2. 后面观

(1)头部倾斜：与同侧椎体受压有关，一侧颈部屈肌紧张，对侧颈部屈肌被牵拉，头部在冠状面上向一侧倾斜。有时和长期优势上肢的运动有关，例如，有些专业的乒乓球运动员有功能性的头部倾斜现象。

(2)肩下垂：在肩下垂情况下，两肩在冠状面上不在同一水平，一侧的肩关节下垂，另一侧的肩关节可以抬高和内收、菱形肌和背阔肌紧张。

(3)肩内旋、外旋：肩内旋与肩关节屈曲、外旋受限有关，常见于长期使用腋杖的截瘫和小儿麻痹后遗症病人，肩外旋少见。

(4)脊柱侧弯：脊柱侧弯时，脊椎的棘突在冠状面上向外偏离重心线，为了保持身体的平衡，可引起肩和骨盆的倾斜。通常还伴有脊柱的旋转和矢状面上后突或前突的增加或减少，同时还有肋骨左右高低不平等、骨盆的旋转倾斜畸形及椎旁的韧带和肌肉异常，它是一种症状或X线体征。功能性胸腰段侧弯可能与长期不对称姿势、优势手、下肢不等长有关，在肌肉方面可见凹侧组织紧张、凸侧组织薄弱、被牵拉。临床上曾经采用悬垂法测量脊柱侧弯程度，现在临床上对怀疑有脊柱侧弯的病人，通常做X线检查，拍摄直立位脊柱正侧位片，测量脊柱侧弯角度Cobb角(Cobb's angle)。方法是在原发侧凸段中找出上顶椎和下尾椎(测量弯中向脊柱侧弯凹侧倾斜度最大的椎体)，在上顶椎的椎体上缘画一横线，在下尾椎的椎体下缘画另一横线，以此两横线作标准各作一垂直线，这两条垂直线的交叉角就为Cobb角。若Cobb角 <25°，无需治疗，每隔4~6个月随访一次，进行动态观察；当25°<Cobb角 <45° 一般需要支具治疗；当Cobb角 >45° 建议手术治疗，具体见图2-4。

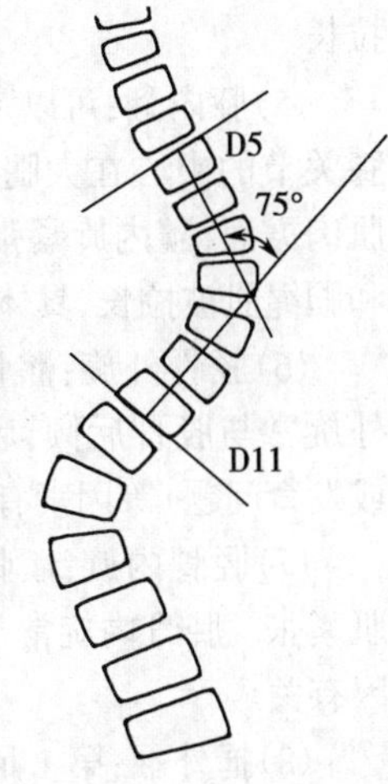

图2-4　Cobb角测量

(5)骨盆向侧方倾斜：骨盆侧方倾斜时，骨盆在冠状面偏向一侧。如骨盆右侧方倾斜时，伴有左侧髋关节内收和右侧髋关节外展。在肌肉方面右侧腰方肌紧张，髋关节外展时，对侧髋内收肌紧，对侧髋外展肌力减弱。

(6)骨盆旋转：重心线落在臀裂的一侧，可见内旋肌和屈髋肌软弱，这种情况常发生于偏瘫的病人。

(7)足弓异常：足弓是由跗骨与跖骨借韧带、关节及辅助结构按一定的空间布阵排列、形成的抛物线结构。正常足有两条纵弓和横弓。内侧纵弓由跟骨、距骨、足舟骨、3块楔骨和内侧3个跖骨构成。外侧纵弓由跟骨、骰骨和第4、5跖骨构成，较低较短，整个外侧纵弓常接触地面，且与地面的接触面积比内侧纵弓大，为足弓的负重部分。前者活动性大，富于弹性，为足弓的主要运动部分，使足可适应不同的路面，并把来自胫骨的负荷传至足的前、中、后部。后者活动度较小，比较稳定，并支持内侧纵弓。足弓结构的损伤可破坏足弓稳定性，引起足弓异常，主要是扁平足和高弓足等，进而导致疼痛、压痛、步态异常、行走受限等。

1)扁平足：又称平足症，是先天性或姿势性的足弓低平或消失，足内侧纵弓变低，距骨向前、内和下方移位，跟骨向下和旋前，足舟骨粗隆凹陷，腓骨长、短肌和伸趾肌短缩，胫后肌和趾长屈肌拉长。表现为患足外翻，站立、行走时足弓塌陷、容易出现疲乏或疼痛。平足可以分为僵硬的平足和可屈性平足两类，僵硬的平足在结构上是畸形，内侧纵弓在非负重体位、足趾站立和正常负重情况下均不存在；可屈性平足是内侧纵弓在负重时缺如，扁平足在行走蹬地时，足弓缓冲作用差，行走动作比较僵硬，不适宜跑步运动。

2)高弓足：又称空凹足，可见内侧纵弓异常高，跟骨后旋，胫前、后肌短缩，腓长、短肌和外侧韧带拉长。此类病人步行稳定性差，不适宜跑跳运动。空凹足和扁平足一样也可以是僵硬或可屈性的，临床上常用足印法辅助诊断，包括画线法、Staheli指数、Chippaux-Smirak指数等，具体见图2-5。

3. 前面观

(1)头下颌骨不对称：可以是发育性的，也可以由外伤引起。

(2)锁骨和其他关节不对称：一般由外伤引起。

(3)髋外旋、髋内旋：髋内旋时髌骨转向腿内侧，髋外旋时髌骨转向腿外侧。

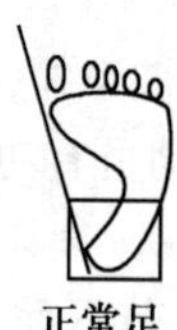
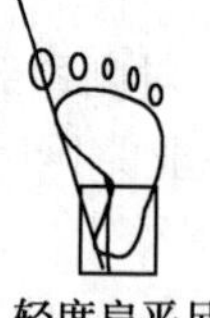
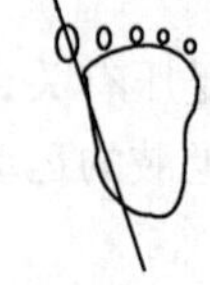
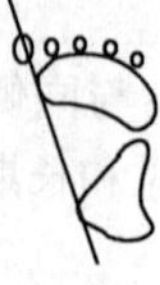

图 2-5　异常足弓

(4)膝外翻:可以是单侧或双侧,其特点是,在膝外翻时,膝关节的中心在大腿和小腿中线的内侧,两腿呈 X 形。膝关节外侧的肌肉及其他软组织紧张,膝关节内侧的组织被拉长。

(5)膝内翻:可以是单侧或双侧,其特点是,在膝内翻时,膝关节的中心在大腿和小腿中线的外侧,两腿呈 O 形。在肌肉方面,髋内旋紧张,膝关节过伸,髋外侧旋转肌、胫后肌和腘绳肌被拉长,具体见图 2-6。

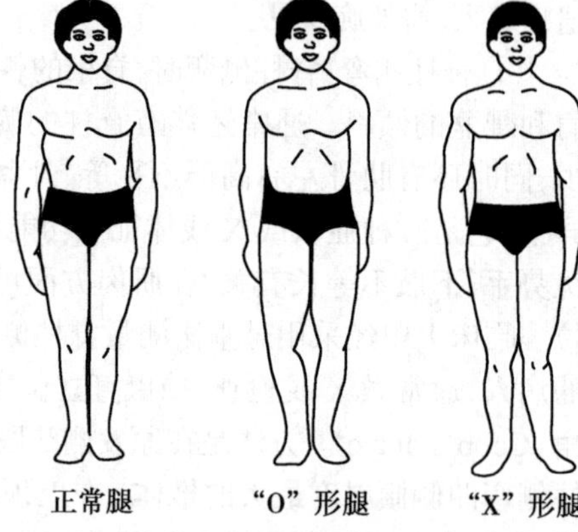

图 2-6　下肢异常姿势

(6)胫骨外旋:髌骨向前,足趾向外,髂胫束紧张。胫骨外旋常与股骨后倾,后交叉韧带撕裂、胫骨结构畸形(骨折或发育问题)等因素有关。

(7)胫骨内旋:髌骨向前,足趾向内,内侧腘绳肌和股薄肌紧张。胫骨内旋常与股骨前倾,前交叉韧带撕裂、胫骨结构畸形(骨折或发育问题)、足内翻和外翻等因有关。

(8)拇外翻:第 1 足趾的跖趾关节向外侧偏斜。这种情况一般是由于跖骨头内侧过度生长、跖趾关节脱位、拇指滑膜囊肿引起。

(9)爪形趾:表现为跖趾关节过伸,和近侧趾间关节屈曲、趾长伸肌紧张、缩短有关。

(三)异常姿势的影响

人体长时间的姿势异常,必然导致身体组织结构的变化,从而影响人体的正常功能,表现出一系列的临床改变。

1. 肌肉和韧带失平衡

(1)肌肉长时间被牵拉,将变得薄弱。

(2)肌肉长时间处于收缩(痉挛或挛缩)状态,使收缩的随意性和灵活性降低。

(3)韧带长期牵拉而变得薄弱和松弛,从而支持和保护关节的功能降低。

(4)关节一侧的肌肉和韧带支持减弱,导致关节稳定度降低,甚至出现关节半脱位或脱位。

2. 关节负重增加和压力分布异常　关节长期的异常负重压力可以引起关节软骨的异常,导致关节过早的退行性变。例如,膝内翻引起内侧膝关节面异常受压,增加了下肢外侧韧带的牵拉。

3. 继发性功能障碍　直立姿势时躯体负重部位的异常可连锁地引起其他相关部位的改变。人体闭合运动链系统中任何环节的异常,将导致整个运动链各组成部分的相应代偿性改变。例如,增加腰部负荷,可以通过增加胸椎和颈椎的负荷来相应地代偿,同时也加速了胸椎和颈椎退行性变的速度;膝关节屈曲畸形,增加了股四头肌的负荷,同时增加了髌股关节的压力。为了维持直立的姿势和重心,需要增加髋、踝关节的屈曲,这样就增加了腰部的负荷,可能会导致逐步出现腰部的退行性变。

4. 诱发疼痛　过度的压力和牵拉会引起疼痛反应,导致关节和周围组织的慢性无菌性炎症,称为疼痛综合征,通常有以下两种情况。

(1)原发性姿势异常:在平时的生活和工作中,不正确姿势的维持可引起姿势性疼痛,如长时间过度弯腰工作、伸颈看电脑屏幕会引起腰部和颈部的疼痛,通过腰、颈部的适当活动可以减轻疼痛。

(2)继发性姿势异常:长时期不良姿势导致炎症、损伤和退行性病变后,继发性加重原有的姿势障碍和导致新的姿势障碍,并诱发或加重疼痛。

四、体格评定

体格评定(physical assessment)是对人体的整体的量度和各部位的长度、围度及宽度等进行测量。身高、体重、胸围、肢体长度和围度等指标是体格评定的常用指标。由于年龄、性别和发育状况的不同,人体形态各有差异,并受遗传、疾病、外伤、障碍等因素的影响而不断发生变化。为了解因身体发育、伤病所致的身体形态方面的改变,客观地表现形态障碍对于功能状态的影响程度,如截肢、肢体水肿或下肢不等长等。治疗师必须对病人进行准确、客观的测量和记录,来协助功能状态的评定,为制定康复治疗方案、观察康复效果及判断预后提供依据。

(一) 测量时注意事项

体格测量是为准确了解躯体和四肢的外形,局部需要暴露。但在实际工作中常常会出现女性、老人或儿童单独就诊,此时需要考虑安全,特别是医务人员自身的权益。

1. 检查项目要有针对性　人体形态学测量的内容较多,检查时应根据疾病、障碍的诊断对相关的内容予以详尽的记录,如与小儿发育有关的疾病应对小儿身长、身长中点、小儿坐高、头围、胸围、体重等进行测量。而对肢体水肿的病人则应重点测量肢体的周径等。

2. 测量应按规定的方法操作　测量方法不正确会直接影响测量结果的精确性。为了使评定准确、客观,操作者必须熟悉各人体解剖的体表标志,严格按照测量的方法进行操作。

3. 向被测量者说明测量目的和方法,以获得充分配合。

4. 使用仪器测量时,每次测量前应对仪器进行校正。使用皮尺进行测量时,应选择无伸缩性的皮尺。

5. 被测量者着装以宽松、不厚重为原则,被测量部位应充分暴露。

6. 测量肢体周径或长度时,应作双侧相同部位的对比以保证测量结果可靠。重复测量时,测量点应固定不变。

7. 评定表格设计科学,记录方法严格统一　为了防止遗漏,应对不同障碍诊断设计出不同的评定表格,如对运动功能障碍的病人进行身体重心线的测量与记录;对截肢的病人应详细填写截肢残端评定表。并且对评定表的诸项予以认真填写,以便动态观察病人指标的变化,为调整康复治疗方案提供依据。

(二) 体表标志的确认

在进行体格评定时,将体表的凸起和凹陷作为标志点。标志点是人体形态评定中的客观参照标志。参照标志应具有相对固定和易于触及的特点,常用的标志点,往往选择在骨缝、骨的起止点、会合点或者皮肤体表的特征处和肌性标志。人体形态评定常用标志点,见图 2-7。

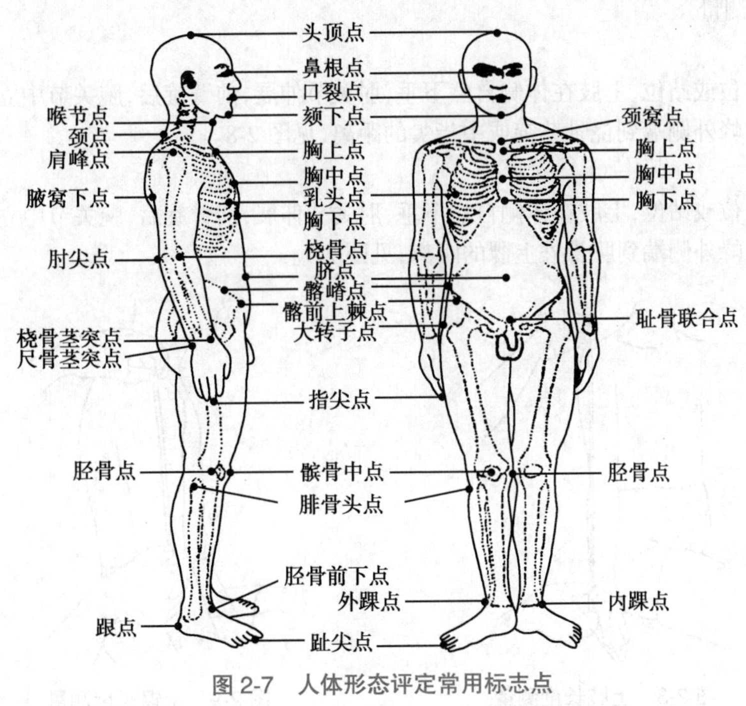

图 2-7　人体形态评定常用标志点

1. 头及躯干常用标志点

(1)头顶点:位于头顶的最高点。

(2)颈点:第七颈椎棘突后端的中心点。

(3)胸中点:左右第四胸肋关节连线与胸骨中心线相交的一点。

(4)肩胛骨下角点:肩胛骨下角最下缘点,测量胸围时,作为背面的固定点。

(5)脐点:脐的中心点,测量腹围时以此点作为基准点。

(6)腰点:第五腰椎棘突后端的中心点。

2. 上肢常用标志点

(1)肩峰:肩胛冈最外侧的中心点。

(2)肱骨内上髁、外上髁:肱骨远端两侧突起。

(3)鹰嘴:尺骨上端膨大突起,屈肘时形成明显隆起。

(4)桡骨茎突:桡骨远端手腕外侧最尖端点。

(5)尺骨茎突:尺骨远端手腕内侧最尖端点。

(6)桡尺茎突中间点:桡骨茎突与尺骨茎突连线中点。

(7)指尖点:手指指尖顶端点。

3. 下肢常用标志点

(1)髂嵴:髂骨最高突点。

(2)髂前上棘:髂嵴前端圆形突起。

(3)股骨大转子:髂嵴下一掌宽浅凹中。活动下肢可摸到其在皮下转动。

(4)股骨内上髁:股骨远端内侧明显突起。

(5)股骨外上髁:股骨远端外侧明显突起。

(6)膝关节外侧关节间隙:股骨外上髁下缘膝关节线。

(7)内髁:胫骨远端内侧隆凸。

(8)外踝:腓骨远端外侧隆凸。

(9)趾尖:足趾尖的顶点。

(三)身体长度测量

测量工具可选用普通软尺和钢卷尺,在测量前应将两侧肢体放置在对称的位置上,利用体表的骨性标志来测量肢体或残肢的长度,将两侧肢体测量的结果进行比较。

1. 上肢长度测量

(1)上肢长

测量体位:坐位或站位,上肢在体侧自然下垂,肘关节伸展,前臂旋后,腕关节中立位。

测量点:从肩峰外侧端到桡骨茎突或中指尖的距离,见图 2-8。

(2)上臂长

测量体位:坐位或站位,上肢在体侧自然下垂,肘关节伸展,前臂旋后,腕关节中立位。

测量点:从肩峰外侧端到肱骨外上髁的距离,见图 2-9。

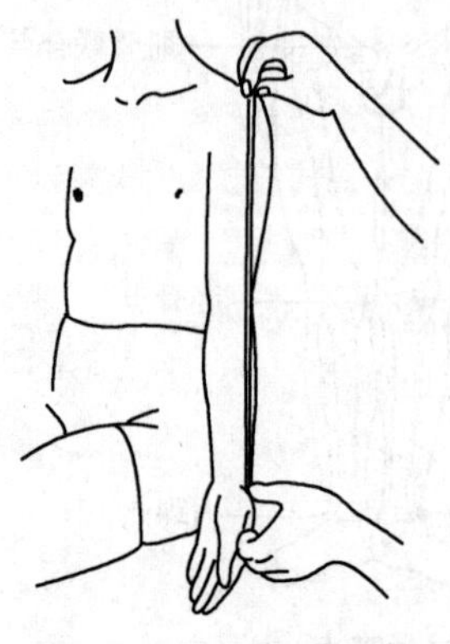

图 2-8　上肢长度测量

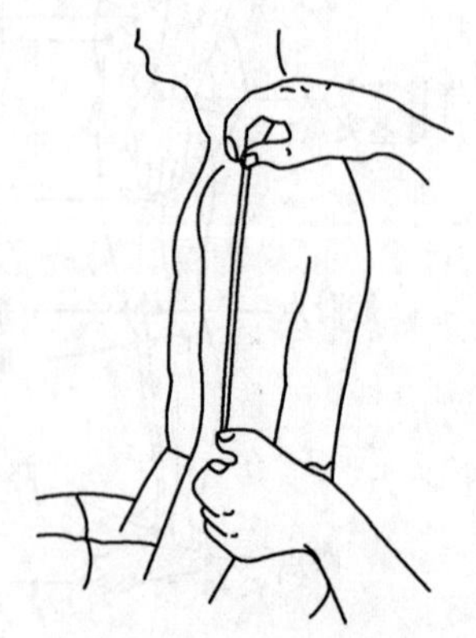

图 2-9　上臂长度测量

(3)前臂长

测量体位：坐位或站位，上肢在体侧自然下垂，肘关节伸展，前臂旋后，腕关节中立位。正常人前臂长等于足的长度。

测量点：从肱骨外上髁到桡骨茎突，见图 2-10。

(4)手长

测量体位：手指伸展位。

测量点：从桡骨茎突与尺骨茎突连线的中点到中指尖的距离，见图 2-11。

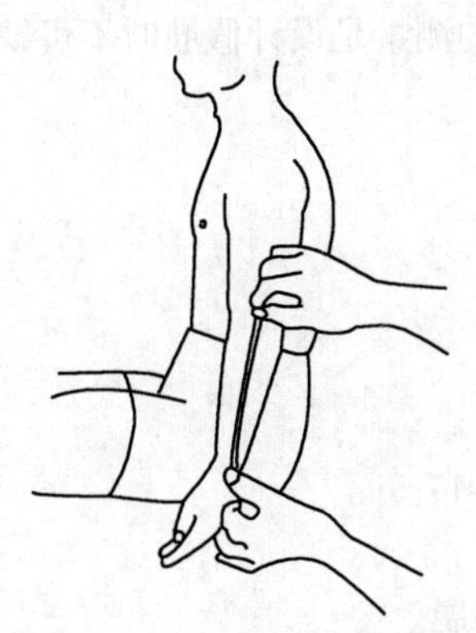

图 2-10　前臂长度测量

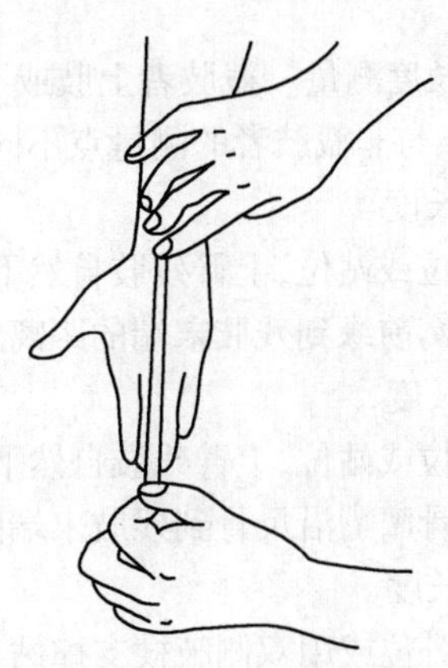

图 2-11　手长度测量

2. 下肢长度测量

(1)下肢长

测量体位：病人仰卧位，骨盆水平位，下肢伸展，髋关节中立位。

测量点：从髂前上棘到内踝的最短距离，或从股骨的大转子到外踝的距离，见图 2-12。

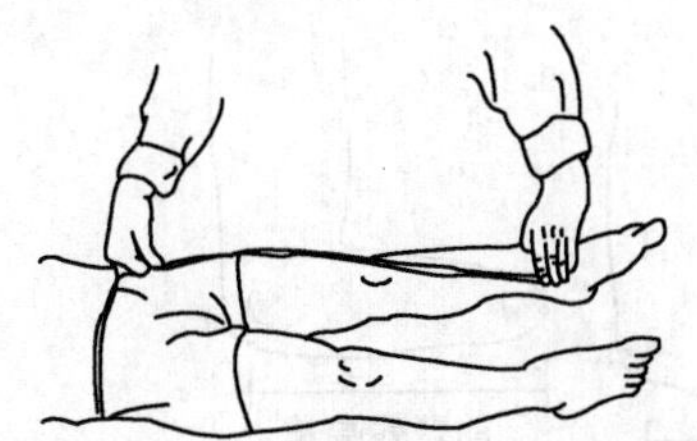

图 2-12　下肢长度测量

(2)大腿长

测量体位：病人仰卧位，骨盆水平位，下肢伸展，髋关节中立位。

测量点：从股骨大转子到膝关节外侧关节间隙距离，见图 2-13。

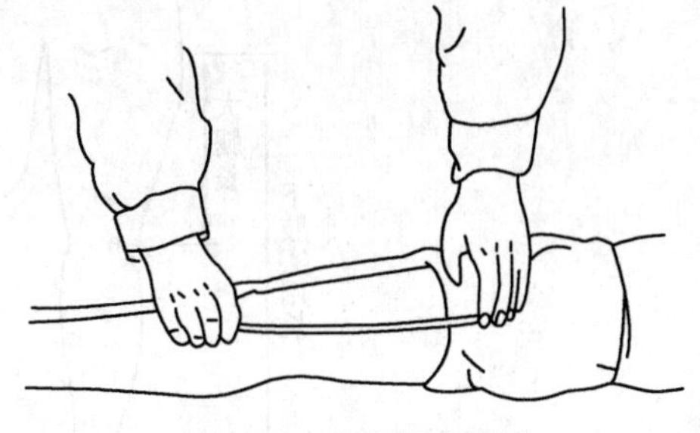

图 2-13　大腿长度测量

(3)小腿长

测量体位：病人仰卧位，骨盆水平位，下肢伸展，髋关节中立位。

测量点：从膝关节外侧关节间隙到外踝的距离，见图 2-14。

(4)足长

测量体位：踝关节呈中立位。

测量点：从足跟末端到第二趾末端的距离，见图 2-15。

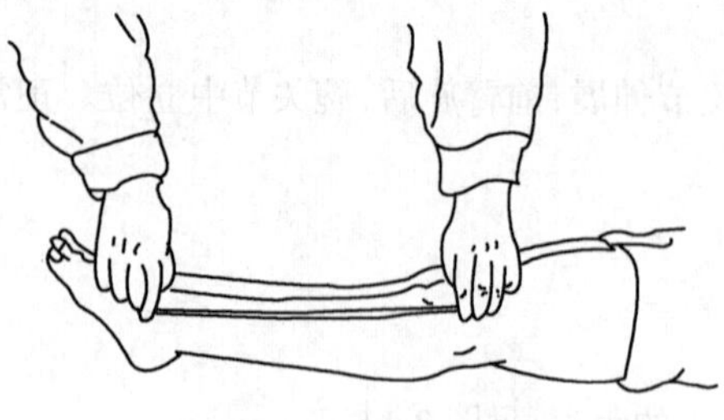
图 2-14　小腿长度测量

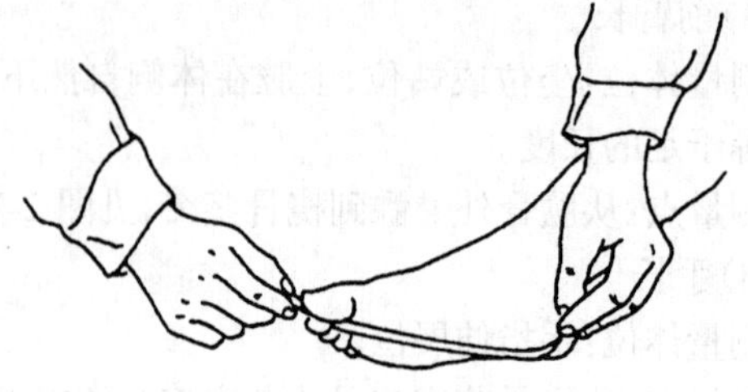
图 2-15　足长度测量

3. 截肢残端长度测量　截肢者上肢或下肢残端长度的测量是设计假肢时不可缺少的数值。其测量时采用的标志点与非截肢者的测量点不同。

(1) 上臂残端长度

测量体位：坐位或站位，上臂残肢自然下垂。

测量点：从腋窝前缘到残肢末端的距离，见图 2-16。

(2) 前臂残端长度

测量体位：坐位或站位，上臂残肢自然下垂。

测量点：从尺骨鹰嘴沿尺骨到残肢末端的距离，见图 2-17。

(3) 大腿残端长度

测量体位：仰卧位或用双侧腋杖支撑站立，健侧下肢伸展。

测量点：从坐骨结节沿大腿后面到残肢末端的距离，见图 2-18。

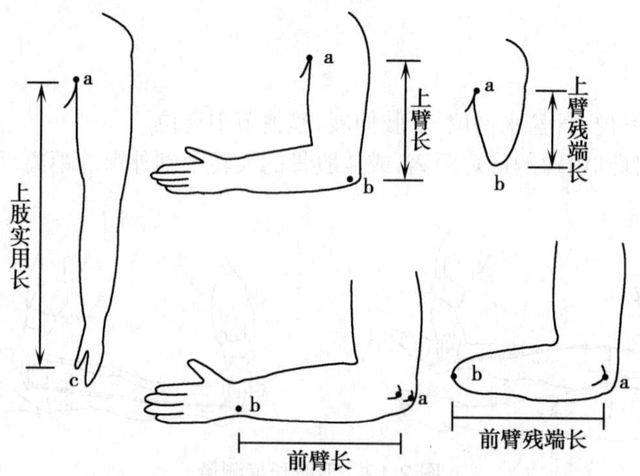

图 2-16　上肢残肢断端长度测量

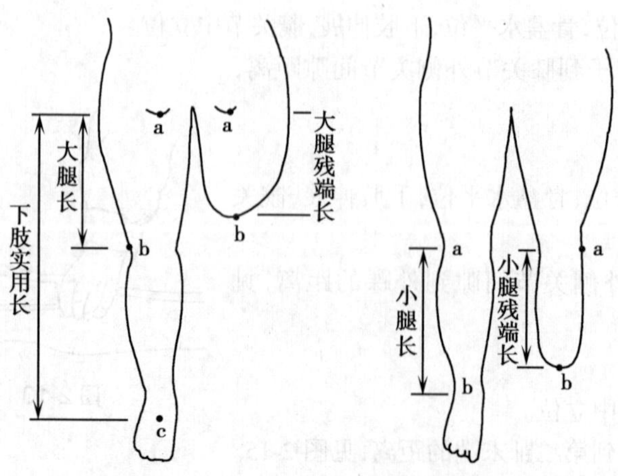

图 2-17　下肢残肢断端长度测量

(4)小腿残端长度

测量体位:仰卧位或用双侧腋杖支撑站立,健侧下肢伸展。

测量点:从膝关节外侧关节间隙到残肢末端的距离,见图2-17。

(四)身体围度(周径)测量

常用软尺测量肢体围度(或周径),通过测量肢体的围度可以了解被测肢体的肌肉有无萎缩、肥大和肿胀。

注意事项:测量时被测者应充分放松被测患肢的肌肉;对比较长的肢体可以分段测量,以皮尺在皮肤上可稍移动的松紧度为宜(上下移动不超过1cm)。软尺的放置应与肢体的纵轴垂直,不可倾斜,测量点应放在肌肉最粗壮处。同时,需要用同样的方法,在肢体的同一水平测量健侧肢体的围度,对两侧的测量数值进行比较。

1. 四肢围度测量

(1)上臂围度

1)肘伸展位

测量体位:上肢在体侧自然下垂,肘关节伸展。

测量点:在上臂的中部、肱二头肌最膨隆部测量围度,见图2-18。

2)肘屈曲位

测量体位:上肢在体侧自然下垂,肘关节用力屈曲。

测量点:同肘伸展位,见图2-19。

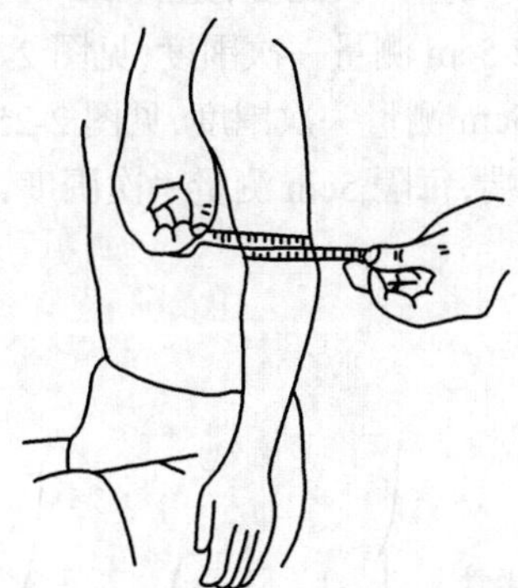

图2-18　肘伸展位上臂围度

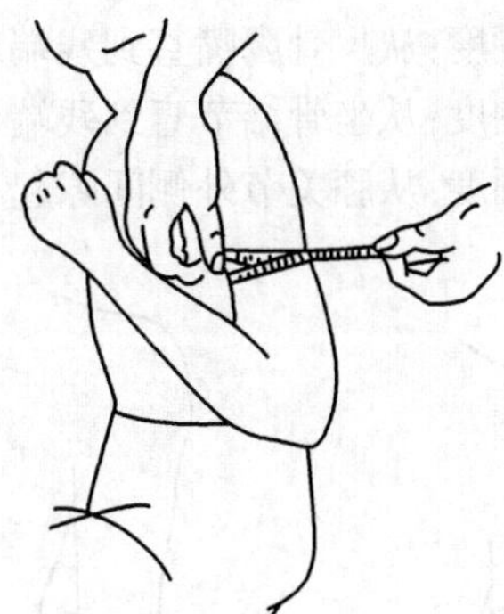

图2-19　肘屈位上臂围度

(2)前臂围度

1)前臂最大围度

测量体位:前臂在体侧自然下垂。

测量点:在前臂近端最膨隆部测量围度,见图2-20。

2)前臂最小围度

测量体位:前臂在体侧自然下垂。

测量点:在前臂远端最细部位测量围度,见图2-21。

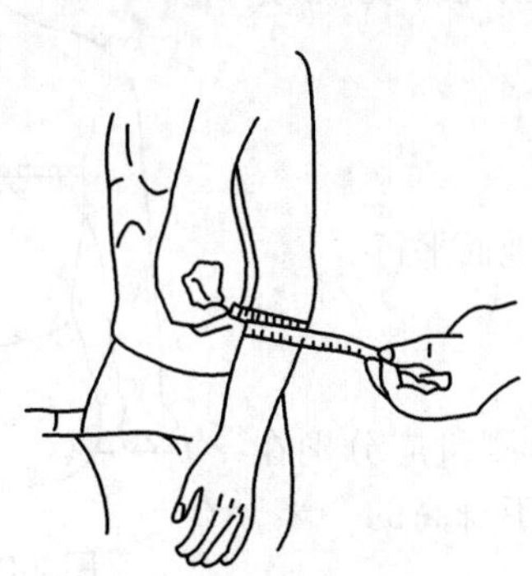

图2-20　前臂最大围度

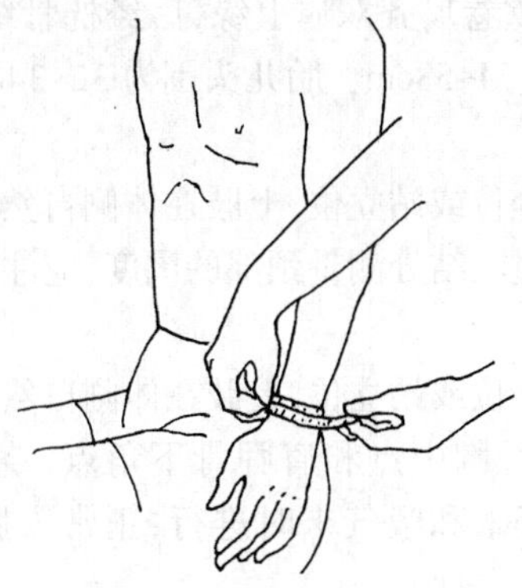

图2-21　前臂最小围度

(3)大腿围度

测量体位:下肢稍外展,膝关节伸展位。

测量点:分别从髌骨上缘起向大腿中段每隔6cm、8cm、10cm、12cm处测量围度,在记录测量结果时应注明测量的部位,见图2-22。

(4)小腿围度:可以分为最大围度和最小围度。

测量体位:下肢稍外展,膝关节伸展位。

测量点:分别在小腿最粗的部位和内、外踝最细的部位测量围度,见图2-23。

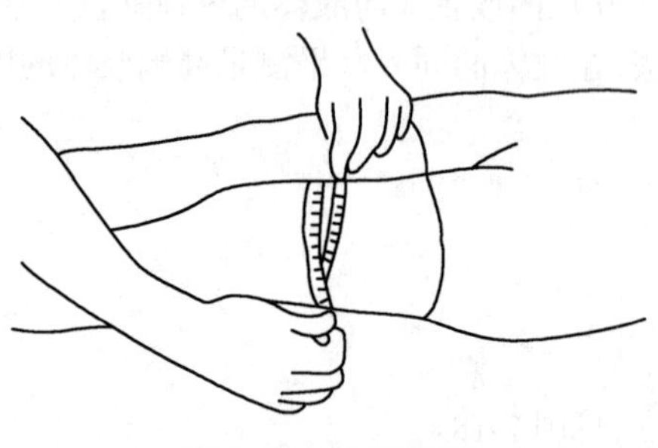

图2-22　大腿围度

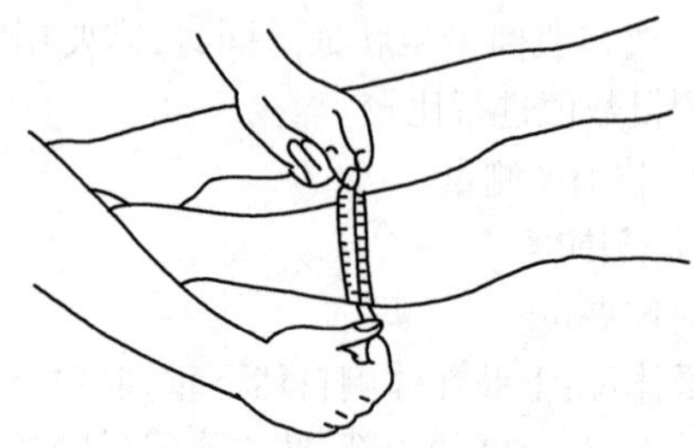

图2-23　小腿围度

2. 截肢残端围度测量

(1)上臂残端围度:从腋窝直到残端末端,每隔2.5cm测量一次围度,见图2-24。

(2)前臂残端围度:从尺骨鹰嘴直到残端末端,每隔2.5cm测量一次围度,见图2-24。

(3)大腿残端围度:从坐骨结节直到残端末端,每隔5cm测量一次围度,见图2-25。

(4)小腿残端围度:从膝关节外侧间隙起直到残端末端,每隔5cm测量一次围度,见图2-25。

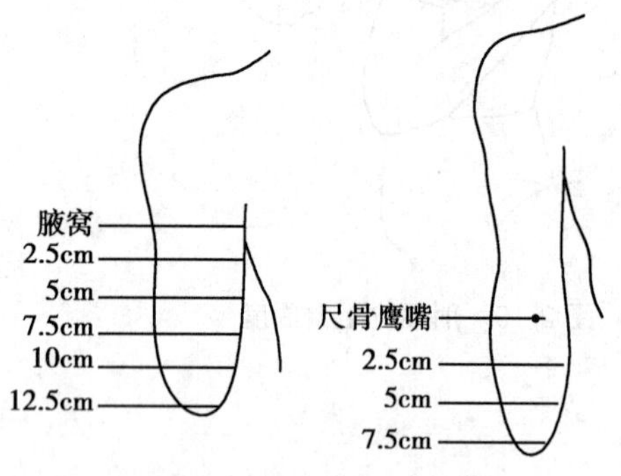

图2-24　上肢残端围度测量

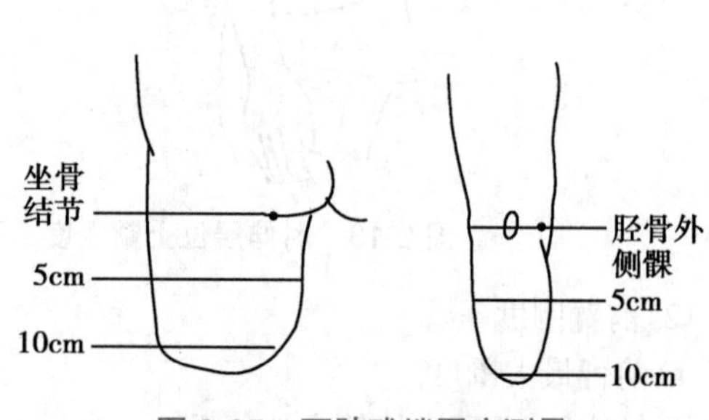

图2-25　下肢残端围度测量

3. 躯干围度测量

(1)头围(常用于小儿)

测量体位:坐位或站立位或平卧位。

测量点:用软卷尺齐双眉上缘,后经枕骨结节,左右对称环绕一周。正常成人头围为54~58cm。胎儿头围为32~34cm。

(2)颈围

测量体位:坐位或站立位,上肢在体侧自然下垂。

测量点:通过喉结处测量颈部的围度,应注意软尺与地面平行。

(3)胸围

测量体位:坐位或站立位,上肢在体侧自然下垂。

测量点:通过胸中点和肩胛骨下角点,绕胸一周。测量应分别在被测者平静呼气末和吸气末时进行,正常人胸围约等于身高的一半,见图2-26。

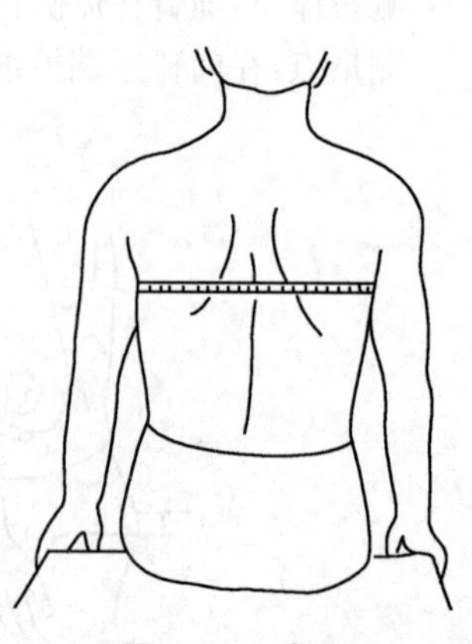

图2-26　胸围

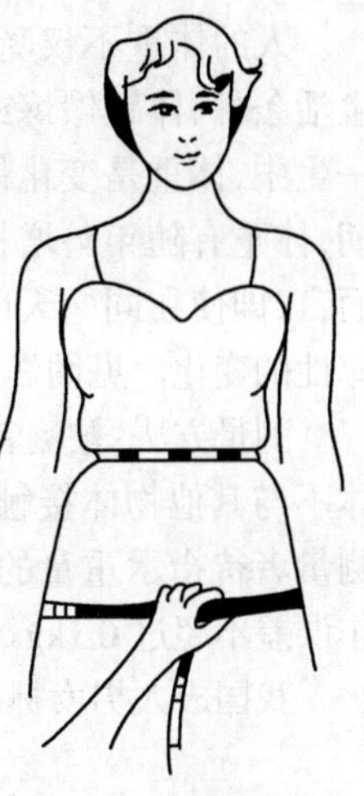
图 2-27　臀围

(4) 腹围

测量体位:坐位或站立位,上肢在体侧自然下垂。

测量点:通过脐或第 12 肋骨的下缘和髂前上棘连线中点的水平线。测量腹围时,应考虑消化器官和膀胱内容物充盈程度对其结果的影响,男性 >85cm 提示肥胖,女性 >80cm 即为肥胖。

(5) 臀围

测量体位:站立位,上肢在体侧自然下垂。

测量点:测量大转子与髂前上棘连线中间上臀部的最粗部分,见图 2-27。

(6) 腰臀比

腰臀比(waist-to-hip ratio, WHR):即测量的腰围除以臀围的比值,正常男子为 0.8~0.90,女子为 0.75~0.80。如果腰臀比超过了上限,如"大腹便便"者,其冠心病发病率较正常人高 3~5 倍,糖尿病的发生率高 3~9 倍,胆肾结石的发病率是正常人的 4~6 倍。

(五) 身高和体重测量

身高和体重是衡量人体发育和营养状况的基本指标,受性别、年龄、遗传、饮食、劳动、运动状况、生活条件以及健康状况等因素的影响。

1. 身高　身高是指身体的总高度,即人体直立时,由头顶点到地面的垂直距离。它是反映人体纵向发育的重要指标,也是判断骨骼生长发育状况的重要依据。与体重、胸围等指标配合分析,可作为评定人体形态的重要内容。正常人的指距等于身高。

人体的身高同样受年龄、性别、种族、地区、生活条件、体育锻炼以及疾病等因素的影响。在一生中,身高也是变化最大的指标之一。在青少年生长发育时期,身高随年龄增长而逐年递增。就个体而言,在同一天中,一个人的身高也存在规律性的变化,早晨起床时最高,傍晚时最低,一般可相差 2cm 左右,见图 2-28。

测量方法:被测者应脱鞋赤足,背靠立柱,使足跟、骶骨正中线和两肩胛骨间三处与立柱贴紧,足尖分开成 60°,成立正姿势。并按测量者的指导,将头调整到耳眼平面,直至测量完成。测量者应站于被测者侧方,轻移滑动游标板贴紧被测者顶点,读数记录后,上推游标板,令被测者离去。操作误差不超过 0.5cm,参见图 2-29。

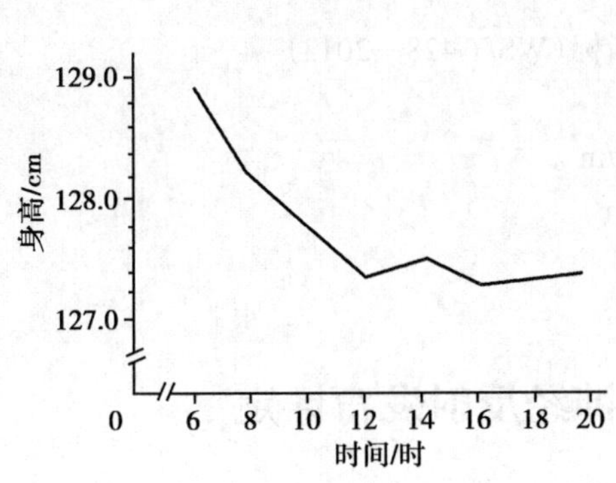

图 2-28　一天中身高变化模拟曲线图

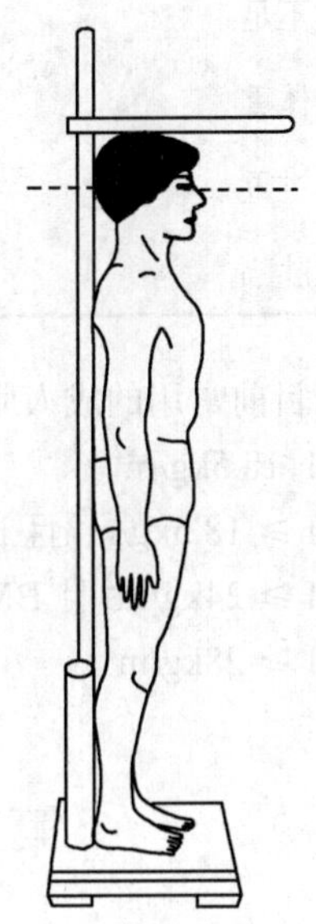
图 2-29　身高测量

2. 体重　体重即人体的重量,是描述人体横向发育的指标,它在很大程度上反映了人体骨骼、肌肉、皮下脂肪及内脏器官等组织的综合发育状况。

人的体重不仅受年龄、性别、季节的影响，也受生活条件、体育锻炼或疾病等因素的影响。在人的一生中，体重是变化最大的指标之一。在青少年时期，体重有随年龄增长而逐年递增的趋势。就个体而言，即使在同一天中，一个人的体重，也有某些规律性的变化。见图 2-30。

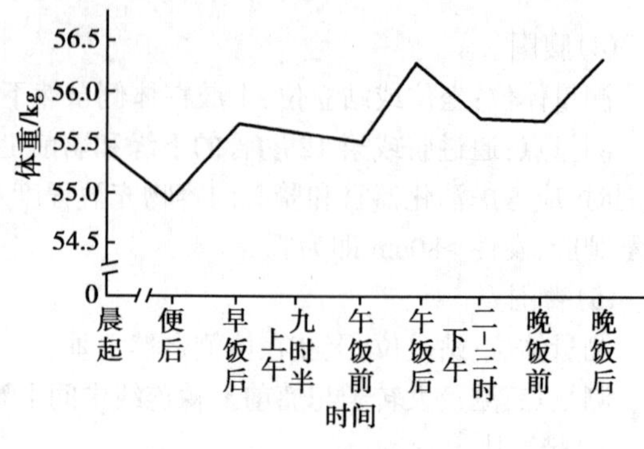

图 2-30　一天中体重变化模拟曲线图

测量方法：被测者应轻踏称重计的秤台中央，身体不与其他物体接触，并保持平稳，直至测量完成。测量者待指示重量的标记稳定后，读数并记录。操作误差不超过 0.1kg。

我国成人男女标准体重可参照以下公式：

体重(kg)= 身高(cm)-100(身高在 165cm 以下)
体重(kg)= 身高(cm)-105(身高在 166~175cm)
体重(kg)= 身高(cm)-110(身高在 176~186cm)

儿童和青少年的标准体重可以用以下公式来推断：

2~12 岁：标准体重(kg)= 年龄 ×2+8

13~16 岁：标准体重(kg)=［身高(cm)-100］×0.9

一般理想体重在标准体重 ±10% 以内的范围。超过这一范围，就可称之为异常体重。实测体重超过标准体重，但超出部分 <20% 者称为超重；超过标准体重 20% 以上为肥胖；超过标准体重的 30%~50% 为中度肥胖；超过标准体重 50% 以上为重度肥胖。实测体重低于正常体重的 10%~20% 为消瘦，低于正常 20% 以上为明显消瘦，极度消瘦为恶病质。

3. 体重指数　体重指数(body mass index，BMI)是以体重和身高的相对关系来判断营养状况和肥胖程度的指标。

(1)BMI 的计算公式：BMI= 体重(kg)/ 身高 ^{2}(m^2)，相关数据参见表 2-4。

表 2-4　世界卫生组织对 BMI 的健康建议

分类	健康风险	BMI/($kg \cdot m^{-2}$)
体重不足	中度至高度危险	<18.5
标准体重	正常至低危险	18.5~24.9
体重过重	危险增加	25.0~30
肥胖	严重危险	>30

(2)我国临床目前常用的成人肥胖诊断指标(WS/T 428—2013)

1)消瘦：BMI<18.5kg/m^2。

2)正常：BMI ≥ 18.5kg/m^2 且 BMI<24kg/m^2。

3)超重：BMI ≥ 24kg/m^2 且 BMI<28kg/m^2。

4)肥胖：BMI ≥ 28kg/m^2。

第二节　神经反射发育评定

神经系统以反射作为其调节活动的方式，并通过反射弧来完成。人体的反射是一切行为和功能性活动产生的基础，其变化在临床上都有极其重要的意义，如判断儿童神经发育的水平、神经受损病人的预后以及治疗的效果等。人体形态的异常，不仅直接可以帮助我们了解功能障碍的程度，也为我们判断人体的健康提供了丰富的内涵。

一、概述

反射(reflex)是指在中枢神经系统参与下,机体对内外环境刺激所作的规律性应答。它是以反射弧作为形态学基础,是神经系统活动的基本形式。在正常的发育过程中,原始的脊髓和脑干反射逐渐被抑制,而较高水平的调整和平衡反应则变得越来越成熟,并终生保留。

(一) 反射发育的过程和基本特点

发育(development)是指生命体根据自身的遗传信息,适应自己所处的环境,获得已成熟的个体行动方式的过程。中枢神经系统的成熟过程是从脊髓开始向脑干、大脑发育,即从低级向高级中枢发育的过程。判断脑的发育是否成熟要从三个方面进行:①从构造上,即肉眼观察其形态,测量其重量;②在显微镜下观察神经轴索的髓鞘化、树突的成长状态;③在功能上通过观察统合、分化作用的姿势反应、自发运动的发育阶段来进行。

正常情况下,胎儿发育后期、婴儿出生时及出生后的两年内会陆续出现一些脊髓水平、脑干水平、中脑水平及大脑皮质水平的神经反射,称为运动发育性反射和反应。习惯上将中脑及大脑皮质水平的反射称为"反应",一般在婴儿期(生后第4~12个月)出现且终生存在。而脊髓水平及脑干水平的反射仍称为"反射",脊髓水平反射中枢在脊髓,如屈肌反射、伸肌反射、交叉伸展反射等,这类反射在生后即有,在生后2个月内为正常。脑干水平反射中枢在脑干中整合,属于静态性姿势反射,可以调整全身的肌张力,包括紧张性颈反射,紧张性迷路反射及联合反应,阳性支持反应等,这类反射在生后第4~6个月内出现,而后由于中脑、大脑等高级水平反射发育形成,逐渐将脊髓水平和脑干水平的反射整合或抑制。

反射是一切神经活动的基本形式,是随意运动的基础,其发育具有以下特点:

1. 时间性　特定的反射均在一定阶段出现或消失。若原始反射在一定的发育阶段延迟出现,或超过了应该消失的时间段而持续存在,则可视为病理现象。正常的反射发育的时间性大体分为4种情况:出生即有且终生存在,如吞咽反射,牵张反射;出生即有且短期存在,如吸吮反射、抓握反射、拥抱反射;出生以后形成且短期存在,如紧张性颈反射、阳性支持反应;出生以后形成且长期存在,如翻正反应、保护性伸展反应、平衡反应。

2. 损害发生的标志　反射发育水平的延迟或倒退常因中枢神经系统的损害而破坏。如脑性瘫痪因脑受损害,运动反射或反应出现异常导致患儿躯干和肢体运动障碍;成人的脑卒中、脑外伤后,高层次中枢神经系统对下一级神经系统的兴奋抑制作用减弱或消失,可以使早已抑制的原始反射"获释"或重现,妨碍了正常运动的执行,而出现抓握反射、紧张性颈反射,原有的随意运动、平衡反应以及保护性伸展反应也出现障碍,产生运动反射的发育向初期退化的现象等。

(二) 反射产生的结构基础

反射是机体感受刺激引起的不随意运动的反应,其解剖学基础是反射弧。一个典型的反射弧包括感受器、传入神经、反射中枢、传出神经和效应器五个部分。反射的基本过程是:感受器接受刺激,经传入神经将刺激信号传递给神经中枢,由中枢进行分析处理,然后再经传出神经将指令传到效应器,产生效应。反射必须依靠完整的反射弧,其中任何一个环节受损或信号传导受阻时,反射活动就不能完成。

原始反射是正常发育中不可缺少的重要的反射,小儿可通过对这些反射的反应维持生命,如吸吮、觅食反射等,并为今后的运动发育做准备。原始反射由脊髓和脑干支配,随神经系统的成熟而逐渐消退,随之出现中脑控制的矫正反应,使小儿的竖颈、翻身等运动发育得以实现,继而出现更高层次的皮质水平的平衡反应,保证小儿的站立、步行以及各种姿势中的运动得以协调地完成。

这些反射的发育是系统发生的过程,自然界的生物由无足动物进化至四足动物,最后成为人类两足站立。其反射的发育也适合这一进化过程:无足动物是以原始的脊髓反射和脑干反射占优势,所以说这两类反射是指处在俯卧位与仰卧位的动物发育中存在的,在人类也同样存在于3~4个月之前的小儿;四足动物是中脑的发育占优势,出现矫正反应,可以独自完成对身体姿势的矫正、翻身、爬与坐,相当于人类6~10个月的发育水平;两足动物是脑皮质水平的发育,平衡反应出现,可站立,可用双足

步行，1 岁以后的小儿可达此水平。

（三）反射的分类

1. 按生理功能分类　防御反射、摄食反射、姿势反射。

2. 按感受器分类　外感受器反射、内感受器反射。

3. 按反射的发育分类　脊髓水平的反射、脑干水平的反射、中脑水平及大脑皮质水平的反射。

4. 按根据刺激部位分类　浅反射、深反射。

（四）反射评定的目的

1. 判断中枢神经系统的发育状况，反射发育异常提示中枢神经系统成熟迟滞。

2. 判断中枢神经系统的损害状况，成年人在各种原因导致的中枢神经系统损害时，原始的反射形式又复出现，如脑卒中后偏瘫病人出现对称性或非对称性紧张性颈反射及联合反应等。脑卒中发生后，病人出现发育“倒退”，上述原始反射由于脑损伤导致脱抑制而被释放出来。

3. 为制定康复治疗方案提供依据。

二、神经反射发育评定

反射发育的成熟过程经历脊髓水平、脑干水平、中脑水平和大脑水平 4 个阶段，从初级水平逐渐被高位中枢整合。形成了各级水平的反射模式。这些反射在某年龄限制范围内是正常的，超越了这个限制，应被看作是异常的。正常的生长和发育水平有一定的变化，因此，所谓的年龄限制只是近似的。

（一）脊髓水平

脊髓反射是脑桥下 1/3 的前庭外侧核传导的运动反射，它协调四肢在屈曲和伸展模式中的肌肉。对脊髓反射检测的阳性或阴性反应在 2 个月的正常儿童可能存在，超过 2 个月的儿童阳性反应持续存在，可能预示着中枢神经系统的发育迟缓，阴性反应是正常的。

1. 屈肌收缩反射（flexor withdrawal）

检测体位：病人仰卧，头置正中，下肢伸展。

诱发刺激：刺激一侧足底。

阴性反应：受刺激的下肢维持伸展或对恼人的刺激快速地退缩。

阳性反应：受刺激的下肢失去控制而屈曲，见图 2-31，不要与挠痒相混淆。

临床意义：出生后 2 个月内阳性反应是正常的，在这之后仍存在可能提示反射发育迟缓。

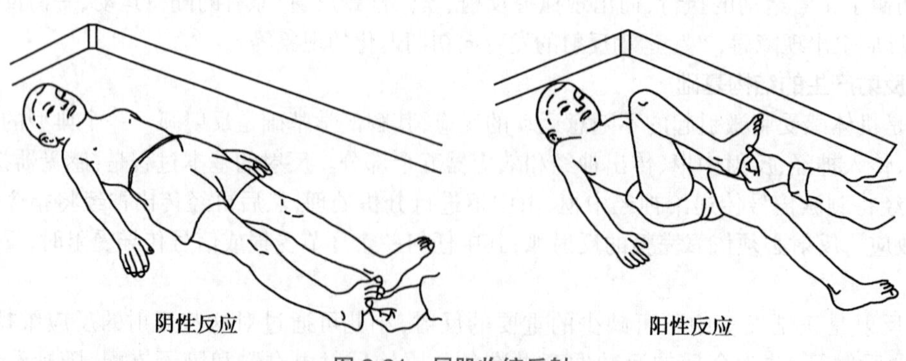

图 2-31　屈肌收缩反射

2. 伸肌伸展反射（extensor thrust）

检测体位：病人仰卧，头置正中，两下肢一侧伸直，一侧屈曲。

诱发刺激：刺激屈曲的一侧下肢的足底。

阴性反应：屈曲的下肢维持姿势不变。

阳性反应：屈曲的下肢失去控制而伸直，见图 2-32，不要与挠痒相混淆。

临床意义：出生后 2 个月内阳性反应是正常的，在此之后仍存在可能提示反射发育迟缓。

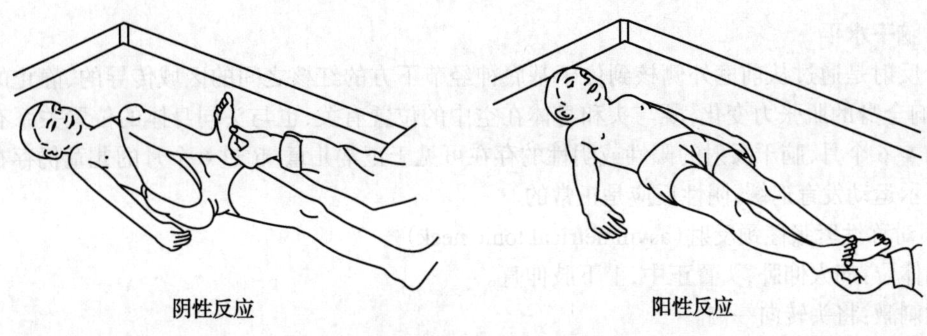

图 2-32 伸肌伸展反射

3. 第一种交叉伸展反射（crossed extension）

检测体位：病人仰卧，头置正中，一侧下肢伸直，另一侧下肢屈曲。

诱发刺激：屈曲伸直侧的下肢。

阴性反应：在伸直侧下肢屈曲时，对侧下肢仍保持屈曲。

阳性反应：在屈曲伸直侧下肢时，对侧屈曲的下肢变为伸直，见图 2-33。

临床意义：在出生后 2 个月内阳性反应是正常的，在此之后仍存在可能提示反射发育迟缓。

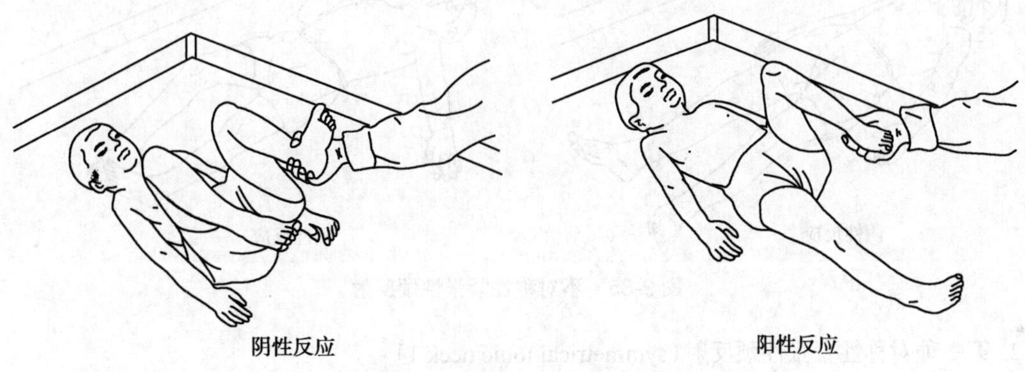

图 2-33 第一种交叉伸展反射

4. 第二种交叉伸展反射（crossed extension）

检测体位：病人仰卧，头置正中，双侧下肢伸直。

诱发刺激：连续轻拍大腿内侧。

阴性反应：双侧下肢对刺激无反应。

阳性反应：对侧下肢内收、内旋和足跖屈（呈典型的剪刀位），见图 2-34。

临床意义：出生后 2 个月内阳性反应是正常的，2 个月后仍存在可能提示反射发育迟缓。

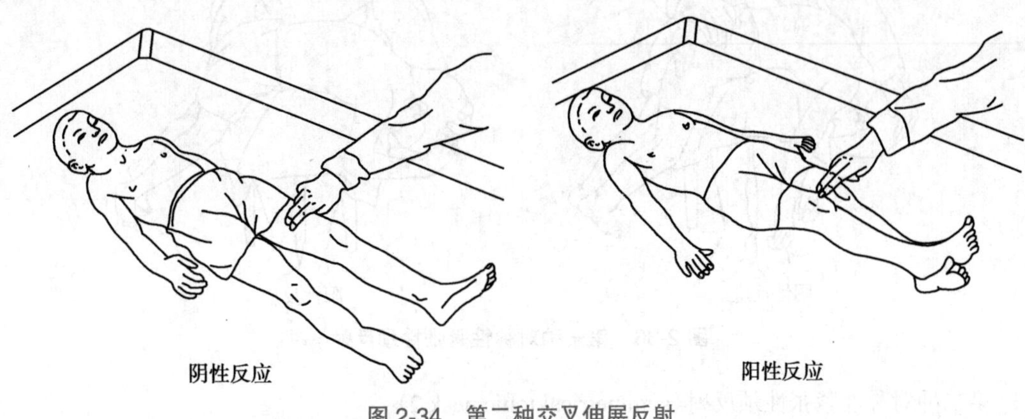

图 2-34 第二种交叉伸展反射

（二）脑干水平

脑干反射是通过从前庭外侧核到位于基底神经节下方的红核之间的区域传导的、静止的姿势反射，它影响全身的肌张力变化，既与头和身体在空中的位置有关，也与头同身体的位置关系有关。在出生后前4~6个月，脑干反射的阳性或阴性的存在可见于正常儿童，超过6个月的儿童仍存在阳性反射可能提示运动发育迟缓，阴性反应是正常的。

1. 不对称性紧张性颈反射（asymmetrical tonic neck）

检测体位：病人仰卧，头置正中，上下肢伸直。

诱发刺激：将头转向一侧。

阴性反应：两侧肢体无反应。

阳性反应：面部朝向的一侧上下肢伸展或伸肌肌张力增高；对侧上下肢屈曲或屈肌肌张力增高，见图2-35。

临床意义：出生后4~6个月阳性反应是正常的，但任何时候出现的强制性不对称性紧张性颈反射都是病理性的，出生6个月后的阳性反应可能提示反射发育迟缓。

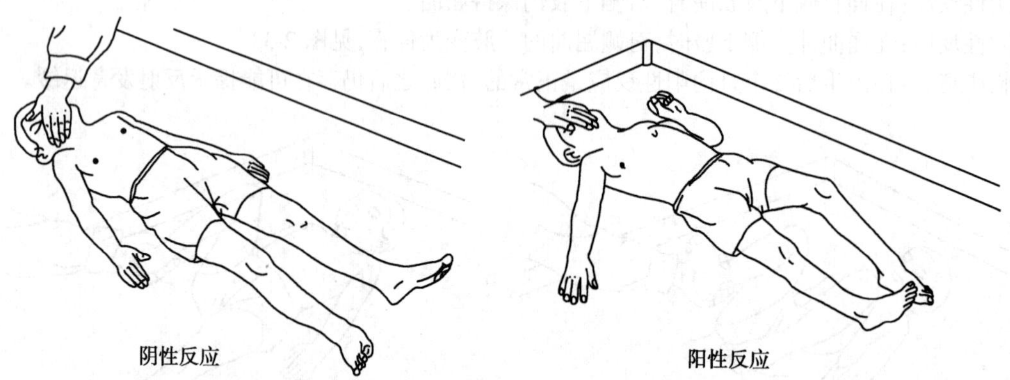

图2-35　不对称性紧张性颈反射

2. 第一种对称性紧张性颈反射（symmetrical tonic neck 1）

检测体位：病人取手足着地俯卧位或趴在检查者膝上。

诱发刺激：将头向腹侧屈曲。

阴性反应：四肢肌张力无变化。

阳性反应：上肢屈曲或屈肌张力增高；下肢伸展或伸肌张力增高，见图2-36。

临床意义：出生后4~6个月阳性反应是正常的，出生6个月后阳性反应的存在可能提示反射发育迟缓。

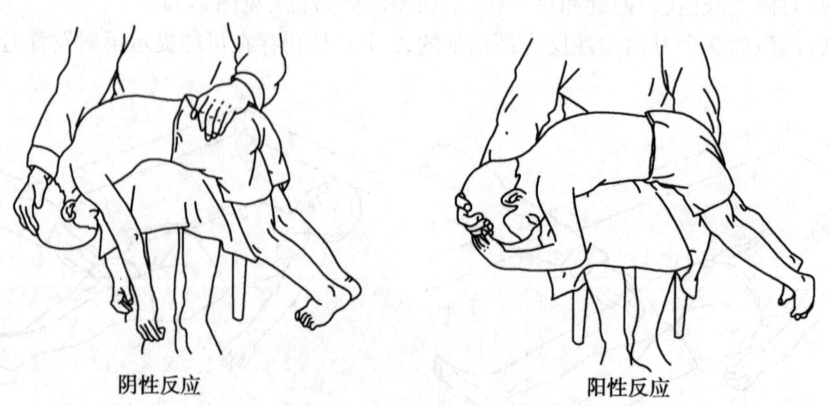

图2-36　第一种对称性紧张性颈反射

3. 第二种对称性紧张性颈反射（symmetrical tonic neck 2）

检测体位：病人取手足着地俯卧位或趴在检查者膝上。

诱发刺激:将头向背侧屈曲。

阴性反应:上下肢肌张力无变化。

阳性反应:上肢伸展或伸肌张力增高;下肢屈曲或屈肌张力增高,见图 2-37。

临床意义:出生后 4~6 个月阳性反应是正常的,6 个月后仍存在可能提示反射发育迟缓。

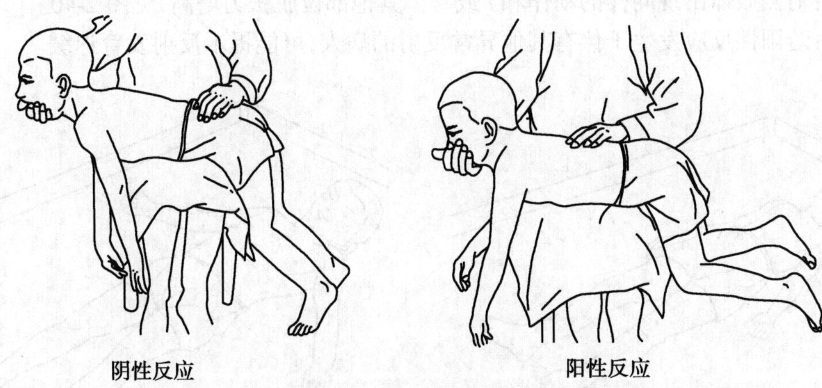

图 2-37 第二种对称性紧张性颈反射

4. 仰卧位紧张性迷路反射(tonic labyrinthine supine)

检测体位:病人仰卧,头置正中,上下肢伸直。

诱发刺激:维持仰卧位。

阴性反应:当上下肢被动屈曲时,伸肌张力无变化。

阳性反应:当上下肢被动屈曲时,伸肌张力增高,见图 2-38。

临床意义:出生后 4 个月阳性反应是正常的,4 个月之后仍存在可能提示反射发育迟缓。

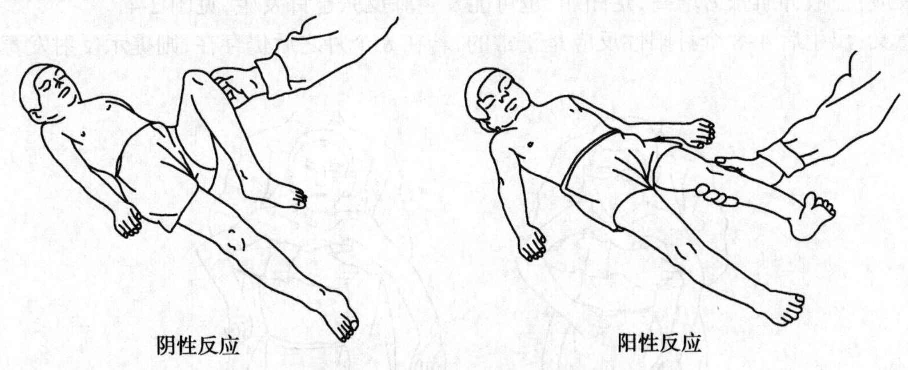

图 2-38 仰卧位紧张性迷路反射

5. 俯卧位紧张性迷路反射(tonic labyrinthine prone)

检测体位:病人取俯卧,头置正中。

诱发刺激:维持俯卧位。

阴性反应:屈肌张力无变化,头、躯干、四肢伸直。

阳性反应:不能后伸头、后缩肩及伸展躯干和四肢,见图 2-39。

临床意义:出生后 4 个月阳性反应是正常的,4 个月后仍存在可能提示反射发育迟缓。

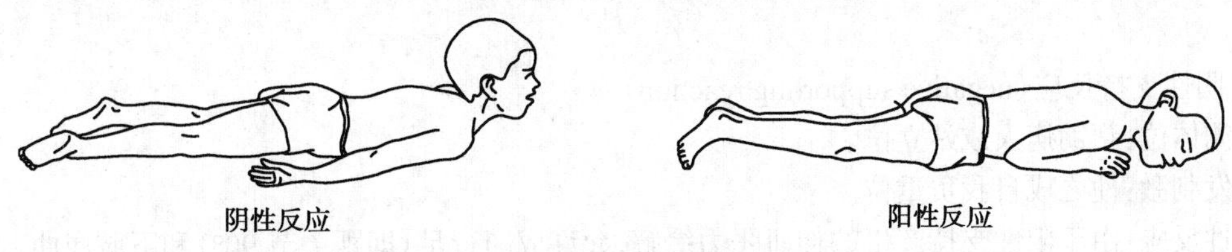

图 2-39 俯卧位紧张性迷路反射

6. 联合反应（associated reactions）
体位：病人仰卧。
诱发刺激：让病人用力抓一物体（偏瘫病人用健侧手）。
阴性反应：在身体其他部位无反应或很少的反应或很轻微的肌张力增高。
阳性反应：对侧肢体出现同样的动作和/或身体其他部位肌张力增高，见图 2-40。
临床意义：若阳性反应发生于伴有其他异常反射的病人，可能提示反射发育迟缓。

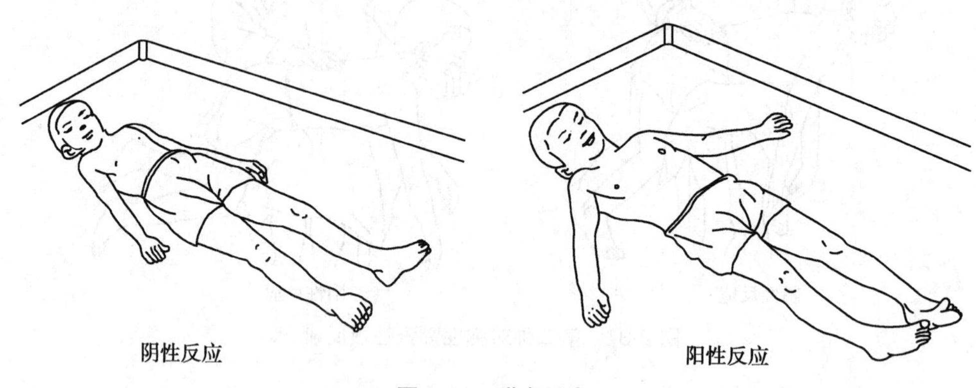

图 2-40　联合反应

7. 阳性支持反应　阳性支持反应（positive supporting reaction）
检测体位：抱病人使之维持站立。
诱发刺激：使病人用足底跳跃几次。
阴性反应：肌张力无变化（下肢维持屈曲）。
阳性反应：下肢伸肌张力增高，足跖屈，也可能发生膝反张也许发生，见图 2-41。
临床意义：出生后 4~8 个月阳性反应是正常的，若在 8 个月之后仍存在，则提示反射发育迟缓。

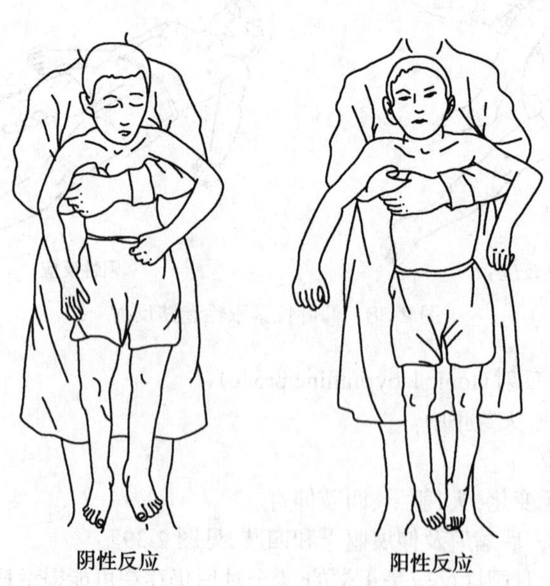

图 2-41　阳性支持反应

8. 阴性支持反应（negative supporting reaction）
检测体位：帮助病人成站立位。
诱发刺激：使之成自我负重位。
阴性反应：由于阳性支持产生的伸肌张力缓解，允许成跖行足（即踝关节 90°）和下肢屈曲。
阳性反应：伸肌张力未缓解，阳性支持持续存在，见图 2-42。

临床意义：正常反应是伸肌张力充分缓解，并允许屈曲；异常反应是超过8个月阳性支持反应仍存在。4个月后负重下肢的过度屈曲也是异常的。

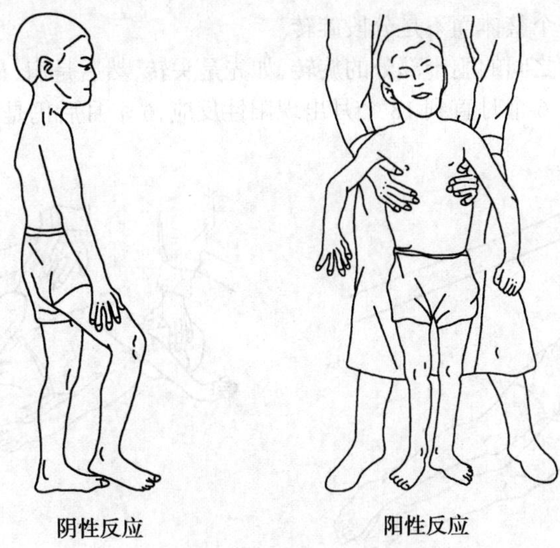

图 2-42　阴性支持反应

（三）中脑水平

1. 调正反应　调正反应（righting reaction）是在红核上方的中脑整合的，不包括大脑皮质。调正反应相互作用，使头和身体在空间保持正常位置。它们是出生后第一批发育的反射，到10~12个月时达到最大效应。当皮质控制增加时，它们逐渐改变并受到抑制，到5岁末时消失。它们的组合动作使得儿童能够翻身、起坐、手膝位起立和手足支撑俯卧。

(1) 颈调正反射（neck righting）

检测体位：病人仰卧，头置正中，上下肢伸直。

诱发刺激：被动地或主动地将头转向一侧。

阴性反应：身体不旋转。

阳性反应：整个身体向着与头一样的方向旋转，见图2-43。

临床意义：出生后6个月阳性反应是正常的，超过6个月仍存在阳性反应可能提示反射发育迟缓。超过1个月的儿童阴性反应是反射发育迟缓指征。

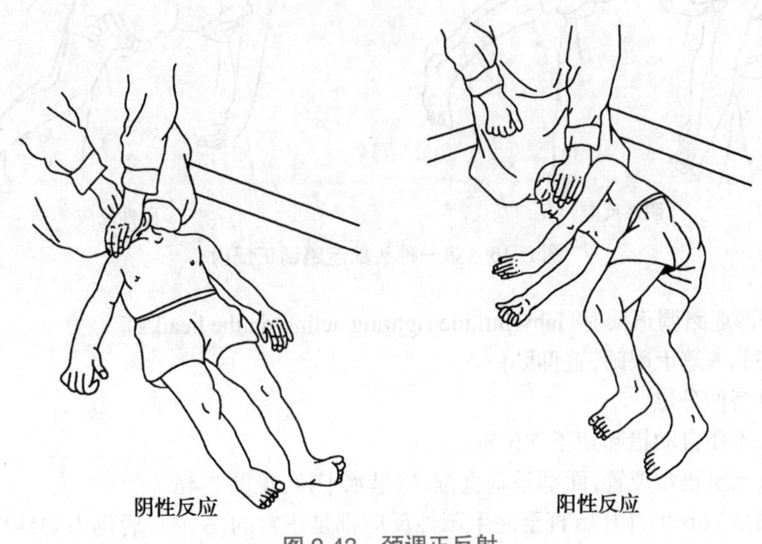

图 2-43　颈调正反射

(2)身体调正反射(body righting acting on the body)

检测体位:病人仰卧,头置正中,上下肢伸直。

诱发刺激:主动地或被动地将头转向一侧。

阴性反应:身体作为一个整体而不是分段旋转。

阳性反应:在骨盆和肩之间的躯干部分的旋转,如先是头转,然后是肩,最后是骨盆,见图 2-44。

临床意义:大约出生后 6 个月直到 18 个月出现阳性反应,6 个月后仍是阴性反应可能提示反射发育迟缓。

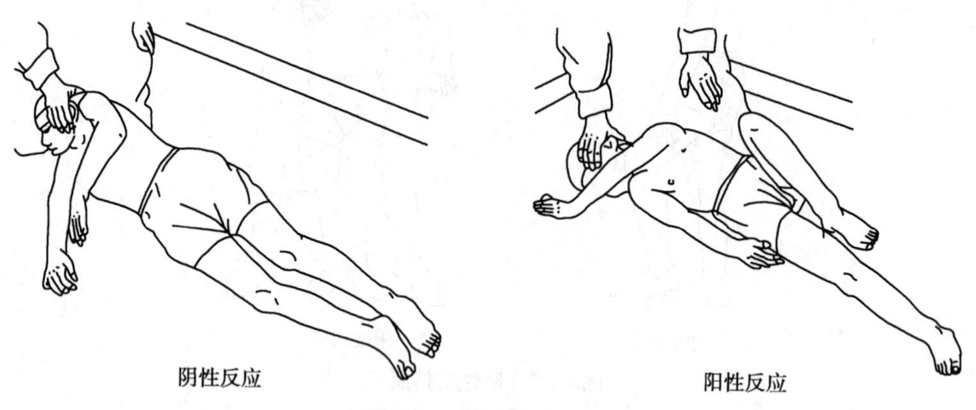

图 2-44　身体调正反射

(3)第一种头部迷路调正反射(labyrinthine righting acting on the head 1)

检测体位:将病人遮上眼睛,置俯卧位。

诱发刺激:维持俯卧位。

阴性反应:头不能自动地抬至正常位置。

阳性反应:头抬至正常位置,面部呈垂直位,口呈水平位,见图 2-45。

临床意义:出生后 1~2 个月直到终生阳性反应都是正常的,2 个月后仍阴性反应可能提示反射发育迟缓。

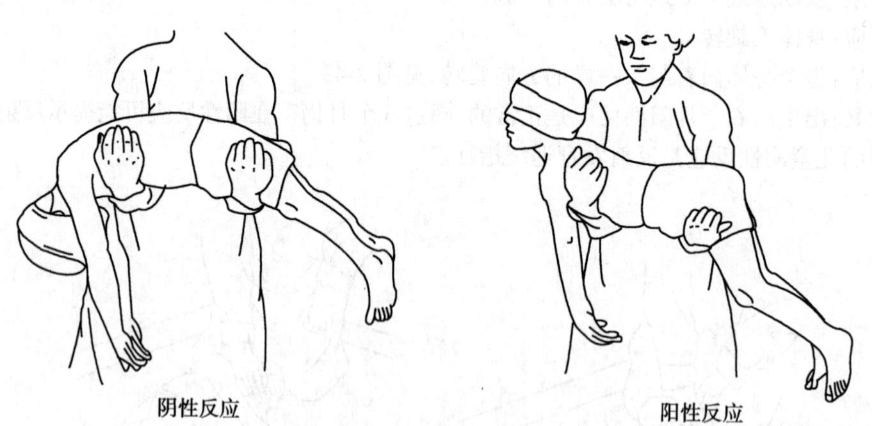

图 2-45　第一种头部迷路调正反射

(4)第二种头部迷路调正反射(labyrinthine righting acting on the head 2)

检测体位:将病人遮上眼睛,置仰卧位。

诱发刺激:维持仰卧位。

阴性反应:头不能自动抬起到正常位置。

阳性反应:头抬至正常位置,面部呈垂直位,口呈水平位,见图 2-46。

临床意义:出生后 6 个月开始直至终生阳性反应都是正常的,6 个月后仍为阴性反应可能提示反射发育迟缓。

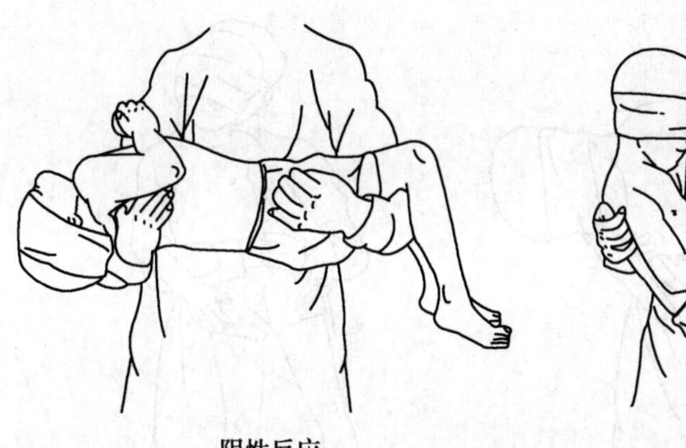
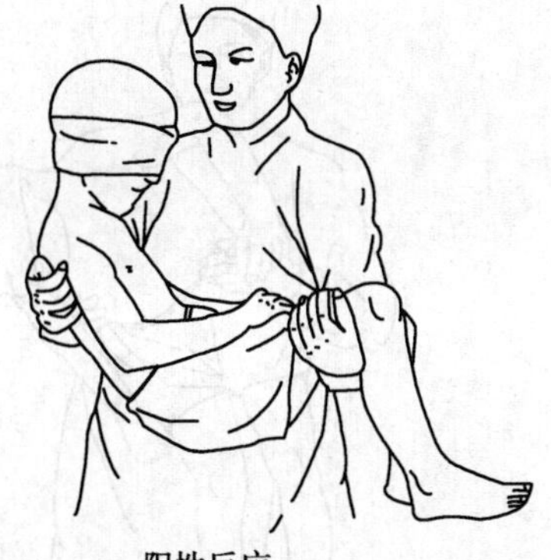

阴性反应　　阳性反应

图 2-46　第二种头部迷路调正反射

(5)第三种头部迷路调正反射(labyrinthine righting acting on the head 3)

检测体位:将病人眼睛遮上,抱住病人骨盆处。

诱发刺激:使病人向右侧倾斜。

阴性反应:头不能自动调正至正常位置。

阳性反应:头调正至正常位置,面部垂直,口呈水平位,见图 2-47。

临床意义:出生后 6~8 个月直至终生阳性反应都是正常的,8 个月后仍为阴性反应可能提示反射发育迟缓。

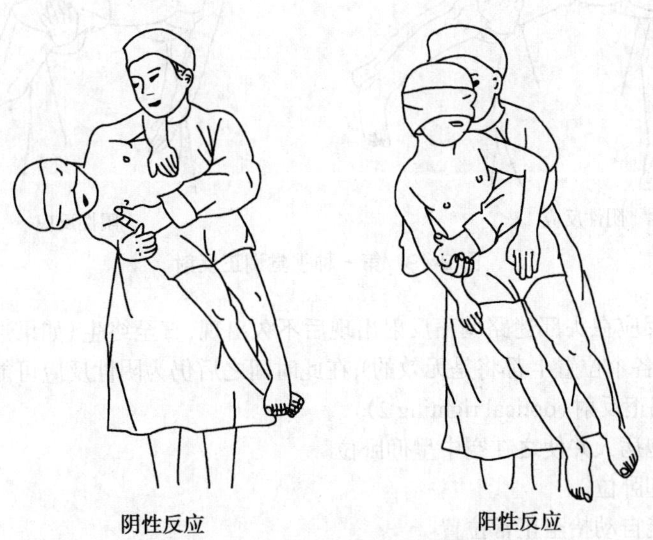

阴性反应　　阳性反应

图 2-47　第三种头部迷路调正反射

(6)第四种头部迷路调正反射(labyrinthine righting acting on the head 4)

检测体位:将病人眼睛遮上,抱住病人骨盆处。

诱发刺激:使病人向左侧倾斜。

阴性反应:头不能自动调正至正常位置。

阳性反应:头调正至正常位置,面部垂直,口呈水平位,见图 2-48。

临床意义:出生后 6~8 个月直至终生阳性反应都是正常的,8 个月后仍为阴性反应可能提示反射发育迟缓。

(7)第一种视觉调正反射(optical righting 1)

检测体位:双手抱病人并使之在空中呈俯卧位。

诱发刺激:维持俯卧位。

阴性反应:头不能自动抬至正常位置。

阳性反应:头抬至正常位置,面部垂直,口呈水平位,见图 2-49。

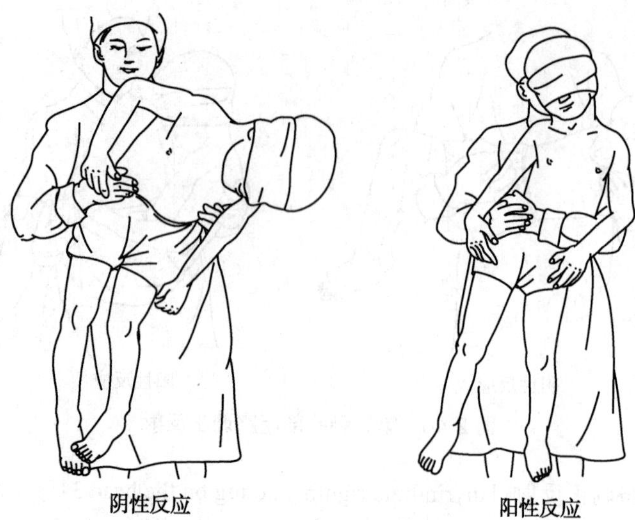

图 2-48 第四种头部迷路调正反射

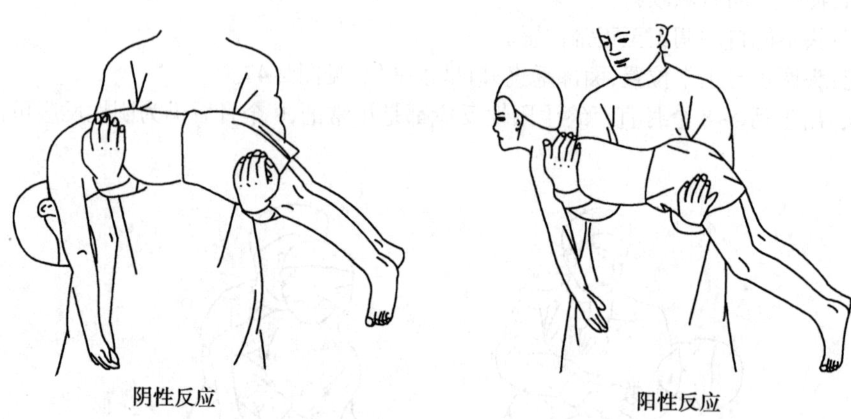

图 2-49 第一种视觉调正反射

临床意义：阳性反应在头部迷路调正反射出现后不久出现，直至终生（如果迷路调正反射不存在，那么视觉调正反射在各个位置上都将是无效的），在此时间之后仍为阴性反应可能提示反射发育迟缓。

（8）第二种视觉调正反射（optical righting 2）

检测体位：双手抱病人并使之在空中呈仰卧位。

诱发刺激：维持仰卧位。

阴性反应：头不能自动抬至正常位置。

阳性反应：头抬至正常位置，面部垂直，口呈水平位，见图 2-50。

临床意义：出生后6个月直到终生阳性反应都是正常的，6个月后仍阴性反应可能提示反射发育迟缓。

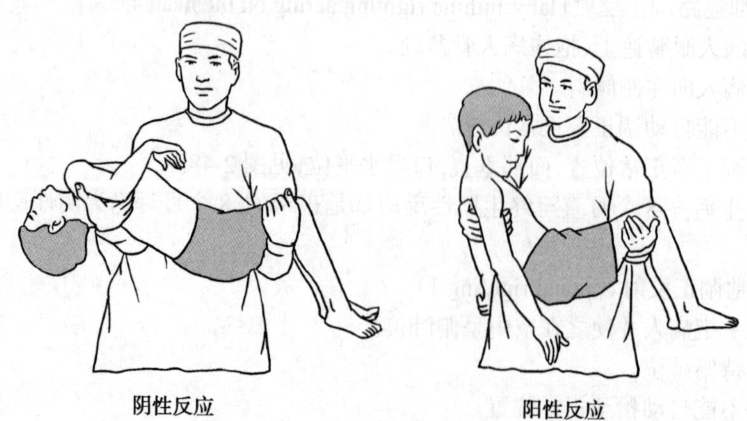

图 2-50 第二种视觉调正反射

(9)第三种视觉调正反射(optical righting 3)

检测体位:双手抱骨盆处并维持在空中。

诱发刺激:斜向右侧。

阴性反应:头不能自动抬至正常位置。

阳性反应:头抬至正常位置,面部垂直,口呈水平位,见图 2-51。

临床意义:出生后 6~8 个月直至终生阳性反应都是正常的,8 个月后仍为阴性反应可能提示反射发育迟缓。

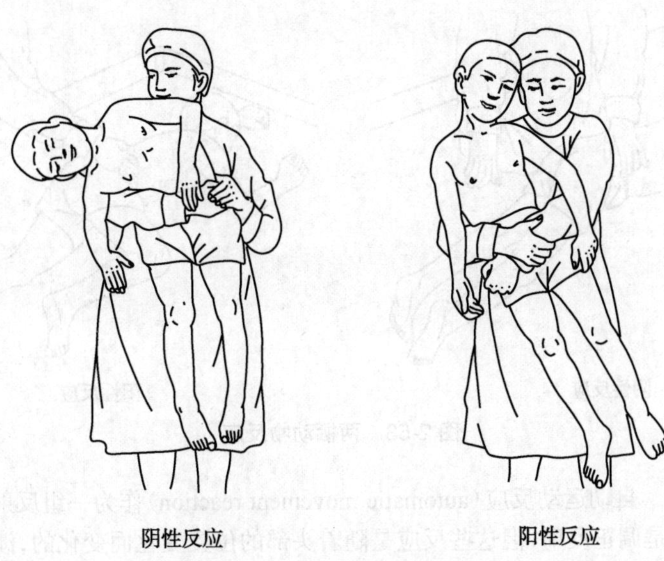

图 2-51　第三种视觉调正反射

(10)第四种视觉调正反射(optical righting 4)

检测体位:双手抱骨盆处并维持在空中。

诱发刺激:斜向左侧。

阴性反应:头不能自动抬至正常位置。

阳性反应:头抬至正常位置,面部垂直,口呈水平位,见图 2-52。

临床意义:出生后 6~8 个月直至终生阳性反应都是正常的,8 个月后仍为阴性反应可能提示反射发育迟缓。

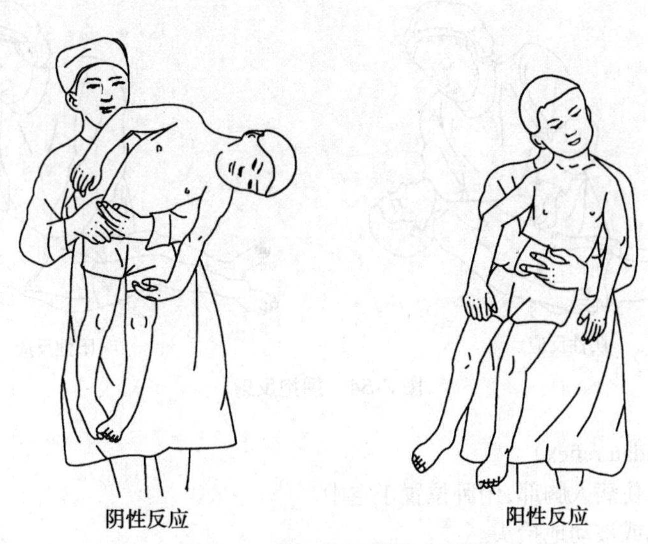

图 2-52　第四种视觉调正反射

(11)两栖动物反应(amphibian reaction)

检测体位:病人俯卧,头置正中,两下肢伸直、两上肢向头上伸直。

诱发刺激:将骨盆一侧抬起。

阴性反应:上肢、髋、膝不出现屈曲。

阳性反应:骨盆抬起侧的上肢、髋、膝屈曲,见图2-53。

临床意义:出生后6个月直至终生阳性反应都是正常的,6个月后仍为阴性反应可能提示反射发育迟缓。

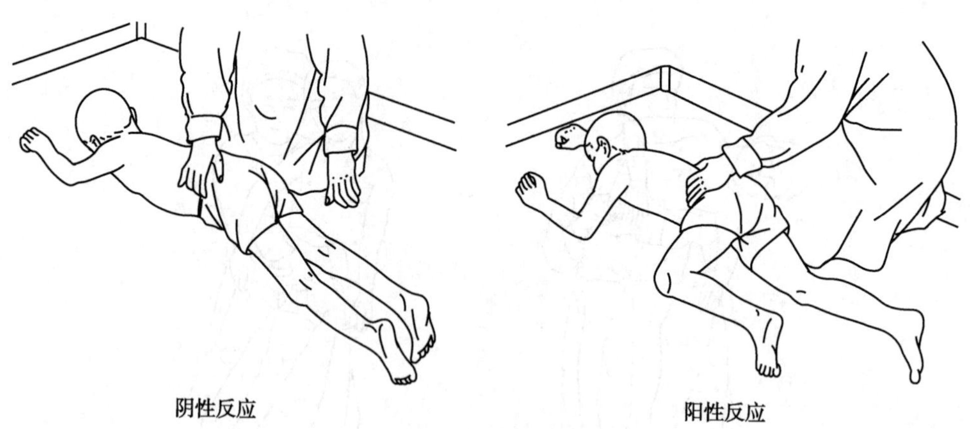

图2-53　两栖动物反应

2. 自动运动反应　自动运动反应(automatic movement reaction)作为一组反射可在婴幼儿身上观察到,严格地说,它不是调正反射,但这些反应是随着头部的位置变化而变化的,涉及半规管,或迷路,或颈部的本体感觉。如调正反射一样,自动运动反应出现在发育的某个阶段,它的持续存在或缺乏可见于某些疾病。

(1)拥抱反射(Moro reflex)

检测体位:病人取半仰卧位。

诱发刺激:突然将头伸向后下方。

阴性反应:无或轻微的惊愕反应。

阳性反应:上肢外展、伸直(或屈曲)、外旋,手指伸直和外展,见图2-54。

临床意义:直到出生后4个月内出现阳性反应是正常的,4个月后仍有阳性反应可能提示反射发育迟缓,4个月后阴性反应是正常的。

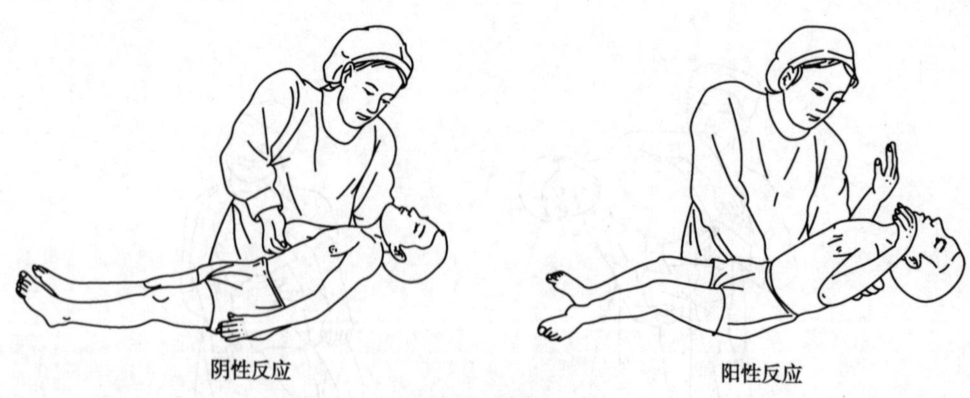

图2-54　拥抱反射

(2)抬躯反射(Landau reflex)

检测体位:用手托住病人胸部,俯卧位置于空中。

诱发刺激:主动地或被动地抬头。

阴性反应:脊柱和下肢维持屈曲位。

阳性反应:脊柱和下肢伸直(当头向腹侧屈曲时,脊柱和下肢屈曲),见图 2-55。

临床意义:出生后 6 个月到 2 岁或 2 岁半阳性反应是正常的,2 岁半后仍阳性可能提示反射发育迟缓。从出生到 6 个月和从 2 岁半直至终生阴性反应都是正常的。

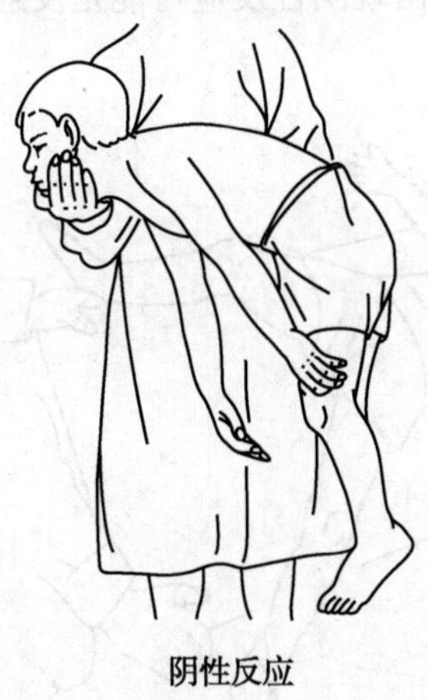

阴性反应

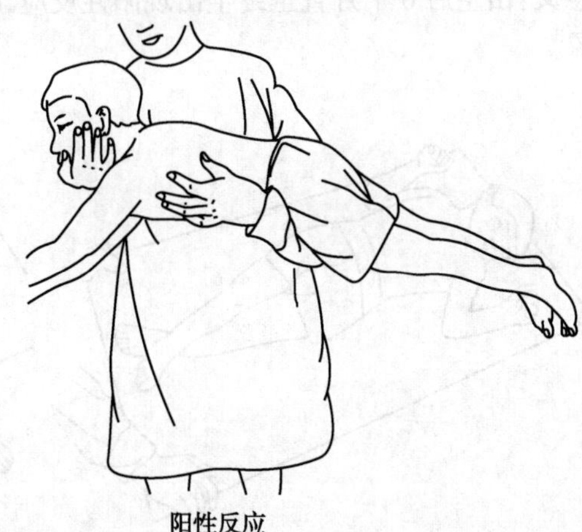

阳性反应

图 2-55　抬躯反射

(3) 保护性伸展反应(parachute reaction)

检测体位:病人俯卧位,两上肢向头的方向伸展。

诱发刺激:抓起踝或骨盆将病人悬吊在空中,然后突然将头向地板方向运动。

阴性反应:上肢不能保护头,但显示原始反射,如对称或不对称性紧张性颈反射。

阳性反应:上肢立即伸展伴手指外展和伸直以保护头,见图 2-56。

临床意义:阳性反应大约在 6 个月出现并持续终生,6 个月后阴性反应可能提示反射发育迟缓。

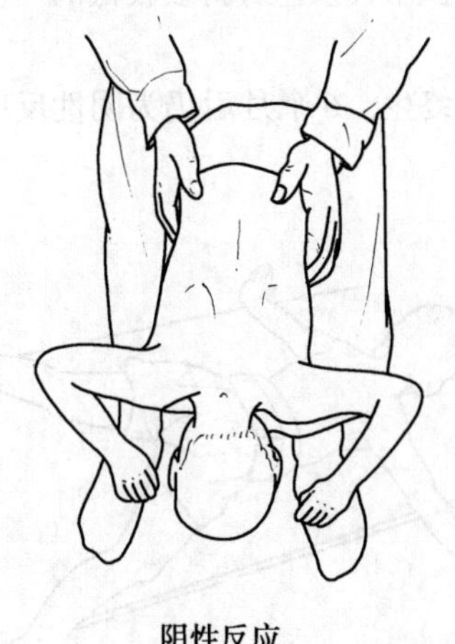

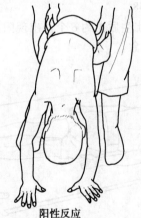

阴性反应　　阳性反应

图 2-56　保护性伸展反应

(四) 大脑皮质水平

这些反应是由于大脑皮质、基底神经节和小脑相互之间有效作用的结果。平衡反应的成熟标志着运动发育进入人类等两足动物阶段,它们在肌力正常时出现并提供身体对重心变化的适应,出生后 6 个月平衡反应开始出现。任何水平上的阳性反射都提示下一个更高级的水平出现运动活动的可能性。

1. 仰卧位平衡反应(supine)

检测体位:病人仰卧在斜板上,上下肢伸直。

诱发刺激:将斜板斜向一侧。

阴性反应:头和胸不能自我调正,无平衡或保护反应(在身体某些部位可能出现阳性反应,但其他

部位不发生阳性反应)。

阳性反应:头和胸调正,抬起的一侧上下肢外展和伸直(平衡反应),斜板较低侧身体出现保护性反应,见图 2-57。

临床意义:出生后 6 个月直至终生出现阳性反应,6 个月后仍出现阴性反应可能是反射发育迟缓的一个征象。

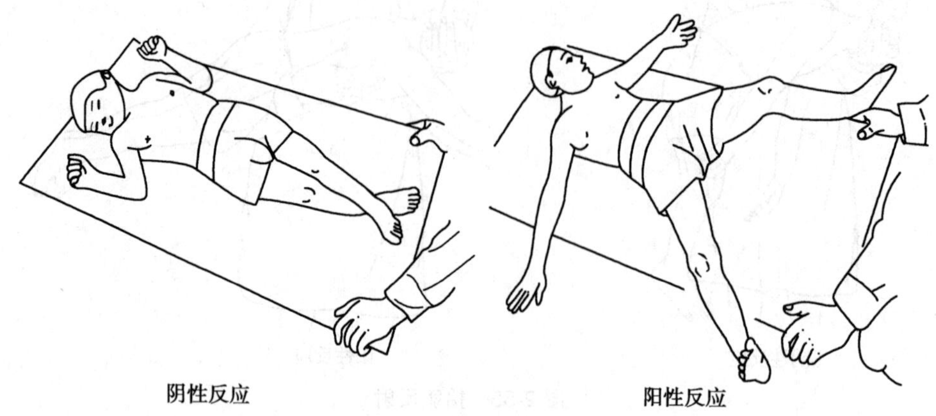

图 2-57　仰卧位平衡反应

2. 俯卧位平衡反应(prone)

检测体位:病人俯卧位在斜板上,上下肢伸直。

诱发刺激:将斜板斜向一侧。

阴性反应:头和胸不能自我调正,无平衡或伸展反应(身体的某些部位可能会出现阳性反应,但其他部位不出现)。

阳性反应:头和胸调正,抬起的一侧上下肢外展、伸直(平衡反应),斜板较低的一侧肢体出现保护性反应,见图 2-58。

临床意义:出生后大约 6 个月出现阳性反应,并持续终生。6 个月后仍为阴性反应可能是反射发育迟缓的一个征象。

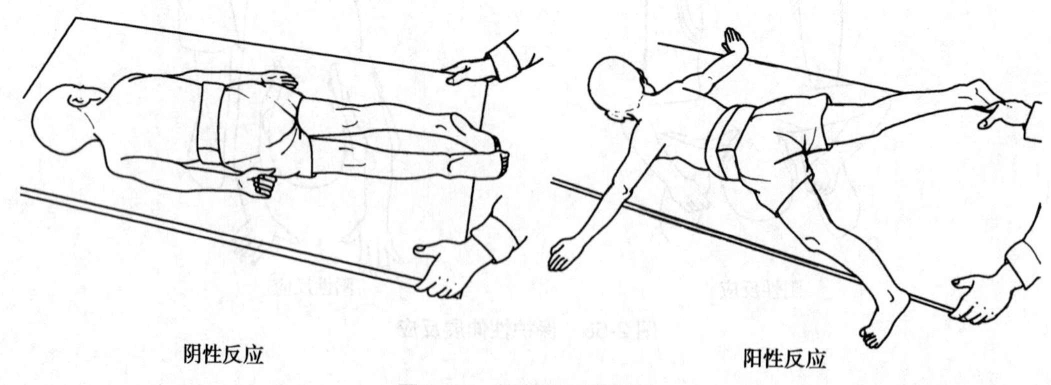

图 2-58　俯卧位平衡反应

3. 膝手四点位平衡反应(four-foot kneeling)

检测体位:病人膝手四点位支撑。

诱发刺激:将身体向一侧倾斜。

阴性反应:头、胸不能自我调正,没有平衡或保护反应(身体的某些部位有阳性反应而其他部位没有)。

阳性反应:头、胸调正,抬起的一侧上下肢外展、伸直,较低的一侧肢体出现保护性反应,见图 2-59。

临床意义：出生后 8 个月阳性反应是正常的，并持续终生。8 个月后仍为阴性反应可能是反射发育迟缓的征象。

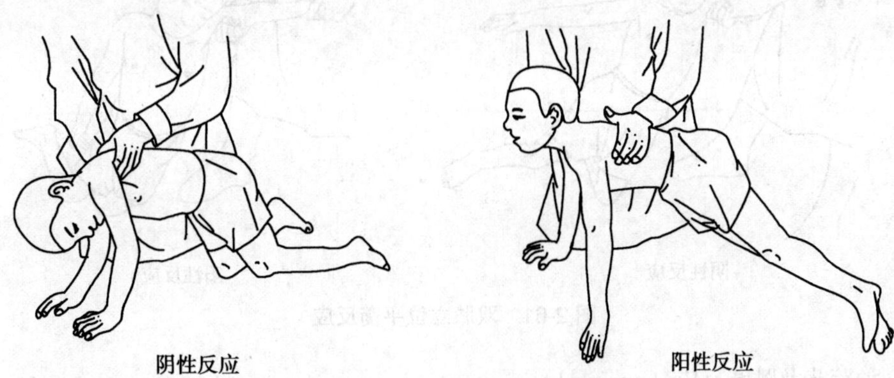

图 2-59　膝手四点平衡反应

4. 坐位平衡反应（sitting）

检测体位：病人坐在椅上。

诱发刺激：拉或使病人向一侧倾斜。

阴性反应：头、胸不能自我调正，无平衡或保护性反应（身体某些部位可能出现阳性反应，其他部位没有）。

阳性反应：头、胸调正，抬高一侧上下肢外展、伸直（平衡反应），较低的一侧肢体出现保护性反应，见图 2-60。

临床意义：出生后 10~12 个月出现阳性反应，并维持终生。12 个月后仍为阴性反应可能是反射发育迟缓的征象。

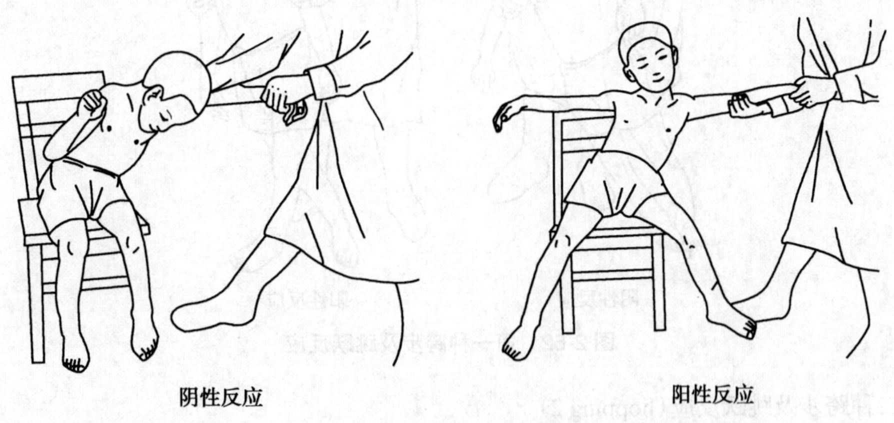

图 2-60　坐位平衡反应

5. 双膝立位平衡反应（kneel-standing）

检测体位：病人呈双膝立位。

诱发刺激：拉或使病人向一侧倾斜。

阴性反应：头、胸不能自我调正，无平衡或保护性反应（身体某些部位可能出现阳性反应，但其他部位没有）。

阳性反应：头、胸调正，抬高的一侧上下肢外展、伸直（平衡反应），较低的一侧出现保护性反应，见图 2-61。

临床意义：出生 15 个月后出现阳性反应，并维持终生。15 个月后仍为阴性反应可能是反射发育迟缓的征象。

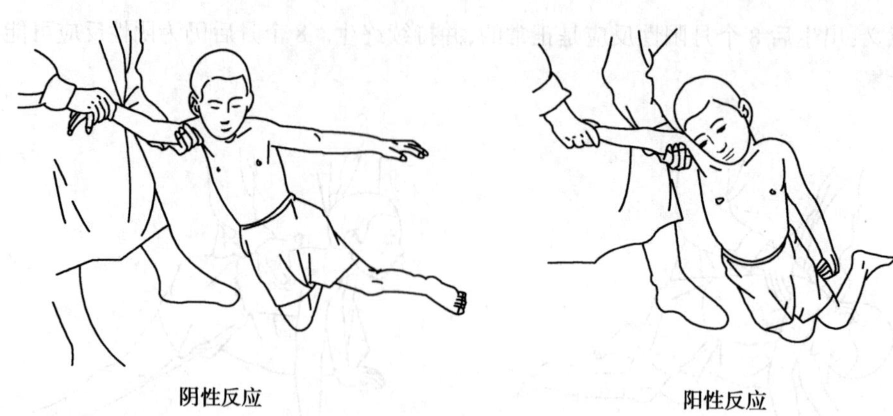

图 2-61　双膝立位平衡反应

6. 第一种跨步及跳跃反应(hopping 1)

检测体位:病人呈站立位,检测者握住病人双侧上臂。

诱发刺激:使病人向右或左侧移动。

阴性反应:头、胸不能自我调正,不能跨步维持平衡。

阳性反应:头、胸调正,向侧方跨步以维持平衡,见图 2-62。

临床意义:出生后 15~18 个月出现阳性反应,并维持终生。18 个月后仍为阴性反应可能是反射发育迟缓的象征。

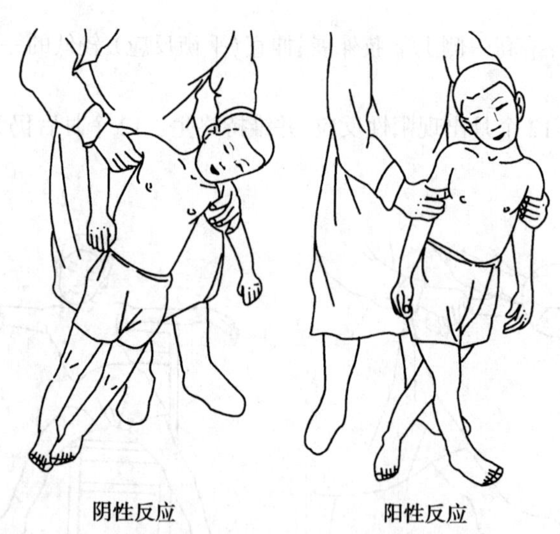

图 2-62　第一种跨步及跳跃反应

7. 第二种跨步及跳跃反应(hopping 2)

检测体位:病人呈站立位,检查者双手握住病人上臂。

诱发刺激:使病人向前活动。

阴性反应:头、胸不能自我调正,不能跨步维持平衡。

阳性反应:头、胸调正,向前跨步以维持平衡,见图 2-63。

临床意义:出生后 15~18 个月出现阳性反应,并维持终生。18 个月后仍为阴性反应可能是反射发育迟缓的象征。

8. 第三种跨步及跳跃反应(hopping 3)

检测体位:病人呈站立位,检查者双手握住病人上臂。

诱发刺激:使病人向后活动。

阴性反应:头、胸不能自我调正,不能跨步维持平衡。

阳性反应:头、胸调正,向后跨步以维持平衡,见图 2-64。

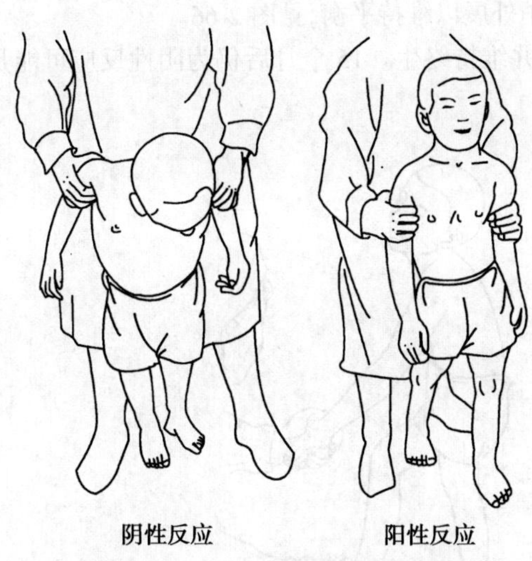

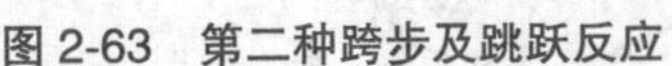

图 2-63　第二种跨步及跳跃反应

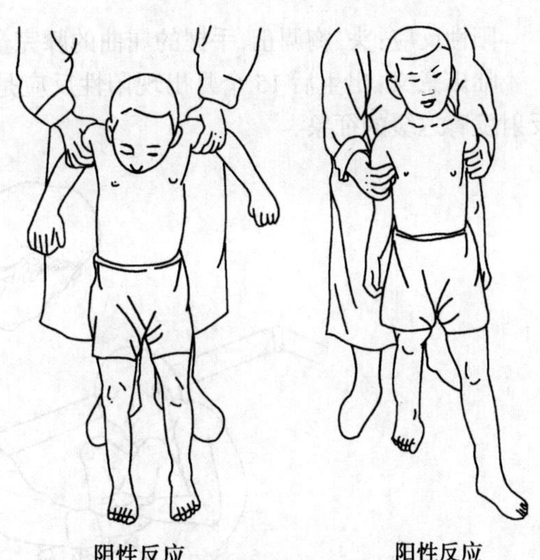

图 2-64　第三种跨步及跳跃反应

临床意义：出生后 15~18 个月出现阳性反应，并维持终生。18 个月后仍为阴性反应可能是反射发育迟缓的象征。

9. 足背屈平衡反应（dorsiflexion）

检测体位：病人呈站立位，检查者两手握病人腋下。

诱发刺激：使病人向后倾斜。

阴性反应：头、胸不能自我调正，足无背屈。

阳性反应：头、胸调正，足背屈，见图 2-65。

临床意义：出生后 15~18 个月出现阳性反应是正常的，并维持终生。18 个月后仍为阴性反应可能是反射发育迟缓的征象。

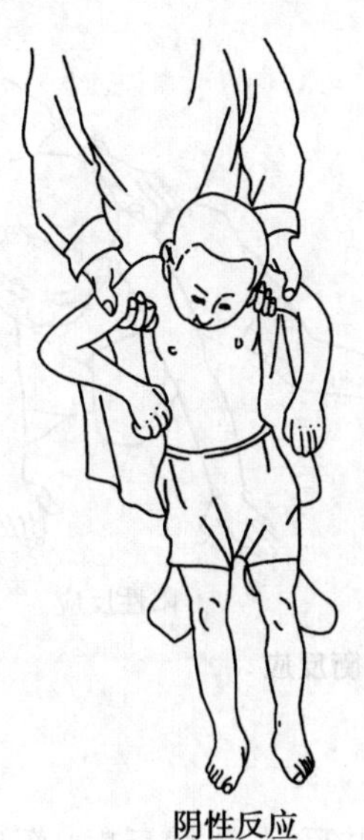

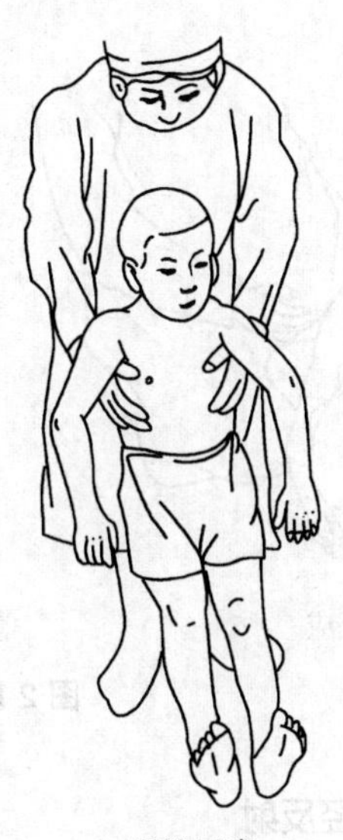

图 2-65　足背屈平衡反应

10. 跷跷板平衡反应（see-saw）

检测体位：（病人必须能维持站立平衡）病人站立位，检查者双手分别握住病人同侧的手、足，并屈膝、髋。

诱发刺激：轻而慢地向前外侧拉手臂。

阴性反应：头、胸不能自我调正，不能维持站立平衡。

阳性反应：头、胸调正，手握的屈曲的膝完全伸直并稍外展以维持平衡，见图 2-66。

临床意义：出生后 15 个月出现阳性反应是正常的，并维持终生。15 个月后仍为阴性反应可能是反射发育迟缓的征象。

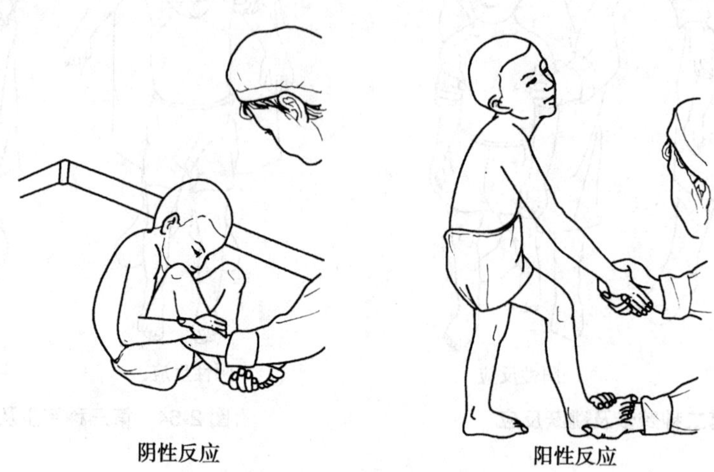

图 2-66 跷跷板平衡反应

11. 猿位平衡反应（simian position）

检测体位：病人呈蹲坐位。

诱发刺激：将病人向一侧倾斜。

阴性反应：头、胸不能自我调正，维持原位，缺乏平衡或保护性反应。

阳性反应：头、胸调正，抬高的一侧上下肢外展、伸直（平衡反应），较低的一侧出现保护性反应，见图 2-67。

临床意义：出生后 15~18 个月出现阳性反应是正常的，并维持终生。18 个月后仍为阴性反应可能是反射发育迟缓的征象。

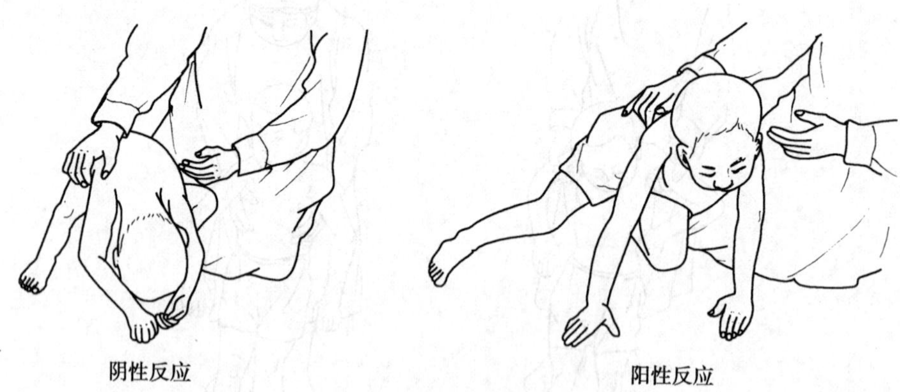

图 2-67 猿位平衡反应

（五）其他常用的神经反射

临床上常根据刺激的部位，将反射分为浅反射（皮肤反射、黏膜反射）、深反射（腱反射、骨膜反射）以及病理反射。检查反射时一定要两侧比较，对称性的反射减弱或增强，未必都是神经系统损害的表现，而反射的不对称（一侧增强、减弱或消失）是神经系统损害的强有力的指征。

1. 浅反射　浅反射（superficial reflex）是身体表面部分的感受器受到刺激而引起的肌肉急速收缩反应。各种浅反射都具有与节段装置相当的反射弧，如除了脊髓节段性的反射弧以外，还有冲动循脊髓上升达大脑皮质，而后再经锥体束下降至脊髓前角细胞。反射弧任何部分损害均可引起反射减弱或消失，即上运动神经元瘫痪或下运动神经元瘫痪均可出现浅反射减弱或消失。昏迷、麻醉、深睡、1 岁内婴儿也可丧失。

常见的浅反射有角膜反射、咽反射、呕吐反应、上腹壁反射、中腹壁反射、下腹壁反射、提睾反射、跖（足底）反射、肛门反射等。

2. 深反射　深反射（deep reflexes）是肌肉受突然牵引后引起的急速收缩反应，反射弧仅由两个神经元，即感觉神经元和运动神经元直接连接而成。一般叩击肌腱引起深反射，肌肉收缩反应在被牵引的肌肉最为明显，但不限于该肌肉。

(1)深反射减弱或消失：反射弧任何部位的中断可产生深反射减弱或消失，如周围神经、脊髓前根、后根、脊神经节、脊髓前角、后角、脊髓后索的病变。深反射的减弱或消失是下运动神经元瘫痪的一个重要体征。肌肉本身的病变也影响深反射，如周期性瘫痪、重症肌无力等。病人精神紧张或注意力集中于检查部位，可使反射受到抑制，此时可用转移注意力的方法克服，如让病人主动收缩所要检查的反射以外的其他肌肉，如检查下肢反射时，两手四指屈曲后互相牵拉。深昏迷、深麻醉、深的睡眠、大量镇静药物、脑脊髓损害的神经性休克期也可使深反射消失或减弱。

(2)深反射增强：锥体束在正常情况下对深反射的反射弧起抑制作用，深反射增强是一种释放症状，见于反射弧未中断而锥体束受损伤时，故为上运动神经元损害的重要体征。深反射的增强常伴反射区的扩大，即刺激肌腱以外区域也能引起腱反射的出现，如叩击胫骨前面也会引起股四头肌的收缩。神经症、甲状腺功能亢进、手足搐搦症、破伤风等神经肌肉兴奋性增高的病人虽然反射可较灵敏，但并无反射区的扩大。

深反射增强的病人常可出现阵挛（clonus）、霍夫曼（Hoffmann）征、罗索利莫（Rossolimo）征等体征，以往看成是病理反射，近年来认为它们不过是深反射增强的结果。虽然在正常人亦偶可出现，但多见于锥体束损害，仍属重要的锥体束征（图 2-68、图 2-69）。

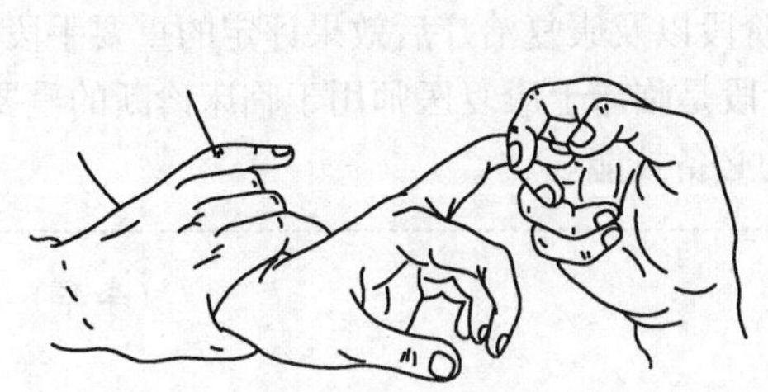

图 2-68　锥体束征 1

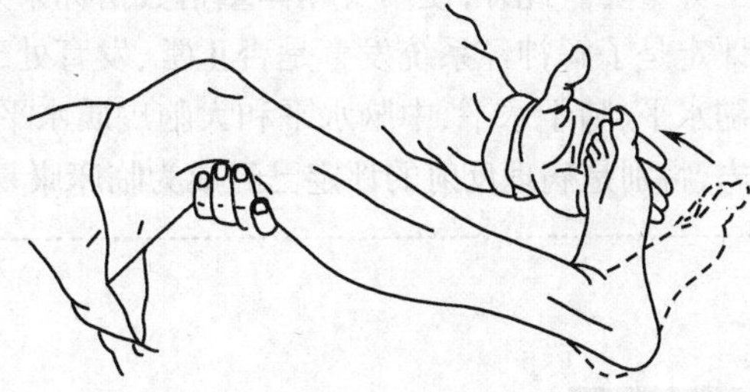

图 2-69　锥体束征 2

3. 病理反射　病理反射（pathologic reflex）是在正常情况下不出现，中枢神经有损害时才发生的异常反射，但在灵长类及 1 岁以下的婴儿则是正常的原始保护反射，以后随着动物的进化或锥体束的发育成熟，这些反射被锥体束抑制，当锥体束受损，抑制作用解除，这类反射即又出现。习惯上，病理反射系指巴宾斯基（Babinski）征。

巴宾斯基征是最重要的锥体束受损害的体征，检查方法同一般跖反射，但踇趾不是跖屈而是背屈，亦称跖反射伸性反应，有时见其他各趾呈扇形外展，但这不是巴宾斯基征的必要条件。反应强烈时髋部、膝部亦屈曲，或不需刺激而足趾自发地呈现本征的姿势。1 岁以下婴儿由于锥体束未发育成熟，本征阳性，昏迷、深睡、使用大剂量镇静药后，锥体束功能受抑制，本征亦呈阳性。巴宾斯基所出现的反应可由刺激下肢不同部位产生，方法较多，其出现率不如巴宾斯基征高，但有时巴宾斯基征虽为阴性，而刺激其他部位却能引出阳性反应，故这些方法在临床上仍有使用价值，常用的有 Chaddock 征、Oppenheim 征、Gordon 征以及上述的霍夫曼征和罗索利莫征已成为常规检查项目。临床上常用的病理反射及其检查方法见图 2-70。

（六）检查注意事项

1. 病人合作，肢体放松。
2. 采用标准姿势。
3. 叩诊锤叩击力量均等适中。
4. 注意避免病人精神过度紧张或注意力过于集中在检查部位。
5. 注意神经反射是对称性的还是非对称性的。

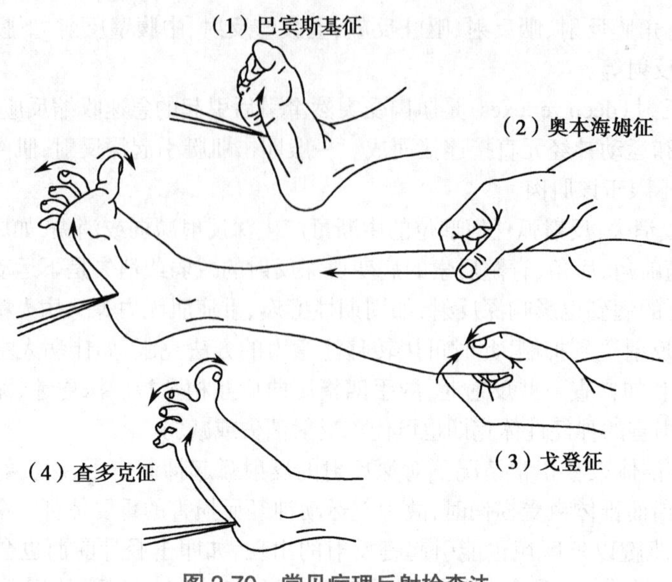

图 2-70 常见病理反射检查法

0201
案例及思路解析

本章小结

人体形态的评定在临床上应用很广，特别是关于肢体的长度、围度对于疾病或发育状况的判断十分重要。此外，使用身体体重指数指标来判断个体是否超重、肥胖相对普遍。神经系统反射的评定是了解神经系统发育是否正常、发育处于何种阶段以及康复治疗后效果评定的重要手段，脊髓水平、脑干水平、中脑水平和大脑皮质水平四个阶段是临床上康复医师用于临床诊断的重要标志，特别是病理反射的评定已经成为临床康复医师的必备技能。

（李华）

思考题

1. 简述 Cobb 角的测量方法及其临床意义。
2. 简述大腿围度的测量方法。
3. 脊髓水平、脑干水平、中脑水平和大脑皮质水平四个阶段的神经反射各自不同的成熟时间是什么？
4. 临床上常用的保护性伸展反射的临床意义是什么？
5. 锥体束受损伤最重要的体征是什么？

0202
扫一扫，测一测

0203
思路解析

第三章　心肺功能评定技术

学习目标

1. 掌握　代谢当量的概念，心功能的评定分级，呼吸困难分级及分度，心电运动试验、心肺运动试验、6分钟步行试验的应用范畴、适应证、禁忌证、注意事项，呼吸功能的评定分级。

2. 熟悉　心电运动试验的分类和结果分析，基本肺容积和肺容量的测定以及肺通气功能的测定。

3. 了解　心肺功能评定的目的，遥测心肺运动测试的应用、呼吸气分析评定。

4. 具有基本医疗思维与素养，能与病人及家属进行沟通，开展健康教育；能与相关医务人员进行专业交流与团结协作开展医疗工作。

在对病人进行心肺康复治疗之前，为便于制订切实可行的康复计划和措施，首先要明确病人的心肺功能状况，对病人的心肺功能做出客观、准确的评价。同时，在康复治疗过程中，为检测康复治疗效果，心肺功能评定需要反复加以使用。因此，康复治疗师应掌握与心肺功能评定相关的基础知识和检查方法。

第一节　心功能评定

心功能评定对心脏病的诊断，了解心脏功能储备和适应能力、制定康复计划及判断预后具有重要的价值。人们一般所说的心功能主要指心脏机械功能（即收缩功能和舒张功能），即狭义的心脏功能。心脏的主要功能是泵血，心脏不断地收缩和舒张，将血液从静脉吸入心室，并射入动脉，实现其泵血功能。心脏是推动血液循环的动力器官，泵出血量是衡量心脏泵血功能的基本指标。但由于个体差异，故不能仅以心排血量的多少来评定不同个体的心功能状态。从广义来说，心脏有多方面功能，包括机械功能、神经内分泌功能和电生理功能。心功能评定的方法有很多种，既有传统的详细询问病史、系统的体格检查、简单明了的分级标准，更有借助于仪器、设备的测定和检查。将从不同角度得到的资料相互补充并综合，便能得出心功能的全面评价。由于病史、体检、心电图检查、动态心电图、心脏超声检查在《临床医学概论》中曾讲述过，心导管检查和心脏核素扫描在专著中也有详尽的介绍，故本节对以上内容略讲，而将讲述的重点放在运动心功能检查上。

一、心功能分级

美国纽约心脏病学会心功能分级，可用于评价心脏病病人的心功能，并指导病人的日常生活活动及康复治疗。

1. 美国纽约心脏病学会心功能分级　1928 年美国纽约心脏病学会(NYHA)于 1928 年制订了心功能分级,是目前最常用的分级方法,主要根据心悸、呼吸困难和乏力等症状进行分级。最大的缺点是依赖主观表现分级,评估者判断变异较大。同时受病人表达能力的影响,由于已经应用多年,评估方法已被广泛接受,所以目前仍有较大的运用价值,具体分级见表 3-1。

表 3-1　1928 年美国纽约心脏病学会心功能分级

分级	评定标准
Ⅰ级	病人活动量不受限制,平时一般体力活动不引起疲乏、心悸、呼吸困难或心绞痛
Ⅱ级	病人的体力活动受到轻度的限制,休息时无自觉症状,但平时一般活动即可出现疲乏、心悸、呼吸困难或心绞痛
Ⅲ级	病人体力活动明显限制,小于平时一般活动即引起心悸、气促等症状
Ⅳ级	病人不能从事任何体力活动。休息状态下也出现心衰的症状,体力活动后加重

2. 美国心脏协会心功能分级　1994 年美国心脏协会(AHA)对 1928 年美国纽约心脏病学会制定的心功能分级做了补充,根据 ECG、运动负荷试验、X-ray、心脏超声、放射学显像等客观检查结果进行分级,见表 3-2。

表 3-2　1994 年美国心脏协会(AHA)心功能分级

分级	评定标准
A 级	无心血管病的客观证据
B 级	有轻度心血管病的客观证据
C 级	有中度心血管病的客观证据
D 级	有重度心血管病的客观证据

3. 美国心脏病学会(ACC)及美国心脏协会(AHA)心力衰竭分级　2002 年美国心脏病学会(ACC)及美国心脏协会(AHA)心力衰竭分级,见表 3-3。

表 3-3　2002 年美国心脏病学会(ACC)及美国心脏协会(AHA)心力衰竭分级

分级	评定标准
A 级	病人为心力衰竭高危病人,但未发展到心脏结构改变,也无症状
B 级	已发展到心脏结构改变,但尚未引起症状
C 级	过去或现在有心力衰竭症状并伴有心脏结构损害
D 级	终末期心力衰竭,需要特殊的治疗措施

4. 代谢当量(metabolic equivalent,MET)　代谢当量是量化心力衰竭病人的心功能分级标准,是指单位时间内单位体重的耗氧量,以 ml/(kg·min) 表示,1MET＝3.5ml/(kg·min),系指机体在坐位休息时,每公斤体重每分钟摄氧 3.5ml,将此定为 1 个 MET。代谢当量为机体运动时代谢率对安静时代谢率的倍数,是康复医学中常用的运动强度指标。代谢当量量化心力衰竭病人的心功能分级标准,见表 3-4。

5. 6 分钟步行试验(six-minute walk test,6MWT)　6MWT 对于缺血性心脏病病人而言是一项简便、易行、安全、可重复的客观评价心脏功能的方法。要求病人在走廊里尽可能行走,测定 6min 内步行的距离。6min 内,若步行距离 <150m,表明心力衰竭程度严重;150~425m 为中度心力衰竭;426~550m 为轻度心力衰竭。6MWT 结果可用于评定病人心脏储备功能,评价药物治疗和康复治疗的疗效。主要适用于:①病情稳定的慢性心力衰竭病人心功能的评价;②心肌缺血病人运动耐量的评价;③慢性肺部疾病病人肺功能的评价。

表 3-4 各种心功能状态时的代谢当量及可以进行的活动

心功能	METs	可以进行的活动
Ⅰ级	≥ 7	携带 10.90kg 重物连续上 8 级台阶 携带 36.32kg 重物进行铲雪、滑雪、打篮球、回力球、手球或踢足球 慢跑或走(速度为 8.045km/h)
Ⅱ级	≥ 5,<7	携带 10.90kg 以下的重物上 8 级台阶 性生活 养花种草类型的工作 步行(速度为 6.436km/h)
Ⅲ级	≥ 2,<5	徒手走下 8 级台阶 可以自己淋浴、换床单、拖地、擦窗 步行(速度为 4.023km/h) 打保龄球、连续穿衣
Ⅳ级	<2	不能进行上述活动

课件:6 分钟步行试验

二、心电运动试验

心电运动试验(ECG exercise testing)是通过观察受试者运动时的各种反应(各种临床症状,呼吸、血压、心率等体征及心电图、气体代谢等),判断其心、肺、骨骼肌等的储备功能(实际负荷能力)和机体对运动的实际耐受能力,是心脏负荷试验中最常用的一种。

1. 应用范畴

(1)协助临床诊断,主要用于:

1)冠心病的早期诊断:试验中发生心肌缺血的运动负荷越低,心肌耗氧水平越低,ST 段下移程度越大,患冠心病的危险性就越高,诊断冠心病的可靠性越大。

2)鉴别心律失常:运动中诱发或加剧的心律失常提示器质性心脏病,应注意休息,避免运动。康复治疗时应暂停运动或调整运动量。心律失常在运动中减轻甚至消失多属于“良性”,平时不一定要限制或停止运动。

3)鉴定呼吸困难或胸闷性质:器质性疾病应在运动试验中诱发呼吸困难,并与相应的心血管异常表现一致。

(2)确定功能状态,主要用于:

1)判断冠状动脉病变的严重程度及预后:运动中发生心肌缺血的运动负荷越低、心肌耗氧水平越低,ST 段下移的程度越大,冠状动脉病变就越严重,预后也越差。

2)判定心功能、体力活动能力和残疾程度:运动能力过低可作为残疾评判依据,如 WHO 标准是最大 METs<5 是残疾指标。

(3)指导康复治疗,主要用于:

1)确定病人进行运动的危险性:低水平运动试验(低运动负荷或低心肌耗氧量)中诱发心肌缺血、心绞痛、严重心律失常、心力衰竭症状等,均提示病人进行运动的危险性大。

2)为制订运动处方提供依据:心功能与运动试验时可耐受的运动负荷成正相关。故通过了解受试者可耐受的运动负荷,判断其心功能,指导日常生活活动和工作强度,并制订运动处方,以确保康复训练的有效性和安全性。

3)协助病人选择必要的临床治疗,如手术等。

4)使病人感受实际活动能力,消除顾虑,增强参加日常活动的信心。

(4)评定运动锻炼和康复治疗的效果:重复进行运动试验,可根据其对运动耐受程度的变化,评定运动锻炼和康复治疗的效果。

2. 适应证 凡符合上述应用范畴需求，同时病情稳定，无感染及活动性疾病，无明显步态和骨、关节异常，病人精神正常且主观上愿意接受检查，并能主动配合者均为适应证。如有下肢关节或肌肉病变，可采用上肢运动来进行试验。

3. 禁忌证 病情不稳定者均属于禁忌证。临床上稳定与不稳定是相对的，取决于医师和技师的经验、水平以及实验室的设备和设施条件。

(1) 绝对禁忌证：包括未控制的心力衰竭或急性心力衰竭、严重的左心功能障碍、血流动力学不稳定的严重心律失常（室性或室上性心动过速，多源性室性前期收缩，快速型房颤、三度房室传导阻滞等）、不稳定型心绞痛、增剧型心绞痛，近期心肌梗死后非稳定期、急性心包炎、心肌炎、心内膜炎、严重的未控制的高血压、急性肺动脉栓塞或梗死、全身急性炎症、传染病和下肢功能障碍、确诊或怀疑主动脉瘤、严重主动脉瓣狭窄、血栓性脉管炎或心脏血栓、精神疾病发作期间或严重神经症。

(2) 相对禁忌证：包括严重高血压（高于 200mmHg/120mmHg）和肺动脉高压、中度瓣膜病变和心肌病、明显心动过速或过缓、中至重度主动脉瓣狭窄或严重阻塞型心肌病、心脏明显扩大、严重冠状动脉左主干狭窄或类似病变、高度房室传导阻滞及高度窦房传导阻滞、严重肝肾疾病、严重贫血及未能控制的糖尿病、甲状腺功能亢进症、骨关节病、血电解质紊乱、慢性感染性疾病、神经肌肉疾病、骨骼肌肉疾病或风湿性疾病、晚期妊娠或妊娠有合并症者、病情稳定的心力衰竭病人、重症贫血、明显骨关节功能障碍、运动受限或因运动可能使病变恶化。

4. 类型 根据所用设备及终止试验的运动强度等不同，运动试验可分为不同种类。

(1) 根据所用设备分类

1) 活动平板试验：又称跑台试验或踏板试验，即让受试者在带有能自动调节坡度和转速的活动平板仪上做步行运动，可做极量或次极量分级运动试验。运动量可由改变平板转速及坡度而逐渐增加。运动中须连续使用心电图监护，间断记录心电图及测量血压，以保证其安全。由于其参与做功的肌群多，包括双下肢、躯干部及双臂，所以活动平板运动是所有目前常用的器械运动中引起心肌氧耗最高的运动方式。其优点是接近日常活动的生理状态，可以逐步增加负荷量，易于提高运动强度，可直接用于监测、指导病人的训练，诊断的特异性和敏感性高。其缺点是因肌肉活动及软组织的弹性作用导致心电图记录有一定的干扰，且平板运动时噪声较大，并需要一定的空间。另外，神经系统疾病、下肢关节炎及疼痛病人可能达不到预期运动水平。对于不能进行活动平板试验的病人可行 6 分钟步行试验，以判断病人的运动能力及运动中发生低氧血症的可能性。

课件：平板运动试验概述

2) 踏车运动试验（自行车测力计）：采用固定式功率自行车，受试者在功率自行车功量计上以等量递增负荷进行踏车，可做极量或次极量分级运动试验。运动中连续监测心电图和血压。坐位踏车运动试验无噪声，且只需要较小的空间。其优点是心电图记录干扰少。其缺点是需要受试者的主观配合，当受试者较累时不易保持稳定的工作量。并且，在每一阶段开始增加负荷量时，易形成等长运动，而负荷量易呈"跳跃式"增加，无充分的"清醒"过程，这是本试验最需要注意避免的情况。手摇功率计（臂功率计）为上肢用力试验，原理与自行车测力计试验相似，适用于下肢功能障碍而双上肢运动功能基本正常者。

上述两种试验，由于运动量较大，有一定危险性，因此测试时需由有经验的医生、护士监测，做好急救准备工作，以防止发生意外。

3) 台阶试验：如二级梯运动试验，受试者按不同年龄、不同体重、规定的走梯速度，在节拍器的指挥下来回在梯子上走动 3min，然后即刻记录心电图。此试验特点是方法简单，不需要太多的特殊设备，也比较安全。缺点是运动量比较小，该试验很难达到最大心肌耗氧量，因此阳性率偏低，且不能在运动中得到满意的心电图，所以对平素运动量较大的人，最好做前两种运动试验才有意义。而对年老体弱的老年人来说，二级梯运动试验是比较安全的一种检查方法，但目前已很少应用。

(2) 按终止试验的运动强度分类

1) 极量运动试验（maximal exercise testing）：运动强度逐级递增直至受试者感到精疲力竭，或心率、摄氧量继续运动时不再增加为止，即达到生理极限。这种极限运动量一般多采用统计所得的各年龄组的预计最大心率为终止试验的指标。最大心率粗略计算法为 220- 年龄。由于极量运动试验有一定的危险性，适用于运动员及健康的青年人，以测定个体最大做功能力、最大心率和最大摄氧量。

2) 亚(次)极量运动试验(submaximal exercise testing):运动至心率达到亚极量心率,即按年龄计算最大心率(220- 年龄)的 85% 或达到参照值(195- 年龄)时结束试验。例如 55 岁的受试者最大心率为 220-55=165 次 /min,亚极量运动试验要求其心率应为 165×85%=140 次 /min。亚极量运动试验比较安全方便,在临床上大多采用亚极量运动试验,但由于预计最大心率个体变异较大,每分钟可达 12 次 /min 以上(约为预计亚极量心率的 10%),故其可靠性受到影响。另外,因某些药物如 β 肾上腺素受体拮抗药以及抗高血压药物会影响安静心率和运动心率,所以这些病人不宜采用预计的亚极量心率作为终止试验的标准。此试验可用于测定非心脏病病人的心功能和体力活动能力。

3) 症状限制运动试验(symptom-limited exercise testing):是主观和客观指标结合的最大运动强度的试验,以运动诱发呼吸或循环不良症状和体征、心电图异常及心血管运动反应异常和运动肌肉疲劳,试验无法正常进行作为运动终点的试验方法。适用于诊断冠心病、评估心功能和体力活动能力、制订运动处方等。

4) 低水平运动试验(low level exercise testing):以预定较低水平的运动负荷、心率、血压和症状为终止指标的试验方法。即运动强度达 3~4METs;运动中最高心率达 130~140 次 /min,或与安静时相比增加 20 次 /min;最高血压大于 160mmHg,或与安静时相比增加 20~40mmHg 作为终止试验的标准。低水平运动试验适用于心血管疾病康复活动早期,如急性心肌梗死、心脏手术后康复或病情较重者。

(3) 按试验方案分类

1) 单级运动试验:是指运动试验过程中运动强度始终保持不变的运动试验,如台阶试验。

2) 多级运动试验:是指运动试验过程中运动强度逐渐增强的运动试验,如活动平板运动试验、踏车运动试验。

5. 方案　根据试验目的、病史以及运动器官的功能状况选择合适的运动试验,如固定活动平板试验、踏车运动试验、上肢功率计运动试验等。

(1) 固定活动平板运动试验:是通过增加速度和坡度来增加运动负荷或强度。固定活动平板的运动强度以 VO_2max 表示。

1) 改良 Bruce 方案:本方案是被临床广泛应用的活动平板运动试验方案。该方案通过同时增加速度和坡度来增加运动负荷,最大级别负荷量最大,一般人都不会越过其最大级别。该方案的缺点是运动负荷增加不规则,起始负荷较大(代谢当量 4~5METs),运动负荷增量也较大。因此,年老体弱者因不能耐受第一级负荷或负荷增量,难以完成试验。另外,此方案是一种走 - 跑试验,受试者往往难以控制自己的节奏,心电图记录质量难以得到保证。改良 Bruce 方案见表 3-5。

表 3-5　改良 Bruce 方案

分级	速度 /($km \cdot h^{-1}$)	坡度 /%	时间 /min	METs
0	2.7	0	3	2.0
1/2	2.7	5	3	3.5
1	2.7	10	3	5.0
2	4.0	12	3	7
3	5.5	14	3	10
4	6.8	16	3	13
5	8.0	18	3	16
6	8.9	20	3	19
7	9.7	22	3	22

注:坡度 1°=1.75%。

2) Naughton 方案:主要特点为运动起始负荷低,每级运动时间为 2min,负荷增量为 1MET,对于重症病人较易耐受,适用于急性心肌梗死出院时检查及心力衰竭或体力活动能力较差的病人检查。

3) Balke 方案:速度保持不变,通过增加坡度来增加运动负荷,且递增较均匀、缓慢,受试者易适

应，适用于心肌梗死后的早期及心力衰竭或体力活动能力较差的病人检查。

(2)踏车运动试验：功率自行车的负荷以功率表示。单位为瓦特(W)或(千克·米)/分[(kg·m)/min]。1W=6.12(kg·m)/min。最常用的是WHO推荐方案，见表3-6，运动量男性由300(kg·m)/min开始，每3min增加300(kg·m)/min，女性由200(kg·m)/min开始，每3min增加200(kg·m)/min，速度一般选择50~60转/min，直到受试者不能保持50转/min的速度时结束运动，试验控制在8~12min内完成。

表3-6 WHO推荐踏车试验方案

分级	运动负荷/($kg·m·min^{-1}$)		运动时间/min
	男	女	
1	300	200	3
2	600	200	3
3	900	600	3
4	1 200	800	3
5	1 500	1 000	3
6	1 800	1 200	3
7	2 100	1 400	3

6. 操作程序及注意事项

(1)试验开始前

1)测量：描记受试者12导联心电图和3通道监测导联心电图。并测量基础心率和血压作为对照，测量体位应与试验体位一致。

2)皮肤处理：放置电极之前，用75%酒精将需贴电极的部位皮肤擦至微红，以降低电阻，减少干扰。

3)电极安放：为了减少运动时的干扰、避免伪差，常规十二导联心电图的导联电极全部移至躯干，两上肢电极分别移至锁骨下胸大肌与三角肌交界处或锁骨上，两下肢电极移至两季肋部或两髂前上棘内侧。胸导联的位置不变，见图3-1。

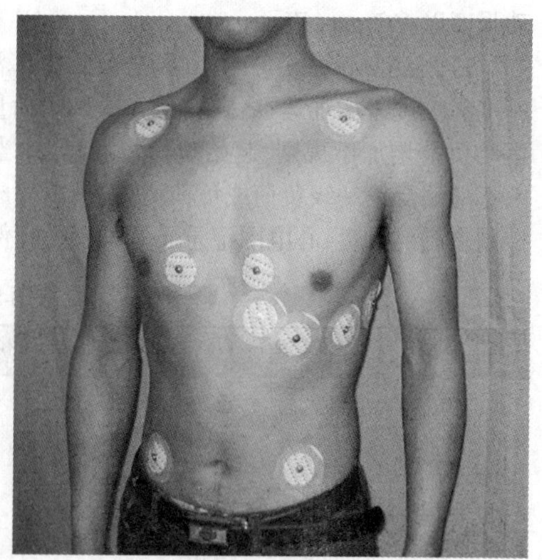
图3-1 十二导联电极位置

4)过度通气试验：连接监测导联后做过度通气试验，方法是大口喘气1min后立即描记监护导联心电图，如果出现ST段下移为阳性。阳性结果没有病理意义，但提示运动中诱发的ST段改变不一定是心肌缺血的结果。

5)注意事项：①向受试者介绍心电运动试验的方法，取得受试者的合作；有潜在危险者应签订同意试验协议书。②试验前3h禁止吸烟、饮酒，适当休息30min，不可饱餐或空腹。③试验前1天内不参加重体力活动，保证晚间充足睡眠。④试验前尽可能停用影响试验结果的药物，包括洋地黄制剂、β受体阻断药、钙通道阻滞药、血管扩张剂、血管紧张素转换酶抑制药等，如硝酸甘油、双嘧达莫、普萘洛尔、咖啡因、麻黄碱、普鲁卡因胺、奎尼丁、吩噻嗪类等。⑤感冒或其他病毒、细菌性感染1周内不宜参加试验。心绞痛新近发作2周内暂停试验。

(2)试验过程中

1)在试验中应密切观察和详细记录心率、血压、心电图及受试者的各种症状和体征。每级运动结

束前30s测量并记录血压，试验过程中除用心电示波器连续监测心电图变化外，每级运动结束前15s记录心电图。系统在试验过程中收集并自动分析、打印各种生理指标和气体代谢指标如通气量、呼吸频率、最大耗氧量、氧脉搏、心率、呼吸交换率、代谢当量等。如果没有终止试验的指征，在受试者同意继续增加运动强度的前提下，将负荷加大至下一级，直至到达运动终点。如出现终止试验的指征，应及时终止试验，并密切观察和处置。

2）注意事项：①运动中注意观察病人的主观感觉情况，交代病人随时说出不适症状；②常备急救药品和氧气瓶、除颤、临时起搏、气管插管等抢救设备，以备意外情况发生时急救。

（3）试验终止后：达到预定的运动终点或出现终止试验的指征时，应逐渐降低跑台或功率自行车速度，受试者继续行走或蹬车。异常情况常会发生在运动终止后的恢复过程中，因此，终止运动后，要于坐位或卧位描记即刻（30s以内）、2min、4min、6min的心电图并同时测量血压。以后每5min测定一次，直至各项指标接近试验前的水平或受试者的症状或其他严重异常表现消失为止。受试者在结束后休息30min，无不适方可离开。

7. 运动试验终点

（1）极量运动试验的终点为达到生理极限或预计最大心率，即（220–年龄），最多不超过210–年龄/2。

（2）亚极量运动试验的终点为达到亚极量心率，即心率达到85%最大心率或（195–年龄）。

（3）症状限制性运动试验的运动终点

1）心肌缺血、循环不良的症状或体力耗尽或肌肉疲劳无法继续运动：如疲乏、气促、喘息、胸闷、胸痛、心绞痛、极度疲劳、下肢痉挛、严重跛行、身体摇晃、步态不稳、头晕、耳鸣、恶心、意识丧失、面色苍白、发绀、出冷汗、面部有痛苦表情等症状和体征。

2）血压异常：运动负荷增加时收缩压不升高反而下降，低于安静时收缩压10mmHg以上，运动负荷增加时收缩压上升，超过220~250mmHg，运动负荷增加时舒张压上升，超过110~120mmHg；或舒张压上升，超过安静时15~20mmHg。

3）运动负荷不变或增加时，心率不增加，甚至下降超过10次/min。

4）心电图异常：显示ST段下降或上升≥1mm。

5）运动诱发严重心律失常：如异位心动过速、频发、多源或成对出现的期前收缩、R-on-T、房颤、房扑、室扑、室颤、二度以上房室传导阻滞或窦房传导阻滞、完全性束支传导阻滞等；若病人要求停止运动，则必须立即终止试验。

0303
组图：心电图异常

（4）低水平运动试验的终点为达到特定的靶心率、血压和运动强度。此外，出现仪器故障应该作为试验的终止指标。

8. 结果分析

（1）Bruce活动平板方案：正常人各年龄组VO_2max［ml/（kg·min）］测定结果，见表3-7。

（2）功率自行车运动负荷方案：正常人各年龄组VO_2max［ml/（kg·min）］和代谢当量值（MET）结果，见表3-8，通常用于检测VO_2max同样的方法，以其结果除以3.5即为MET（1MET=每分钟3.5ml的VO_2/kg体重）。

（3）主观疲劳程度分级（RPE）：主观疲劳程度分级根据运动者自我感觉用力程度衡量相对运动水平的半定量指标，见表3-9。RPE与心率和耗氧量具有高度相关性。一般症状限制性运动试验要求达到15~17分。分值乘以10约相当于运动时的心率反应（应用影响心率药物的除外）。

表3-7　正常人VO_2max测定结果（Bruce活动平板方案）

年龄/岁	男性VO_2max/（$ml·kg^{-1}·min^{-1}$）		女性VO_2max/（$ml·kg^{-1}·min^{-1}$）	
	活动	少活动	活动	少活动
25~34	42.5 ± 5.1	36.7 ± 5.6	31.7 ± 4.6	26.1 ± 6.4
35~44	39.9 ± 5.4	36.6 ± 4.3	29.9 ± 5.3	24.1 ± 3.2
45~54	37.0 ± 5.3	32.7 ± 4.7	27.6 ± 6.2	23.1 ± 4.0
55~64	33.3 ± 4.4	29.8 ± 4.8	29.7 ± 4.7	20.2 ± 4.3

笔记

表 3-8 正常人各年龄组 VO_2max 和 MET 测定结果(功率自行车方案)

年龄/岁	男性		女性	
	VO_2max/($ml \cdot kg^{-1} \cdot min^{-1}$)	METS	VO_2max/($ml \cdot kg^{-1} \cdot min^{-1}$)	METS
15~20	41.9	11.9	32.9	9.4
~30	39.9	11.3	31.7	9.0
~40	33.8	9.7	29.1	8.3
~50	33.6	9.6	25.9	7.4
>50	28.0	7.9	23.1	6.6

表 3-9 主观用力程度分级(Borg 量表)

分值	7	9	11	13	15	17	19
受试者感觉	轻微用力	稍用力	轻度用力	中度用力	明显用力	非常用力	极度用力

(4)症状:正常人在极量运动试验时可有疲劳、下肢无力、气急,并可伴有轻度眩晕、恶心和皮肤湿冷,亚极量运动试验中应无症状。若上述症状发生在亚极量运动时应认为是异常。胸痛、发绀、极度呼吸困难发生在任何时期均属于异常。运动中发生的胸痛如果符合典型心绞痛,可作为诊断冠心病的重要指征。

(5)心脏变时性功能不全:当人体运动或者受到各种生理或病理因素作用时,心率可以随着机体代谢需要的增加而适当增加的功能称为变时性功能,当心率不能随着机体代谢需要的增加而增加并达到一定程度或者不能满足机体代谢需求时称为心脏变时功能不全。运动试验是检测变性功能的最重要方法。其判定标准为:

1)最大心率:当受试者极量运动时最大心率达到最大预测心率(220- 年龄)的 85% 时,则认为心脏变时性正常。若运动时的最高心率值小于最大预测心率值的 75% 时提示明显的变时性功能不全。最大预测心率受年龄、静息心率及身体状况等因素影响。

2)变时性指数:变时性指数等于心率储备与代谢储备的比值。其中,心率储备 =(运动时最大心率 - 静息心率)/(220 - 年龄 - 静息心率);代谢储备 =(运动时代谢值 -1)/(极量运动的代谢值 -1)。正常值大约为 1,正常值范围为 0.8~1.3。当变时性指数 <0.8 时为变时功能不全,当变时性指数 >1.3 时为变时性功能过度。变时性是心脏重要的功能之一,不仅与受检者可能存在的多种疾病有关,也和受试者的运动耐量、心功能密切相关。变时性不良不仅是冠心病独立的相关因素,也是判定预后的重要指标。运动试验中变时性不全可能是诊断冠脉病变的一个独立而敏感的阳性指标。

当心率在 110~170 次 /min 范围内时,心率与运动强度之间呈直线相关,在极限下强度运动时心率与摄氧量也呈线性相关,故心率可作为指导运动强度的指标。不过,要注意药物和疾病对心率的影响。

(6)血压改变:正常运动时的收缩压应该随运动负荷的增加而逐步升高,舒张压一般没有显著变化,甚至可以明显下降,说明血管舒张功能良好。运动负荷每增加 1MET,收缩压应增高 5~12mmHg。收缩压一般可以达到 180~220mmHg。运动时收缩压达到 250mmHg,舒张压 120mmHg 为高限。异常反应:运动负荷逐渐加大的过程中收缩期血压不升或升高不超过 130mmHg,或血压下降,甚至低于安静水平,提示心脏收缩功能储备力很小,可以作为冠心病的重要诊断根据。运动中收缩压越高,发生心源性猝死的概率反而越低。运动中舒张期血压明显升高,比安静水平高 15mmHg 以上,甚至可超过 120mmHg,说明总外周阻力明显升高,提示冠状血管储备力接近或达到极限,机体只有通过提高舒张压来增加心脏舒张期的冠脉灌注压,从而部分补偿冠状动脉供血,常见于严重冠心病。

(7)心电图 ST 段改变:运动中 ST 段出现明显偏移为异常反应,包括 ST 段下移和上移。① ST 段下移:包括上斜型、水平型、下垂型和盆型,在排除了心室肥大、药物、束支传导阻滞或其他器质性心脏病的情况下,提示心肌缺血。其中以水平型与下垂型诊断价值较大。ST 段改变持续时间长,涉及导联多,伴有血压下降是反映病变严重的可靠指标。如果 ST 段在运动中和运动后 2min 均无偏移,而在

2min 之后才出现下移，称之为孤立性 ST 段改变，病理意义不大。② ST 段上抬：有 Q 波的 ST 上抬提示室壁瘤 / 室壁运动障碍，可见于 50% 的前壁心肌梗死和 15% 的下壁心肌梗死病人，预后不佳；无 Q 波的 ST 上抬提示严重近端冠脉的病变或痉挛和严重的穿壁性心肌缺血。ST 段“正常化”是指安静时有 ST 段下移，在运动中反而下移程度减轻，甚至消失。这种情况见于严重冠心病或正常人。

(8) 运动诱发心律失常：冠心病病人心肌缺血也可诱发心律失常。室性期前收缩是运动中最常见的心律失常，其次是室上性心律失常和并行心律。有猝死家族史的室性期前收缩应该加以重视，也应重视持续性室性心动过速的病人。运动试验出现频发、多源、连发性期前收缩或阵发性室速伴缺血型 ST 段改变者则提示有多支冠脉病变，发生猝死的危险性大，但若不伴缺血型 ST 段改变者则不能作为判断预后不良的独立指标。运动中和运动后一过性窦性心律失常和良性游走心律也较常见。正常的或有病变的心脏都可发生房性期前收缩和房性联律。运动诱发短阵房颤和房扑低于 1%，可见于健康人或者风湿性心脏病、甲状腺功能亢进症、预激综合征、心肌病病人。单独出现的运动诱发性室上性心律失常与冠心病无关，而往往与肺部疾病、近期内饮酒或服用咖啡因过量有关。运动后即刻出现窦性停搏，多为严重缺血性心脏病病人。运动中预激综合征消失，预后较好（约占 50%）。运动可诱发频率依赖性左、右束支传导阻滞以及双束支传导阻滞，若发生在心率低于 125 次 /min 时提示可能与冠心病有关，而发生在心率高于 125 次 /min 时则病理意义不大。安静时右束支传导阻滞可掩盖 ST 段下移。而左束支传导阻滞本身可以造成运动时 ST 段下移，往往难以与缺血性改变鉴别。心室内传导阻滞可见于运动前，运动中可加重亦可能消失。运动性心律失常的原因与交感神经兴奋性增高和心肌需氧量增加有关。利尿药和洋地黄制剂可促使运动中发生心律失常，近期饮酒和服咖啡因可加重运动诱发的心律失常。

(9) 两项乘积（real portfolio project，RPP）：指心率和收缩压的乘积，代表心肌耗氧相对水平，是反映心肌耗氧量和运动强度的重要指标，正常值为 <12 000。发生心肌缺血时的 RPP 可作为心肌缺血阈。运动中 RPP 越高，说明冠状血管储备越好，而较低的 RPP 提示病情严重。康复训练后 RPP 提高，提示冠状血管侧支循环生成增加，导致冠状血管的储备力提高。训练后额定 RPP 条件下运动时间或强度增高，说明心血管及运动系统的工作效率提高，相对减轻心血管负担，因此病人可以耐受更大的运动负荷。

(10) 每搏量和心排血量：运动时每搏量（SV）逐步增加，心排血量（CO）也逐渐增大，但到 40%~50% 最大吸氧量时，SV 不再增加，此后 CO 增加主要依靠心率加快。CO 最大值可达安静时的 4~5 倍。但是运动肌的血流需求量高于 CO 增加，因此需要进行血流再分配，以确保运动组织和重要脏器的血液供应。

第二节　肺功能评定

课件：肺功能评定概述

呼吸是指机体与外环境之间进行 O_2 和 CO_2 气体交换的过程。呼吸系统是机体直接与外环境进行气体交换表面积最大的系统，包括内呼吸和外呼吸。内呼吸主要是指细胞内进行的营养物质生物氧化中氧的利用和二氧化碳的生成过程。肺通气与肺换气合称为外呼吸，通常所说的“呼吸”，一般指外呼吸。肺的最基本和最重要的功能是进行内外环境间的气体交换，即外呼吸，为全身组织细胞提供氧气并清除其代谢产物二氧化碳，以维持最佳的内环境。正常肺功能的保持取决于健全的呼吸中枢、呼吸肌和肺组织及完整而扩张良好的胸廓。可以根据临床表现、肺通气功能、换气功能、呼吸肌力量测定、运动负荷试验等方面对肺功能进行评定，为康复治疗提供依据。

康复医学中呼吸功能评定的方法包括详细询问病史、系统的体格检查，通过让病人做一些简单的动作或短距离行走，根据病人出现气短的程度对呼吸功能做出初步评定与分级（分度），并借助于仪器、设备的测定和检查，将从不同角度得到的资料相互补充并综合，便能得出肺功能的全面评价。由于病史、体检在《临床医学概论》中曾讲述过，故将讲述的重点放在肺容积与肺通气功能测定以及运动气体代谢测定上。

常沿用临床的检查评估方法。呼吸功能评定分主观症状和客观检查。主观症状评估按日常生活中出现气短、气促症状采用 6 级制。客观评估介绍气体代谢指标和康复中的实际应用。

一、呼吸困难分级和分度

(一) 分级

1. 功能性肺残疾　Moser 等于 1980 年针对功能性肺残疾，提出呼吸困难分级法，见表 3-10，适用于最初建立预期目标和制定康复计划。

表 3-10　功能性肺残疾评定

分级	功能能力
Ⅰ	正常活动无明显受限，但用力时有呼吸困难，可就业
Ⅱ	基本 ADL 或平地行走无呼吸困难，上楼或爬坡时呼吸困难，通常限于坐位职业
Ⅲ	某些 ADL(如淋浴、穿衣)时呼吸困难，可以用自己的速度走一个街区，但跟不上同龄人，一般只能从事完全坐位的职业
Ⅳ	部分 ADL 需要依靠他人，休息时无呼吸困难，但稍出力即有呼吸困难
Ⅴ	家居且卧床或坐在椅中，休息时也呼吸困难，大部分 ADL 依靠他人

2. 国内学者建议采用以下方法

(1) 主观呼吸功能障碍程度评定：通常采用 6 级制(南京医科大学)，见表 3-11。

表 3-11　主观呼吸功能障碍分级(6 级制)

分级	主观症状
0 级	虽存在不同程度的肺气肿，但活动如常人，对日常生活无影响、无气短
1 级	一般劳动时出现气短
2 级	平地步行不气短，速度较快或登楼、上坡时，同行的同龄健康人不觉气短而自己气短
3 级	慢走不到百步即有气短
4 级	讲话或穿衣等轻微活动时亦有气短
5 级	安静时出现气短，无法平卧

(2) 自觉气短、气急分级法：根据 Borg 量表改进(南京医科大学)，见表 3-12。

表 3-12　气短、气急症状分级及呼吸功能半定量评分

1 级	无气短、气急	−5	明显改善
2 级	稍感气短、气急	−4	
3 级	轻度气短、气急	−3	中等改善
4 级	明显气短、气急	−2	
5 级	气短、气急严重，不能耐受	−1	轻改善
		0	不变
		+1	加重
		+2	
		+3	中等加重
		+4	
		+5	明显加重

(二) 分度

据美国医学会《永久性损伤评定》(GEPI)1990 年第 3 版的资料，呼吸困难分为三度，见表 3-13。

表 3-13 呼吸困难分度

分度	特点
轻度	平地行走或上缓坡出现困难,在平地行走时,步行速度可与同年龄、同体格的健康人相同,但在上缓坡或上楼梯时则落后
中度	与同年龄、同体格的健康人一起在平地行走时或爬一段楼梯时有呼吸困难
重度	在平地上按自己的速度走超过 4~5min 后即有呼吸困难,病人稍用力即有气短,甚至在休息时也有气短

二、肺容量与肺通气功能测定

(一) 肺容量

肺容量(lung volume)是指肺内容纳的气量,是呼吸道与肺泡的总容量,反映外呼吸的空间。在呼吸过程中,随着呼吸肌的运动,胸廓扩张和收缩,肺容量随之发生变化。肺容量具有静态解剖的意义,也为动态呼吸功能如通气和换气提供了基础。肺容量共有四个基础容积(即潮气量、补吸气量、补呼气量和残气量)和四个基础肺活量(即深吸气量、功能残气量、肺活量和肺总量),除残气量和肺总量外其余指标可用肺量计直接测定(图 3-2)。

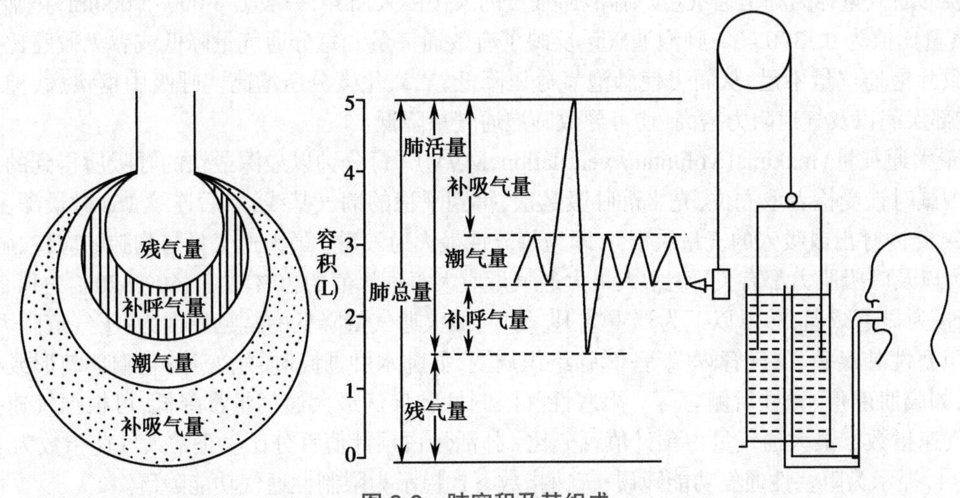

图 3-2 肺容积及其组成

1. 潮气量(tidal volume,TV) 在平静呼吸时,每次吸入或呼出的气量。正常成人的潮气量为 400~600ml,平均 500ml。潮气量与呼吸频率决定了每分通气量,潮气量越小,就要求较高的呼吸频率才能保证足够的通气量。

2. 补吸气量(inspiratory reserve volume,IRV) 在平静吸气末,再尽力吸气所能吸入的气量,称补吸气量。正常成人为 1 500~2 000ml。主要反映吸气肌的力量和储备功能。

3. 补呼气量(expiratory reserve volume,ERV) 在平静呼气末,再尽力呼气所能呼出的气量,称补呼气量。正常成人为 900~1 200ml。ERV 反映呼气肌和腹肌的力量,补呼气量降低,见于阻塞性通气功能障碍病人。

4. 残气量(residual volume,RV) 最大呼气末肺内残余的气量,称为残气量,正常成人为 1 000~1 500ml。限制性疾病残气量减少,阻塞性疾患残气量增加。

5. 深吸气量(inspiratory capacity,IC) 在平静呼气后,做最大吸气所能吸入的气量,由 TV+IRV 构成。正常成年男性平均约为 2 600ml,女性为 1 900ml,是衡量最大通气潜力的一个重要指标。深吸气量减少,提示限制性通气功能障碍,如胸廓、胸膜、肺组织和呼吸肌等病变。

6. 功能残气量(functional residual capacity,FRC) 平静呼气末肺内所含气量即补呼气量加残气量。常用密闭式氦气稀释法,氮稀释法测定。正常成人参考值为男性 3 112ml ± 611ml,女性 2 348ml ± 479ml。肺气肿病人的功能残气量增加,肺实质性病变时减小。

7. 肺活量(vital capacity,VC)　最大吸气后,从肺内所能呼出的最大气量称肺活量,是潮气量、补吸气量和补呼气量之和,是常用指标之一。正常成年男性平均约为 3 500ml,女性为 2 500ml。临床判断时均以实测值占预计值的百分比作为衡量指标。肺活量占预计值的百分比大于 80% 为正常,60%~79% 为轻度降低,40%~59% 为中度降低,小于 40% 为重度降低。

8. 肺总量(total lung capacity,TLC)　深吸气后肺内所含的总气量,由 VC+RV 构成。正常成年男性为 5 000~6 000ml,女性为 3 500~4 500ml。肺部或胸部限制性疾患如肺浸润性病变、肺不张、肺间质纤维化以及神经肌肉疾病都可导致肺总量减少;阻塞性疾病如支气管哮喘、肺气肿等可引起肺总量增加。通常将增减 20% 以上视为异常。

(二) 肺通气功能

肺通气功能能够客观和动态地观察、评价治疗效果。通气功能的测定包括每分通气量、肺泡通气量、最大通气量以及时间肺活量等项目的测试。

1. 每分通气量(minute ventilation,VE)　每分通气量又称静息通气量。是指静息状态时每分钟呼出或吸入的气量,即潮气量与呼吸频率的乘积。正常成年男性为 6 663ml ± 200ml,成年女性为 4 217 ml ± 160ml。肺的通气有极大的储备功能,一般在静息状态下每分通气量无明显变化,只有严重通气功能受损或通气调节降低时,才会发生改变。

2. 肺泡通气量(alveolar ventilation,VA)　在静息状态下每分钟吸入气量中能到达肺泡进行有效气体交换的通气量称为肺泡通气量。肺泡通气量的大小因人而异,一般为 3 000~5 000ml,正常无效腔量 / 潮气量比值为 0.13~0.40。肺泡通气量反映了有效通气量。每分通气量降低或者无效腔比例增加都可导致肺泡通气量不足,从而可使肺泡氧分压降低,二氧化碳分压增高。呼吸中枢疾病、神经肌肉疾病、胸部疾病以及气道阻力增高,均可导致肺泡通气量降低。

3. 最大通气量(maximal voluntary ventilation,MVV)　每分钟以最深最快的呼吸所得到的最大通气量。测试时让受检者取立位,先平静呼吸数次,得到平稳的潮气基线,然后连续 15s 做最深、最快的呼吸,将 15s 内呼出或吸入的气量乘以 4,即为每分钟最大通气量。最大通气量与胸肺顺应性、肺容量、气道阻力以及呼吸肌力都有关。正常人最大通气量应大于预计值的 80% 以上,60%~70% 为稍有减退,40%~50% 为显著减退,39% 以下为严重减退。引起最大通气量降低的常见原因为:①气道阻力增加,如慢性阻塞性肺疾病、支气管哮喘等;②肺组织病变,如肺水肿、肺间质病变等;③胸部畸形或神经肌肉病变,如膈肌麻痹、脊柱后侧弯等。阻塞性和限制性肺疾病最大通气量都降低,可根据气速指数来鉴别。气速指数 = 最大通气量占预计值百分比 / 肺活量占预计值百分比。正常人气速指数为 1,若气速指数 <1,提示为阻塞性通气功能障碍;气速指数 > 1,提示为限制性通气功能障碍。

4. 时间肺活量(forced vital capacity,FVC)　指深吸气后用最快速度所能呼出的最大气量,又称为用力肺活量,正常成人男性约为 3 500ml,女性约为 2 000ml。同时测定第 1s、前 2s 和前 3s 的用力呼气量与 FVC 的比值(FEV 1.0%、FEV 2.0% 和 FEV 3.0%)。正常值为 83%、96% 和 99%,正常人在 3s 之内几乎可将肺活量全部呼出,故 FVC=VC,当阻塞性通气障碍时,由于快速用力呼气时胸内压迅速升高,使小气道过早陷闭而致呼出气量减少,故 FVC<VC,上述各秒数值均下降,其中以第 1s 用力呼气量占 FVC 百分率(FEV 1.0%)最为常用,简称一秒率,如 FEV 1.0%<70% 表示气道阻力明显增大,提示为阻塞性通气功能障碍,而限制性通气障碍时用力呼气时间缩短,FEV 1.0% 往往增加,但 FEV 1.0 则明显降低。

5. 用力呼气中段流量(FEF 25%~75%)　1s、2s、3s 时间内呼出的气量,分别用第 1s 用力呼气量(FEV_1)、第 2s 用力呼气量(FEV_2)、第 3s 用力呼气量(FEV_3)表示。FEV_1/FVC 称为第一秒用力呼气率。将用力肺活量分四等份,取中间两等份除以呼出中间两等份容量所花费的时间,即为用力呼气中期流速(MMEF)。

用力呼气中期流速临床意义与最大通气量、时间肺活量相似,由于它弃去呼气终末呼气速度明显减低部分的肺容量及呼气初始与用力有关的肺容量,故能更敏感地反映气道阻塞情况,并能反映小气道功能。

(三) 小气道通气功能

小气道指内径≤ 2mm 的细支气管、终末细支气管和呼吸性细支气管。许多慢性肺疾病早期便可累及小气道。因为小气道数量多,总横截面积非常大,阻力很小,仅占气道总阻力的 20% 以下,因此,当发生病变时,临床上常缺乏相应的症状和体征,故常将小气道称为肺的“静默区(quiet zone)”。由于

常规肺功能很难敏感地反映小气道阻力的异常改变，近年来便出现了对小气道疾病的早期诊断很有价值的区域性肺功能 - 小气道功能检查。以下简要介绍几种常用检查方法。

1. 最大呼气流量 - 容积曲线　最大呼气流量 - 容积曲线（MEFV 曲线或 V-V 曲线）是检查小气道功能和判定疗效常用的方法之一，优点为操作简便，重复性强。临床上常用肺活量在 75%、50% 和 25% 时的瞬时最大呼气流量（Vmax50 和 Vmax25）作为检测小气道阻力的指标。如 Vmax50 和 Vmax25 低于预计值的 80%，Vmax50/Vmax25 < 2.5，即表示小气道功能障碍。

2. 闭合容积与闭合容量　受试者从 TLC 位呼气至 RV 位的过程中，肺下垂部位小气道开始闭合时能够继续呼出的气量称为闭合容积（closing volume，CV），而肺下垂部位开始闭合时肺内存有的气量称为闭合容量（closing capacity，CC），CC = CV + RV。常用测定方法有 2 种，即氮气法和氦或 ^{133} 氙弹丸法，前者操作简便，设备简单且不需指示气体，目前最为常用。小气道有阻塞性病变时，在呼气中小气道容易闭合，使闭合容积量增加，可用作早期诊断。

3. 频率依赖性肺顺应性　肺顺应性（lung compliance，CL）是指肺的可膨胀性，即单位经肺压（PL）改变时引起的肺容积的变化。肺顺应性分为静态肺顺应性（static lung compliance，Clst）和动态肺顺应性（dynamic lung compliance，Cldyn）2 种，Cldyn 又分为正常呼吸频率（15 次 /min）和快速呼吸频率（30 次 /min，60 次 /min）2 种，后者即频率依赖性肺顺应性（frequency dependent lung compliance，Cfd）。正常人 Clst 和 Cldyn 大致相等，且受呼吸频率影响很小，有小气道疾病时，Cldyn 随呼吸频率增快而降低。Cfd 是目前反映小气道阻力最敏感的检测方法。但由于检查方法复杂，难以广泛应用于临床。

三、运动气体代谢测定

运动气体代谢测定是通过呼吸气分析，推算体内气体代谢情况的一种检测方法，呼吸气分析测定通气量及呼出气中氧气和二氧化碳的含量，并据此推算吸氧量、二氧化碳排出量等各项气体代谢的参数。因无创、无痛苦、可反复、动态观察，可用于测定运动能力、基础代谢率等，在康复功能评定中具有较大的实用价值。呼吸气分析方法可分为化学分析法和物理分析法，常采用物理分析法。

运动气体代谢测定所采用的运动方式多为平板运动，也有采用功率车手臂摇轮运动等。要注意由于参与活动肌群数量和机械效率的差异，不同的运动方式所测得的最大吸氧量有所不同。参与运动的肌群越多，所测得的 VO_2max 越高。通常以平板运动测定的结果为基准。

1. 动脉血气分析　血气分析是对呼吸生理功能的综合评定。全身动脉血的气体及其他成分都相同，而静脉血的气体则随身体各部位组织的成分及代谢率、血流灌注量的不同而异。因此评定肺功能，多以动脉血为分析对象。动脉血气分析作为一种很有价值的诊断工具，可以客观评价病人的氧合、通气及酸碱平衡情况。不足之处：①属于创伤性检查，病人不易接受多次重复检查；②只反映采血时瞬间的情况；③不能做运动试验及长时间观察。检查项目主要包括：血液酸碱度（pH）、动脉血二氧化碳分压（$PaCO_2$）、动脉血氧分压（PaO_2）、动脉血氧饱和度（SaO_2）、碳酸氢根离子浓度（HCO_3^-）、碱剩余（BE）。

2. 呼吸气分析　是测定通气量及呼出气中氧气和二氧化碳的含量，并据此推算吸氧量、二氧化碳排出量等各项气体代谢的参数。呼吸气分析无创、无痛、可多次重复及长时间观察，可用于测定运动能力、基础代谢率等，在康复功能评定中具有较大的实用价值。呼吸气分析方法可分为化学分析法和物理分析方法，常采用物理分析方法。

(1) 摄氧量（oxygen uptake，VO_2）：是指在肺换气过程中，由肺泡腔扩散入毛细血管，并供给人体实际消耗或利用的量，即人体吸收或消耗氧的数量，称为摄氧量。一般表达为每分钟容量，也可进行体重校正，采用 ml/(kg·min) 为单位。VO_2 反映人体能量消耗的情况，人体摄取、利用氧的能力。VO_2 的计算公式为：$VO_2 = VE(STPD) \times FO_2\%$。

(2) 最大摄氧量（maximal oxygen uptake，VO_2max）或称最大耗氧量：是机体在极量运动状态下能摄取的最大氧量，反映了心脏的储备功能，是综合反映心肺功能状况和最大有氧运动能力的最好生理指标。有氧运动耐力通常由心肺运动负荷试验的 VO_2max 得出，其数值大小主要取决于心排血量、动静脉氧差、氧弥散能力和肺通气量。在康复治疗中用于评估病人的运动耐力、制订运动处方和评估疗效。可以通过极量运动试验直接测定 VO_2max，也可以用亚极量负荷时获得的心率、负荷量等参数间接推测，后者可有 20%~30% 的误差。

(3)峰值吸氧量(peak or maximum oxygen uptake,VO_2peak):严重心肺疾病的病人如果不能进行极量运动,则可以测定其运动终点时的吸氧量,称为峰值吸氧量,可以作为疗效评定和运动处方制订的指标。

(4)无氧阈(anaerobic threshold,AT):指体内无氧代谢率突然增高(拐点)的临界状态,或血乳酸和乳酸/丙酮酸比值在运动达到拐点时的峰值吸氧量。达到 AT 时机体产生一系列相应的生理反应,包括血乳酸含量、通气量、二氧化碳排出量和通气当量均急剧升高。在测定时可依据指标分为通气无氧阈和乳酸无氧阈。AT 是反映心肺功能、运动耐力和机体利用氧能力的良好指标。AT 的高低对判断受试者的耐力运动能力有重要价值。AT 较高者具有较强的耐力运动能力。一般认为心血管病人的运动训练可以控制在 AT 水平或 AT 水平以下,以避免心血管意外。

(5)无氧能力:指在无氧状态下机体运动的持续能力,其水平与无氧阈之间并无本质关系。在选拔运动员时需要以此作为确定受试者的无氧耐力。在康复医学中单独应用无氧耐力较少,必要时可以作为综合评估无氧运动能力的参考指标。

(6)氧脉搏:氧摄取量和心率之比值称为氧脉搏(oxygen pulse,O_2 pulse),其代表体内氧运输效率,即每次心搏所能输送的氧量,在一定程度上反映了每搏心排血量的大小,氧脉搏减少表明心脏储备功能下降,心排血量的增加主要靠心率代偿。

(7)氧通气当量(VE/VO_2):氧通气当量又称为氧通气比量,是指消耗 1L 氧所需要的通气量,是确定无氧阈最敏感的指标。

(8)呼吸储备(breathing reserve,BR):是最大通气量与最大运动通气量之差(MVV–VEmax)的绝对值或以最大运动通气量占最大通气量的百分比表示。正常的呼吸储备功能值 >15L/min。阻塞性肺疾病病人的呼吸储备减少。

(9)呼吸商(respiratory quotient,RQ):为每分钟二氧化碳排出量(VCO_2)与每分钟耗氧量(VO_2)之比,其反映体内能量产生的来源(有氧供能或无氧供能)和酸碱平衡状况,有氧供能为主转为无氧供能为主时及代谢性酸中毒时呼吸商明显升高。

(10)代谢当量(metabolic equivalent,MET):是以安静、坐位时的能量消耗为基础,表达各种活动时相对能量代谢水平的常用指标,是康复医学中常用的运动强度的重要指标。健康成人坐位时安静状态下耗氧量为 3.5ml/(kg·min),将此定为 1MET,根据其他活动时的耗氧量可推算出其相应的 METs 值。因此,METs 值可用于判断体力活动能力和预后(表 3-14)、判断心功能及相应的活动水平(表 3-15)、表示运动强度、制订个性化运动处方、指导日常生活活动与职业活动(表 3-16)等。

表 3-14 用代谢当量(MET)衡量体力活动能力和预后

代谢当量	心功能状态
<5METs	65 岁以下的病人则预后不良
5METs	日常生活受限,通常是急性心肌梗死病人恢复的功能储量
10METs	正常健康水平,药物治疗预后与其他手术或介入治疗效果相当
13METs	虽然运动试验有异常表现,但是预后良好
18METs	有氧运动员的体力
22METs	有充分运动的竞技运动员才能达到的运动量

表 3-15 代谢当量与体力活动能力分级的关系

METs	1	2	3	4	5	6	7	8	9	10	11	12	13	14	15	16
疾病发作期	━	━	━	━	━	━	━									
疾病恢复期		━	━	━	━	━	━	━								
文职健康者				━	━	━	━	━	━	━						
劳工						━	━	━	━	━	━	━	━	━	━	━
心功能分级	Ⅳ级		Ⅲ级			Ⅱ级				Ⅰ级或正常						

表 3-16 常用日常生活、娱乐及工作活动的 MET

活动	METs	活动	METs
生活活动			
修面	1.0	步行 1.6km/h	1.5~2.0
自己进食	1.4	步行 2.4km/h	2.0~2.5
床上用便盆	4.0	散步 4.0km/h	3.0
坐厕	3.6	步行 5.0km/h	3.4
穿衣	2.0	步行 6.5km/h	5.6
站立	1.0	步行 8.0km/h	6.7
洗手	2.0	下楼	5.2
淋浴	3.5	上楼	9.0
坐床	1.2	骑车(慢速)	3.5
坐床边	2.0	骑车(中速)	5.7
坐椅	1.2	慢跑 9.7km/h	10.2
自我料理			
坐位自己吃饭	1.5	备饭	3.0
上下床	1.65	铺床	3.9
穿脱衣	2.5~3.5	扫地	4.5
站立热水淋浴	3.5	擦地(跪姿)	5.3
挂衣	2.4	擦窗	3.4
园艺工作	5.6	拖地	7.7
劈木	6.7		
职业活动			
秘书(坐)	1.6	焊接工	3.4
机器组装	3.4	轻的木工活	4.5
砖瓦工	3.4	油漆	4.5
挖坑	7.8	开车	2.8
织毛线	1.5~2.0	缝纫(坐)	1.6
写作(坐)	2.0		
娱乐活动			
打牌	1.5~2.0	桌球	2.3
手风琴	2.3	弹钢琴	2.5
小提琴	2.6	长笛	2.0
交谊舞(慢)	2.9	击鼓	3.8
交谊舞(快)	5.5	排球(非竞赛性)	2.9
有氧舞蹈	6.0	羽毛球	5.5
跳绳	12.0	游泳(慢)	4.5
网球	6.0	游泳(快)	7.0
乒乓球	4.5		

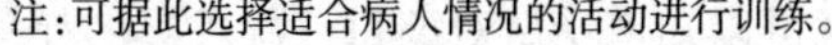
注:可据此选择适合病人情况的活动进行训练。

第三节　心肺遥测系统应用

早期的心脏类疾病60%以上的病人通过临床心电图、彩超、24h动态心电等检查发现不了阳性结果。特别是无法在运动过程中进行检测，无论是超声、CT还是MR，由于成像原理的限制，只能进行静态功能评估。而被测试者的心肺异常在运动负荷增加到一定程度时才会出现。因此，要早期发现异常或防控康复治疗过程中的心肺风险，必须要对被测试者进行动态评估。而动态心电图-动态心输出量-运动心肺的心肺遥测系统组合可以解决这一难题，近年来，在心肺功能检查评估、运动管理和监测等方面得到了广泛的应用。

一、应用原理

遥测是将对象参数的近距离测量值传输至远距离的测量站来实现远距离测量的系统。遥测系统的工作涉及信息采集、信息传输和信息处理等方面。心肺遥测系统的基本原理与一般的心肺功能测定基本原理相同，均包括数据采集系统、传输系统、数据处理系统。两者的主要区别在传输系统，前者为远距离无线或有线传输，后者是近距离有线传输。目前，临床医学中应用广泛的心肺遥测系统主要包括无创心输出量监测系统、遥测心肺运动测试、遥测心电监测。

（一）无创心输出量监测系统

1. 定义　无创心输出量监测系统是通过新一代心室血流阻抗波形描记法，即应用欧姆定律基础原理，实时连续监测人体血流动力学参数，评估静息和运动中的心功能，从而制定运动处方，调节用药，进行抬腿负荷试验，评估心脏储备功能，进行体液管理，鉴别高血压及休克类型，指导心脏重症康复。

2. 工作原理　在颈部和剑突下或与剑突齐平的背部左侧之间施加一个固定高频（75kHz）低压（3.8mA）安全电流后，心室血流阻抗值会随着心动周期心室容积、横截面积变化而变化（图3-3，白蓝和绿黑是2对阻抗电极，红黄是1对心电电极）。生物体组织，如肌肉、骨骼、脂肪和血液具有不同的导电特性，而血液的导电性能最强，经高频滤波技术即可得到单一心室血流阻抗图DZ并消除运动中的干扰和影响，心室血流阻抗图DZ反映血流速度变化，其微积分（dz/dt）反映血流加速度变化，以个体校准计算方法将采集到的阻抗微积分计算得到血流动力学参数。心阻抗图不仅能够计算心排血量SV等，波形本身也可反映生理性室壁运动机械收缩与舒张情况，分为心室收缩波（S波）、心室舒张波（O波）、心房收缩波（A波）（图3-4）。

（二）遥测心肺运动测试

心肺运动试验是指伴有代谢测定的运动试验，在一定功率负荷下测出摄氧量及二氧化碳排出量等代谢指标、通气指标及心电图变化。气体交换将外呼吸与细胞呼吸联系起来，利用检测外呼吸来量化细胞呼吸的状态和时间经过，所以它反映细胞呼吸功能的变化，反映人体的最大有氧代谢能力和心肺储备能力，特别强调心肺联合功能测定。目前运动心肺测试系统有台式设备及遥测设备。两者基本功能是一样的，都是用于进行心肺运动试验测试。遥测设备由于其便携的设计可以使测试不再受测试场地的限制，可以最大可能地还原受试对象的原始运动状态，使受试对象不再局限于台式设备的周边，也使测试不再局限于跑台和自行车两种运动形式。可以广泛地与康复训练室、健身房内的几乎所有训练设备交互，更可以应用到6分钟步行试验、爬楼试验或者是病床周边甚至是ICU、CCU等特殊情况下的心肺运动功能测试。即使是受试对象没有运动能力或运动条件，也可以用于卧床病人的基础心肺功能和营养代谢功能的测定。

运动心肺测试的工作原理在于应用流量传感器、氧传感器和二氧化碳传感器以及心率数据这四项最基本数据，对受试对象的通气功能、换气功能、循环功能、代谢功能进行分析，从而衍生出丰富的测试数据和图形。通过流量传感器可以得到受试对象每一次呼吸的呼吸频率、潮气量从而计算出每分通气量。氧传感器用于分析受试对象呼吸之间的氧浓度差。二氧化碳传感器用于计算受试对象呼吸之间的二氧化碳浓度差。将以上参数按照时相差结合后就可以知道受试对象每一次呼吸的耗氧量

和二氧化碳排出量，由此可以计算出呼吸商、氧当量、二氧化碳当量、呼气末氧分压、二氧化碳分压、呼吸储备等与呼吸相关的参数。再结合心率数据就可以得到心率储备、每搏氧耗量、每搏射血量、心排量等心功能相关参数。结合体重可以得到公斤体重耗氧量及运动当量，结合功率等运动强度参数可以得到单位功率耗氧量。这些参数有助于判断受试对象的运动能力、外科手术和麻醉的耐受能力等。氧耗量和二氧化碳排出量的关系可以帮助我们分析受试对象的无氧阈，可用于辅助制定运动处方或训练计划，进而用于指导受试对象的康复和训练，也可用于判断运动处方和训练计划的效果评定。基于气体代谢分析可以得到受试对象的静息及不同运动状态下的能量消耗情况，并分析碳水化合物、脂肪和蛋白质三大能量物质的消耗情况，可以为受试对象制定精确的个体化营养处方。通过找到最大燃脂比对应的运动强度可以为病人确定最佳的减脂训练计划。通过对心率储备和呼吸储备的分析以及其他数据和图形的分析帮助我们找出受试对象运动能力受限的准确原因，如是心源性还是肺源性，或者是肥胖引起的运动能力受限。

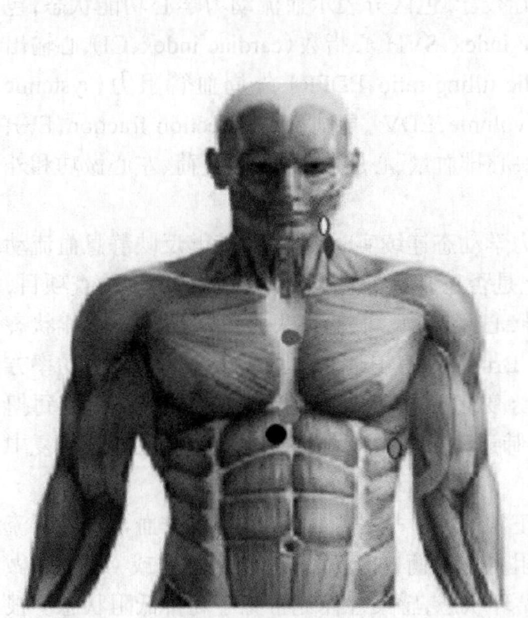

图 3-3　电极片位置

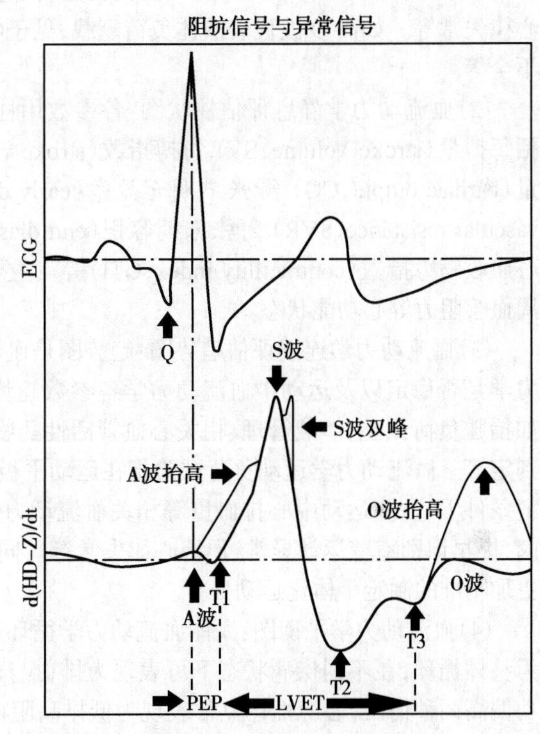

图 3-4　心电图与心阻抗图

（三）遥测心电监测

遥测心电监测系统测量病人运动时的心电活动，通过心电导联带采集被监测者的心电信号，利用无线电频率发射器，将测量数据传送到中央监控站，中央监控站在显示器上显示病人当前的、实时的ECG 波形。然后，通过可编程报警信号，报警当前心律不齐情况。目前应用较广泛的是遥测心电监测系统，主要用于监测静息状态下的心电变化情况，运动时信号采集易受干扰，稳定性较差。近年随着生物工程技术的进步，逐渐推出了动态心电分析管理系统，可应用于运动过程中的心电监测，信号稳定性相对较好。而且在软件功能上进一步升级，除了最基础的心电监测和报警外，增加了病人的基本信息、病史、用药情况、运动处方等资料的管理功能，广泛用于心脏康复。

二、操作方法及技术指标

（一）无创心输出量监测系统

1. 操作方法　无创心输出量监测系统具备静息、运动及监护三种工作模式，监测中每个参数形成独立的趋势变化图，因此可根据操作者任意的评估项目观察血流动力学的变化。包括：①单独血流动力学静息评估，病人保持卧位或坐位静息监测 1min；②被动抬腿负荷试验，病人在血流动力学监护

下，由平卧位将双腿被动抬高45°持续2min，或病人由半卧位到平卧位，双腿同时被动抬高45°，标记事件的始末，并分析血流动力学变化趋势；③康复治疗中监护指导，康复前动态模式监护病人，观察康复治疗中的参数变化趋势，指导合适的治疗强度；④同步6分钟步行试验，标记始末、总圈数及血压血氧等数值，分析变化趋势；⑤同步运动平板试验、心肺运动试验，按照Bruce、改良Bruce方案或功率车Ramp或斜坡递增式方案，按静息3min、热身3min、运动8~12min、恢复6min方案执行，运动中达目标心率或最大症状限制而终止。

2. 主要指标临床意义

(1) 血流动力学心阻抗图：图形分为心室收缩波（S波）、心室舒张波（O波）、心房收缩波（A波），能够观察室壁运动的情况。心动周期分为收缩期和舒张期，收缩期(S波)又分为等容收缩期、快速射血期、缓慢射血期。舒张期（O波）分为等容舒张期、快速充盈期、缓慢充盈期和房缩期（A波）。常见异常是三种情况，如A波增高，提示心室壁僵硬或舒张功能不良，见于高血压、二尖瓣狭窄、肥厚性心肌病、舒张性心衰等疾病常见。如双峰S波，代表左右心室收缩不同步，见于严重心功能不全、先天性心脏病、心律失常等。如高O波代表液体负荷超载，见于收缩性心衰、前负荷增高、主动脉瓣狭窄、二尖瓣关闭不全等。

(2) 血流动力学静息评估柱状图：各参数用柱状图形及颜色区分表示血流动力学心功能状态，包括每搏量（stroke Volume，SV）、每搏指数（stroke volume index，SVI）、心指数（cardiac index，CI）、心输出量（cardiac output，CO）、舒张早期充盈率（early diastolic filling ratio，EDFR）、外周血管阻力（systemic vascular resistance，SVR）、舒张末期容积（end diastolic volume，EDV）、射血分数（ejection fraction，EF）、心肌收缩力指数（contractility index，CTI）等。主要反映心排血量、心肌收缩力、前负荷、左心做功和外周血管阻力等心功能状态。

(3) 血流动力学连续评估趋势图：趋势图是血流动力学动态连续实时的表现，能够反映静息血流动力学是否稳定以及运动中血流动力学各参数趋势变化是否正常。静息血流动力学有诸多检查项目，如抬腿负荷试验、体液管理、相关心血管活性药物指导，心衰、冠心病、心律失常等疾病的心功能状态判定等。血流动力学运动负荷试验指在运动平板按照Bruce、改良Bruce方案或功率车所设定功率方案条件下，监测运动中心排血量等相关血流动力学趋势变化，可早期诊断冠心病心肌缺血、判定每搏阈、提早识别室壁运动异常、预警心律失常等。同步心肺运动试验及6分钟步行试验能在心脏康复中更加精准的制定个体化运动处方。

(4) 血流动力学平衡图：人体血流动力学循环系统正常情况下是平衡状态，以心脏排血与外周回流为整体循环，在不同疾病状态下可表现为排血与外周阻力的失衡，如高血压分外周阻力或/和心脏做功偏高两种情况，心源性休克常表现为低排高阻血流循环状态，感染性休克常见于高排低阻状态。根据不同血流循环状态结合病情给予生命指征初步判定。

(5) 血流动力学性能图：主要用于评估运动中的排血灌注。

(6) 相关参数意义及参考值：见表3-17~表3-19。

（二）遥测心肺运动测试

1. 操作方法　与普通台式运动心肺测试仪一样，被测试者佩戴好便携式数据采集设备(呼吸面罩、心电导联带等)，按要求进行测试活动，数据采集设备采集的数据信息即可被发送至数据处理系统，检测者通过显示屏实时监测传送过来的数据信息，从而了解受测试者当前的心肺功能状态。标准的测试流程包括：①准备与校正机器；②安静状态；③热身状态；④运动状态；⑤恢复状态；⑥数据分析；⑦实验结束、结果评价共七个步骤。其中准备与校正机器环节包括：①评价目的确认；②检查目的与项目说明；③检查流程说明；④注意事项说明；⑤检查室环境检查；⑥气体定标；⑦受试者当前情况确认（检查前状态、基本生命体征）；⑧运动方案设定。安静状态下测试内容包括：①肺功能；②心功能；③代谢功能。

2. 主要指标临床意义　运动心肺测试试验可获得以下指标：

(1) 反映运动耐量以及心功能的指标：如最大摄氧量、公斤摄氧量、无氧阈、代谢当量、最大氧脉搏、最大心率储备、呼吸商、气体交换率以及摄氧量与运动负荷之间的关系。

表 3-17　参数意义

参数	意义
心输出量 Cardiac Output（CO）	每分钟左心室或右心室射入主动脉或肺动脉的血量，等于心率×每搏输出量，左、右心室的输出量基本相等，是评价循环系统效率高低的重要指标。心输出量在很大程度上与全身组织细胞的新陈代谢率相适应
心指数 Cardiac Index（CI）	是以每平方米体表面积计算的心输出量。具体算法：(心率×每搏输出量)/体表面积，心输出量是以个体为单位来计算的。实际上，身体矮小和高大的人新陈代谢水平明显不同，用心输出量的绝对值进行不同个体之间的心功能比较显然不够全面。实验资料表明，人体静息时的心输出量与个体表面积成正比。因此，以每平方米体表面积计算的每分输出量，称为心指数，是比较不同个体之间心脏泵血功能的较好指标
心率 Heart Rate（HR）	心脏每分钟跳动的次数
每搏输出量 Stroke Volume（SV）	一次心搏，一侧心室射出的血量，简称搏出量，左、右心室的搏出量基本相等，等于心舒末期容积与心缩末期容积之差，受心肌收缩力、静脉回心血量（前负荷）、动脉血压（后负荷）等影响
每搏输出量指数 Stroke Volume Index（SVi）	每搏输出量指数是以每平方米体表面积计算的每搏输出量，进行不同个体之间的心功能的横向比较
收缩压 Systolic Arterial Blood Pressure（SABP）	收缩压是当心脏收缩时，从心室射出的血液对血管壁产生的侧压力，这时血压最大，此时血管内壁的压力称为收缩压
平均动脉压 Mean Arterial Blood Pressure（MABP）	一个心动周期中动脉血压的平均值称为平均动脉压。正常成年人平均动脉压正常值为 70~105mmHg
舒张压 Diastolic Arterial Blood Pressure（DABP）	舒张压是心脏舒张末期，血液暂时停止进入动脉，而已流入动脉的血液靠血管壁的弹力和张力作用，继续流动，对血管壁仍有压力，这时的血压称作舒张压
外周血管阻力指数 Systemic Vascular Resistance Index（SVRi）	外周血管阻力指数是反映脑血管床微循环通畅程度的定量指标，是指小动脉和微动脉对血流的阻力，是以体表面积计算的阻力。与排血量和血压相关
外周阻力 Systemic Vascular Resistance（SVR）	外周阻力是指小动脉和微动脉对血流阻力的定量指标
左心做功指数 Left Cardiac Work Index（LCWi）	左心做功指数代表左心做功量与心肌需氧量成正比
射血分数 Ejection Fraction（EF）	射血分数是每搏输出量占心室舒张末期容积量的百分比，反映心室排血功能
心收缩力指数 Contractility Index（CTI）	心收缩力指数反映收缩时主动脉血流最大速度，间接反映心肌收缩力度
射血时间 Ventricular Ejection Time（VET）	射血时间指主动脉瓣开放射血到主动脉瓣关闭的时间，与心率快慢成反比
舒张早期充盈率 Early Diastolic Filling Ratio（EDFR）	舒张早期充盈率是心室舒张期血流振幅与收缩期血流振幅的比率，反映舒张期液体量与收缩期排血力度之间的相对关系，间接反映心室充盈压及前负荷

表 3-18　静息参考范围

参数	单位	最低值	平均值	最高值
心输出量 Cardiac Output（CO）	L/min	4.5	6.0	7.4
心指数 Cardiac Index（CI）	L/（min·m²）	2.5	3.3	5
心率 Heart Rate（HR）	bpm	50	72	90
每搏输出量 Stroke Volume（SV）	ml	60	85	115
每搏输出量指数 Stroke Volume Index（SVi）	ml/m²	35	46	65
收缩压 Systolic Arterial Blood Pressure（SABP）	mmHg	100	120	160
平均动脉压 Mean Arterial Blood Pressure（MABP）	mmHg	73	93	110
舒张压 Diastolic Arterial Blood Pressure（DABP）	mmHg	60	80	95
外周血管阻力指数 Systemic Vascular Resistance Index（SVRi）	Dyn·s/（cm⁵·m²）	1 600	2 050	2 500
外周阻力 Systemic Vascular Resistance（SVR）	Dyn·s/cm⁵	885	1 135	1 385
左心做功指数 Left Cardiac Work Index（LCWi）	kg·m/m²	3.0	4.0	5.0
射血分数 Ejection Fraction（EF）	%	50	62	75
心收缩力指数 Contractility Index（CTI）	None	0	100	300
射血时间 Ventricular Ejection Time（VET）	ms	240	300	360
舒张早期充盈率 Early Diastolic Filling Ratio（EDFR）	None	0	33.5	67

表 3-19　运动趋势变化及参考范围

参数	趋势变化及参考范围
心输出量 Cardiac Output（CO）	随运动负荷增加而持续增加直到最大心输出量，无氧阈运动之前大部分以每搏量增加为主，无氧阈以后以心率增加为主，最高可达30~40L/min，运动负荷试验最大值建议大于静息的 2 倍
心指数 Cardiac Index（CI）	随运动负荷增加而增加，无氧阈运动之前大部分以每搏量增加为主，无氧阈以后以心率增加为主
心率 Heart Rate（HR）	随运动负荷增加而增加，无氧阈后交感神经亢进，心率会快速增加，最高达 180~200 次 /min
每搏输出量 Stroke Volume（SV）	随运动负荷增加而增加，然后进入平台期，因心率的增快，舒张期缩短，每搏量不再持续增加，心率 180 次 /min 时出现每搏量下降
每搏输出量指数 Stroke Volume Index（SVi）	随运动负荷增加而增加，然后进入平台期，因心率的增快，舒张期缩短，每搏指数不再持续增加，心率 180 次 /min 时出现每搏指数下降
收缩压 Systolic Arterial Blood Pressure（SABP）	收缩压随运动负荷增加而持续增加直到 220mmHg，部分高血压病人可达 270mmHg，正常建议不超过 220mmHg

续表

参数	趋势变化及参考范围
平均动脉压 Mean Arterial Blood Pressure（MABP）	随运动负荷增加而持续增加，最大可达 160mmHg
舒张压 Diastolic Arterial Blood Pressure（DABP）	随运动负荷增加而缓慢增加或见下降趋势，正常参考范围不超过 90mmHg
外周血管阻力指数 Systemic Vascular Resistance Index（SVRi）	随运动负荷增加而持续下降，可减小到 1 000
外周阻力 Systemic Vascular Resistance（SVR）	随运动负荷增加而持续下降
射血分数 Ejection Fraction（EF）	随运动负荷增加而持续增加最高可达 95%
心收缩力指数 Contractility Index（CTI）	心肌收缩力随运动负荷增加持续增加，然后进入平台期，之会有下降趋势，一般可增加至 400
射血时间 Ventricular Ejection Time（VET）	运动中射血时间持续减小，可缩短至 150ms
舒张早期充盈率 Early Diastolic Filling Ratio（EDFR）	一般处于动态平衡的正常范围 33.5~67，变化趋势平稳，与肺小动脉楔压意义一致

（2）反映通气功能的指标：如呼吸储备、最大运动通气量、最大潮气量、最大呼吸频率以及潮气量与深吸气量的比值等。

（3）反映气体交换的指标：如动脉氧分压、肺泡与动脉氧分压差、动脉二氧化碳分压、呼气末二氧化碳分压、动脉 - 呼气末二氧化碳分压差、氧当量、二氧化碳当量、无效腔和潮气量的关系等。

（4）反映骨骼肌功能的指标：最大功率、最大心率、最大运动时间等。

具体指标参数意义请参考相关书籍。

（三）遥测心电监测系统

1. 操作方法　遥测心电监测系统操作方法相对简单，打开仪器，录入病人信息，受试者佩戴心电胸带或粘贴心电导联电极片，在中央监控台上即可实时显示病人的心电图。

2. 主要参数意义　遥测心电管理系统所获得的参数同心电图，可实时观察具体运动或日常生活活动下的心率变化以及是否出现心律失常（尤其是恶性心律失常）情况，监控运动的安全性，在康复医学领域有非常重要的应用价值。

本章小结

通过本章学习，可以了解评价心脏功能与呼吸功能的方法和手段，在实际工作中，要结合各医院的设备情况和每位病人的具体情况灵活运用、综合考虑。心电运动试验是评价心脏功能最常用的方法，重点掌握心脏运动试验的意义、试验方法及心肌缺血的临床表现，注意禁忌证。肺功能测定是呼吸功能评价中最常见且最有用的方法。心肺遥测系统是新开发的一种能在劳动时或在运动状态下测定心肺功能的测试系统，可进行静态或动态心肺功能、能量代谢和 O_2 动力学评价。在康复治疗过程中，通过心肺功能评定，有利于心血管病病人进行安全、有效的康复运动训练；心功能的评估也可以作为治疗效果的评定指标。因此，心肺功能评定不仅对慢性心肺疾病病人的诊断、康复治疗及预后非常重要，而且也是许多残疾病人康复评定的重要内容。还可以作为检测康复治疗效果的手段而反复加以使用。

案例及思路解析

（周菊芝）

思考题

1. 如何区别阻塞性病变和限制性病变？
2. 心肺运动试验受试者检测前需要做哪些准备？

扫一扫，测一测

思路解析

笔记

第四章　认知功能评定技术

学习目标

1. 掌握　认知功能障碍评定、知觉障碍评定、注意障碍评定、记忆障碍评定、执行能力评定、严重伤病后的心理状况。

2. 熟悉　认知功能障碍类型、知觉障碍类型、注意障碍类型、记忆障碍类型、执行能力类型、焦虑和抑郁评定。

3. 了解　大脑半球与认知的关系。

认知(cognition)是人脑具有的一种高级神经心理活动,人脑接受外界输入的信息,经过大脑加工处理,转换为内在的心理活动,进而支配人的行为,这个过程就是认知的过程。认知的过程称为神经心理过程,它是人类最基本的心理过程,包括感觉、知觉、记忆、想象、思维和语言等。

认知的基础是大脑皮质的功能正常,任何引起大脑皮质功能和结构异常的因素均可导致认知障碍。大脑加工信息异常,人对事物不能进行正确的理解、认知和反应,进而影响日常生活活动,甚至影响肢体功能的训练。由于每个人的生活经验不同,其认知方式和评价模式也有所不同,随着年龄的增长,认知功能也有不同程度的退化。因此,掌握认知功能的正确评价,对正常人及脑损伤病人都具有重要的意义。

第一节　认知功能

一、概述

(一) 概念

1. 认知　有狭义和广义之分,狭义的认知就是指认识,而广义的概念是机体认识和获取知识的智能加工过程,涉及学习、记忆、语言、思维、精神、情感等一系列随意、心理和社会行为。

2. 认知障碍(cognitive impairment)　指与上述学习记忆以及思维判断有关的大脑高级智能加工过程出现异常,从而导致严重学习、记忆障碍,同时伴有失语(aphasia)或失用(apraxia)或失认(agnosia)或失行(disturbance in executive functioning)等改变的病理过程。由于大脑的功能复杂,且认知障碍的不同类型互相关联,即某一方面的认知问题可以引起另一方面或多个方面的认知异常(例如,一位病人若有注意力和记忆方面的缺陷,就会出现解决问题的障碍)。因此,认知障碍是脑疾病诊断和治疗中最困难的问题之一。

（二）大脑半球与认知的关系

大脑中的认知系统通常由不同的神经网络组成，这些成分位于皮质的不同区域。脑的认知功能几乎都需要皮质和皮质下结构的共同作用。

1. 额叶 在运动的准备和执行方面起到十分重要的作用。运动皮质主要负责计划、控制和动作执行，尤其是与任何延迟反应有关的动作。前额叶皮质在计划和执行方面发挥着重要作用。

2. 顶叶 主要进行躯体感官的处理（即皮肤和肌肉的知觉）。躯体感觉区接受来自丘脑躯体感觉中枢的输入，包括触觉、痛觉、温度感觉以及本体感觉等。

3. 枕叶 主要进行视觉信息的处理。初级视皮层包含六层细胞，负责对颜色、明度、空间频率、朝向以及运动等信息进行皮质编码。此外，来自视网膜的投射还会通过次级投射系统被传送至皮质下的其他脑区，参与一些视觉眼肌运动功能，如眼动。

4. 颞叶 主要进行听觉信息的处理。听皮质周围的BA22区能够促进对听觉输入的加工，刺激该区域人类会对声音产生感觉。个体运用音质图谱在听觉皮质中对感觉输入进行表征，听觉皮质中对音频的有序表征也是由这些音质图谱决定的。

5. 联合皮质 该区域接受多个皮质区域的输入，细胞可能被多个感觉通道的刺激激活，其作联合皮质用很难划分为感觉或是运动。此区域的主要任务是处理更高级的心理加工任务，例如，在心理表象形成过程中该区域会被激活。

6. 边缘系统 对情绪、动机、记忆和学习都很重要，包括杏仁核、隔膜和海马三个核心成分。杏仁核对愤怒和攻击起作用，隔膜对愤怒和恐惧起作用，海马在记忆的形成中有重要作用。海马受损或切除后，病人可以回忆起已有记忆，却不能再形成新的记忆。海马断裂只会引起陈述性记忆缺失，不会引起程序性记忆缺失。

7. 基底神经节 在运动控制中起重要作用。基底神经节属于皮质-皮质下运动环路，该环路同时监控运动及非运动活动的进程。

8. 丘脑 所有来自感觉通道的信息（某些嗅觉除外）在到达初级皮质感觉接收区域前都要先经过丘脑，其不同区域负责处理不同类型的感觉信息输入。丘脑调控睡眠与觉醒。

9. 下丘脑 在许多身体功能调控方面具有重要作用（如体温调节），也调节着关系到物种生存的行为（如打斗和逃避等）。下丘脑在调节情绪和应激反应中也起重要的作用。

10. 脑干 脑干（brain stem）由中脑（mesencephalon）、脑桥（pons）和延髓（medulla oblongata）组成。脑干是中枢神经系统最重要的生理功能区之一。嗅觉和视觉以外的各种感觉信息均由脑干传至中枢，脑的运动指令也均通过脑干传至各相应的区域（例如，脑干控制呼吸、睡眠和觉醒）。医生依据脑干的功能来决定脑是否死亡。脑干的网状结构又被称为上行网状激活系统，具有调节意识（睡眠、觉醒和唤醒甚至一定程度的注意）以及血压、呼吸调节及吞咽等重要功能。

11. 小脑 小脑在维持姿态、行走以及协调运动过程中起重要作用。小脑不直接控制运动，而是通过整合有关身体与运动指令的信息并调整运动，使运动变得流畅而协调。

（三）认知障碍的主要表现形式

人脑所涉及的认知功能范畴极其广泛，包括学习、记忆、语言、运动、思维、创造、精神、情感等，因此，认知障碍的表现形式也多种多样，这些表现可单独存在，但多相伴出现。

1. 学习、记忆障碍 学习、记忆是一种复杂的动态过程，对学习、记忆基本机制的了解得益于对一种低等无脊椎动物海兔（aplysia）的简单的神经系统的研究。记忆是处理、贮存和回忆信息的能力，与学习和知觉相关。记忆过程包括感觉输入→感觉记忆→短时记忆→长时记忆→贮存信息的回忆等过程。短时记忆涉及特定蛋白质的磷酸化和去磷酸化平衡，而长时记忆除特定蛋白质的磷酸化改变外，还涉及新蛋白质的合成。大脑皮质不同部位受损伤可引起不同类型的记忆障碍，如颞叶海马区受损主要引起空间记忆障碍，蓝斑、杏仁核区受损主要引起情感记忆障碍等。

2. 失语 失语是由于脑损害所致的语言交流能力障碍。病人在意识清晰、无精神障碍及严重智能障碍的前提下，无视觉及听觉缺损，亦无口、咽、喉等发音器官肌肉瘫痪及共济运动障碍，却听不懂别人及自己的讲话，说不出要表达的意思，不理解亦写不出患病前会读、会写的字句等。传统观念认

为,失语只是由大脑皮质语言区损害引起。CT 问世后证实,位于优势侧皮质下结构(如丘脑及基底节)的病变也可引起失语。

3. 失认　失认是指脑损害时病人并无视觉、听觉、触觉、智能及意识障碍的情况下,不能通过某一种感觉辨认以往熟悉的物体,但能通过其他感觉通道进行认识。例如,病人看到手表而不知为何物,通过触摸手表的外形或听表走动的声音,便可知其为手表。

4. 失用　要完成一个复杂的随意运动,不仅需要上、下运动神经元和锥体外系及小脑系统的整合,还需有运动的意念,这是联络区皮质的功能。失用是指脑部疾病时病人并无任何运动麻痹、共济失调、肌张力障碍和感觉障碍,也无意识及智能障碍的情况下,不能在全身动作的配合下,正确地使用一部分肢体功能去完成那些本来已经形成习惯的动作,如不能按要求做伸舌、吞咽、洗脸、刷牙、划火柴和开锁等简单动作,但病人在不经意的情况下却能自发地做这些动作。一般认为,左侧缘上回是运用功能的皮质代表区,由该处发出的纤维至同侧中央前回,再经胼胝体到达右侧中央前回。因此左侧顶叶缘上回病变可产生双侧失用症,从左侧缘上回至同侧中央前回间的病变可引起右侧肢体失用,胼胝体前部或右侧皮质下白质受损时引起左侧肢体失用。

5. 痴呆　痴呆(dementia)是认知障碍的最严重的表现形式,是慢性脑功能不全产生的获得性和持续性智能障碍综合征。智能损害包括不同程度的记忆、语言、视空间功能障碍、人格异常及其他认知(概括、计算、判断、综合和解决问题)能力的降低,病人常伴有行为和情感的异常,这些功能障碍导致病人日常生活、社会交往和工作能力的明显减退。

6. 其他精神、神经活动的改变　病人常表现出语多唠叨、情绪多变,焦虑、抑郁、激越(agitation)、欣快等精神、神经活动方面的异常改变。

二、常见认知功能障碍评定方法

认知功能评定的前提条件是病人的意识处于清醒状态,目前普遍采用格拉斯哥昏迷量表(Glasgow coma scale,GCS),判断意识障碍的程度,如病人意识清楚,再用简易精神状态检查表(mini-mental state examination,MMSE)和蒙特利尔认知评估量表(Montreal cognitive assessment,MoCA)判断病人是否存在认知障碍。

(一) 意识状态评定

常用的方法:①意识状态评定采用 GCS 评分,按检查时病人睁眼、语言和运动 3 项反应的情况给予计分,总分 15 分,轻型:13~15 分,昏迷时间 <30min;中型:9~12 分,昏迷时间 30min 至 6h;重型:3~8 分,伤后昏迷时间 >6h。见表 4-1。②病人的康复效果采用 GOS 评定,具体为Ⅰ级:死亡;Ⅱ级:植物生存,长期昏迷,呈去皮质或去大脑强直状态;Ⅲ级:重度残疾,需他人照料;Ⅳ级:中度残疾,生活能自理;Ⅴ级:良好,成人能工作、学习。

(二) 认知功能障碍的筛查

1. 简易精神状态检查量表(MMSE)　MMSE 是最具有影响力的认知功能筛查工具,在国内外被广泛使用,具有敏感性好,易操作等优点。该项检查总分 30 分,评定时间为 5~10min。根据病人的文化程度划分认知障碍的标准,一般文盲≤ 17 分,小学文化≤ 20 分,中学文化≤ 24 分,在标准分数线下考虑存在认知功能障碍,需进一步检查。表中 1~5 题测试时间定向力,6~10 题检测地点定向力,11~14 题测试复述能力,15~16 题测试辨认能力,17~21 题测试计算能力,22~24 题测试记忆能力,25~28 题测试理解能力,29 题测试表达能力,30 题测试结构模仿能力,若答错可进行单项检测,见表 4-2。但 MMSE 量表也有其缺点:①受教育程度的影响大,教育程度高的老人可能会出现假阴性,教育程度低的老人可能会出现假阳性,对轻度认知功能障碍的检出不敏感;②记忆力检查如命名测验过于简单;③受语言的影响大,说方言者可能会出现假阳性;④语言项目占绝大部分,非语言部分项目少。

表 4-1 格拉斯哥昏迷量表(GCS)

项目	病人反应	评分
睁眼反应	自动睁眼	4
	听到言语命令时病人睁眼	3
	刺痛时睁眼	2
	刺痛时不睁眼	1
运动反应	能执行简单口令	6
	刺痛时能指出部位	5
	刺痛时肢体能正常回缩	4
	刺痛时病人身体出现异常屈曲(去皮质状态:上肢屈曲、内收内旋、下肢伸直、内收内旋,踝跖屈)	3
	捏痛时病人身体出现异常伸直(去大脑强直:上肢伸直、内收内旋、腕指屈曲,下肢伸直、内收内旋,踝跖屈)	2
	刺痛时病人毫无反应	1
言语反应	能正确回答问话	5
	言语错乱,定向障碍	4
	说话能被理解,但无意义	3
	能发声,但不能被理解	2
	不发声	1

注:<8 提示严重损伤;≤ 8 提示有昏迷;≥ 9 提示无昏迷;9~11 提示中度损伤;≥ 12 提示轻度损伤。

表 4-2 简易精神状态检查表(MMSE)

序号	检查内容	评分
1	今年是哪个年份?	1.0
2	现在是什么季节?	1.0
3	现在是几月份?	1.0
4	今天是星期几?	1.0
5	今天是几号?	1.0
6	你现在在哪个城市?	1.0
7	你现在在哪个区?	1.0
8	你现在住在什么地方(街道)?	1.0
9	你现在在什么地方(哪个医院)?	1.0
10	我们现在在第几层楼?	1.0

续表

序号	检查内容	评分
11	复述:气球	1.0
12	复述:大象	1.0
13	复述:香蕉	1.0
14	复述:请跟我念句子,如"大象比马大"。	1.0
15	辨认:铅笔	1.0
16	辨认:手表	1.0
17	计算:100-7	1.0
18	计算:93-7	1.0
19	计算:86-7	1.0
20	计算:79-7	1.0
21	计算:72-7	1.0
22	回忆:(气球)	1.0
23	回忆:(大象)	1.0
24	回忆:(香蕉)	1.0
25	理解能力测试:"请你用右手拿着这张纸"。	1.0
26	理解能力测试:"用双手将这张纸对折起来"。	1.0
27	理解能力测试:"将对折的纸放在你的左腿上"。	1.0
28	完成指令的能力:请你念一遍这个句子,如"闭上您的眼睛",并按照句子的意思去做。	1.0
29	请您写出一个完整的句子,如"生活是美好的"。	1.0
30	看图作画:要求画出两个五边形交叉形成一四边形	1.0
总分		30.0

注:正常总分:文盲≥17分,教育年限≤6年为≥20分,教育年限>6年为≥24分。

2. 蒙特利尔认知评估量表(MoCA) 蒙特利尔认知评估量表是一个用来对轻度认知功能异常进行快速筛查的评定工具。它评定了许多不同的认知领域,包括:注意与集中、执行功能、记忆、语言、视结构技能、抽象思维、计算和定向力。完成MoCA检查大约需要10min。本量表总分30分,英文原版的测试结果显示正常值为≥26分。见图4-1。

(三)功能检查法

功能检查法是评定认知功能障碍最直观的方法。即是通过直接观察病人从事的日常生活活动情况,评定其认知功能障碍的程度。如将牙刷、毛巾、肥皂、牙膏等洗漱用品放在洗面台上,观察病人是否能合理使用这些洗漱用品,且正常完成洗漱活动。

视空间与执行功能	复制立方体	画钟表（11点过10分）（3分）	
戊 结束、甲、5、乙、2、1 开始、丁、4、3、丙 [ ]	[ ]	[ ] 轮廓 [ ] 数字 [ ] 指针	__/5

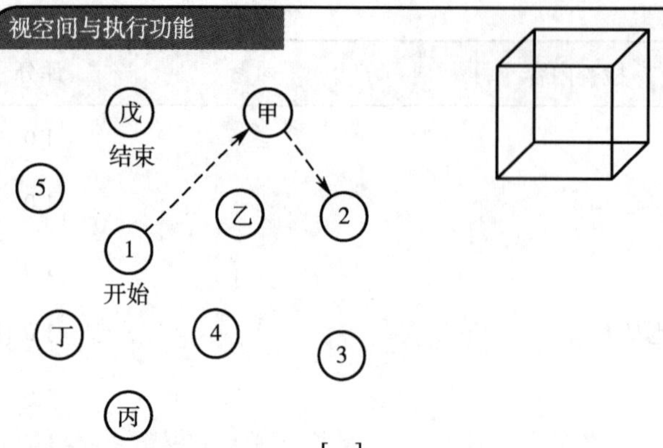

命名			
[ ]	[ ]	[ ]	__/3

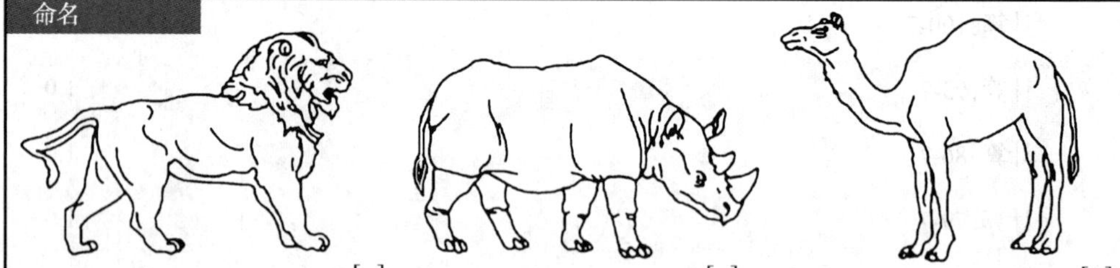

记忆	读出下列词语,而后由患者重复上述过程重复2次 5min后回忆		面孔	天鹅绒	教堂	菊花	红色	不计分
		第一次						
		第二次						

注意	读出下列数字,请患者重复（每秒1个）	顺背 [ ] 2 1 8 5 4 倒背 [ ] 7 4 2	__/2
读出下列数字,每当数字1出现时,患者必须用手敲打一下桌面,错误数大于或等于2个不给分		[ ] 5 2 1 3 9 4 1 1 8 0 6 2 1 5 1 9 4 5 1 1 1 4 1 9 0 5 1 1 2	__/1
100连续减7	[ ] 93 [ ] 86 [ ] 79 [ ] 72 [ ] 65	4~5个正确给3分,2~3个正确给2分,1个正确给1分,全都错误为0分	__/3
语言	重复：我只知道今天张亮是来帮过忙的人 [ ] 狗在房间的时候，猫总是躲在沙发下面 [ ]		__/2
流畅性：在1分钟内尽可多的说出动物的名字		[ ] ____（N≥n名称）	__/1
抽象	词语相似性：如香蕉–橘子–水果 [ ] 火车–自行车 [ ] 手表–尺子		__/2

延迟回忆	回忆时不能提示	面孔	天鹅绒	教堂	菊花	红色	仅根据非提示回忆计分	__/5
		[ ]	[ ]	[ ]	[ ]	[ ]		
选 项	分类提示							
	多选提示							
定向	[ ] 日期	[ ] 月份	[ ] 年代	[ ] 星期几	[ ] 地点	[ ] 城市		__/6
							总分	__/30

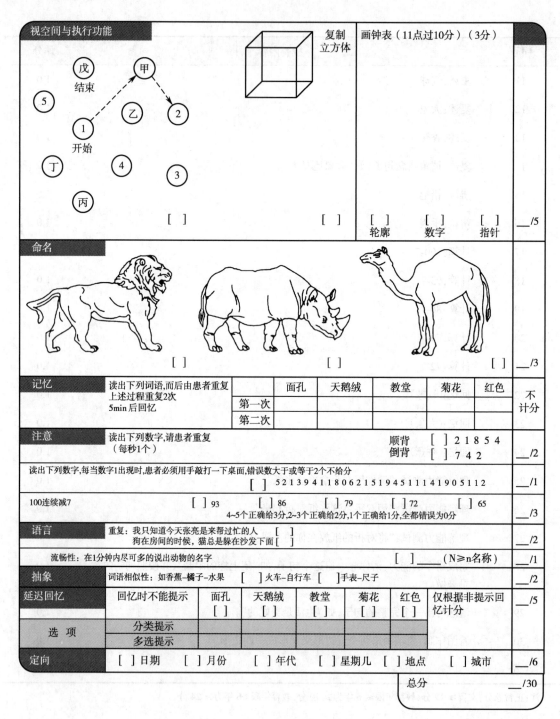

图 4-1 MoCA

第二节 知觉障碍

知觉(perception)是人脑对当前客观事物的整体的反映。也就是说,知觉是一个将来自感觉器官的信息转化成有系统和有组织的整体的过程。比如,看着纸上三个排列成三角形的三个点,你就会说能看到一个三角形。这种因三个分离的点产生的感觉信息而“看到”三角形的行为就是一种知觉行为。由此可知,知觉是由各种感觉结合而成,它虽然来自于感觉,但是已不同于感觉。同一物体,对于不同的人来说所形成的感觉是相同的,但对它所形成的知觉就会有一定差别。知识经验越丰富的人对物体的知觉就越完善,越全面。各种原因引起的局灶性或弥漫性脑损伤时,大脑对感觉刺激的解释和整

合发生障碍,称为知觉障碍。

一、概述

(一)知觉的分类

1. 空间知觉(space perception) 空间知觉是人脑对客观事物空间特性的反映,包括对物体的形状、大小、远近和方位等空间特性的知觉。例如,上下台阶、穿越马路和实验操作等,都离不开人的正确空间知觉。空间知觉包括形状知觉、大小知觉、距离知觉、深度知觉(立体知觉)和方位知觉等。

2. 时间知觉(time perception) 时间知觉又称时间感(time sense),是人脑对客观事物的延续性和顺序性的反映。在日常生活中,人们能对过去、现在、将来、快慢等时间变化进行反映。如今天是几月几日、国庆节是哪一天、一节课通常是多长时间,这些都是人的时间知觉。时间知觉是在人类实践活动中逐渐发展起来的。儿童年龄越小,对时间估计的准确性越差。另外,职业类型和情绪状态也可能影响对时间的估计。如跳伞运动员要在跳出飞机之后的20s准时开伞,误差1s都会造成失误;人在心情愉快时感觉时间过得快些,在心情不愉快时感觉时间过得慢些。

3. 运动知觉(motion perception) 运动知觉是人对物体运动特性的知觉。运动知觉依赖于知觉对象运动的速度、距离以及观察者本身所处的状态。例如,当物体由远而近或由近而远运动时,物体在视网膜上成像大小的变化,向人脑提供了物体"逼近"或"远去"的信息。

(二)知觉障碍的分类及其特点

常见的知觉障碍有躯体构图障碍、视空间关系障碍、失认症和失用症四种。

1. 躯体构图障碍 与人体知觉有关的障碍包括单侧忽略、疾病失认、手指失认、躯体失认及左右分辨困难。

(1)单侧忽略:指病人对大脑损伤对侧身体或空间物品不能注意,或不能对其变化作出相应反应或反应迟钝。

(2)左右分辨困难:不能分辨自身或他人的左侧和右侧,不能执行含有"左"和"右"的指令。

(3)躯体失认:病人不能识别自己和他人身体各个部位以及各个部位之间的关系,常见于优势半球顶叶和颞叶后部的损伤。表现为否认偏瘫肢体的存在;或承认偏瘫的肢体,但认为长在别人身上;不能完成区别身体各个部位的指令;不能模仿他人的动作;将身体的某个部位看得比实际大或小;常述说患侧有沉重感;不能识别身体的部位,但能识别物体的结构等。

(4)手指失认:不能识别和命名自己或他人的手指,甚至不能指出触及的手指,轻者不影响手的实用性,但严重者会影响手指的功能活动,如系纽扣、系鞋带、打字等,见左侧大脑半球顶叶的角回损伤。

(5)疾病失认:病人否认或忽视瘫痪肢体的存在,见大脑非优势半球顶叶缘上回的损伤,是脑卒中后的短暂性表现,康复期较少见。

2. 视空间关系障碍 视空间关系障碍与日常生活活动能力的关系密切,因此,视空间关系障碍的分类主要是根据其特征进行分类。

(1)图形背景分辨障碍(difficulty in figure-ground identification):图形背景知觉是指从背景中分辨物体不同的形状,选择必要的对象及忽略无关的视觉刺激的能力。图形背景分辨困难指不能从视野范围内发现自己所需要的对象,注意广度缩短,注意力分散等,如不能在抽屉中找到想要的剪刀,不能找到轮椅中的手闸等。

(2)空间定位障碍(difficulty in space identification):空间定位知觉又称方位觉,指物体的方位,如上下、前后、左右、内外、东、南、西、北等。不能判断物体与物体之间的关系,如病人不能按指令完成"请将桌子上的书拿起来"这样的动作。

(3)空间关系障碍(difficulty in spatial relation):病人不能认识两个或两个以上的物体之间,以及物体与人体之间的位置、距离及角度等关系,主要表现为穿衣、梳妆、转移障碍,不能计算,结构性失用等日常生活活动异常。如病人不能区别衣服的前与后,里与外,常将衣服穿反,找不到袖子、纽扣,两条腿同时穿进一条裤腿中,不能列竖式进行算术运算等。

(4)地形定向障碍(topographical disorientation):地形定向觉是指判断两地之间关系的能力,如从一个地点到另一个地点,需要准确判断目的地的方向、线路周围的环境特征等,最终完成两地之间的

移动。当地形定向存在障碍时，病人表现为不能描述以往熟悉环境或线路的特征，不能记住新的线路，不能识别路标，在熟悉的环境中迷路等。

(5)形态恒常性识别障碍：形态恒常性指识别两个相似，但大小和位置不同的物体性质的能力。有形态恒常性识别障碍者不能观察或注意到物体的结构和形状上的细微差别，如病人不能区别“b”和“d”“田”和“由”“手表”和“手链”等外观或结构略有差别的字或物体。形态恒常性识别障碍与失认症不同，前者是不能区别相似的物品，而后者是不能识别单一的物品。

(6)距离知觉障碍：不能准确判断物体之间的距离，如不能准确触碰眼前的物品，上下楼梯感觉不安全，向杯子里倒水时水倒在杯子外面，或水满后不知道停止，不能准确地将饭菜送到口中等。

3. 失认症(agnosia)　根据其表现特点分为视觉失认、触觉失认和听觉失认三种。

(1)视觉失认(visual agnosia)：病人在没有视觉障碍的前提下，不知道视觉范围内客观实体的名称、形状、作用等，但通过视觉以外的感觉系统（听觉、味觉、嗅觉）可以理解实体的特征。视觉失认又分为物体失认、面容失认、同时失认和颜色失认。

1)物体失认(object agnosia)：是失认症中最常见的一种类型，表现为病人视力和视野正常，却不能识别常用物品，但通过其他感觉可以识别，如拿一双筷子，问病人是什么？病人不认识，但用手触摸后知道是筷子。

2)面容失认(prosopagnosia)：不能识别以往熟悉的面孔，即便是自己最亲近的人，但可以通过说话、脚步声、发型、服装等识别。

3)同时失认(simultaneous agnosia)：不能同时完整地识别一个图像，病人只能识别一幅画中微小的细节，即只能理解或识别画中的一个方面或一部分，却不能获得整体感，因而不能说出一幅画的主题。

4)颜色失认(color agnosia)：又称色彩失认，病人不能说出和命名熟悉物品的颜色，当医生说出某种物品的颜色，让病人在图片上找出相对应的物品时，不能完成匹配任务，但当两种不同颜色的物品放在一起时，病人知道两种物品颜色不同，色盲表检查表现正常。

(2)触觉失认(tactile agnosia)：指不能通过触觉来识别物品。病人的触觉、温度觉、本体感觉和注意力正常，但不能通过触摸识别熟悉的物品。

(3)听觉失认(acoustic agnosia)：病人听觉正常，但不能识别所听到声音的意义。听觉失认分非言语性声音失认和言语性声音失认，前者指病人不能将一种物体和它所发出的声音联系在一起，如病人能听到汽车鸣笛声、钟表声、门铃声等，但却不能将声音与汽车、钟表、门铃等联系到一起；后者仅仅表现为不能识别言语声音的意义，而言语声音以外的所有听觉认识正常保留，如听理解破坏，但阅读理解，书写及自发言语均正常。

4. 失用症(apraxia)　传统的失用症包括意念性失用、意念运动性失用和肢体运动性失用，根据失用症的表现特征又增加了口腔-面部失用、结构性失用、穿衣失用等类型。

(1)意念性失用：动作意念的形成包括对物品功能、动作及动作顺序的理解，意念性失用病人表现为工具的选择和使用障碍，病人不能自动或根据指令完成有目的的动作，尤其是多步骤的动作，病人能正确完成复杂动作中的每一个分解动作，但不能按顺序完成，也不能正确地选择和使用工具。如用餐时，餐桌上摆有碗、筷子、勺子、饭菜、热汤，病人可能用筷子去喝汤，并且不能合理进食饭菜。

(2)意念运动性失用：病人不能执行运动的口头指令，也不能模仿他人的动作，但对过去学会的运动仍有记忆，可无意识地、自动地进行过去学会的动作，当发出指令要求其完成某种动作时，却表现出障碍。如让病人徒手完成刷牙的动作，病人表示茫然，但递给牙刷时，会完成用牙刷刷牙的动作。

(3)肢体运动性失用：在排除肢体运动功能障碍疾病的情况下，病人肢体精细动作笨拙，如病人不能完成系纽扣、系鞋带、穿针引线等。

(4)口腔-面部失用(facial-oral apraxia)：病人不能按照指令完成面部唇、舌、咽、喉、下颌等部位的复杂动作，如舔嘴唇、噘嘴、吹口哨、皱眉、鼓腮、咳嗽、眨眼、龇牙等动作，或表现为动作不协调、不正确或持续动作。

(5)结构性失用(constructional apraxia)：指组合或构成活动障碍。正常情况下，人们进行组合性的活动中，能清楚地观察每一个细节，理解各个部分之间的关系，并能将各个部分组合起来，构成完整的

组合性活动，如复制、根据指令画图、组装二维或三维的模型或结构等。结构性失用的病人，在结构性活动中表现出困难，如不能根据指令完成画图、积木组装等，严重者不能完成穿衣、摆放餐具、组装家具等，常见于大脑半球顶叶后部病变导致运用技巧障碍的病人。

(6) 穿衣失用(dressing apraxia)：表现为不能辨认衣服的上下、前后、里外，自己不能穿衣服，找不到袖口及扣眼，常错位系扣、两条腿穿入一条腿中，常见于大脑右侧半球顶叶的损伤。

二、知觉障碍的评定方法

(一) 躯体构图障碍的评定

1. 单侧忽略评定方法

(1) Schenkenberg 二等分线段测验法：在一张 26cm × 20cm 的白纸上画三组平行线段，每组 6 条，其长度分别为 10cm、12cm、14cm、16cm、18cm，在最上边及下边各画一条 15cm 长的线段作为示范(图 4-2)。嘱咐病人用笔在每条线段的中点做一标记(每条线段只能画一个标记)，其中最上端和最下端各一条线段用来做示范，不统计在内。被检者画完后，通过粗略目测即可发现所画“中点”是否均偏向一侧，或漏掉标注线段中点。

(2) Albert 线段划消测验：在一张 26cm × 20cm 的白纸上画有 40 条线段，每条线段长 2.5cm，分为 7 个纵行，中间一行为 4 条线段，其他 6 行有 6 条线段(图 4-3)。要求病人划消每个线段，最后分析遗漏的线段数及偏向。也可以划消字母、数字、相同的汉字或符号等。

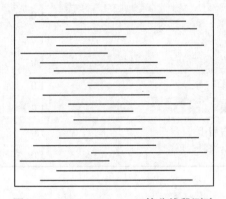

图 4-2　Schenkenberg 二等分线段测验

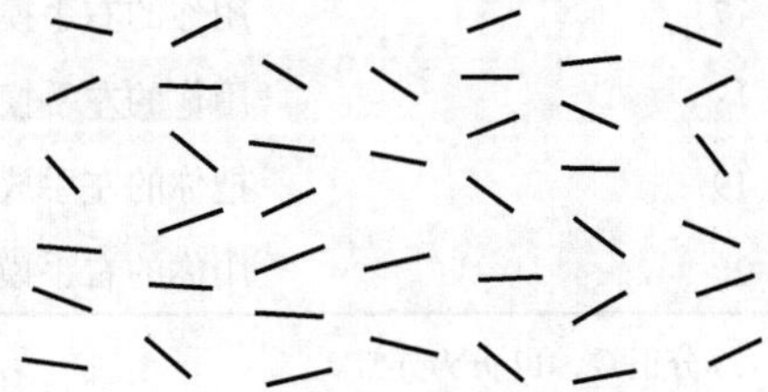

图 4-3　Albert 线段划消测验

(3) 画图测验：检查者将画好的四边形或花朵等大致左右对称的画出示给病人，让病人临摹，也可以要求受检者根据数字显示时间画出钟表显示时间。如果病人只画一半，或明显偏向一侧，提示存在单侧忽略(图 4-4)。

(4) 双侧同时刺激检查：首先给病人进行单侧感觉检查，如视觉、听觉、触觉刺激，然后对双侧同时刺激，观察病人的反应。严重的单侧忽略病人，即使只刺激一侧，对来自其忽略侧的刺激也毫无反应，而轻型病人可表现为反应迟钝，或只有刺激双侧时，才忽略一侧。

(5) 功能检查：将实物放在病人视野中线内，让病人按指令去做，如将牙刷放在漱口杯中、用毛巾擦嘴等。

2. 左右分辨障碍

指令完成能力检查：检查者发出指令，被检查者完成，见表 4-3。

3. 躯体失认

(1) 观察：观察病人如何摆放偏瘫的肢体，是否认识到自己偏瘫肢体的功能丧失。

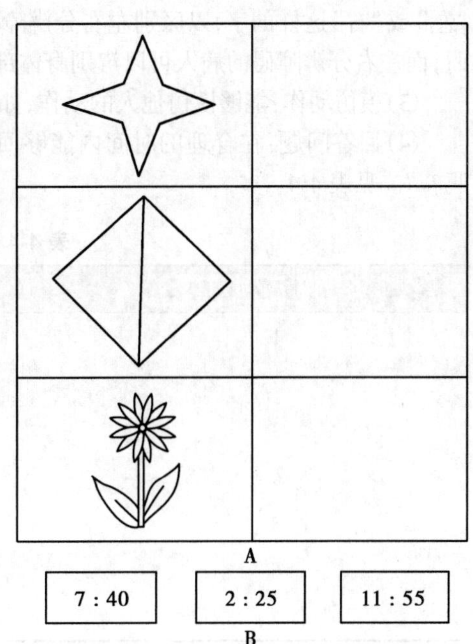

图 4-4　画图测验标准图形 A、B

表 4-3　Benton 左右定向检查表

序号	检查项目	评分
1	伸出你的左手	1.0
2	指你的右眼	1.0
3	触摸你的左耳	1.0
4	伸出你的右手	1.0
5	用你的左手触摸你的左耳	1.0
6	用你的左手触摸你的右眼	1.0
7	用你的右手触摸你的右膝	1.0
8	用你的左手触摸你的左眼	1.0
9	用你的左手触摸你的右耳	1.0
10	用你的右手触摸你的右耳	1.0
11	用你的右手触摸你的左膝	1.0
12	用你的右手触摸你的左眼	1.0
13	指我的左眼	1.0
14	指我的左腿	1.0
15	指我的左耳	1.0
16	指我的右手	1.0
17	用你的右手摸我的左耳	1.0
18	用你的左手摸我的左眼	1.0
19	把你的左手放在我的右肩上	1.0
20	用你的右手摸我的右眼	1.0

注:17~20 分正常,<17 分为异常。

(2)指令完成情况:要求在合理的时间内准确说出身体部位的名称,如“指出你的鼻子”,不要用“左”或“右”这样的字,以区别左右分辨障碍。需要指出的是躯体失认的病人可以表现为左右分辨障碍,而左右分辨障碍的病人可以辨别身体部位。

(3)模仿动作:能够模仿他人的动作,如果为镜像动作,也属于正常。

(4)回答问题:在合理的时间内能够回答与身体部位有关的一些问题,如“你的眼睛在鼻子上面吗?”。见表 4-4。

表 4-4　与身体部位有关的问题

序号	问题
1	你的眼睛在鼻子上面吗?
2	你的腿在胃下面吗?
3	嘴和心脏,哪一个离你的鼻子近
4	头顶上长的是头发还是眼睛?
5	你的手指在肘和腕之间吗?
6	舌头是在嘴的外面还是里面?
7	腰背部是在前面还是后面?

(5)画人体部位图：准备好纸和笔，让病人画一张人体结构图，包括10个部位：头、躯干、双臂、双手、双腿和双脚，每个部位1分，共10分。10分为正常，6~9分为轻度障碍，不足5分为重度障碍。

4. 手指失认（finger agnosia）

(1)手指图辨认：向被检者出示一张手指图，嘱被检者手掌向下放在桌子上，检查者触及其某一手指，让被检者在图中指出被触及的手指，睁眼和闭眼情况下分别指5次。

(2)命名手指：检查者说出手指的名称，要求被检者从自己、检查者及手指图上分别指认，共10次。

(3)动作模仿：检查者做指关节弯曲和对指动作，要求被检者模仿。

(4)绘图：令被检者画一张手指图，观察各手指排列及分布。

（二）视空间关系障碍的评定

1. 图形背景分辨困难的评定

(1)图片测试法：向被检者出示三种物品重叠到一起的图片，要求在1min之内说出所见物品的名称。常用Ayres图形-背景测试，见图4-5。

(2)功能检测法：在卧室的床上铺上白色床单，要求被检者挑选出床上摆放的白色浴巾或毛巾；或要求被检者从没有分类的柜橱中找出勺子，不能完成者为有图形背景分辨障碍。

2. 空间定位障碍的评定

(1)图片测试法：将一张画有正方形的纸放在受试者面前，令其在正方形纸的上方或下方画圆圈；或将几张内容相同的图片放在被检者面前，每一张图片都画有铅笔和铅笔盒，但铅笔的位置不同，要求被检者描述铅笔与铅笔盒的位置。

(2)功能检测法：将生活中常用的物品摆放在被检者面前，要求被检者按照指令完成相应的动作，如"将牙刷放在杯子中""将勺子放在碗里"等，不能完成指令者为存在空间定位障碍。

3. 空间关系障碍的评定

(1)点式图连接测试：将一张画有左右相同的点式图纸出示给被检者，左边通过各点的连接形成一个图案，要求被检者按照左侧图的形状，将右侧的点连接成与左侧一样的图案。见图4-6。

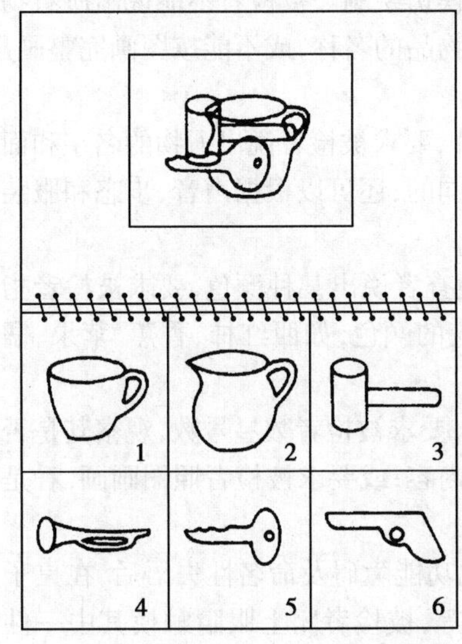

图4-5　Ayres图形-背景测试

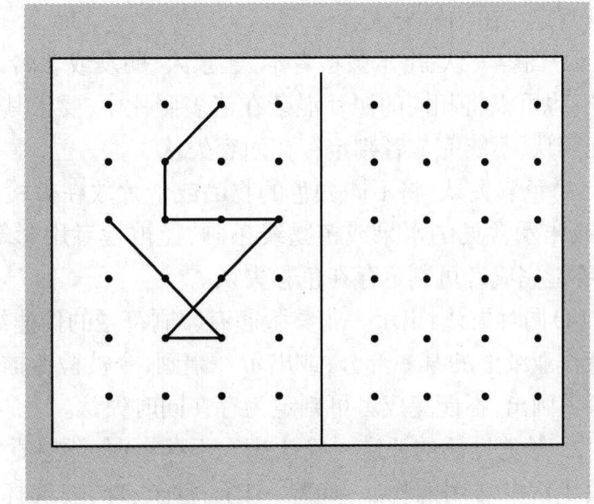

图4-6　点式图连接测试

(2)十字标测试：在示范卡片的不同位置画上十字标，要求被检者按照示范卡的样子，将十字标准确无误地画在另一个卡片上，如果被检者不理解指令，检查者给予示范。

(3)ADL测试：让被检者根据检查者的指令进行穿衣、梳洗、转移、进食等日常生活活动，观察其使用物品、摆放物品、处理物品之间位置关系的能力。

(4)结构性运用测试：准备好盘子、碗、筷子、汤勺等餐具，令被检者将餐具摆放在餐桌的合适位置上，观察其是否能够合理摆放；也可以准备画笔、纸、绘有表盘的简笔画，令被检者按简笔画进行模仿绘图，观察其绘画中时针与分针的位置关系。

4. 地形定向障碍的评定

(1)了解病史:询问被检者家属病人是否日常生活中有迷路的情况,并让被检者描述其非常熟悉的环境的特征,或画出线路图,测试其是否理解和记住两地之间的关系。

(2)地图理解测试:给被检者一张其居住城市的地图,令被检者指出其所在的位置,并按地图所指到达指定地点,观察是否能准确到达目的地。不能根据地图确定目的地的线路,也不能描述或画出过去熟悉环境的线路图,为存在地形定向障碍。

5. 形态恒常性识别障碍的评定

(1)检查所需要的物品:图片(相似的字或物体)及生活中常用的物品(手表、手链、牙刷、铅笔、吸管、钥匙等)。

(2)方法:将图片和物品毫无规律地混放在一起,每一个物品从不同的角度呈现给被检者(物品上下、正反颠倒),让其辨认,不能正确识别相似物品者为存在形态恒常性识别障碍。

6. 距离知觉障碍的评定　可以通过以下方式测试:

(1)将一物体抛向空中,让被检者接取(正常时可以接到)。

(2)将物品摆放在桌子上,让被检者抓取(正常时可以准确抓取到)。

(3)让被检者上下阶梯(正常时无不安全感)。

不能按指令完成上述动作者为存在距离知觉障碍。

(三) 失认症的评定

1. 视觉失认的评定

(1)物体失认的评定

1)视物辨认:将生活中常见的物品实物或照片放在被检查者面前,如电视、牙膏、牙刷、鸡蛋、碗、筷子等,要求被检者说出物品的名称,或检查者说出某种物品的名称,被检者指出相应的物品。

2)触物辨认:被检者闭上眼睛,触摸常用的生活物品,并说出它的名字。

3)描述实物特征:要求被检者根据实物或照片上物体的特征进行描述,如物体的形状颜色、用途等。

4)模仿画图:出示常用生活物品的简单线条画,要求被检者模仿绘制。被检者不能说出所看物体的名称,或不能指出检查者说出的物品,或通过触觉不能说出该物品的名称,或不能按图画完整画出,均可判定存在物体失认。

(2)面容失认:出示被检者本人、亲人、朋友或著名人物的照片,要求被检者说出人物的名字和面部特征;也可以将相同的照片混杂在诸多照片中,要求其挑选出相同的;还可以根据声音、步态和服装等特征辨认,不能完成者判定存在面容失认。

(3)色彩失认:将不同颜色的物品或卡片放在被检者面前,检查者说出某种颜色,要求被检者指出来;或出示常见的水果或植物线条画,让被检者用彩笔涂上相应的颜色,如西红柿、香蕉、苹果、橘子等,不能完成者可判定存在色彩失认。

(4)同时失认:出示一张整版印有印刷符号的作业纸,如星号,要求被检者数星号数,观察其是否只注意作业纸中的某一部分;或出示一幅画,令被检者描述其主要内容;或要求被检者照图画画,看是否能完整画出,不能完成者可判定为存在同时失认。

2. 触觉失认的评定　确认病人不存在深、浅感觉、复合感觉功能障碍及命名性失语后,在桌子上摆放生活中常用的物品,如碗、勺子、盘子、球、玻璃杯、书、铅笔等,被检者闭上眼睛触摸其中一件物品,识别后放回原处,然后睁开眼睛,挑出该物品。

3. 听觉失认的评定

(1)听力检查:判断被检者听力是否正常。

(2)非言语性听觉测试:检查者在被检者背后发出不同声音,如咳嗽、拍手、敲桌子等,询问被检者是什么声音。

(3)言语性听觉测试:检查者说一段话,或放录音,让被检查者复述,或写下听到的内容,如不能复述和完成听写功能,可判定存在言语听觉障碍,或言语性声音失认。

(四) 失用症的评定

无论是意念性失用,还是意念动作性失用,病人均表现为不能正确执行口令。因此,判断有无失用症主要采用动作检查法，即要求被检者使用某种工具完成特定的动作，观察其动作表现。

1. 意念性失用的评定　通过完成事物目的性及规划性进行测试。准备系列日常生活常用物品，要求被检者完成系列的日常生活活动。意念性失用的病人由于对完成某种事情的目的性和规划性缺乏正确地认识和理解，而不能正确完成系列活动过程，如将牙杯、牙刷、牙膏准备好，让病人完成刷牙的过程，病人不知道刷牙的程序，但病人可以按指令完成每一个分解动作，如刷牙的正常程序是：牙杯接水→漱口→将牙膏挤在牙刷上→刷牙→漱口，但病人不能按照正常的程序刷牙，可能会先用牙刷刷牙，而不知道将牙膏挤在牙刷上，也不知道先漱口。

2. 意念运动性失用的评定　通过执行动作口令能力进行测试。令病人表演使用某种工具的动作，或检查者做出使用某种工具的动作，要求被检者模仿。意念运动性失用的病人不能执行运动口令，也不能准确模仿他人的动作或手势，但将某种工具交给病人时，病人可自动完成使用工具的动作。如让病人演示擦脸的动作，病人会表情茫然，但将其脸上滴上水滴，再将毛巾交给他时，病人会自动完成擦脸的动作。

3. 肢体运动性失用的评定　可采用精细运动进行测试。病人在没有运动功能障碍的条件下，对其上肢精细运动功能进行测试，如表现动作笨拙、缓慢等为存在肢体运动性失用，可以通过以下测试验证：

(1) 手指或足尖敲击试验：令被检者用一只手的手指快速连续敲击桌面，或用一只脚的脚尖快速连续敲击地面。

(2) 手指模仿试验：检查者用手演示日常生活常用的动作，如拧瓶盖、洗手等，要求被检者模仿。

(3) 手指轮替试验：令被检者快速地进行前臂的旋前旋后动作。

(4) 手指屈曲试验：令被检者快速进行示指屈曲动作。

(5) 集团屈伸速度测试：令被检者快速进行手指的屈曲和伸展抓握运动。

4. 结构性失用的评定

(1) 复制几何图形：要求受试者复制二维的平面几何图形，如相互交叉的五边形，或三维几何图形，如立方体等。

(2) 复制图画：要求受试者按照给出的图画进行模仿绘画，内容包括表盘、菊花、大象、空心十字、立方体和房子，绘画评分标准，见表 4-5。

表 4-5　绘画评分标准

绘画内容	指令	得分	评分标准（每一项 1 分）
表	画一个有数字和指针的表盘	满分 3 分	表盘轮廓大致为圆形 数字定位对称 数字正确
菊花	画一枝菊花	满分 2 分	能画出大体形状 花瓣分布对称
象	画一头大象	满分 2 分	能画出大体形状 比例基本对称
画空心十字	一笔画出空心十字	满分 2 分	能画出基本结构 所有的直角角度适宜
立方体	画一个能看到顶部和两个侧面的正方体	满分 2 分	能画出大体形状 基本有立体感
房子	画一个能看见房顶和两面墙的房子	满分 2 分	房子大体特征正确 有立体感

(3) 功能活动：令被检者进行实物组装及部分日常生活活动，如组装家具、穿衣、做饭等，观察其功能活动是否受到影响。

(4)拼图:出示拼图图案,图案不宜过于复杂。

5. 穿衣失用的评定　通过穿衣的过程,观察被检者是否能够分清衣服上下、里外的关系,是否与身体的相应部位对应。

第三节　注 意 障 碍

注意(attention)是一种以清晰鲜明的形式从同时可能的几个物体或思路中取其一的过程。它的本质是意识的集中和专注,具有指向性和集中性两个特点。当个体集中于某种事物时,必须排除外界刺激的干扰,当病人不能处理进行活动所必需的各种信息时,为存在注意障碍。存在注意障碍的病人,不能集中于某种康复训练,不能高质量完成治疗师的指令,在作业康复训练中表现尤为突出。

一、概述

(一) 注意的特征

1. 注意的范围　注意的范围即注意的广度,指在同一时间内一个人所能清楚地把握注意对象的数量。正常成年人可以同时注意 8~9 个黑色圆点;4~6 个毫无关系的字母;3~4 个几何图形。通过训练可以提高人的注意范围,提高学习和工作效率,提高康复质量。

2. 注意的选择　注意的选择是指心理活动指向具有意义的、符合当前活动需要的特定刺激,同时忽略或抑制无关刺激。

3. 注意的紧张性　注意的紧张性是指心理活动对一定对象的高度集中程度,是注意的强度特征。一个人对于注意对象的浓厚程度的兴趣和爱好、良好的身体和精神状况都有助于保持注意的紧张度,反之亦然。

4. 注意的持久性　注意的持久性是指注意在某一对象上所能保持时间的长短,是注意的时间特征。但如果注意对象过于复杂、难以理解,那么就容易导致疲劳,引起注意的分散。

5. 注意的转移　注意的转移是指根据新任务的要求,主动、及时地将注意从一个对象转移到另一个对象。对原来活动的注意紧张程度越高,注意的转移就越困难,转移的速度也越慢。

6. 注意的分配　注意的分配是指在进行两种或两种以上活动时能同时注意不同的对象。具备这样的能力需要两个条件:一是有一种活动达到纯熟的程度以至于不需要太多的注意就能进行;二是同时进行的几种活动之间必须相互关联并形成固定的反应系统。例如开车需要手脚和眼配合才能完成一系列动作,只有经过训练建立一定的反应系统后,司机才能很好地分配注意,自如驾车。

(二) 注意障碍分型

1. 觉醒状态低下　病人对痛觉、触觉、视觉、听觉及言语等刺激反应不能迅速、正确地做出反应,表现为反应时间延迟。

2. 保持注意障碍　注意障碍指注意的持久性或稳定性下降。病人不能阅读书报、听课;在康复训练时由于病人不能将注意力长时间保持在所进行的活动上而影响康复治疗效果。

3. 选择注意障碍　病人不能有目的地注意符合当前需要的特定刺激及剔除无关刺激。病人很容易受自身或外部环境因素的影响而使注意力不集中,如不能从混放在一起的各种物品中挑出指定的物品,不能在嘈杂的环境中与他人进行交谈,丧失了从复杂或嘈杂背景环境中选择一个刺激的控制能力。

4. 转移注意障碍　病人不能根据需要及时地从当前的注意对象中脱离并及时转向新的对象。如果病人是一个学生,则无法交替地听老师讲课和记笔记;在进行康复训练时,病人在指令下从一个动作转换到另一个动作会出现困难。

5. 分配注意障碍　病人不能同时利用所有有用的信息,表现为不能同一时间做两件事。例如,一个偏瘫病人尚可在他人监护下行走,但是当另外一个人从他面前走过并向其打招呼时,病人就会因失去平衡而止步、踉跄甚至摔倒。

6. 注意范围缩小　病人的主动注意减弱,一般易唤起注意的事物并不能引起病人的注意,注意范

围显著缩小。

二、注意障碍的评定方法

(一) 反应时间评定

反应时间指刺激作用于机体后到机体做出明显反应所需要的时间。一般采用视觉或听觉中的一项进行测试。如检查者在被测试者身后呼其姓名,当听到名字后转过头,记录从呼名到转头的时间。

(二) 注意广度的评定

数字距是检查注意广度的常用方法。方法是检查者说出一串数字,让被检者正向和逆向复述,能正确复述出的数字串最高位数为该被检者的复述数字距。测验从 2 位数开始,检查者以每秒钟 1 位数的速度说出一组数字,每一水平最多允许 2 次检测(2 次数字不同),通过一次即可晋级下一水平测试,两次测试均没通过,即结束测试。如 3-7,病人复述 3-7,正确后,晋级 3 位数,7-4-9,病人复述 7-4-9。正常人正数数字距为 7 ± 2,倒数数字距为 6 ± 2,数字距为 3 时,提示病人为临界状态,数字距为 2 时,可确诊为异常。数字距缩小是注意障碍的一个特征,数字距往往与病人的年龄和文化水平有关(表 4-6)。

表 4-6　注意广度检查表

正向复述	数字距	逆向复述	数字距
4-9	2	6-2	2
4-1	2	1-9	2
4-8-1	3	2-8-3	3
6-3-2	3	4-1-5	3
6-4-3-9	4	3-2-7-9	4
7-2-8-6	4	4-9-6-8	4
4-2-7-3-1	5	1-5-2-8-6	5
7-5-8-3-6	5	6-1-8-4-3	5
6-1-9-4-7-3	6	5-3-9-4-1-8	6
3-9-2-4-8-7	6	7-2-4-8-5-6	6
5-9-1-7-4-2-3	7	8-1-2-9-3-6-5	7
4-1-7-9-3-8-6	7	4-7-3-9-1-2-8	7
5-8-1-9-2-6-4-7	8	3-5-8-1-2-9-4-6	8
3-8-2-9-5-1-7-4	8	8-1-4-9-2-3-6-5	8
2-6-1-9-7-3-5-4-8	9		
7-2-8-3-5-1-6-9-4			
得分:		得分:	

(三) 注意持久性的评定

1. 划消测验　即划去指定的数字或字母,如要求病人划去下列字母中的“C”和“E”,见图 4-7。病人操作完毕后,分别统计正确划消数字与错误划消数字,并记录划消时间。根据下列公式计算病人的注意持久性或稳定性指数,并作为治疗前后的自身比较的指标。

BEIFHEHFEGICHEICBDACBFBEDACDAFCIHCFEBAFEACFCHBDCFGHE
CAHEFACDCFEHBFCADEHAEIEGDEGHBCAGCIEHCIEFHICDBCGFDEBA
EBCAFCBEHFAEFEGCHGDEHBAEGDACHEBAEDGCDAFCBIFEADCBEACG
CDGACHEFBCAFEABFCHDEFCGACBEDCFAHEHEFDICHBIEBCAHCHEFB
ACBCGBIEHACAFCICABEGFBEFAEABGCGFACDBEBCHFEADHCAIEFEG
EDHBCADGEADFEBEIGACGEDACHGEDCABAEFBCHDACGBEHCDFEHAIE

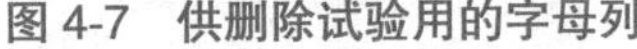

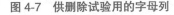

图 4-7　供删除试验用的字母列

指数 = 总查阅数 / 划消时间 ×（正确划消数 – 错误划消数）/ 应划消数

2. 连续减 7（或其他数）或倒背时间　让被检者连续计算 100 减去 7，递减 5 次，或倒数一年的 12 个月，或倒数一周的每一天。

（四）注意选择性的评定

在外界干扰的情况下，要求病人指向并集中于某一特定对象。干扰可以采用听觉或视觉干扰。例如要求病人在面前出现彩色物品时，举起右手，计算从出现到反应的时间。

（五）注意转移的评定

例如：

【第一题】写两个数，上下排列，然后相加。将和的个位数写在右上方，将上排的数直接移到右下方，如此反复下去。

3 9 2 1 3 4 7 1 8 9……

6 3 9 2 1 3 4 7 1 8……

【第二题】开始上下两位数与第一题相同，只是将和的个位数写在右下方而把下面的数直接移到右上方。

3 6 9 5 4 9 3 2 5 7……

6 9 5 4 9 3 2 5 7 2……

每隔半分钟发出“变”的口令，受试者在听到命令后立即改做另一题。将转换总数和转换错误数进行比较，并记录完成作业所需时间。

（六）注意分配的评定

声光刺激同时呈现，要求受试者对刺激做出判断和反应。如一边写字一边唱歌，病人不能同时做两件事，会停下其中一件事。

行为观察也是判断病人注意力状况的一种重要方法。与病人交谈时，注意病人的谈话和行为，注意力不集中的病人趋向漫谈，常失去谈话主题，不能维持思维的连贯性；或者检查中东张西望，周围环境中的任何变动，都可能引起病人的“探究反应”。LOTCA 成套测验就是根据病人在整个测验过程中的表现对其进行评分，见表 4-7。

表 4-7　LOTCA 成套测验

项目	项目类别	分数区间	评定时间		
			年　月　日	年　月　日	年　月　日
定向	1. 地点定向（OP）	1~8			
	2. 时间定向（OT）	1~8			
视知觉	3. 物体识别（OI）	1~4			
	4. 形状识别能力（SI）	1~4			
	5. 图形重叠识别（OF）	1~4			
	6. 物体一致性识别（OC）	1~4			
空间知觉	7. 身体方向（SP1）	1~4			
	8. 与周围物体的空间关系（SP2）	1~4			
	9. 图片中的空间关系（SP3）	1~4			
动作运用	10. 动作模仿（P1）	1~4			
	11. 物品使用（P2）	1~4			
	12. 象征性动作（P3）	1~4			

续表

项目	项目类别	分数区间	评定时间								
			年	月	日	年	月	日	年	月	日
视运动组织时间	13. 复绘几何图形(GF)	1~4									
	14. 复绘二维图形(TM)	1~4									
	15. 插孔拼图(PC)	1~4									
	16. 彩色方块拼图(CB)	1~4									
	17. 无色方块拼图(PB)	1~4									
	18. 碎图复原(RP)	1~4									
	19. 画钟(DC)	1~4									
思维操作	20. 物品分类(CA)	1~5									
	21. Riska 无组织的图形分类(RU)	1~5									
	22. Riska 有组织的图形分类(RS)	1~5									
	23. 图片排序 A(PS1)	1~4									
	24. 图片排序 B(PS2)	1~4									
	25. 几何图形排序推理(GS)	1~4									
	26. 逻辑问题(LQ)	1~4									
注意力及专注力		1~4									
评估需要时间		评估过程完成	一次完成			两次或以上完成					

第四节 记忆障碍

记忆(memory)是过去经历过的事物在头脑中的反映。用信息加工的观点看,记忆就是人脑对输入信息进行编码、储存以及提取的过程。根据其提取内容的时间长短分为瞬间记忆、短时记忆、长时记忆。但记忆会随着信息输入量的减少和年龄的增长而逐渐减退,当某些原因导致与记忆有关的中枢神经系统损伤后,将出现永久性的记忆障碍。

一、概述

(一) 记忆的种类

1. 瞬时记忆 瞬时记忆是指当感觉刺激停止后头脑中仍能保持瞬间映像的记忆。瞬时记忆保持的时间以毫秒计,最长 1~2s,又称感觉记忆。感觉记忆是人类记忆系统的第一阶段。

2. 短时记忆 短时记忆是指信息保持在 1min 内的记忆。在一般情况下,信息在短时记忆中仅能保存 30s 左右,是记忆的第二阶段。短时记忆是感觉记忆和长时记忆的中间阶段。它对来自感觉记忆和长时记忆储存的信息进行有意识地加工。短时记忆又称工作记忆,它不仅起着暂时保存信息的作用,而且还执行着整个系列的加工与提取过程,翻译的口译过程、查号台的服务、学生听课做笔记等都是短时记忆的功能表现。

3. 长时记忆 长时记忆是指信息在头脑中长时间保留的记忆。保留信息的时间在 1min 以上,包括数日、数年直至终生,是记忆的第三阶段。长时记忆是永久性仓库,其容量几乎无限大,永远不会“仓

满为患"。储存在长时记忆中的信息不用时处于一种潜伏状态，只在需要时才被提取到短时记忆中。在长时记忆中储存的内容一般分为陈述性知识和程序性知识两种。前者用于回答"是什么""为什么"的问题，后者则是用于回答"怎么做"的问题。

（二）记忆障碍分类

1. 记忆减退　记忆功能低于正常。记忆减退是痴呆病人早期出现的特征性表现。

2. 遗忘　由于脑损伤而致记忆功能受损或丧失。脑外伤病人的遗忘有两种表现形式，即顺行性遗忘和逆行性遗忘。

3. 虚构　意识清晰背景下出现对既往事件或个人经历的错误叙述。自己对叙述内容只保持松散记忆并需提示（有时可以是自发而持久的），且有夸张倾向。虚构一般见于有器质性基础的遗忘综合征，如 Korsakov 综合征。也可由医源性诱发，但不应与分裂症所涉及的记忆性幻觉或幻想性谎言相混淆。症状为利用想象的没有真实根据的内容来填补记忆缺陷的现象。病人往往通过回忆讲出从未发生过的事情，情节逼真，形象生动，带有荒诞色彩，但转瞬即忘。今天讲的与昨天讲的，可能完全不一样。但病人坚信此事确实发生过。

二、记忆障碍的评定

（一）瞬时记忆的评定

有学者认为，瞬时记忆实际上就是注意力，检查瞬时记忆就是检查注意力。

1. 数字广度测验　见数字距测试方法，一次重复的数字长度在 7±2 为正常，低于 5 为即刻记忆缺陷。亦可连续 100 减 7 再减 7，要求病人说出减 5 次的得数。

2. 词语复述测试　检查者说 4 个不相关的词，如苹果、汽车站、足球场、大白菜。速度为每秒 1 个，随后要求病人立即复述。正常者能立即说出 3~4 个词。检查中重复 5 遍仍未答对者为异常。

3. 视觉图形记忆测试　出示 4 个图形卡片（简单图形），令被检者注视 2s 后，将卡片收起或遮盖，要求被检者根据记忆临摹画出图形，如绘出图形不完整或位置错误为异常。

（二）短时记忆的评定

检查内容同瞬时记忆法，但时间要求是注视 30s 后，要求被检者回忆瞬时记忆检测的内容。

（三）长时记忆的评定

长时记忆的评定分别从情节记忆、语义记忆和程序性记忆等不同侧面进行。

1. 情节记忆（episodic memory）测试　要求被检者回忆其亲身经历的事件或重大公众事件，包活事件的时间、地点、内容，包括顺行性情节记忆和逆行性情节记忆。

（1）顺行性记忆（anterograde memory）评定：是对识记新信息能力的检测，分为言语测试和非言语测试，见表 4-8。

表 4-8　顺行性记忆评定

项目	测试内容
言语测试	1. 回忆复杂的言语信息　给被检者读一段故事，故事包括 15~30 个内容，要求被检者复述故事的情节。 2. 词汇表学习　准备 2 张分别列有 15 个词的表，检查者以每秒钟 1 个词的速度高声读第一张卡，要求被检者复述，重复 5 遍后，检查者再念第二张卡，要求被检者复述 1 遍第二张卡的内容后，立即复述第一张卡的内容。 3. 词汇再认　测验由 20~50 个测验词和 2~50 个干扰词组成，并制成卡片，每个卡片只有 1 个词，每个词呈现 3s，然后将干扰词与测验词放在一起，让受检者挑出刚才出现过的词。
非言语测试	1. 视觉再现　用 Rey-Osterrieth 复杂图形记忆测验（Rey-Osterrieth Complex Figure，ROCF）（图 4-8），首先让受试者临摹图形，10~30min 后，再根据记忆将图案重新画出来。 2. 新面容再认　测验由 20~50 个测验照片和 20~50 个干扰照片组成，每个照片呈现 3s，然后将干扰照片与测验照片放在一起，让被检者挑出刚才出现过的照片。

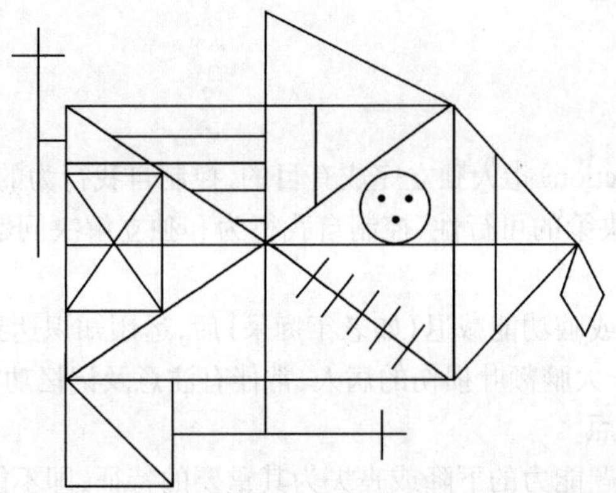

图 4-8　Rey-Osterrieth 复杂图形记忆测验

(2) 逆行性记忆(retrograde memory)测试:是对以往信息记忆的测试,包括个人经历记忆、社会事件记忆和著名人物记忆等,可采用问卷式提问。

个人经历记忆主要是对被检者成长的不同时期直至发病前的个人经历过的事件进行提问,其准确性需要被检者的亲属或知情者证实;社会事件记忆是根据受检者的年龄和文化水平,对重大社会事件发生的时间、地点及事件的主要内容提问;著名人物记忆是请被检者通过照片辨认著名人物,包括姓名、身份及相关的历史年代。

2. 语义记忆(semantic memory)测试　是指有关常识、概念及语言信息的记忆,包括常识测验、词汇测验、分类测验、物品命名及指物测验等,如提问病人"一年有几个月?""肮脏是什么意思?",或让被检者对物品进行分类、指认物品等。

3. 程序性记忆(procedural memory)测试　程序性记忆,即在潜意识水平学习有关行为技能、认知技能及运算法则的能力。程序性记忆有时难以用语言描述,如骑自行车、打羽毛球等。存在程序性记忆障碍的病人,可以从基础学习这些技能,但病人往往凭借以往的记忆进行操作,因此,很难做到自动地、毫不费力地完成任务。此项测试只要求被检者完成指定操作,如开启罐头、订书、按照给出的图画填充颜色等。

(四) 标准化的成套记忆测验

1. 韦氏记忆量表　国内龚耀先等于 1980—1989 年两次修订了韦氏记忆量表(Wechsler memory scale,WMS),建立了全国常模,具有良好的信度和效度。

WMS-Ⅲ是较新的版本,国内尚未翻译、修订。测验主要集中在即刻、延迟和工作记忆 3 个领域,每个领域都进行两种模式(听觉的和视觉的)的测试和两种形式(回忆和再认)的任务。而新的内容,例如不熟悉的面孔再认以及家庭图片再认增加了新的相关维度,使原版 WMS 侧重言语记忆而忽视非言语记忆的情况得到修订。全套测验共有 11 个分测验,其中包括 6 个主要测验和 5 个可选测验。主要测验有逻辑记忆(logical memory)、人面记忆(faces)、词语配对相关(verbal paired associates)、家庭图片(family pictures)、字母数字排序(letter-number sequencing)和空间广度(spatial span);可选测验有知识和定向(information and orientation)、词语清单(word lists)、视觉再生(visual reproduction)、心理控制(mental control)和数字广度(digit span)。

2. 临床记忆量表　该量表是由中国科学院心理研究所许淑莲教授在 20 世纪 80 年代主持编制。全量表共包括 5 项分测验,包括:指向记忆、联想学习、图像自由回忆、无意义图形再认、人像特点联系回忆。

第五节　执行能力障碍

执行能力是人类智力水平的高度概括,涉及注意力、记忆力和运动技能的多方面内容,是综合能力的体现,是正确运用知识达到目的的能力,与日常生活关系极为密切。如对即将要进行的某项任务进行策划,制定出符合实际的目标,估算完成任务的时间,完成任务的关键因素,预计可能出现的问题,解决问题的办法等。

一、概述

（一）概念

执行功能（executive function）指人独立完成有目的、控制自我行为的能力，包括制定任务计划、判断任务实施的准确性、分析决策的可行性、控制自我行为和独立解决问题的能力等内容，是一种综合的运用能力。

执行功能障碍指脑损伤或脑功能减退（如老年痴呆）后，运用知识达到某种目的的能力减退，对待事物的反应缺乏主动性，见于大脑额叶损伤的病人，常伴有注意及记忆功能障碍。

（二）执行功能障碍的特点

执行功能障碍以解决问题能力的下降或丧失为其重要的特征，即不能认识存在的问题、不能计划和实施所选择的解决方法、不能检验所解决问题的方法是否满意，大体可概括为三个方面：启动、终止和自身调节障碍。

1. 启动障碍　指不能在需要时开始某种动作，对事物缺乏兴趣和耐心，行为被动，反应迟钝。

2. 终止障碍　表现为持续某一言语或动作而不能停止。

3. 自身调节障碍　表现为不能根据周围环境的变化而做出相应的反应，不能改变其不适的行为，常常以自我为中心。

二、执行能力障碍的评定

执行能力是更高一级的脑功能，是注意力、记忆力和运动技能统和的结果，往往通过对其他能力的综合检查才能反映出来。

（一）启动能力的评定

要求被检查者在 1min 之内说出以“大”为开头的词或短语，正常人 1min 之内可以说出 8~9 个（单词或短语）。如大家、大地、大方、大小、大全、大力支持、大权在握、大大咧咧等。若为失语症病人，可提供设计好的图片让其挑选。

（二）变换能力的评定

1. 检查者出示 1 个手指时，被检查者出示 2 个手指，检查者出示 2 个手指时，被检查者出示 1 个手指，共完成 10 遍。

2. 检查者敲击桌子底面 1 下（避免视觉提示），被检查者出示 1 个手指，检查者敲击 2 下，被检查者不动，共完成 10 遍。

上述两种检查如病人只是模仿检查者的动作，或反复重复某一个动作均为异常。

3. 交替变化检查　检查者出示一个由方波和三角波交替并连续组成的图形，被检查者照图画出图形。表现一直重复一个图形而不是交替变化（也称持续状态）均为异常，见图 4-9。

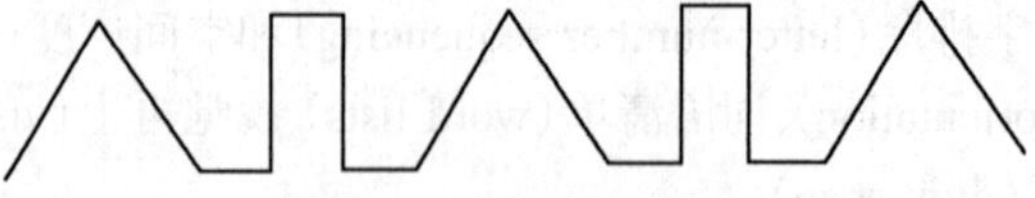

图 4-9　交替变换测验

4. 交替运动检查　检查者示范动作要求，即一手握拳，另一手同时五指伸开，然后左右手动作颠倒过来，要求被检查者按要求完成。

5. 动作连续性检查　Luria 三步连续动作检查，要求被检查者连续做三个不同的动作，如握拳，将手的尺侧缘放在桌子上，手掌朝下平放在桌子上。

6. ADL 检查（无运动功能障碍者）　要求被检查者实际演示日常生活中常见的动作，如洗脸、刷牙、吃饭等，观察其是否存在反复进行片段动作，持续状态和不能完成者为异常。

（三）解决问题能力的评定

主要针对抽象思维概括能力的检查。

1. 成语及谚语的解释　选择与被检查者受教育水平和背景相应的成语或谚语，解释其引申含义。

如"滴水之恩,当涌泉相报""条条大路通罗马""近朱者赤,近墨者黑""过河拆桥"等。如只是做字面解释为0分;能用通俗的话反映较为深刻道理的为1分;能正确解释其寓意为2分,0分说明被检查者的抽象概括能力存在障碍。

2. 类比测验　分相似性测验和差异性测验两种,前者是要求被检者说出一对事物或物品的相同之处,后者是指出不同之处,见表4-9。

表4-9　类比测验表

分类	测验内容	答案
相似性测验	西红柿—白菜	都属于蔬菜
	诗歌—小说	都属于文学作品
	手表—皮尺	都是计量工具
	床—椅子	床可以平卧,椅子只能坐
差异性测验	狼—狗	外形上狼的耳朵竖立,狗的耳朵下垂
	河—运河	河是自然水道,运河是人工水道

3. 推理测验　通过推理寻找规律,并加以验证。

(1)言语推理:例如李红比杨明高,杨明比刘聪高,高菲比李红高。请问下面哪项回答是正确的?①刘聪比李红高;②高菲比杨明高;③刘聪比高菲高;④杨明比高菲高。

(2)非言语推理:可以用数字推理、字母推理和图形推理。

例1. 数字推理:在横线上填上正确的数字:1,4,7,10,13。

例2. 图形推理:威斯康星卡片分类测验(Wisconsin Card Sort Test,WCST)或Raven推理测验。WCST是一种较为常用的客观的神经心理学检测,广泛应用于检测大脑的执行功能,主要评定受试者的抽象概括、工作记忆、认知转移等方面的能力,适用于各种职业、文化阶层及年龄段的正常或各种心身疾病者(图4-10)。

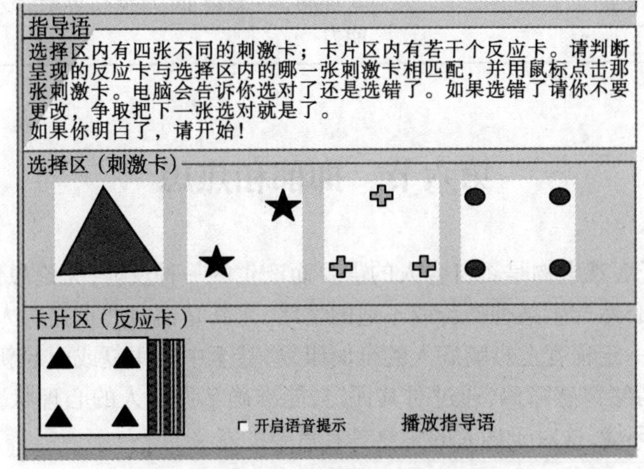

A

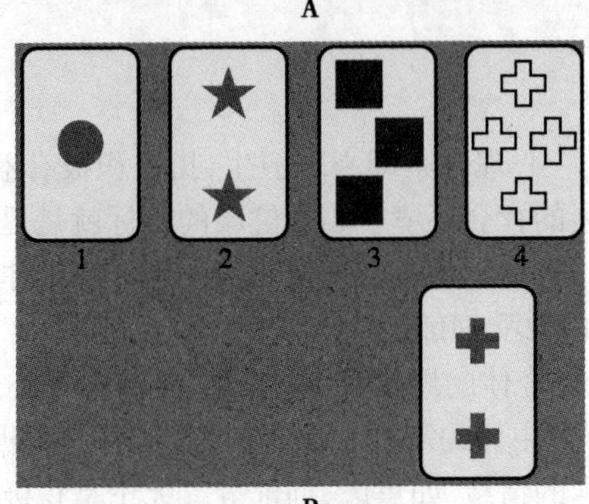

B

图4-10　威斯康星卡片分类测验A、B

(四) ADL检查法

要求被检者演示一些日常生活活动动作，如喝水、写字、穿衣等，观察受试者是否存在反复进行片段动作的情况，处于持续状态和不能完成序列动作均为异常反应。

(五) 成套智力评定方法

成套智力评定通常采用修订韦氏成人智力量表（WAIS-RC），适用于16岁以上成人，测试内容包括语言量表和操作量表两部分，共有11个分测验，见表4-10。

表4-10 WAIS-RC

名称	项目数	开测题号	功能
1. 知识	29	5	知识广度、一般学习能力、记忆力、认识能力
2. 领悟	14	3	判断能力、解决问题能力、一般知识
3. 算术	14	3	推理能力、主动注意能力
4. 相似性	13对	1	G因素（逻辑思维能力、抽象思维能力、概括能力）
5. 数字广度	12、10位数字		注意力、短时记忆能力
6. 词汇	40	4	言语理解能力、知识范围、文化背景
7. 数字符号	1~9对应符号		一般学习能力、知觉辨别力及灵活性、动机强度
8. 画图填充	21张		视觉辨认能力、视觉记忆、视觉理解能力
9. 木块图	10张		辨认空间关系的能力、视觉结构的分析综合能力、视觉运动和协调能力
10. 图片排列	8组		分析综合能力、因果关系能力、社会计划性、预期力、幽默感
11. 图形拼凑	4套		处理局部-整体能力、概括思维能力、知觉组织能力、辨别能力

第六节 抑郁和焦虑

情绪情感是人对于客观事物是否符合人的需要而产生的一种反应，无论患何种疾病，当一个人察觉到自己失去健康时，必然产生某种痛苦或不适的情绪，尤其是面对严重损害人的功能或威胁生命的疾病，这些负性情绪在一定程度上影响病人的全面康复，甚至中断康复或引起新的伤病。抑郁和焦虑是康复医学中常见的情绪情感障碍，通过对其评定，能准确掌握病人的心理状况，帮助病人采取积极的应对措施，调整心理环境，这对于病人的康复具有重要的意义。

一、概述

(一) 概念

1. 心理健康（mental health） 心理健康即心理卫生，指以积极有益的教育和措施，维护和改进人们的心理状态以适应当前和发展的社会环境。心理健康的目标就是提高人类对社会生活的适应与改造能力，正确评价人的心理状态，有助于预防心理疾病的发生。当个体的心理过程和心理特征发生异常改变时，称异常的心理现象，如焦虑、抑郁。

2. 情绪（emotion） 情绪是以个体的愿望和需要为中介的一种心理活动，包括喜、怒、哀、乐、优、憎、愤等。当客观事物或情景符合主体的需要和愿望时，就能引起积极的、肯定的情绪，如喜乐、兴奋等；不符合时就会产生消极、否定的情绪，如焦虑、抑郁等。无论是积极的，还是消极的情绪反应，如果只是暂时存在，属于人体正常的情绪反应，如持续或长期存在，对机体产生不利影响，则为异常的情绪

反应。

3. 焦虑(anxiety) 焦虑是因受到不能达到目的或不能克服障碍的威胁,使个体的自尊心与自信心受挫,或失败感和内疚感增加,预感到不祥和担心而形成的一种紧张不安及带有恐惧和不愉快的情绪。

4. 抑郁(depression) 抑郁是指显著而持久的情绪低落,包括忧郁、悲观、缺少主动语言、自责、食欲减退甚至有自杀念头或行为等。

(二) 严重伤病后的心理状况

人们在严重伤病,特别是致残后出现的心理变化过程大致经过以下几个阶段。

1. 心理休克 心理休克是一种心理防御反应。突然发生的伤病或残疾使得病人来不及应对,表现为麻木、惊呆,出乎意料的镇静与冷淡,表情淡漠,答语简短;对伤残及治疗反应平淡,甚至无动于衷;有时思维混乱、意识可处于朦胧状态;有时也可能出现某种负性情绪并固着,而后发展为适应不良行为。

2. 焦虑和否认 病人的意识恢复后,往往陷入严重的恐惧和焦虑状态,他们无法面对这个残酷的现实,认为“这不会是我”“这不可能”。在预后上确信“只要自己好好接受治疗,就能恢复到以前一样”。这个时期里,病人并无针对身体进行康复的愿望和动力,即使能够被动地参与康复治疗,在长期的康复训练中也容易出现阻抗。

3. 愤怒 当病人意识到伤病已经不可避免或将其病残看作不公正的人祸时,便会产生愤怒情绪。可表现为焦虑烦躁,对自己或他人产生无名怨恨情绪,对亲友和医护人员冷漠、敌视,严重者不能控制自己的情绪,发生毁物、打人或自伤、自残行为。

4. 抑郁 凡躯体病残者均存在抑郁,其程度从轻度悲观至自杀。抑郁的程度往往不由病残的性质和程度决定,而决定于病残者的个性和残疾对个体的特殊意义。可表现为不愉快、自我贬低,对周围环境缺乏兴趣。严重者则长时间、持久地闷闷不乐,自信心丧失,悲观失望,对生活失去兴趣,甚至出现自杀行为。

5. 自卑和自责 病人可能由于社会角色的改变,生活、家庭、事业等方面的损失,病损的长期折磨,以及各种生理功能障碍等因素的影响,产生自卑心理;同时,他们感到自己给亲人和家庭带来了不幸和累赘而自责,因而敏感、多疑,对生活失去热情。

6. 退化 心理危机冲击过后,有的病人可在心理行为上出现退化反应,这也是正常的适应性防御反应。成人表现为自我中心、要求多、不配合治疗、嗜睡;而在儿童则表现为类似婴儿的行为,不合作、遗尿等。

7. 适应 大部分病人经过一系列的心理变化和抗争,最终可以接受躯体功能受损的现实,在认知、情感和行为上逐渐适应。他们会重新评价自我,挖掘自己的潜能,寻找并抓住康复机会,积极主动地配合治疗。

二、焦虑和抑郁的评定方法

情绪或情感的产生及其强度是由个体的认知评价决定的,病人出现上述种种不良情绪,如果只是暂时的,是人类正常的情绪反应,如长时间不能缓解,则严重影响康复效果甚至影响病人的人身安全,须尽早发现,做出正确评定,以便采取及时干预措施。临床上常见的情绪情感障碍是抑郁与焦虑两种,针对抑郁和焦虑的研究,制定了很多量表,常用的量表有汉密尔顿抑郁量表(Hamilton Depression Scale,HAMD)、汉密尔顿焦虑量表(Hamilton Anxiety Scale,HAMA)、抑郁自评量表(Self-rating Depression Scale,SDS)和焦虑自评量表(Self-rating Anxiety Scale,SAS)。

(一) 焦虑的评定量表

1. 他评量表 以汉密尔顿焦虑量表(HAMA)最为常用。量表的内容包括焦虑心境、紧张、恐怖、睡眠障碍、认知障碍、抑郁心境、躯体系统、自主神经功能障碍、交谈、行为等14项内容,每项根据轻重程度分0~4分五级。总分超过29分,可能为严重焦虑;超过21分,肯定有明显焦虑;超过14分,肯定有焦虑;超过7分,可能有焦虑;如小于7分,便没有焦虑症状,一般划界,HAMA14项版本分界值为14分。

2. 自评量表　主要有 Zung 焦虑自评量表(简称 SAS),是由美国医生 Zung WK 于 1965 年编制,用于评测焦虑状态的严重程度及治疗过程中的变化情况,见表 4-11。

表 4-11　Zung 焦虑自评量表(SAS)

项目	没有或很少时间	少部分时间	相当多时间	大部分或全部时间
1. 我觉得比平时容易紧张和着急	1	2	3	4
2. 我无缘无故地感到害怕	1	2	3	4
3. 我容易心里烦乱或觉得惊恐	1	2	3	4
4. 我觉得我可能将要发生	1	2	3	4
5. 我觉得一切都很好,也不会发生	4	3	2	1
6. 我手脚发抖打战	1	2	3	4
7. 我因为头痛、颈痛和背痛而苦恼	1	2	3	4
8. 我感觉容易衰弱和疲乏	1	2	3	4
9. 我觉得心平气和,并且容易安静	4	3	2	1
10. 我觉得心跳得快	1	2	3	4
11. 我因为一阵阵头晕而苦恼	1	2	3	4
12. 我有晕倒发作或觉得要晕倒	1	2	3	4
13. 我呼气吸气都感到很容易	4	3	2	1
14. 我手脚麻木和刺痛	1	2	3	4
15. 我因胃痛和消化不良而苦恼	1	2	3	4
16. 我常常要小便	1	2	3	4
17. 我的手常常是干燥温暖的	4	3	2	1
18. 我脸红发热	1	2	3	4
19. 我容易入睡并且一夜睡得很好	4	3	2	1
20. 我做噩梦	1	2	3	4

SAS 的各项得分相加得粗分,用粗分乘以 1.25 的积取其整数部分即得标准分。根据中国常模结果,标准分的分界值为 50 分。标准分小于 50 分为正常;50~59 分为轻度焦虑;60~69 分为中度焦虑,70 分以上为重度焦虑。标准分越高,焦虑症状越严重。

(二) 抑郁评定量表

1. 汉密尔顿抑郁评定量表(HAMD)　HAMD 是最标准的抑郁量表之一,属于他评量表,新的抑郁量表在开发时往往以 HAMD 为平行效度检验的工具。

HAMD 内容有抑郁心境、罪恶感、自杀、睡眠障碍(包括入睡困难、睡眠不深、早醒 3 项)、疑病、体重减轻、自制力、日夜变化、人格或现实解体、偏执症状、强迫症状、能力减退感、绝望感、自卑感等 24 个项目。多数项目采用 0~4 分的五级计分,少数项目采用 0~2 分的三级计分,由主试者根据其观察,将每个项目中最符合病人情况的描述标出。总分是各项目得分总和,总分越高,病情越重。总分 <8 分为无抑郁状态;>20 分可能为轻、中度抑郁;>35 分可能为重度抑郁。

2. Zung 抑郁自评量表(SDS)　是由美国医生 Zung WK 于 1965 年编制的,用于测量抑郁状态的严重程度以及病人的抑郁程度。见表 4-12。

表 4-12 Zung 抑郁自评量表(SDS)

项目	没有或很少时间	少部分时间	相当多时间	大部分或全部时间
1. 我觉得闷闷不乐,情绪低沉	1	2	3	4
2. 我觉得一天之中早晨最好	4	3	2	1
3. 我一阵阵地哭出来或觉得想哭	1	2	3	4
4. 我晚上睡眠不好	1	2	3	4
5. 我吃的跟平常一样多	4	3	2	1
6. 我与异性亲密接触时和以往一样感觉愉快	4	3	2	1
7. 我发觉我的体重在下降	1	2	3	4
8. 我有便秘的苦恼	1	2	3	4
9. 我心跳比平时快	1	2	3	4
10. 我无缘无故的感到疲乏	1	2	3	4
11. 我的头脑跟平常一样清楚	4	3	2	1
12. 我觉得经常做的事情并没有困难	4	3	2	1
13. 我觉得不安而平静不下来	1	2	3	4
14. 我对将来抱有希望	4	3	2	1
15. 我比平常容易生气激动	1	2	3	4
16. 我觉得作出决定是容易的	4	3	2	1
17. 我觉得自己是个有用的人,有人需要我	4	3	2	1
18. 我的生活过得很有意思	4	3	2	1
19. 我认为如果我死了别人会生活的好些	1	2	3	4
20. 平常感兴趣的事我照样感兴趣	4	3	2	1

SDS 的各项得分相加得粗分,用粗分乘以 1.25 的积取其整数部分即得标准分。标准分的分界值为 50 分。标准分小于 50 分为正常;50~59 分为轻度抑郁状态;60~69 分为中度抑郁状态,大于 70 分为重度抑郁状态。

总之,焦虑和抑郁是康复医学中最常出现的心理症状,即不良情绪,康复治疗师通过对病人情绪方面的评估,能够准确掌握其心理症状的严重程度,帮助病人采取积极应对措施,挖掘其最大的康复潜能,从而达到最佳康复的目的。

本章小结

认知是一切功能活动的基础,认知障碍的表现和危害对于评定病人的功能障碍有十分重要的意义,因此对于认知功能障碍的主要内容,即注意力障碍、记忆力障碍、知觉障碍、执行功能障碍的评定技术掌握就显得相当重要。此外,还应熟悉抑郁评定和焦虑评定。

(王小青)

思考题

1. 失认症的主要表现有哪些？

2. 病人男性，39岁，因车祸致脑外伤入院神经外科进行手术治疗，病情稳定后转入康复科治疗。治疗师评估的结果：病人语言能力没有异常；时空定向力差；不能说出自己的住院床位号，治疗师告知正确床位号后病人能跟随复述，1min后再问及病人的床位号时病人亦不能答对。这位病人可能存在何种认知障碍？哪一项评测适合评估其障碍？

扫一扫，测一测

思路解析

第五章 言语语言功能评定技术

学习目标

1. 掌握　言语和语言的概念、大脑半球的言语功能分区特点、言语障碍的分类及原因、失语症的主要症状、失语症的分类及评定方法、构音障碍的概念及 Frenchay 评定法、失语症与构音障碍的区别、儿童语言发育迟缓检查法。

2. 熟悉　言语产生的基础、语言的基本特征、专项语言功能测验及注意事项、构音器官检查的内容、临床汉语测定方法、儿童语言发育迟缓的概念及临床表现、口吃的表现及形成原因、常用的言语语言障碍筛选方法、耳聋的分级。

3. 了解　言语的语言学特征、耳聋的评定方法、口吃的评定方法。

第一节　概　　述

言语(speech)和语言(language),它们是人类交流思想的最重要的工具,在人们平时的日常生活中,言语和语言两个词往往混用,但从言语 - 语言病理学的角度来说,它们具有不同的含义。言语是神经和肌肉组织参与的发声器官的机械运动,通常指口语;而语言是人类社会生活与劳动中形成的约定俗成的符号系统,是表达思维和交流的最重要的工具,包括文字、表情、手势、符号等。语言信号是通过视觉器官与听觉器官感知后输入中枢,在中枢语言处理分析器处理分析、储存后再经神经传出,支配语言运动器官咽、喉、舌、唇等而进行语言的口头表达。言语及语言的发展离不开听觉器官、发音器官和大脑功能的完善,任何一项功能的异常均可出现不同程度的言语及语言障碍。

语言虽不同于言语,但两者又有密切的关系。一方面,语言只是客观地存在于言语之中,一切语言要素 - 语音、词汇、语法只体现在人们的言语活动和言语作品之中,并且从言语中吸取新的要素而不断得到发展;另一方面,言语是借助于语言来进行。个体只有借助于语言中的词汇和语言结构,才能正确表达自己的思想和接受别人言语活动的影响。

一、言语与语言

(一) 言语

言语是指说话及表达的能力,是人类交流最基本的部分,其形成主要是由肺部喷出气体,经气管进入声道,通过呼吸、发声、共振、构音及韵律产生声音,实现交流的运动活动和实际过程,其中声道对声音的产生起着重要的作用,包括唇、舌、硬腭、软腭、咽、喉和声带。

（二）语言

语言是人类最重要的沟通工具，与个人的文化程度及认知功能关系密切，是口语、书面语、肢体语言等交流符号的集合系统，是一个自然发展起来的语音、词法、句法、语义及语用的规则体系。语言活动有四种形式，即口语表达、口语理解、阅读理解和书写表达。

二、言语产生的基础

言语行为是包含复杂的神经传导、肌肉的运动和身体协调的过程。身体需要协调及整合不同的系统和部位，才能清晰地说出一个语音，一个音节或是一句话。主要发声器官见图 5-1。

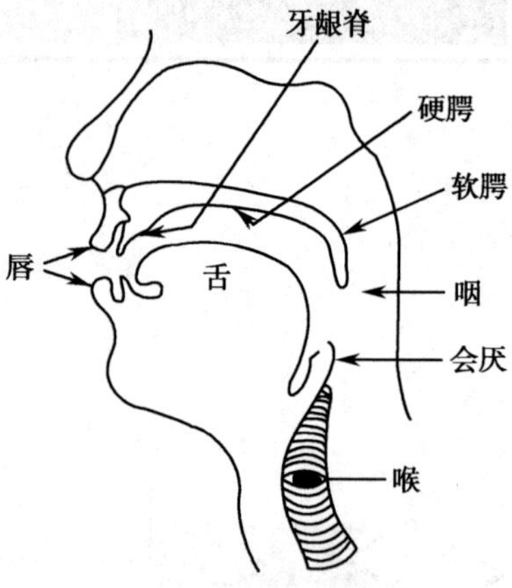

图 5-1 主要发声器官

（一）神经系统支配

言语的产生有赖于中枢神经系统的支配，大脑半球的额叶、颞叶等部位对言语运动的产生至关重要，尤其是左侧大脑半球，负责管理言语的运动，使与语言产生有关的肌肉协调工作。

（二）声带振动

呼吸器官呼出足够的气流使发音器官（即声带）颤动，从而发出声音，声带的长短和颤动影响音调的高低。

（三）气流

通过呼吸使气流通过声门（声带间的通道），其压力的大小决定声音的强弱。

（四）口鼻咽使声音精细化

口部的唇、牙、舌和软腭快速变换位置，改变气流状况，从而产生语音的区别；咽部起着共鸣腔的作用；鼻腔可使声音加上鼻音色彩。

（五）耳部听觉系统

耳部听觉系统将个体发生的语音转换成神经传导信号，言语者可以凭借听觉判断声音，监控自己的说话。儿童学习说话不仅仅依靠听别人的发声，还通过回听自己的说话，边说边观察，并调节自己的言语，因此，当人的听力减退时，说话表达能力也随之减退。

三、语言的特征

（一）语言的基本特征

人类最为独特的技能，就是用语言表达自己的需求并让别人理解自己。人类语言的主要特征包括任意性、语义性、离散性、双重性、生成性和置换性。我们可以从以下几个方面来理解语言的特征。

1. 单位的明晰性 人说的话是由界限清晰的单位独自或组合构成的，即独词句和多词句。由于语言的组合和聚合性质，要求语言单位必须界限明确。

2. 任意性 任意性指音义结合时是任意的，音义之间没有必然的联系。

3. 结构的二层性 人的语言是由底层和上层构成的。

4. 开放性 语言可通过替换和组合构成无限多的句子，不仅可以有表面意义，还有“言外之意”。

5. 传授性 人作为个体不是生来就会某种语言的，而是通过外界语言环境的刺激，从听到说逐渐学会语言。

6. 不受时间、地点和环境的限制 人的语言则可以由古到今，由具体到抽象，由现实到虚幻，不受时间、地点和环境的限制。

（二）语言的物理声学特征

语言的物理声学特征体现在强度、周期和频率等方面。

1. 强度 指声音的大小，用分贝表示，语句中某一单音强度变化时，其意思也有所改变。

2. 周期 指声音的长度，每一语音都有其独特的长度，如辅音比元音短，两个句子之间及文句段落之间应有停顿等。

3. 频率 声音的音调，以赫兹为单位，与声道大小和形状有关，小儿的声调比成人高，男性的声调比女性低，每个人的基本音调是不同的。

音调的高低对意思的表达非常重要，受发音器官的形状、位置变换所影响，一个声音并不只是一个纯音，而是由一系列的谐波所构成，而各音节内的谐波称为共振峰。

（三）言语的语言学特征

语言学是描述和标记声音的一门学科，其中辅音和元音在语言的形成中具有重要的意义。

1. 辅音　气流从肺部呼出，经过口腔时，在一定部位受到阻碍，除几个浊辅音（[m]、[n]、[ng]、[l]、[r]）外，声带不颤动，此种方法发出的语音就是辅音，如[b]、[p]等。

(1) 调节方式：发音器官对来自喉部的气流有阻碍，如[p]音，气流受到完全阻塞而成爆破音；[s]音，气流持续通过，气道变窄而成摩擦音；某些辅音如[ch]音，气流先受到阻断，再受限制而成摩擦音；鼻音[m]音，发音时软腭下降，让气流通过鼻腔产生共振而成。

(2) 发音部位：是指口腔发音器官的接触位置。唇音是两唇在前端相接触，如[p]音；唇牙音是牙与唇相接触，如[f]音；牙龈音是舌端上提与牙槽相接触，如[t]音；软腭音是舌根与软腭相触，如[g]音。

(3) 发声：是指辅音是否带音（浊音），如[d]音，或不带音（清音）如[t]音。清音是气流发放的声音，不是由声带振动产生的。

2. 元音　气流在口腔中不受阻碍，气流较弱，发音器官肌肉均衡紧张，正常发音时声带颤动，发元音时，依赖舌、唇和下腭的运动而成音。不同的元音随声道形状的变化产生，在语音学上，元音是根据舌的前后位置与高低来描述。

由于言语功能障碍的康复训练是使已经失去的言语功能重新恢复，其中教会病人如何发音是很重要的一个环节，因此掌握声音的所有特征，对于语言障碍的康复具有重要的指导作用。

（四）语言的神经生理基础

人在长期劳动和使用工具的过程中，一些日常必需的活动常习惯用一只手来完成。于是就有了人手的优势——“利手”的概念。世上大约有 90% 的人用右手执行高度技巧性劳动操作，称为“右利手”。研究发现右利手的人中绝大部分的语言优势半球在左侧。

人类大脑中的语言活动是由中枢神经系统中的神经元传导所决定及执行的。神经元又称为神经细胞，其主要工作就是传递讯息。在人类左半脑的中下部靠近听觉中枢（听觉皮质区）的区域，主要是控制听觉语言的接收与理解，称为 Wernicke 区，语音与意义的联结主要就是在此区域进行；在左半脑额叶的下部有一区域称为 Broca 区，主要负责控制语言的发声与表达。Wernicke 区与 Broca 区通过弓状纤维束联结。因此，当我们要言语时，词汇会先从 Wernicke 区形成，通过弓状纤维束，传送到 Broca 区决定词汇的形式及发音，然后再将具体的指令送到控制言语表达的运动皮质区。

虽然左侧大脑半球是控制言语的处理区域，但这并不表示右侧大脑半球完全不参与活动，不处理语言。随着对大脑两半球功能认识的水平和深度的提高，优势半球的概念逐渐被大脑半球功能侧化和功能分工的概念所取代。现代认为，两侧大脑半球各有自己的优势功能，人类的一切正常心理活动，都是在大脑两半球功能相对侧化的基础上，通过两半球之间的协同作用实现的，也就是说大脑两半球虽然存在功能上的分工，但是大脑始终是作为一个整体而工作的，左、右大脑半球各有优势，相互补充、相互制约、相互代偿，以完成各种高级神经活动。以语言为例，左半球分管语义和话语连贯性，右半球分管语调，给话语提供韵律，两者结合起来才能说出准确动听的话。两个半球的功能充分发挥出来，并密切协作，提高人类的智慧和创造性。

四、常见的言语语言障碍

（一）失语症

失语症（aphasia）指言语获得后出现的障碍，是指意识清楚的情况下，由于优势半球的语言中枢病变导致的语言表达或理解障碍，常表现为发音和构音正常但不能言语，肢体运动功能正常但不能书写，视力正常但不能阅读，听力正常但不能理解言语，即听、说、读、写、计算等方面的障碍。临床常见于脑梗死、脑出血、颅脑损伤等疾病，尤其是左侧大脑半球的损伤。

（二）构音障碍

构音障碍（dysarthria）分为运动性构音障碍、器质性构音障碍与功能性构音障碍。

运动性构音障碍指神经肌肉病变引起构音器官的运动障碍，出现发声和构音不清等症状，常见于脑血管疾病、颅脑损伤、脑瘫、多发性硬化等疾病中；器质性构音障碍指构音器官异常导致的构音障碍，如腭裂、唇裂、舌系带短缩等；功能性构音障碍指在不存在任何运动障碍、听觉障碍和构音器官形态异常的情况下，部分发音不清晰，多见于学龄前儿童及癔症的病人。

（三）语言发育迟缓

语言发育迟缓(delayed language development)指儿童在发育过程中其言语发育落后于实际年龄的状态，常见于大脑功能不全发育、自闭症及脑瘫的病人。这类儿童通过言语训练虽然不能达到正常儿童的言语发育水平，但是可以尽量发挥和促进被限制的言语能力。不仅言语障碍会有很大程度的改善，还能促进患儿的社会适应能力。

（四）口吃

口吃(stutter)是言语的流畅性障碍。口吃的确切原因目前还不十分清楚，部分儿童在言语发育过程中不慎学习了口吃，或与遗传以及心理障碍等因素有关，口吃可表现为重复说初始的单词或语音、停顿、拖音等。部分儿童可随着成长自愈；没有自愈的口吃常常伴随至成年或终生，通过训练大多数可以得到改善。

（五）耳聋

耳聋是指听觉系统中的传音、感音以及对声音的综合分析的各级神经中枢发生器质性或功能性异常，而导致听力出现不同程度的减退。耳聋会影响语言的获得和表达，儿童在3岁以前或3岁前后由于先天或后天原因导致的双耳重度耳聋可以因为不能通过对声音进行学习而获得语言，这样的人群称为聋哑人或聋人。而在成人期因为各种原因导致的双耳重度耳聋也会因为不能对说话声进行听的反馈而影响说话者的语音语调，同样对社交产生影响。

第二节　言语 - 语言功能障碍的评定

人类的大脑在长期的进化过程中已经分化出一定的大脑皮质区域，负责语言的功能，97%的个体语言中枢定位在左侧大脑半球，负责语言信号的处理与储存，形成了所谓的“语言中枢”，当这些部位损害时，语言功能就会发生障碍，属于中枢性的言语功能障碍；当咽、喉、舌损伤导致言语表达障碍时，属于周围性言语功能障碍。大脑损伤引起的失语和言语障碍是性质最复杂的言语障碍，它是言语康复的主要对象。

一、言语功能障碍的筛选

（一）言语语言障碍的概念

语言障碍是指语言的理解、表达以及交流过程中出现的障碍，包括言语发育迟缓、发育性语言困难、后天获得性失语等。言语障碍可表现在发音、言语连接、言语流畅及言语速度以及词义表达等方面。

（二）言语障碍的类型

言语障碍的种类可按言语组成四大要素来划分，即：①发声；②构音；③语言（词汇、语法、逻辑组成）；④流畅度。

1. 声音异常　与喉炎、声带增厚或麻痹等有关。其表现又分：①音质异常（嘶哑声、气息声或鼻音过重等）；②音量异常（过大或过小）；③音调异常（过高、过低、突变）。

2. 构音异常　常见于构音障碍或构音器官结构异常。

3. 语言异常　常见于脑血管病变后失语症。

4. 流畅度异常　如口吃、重言症等。

（三）语言功能障碍的原因

语言功能障碍的原因可分为先天性和后天性，大致可分为以下三类：

1. 中枢神经系统损伤　指当左侧大脑半球损伤后，引起言语的感知辨识、理解接收以及组织运用

语言的能力发生障碍，导致言语交流能力的丧失或减弱，如脑梗死、脑出血、颅脑损伤等导致大脑半球受损，从而引起的言语功能障碍。

2. 心理和精神异常　属于非器质性损伤引起，包括：①癔症性失音和失语，通常由于生活事件、内心冲突或强烈的情绪体验、暗示或自我暗示等作用于易感个体引起；②应激性语言障碍，当遭受急剧、严重的精神打击后，如车祸、亲人去世等，大脑作为应激源的“靶器官”，产生神经递质、受体、信号传导的变化，进而导致语言的障碍；③精神病的言语异常，由于生物、心理、社会（文化）因素相互作用，导致大脑的结构、化学和神经活动发生变化的结果；④口吃，常与焦虑、紧张、应激、遗传、模仿和暗示等因素有关；⑤发热昏迷时，病人与外界缺乏交互活动，思维记忆失调，表现为语言不符合实情，逻辑混乱。

3. 言语功能单元损伤

(1) 声带、共鸣器官、口部言语运动肌肉、支配言语运动肌肉的运动神经受损，引起口语交流障碍。

(2) 听觉障碍时，外界的言语信息输入受阻，对口语交际也会产生影响。

(3) 手部运动肌肉和神经的变性，影响书写而造成肢体语言及书面语言的表达障碍。

(四) 言语 - 语言障碍的评定流程

首先判断病人是否有语言障碍（筛选），然后判断语言障碍的性质、程度及类型，最后选择语言功能障碍的评定方法，其评定流程如下：

1. 交谈　康复医生通过自然交谈初步判断病人是否存在言语 - 语言障碍，并详细询问病人的发病过程，当病人不能很好地表达时，应由家人或他人代述，包括现病史、既往史、个人生活史和家族史，从而为言语功能障碍的评定提供基础资料。

2. 言语 - 语言行为的评估　病人用“是”或“否”来回答一些简单的问题，并结合读、写等内容，对病人的语言行为进行初步的评定。

3. 言语 - 语言障碍的判定　利用病史所收集的资料，结合临床观察辨别和言语行为的评定，对病人的病情、目前状况，以及与病情有关的内容进行详细分析，判定病人是否有言语 - 语言障碍。

4. 言语 - 语言障碍的评定　通过对病人听、说、看、写等方面的测试，判定其言语 - 语言障碍的类型、性质和程度。

(五) 常用的言语语言障碍筛选方法

言语语言功能障碍的筛选（screening test）多采用量表法进行，可用容易出错的音节、词、短语作为检查项。言语语言功能障碍的筛选是在较短的时间内初步检查病人有无语言问题，是否需做进一步检查。一般将检查项编成“筛查测试表”，以提问 - 回答的方式进行；或由医生或治疗师指出图中的某一图形，模拟某种状况，让病人说出词、短语、语句或短文的形式进行。有时让病人讲一个故事或叙述一件事，医生或治疗师对其反应（说话、讲述）做出判断，记录出错误的次数和错误类型。

文档：失语症筛查量表

1. Halstead-Wepman 失语症筛选测验　Halstead-Wepman 失语症筛选测验是一种判断有无失语障碍的快速筛选测验方法。项目的设计除包括对言语理解接收表述过程中各功能环节的评价（如呼名、听指、拼读、书写）外，还包括对失认症、口吃和言语错乱的检查，可用于各种智力水平、多种不同文化程度和经济状况的受试者。

2. 标记测验（token test）　标记测验用于检查失语症病人言语理解能力，主要用于失语障碍表现轻微的或潜在的病人，能敏感地反映出语言功能的损害。标记测验也设计检测言语次序的短时记忆广度和句法能力，它还能鉴别那些由于其他能力低下而掩盖了伴随有语言功能障碍的脑损伤病人，或在符号处理过程中仅存在轻微的不易被察觉出问题的脑损伤病人。

测验内容包括大量难度不等的语言性指令，要求被试者去完成使用两种形状（圆形和方形）；两种尺寸（大的和小的）；五种颜色（红、蓝、黄、白、黑或绿）共 20 个硬质、厚片状的标记物（塑料的或木制的）。它们被水平排列成 4 排，顺序为大圆形、大方形、小圆形、小方形，颜色排列随意或按固定顺序排列。测验从最简单的指导语请开始（“指一下红的”“指一下方的”），然后进入到包含两个和三个属性的指导语（“指一下小的黄色的圆形”），最后是更复杂的包含了不同的动词、介词或副词的复合句指导语。结果分析表明它能有效地鉴别失语症和非失语症。

3. 语言发育迟缓的筛选（适用于学龄儿童）

(1) 言语活动观察：呼吸是否规则而不费力？能否主动发声？音量是否够大？鼻音是否过重？进

固体食物时有无食物外漏及流口水现象？说话时舌头、双唇、下颌动作是否灵活、协调？能否复读 pa-ta-ka 三次等。

(2)语言理解观察：能正确反映声源；能正确指认常见物品及身体部位；能正确进行物品分类；了解空间概念(上、下、前后、里外)；能跟随两个指令等。

(3)口语表达观察：能模仿声音或语音；能说出物品名称；能复读短句；能用短句回答问题或表达需求；能看图片说故事(内容是否适当，句型是否完整)等。

(4)阅读观察：能辨认自己的姓名；能认识拼音符号；能读出短句；能读出短文及阅读测验等。

(5)书写观察：能写自己的名字；能正确听写数字；能抄写短句；能正确听写及叙述性书写等。

二、失语症

失语症(aphasia)是指由于大脑半球损伤而导致已经获得的语言能力丧失或受损，常表现为语言表达和理解能力的障碍，并非发音器官功能障碍所致。

(一)失语症的主要症状

主要表现在口语表达障碍、听觉理解障碍、阅读障碍及书写障碍等方面。

1. 口语表达障碍　病人很难用准确的语言表达自己的意思，或者语速很慢，甚至完全说不出；还可以表现为病人语量较多、滔滔不绝，或反复重复同样的单词或短语，可以理解别人说话，但不能表达他们的想法或感情。

(1)发音障碍(articulatory disorder)：表现为咬字不清、说话含糊或发单音有困难，模仿语言发音不如自发语言，通常指运动性失语，与构音障碍有本质区别。这种发音障碍的发音错误往往多变，大多由于言语失用所致。

(2)说话费力(laborious speech)：说话不流畅、缓慢，并伴有全身用力、叹气及附加表情或手势，能理解别人的语言。

(3)错语(paraphasia)：包括语音错语、词义错语和新语。语音错语是音素之间的置换，如将电视(电视 shi)说成念诗(念 shi)。词义错语是词与词之间的置换，如将“桌子”说成“椅子”。新语则是用无意义的词或新创造的词代替说不出的词，如将“铅笔”说成“乌里”。在表达时，大量错语混有新词，称为杂乱语(jargon)。

(4)语法障碍：表达时名词和动词罗列，缺乏语法结构，类似电报文体，故称电报式言语；或句子中有实意词和虚词，但用词错误、结构及关系紊乱。

(5)找词困难(word finding problem)：指找不到恰当的词表达自己的意思，多见于名词、形容词和动词，表现为谈话出现停顿，或重复结尾词、介词及其他功能词，如想说头痛却指着头说不出来，或重复说这个、这个……如果找不到恰当的词，而以描述说明等方式进行表达，则称为迂回现象。当面对物品或图片时，不能说出物品或图片名称时称为命名障碍。

(6)刻板语言(verbal stereotype)：只能说出几个固定的词或短语，如“八”“发”“我”“妈妈”等，常见于重症病人，这类病人仅限于刻板语言，即任何回答都以刻板语言回答。有时会发出无意义的声音。

(7)模仿语言(echolalia)：是一种不自主复述他人的话，如问“你叫什么名字”，回答也是“你叫什么名字”。有模仿语言的病人常有语言的补完现象(completion phenomenon)，即病人对于系列词、熟悉的诗歌不能自动叙述，但若他人说出前面部分，他即可接着完成其余部分。如检查者说“1,2,3”，他可以接着说“4,5,6”。有时补完现象只是自动反应，实际病人并不一定了解内容。

(8)持续症(perseveration)：是在正确反应后，当刺激已改变时仍以原来的反应来回答，如命名。“杯子”换成铅笔后问病人“这是什么”，他仍答“杯子”。

(9)复述(repetition)困难：指不能正确复述别人说的词或句子。

(10)流畅度(fluency)：以每分钟说出多少词表示，每分钟说出的词在 100 个以上称为流畅型口语，在 50 个以下称非流畅型口语。一般情况下，流畅型失语表现为口语量多，句子长，说话不费力，语调正常且发音清晰，但语言空洞，难以理解，信息量少；非流畅型失语表现为口语量显著减少，找词困难，说话费力，句子短，实质词多，单音调，但口语多为关键词，信息量多。

2. 听觉理解障碍　指病人理解能力降低或丧失，表现为听不懂，但可以流利地说话；或病人能正

确朗读或书写，却不能理解文字或手势的意思。症状轻者可能只对某些单词或短语不能理解；或能回答问题，但不一定完全准确；严重者表现为所答非所问。

视频：失语症的主要症状

(1)语音辨认障碍：病人能像正常人一样听到声音，但对所听到的声音不能辨认，给人一种似乎听不见的感觉。经纯音听力检查正常或仅有言语频率外的高频听力减弱。典型者为纯词聋，是临床上偶见的言语理解障碍。

(2)语义理解障碍：病人能正确辨认语音，部分或全部不能理解词义，根据病情轻重不同表现为：①对常用物品名称或简单的问候语不能理解；②对常用的名词能理解，对不常用的名词或动词不能理解；③对长句、内容和结构复杂的句子不能完全理解。

3. 阅读障碍　指阅读能力受损，称为失读症，表现为不能正确朗读和理解文字，或者能够朗读但不能理解朗读的内容。

4. 书写障碍　书写比其他语言功能更复杂，它不仅涉及语言本身，还有视觉、听觉、运动觉等的参与。因此，在分析书写障碍时，首先要判断是否属失语性质。失语症的书写障碍常见以下几种表现：

(1)书写不能：完全性书写障碍，可以简单画 1~2 划，构不成字形，也不能抄写。

(2)构字障碍：所写出的字看起来像该字，但有增添或减少，或写出字的笔画全错误。

(3)象形书写：不能写字，可以用图表示。

(4)镜像书写：笔画正确，而方向相反，可见写出的字与镜中所见相同，见于右侧偏瘫而用左手写字病人。

(5)惰性书写：写出一个字词后再让写其他词时，仍不停地重复写前面的字词。与口语的言语保持现象相似。

(6)书写过多：书写中混杂一些无关的字词或造字。类似口语表达中的言语过多。

(7)语法错误：书写句子时出现语法错误。类似口语表达中的语法障碍。

(8)视空间性书写障碍：表现为笔画正确但笔画的位置错误。

（二）失语症的分类

根据病人的表达、理解、复述及书写等方面的特点，可将失语症分为以下几类：

1. Broca 失语（Broca aphasia，BA）　Broca 失语又称运动性失语，以口语表达障碍较为突出，自发语言呈非流利性，语量少，找词困难，说话费力，复述及阅读困难，语言呈电报文样，甚至无言状态，病灶部位在优势半球的额下回后部（Broca 区）。

视频：几种类型的失语症

2. Wernicke 失语（Wernicke aphasia，WA）　Wernicke 失语又称感觉性失语，病人无构音障碍，口语理解障碍较为突出，自发言语呈流利性，但不知在说些什么，口语表达有适当的语法结构但缺乏实质词，有时表现所答非所问，语量多，有较多的错语或不易于被别人理解的新语。理解、命名、阅读及书写均存在不同程度障碍。病变部位在优势半球的颞上回后部（Wernicke 区）。

3. 传导性失语（conduction aphasia，CA）　复述不成比例的受损为此型失语的特点。病人表现为语音错语，但自发语言流利，由于找词困难而使谈话犹豫或中断，口语理解有轻度障碍。病变部位在优势半球的缘上回或弓状纤维。

4. 经皮质性失语（transcortical aphasia，TA）　复述相对好，病变部位多在优势半球分水岭区，根据在分水岭的不同位置而分为经皮质运动性失语、经皮质感觉性失语、经皮质混合性失语。

5. 命名性失语（anomic aphasia，AA）　命名性失语又称健忘性失语或失名词性失语。语言流畅，忘记熟悉人的名字，或对物品的命名有障碍，但可以通过描述的方式表达，常有错语，多为迂回语言。病变部位在优势半球的颞中回后部或颞顶枕结合处。

6. 皮质下失语（subcortical aphasia，SCA）　复述功能相对保留，当丘脑受损时表现为语调低，语言流利，可有语音性错语，轻度的阅读理解障碍，基底节受损时，语言流利性较差，容易出现复合句子的理解障碍。病变部位在优势半球的丘脑、基底节或内囊。

7. 失写症（agraphia）　失写症又称为书写不能，由于优势半球额中回后部病变引起，表现为手运动功能正常，但丧失书写的能力，或写出的内容存在词汇、语义和语法方面的错误，抄写能力保留，多合并运动性和感觉性失语。

8. 失读症（alexia）　优势半球顶叶角回病变引起，病人无失明，但不能辨识书面文字，不能理解文

字意义。轻者能够朗读文字材料,但常出现语义错误,如将“桌子”念成“椅子”,将“上”念成“下”等,重者将口头念的文字与书写的文字匹配能力丧失。

各种类型的失语症的特点见表 5-1。

表 5-1　各类失语症的病灶和特点

失语症类型	病灶部位	口语		听理解	复述	命名	阅读		书写
		流利性	信息量				朗读	理解	
Broca 失语(BA)	左额下回后部	<13,非	1~2	+~++	+++	+++	+++	+~++	+++
Wernicke 失语(WA)	左颞上回后部	>21,流	1~2	+++	+++	+++	+++	+++	+++
传导性失语(CA)	左弓状束及缘上回	20±,流	3~4	+	++~+++	++	++	+	++
经皮质运动性失语(TCMA)	左 Broca 区前上部	14±,非或中间	4±	+	-~+	+	+	-~+	+++
经皮质感觉性失语(TCSA)	左颞顶分水岭区	>21,流	3±	++	+	++	+~++	+~++	++~+++
经皮质混合性失语(MTCA)	左分水岭区大灶	<13,非	1~2	+++	+	+++	+++	+++	+++
完全性失语(GA)	左额顶颞叶大灶	刻板、非~13	0~1	+++	+++	+++	+++	+++	+++
命名性失语(AA)	左颞顶枕结合区	>21,流	3~4	+	+	++~		-~+	+
皮质下失语(SCA)	丘脑或基底节内囊	14~16,中间	4±	-~++	+	+++++	-~++	+	++

注:
1. 非:非流畅型;中间:中间型;流:流畅型。
2. -:正常;+:轻度障碍;++:中度障碍;+++:重度障碍。

额叶:额下回后部(Broca 区)负责语言运动,其损伤会导致口语表达障碍,即病人能理解语言的意义,但不能用言语表达或表达不完整,又称运动性失语;当额中回后部(书写中枢)损伤时,病人不能书写,即失写症。

图片:中枢神经系统的语言功能分区

颞叶:颞上回的后部(Wernicke 区)损伤时,病人能听到说话的声音,能自言自语,但不能理解他人和自己说话的含义,称感觉性失语;当颞中回和颞下回后部损害时,病人丧失对物品命名的能力,对于一个物品只能说出它的用途,说不出它的名称,称命名性失语。

顶叶:角回为理解看到的文字和符号的皮质中枢,即视觉语言中枢,其损伤可导致病人不能书写。

延髓:延髓支配咽、喉、舌肌的运动,并对呼吸、循环等基本生命活动起着极其重要的作用,其损伤可导致病灶侧软腭、咽喉肌瘫痪,表现为吞咽困难、构音障碍。

(三)失语症的评定方法

语言评估是为了鉴别诊断、判断预后以及制定和调整治疗计划。国际上最常用的波士顿失语检查和西方失语成套测验(the Western Aphasia Battery,WAB)。这两个测验有相同的体系,后者比前者简略省时。国内有北京大学医学部汉语失语成套测验(Aphasia Battery of Chinese,ABC)以及中国康复研究中心版的标准失语检查。失语评定的程序一般为:资料收集(病人病史、个人史、生活环境资料等),初步观察(一般状况及语言能力印象),标准化失语诊断测验的具体步骤,最后进行整理、分析和判断等。

1. 标准化失语测验的一般内容　具体参见表 5-2。

表 5-2　语言评估的一般内容

听觉理解	单词辨认	口语表达	自发言语
	是非或个人问题问答		复述(单词/句子)
	执行口头指令(不同长度和复杂度)		命名
	句子的保持(听语记忆广度)和理解		口语流利度
阅读理解	字母(笔画)匹配的能力		形式和内容的分析
	单词辨认	书写	文字结构组合能力
	句子的保持(视语记忆广度)和理解		抄写/听写(字母、数字)
	语篇的阅读理解		抄写/听写(单词/句子水平)
	朗读		自发书写(填写、描述等)

2. 常用的失语症测验方法　以具代表性的 WAB 为例,包括自发言语、理解、复述及命名四个方面,满分 420 分。

(1) 自发言语(spontaneous speech):分信息量和流畅度两个方面,满分为 20 分。

1) 信息量的检查:准备一幅图画(内容要求与日常生活关系密切,简单容易回答),录音机(或手机)一台,记录的纸张和笔,提问 7 个简单问题,如"你今天好吗?""你以前来过这里吗?""你叫什么名字?""你住在哪里?""你做什么工作?""你为什么到这里?""你在画中看见些什么?"等,评分标准如下:

0 分:完全无反应;

1 分:只有不完全的反应,如仅说出姓或名等;

2 分:前 6 题中,仅有 1 题回答正确;

3 分:前 6 题中,仅有 2 题回答正确;

4 分:前 6 题中,有 3 题回答正确;

5 分:前 6 题中,有 3 题回答正确,并对画有一定的反应;

6 分:前 6 题中,有 4 题回答正确,并对画有一定的反应;

7 分:前 6 题中,有 4 题回答正确,对画至少有 6 项描述;

8 分:前 6 题中,有 5 题回答正确,对画有不够完整的描述;

9 分:前 6 题中,全部回答正确,对画几乎能完全地描述,即至少能命名出人、物或动作共 10 项,可能有迂回说法;

10 分:前 6 题回答完全正确,有正常长度和复杂性的描述图画的句子,对画有合情合理的完整描述。

2) 流畅度的检查:用品和问题同上,评分标准如下:

0 分:不能言语或仅有短而无意义的言语;

1 分:以不同的音调反复说刻板的言语,有一些意义;

2 分:说出一些单个的词,常有错语、费力和迟疑;

3 分:流畅、反复的话或嘟哝,有极少量奇特语;

4 分:犹豫,电报式言语,多数为一些单个词,常有错语,偶有动词和介词短语;

5 分:电报式的、有一定语法结构而较为流畅的言语,错语仍很明显,有少数陈述性句子;

6 分:有较完整的陈述句,可出现正常的句型,有错语;

7 分:流畅,可能滔滔不绝,在 6 分的基础上可有音素奇特语,伴有不同的音素错语、奇特语和新词症;

8 分:流畅,句子常较完整,但可能与主题无关,有明显的找词困难和迂回说法,有语意错语和语义奇特语;

9 分:大多数是完整的与主题有关的句子,偶有犹豫和错语,找词有些困难,可有一些发音错误;

10 分：句子有正常的长度和复杂性，语速及发音正常，无错语。

(2) 理解的检查(auditory verbal comprehension)

1) 回答是非：方法是提出 20 个与日常生活关系密切的问题，用“是”或“否”回答问题，不能回答者，可用“闭眼”表示“是”，答对 1 题给 3 分(经自我修正后正确亦 3 分)，如“你用勺子夹菜吗？”；如果回答模糊，可再问一次，如仍不能准确回答，给 0 分，60 分为满分，见表 5-3。

表 5-3　回答是非

问题	正确答案	表达方式			评分
		言语	手势	闭眼	
你叫张明华吗？	否				3
你叫(病人真实姓名)吗？	是				3
你住在北京吗？	否				3
你住在(病人真实住址)吗？	是				3
你是男(女)人吗？	是				3
你是医师吗？	否				3
我是男(女)人吗	是				3
这房间有灯吗？	是				3
门是关着的吗？	是				3
这是旅馆吗？	否				3
这是你家吗？	否				3
这是医院吗？	是				3
你穿着红睡衣吗？	否				3
纸能在火中燃烧吗？	是				3
3 月比 6 月先来到吗？	是				3
香蕉不剥皮就能吃吗？	否				3
7 月下雪吗？	否				3
马比狗大吗？	是				3
你用斧子割草吗？	否				3
你用勺子夹菜吗？	否				3

2) 听词辨认：将实物随机地放在病人的视野之内，向病人出示绘有物体、物体形状、字母、数字、颜色、家具、身体部分、手指、身体的左右部分等 10 项卡片，每项包含 6 个内容，共 60 项，让他指出相应的物体，可重复出示一次。如病人每次指出一项以上的物体，给 0 分，每项正确(包括自我修正后正确者)给 1 分，共 60 分，见表 5-4。

3) 相继指令：在桌子上按顺序放笔、梳子和书，要求病人根据治疗师的指令完成相应的动作，根据指令的复杂程度可给 2 分、4 分或 5 分，如向病人说“看看这支笔、这把梳子和这本书，按我说的去做”，如果病人表现出迷惑，可将整个句子重复一次，共 80 分，见表 5-5。

表 5-4 听词辨认

实物	绘出的物体	绘出的形状	汉语拼音字母	数字
筷子	水果刀	正方形	J	5
打火机	花	三角形	F	67
铅笔	牙刷	圆形	B	125
花	打火机	箭头	K	897
牙刷	筷子	十字	M	46
水果刀	铅笔	圆柱体	D	3 500
绘出的颜色	**家具**	**身体**	**手指**	**身体左右部分**
蓝	沙发	耳朵	拇指	右肩
紫	椅子	鼻子	环指	左膝
红	桌子	眼睛	示指	左踝
绿	衣柜	胸部	小指	右腕
黄	床	颈部	中指	右颊
黑	吊灯	颏		右耳

表 5-5 相继指令

指令	评分
举起你的手	2
闭上你的眼睛	2
指向椅子	2
先指窗户(2),然后指门(2)	4
指向笔(2)和书(2)	4
用笔(4)指书(4)	8
用书(4)指笔(4)	8
用笔(4)指梳子(4)	8
用书(4)指梳子(4)	8
将笔(4)放在书的上面(6),然后给我(4)	14
将梳子(5)放在笔的另一侧(5),并将书(5)翻过来(5)	20

(3)复述(repetition)检查:让病人复述治疗师说出的词或句子,若没听清楚可重复一次;每一个简单的词为 2 分、2 位的数字给 4 分、带小数点的数字为 8 分,如果是句子,句子中每个字为 2 分;句子细小的发音错误不扣分;词序每错一次或每出现一个语义或音素错语均各扣 1 分,满分为 100 分,见表 5-6。

(4)命名的检查

1)物体命名:按顺序向病人出示 20 个物体让病人命名,若无正确反应可让病人用手摸一下物体,仍无正确反应,可给予词的偏旁、部首或首词提示,每项检查不得超过 20s。答对一项给 3 分;有可能认出的音素错语给 2 分;若同时需触觉和音素提示给 1 分,满分 60 分见表 5-7。

2)自发命名:让病人在 1min 内尽可能多地说出动物的名称,若有迟疑时,可用"请想想马等家畜或老虎等野生动物"的方式给予帮助,在 30s 时可对他进行催促。说对一种动物给 1 分,即使有语义错语也给 1 分,最高 20 分。

表 5-6　复述检查表

内容	评分
1. 床	2
2. 鼻子	2
3. 电脑	2
4. 香蕉	2
5. 窗户	2
6. 45	4
7. 雪人	4
8. 95%	6
9. 32.5	8
10. 电话铃响	10
11. 她还没回来	10
12. 农民朋友们	10
13. 电影片子	8
14. 但是,仍然行	10
15. 屋子里装满了废旧物品	20

表 5-7　物体命名的检查

物体	反应	触觉提示	因素提示	评分
1. 书				
2. 球				
3. 刀				
4. 杯				
5. 电话				
6. 锤子				
7. 牙刷				
8. 橡皮				
9. 盘子				
10. 螺丝				
11. 铅笔				
12. 钥匙				
13. 纸夹子				
14. 电视				
15. 木梳				
16. 皮尺				
17. 汤匙				
18. 透明胶纸卷				
19. 叉子				
20. 打火机				

3)完成句子:根据病人的文化程度特点,让病人完成检查者说出的5个不完整句子。每句正确2分,有音素错语给1分,合情合理的替换词按正确计,满分为10分。如"草是——",由病人回答是绿色的。具体见表5-8。

表5-8　完成句子的检查

不完整句子	答案
草是__的	绿
醋是__的	酸
玫瑰是红的,紫罗兰是____的	蓝紫
霜打的茄子____	蔫了
夏天下雨,冬天____	下雪

4)反应性命名;让病人用物品等名字回答问题,共5个问题,每题正确给2分,有音素错语给1分,满分为10分。如"你用什么喝水",正确答案是杯子。具体见表5-9。

表5-9　反应性命名检查

问题	答案
1. 你用什么喝水	杯子或水杯
2. 木耳是什么颜色的	黑色的
3. 一天有多少小时	24h
4. 医生在哪里工作	医院
5. 你在哪里存钱	银行

3. 国内常见失语症检查方法

(1)汉语失语症测量量表:是中国科学院心理研究所胡超群于1980年制订。主要检查内容包括听、说、读、写四大类,共20个分测验。听检查包括听声测验、听名指画、执行口语命令、听图匹配、听是非判断;说检查包括口语肌肉动作、复述、自动性语言、呼名;读检查包括短文理解、图形视觉匹配、字词阅读、执行书面语指令、字图匹配、书面语是非判断、短文阅读理解;书写检查包括书写肌肉动作、临摹、自动系列性书写、听写。

(2)汉语失语症成套测验(Aphasia Battery of Chinese,ABC),是由北京大学医学部神经心理研究室高素荣等人参考西方失语症成套测验并结合我国实际情况编制而成,于1988年应用于临床。该检查方法包括五大项内容。

1)口语表达,包括会话、复述、命名。

2)听理解,包括是非判断、听辨认、执行口头指令。

3)阅读,包括视读、听字辨认、读词并配画、选词填空。

4)书写,包括写姓名地址、抄写、系列写数、听写、看图写、写病情。

5)其他神经心理学检查,包括意识、注意力、定向力、记忆力、视觉空间功能、运用、计算、额叶运动功能及利手的测定。利手评定包括写字、拿筷、拿剪刀、切菜、刷牙、提物、穿针、洗脸、划火柴、炒菜、持钉锤、扫地等12个日常活动项目。

(3)汉语标准失语症检查:此检查是中国康复研究中心听力语言科以日本标准失语检查为基础,由李胜利、肖兰等于2000年完成编制。该检查包括两部分:第1部分是通过病人回答12个问题了解其语言功能的一般情况,第2部分由9个大项组成,包含听理解、复述、说、出声读、阅读理解、抄写、描写、听写和计算,每大项有3~4个亚项,共30个分测验。大多数项目采用6级评分标准,目前国内许多医院采用该标准评估失语症。

(四)失语症的诊断

根据失语症的测验得分及表现特征,参考病人的头颅CT检查,即可对失语症进行诊断。

1. 首先确定有无失语　根据失语症测验得分结果,计算失语商(aphasia quotient,AQ),见表5-10。

表 5-10　失语商的求法和意义

项目	折算	评分
1. 自发言语		
(1)信息量		10
(2)流畅度、文法完整性和错语		10
2. 理解		
(1)是否题	60	
(2)听词辨认	60	
(3)相继指令	+80	
	200 ÷ 20	10
3. 复述	100 ÷ 10	10
4. 命名		
(1)物体命名	60	
(2)自发命名	20	
(3)完成句子	10	
(4)反应性命名	+10	
	100 ÷ 10	10
		共 50

注：
AQ 的计算：AQ= 右项评分之和 ×2=50×2=100
AQ 的意义：AQ 值在 98.4~99.6 之间，正常；
AQ 值在 93.8~98.3 之间，可能为弥漫性脑损伤、皮质下损伤；
AQ<93.8 可评为失语。

2. 确定失语症的类型　根据语言的流畅度、理解能力、复述及命名评分特点，将失语归属相应的类型，见表 5-11。

表 5-11　失语症类型的评分特点

失语类型	流畅	理解	复述	命名
Broca 失语	0~4	4~10	0~7.9	0~8
Wernicke 失语	5~10	0~6.9	0~7.9	0~9
传导性失语	5~10	7~10	0~6.9	0~9
完全性失语	0~4	0~3.9	0~4.9	0~6
经皮质运动性失语	0~4	4~10	8~10	0~8
经皮质感觉性失语	5~10	0~6.9	8~10	0~9
经皮质混合性失语	0~4	0~3.9	5~10	0~6
命名性失语	5~10	7~10	7~10	0~9

(五) 专项语言功能测验

1. 口语理解障碍评定方法　如果病人不能完成下面任一项，或者完成很困难，可判断病人有理解障碍。

(1) 放一些物体在桌上，如笔、帽子、杯子、汤匙、梳子等，要求病人给您某件物体（不要给他指出来），限时 10s，如果不能完成，可以再延长 10s。

(2) 如果病人仍然不能做到，显示所要求的物体，并告知病人是什么。

(3) 换一种方式问，如“给我您写字的东西”。

(4) 给病人其中一个物体，要求病人根据物体做出相应的动作，如问“您如何用它”或者“梳梳头”“把帽子戴上”等。

2. 表达障碍评定方法

(1) 问 3~5 个常见而简单的问题，如“您的老家在什么地方？”“您喜欢吃什么？”“今天天气怎么样？”等。

(2) 病人不能说出，要求他们指出或描述正确答案。

(3) 如果病人可以写，让他尽量写出答案。

病人能正确写出，说明他能理解，但是表达很困难或不能说。如果病人发音、言语不清，病人可能有构音障碍，是由于肌肉麻痹、肌力减弱或运动不协调所引起的言语障碍。

(六) 实用性交流能力评定

正如日常生活活动能力检查对肢体功能障碍的评价十分重要一样，功能性实用交流能力的评估也日益得到强调。传统的标准失语症检查未能摆脱标准的桌面测验形式，均以检查听、说、读、写的语言功能障碍为主要目的，给诊断和治疗提供的依据有限，这种形式显然不能真实地反映病人在日常生活中的实际交流能力。人们在相互间的信息传递过程中除了言语交流外，还要加上非言语性的多种因素。例如：当时的情、景、病人的认知状态，还有病人的知识范围、思维模式、个性特质等。

日常生活交流能力测验（CADL-T）、Porch 交流能力指数（PICA）以及功能性交流图（FCP）等均为目前国际上常用的功能性交流评估方法。主要采用实际的生活用品进刺激，在言语治疗师与病人相互自然交流中观察实用性传递功能的有无及水平，同时还能捕捉到交流中的各种对应策略（代偿反应、自我纠正等）的线索，便于治疗师从治疗的角度出发，指导和训练病人，使之能建立最有效的交流方式。

(七) 语言功能检测的注意事项

1. 首先应向病人和家属讲明检测的目的和要求。

2. 测验应从易到难，治疗师要态度和蔼、耐心，不可对病人指责、埋怨。

3. 测验得分时，当病人很明显不能进一步得分时，应停止测验。

4. 当病人不能给出答案时，检测者可做一次示范，但不计分，只有在无任何帮助的情况下回答正确，才能得分。

5. 与病人言语一致的发音笨拙不扣分，但不能有言语错乱，在每个项目中测验 3 次失败后可中断测验。

6. 测验中最好录音，有利于检测者判断其失语的程度和性质。

7. 检测在 1~1.5h 内完成，如失语症病人感觉疲劳，可分几次完成检查，最好选择病人头脑较为清醒时检测。

三、构音障碍

构音障碍（dysarthria）是指由于神经系统损害导致与言语有关的肌肉麻痹或运动不协调而引起的言语障碍以及构音器官结构异常所致的言语障碍。病人通常听觉理解正常并能正确选择词汇，而表现为发音和言语不清，重者甚至不能闭合嘴唇，完全不能讲话或丧失发声能力。

(一) 分类

构音障碍根据病因不同可以分为三类：

1. 运动性构音障碍　是指由于神经病变、与言语有关肌肉麻痹、收缩力减弱或运动不协调所致的言语障碍。根据神经解剖及言语声学特点将运动性构音障碍分为以下五类：

(1) 迟缓型构音障碍：主要表现为鼻音过重，鼻漏气致呼气发音时出现语句短促、低音调、音量减弱、字音不清等。常见于下运动神经元损伤或真性延髓性麻痹。

(2) 痉挛型构音障碍：主要表现为说话缓慢费力，伴有面部表情改变，发音不准，鼻音较重，缺乏音

量控制等。常见于假性延髓性麻痹,双侧上运动神经元损伤。

(3)运动失调型构音障碍:主要表现为发音不清、含糊,不规则,语音、语调异常,暴发性语音,声调高低不一,间隔停顿不当。常见于小脑或脑干内传导束病变。

(4)运动过弱型构音障碍:主要表现为构音肌群强直造成发音低平、单调,语音、语调差,言语速度加快,音量控制差,音量小。常见于锥体外系病变,如帕金森病等。

(5)运动过强型构音障碍:主要表现为发声高低、长短、速度失调,可突然开始或停顿,类似运动失调型构音障碍。常见于锥体外系病变,如舞蹈病、肝豆状核变性、手足徐动症等。

视频:构音障碍

2. 器质性构音障碍　是指由于先天和后天原因结构异常所致的构音障碍。临床上最常见的是由于唇腭裂所致的构音障碍,其次为舌系带的短缩。

3. 功能性构音障碍　是指发音错误表现为固定状态,但找不到明显原因的构音障碍。构音器官无形态、结构异常和运动功能异常,听力在正常水平,语言发育已达4岁以上水平,构音错误已经固化。临床多见于儿童,特别是学龄前的儿童。

(二)构音障碍评定-Frenchay评定法

构音障碍的评定常用Frenchay评定法,改良后的Frenchay评定法每项按损伤严重程度分级从a至e五级,a为正常,e为严重损伤,包括8个方面的内容,评定方法如下:

1. 反射　询问病人、亲属或其他有关人员,病人的咳嗽反射、吞咽动作是否有困难和困难程度;病人有无不能控制的流涎。

(1)咳嗽:询问病人"当你吃饭或喝水时,你咳嗽或呛吗?""你清嗓子有困难吗?

1)没有困难;

2)偶尔有困难,呛咳;

3)每天呛1次或2次,清痰可能有困难;

4)病人在吃饭或喝水时频繁呛咳,偶尔在咽唾液时呛咳;

5)没有咳嗽反射,病人用鼻饲管进食或在吃饭、喝水、咽唾液时连续呛咳。

(2)吞咽:要求病人尽快地喝140ml的凉开水并吃两块饼干;询问病人吞咽时是否有困难、有关进食的速度及饮食情况。正常时间为4~15s,平均8s,超过15s为异常。

文档:Frenchay评定法

1)没有困难;

2)有一些困难,吃饭或喝水缓慢。喝水时停顿比通常次数多;

3)进食明显缓慢,主动避免一些食物或流质饮食;

4)病人仅能吞咽一些特殊的饮食,例如单一的食物或咬碎的食物;

5)病人不能吞咽,须用鼻饲管。

(3)流涎:会话期间留心观察病人是否流涎。

1)没有流涎;

2)嘴角偶有潮湿,病人可能叙述在夜间枕头是湿的(在以前没有这种现象),当喝水时轻微流涎;

3)当向前倾身或精力不集中时流涎,有一定的控制能力;

4)静止状态下流涎非常明显,但不连续;

5)连续不断地流涎,不能控制。

2. 呼吸

(1)静止状态:指病人静坐不说话的情况下进行评定,评定有困难时,可让病人用嘴深吸气且听到指令时尽可能地缓慢呼出,然后记下所需的时间。正常平稳地呼出平均只需要5s。

1)没有困难;

2)吸气或呼气不平稳或缓慢;

3)有明显的吸气或呼气中断,或深吸气时有困难;

4)吸气或呼气的速度不能控制,可能显示呼吸短促;

5)病人不能控制呼气和吸气的动作。

(2)言语:同病人交谈并观察呼吸,询问其在说话或其他场合下是否有气短。也可用下面的方法辅助评价:让病人尽可能快地一口气从1数到20(10s内),观察其所需呼吸的次数,正常人一口气能完成。

1)没有异常；

2)呼吸控制较差,流畅性可能被破坏,病人可能停下来做一次深呼吸来完成；

3)因呼吸控制较差,病人必须说得很快,可能需要 4 次呼吸才能完成；

4)病人用吸气和呼气说话,或呼吸非常表浅,只能运用几个词,不协调,且有明显的可变性,可能需要 7 次呼吸才能完成；

5)整个呼吸缺乏控制,言语受到严重阻碍,可能 1 次呼吸只能说一个词。

3. 唇 观察下面 5 种情况下唇的位置。

视频:唇运动功能的评定

(1)静止状态

1)没有异常；

2)唇角轻微下垂或不对称；

3)唇角下垂,病人偶尔试图复位,位置可变；

4)唇角不对称或变形明显；

5)唇角严重不对称或两侧严重病变,位置几乎不变化。

(2)唇角外展:让病人龇牙,尽量抬高唇角,观察双唇的抬高和收缩运动。

1)没有异常；

2)轻微不对称；

3)严重变形,显出只有一侧唇角抬高；

4)病人试图做这一动作,但外展和抬高两项均在最小范围；

5)病人不能抬高唇角,没有唇的外展。

(3)闭唇鼓腮:让病人进行下面一项或两项动作,以便闭唇鼓腮:①吹气鼓起两颊,并坚持 15s,示范并记下所用的时间(注意是否有气从唇边漏出,如果有鼻漏气,可捏住鼻子);②清脆地发出[p]音 10 次,示范并鼓励病人强化这一爆破音,记下所用的时间并观察[p]爆破音的闭唇连贯性。

1)唇闭合很好,能保持 15s,或用连贯的唇闭合来重复[p]音；

2)偶尔漏气,每次发爆破音时唇闭合不一致；

3)能保持 7~10s,发音时有唇闭合,但声音微弱；

4)唇闭合很差,难以坚持,听不到声音。

5)病人不能保持唇闭合,看不见也听不到发音。

(4)交替发音:让病人重复发[u]、[i]10 次,要求在 10s 内完成,要求夸张运动但不必发出声音(每秒钟做 1 次),记下所用的时间。

1)病人在 10s 内能很好地做唇收拢和外展动作；

2)病人能在 15s 内连续做唇收拢和外展两个动作,但可能出现有节奏的颤抖或改变；

3)病人试图做唇收拢和外展动作,但很费力,一个动作可能正常完成,而另一个动作却严重变形；

4)可辨别出唇形有所不同,或一个唇形的形成需 3 次努力；

5)病人不能使唇做任何动作。

(5)言语时

1)唇运动在正常范围内；

2)唇运动有些减弱或过度,偶尔有漏音；

3)唇运动较差,声音微弱或出现不应有的爆破音,唇形状异常；

4)有一些唇运动,但听不到发音；

5)观察不到唇的运动,甚至试图说话时也没有。

4. 颌 主要观察病人在静止状态和说话时颌的位置。

(1)静止状态

1)颌位置正常；

2)颌偶尔下垂,或偶尔过度闭合；

3)颌松弛下垂,口张开,但偶尔试图闭合或频繁试图使颌复位；

4)大部分时间颌均松弛下垂,且有缓慢不随意的运动；

5)颌下垂张开很大,不能复位,或非常紧地闭住。

(2)言语时

1)无异常;

2)疲劳时轻微的偏离;

3)颌没有固定位置或颌明显痉挛,但病人在有意识地控制;

4)明显存在一些有意识地控制,但仍然严重异常;

5)试图说话时颌仍然没有明显的运动。

5. 软腭

(1)进流质饮食:观察并询问病人吃饭或喝水时是否进入鼻腔。

1)食物没有进入鼻腔;

2)偶尔有食物进入鼻腔;

3)吃饭及饮水有一定的困难,1 周内发生几次食物进入鼻腔;

4)每次进餐时至少有一次食物进入鼻腔;

5)进食时接连发生困难。

(2)抬高:示范让病人发"啊"音 5 次,"啊"之间有停顿,观察软腭的运动。

1)软腭能充分保持对称性运动;

2)运动时轻微不对称;

3)发音时腭不能抬高,或严重不对称;

4)软腭仅有一次最小限度的运动;

5)软腭没有扩张或抬高。

(3)言语时:在会话中注意鼻音和鼻漏音。可用下面的方法辅助评价,如让病人说"妹(mei)、配(pei)""内(nei)、贝(bei)",注意听其音质的变化。

1)共鸣正常,没有鼻漏音;

2)轻微鼻音过重和不平衡的鼻共鸣,或偶尔有轻微的鼻漏音;

3)中度鼻音过重或缺乏鼻共鸣,有鼻漏音;

4)重度鼻音过重或缺乏鼻共鸣,有明显的鼻漏音;

5)严重的鼻音或鼻漏音。

6. 喉

(1)发音时间:与病人一起尽可能长地说"啊",记下所用的时间(注意每次发音的清晰度)。

1)能持续 15s;

2)能持续 10s;

3)能持续 5~10s,但有断续、沙哑或发音中断;

4)能持续 3~5s;或虽然能发"啊"5~10s,但有明显的沙哑;

5)持续时间不足 3s。

(2)音调:示范让病人唱音阶(至少 6 个音符),并作出评价。

1)无异常;

2)好,但有点困难,嘶哑或吃力;

3)病人能表达 4 个清楚的音符变化,上升不均匀;

4)音调变化小,高、低音间有差异;

5)音调无变化。

(3)音量:让病人从 1 数到 5,每数一个数增大一次音量。低音开始,高音结束。

1)病人能控制音量;

2)数数有时声音相似;

3)音量有变化,但不均匀;

4)音量只有轻微的变化,很难控制;

5)音量无变化,或过大或过小。

(4)言语:注意病人在会话中发音的清晰度、音量和音调的变化。

1)无异常;

2)声音轻微沙哑,或偶尔有轻微的不恰当地运用音量或音调;

3)段落长时音质发生变化,音量和音调有明显的异常;

4)发音连续出现变化,在持续清晰地发音,或运用适宜的音量和音调方面都有困难;

5)声音严重异常,可显示出连续的沙哑、连续不恰当地运用音调和音量等。

7. 舌

(1)静止状态:让病人张开嘴,在静止状态观察舌 1min。舌可能在张嘴之后不能马上完全静止,这段时间应不计在内,如果病人张嘴有困难,就用压舌板协助。

视频:舌运动功能的评定

1)无异常;

2)偶尔有不随意运动,或轻度偏歪;

3)舌明显偏向一侧,或有明显的不随意运动;

4)舌的一侧明显皱缩,或成束状;

5)舌严重异常,即舌体小、皱缩或过度肥大。

(2)伸舌:让病人完全伸出舌并收回 5 次,要求 4s 内完成。

1)正常;

2)活动慢(4~6s);

3)活动不规则或伴随面部怪相;或有明显的震颤;或在 6~8s 内完成;

4)只能把舌伸出唇外,或运动不超过 2 次,时间超过 8s;

5)病人不能将舌伸出。

(3)上下运动:让病人把舌伸出做指鼻和指下颌的运动,连续做 5 次。做时鼓励病人保持张嘴,要求 6s 内完成。

1)无异常;

2)活动好,但慢(8s);

3)两个方向都能运动,但吃力或不完全;

4)只能向一个方向运动,或运动迟钝;

5)不能完成这一要求,舌不能抬高或下降。

(4)两侧运动:伸舌,从一边到另一边运动 5 次,要求在 4s 内完成。

1)无异常;

2)运动好但慢,需 5~6s 完成;

3)能向两侧运动,但吃力或不完全;可在 6~8s 完成;

4)只能向一侧运动,或不能保持,在 8~10s 完成;

5)病人不能做任何运动,或超过 10s 才能完成。

(5)交替发音:让病人以最快的速度说一个词,如“喀(ka)拉(la)”10 次,记下时间,要求在 4s 内完成。

1)无困难;

2)有一些困难,轻微的不协调,稍慢;完成需要 5~7s;

3)发音时一个较好,另一个较差,需 10s 才能完成;

4)舌的位置有变化,有声音,但不清晰;

5)舌无位置的改变。

(6)言语时:记下舌在会话中的运动。

1)无异常;

2)舌的运动轻微异常,偶有发错的音;

3)说话时需经常纠正发音,运动缓慢,言语吃力,个别辅音省略;

4)运动严重变形,发音固定在一个位置上,舌位严重偏离正常,元音变形,辅音频繁遗漏;

5)舌无明显的运动。

8. 言语

⑴读字:将下面的每一个字分别写在卡片上。

我 们 生 活 在 大 自 然 中 总 有 一 些 奇 怪 的 事 情 让 我 们 瞠 目 结 舌

方法:将卡片有字的一面朝下,随意挑选12张给病人,逐张揭开卡片,让病人读字,记下正确的读字。12个卡片中的前两个为练习卡,其余10个为测验卡,评分方法如下:

1)10个字均正确,言语容易理解;

2)10个字均正确,但必须仔细听才能理解;

3)7~9个字正确;

4)5个字正确;

5)2个字正确。

⑵读句子:将下列句子清楚地写在卡片上,让病人一一读出,评定方法与分级同。

这是苹果　那是馒头　他是演员　我是司机

你几岁了　他在吃饭　你长大了　蓝色天空

冬天下雪　路上结冰　草莓很酸　大路很直

⑶会话:鼓励病人与人交谈,大约持续5min,询问有关工作、业余爱好、亲属等。

1)无异常;

2)言语异常但可理解,病人偶尔会重复;

3)言语严重障碍,其中能明白一半,经常重复;

4)偶尔能听懂;

5)完全听不懂病人的言语。

⑷速度:用录音设备录下病人的说话内容,计算每分钟所说字的数量(即言语速度),填在图表中适当的范围内,正常言语速度为每秒2~4个字,每分钟100~200个字,每一级每分钟相差12个字。

1)每分钟108个字以上;

2)每分钟84~95个字;

3)每分钟60~71个字;

4)每分钟36~47个字;

5)每分钟不足23个字。

(三)构音障碍评定-中国康复研究中心评定法

该评定法可以评定有无构音障碍及其种类和程度,推断原发疾病及损伤程度,包括构音器官及构音检查两部分。

1. 构音器官检查

⑴检查目的:通过对构音器官形态及粗大运动的观察确定构音器官是否存在器质性异常和运动障碍。

⑵检查范围:呼吸情况、喉、面部、口部肌肉、硬腭、腭咽机制、舌、下颌和反射等。

⑶用具:压舌板、手电筒、长棉棒、指套、秒表、叩诊锤、鼻镜等。

⑷方法:首先观察安静状态下的构音器官状态,然后由检查者发出指令或者示范运动,让病人来执行或模仿,检查者再进行观察并做出评定。要注意观察以下项目:

①部位:构音器官的哪一部位存在运动障碍;②形态:构音器官的形态是否异常及有无异常运动;③程度:判定异常程度;④性质:如发现异常,要判断是中枢性、周围性或失调性等;⑤运动速度:是否有速度低下;⑥运动范围:运动范围是否受限,协调运动控制是否不佳;⑦运动的力:确定肌力是否低下;⑧运动的精巧性、准确性和圆滑性,可以通过协调运动和连续运动来判断。

构音器官检查记录表,见表5-12。

2. 构音检查　此项检查主要用于汉语的病人,以普通话语音为标准音,结合构音类似运动,对病人的各个言语水平及其异常进行系统的评定以发现异常构音,此项检查对指导训练、训练后的再评定及制订下一步的康复方案具有重要意义,见表5-13。

表5-12 构音器官检查记录表

Ⅰ呼吸

1. 呼吸类型:胸腹____ 胸____ 腹____ 2. 呼吸次数____次/min

3. 最长呼吸时间____s 4. 快呼吸:能____ 不能____

Ⅱ喉功能

1. 最长发音时间____s

2. 音质、音调、音量

a. 音质异常____ b. 正常音调____ c. 正常音量____ d. 总体程度 0 1 2 3

嘶 哑____ 异常高调____ 异常音量____ 气息声 0 1 2 3

震 颤____ 异常低调____ 异常过低____ 无力声 0 1 2 3

费力声 0 1 2 3

e. 吸气时发声____ 粗糙声 0 1 2 3

3. 音调、音量匹配

a. 正常音调____ b. 正常音量____

单一音调____ 单一音量____

Ⅲ面部

a. 对称____ b. 麻痹(R/L)____ c. 痉挛(R/L)____ d. 眼睑下垂(R/L)____ e. 口角下垂(R/L)____

不对称____ f. 流涎____ g. 怪相____ 扭曲____ 抽搐____ h. 面具脸____ i. 口式呼吸____

Ⅳ口部肌肉

1. 噘嘴 2. 咂唇 3. 示齿

a. 缩拢范围正常____ a. 力量正常____ a. 范围正常____

缩拢范围异常____ 力量减弱____ 范围缩小____

b. 对称缩拢____ b. 口角对称____

不对称缩拢____ 口角不对称____

4. 唇力度

正常____ 减弱____

Ⅴ硬腭

a. 腭弓正常____ 高窄腭弓____

b. 新生物____

c. 黏膜下腭裂____

Ⅵ腭咽机制

1. 大体观察 a. 正常软腭高度____ 软腭下垂(R/L)____ b. 分叉悬雍垂(R/L)____

c. 正常扁桃体____ 肥大扁桃体____ d. 节律性波动____ 或痉挛____

2. 软腭运动 a. 中线对称____ b. 正常范围____ 范围受限____

c. 鼻漏气____ d. 高鼻腔共鸣____ 低鼻腔共鸣____ 鼻喷气声____

3. 鼓颊 鼻漏气____ 口漏气____

4. 吹 鼻漏气____ 口漏气____

Ⅶ舌

1. 外伸 a. 正常外伸____ 偏移(R/L)____

b. 长度正常____ 外伸较少____

2. 舌灵活度 a. 正常速度____ 速度减慢____

b. 正常范围____ 范围减小____

c. 灵活____ 笨拙____ 扭曲____

3. 舔唇左右侧 充分____ 不充分____

Ⅷ下颌

1. 颌张开闭合 a. 正常下拉____ 异常下拉____ b. 正常上抬____ 异常上抬____

c. 不平稳扭曲____ 或张力障碍性运动____ d. 下颌关节杂音____ 膨出运动____

2. 咀嚼范围 正常范围____ 减少____

Ⅸ反射

1. 角膜反射____ 2. 下颌反射____ 3. 眼轮匝肌反射____ 4. 呕吐反射____ 5. 缩舌反射____ 6 口轮匝肌反射____

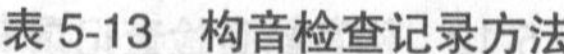
表 5-13 构音检查记录方法

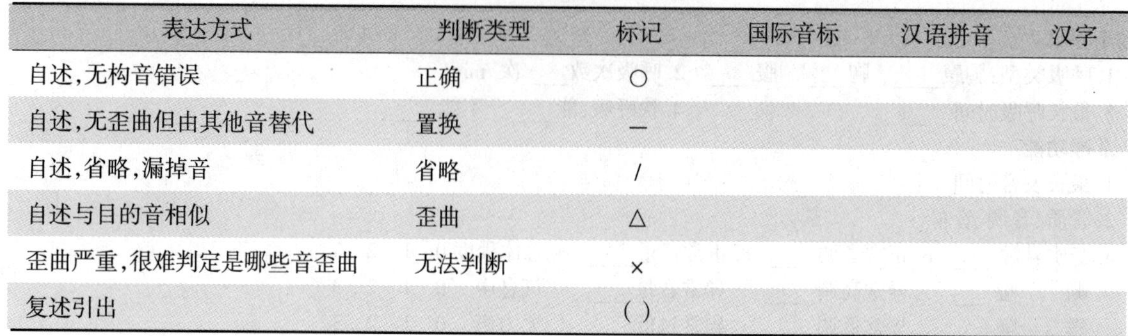

表达方式	判断类型	标记	国际音标	汉语拼音	汉字
自述，无构音错误	正确	○			
自述，无歪曲但由其他音替代	置换	—			
自述，省略，漏掉音	省略	/			
自述与目的音相似	歪曲	△			
歪曲严重，很难判定是哪些音歪曲	无法判断	×			
复述引出		( )			

视频：构音语音评定

(1)房间及设施要求：房间内应安静，避免人(包括亲属和陪护在内，儿童除外)及摆放分散病人注意力的物品，光线要充足，通风良好，室内备有两把无扶手椅和一张训练台。检查者与病人隔着训练台相对而坐，也可以让病人坐在台子的正面，检查者在侧面，椅子高度应使检查者与病人视线处于同一水平。

(2)检查用具：检查单词用的图卡 50 张(内容为生活中常见的单词或词组)、记录表、压舌板、卫生巾、消毒纱布、吸管、录音机。

(3)检查范围和方法

1)会话：通过询问病人的姓名、年龄、职业和发病情况等观察其是否可以发声、讲话，其清晰度、音量和音调变化如何，有无气息音、鼻音化、震颤等，一般需要 5min(需要录音)。

2)词汇检查：检查时首先向病人出示图片，让病人根据图片意思命名，不能自述者可采用复述引出，50 个词汇边检查边将检查结果记录在词汇表上，对于正确、置换、省略、歪曲等进行标记和记录。

3)音节复述检查：按照普通话发音方法设计常用的音节，观察其异常的构音运动，发现其构音特点和规律。方法是检查者说一个音节后让病人复述(标记方法同单词检查)，将异常的构音运动记人构音操作栏，确定构音错误的发生机制以便制定康复训练计划。

4)文章水平检查：通过在限定的、连续的言语活动中，如阅读简单句子等，观察病人的音调、音量、韵律、呼吸运用等方面，病人有阅读能力则自己朗读，否则由检查者复述引出，记录方法同前。检查用的句子如“他是一名教师”“天空中飘着淡淡的白云”。

5)构音类似运动：依据普通话的特点选用有代表性的 15 个音的构音类似运动：[f](f)、[p](b)、[p′](p)、[m](m)、[s](s)、[x](x)、[s](sh)、[r](r)、[t](d)、[t′](t)、[n](n)、[L](l)、[k](g)、[k′](k)、[x](h)。

注：[f]为国际音标，(f)为汉语拼音。

方法是检查者示范，病人模仿，观察病人是否可以做出，在结果栏的“能”与“不能”项标出，此检查可发现病人构音异常的运动基础，例如一个不能发[p]的病人，在此检查时发现其不能做鼓腮、叩腮吐气的运动，标出异常对今后训练具有指导意义。

(4)结果分析：将单间、音节、文章、构音运动检查发现的异常分别记录下来，并加以分析，下面对上述主要栏目加以说明。

1)错音：指发音时出现错误，如发“布鞋”的[b]，错发为[p]，或发“大蒜”的[d]时，错发[t]音。

2)错音条件：是指在什么条件下发成错音，如在首音节以外或与某些音结合时等。

3)错误方式：所发成的异常音或方式。

4)一贯性：包括发声方法和错法，如病人的发音错误为一贯性的，就在发音错误栏内以“+”表示，比如在所检查的词语中将所有的[p]均发错就标记“+”，反之，有时错误，有时又是正确，就标记“-”。

5)错法：指错时的性质是否恒定，如把所有的[k]均发成[t]表示恒定，以“+”表示；反之，如有时错发为[t]，另一些时候又错发为别的音，就用“-”表示。

6)刺激性：在单词水平出现错误时，如用音节或音素提示能纠正，是为有刺激性，以“+”表示；反之则为无被刺激性，以“-”表示。

7)构音类似运动：可以完成规定音的构音类似运动，以“+”表示，不能完成以“-”表示。

8)错误类型：根据临床上发现的构音异常总结出常见错误类型 14 种，即省略、置换、歪曲、口唇化、齿背化、硬腭化、齿龈化、送气音化、不送气化、边音化、鼻音化、无声音化、摩擦不充分和软腭化。

四、语言发育迟缓

语言发育迟缓(delayed language development)是指儿童语言发育落后于实际年龄水平。大脑功能发育不全、脑瘫等儿童，由于言语信息的输入、理解及言语产生密切相关的认知水平低下等原因，从而使儿童的语言获得和发展困难。对于语言发育迟缓的儿童，首先检查有无听力障碍，或发音器官是否存在器质性损害。

人类大脑发育的语言功能分区是在 2 岁以后开始，12 岁左右基本确定，如果 12 岁以前出现大脑优势半球损害，可由非优势半球进行功能代偿，是语言功能再度活化而重建语言功能，相反，12 岁以后优势半球损害引起的语言功能丧失则很难达到恢复。

(一) 正常儿童语言发育

正常儿童语言发育大体分 3 个阶段。

1. 语言准备期(1 岁以下)　此期为儿童言语前的阶段，此阶段婴儿发音到模仿成人咿呀学语，先是对听声音有反应，而不是对词的内容发生反应，只要词的声音接近，都可能引起相同的反应，此后，词的声音与含义的联系逐渐被储存在记忆之中，成为儿童以后随时应用的词汇，直到听懂人说话，最后能自己说话。

2. 语言理解期(1~1.5 岁)　此期的儿童开始在理解基础上学说话，如认识“鱼”这种动物，逐渐学会说“鱼”；在表达意思时往往用动作来辅助要说的词，如要喝水，就会拉着大人指着杯子，说“水”，或说“喝”等。此期的儿童语言的发育有了质的飞跃，从简单的名词过渡到动词，能理解成人的语言，并说出被成人理解的语言。

3. 语言表达期(1.5~3 岁)　此期儿童的语言发育迅速，能主动模仿成人说话，大约能说 1 000 个词，学会说代词“我”“你”“她”等，从简单句向复合句过渡，喜欢与成人进行语言交流，富有好奇心，喜欢问问题等。

(二) 言语发育迟缓的原因

从出生前到语言功能建立期间，各种原因导致言语的中枢神经系统、言语的感觉、处理以及与语言的表达有关的结构损害，或环境中语言刺激不够等都可引起言语发育延迟。

1. 精神发育迟缓　精神发育迟缓是言语发育迟缓中最常见的原因，轻度者表现说话延迟，中度者词汇量少而单调，句法结构简单，语言的理解与表达能力均降低，重度者完全失去发展语言的能力。

精神发育迟缓的诊断标准：

(1)智能低下，比正常平均水平低两个标准差以上，IQ 值不足 70；

(2)存在与实际年龄不相符的社会适应行为障碍；

(3)在发育期(18 岁以前)出现。

作为言语症状，其语言的接受和表达均较实际年龄迟缓，在学习过程中，语言的接受(理解)迟缓，结果语言的发出(表达)迟缓。另外，模仿语言等语言症状在精神发育迟缓中也可见到。在行为方面易伴有多动，注意力不集中等异常行为。目前多数的精神发育迟缓原因不明。

2. 脑性瘫痪　小儿出生前后 1 个月内因各种原因导致非进行性脑损伤时(脑性瘫痪)，造成中枢神经系统损伤，进而导致言语障碍，包括言语发育迟缓和构音障碍。

3. 听力障碍　在语言发育未完成以前发生听力损害均可引起语言或言语的发育异常。轻者表现为对声音的反应减弱，听阈增高，对高频声音没有反应，说话时声音失控，无抑扬顿挫变化，发高频的摩擦音(如[s]、[f]等)有困难；重者对声音完全没有反应，形成聋哑症。其语言障碍程度与听觉障碍程度相平行。

4. 构音器官疾病　喉、舌、唇、腭是产生言语的器官，舌系带过短、唇裂、腭裂、舌肥大等构音器官的先天性异常，导致发音时上述结构活动的协调困难，或发声时气流走向异常，影响发声，进而影响言语的发育，表现为吐字不清，发唇音、舌音、腭音等困难，但对言语的理解正常。

5. 儿童自闭症　儿童的语言是在生活实践中，在与人的交往中发展起来的。如果对作为语言交

流对象的存在及语言刺激本身的关心不够，儿童语言发育必然会受到影响。自闭症儿童就属此类，其除有语言基础方面的障碍外，主要是语言的交流异常。表现为说话延迟，言语的节律、语调及发音异常，对语言的理解差，说话语音单调、平坦、重音不对，缺乏意义及感情变化。句法结构错误，错用代词，语言交流及其相应的行为异常，同时有语言前的发音异常，还有姿势性语言的障碍，可有刻板、模仿言语与持续言语。

6. 语言环境的脱离　在儿童发育的早期被剥夺或脱离语言环境可以导致语言发有障碍。如长期完全被隔离的儿童脱离语言环境而致语言发育迟缓。现已证实缺乏适宜的语言环境将影响正常的语言发育过程。

（三）语言发育迟缓的表现

语言发育迟缓的儿童如果有精神发育及对周围人反应发育的障碍。临床上可出现语言学习障碍。

1. 表达障碍　表现为过了说话的年龄仍不会说话，说话晚；或只能说单词，言语不连贯；虽然会说话，语言技能较低，回答问题时出现鹦鹉学舌等语言表达障碍的表现。

2. 理解障碍　语言理解困难，遵循指令困难等语言理解障碍的表现。

3. 交流障碍　除了上述语言障碍问题，多数患儿还伴有其他问题，不愿意与人交流；注意力不集中；回答问题反应差，交流技能低下等。

4. 行为障碍　如与别人缺少目光接触、烦躁、多动，注意力不集中，不与小朋友玩、自伤等行为方面的表现。

不同的病因将导致不同方面语言障碍表现。听觉障碍、智力发育迟缓、发育性感觉性失语、语言环境的脱离等病因常导致儿童不同程度的语言理解和表达障碍；发育性运动性失语和构音器官的异常常导致表达障碍。自闭症儿童常伴有行为障碍，在语言方面常出现鹦鹉学舌及与场合不符的自言自语，而影响与人交流。

（四）语言发育迟缓的分类

1. 按交流态度　分为交流态度良好与交流态度不良两群。

2. 按语言符号与指示内容（表 5-14）的关系分 3 类。

（1）言语符号未掌握，不能理解口语中的名词。

（2）相关条件：①年龄在 4 岁以上；②词句理解在 4-1 阶段以上；③不能模仿语言或有波动；④一般可以应用数词表达；⑤上述②～④状态持续 1 年以上；⑥无明显的运动功能障碍。

（3）语言发育落后于实际年龄，言语符号与指示内容的相关检查在 3-2 阶段以上。

（五）鉴定流程

可利用下列提供的相关评定工具了解语言发育迟缓的程度。

1. 智力测验　智力测验如图形、空间概念、机械推理等都在平均数以上，而言语、理解与表达等得分偏低，表示某一方面有障碍。

2. 成就测验　可评定语言相关领域，例如阅读理解、表达能力测验等。

3. 辅助工具　利用计算机语言评定软件等语言评定工具。

4. 医学检查　可做听力检查、构音器官检查、语音听辨检查、声带检查等。

（六）语言发育迟缓检查法（sign-significance，S-S 法）

S-S 法由日本音声语言医学会审定，中国康复研究中心修订成中国版“S-S 检查法”，现已用于临床。

1. S-S 评定法　适用于 1~6.5 岁的语言发育迟缓的儿童，如儿童年龄虽然超过，但语言发育未超过此年龄阶段者也可应用。

S-S 评定法包括促进学习有关的基础性过程、符号与指示内容的关系、交流态度 3 个方面。其中以语言符号与指示内容的关系检查为核心，比较标准分为 5 个阶段，见表 5-14。

（1）阶段 1：事物、事物状态理解困难阶段。此阶段语言尚未获得，并且对事物、事物状态的概念尚未形成，对外界的认识尚处于未分化阶段。此阶段对物品的抓握、舔咬、摇动、敲打，一般为无目的性。例如，拿起铅笔不能够做书写操作而放到嘴里舔咬。另外，对于自己的要求，不能用某种手段来表现，这个阶段的儿童，常可见到身体左右摇晃、旋转等；正在做事却突然停住、拍手或将唾液抹到手上、地上等反复的自我刺激行为。

表 5-14　符号形式与指示内容关系的阶段

阶段	内容	正常范围
第一阶段	对事物、事态理解困难	
第二阶段	事物的基础概念	
2-1	功能性操作	
2-2	匹配	
2-3	选择	
第三阶段	事物性符号	
3-1	手势符号(相关符号)	
3-2	言语符号	>1.5 岁
	幼儿语(相关符号)	
	成人语(任意性符号)	
第四阶段	词句,主要句子成分	
4-1	两词句	>2 岁
4-2	三词句	>2.5 岁
第五阶段	词句、语法规则	
5-1	语序	>3.5 岁
5-2	被动语态	5~6.5 岁

(2)阶段 2:事物的基本概念。此阶段虽然也是语言未获得阶段,但是与阶段 1 不同的是能根据常用物品的用途大致进行操作,对于事物的状况也能够理解,对事物开始概念化。

此时可以将人领到物品面前出示物品,向他人表示自己的要求。一般认为在阶段 2 又包括从初级水平到高级的水平。因此在阶段 2 中设定了 3 个亚项:①阶段 2-1:事物功能性操作;②阶段 2-2:匹配;③阶段 2-3:选择。其中匹配与选择都是利用示范项进行操作,因为检查顺序不同,对儿童来说意义也不同,因此分为 2 项。

1)阶段 2-1:事物功能性操作。此阶段儿童能够对事物进行功能性操作。例如拿起电话,让儿童将听筒放到耳朵上,或令其拨电话号码等基本都能操作。在生活当中,外出穿鞋、戴帽等,若反复练习,会形成习惯。检查分三项进行,即:事物、配对事物、镶嵌版。

2)阶段 2-2:匹配。在日常生活当中不难判断是否有"匹配行为",如果能将 2 个以上物品放到合适的位置上,可以说"匹配行为"成立。例:将书放到书架上(或书箱里),将积木放到玩具箱里,像这样将书和积木区别放到不同的地方为日常生活场面,在这样的场面中是很容易将"匹配行为"引出来的。

3)阶段 2-3:选择。此阶段是当他人出示某种物品或出示示范项时,儿童能在几个选项中将出示物或与示范项有关的物品适当的选择出来。与阶段 2-2 匹配不同的为匹配是儿童拿物品去匹配示范项,而选择则是他人拿着物品或出示物品作为示范项。

选择检查时,儿童与出示的示范项之间,要有一定程度的空间距离,也就是儿童用手抓不到物品的状况,如果太远出示物就起不到示范项的作用。发育阶段低的儿童视线转向很困难,因此选择行为很难成立。

(3)阶段 3:事物的符号。此阶段为符号形式与指示内容关系开始分化。语言符号大致分为两个阶段,即具有限定性的象征性符号,也就是手势语;幼儿语阶段及与事物的特征限定性少的任意性较高的成人语阶段。

本检查法将手势语、幼儿语包括在阶段 3 内,具体分项目为:

1)阶段 3-1 手势符号:象征性符号,开始学习用手势符号来理解与表现事物。此阶段可以通过他人的手势开始理解意思,还可以用手势向他人表示要求等。

手势语与幼儿语并不是同一层次的符号体系。手势符号为视觉→运动回路,而幼儿语用的是听力→言语回路,因为听力→言语回路比视觉→运动回路更难以掌握,所以将此两项分开为阶段 3-1(手势符号)与阶段 3-2(言语符号)。

2) 阶段 3-2 言语符号：包括幼儿话(象征性符号)与成人语(任意性符号)，此阶段是将言语符号与事物相联系的阶段。但是事物的名称不都能用手势语、幼儿语、成人语来表达。①能用三种符号表达的，例如"剪刀"用示指与中指同时伸开做剪刀剪物状(手势语)；手势语和"咔嚓、咔嚓"声同时(幼儿语)；"剪刀"一词(成人语)。②无幼儿语，只能用手势语及成人语表达的(例如：眼镜)。③只能用幼儿语及成人语表达的(例如"公鸡")。④仅能用成人语表达的。在理论上儿童是按 a → b → c → d 顺序来获得言语符号的。

在检查中，阶段 3-2 共选食物、动物、交通工具和生活用品方面名词 16 个，身体部位 6 个词，动词 5 个词，表示属性的 2 个种类。阶段 3-1 手势符号的检查词汇中，使用的是阶段 2(事物)的基本概念中用的词汇以及阶段 3-2 词汇中的手势语。

(4) 阶段 4：组句，语言规则(非可逆态)。本阶段能将某事物，事态用 2~3 个词组连成句子。此阶段中又将两词句和三词句分成两个阶段。

1) 阶段 4-1 两词句：[限性(大、小) + 事物]、[属性(颜色) + 事物]、[主语 + 宾语]、[谓语 + 宾语]。

在日常生活中，若不设定一定的场面，检查是很困难的，另外，注意供选择的图片不宜太多。否则儿童进行起来很困难。

2)阶段 4-2 三词句：此阶段与阶段 4-1 两词句相同，但考虑到句子的多样性，在此仅限定两种形式。即[属性(大小) + 属性(颜色) + 事物]，例如：大红帽子，小黄鞋等；[主语 + 谓语 + 宾语]，例如：妈妈吃苹果。

另外，在"阶段 5，语法规则"中也有三词句，但有所不同，阶段 4 的句型是非可逆句，主语与宾语不能颠倒，例如：妈妈吃苹果，而不能为：苹果吃妈妈。

(5)阶段 5：能够理解三词句表现的事态、但是与阶段 4-2 的三词句不同的是所表现的情况为可逆。阶段 5-1 为主动语态，如：小狗追小猫。阶段 5-2 为被动语态，此阶段中要求能理解事情与语法规则的关系。如：小猫被小狗追。

2. 交流态度评定

(1) 对他人行动的注视：有无视线跟踪。

(2) 视线交流：有无情绪和言语的表达。

(3) 对他人的指示、问候、招呼的反应。

(4) 向他人表达意愿：引导儿童表达，观察儿童的表达意愿及表达形式。

(5) 感情起伏的表现：观察言语刺激后儿童感情变化。

(6) 提问 - 回答关系：针对各年龄提问，观察儿童的反应。

(7) 特征性言语：无意义的言语。

3. 语言发育迟缓的诊断　与实际年龄语言水平阶段比较，如果接受者 S-S 法结果低于相应阶段，则可诊断为语言发育迟缓。

语言发育迟缓的表现多种多样，鉴别诊断很重要。语言发育迟缓基本印象是不能说话和不能理解别人说话的状态，听觉障碍、发声言语器官的运动发育障碍，自闭症和智能低下等均可引起语言发育迟缓。早期发现语言发育迟缓很重要。临床上听觉障碍患儿大多是以说话晚、不会说话等主诉来就诊，这时首先应排除是否为听觉障碍所致。中度和重度听力会造成语言发育迟缓，即便是轻度耳聋，有时也会对语言发育造成较大的影响。如果考虑是听觉障碍，首先一定要详细进行听力检查，然后佩戴助听器。另外，语言发育迟缓患儿中多数具有智能障碍和交往障碍。这时若仅进行语言评价，而忽略了心理等方面的评价，也不能正确进行诊断。

父母在注意到孩子语言滞后大多在学龄前。1~2 岁幼儿期，不能讲话，但理解方面基本正常，这样的就诊病例也不少见。口语表达发育落后于理解发育这种现象在正常的孩子也可见到，常见于男孩，多数没有必要训练。可向父母做一下解释或指导，随着年龄的增长，言语会逐渐增加而达到正常。但是，其中有的尽管没有必要马上进行强化训练，但是需要长期的观察，随着年龄的增加，语言发育达到正常。一部分直到 4~5 岁都存在构音发育迟缓，有的移行为功能性构音障碍。年龄比较小的孩子，如果怀疑语言发育迟缓，需要孩子每隔 3 个月至半年复查一次，以便观察其语言发育情况。

五、口吃

（一）概念

口吃（stuttering）是一种言语的流畅性障碍，俗称“结巴”。世界卫生组织对口吃的定义为：口吃是一种言语节奏的紊乱，即口吃者因为不自主的声音重复、延长或中断无法表达清楚自己所想表达的内容，并伴有特有的情感表达、行为和认知特征的临床综合征。口吃的流行率在各种语言和文化中十分相似，在1%左右。正常人在情绪紧张、吃惊、窘迫、恐惧、急于表达、在某种束缚下或陌生的环境下说话、找不到恰当的词汇时，会出现说话中断、重复或自我修正，不属于口吃的范畴，真正的口吃多表现为慢性的状态。

（二）口吃的原因

口吃的原因历来是众说纷纭，但大致可分为：器质学说、心理学说、后天学习学说、遗传学说等，每种理论的支持者都是从口吃的现象或口吃发展的阶段来分析研究的。如果从口吃的发展状态全面分析的话，口吃的原因一般都是多种因素所致的。

开始口吃的年龄大部分为3~5岁，正好是儿童语言发育的重要时期。神经系统和构音器官的功能发育存在相互协调的问题，在这一阶段口语的一系列运动过程，也是在经过多次“验证”后逐步达到完善的。在这个发育阶段中，口语会产生非流畅性。对这种非流畅性如果进行干预，将会失去“验证”的余地，将非流畅性固定下来。另外，儿童在掌握口语的过程中，不断地将自身发出的言语与他人的言语进行听比较，然后不断地调整。因此，如果将他人的或自己的非流畅性说话方式作为模仿对象时，这就是所谓的“后天学习而来”学说的理论根据。

现代研究认为，大脑两半球功能相对侧化，左、右大脑半球各有优势，相互补充、相互制约、相互代偿，以完成各种高级神经活动。人们在进行口语交流的过程中，左半球分管语义和话语连贯性，右半球分管语调和韵律，两者结合起来作为一个整体才能说出准确动听的话。而口吃者缺乏这种大脑优势造成激活言语肌肉的双侧神经冲动的不协调。各类研究表明：口吃的确存在神经因素。

（三）口吃的形成和表现特点

1. 口吃的形成　言语学习的过程就是模仿所听到的言语的速度、节奏、次序和韵律，要想说得正确就难免会出现犹豫、迟疑等言语不流畅现象。口吃形成的年龄多在儿童语言发育阶段，一般是3~5岁，由于语言的形成首先从听开始，通过听觉传到大脑，大脑中枢对构音器官发出指令，形成口语。儿童在语言发育阶段，对第一次听到的字、词或句子，都是陌生的，需要大脑的反复记忆才能流畅地说出来，因此，必须经过非流畅性语言形成过程，如果此期间经常听到非流畅性语言，或对儿童语言要求过高，儿童对自己的语言不能肯定，就容易形成口吃。

2. 口吃的特点　口吃包括4个方面的特点。

(1) 异常的言语行为：口语重复、拖长，甚至中断，发音用力过强，表现为只有发音动作而发不出声，用残留的呼气说话、伴有表情及肢体动作等。

(2) 回避现象：有意掩饰自己的语言流畅性障碍，插入一些无意义的词语。

(3) 情绪的变化：过度紧张、说错话并自我修正。

(4) 处世态度和方式的改变。

3. 容易出现口吃的情况

(1) 儿童：①在他们非常激动时；②急于表达和与他人抢话时；③在严厉的束缚下说话时；④与不喜欢自己的人说话时；⑤使用较难的词汇或使用尚不习惯的词句时；⑥在吃惊、害羞、恐惧、窘迫、失望等情绪下谈话。

(2) 成人：①必须给对方一个好的印象；②听者的反应（事先预感）；③表达内容的重要程度；④发觉自己口吃；⑤全身性紧张。

（四）口吃的评定

口吃的轻重受多方面因素的影响，如说话的方式、说话的内容、说话的速度、身心状态、情绪等，因此，在评定时应将上述因素考虑在内，并且评定不能只限于一次完成。Cur lee将van Riper对口吃的诊断依据加以补充修改，见表5-15。

表 5-15 口吃的诊断表

评定内容	评定目的
1. 语言重复数量	说话的词中有 2% 以上的词有“词的一部分重复”，每次重复两次或多次
2. 语速	说话的词中有 2% 延长 1s 以上，突然终止延长并提高音调
3. 言语间断时间	言语中不自主地间断或迟疑 2s 以上
4. 言语伴随动作	言语不流利伴有身体活动、眨眼、唇及下颌颤抖及使劲的姿势
5. 情绪变化及回避现象	说话时伴有情绪反应和回避的举止
6. 心理反应	用言语作为成绩不好的理由(儿童)
7. 口吃与环境的关系	说话场合不同时，言语不流利的频率和严重程度会有所改变

当确定被检者具有口吃后，应对其口吃的程度及表现特点进行评定，评定方法见表 5-16。

表 5-16 口吃的评定

评定内容	评定目的
1. 自由会话能力	了解儿童在日常生活中说话的状态
2. 图片单词命名	选 30 个单词，了解其命名开始时口吃的情况
3. 句子描述况	选 8 张情景图画片，了解其不同句子长度及不同句型中口吃的状
4. 复句描述	选 2 张情景图画，了解其在描述总结式讲话中口吃的状况
5. 复述	了解其复述及相伴复述时口吃改善的情况
6. 回答问题	了解其是否有回避现象及说话的流畅度
7. 模仿母子间谈话	了解母子间交流时口吃的情况

六、耳聋

口语的形成过程离不开听觉功能的完善，声波的机械振动不能正常传入大脑，就无法获得口语的输入信息，即便是发音器官正常，也无法形成流畅的口语。因此，评定耳聋的程度，并及时纠正，对于口语的形成和完善具有重要的意义。

(一) 概念

耳聋(deafness)指听觉系统的传音、感音以及对声音的综合分析的各级神经中枢发生器质性或功能性异常所致听力不同程度的减退，轻者称为“重听”，能听到对方提高的讲话声，重者称为耳聋，听不清或听不到外界声音。

用于表示声音音量大小的单位是分贝(decibel，dB)，正常人所听到 25dB 以内的声音，声波振动的频率在 16Hz~20kHz，但能听懂谈话内容的频率是在 300~3 000Hz，频率低于 16Hz 的声波为次声，高于 20kHz 的为超声，频率在 16Hz 以下和 20kHz 以上的声音超出了人类听力的范围。

听力障碍会影响语言的获得和表达，儿童在 3 岁以前或 3 岁前后由于先天或后天原因导致的双耳重度耳聋可以因为不能通过对声音进行学习而获得语言，这样的人群称为聋哑人或聋人。

(二) 耳聋的分类及病因

临床上根据耳聋产生的病因机制将耳聋分为下述类型：

1. 传导性耳聋 由于各种原因引起的外耳道、中耳病变，使得经空气路径传导的声波受到阻碍，引起到达内耳声能的减退引起的听力障碍称为传导性耳聋。其特点是气导异常，但骨传导正常。造成传导性耳聋的原因有炎症、外伤、异物堵塞、先天性外耳道闭锁等。

2. 感觉神经性耳聋 由于内耳的病变或者从内耳到脑干神经通路病变所致的听力损失称为感觉神经性耳聋。听觉特点为对不同程度的言语识别困难，无气 - 骨传导间隙，在噪声背景中听觉困难。此类病人特别是儿童，如果听力不是太差，可以通过配助听器和听力言语训练取得较好效果。造成感

觉神经性耳聋的原因有耳毒性药物、先天性听觉障碍、感染中毒性耳聋、梅尼埃病、听神经瘤、噪声性听觉障碍等。

3. 混合性耳聋　病人既有传导性又有感觉神经性耳聋的症状，通常是气传导的听力损失大于骨传导的损失。病因有耳硬化症、爆震性耳聋、急慢性化脓性中耳炎等，同时累及中耳、内耳。

4. 中枢性耳聋　脑干到大脑皮质颞叶神经通路的病变可以引起中枢性耳聋，包括脑干性聋和皮质性聋。病因有肿瘤、血管性疾病等。

（三）耳聋的分级

耳聋一般分为5级，正常听力是能够清晰地分辨 <25dB 以下的声音。

1. 轻度　听力检查听阈在26~40dB，近距离一般谈话听力没有困难，对细小的声音难以分辨，如树林风吹声。

2. 中度　听阈在41~55dB，近距离听话感到困难，与人交谈感到模糊不清，开始需要借助助听器的帮助。

3. 中、重度　听阈在56~70dB，近距离听大声说话困难。

4. 重度　听阈在71~90dB，在耳边需大声呼喊才能听到，对于较大的谈话声如汽车声仍感模糊，助听器帮助较大。

5. 全聋　听阈在90dB以上，通常极难感觉声音的存在，需要靠助听器的辅助，才能感受到声音的振动。

（四）耳聋的评定

1. 行为测听法　此法适用于1岁以下的儿童，即在孩子睡眠时，用频率为3 000Hz，90dB以上的小型振荡器发出声音，儿童会突然睁开眼睛寻找声源，此种方法可以早期发现听力异常。

2. 条件探索听力反应检查法　适用于5个月以上儿童头部可以向左右转动寻找声音时，方法是检查者用扬声器发出声音，孩子头转向声源，检查者再用彩色的灯或闪烁的灯，同时发出声音，吸引孩子的注意力，反复数次建立条件反射，采用下降法，测出听力值，测出的结果与正常耳的测试结果比较。此法不适用于注意力很差的儿童。

3. 脑干听觉诱发电位检查　记录听刺激下诱发的电位改变，测试时采用每秒20~30次短声刺激（见神经电生理检查部分）。

4. 听力计检查法　适用于3岁半以上的儿童，即使用单一频率的声音通过气导耳机与骨导耳机给声，通过判断各个频率所听到最小的声音，了解各频率听力损失状况绘出听力图，根据听力图了解耳聋的程度与性质。听力计设计的频率范围为125Hz、250Hz、500Hz、1kHz、2kHz、4kHz、6kHz、8kHz等，听力级（HL）为 -10、-50、5、10、20、40、60、80、100、120dB，右耳气导用O表示，骨导为 <，左耳气导为X，骨导为 >，其升降时间15~25ms，减10加5的原则给声，每次1~2s，儿童2~3s，一般全过程在20min内，常从1kHz、40dB HL声开始，然后从低频向高频顺序测试。

5. 耳声发射测听　利用高敏度特殊的仪器对产生于耳蜗，并经听骨链及鼓膜传导释放入外耳道的音频能量进行探测并记录的方法。耳声发射测听具有客观、简便、无创、灵敏、省时的特点，目前已经用于婴幼儿听力筛查的首选方法。听力筛查时未通过耳声发射检查的新生儿要进一步进行脑干听觉诱发电位检查，以便对耳聋的早发现早治疗。

6. 听力评定筛查软件　听力筛查软件可以提供纯音、啭音和滤波复合音。纯音测听可用于裸耳听阈的检测，啭音可用于助听听阈的检测，滤波复合音包括蛙鸣、钟声、鸟鸣，可用于声音觉察的检测。该软件界面操作简单，便于非听力学专业人员使用。

7. 听处理评定与训练系统　听处理评定模块中包含听辨声、目标匹配、听辨音、听名词、听动名词、听指令、听主动句和听被动句等听觉处理的评定。

（五）注意事项

1. 主观测听经常会受到受检者主观意识、情绪、智力水平、年龄、文化程度和行为能力配合的影响，所以在一些情况下（如伪聋、智力迟滞、婴幼儿失语症、肢体瘫痪等），检测结果应结合其他检查的确定。

2. 行为测定法测试时应避免受检者接触或看见声源物品。

3. 条件探索听力反应是检查儿童健耳的听觉能力，适合于双侧耳听力异常的筛查，另外，也可作为评测儿童注意力以及声定位能力的工具，适用于脑瘫、语言或精神发育迟缓的患儿。

4. 听力计检查法适合 3 岁以上儿童以及成人的听力检查，用来判断听力障碍的类型、估计病变部位以及评价助听器的验配。听力筛查评定系统可提供纯音、啭音、滤波复合音等进行裸耳听阈、助听听阈等的评定。

案例及思路解析

5. 言语测听法目前主要应用于助听器的验配、人工耳蜗术后康复评定和训练。

本章小结

本章重点介绍了言语及语言的概念，失语症及构音障碍的定义及其与之相关的言语功能障碍等内容，其中失语症及构音障碍作为中心内容，详细阐述了其评定方法及在临床中的应用特点，目的是通过学习掌握脑血管疾病导致的言语功能障碍的特征、评定方法、失语症的分类及原因、构音障碍的评定方法、失语症与构音障碍的区别等内容，使学生能够熟练掌握失语症、构音障碍的评定技术，并在临床中有效地应用。

（冯传博）

思考题

1. 试述言语产生的基础。
2. 试述言语功能障碍的原因及分类。
3. 试述失语症的分类及表现。
4. 试述言语发育迟缓的原因及表现。
5. 试述耳聋的分级。

扫一扫，测一测

思路解析

第六章 感觉功能评定技术

学习目标

1. 掌握　深、浅感觉及复合觉的检查方法；疼痛的分类和视觉模拟评分法。
2. 熟悉　感觉障碍的分类及特点、感觉评定的适应证和禁忌证；疼痛的定义。
3. 了解　躯体节段性感觉支配与感觉检查部位、疼痛的评定方法。
4. 能正确运用感觉检查方法进行深、浅感觉及复合觉的评定。
5. 具有尊重病人、保护病人隐私的意识。

第一节　概　　述

感觉功能以神经系统为结构基础，是由感受器或感觉器官、神经传导通路和皮质中枢（包括部分皮质下结构）三部分的整体活动来完成的。周围感受器接收机体内外环境的各种刺激，并将其转变成神经冲动，沿着传入神经元传递至中枢神经系统各个部位，最后至大脑皮质高级中枢，产生感觉。

人体主要的感觉有躯体感觉（亦称一般感觉，包括浅感觉、深感觉和皮质感觉）、特殊感觉（视觉、听觉、嗅觉、味觉）和内脏感觉等，其中躯体感觉是康复评定中最重要的部分。本部分主要讨论躯体感觉功能障碍的有关内容。

一、感觉分类

躯体感觉包括由脊髓神经及某些脑神经的皮肤、肌肉分支所传导的浅层感觉和深部感觉。根据感受器对于刺激的反应或感受器所在的部位不同，躯体感觉又分为浅感觉、深感觉和复合感觉。

1. 浅感觉　浅感觉包括皮肤及黏膜的触觉、痛觉、温度觉和压觉。浅感觉的感受器大多表浅，位于皮肤内。

2. 深感觉　深感觉包括关节觉、振动觉、深部触觉，又名本体感觉。它是由于体内的肌肉收缩，刺激了在肌腹、肌腱、关节和骨膜等处的神经末梢，即本体感受器（肌梭、腱梭等）而最后产生的感觉。

3. 复合（皮质）感觉　复合（皮质）感觉包括皮肤定位觉、两点辨别感觉、体表图形觉、实体觉、重量觉等。这些感觉是大脑综合、分析、判断的结果，故也称皮质感觉。

二、感觉障碍分类

感觉障碍根据病变性质可分为刺激性症状和抑制性症状两类。

(一) 刺激性症状

感觉径路刺激性病变可引起感觉过敏(量变),也可引起感觉障碍,如感觉倒错、感觉过度、感觉异常及疼痛等(质变)。

1. 感觉过敏(hyperesthesia)　感觉敏感度增加,神经兴奋阈值下降,轻微刺激引起强烈感觉。如痛觉过敏是对痛的感觉增强,一个轻微的痛刺激即可引起较强的疼痛感。

2. 感觉倒错(dysesthesia)　对刺激的感觉错误或对刺激的认识完全倒错,如将触觉刺激误认为痛觉刺激,将冷觉刺激误认为热觉刺激等。

3. 感觉过度(hyperpathia)　一般发生在感觉障碍的基础上,感觉刺激阈增高且反应时间延长,因此对轻微刺激的辨别能力减弱;当受到强烈刺激,经一段潜伏期后(可达30s),出现一种定位不明确的疼痛或不适感,并向周围扩散,因此单点刺激往往感受为多点刺激,持续一段时间才消失。

4. 感觉异常(paresthesia)　在无外界刺激情况下出现异常自发性感觉,如烧灼感、麻木感、蚁走感、肿胀感、束带感和冷热感等,通常与神经分布的方向有关,具有定位价值。

5. 感觉错位(allesthesia)　刺激一侧肢体时,产生对侧肢体相应部位刺激感受,本侧刺激部位无感觉,常见于右侧壳核及颈髓前外侧索损害,为该侧脊髓丘脑束未交叉到对侧所致。

6. 疼痛(pain)　是一种不愉快的感觉和对实际或潜在的组织损伤刺激所引起的情绪反应。从感受器到中枢的整个感觉传导通路的任何病灶刺激都可引发疼痛。没有外界刺激而感觉到疼痛者,称为自发性疼痛。

(二) 抑制性症状

感觉的传导途径被破坏或其功能受到抑制时,出现感觉减退或感觉缺失。

1. 感觉缺失(anesthesia)　感觉缺失时受试者在意识清楚情况下对刺激不能感知,有痛觉缺失、温度觉缺失、触觉缺失等。在同一部位各种感觉均缺失,称为完全性感觉缺失。在同一部位只有某种感觉障碍,而其他感觉存在,称为分离性感觉障碍。

2. 感觉减退(hypoesthesia)　感觉减退时受试者神经兴奋阈值升高,对较强刺激才能感知,感受到刺激的性质不变。

三、感觉障碍分型及特点

(一) 周围神经型感觉障碍

周围神经型感觉障碍可表现某一周围神经支配区感觉障碍,如尺神经损伤累及前臂尺侧及4、5指;如一肢体多数周围神经各种感觉障碍,为神经干或神经丛损伤。

1. 末梢型　多为周围神经末梢受损害所致,表现为对称性四肢末端的各种感觉障碍,越向远端越重,呈手套样和袜套样感觉障碍,伴相应区运动及自主神经功能障碍,见于多发性神经病。

2. 神经干型　某一周围神经干受损时,其支配区域皮肤的各种感觉呈条、块状障碍,见于单发性神经炎、周围神经损伤等,常见的有臀上皮神经炎、股外侧皮神经炎、腓骨颈骨折引起的腓总神经损害、肱骨中段骨折引起的桡神经损害。

3. 后根型　某一脊神经后根或后根神经节受害时,在其支配的节段范围皮肤出现带状分布的各种感觉减退或消失,并常伴有放射性疼痛,即神经根痛,如颈椎间盘突出或腰椎间盘突出所致的神经根受压,髓外肿瘤压迫脊神经根等。

4. 神经丛型　当颈、臂、腰、骶丛的任何神经丛损害时,则出现该神经丛支配区的各种感觉障碍,见于臂丛神经损伤等。

(二) 脊髓型感觉障碍

脊髓不同部位及不同程度的损害可产生不同的感觉障碍。

1. 脊髓横贯性损害　脊髓完全性横贯性损害,因损伤了上升的脊髓丘脑束和后索,产生受损阶段平面以下的各种感觉缺失或减退,如横贯性脊髓外伤、急性脊髓炎、脊髓压迫症后期。

2. 脊髓半切综合征　脊髓半侧损害时,受损平面以下同侧深感觉障碍,对侧痛温觉障碍,但触觉无障碍,见于脊髓外伤、髓外肿瘤早期等。

3. 后角损害　表现为病灶同侧的节段性痛觉和温度觉障碍，但深感觉和触觉存在，即所谓的分离性感觉障碍，见于脊髓空洞症。

（三）脑干型感觉障碍

脑干型感觉障碍属传导束型感觉障碍，出现的症状依据受损部位而异。

1. 分离性感觉障碍　脊髓丘脑束在延髓内位于接近边缘的外侧部，内侧丘系则近中线。因此延髓旁正中部病变损伤内侧丘系，出现对侧肢体的深感觉障碍和感觉性共济失调，而无痛觉、温度觉感觉障碍。

2. 交叉性感觉障碍　延髓外侧部病变，损害脊髓丘脑束及三叉神经脊束核，出现病变对侧肢体的痛觉、温度觉障碍和病灶同侧的面部感觉障碍。

3. 偏身感觉障碍　脑桥和中脑的内侧丘系、脊髓丘脑束和脑神经的感觉纤维已合并在一起，故损害时出现对侧偏身和面部的各种感觉缺失。但是一般都有病变同侧脑神经运动障碍，可与其他部位病变导致的偏身感觉缺失相鉴别。

（四）丘脑型感觉障碍

丘脑是各种感觉的汇合之处，受损时出现的感觉障碍比较复杂。

1. 偏身感觉障碍　血管病变累及腹后外侧核和腹后内侧核，导致对侧偏身所有形式感觉的减退或缺失。以肢体重于躯干，上肢重于下肢，肢体远端重于近端，深感觉受累重于浅感觉为特征。

2. 丘脑痛　在感觉的部分恢复过程中，出现对侧偏身自发的、难以忍受的剧痛，以定位不准、性质难以形容为特征。通常疼痛阈值提高，较强的疼痛刺激方可引出痛觉。

3. 感觉过敏或倒错　过敏是对外界刺激的感受能力异常增高。倒错是对外界刺激的性质产生错误的感觉。

4. 非感觉症状　丘脑病变时，常累及其邻近结构而发生其他症状：侵及外侧膝状体或视放射时，可产生对侧同向偏盲；累及内囊后肢时，出现对侧不完全性偏瘫；丘脑至纹状体及苍白球纤维受损可发生偏身不自主运动等。

（五）内囊型感觉障碍

丘脑皮质束通过内囊后肢后1/3，损伤时出现对侧偏身感觉障碍，特点为肢体重于躯干、肢体远端重于近端、深感觉受累重于痛温觉。另外，常合并运动、视纤维的受累，表现为“三偏”，即偏瘫、偏身感觉障碍和偏盲。

（六）皮质型感觉障碍

皮质型感觉障碍的特点是精细的、复杂的感觉损害严重，如深感觉、定位觉、两点辨别觉和实体觉障碍明显，而痛觉、温度觉、触觉等浅感觉障碍较轻或保持不变。

1. 局限性感觉性癫痫　大脑皮质中央后回感觉中枢的刺激性病变所致，表现为病灶对侧皮肤的相应部位发生阵发性感觉异常，并可向邻近区域扩散，也可扩散至皮质运动区而引起运动性癫痫发作。

2. 偏身感觉障碍　大脑皮质感觉中枢的破坏性病变，产生对侧偏身感觉障碍。由于皮质感觉区分布较为广泛，所以感觉障碍往往只累及对侧身体的某一部分，称为单肢感觉障碍。该型感觉障碍上肢比下肢重，远端重于近端部位，上肢的尺侧和下肢的外侧常较明显。

3. 感觉忽略　两侧肢体对称部位给予触觉或痛觉刺激，病人只能感知健侧肢体的刺激，或者，同时触觉刺激患侧面部和手（足），病人只能感知面部的刺激。

第二节　感觉功能评定

感觉检查由两部分组成，即给予刺激和观察受试者对刺激的反应。躯体感觉检查的主观性强，容易产生误差，检查者必须熟知感觉系统解剖知识，结合病史及其神经系统体征，有的放矢进行检查，这样才容易较快获得满意的结果。

进行感觉检查时，病人宜闭目，必须意识清晰和高度合作，检查者需耐心细致，避免任何暗示性问

话。采取左右、远近端对比的原则，先全身粗查一遍，若发现有感觉障碍，再从感觉消失或减退区查至正常区，然后再查过敏区。检查意识模糊的病人时，只能通过观察病人对于疼痛刺激引起的反应，非常粗略地推测其痛觉的情况，病人通常用呻吟、痛苦表情、缩回肢体等反应来表示。

对感觉的检查，通常病人的反应分为：①正常，反应快而准确；②消失，无反应；③减低或减退，迟钝的反应，回答的结果与所受的刺激不相符合。注意感觉障碍的程度、性质，其界限可用笔在病人皮肤上划出，并反复检查核实，最后将结果按分布绘图，从该感觉分布图中，可以推断病变的部位，并可用于以后随访比较。

一、感觉评定适应证及禁忌证

1. 适应证

(1)中枢神经系统病变：如脑血管病变、脊髓损伤或病变等。

(2)周围神经病变：如臂丛神经麻痹、坐骨神经损害等。

(3)外伤：如切割伤、撕裂伤、烧伤等。

(4)缺血或营养代谢障碍：糖尿病、雷诺现象(雷诺病)、多发性神经炎等。

2. 禁忌证　意识丧失者。

二、评定方法

(一)检查工具和步骤

1. 检查工具　感觉检查需要准备的物品包括：①大头针若干个(一端尖、一端钝)；②两支试管及试管架；③一些棉花、纸巾或软刷；④钥匙、钱币、铅笔、汤勺等常见物4~5件；⑤感觉丧失测量器，或心电图测径器头、纸夹和尺子；⑥一套形状、大小、重量相同的物件；⑦几块不同质地的布；⑧音叉(128Hz)、耳机或耳塞。

2. 检查步骤　主要为：①向被检者介绍检查的目的、方法和要求，并进行检查示范，充分取得被检者合作；②嘱被检者闭目，先检查正常的一侧(健侧)，使被检者知道正常的感觉，后检查患侧；③给予刺激，观察被检者的反应；④结果记录。

(二)浅感觉检查

每一对脊髓后根的感觉纤维支配一定的皮肤区域，见表6-1和图6-1。

表6-1　节段性感觉支配与感觉检查部位

脊神经根	感觉支配区域	脊神经根	感觉支配区域	脊神经根	感觉支配区域
C_2	枕外隆凸	T_1	肘窝尺侧部	L_1	T_{12}与L_2之间上1/3处
C_3	锁骨上窝	T_2	腋窝	L_2	大腿前中部
C_4	肩锁关节顶部	T_3	第3肋间	L_3	股骨内上髁
C_5	肘窝桡侧部	T_4	第4肋间(乳头水平)	L_4	内踝
C_6	拇指	T_5	第5肋间	L_5	足背第三跖趾关节
C_7	中指	T_6	第6肋间(剑突水平)	S_1	足跟外侧
C_8	小指	T_7	第7肋间	S_2	腘窝中点
		T_8	第8肋间	S_3	坐骨结节
		T_9	第9肋间	$S_{4\sim5}$	肛门周围
		T_{10}	第10肋间(脐水平)		
		T_{11}	第11肋间		
		T_{12}	腹股沟韧带中点		

1. 触觉

(1) 刺激：①被检者闭目，检查者用棉签或软毛笔轻触其皮肤，让被检者回答有无感觉或说出被触的次数；②测试时，应两侧对称部位比较，刺激的程度一致，刺激不应过频且不能有规律；③检查顺序通常是面部、颈部、上肢、躯干和下肢；④检查胸腹部时，刺激的走向应与肋骨平行；检查四肢时，刺激的走向应与长轴平行。

(2) 反应：被检者说出有无轻痒的触觉或准确表达所触次数。

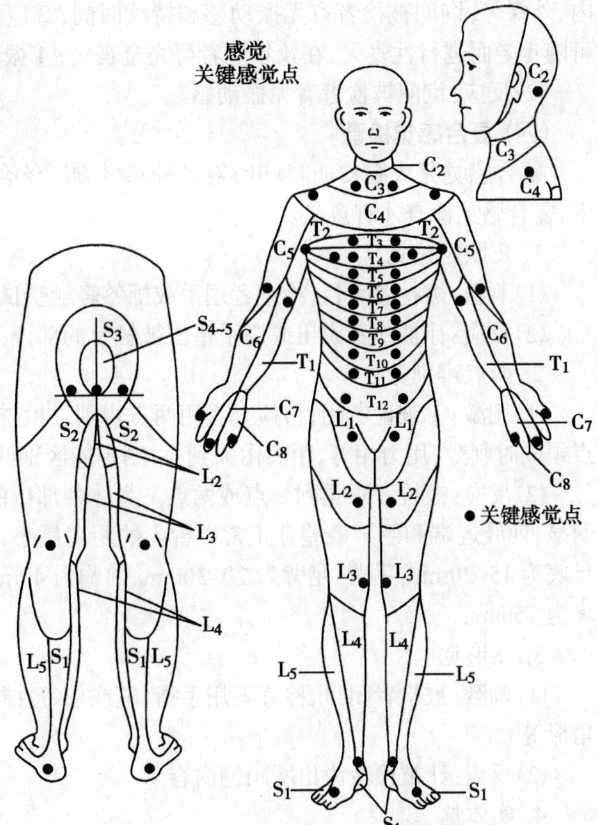

图 6-1 脊髓节段对应的关键感觉点

2. 痛觉

(1) 刺激：①先让被检者感受针尖刺激正常皮肤的感觉，然后被检者闭目，检查者分别用大头针的尖端和钝端以同等的力量轻刺需要检查的皮肤；②应两侧对称部位比较；③对痛觉减弱的受试者，检查要从障碍部位向正常部位逐步移行，而对痛觉过敏的受试者要从正常部位向障碍部位逐步移行。

(2) 反应：被检者说出是钝痛或锐痛，并指出受刺激部位。

3. 温度觉

(1) 刺激：①被检者闭目，用盛有热水(40~45℃)及冷水(5~10℃)的试管交替、随意接触受试者的皮肤，让被检者回答自己的感受(冷或热)；②选用的试管直径要小，管底面积与皮肤接触面不要过大，接触时间以 2~3s 为宜；③应两侧对称部位比较。

(2) 反应：被检者回答“冷”或“热”。

4. 压觉

(1) 刺激：①被检者闭目，检查者用拇指用力压肌肉或肌腱；②压力大小应足以使皮肤下陷以刺激深感受器；③检查常从有障碍的部位开始直到正常的部位。

(2) 反应：被检者回答是否感到压力。

(三) 深感觉(本体感觉)检查

1. 位置觉

(1) 刺激：①被检者闭目，检查者将其肢体放置在某一位置上，让病人说出肢体所处的位置，或让另一侧肢体模仿出相同的位置；②测定共济运动的指鼻试验、跟 - 膝 - 胫试验和单足站立等，若在闭眼后进行，亦为测定位置觉的方法。

(2) 反应：被检者回答关节所处的位置或模仿出所处的位置。

2. 运动觉

(1) 刺激：①被检者闭目，检查者轻捏住被检者的手指或足趾两侧做伸或屈的动作(约 5°)，让被检者回答“向上”或“向下”；②当被检者判断移动方向有困难，可加大活动幅度；③当被检者不能感受移动时，可再检查较大的关节，如腕、肘、踝和膝关节等。

(2) 反应：让被检者说出移动方向。在位置觉和运动觉的检查中，每一个方向的运动进行 5 次，然后记录正确的次数，记录方式为 n/5，n 表示正确的次数。先检查肢体远端关节，如指间关节，若正常，则没必要对腕关节再进行检查。

3. 振动觉

(1) 刺激：①被检者闭目，检查者用音叉柄置于受试者的骨隆起处。如尺骨茎突、鹰嘴、腓骨小头和

内、外踝等，询问被检者有无振动感和持续时间；②应注意身体上、下、左、右两侧对比检查；③振动觉可随年老而进行性丧失，在较年老者可完全丧失；④振动觉和运动觉、位置觉的障碍可不一致。

(2) 反应：询问被检者有无振动感。

(四) 复合感觉检查

复合感觉是大脑皮质（顶叶）对各种感觉刺激整合的结果，因此，必须在深、浅感觉均正常的前提下，复合感觉检查才有意义。

1. 皮肤定位觉

(1) 刺激：被检者闭目，检查者用手或棉签轻触受试者的皮肤。

(2) 反应：让被检者说出或用手指出被触及的部位；正常误差手部 <3.5mm，躯干部 <1cm。

2. 两点辨别觉

(1) 刺激：①被检者闭目，检查者用两点辨别觉检查器、叩诊锤的两尖端或针尖轻触皮肤两点；②两点须同时刺激，用力相等，距离由大到小，测定能区别两点的最小距离。

(2) 反应：被检者感觉到一点或两点。身体各部位的两点辨别觉灵敏度不同，以舌尖、鼻端、手指最明显，四肢近端和躯干最差。正常以舌尖的距离最小，为 1mm，指尖为 3~5mm，指背为 4~6mm，手掌、足底为 15~20mm，手背、足背为 20~30mm，前胸为 40mm，背部为 40~50mm，上臂及大腿的两点最小距离为 75mm。

3. 图形觉

(1) 刺激：被检者闭目，检查者用手指、笔或棉签在被检者皮肤上写数字或画图形，如圆形、方形、三角形等。

(2) 反应：让被检者说出所画的内容。

4. 实体觉

(1) 刺激：被检者闭目，检查者将日常生活中熟悉的物品放置于被检者手中，嘱其触摸后说出该物的名称。

(2) 反应：让被检者抚摸后，说出该物品的名称、大小及形状等。

触觉正常而两点分辨觉障碍见于额叶疾病；图形觉功能障碍见于大脑皮质病变；实体觉功能障碍提示丘脑水平以上的病变。脑卒中后偏瘫和神经炎病人常有复合感觉障碍。

5. 重量觉

(1) 刺激：被检者闭目，检查者将形状、大小相同，但重量逐渐增加的物品逐一放在受试者手上；或者双手同时分别放置不同重量的上述检查物品。

(2) 反应：要求被检者将手中重量与前一重量比较，或者双手进行比较后说出谁重谁轻。

6. 材质识别觉

(1) 刺激：被检者闭目，将不同材质（羊毛、丝绸、棉花）的物品放在受试者手中，让其触摸。

(2) 反应：回答材料的名称或质地（粗糙、光滑）。

三、感觉检查和评定的注意事项

1. 感觉检查时，被检者必须意识清晰，认知状况良好。如果被检者意识欠佳但又必须检查时，则只粗略地观察被检者对刺激引起的反应，以估计感觉功能的状态，如呻吟、面部出现痛苦表情或回缩受刺激的肢体。

2. 检查环境应安静舒适，被检者保持舒适的体位，检查部位充分暴露。

3. 检查者随机地、无规律地给予刺激，检查中应注意左右和远近端的比较。

4. 检查时应按感觉神经和它们所支配和分布的区域进行检查。

5. 先检查整个区域，如果找到感觉障碍的部位，就要仔细找出那个部位的范围。

6. 先检查浅感觉，后检查深感觉和皮质感觉；当浅感觉受到影响时，深感觉和皮质感觉也会受到影响。

7. 若发现感觉障碍，应从感觉消失或减退区移至正常区，若感觉过敏则从正常区移到过敏区，找出具体感觉障碍的范围。

第三节　疼 痛 评 定

疼痛是一种不愉快的感觉和对实际或潜在的组织损伤刺激所引起的情绪反应。疼痛的评定是在临床诊断基础上进行的,可以对疼痛的部位、强度、性质、持续时间和发展过程等相关因素分别进行评定。

一、分类

(一) 根据临床症状疼痛分类

1. 中枢性疼痛　如丘脑综合征、幻肢痛。

2. 外周性疼痛　分为内脏痛和躯体痛。

(1) 内脏痛:胆囊炎、胆结石、肾结石、消化性溃疡和冠心病等。

(2) 躯体痛:深部肌肉、骨、关节、结缔组织的疼痛以及浅部的各种皮肤疼痛等。

3. 心因性疼痛　如癔病性疼痛、精神性疼痛等。

(二) 根据疼痛的持续时间分类

1. 急性疼痛　疼痛时间通常在 1 个月以内。

2. 慢性疼痛　疼痛时间通常在 6 个月以上。

3. 亚急性疼痛　疼痛时间介于急性疼痛和慢性疼痛之间约 3 个月。

4. 再发性急性疼痛　疼痛是在数月或数年中不连续的有限的急性发作。

二、评定方法

疼痛是纯主观性的,常常难以限定、解释或描述。在康复医学临床工作中常用的疼痛评定方法有直接评定、间接评定和问卷调查等方法。

(一) 压力测痛法

压力测痛法常用于对疼痛强度(痛阈、耐痛阈)的评定,特别适用于肌肉骨骼系统疼痛的评定,但不适用于末梢神经炎、糖尿病病人和因凝血系统疾病等易存在出血倾向的病人。

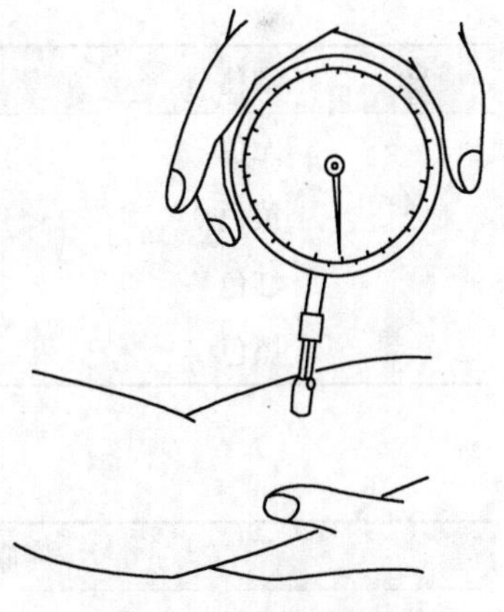
图 6-2　压力测痛器

1. 评定方法

(1) 先以手按找准痛点,将压力测痛器的测痛探头平稳地对准痛点,逐渐施加压力并观察和听取病人的反应,见图 6-2。

(2) 记录诱发疼痛第一次出现所需的压力强度,此值为痛阈。

(3) 继续施加压力至病人不可耐受时记录下最高疼痛耐受限度所需的压力强度,此值为耐痛阈。

(4) 记录所评定痛区的体表定位以便对比。

(5) 在数日或数周后重复评定,记录读数。

2. 注意事项

(1) 病人体位必须合适,检查部位应松弛以提高检查准确性。

(2) 压力测痛器的圆形探头须平稳地放在待测部位,避免用测痛探头的边缘测试。

(3) 测量记录应从压力测痛器加压时开始,施加的压力在整个实验中应保持不变。

(二) 45 区体表面积评分法

45 区体表面积评分法将人体表面分成 45 个区域,每个体表区域内标有该区的代码,评定时让病人将自己身体感受到的疼痛部位在相应的区域上标出疼痛部位,见图 6-3。该方法适用于疼痛范围相对较广的被评定者,如颈痛、腰痛及肌筋膜痛等。该法无绝对禁忌证,但不能用于精神病人疼痛评定,也不适用于头痛评定。

1. 评定方法

(1) 准备 45 区体表区域图以及黄、红、黑等颜色笔。

(2)让病人根据自身疼痛实际情况用不同颜色或符号,在45区体表区域图中的相应区域标出自身疼痛的部位,见表6-2。

(3)每个区域无论大小均定为1分,其余为0分(只涂盖了一个区的一小部分也评为1分),总评分反映疼痛区域的数目。

(4)最后计算出被评定者的疼痛所占体表面积的百分比,见表6-3。

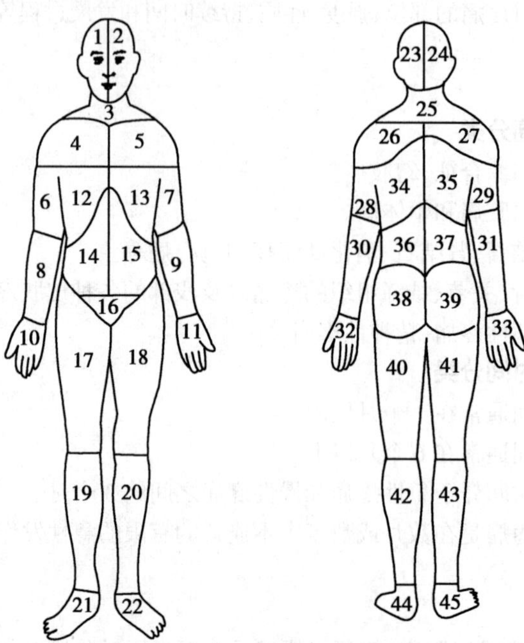

图6-3 45区体表面积图

表6-2 颜色和符号表示的疼痛强度

颜色	符号	疼痛程度
无色	—	无痛
黄色	○	轻度疼痛
红色	□	中度疼痛
黑色	△	重度疼痛

表6-3 疼痛区占体表面积的百分比

疼痛区号码	占体表面积的百分比/%
25,26,27	0.50
4,5,16	1.00
3,8,9,10,11,30,31,32,33	1.50
1,2,21,22,23,24,44,45	1.75
6,7,12,13,28,29,36,37	2.00
38,39	2.50
14,15	3.00
19,20,42,43	3.50
34,35	4.00
17,18,40,41	4.75

2. 注意事项

(1) 评定之前应向病人做详细的说明，讲清楚方法和要求，以免误涂。

(2) 对于不能正确地涂盖皮肤分区的病人，如部分老年人，评定结果应结合临床判断。

(3) 情感和疾病长期性等因素可影响病人的涂盖区域。

（三）视觉模拟评分法

视觉模拟评分法是临床上最常用的疼痛评分法，可用于评价疼痛的缓解情况和治疗前后的比对。但对于感知直线和准确标定能力差或对描述词理解力差的老年人不宜使用。

1. 评定方法

(1) 专用量表法：在纸上或尺上划出 10cm 长的直线，按毫米划格，一端为无痛，另一端为极痛；画线方法可为横线，也可为竖线；受试者目测后根据自身情况用笔在直线上划出与其疼痛强度相符合的某点，见图 6-4。

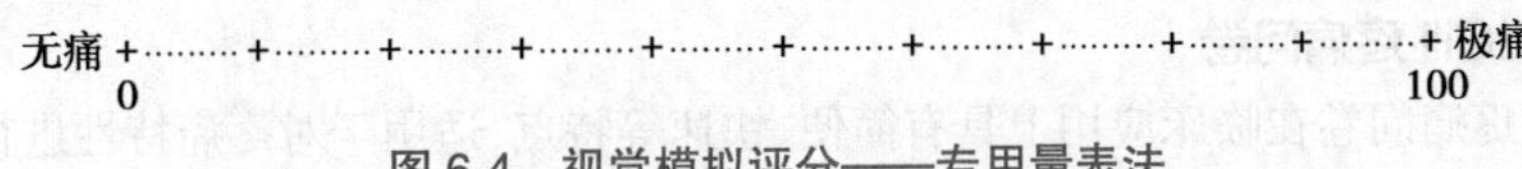

图 6-4　视觉模拟评分——专用量表法

(2) 数字评分法：将疼痛程度用 0 到 10 这 11 个数字表示，0 表示无痛，10 表示最痛，被检者根据个人疼痛感受在其中一个数字记号，见图 6-5。

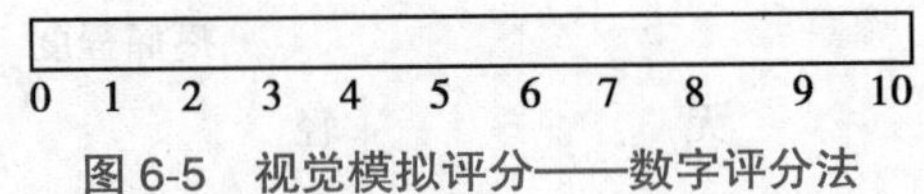

图 6-5　视觉模拟评分——数字评分法

(3) 游动标尺法：正面为在 0~10 之间可游动的标尺，背面为从 0 至 10 的数字，相应长度的厘米数，可精确到毫米，被检者移动标尺至自己认定的疼痛位置，检查者可以在标尺的背面看到具体的数字，见图 6-6。

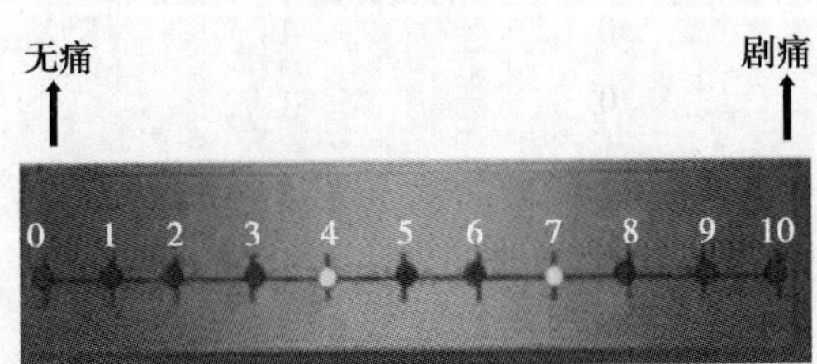

图 6-6　视觉模拟评分 - 游动标尺法

2. 注意事项

(1) 最好是以小时为单位间歇进行评定。

(2) 周期性动态评分不宜过度频繁使用，避免病人焦虑不合作。

(3) 病人焦虑或缺乏自控力可加重疼痛感觉，影响评分结果。

（四）口述分级评分法

口述分级评分法由一系列用于描述疼痛的形容词组成，描述词以疼痛从最轻到最强的顺序排列，也称为言语评价量表。

1. 评定方法

(1) 评定期间：由医生问诊列举，诸如烧灼痛、锐利痛和痉挛痛等一些关键词让被评定者从中来形容自身的疼痛。

(2) 等级的划分：① 0 为无痛；② 1~3 级为轻度疼痛；③ 4~6 级为中度疼痛；④ 7~10 级为重度疼痛，见表 6-4。

2. 注意事项

(1) 等级的划分常常是取决于病人自身的经验。

(2) 在采用不同的口述评分法时，它们的结果难以相互比较。

表 6-4　疼痛评价 4 级评分量表

0	1	2	3	4	5	6	7	8	9	10
无痛	轻度疼痛				中度疼痛		重度疼痛			
	虽有疼痛				疼痛明显		疼痛剧烈不能入睡			
	但可忍受				不能忍受		可伴有被动体位			
	能正常生活				影响睡眠		或植物功能紊乱表现			

(3)该方法仅能为疼痛感觉程度提供级别次序，而非疼痛程度变化的数字表达。

(4)对细微的感觉变化不敏感，并且易受情感变化的影响。

(5)不同疾病对评分结果有影响，如恶性肿瘤评定者常倾向于降低疼痛强度的水平，而慢性神经性疼痛评定者常常使用多个形容词来描绘他们的疼痛感受，如烧灼痛、刺痛或痒痛等。

(五) 简化 McGill 疼痛问卷

简化 McGill 疼痛问卷在临床应用上具有简便、快速等特点，适用于对疼痛特性进行评定的评定者和存在疼痛心理问题者，见表 6-5。

表 6-5　简化 McGill 疼痛问卷

Ⅰ. 疼痛分级指数					
	疼痛性质	疼痛程度			
A	感觉项	无	轻	中	重
1	跳痛	0	1	2	3
2	刺痛	0	1	2	3
3	刀割样痛	0	1	2	3
4	锐痛	0	1	2	3
5	痉挛牵涉痛	0	1	2	3
6	绞痛	0	1	2	3
7	热灼痛	0	1	2	3
8	持续固定痛	0	1	2	3
9	胀痛	0	1	2	3
10	触痛	0	1	2	3
11	撕裂痛	0	1	2	3
感觉项总分					
B	情感类	0	1	2	3
	软弱无力	0	1	2	3
	厌烦	0	1	2	3
	害怕	0	1	2	3
	罪、惩罚感	0	1	2	3
情感项总分					
Ⅱ. 视觉模拟评分法					
	无痛(0) +—+—+—+—+—+—+—+—+—+—+ (100)极痛				
视觉模拟评分法评分					
Ⅲ. 现时疼痛强度					
0 无痛	1 轻度不适	2 不适	3 难受	4 可怕的	5 极为痛苦
现时疼痛强度评分					

（六）疼痛日记评定法

疼痛日记评定法适用于需要连续记录疼痛相关结果的情况，如疼痛严重程度、疼痛发作程度、持续疼痛时间、药物用法和日常活动对疼痛的效应等，以及了解被评定者疼痛之间关系、行为与疼痛等。疼痛日记评分法无特殊的禁忌证，特别适用于癌性疼痛的镇痛治疗，见表 6-6。

表 6-6 疼痛日记评定法

时间间隔	坐位活动时间	行走活动时间	卧位活动时间	药物名称剂量	疼痛度 0~10
上午					
6 :00~					
7 :00~					
8 :00~					
9 :00~					
10 :00~					
11 :00~					
12 :00~					
下午					
13 :00~					
14 :00~					
15 :00~					
16 :00~					
17 :00~					
18 :00~					
19 :00~					
20 :00~					
21 :00~					
22 :00~					
23 :00~					
24 :00~					
上午					
1 :00~					
2 :00~					
3 :00~					
4 :00~					
5 :00~					
总计					
备注					

注：0 为无痛，10 为最剧烈的疼痛。

（七）Oswestry 功能障碍指数

疼痛与失能的关系密切，尤其在慢性腰痛等疾患时有必要对疼痛及其相应的失能情况进行评定，如 Oswestry 腰痛失能指数评定量表，见表 6-7。

Oswestry 腰痛失能指数评定量表采用 6 级分级法（1. 无痛；2. 轻度痛；3. 中度痛；4. 严重痛；5. 剧烈痛；6. 难以忍受的痛），累加各项之和计分。

表 6-7　疼痛日记评定法

病人知情说明:这个问卷专门设计帮助康复专业医务人员了解您的腰痛或腿痛对您日常活动的影响。请根据您最近一天的情况,在每个项目下选择一个最符合或与您最接近的答案,并在左侧的方框内画一个“√”。

1. 疼痛的程度(腰背痛或腿痛)

☐ 无任何疼痛。

☐ 有很轻微的痛。

☐ 较明显的痛(中度)。

☐ 明显的痛(相当严重)。

☐ 严重的痛(非常严重)。

☐ 痛得什么事也不能做。

2. 日常活动自理能力(洗漱、穿脱衣服等活动)

☐ 日常活动完全能自理,一点也不伴腰背痛或腿痛。

☐ 日常活动完全能自理,但引起腰背痛或腿疼痛加重。

☐ 日常活动虽然能自理,由于活动时腰背痛或腿痛加重,导致小心翼翼,动作缓慢。

☐ 多数日常活动能自理,有的需要他人帮助。

☐ 绝大多数的日常活动需要他人帮助。

☐ 穿脱衣物、洗漱困难,只能躺在床上。

3. 提物

☐ 提重物时并不导致疼痛加重(腰背或腿)。

☐ 能提重物但导致腰背痛或腿疼痛加重。

☐ 由于腰背痛或腿痛以至于不能将地面上的重物拿起来,但是能拿起放在合适位置上的重物,比如桌面上的重物。

☐ 由于腰背痛或腿痛以致不能将地面上较轻的物体拿起来,但是能拿起放在合适位置上较轻的物品,比如放在桌面上的。

☐ 只能拿一点轻东西。

☐ 任何东西都提不起来或拿不动。

4. 行走

☐ 腰背痛或腿痛,但一点也不妨碍走多远。

☐ 由于腰背痛或腿痛,最多只能走 1 000m。

☐ 由于腰背痛或腿痛,最多只能走 500m。

☐ 由于腰背痛或腿痛,最多只能走 100m。

☐ 只能借助拐杖或手杖行走。

☐ 不得不躺在床上,排便也只能用便盆。

5. 坐

☐ 随便多高椅子,想坐多久就坐多久。

☐ 只要椅子高矮合适,想坐多久就坐多久。

☐ 由于疼痛加重,最多只能坐 1h。

☐ 由于疼痛加重,最多只能坐 0.5h。

☐ 由于疼痛加重,最多只能坐 10min。

☐ 由于疼痛加重,一点也不敢坐。

续表

6. 站立
□ 想站多久就站多久，疼痛不会加重。
□ 想站多久就站多久，但疼痛有些加重。
□ 由于疼痛加重，最多只能站 1h。
□ 由于疼痛加重，最多只能站 0.5h。
□ 由于疼痛加重，最多只能站 10min。
□ 由于疼痛加重，一点也不敢站。
7. 睡眠
□ 半夜不会被痛醒。
□ 用镇痛药后仍睡得很好。
□ 由于疼痛最多只能睡 6h。
□ 由于疼痛最多只能睡 4h。
□ 由于疼痛最多只能睡 2h。
□ 由于疼痛根本无法入睡。
8. 社会活动
□ 社会活动完全正常，绝不会因为这些活动导致疼痛加重。
□ 社会活动完全正常，但是这些活动会加重疼痛。
□ 疼痛限制剧烈活动如运动，但对参加其他社会活动没有明显影响。
□ 由于疼痛限制了正常的社会活动，以致不能参加某些经常性的活动。
□ 由于疼痛限制参加社会活动，只能在家从事一些社会活动。
□ 由于疼痛根本无法从事任何社会活动。
9. 旅行（郊游）
□ 能到任何地方去旅行，腰背或腿一点也不疼。
□ 可以到任何地方去旅行，但会导致疼痛加重。
□ 由于受疼痛限制，外出郊游超不过 2h。
□ 由于受疼痛限制，外出郊游最多不超过 1h。
□ 由于受疼痛限制，外出郊游最多不超过 30min。
□ 由于疼痛除了到医院根本就不能外出旅游。

（八）疼痛行为记录评定

通过观察被评定者疼痛时的行为提供有关失能的量化数据，是一种系统化的行为观察，如六点行为评分法，见表 6-8。

表 6-8　六点行为评分法

	疼痛行为	评分
1 级	无疼痛	0
2 级	有疼痛但易被忽视	1
3 级	有疼痛无法忽视，但不干扰日常生活	2
4 级	有疼痛无法忽视，干扰注意力	3
5 级	有疼痛无法忽视，所有日常活动均受影响，但能完成基本生理需求，如进食和排便等	4
6 级	存在剧烈疼痛无法忽视，需休息或卧床休息	5

(九) 小儿疼痛的评定

对小儿的疼痛性质和强度进行客观评定具有相当的难度。一般可采用行为评定法,如对婴儿的声音、面部表情、身体活动等进行观察评定、生理学疼痛测试法如利用疼痛时的生理干扰现象及在组织损伤时出现或伴有的行为改变作为指标以及视觉模拟评分等方法。

第四节　儿童听力评定

听觉障碍是临床最常见的特殊感觉障碍之一。听觉是学习语言以发展认识能力所必需的基本条件,发育中的儿童通过听觉感知声音,识别事物,并通过模仿,逐渐形成字、句和完善语言,以表达意见和感觉,并形成内在的概念。婴幼儿早期是学习语言的关键时期,在此时期,即使是轻度听觉功能障碍也可导致小儿心理和行为交往上的缺陷。早期确定有无听力损失,从而进行早期相应处理或听力言语康复,可最大限度减少因听力问题造成的残疾。

一、不同年龄儿童对声刺激的反应能力

对儿童的听力评价应以其听觉系统、神经系统和智力发育状态作为基础,了解和熟悉自出生至各年龄组正常儿童听功能发育和对声刺激的反应能力,是听力评定的基础,见表 6-9。

表 6-9　正常婴儿听觉行为反应

月龄	对声音的反应
0	反射性反应——听睑反射、惊吓反射(Moro reflex)、全身运动
1	反射性反应(有可能被抑制)
2	停止运动状态
3	开始出现水平声定位,眼或头转向声源
6	定位反应建立发育较好,并开始间接转向下方声源
9	定位反应灵敏
12	对简单语言有反应(如回应自己名字、指出自己的妈妈等)
18	认识身体的部位或一些物品(如鼻、耳、碗或鞋子等)
21	根据名称可按出熟悉的物体(如玩具马、狗、玩具枪等)
24	根据名称可指出熟悉的图画,有可能行游戏测听
36	应用条件反射测听可获可靠听觉阈值

如新生儿及 2 岁以下婴儿对阈级声信号常不能引起反应,且其对刺激的反应可能仅出现一次,或仅为轻微的反应,故当能清楚地观察到反应时可认为是听觉反应;相反,如观察不到反应并不能肯定听觉有问题,并且为避免反复刺激产生适应,常需变换测试信号或方法,以保持反应持久。此外,当生理或智力发育存在障碍时,常不能观察到相应年龄预期的听觉反应。如听力正常,而智力障碍,则行为表现常只相当于低年(月)龄的反应标准;而如听力障碍,但智力正常,则可表现为低强度声刺激时反应差,而高强刺激时反应与正常儿相同。因此,婴幼儿听力应按不同年龄组(0~6 岁)采用不同技术进行评定测试,对结果的判断也应考虑到其他非听觉因素的影响。

二、听力残疾的筛选和评定方法

(一) 新生儿听力筛选

筛选的意义是对一个特定群体通过简单快捷测定方法,并根据特定指标来区分或发现其中有高度可疑病态的个体或亚群,并需要进一步行确定诊断或追踪观察。美国言语听力学会等联合会议推荐对听力高危儿进行筛选,并认定 7 项听力高危因素,见表 6-10。

表 6-10　新生儿听力高危因素

1	听力减退家族史，尤其是早期发生耳聋者
2	先天性感染，如巨细胞病毒、风疹病毒、梅毒螺旋体感染
3	颅面畸形，单独存在或先天综合征
4	出生体重 <150g
5	高胆红素血症
6	细菌性脑膜炎
7	Apgar 评分 5min 低于 5 分

建议这些高危儿应在生后 3~6 个月进行筛选，对不能通过筛选者进一步作听力测试，并继续追踪观察。也有学者认为只对听力高危儿筛选可能有 50%~70% 出生聋被遗漏或误导，因而推荐对全部新生儿进行筛选。

1. 听性反射观察　为观察新生儿对强声所引出的反射性反应，反射的引出与刺激强度及小儿的觉醒状态有关。

试验应在安静室内进行，测试信号以声响玩具、手提式噪声器或特制的婴幼儿听力筛选器。并应选择儿童处于浅睡眠状态下进行（浅睡的表现为当触动小儿眼睑时，产生眼或身体的运动，而深睡时无此反应），以利于判断其有效反应，避免清醒时存在过多的随机反应。对新生儿最可靠的听性反射为惊吓反射、听睑反射和唤醒反应，其他尚可观察到闭眼、睁大眼，吸吮和深呼吸等反应。

2. 客观行为观测　通过客观记录仪监测小儿对声刺激的行为反应变化。

(1) 摇篮测听图：方法为将一个扬声器置于摇篮的头或脚侧，调节声输出至婴儿耳处，在小床垫下放一个电传感器，传感器发出的电流依其所受压力而变化，输出电压经放大、数字化，用电脑软件处理。

(2) Linco-Benett 新生儿听性反应摇篮筛选：此筛选系统是安全、自动、微机控制的新生儿筛选装置，通过安装在摇篮内的传感器连接多导仪，可监测记录小儿对声刺激的四项反射性活动，其中包括三项运动活动，如转头、摇头或全身运动，另一项为呼吸运动。试验时儿童在特制摇篮内，并用毯子将小儿裹好，使其尽量安静，所得刺激期和对照期结果经电脑处理分析进行判断。

3. 客观生理测试　应用诱发耳声发射作为新生儿听力筛选具有可行性。因测试省时快捷、结果准确。对耳声发射筛选失败者，再进一步行听性脑干反应测试。

（二）婴幼儿（0~6 岁）行为测听

1. 0~6 个月　主要采用行为观察测听法。行为观察测听法是对 6 个月以下小婴儿采用的一种行为测听方法，即观察受试儿与声刺激一致的反射性行为反应，是小婴儿唯一的一种行为测听方法。总体来讲，4 个月前小儿行为反应无明显变化，仍表现为惊吓反射、听睑反射和唤醒反应（惊吓反射在生后 1~3 个月内逐渐消失），但随月龄增加引起反应所需的刺激强度降低，到 4 个月时反应敏感性有明显增加。

试验应在安静环境或隔声室进行，可在小儿清醒状态下，此年龄组婴儿对声音反应常表现为两种基本形式，一为正反应，如眨眼、微笑、皱眉、啼哭、觉醒，或各种形式的运动反应；另一为负反应，表现为停止运动或停止正在作的动作，如停止笑、肢体运动或吸吮动作。反应的明显程度与刺激前觉醒状态有关，刺激前状态越安静，刺激引出的活动越明显，或初始状态越活跃，活动强度降低越显著。

2. 6 个月 ~2 岁

(1) 声定位反应测试：小儿 6 个月时有清楚的定位运动，8 个月时开始有垂直向定位能力，先向下方，后向上方。声定位能力的测试对 6 月 ~2 岁小儿听敏度的评估是一种很有价值的方法，如至 8 个月时小儿仍不能转头朝向声源，应怀疑听力或智力方面可能存在问题。

(2) 条件定向反射测听：为一种附加强化条件刺激的行为测试，即将每一次由听觉刺激引起的行为反应与一个强化条件相结合，以增加小儿对声刺激反应的兴趣，保持反应的持久性。常用的方法为视觉强化测听，即应用视觉刺激来强化对声刺激的反应。声刺激由扬声器给予，儿童坐在母亲腿

上，面对两扬声器之间，距扬声器80cm，扬声器上置可发光或活动的玩具（在儿童周边视野之内）。开始时，同时给予声和光刺激，如小儿有反应，经几次条件训练后，改为先给声刺激，而视刺激延迟至儿童对声刺激产生反应转向扬声器时再给予，目的在于通过视觉刺激强化对声刺激引起的转头或定向反应。

3. 3~6岁

(1)有奖强化操作性条件测听：为使被测试对象在特定情景下对声音刺激产生反应后可获得奖赏，从而使被测试对象保持对刺激反应的兴趣和持久性。测试时小儿坐在桌前，桌上有一手动开关，经声场或耳机给声，鼓励小儿听到声音时即按开关，如反应正确则有一块糖果自盒中落出。

(2)游戏测听：为教小儿在听到声音后完成一个动作，从而对小儿进行听敏度测试。检查者可选择一个适合小儿运动系统发育和小儿认为有兴趣的反应行为，此法常是对2岁半以上的婴幼儿获得听阈的最可靠方法，可通过声场或耳机进行，可根据此原理设计多种测试方法，经典的方法为古典式游戏测听法。

(三) 言语测试

听觉在语言形成过程中是信息来源的主要途径，且对言语活动起着反馈调整作用，研究证实婴幼儿不仅是被动地接受声信号，而且显示出具有主动接受声信号的能力。发育正常的婴儿，至少在6个月时已证明可识别或分辨言语和声音的变化。因此，可根据小儿言语发育状态及言语测试对小儿听力进行有价值的评估。

1. 同韵字画片试验　将画片按相同韵母单音节词(字)分组，每组4张，具有相同韵母，但声母不同，如虎、猪、鼠和兔等，测试之前，应肯定小儿能正确理解此组画片命名，然后测试者站在小儿背后，叙述每个单词(字)，让小儿指出相应的画片，然后渐渐远离小儿，直至3m距离，并可根据分辨不清的词汇辅音频率来分析听力损失的情况，正常小儿在5m距离时可分辨耳语强度的每个单词。

2. 图片词汇试验应用多选择法指令小儿确认图片，共8组测试材料，每组内有10张图片，代表10个词汇，让小儿根据测试者所说的词汇指出所说的图片。

(四) 客观听功能测试

通过观察声刺激引起的生理变化来客观评估听功能状态，由于不需受试者主观反应，对小儿听力评估是极有价值的。但此类检查需要专门的检查设备和人员，通常在耳科和听力中心进行，包括耳声发射和声导抗测试等。

第五节　视功能的评定

一、视力检查

(一) 年龄 0~<12 个月

1. 诊断方法　使用手电筒照射或用玩具逗引小儿，注意避免强光刺激，一般先检查右眼，再检查左眼，另眼用遮眼板轻轻遮盖。

2. 判定标准　如婴幼儿反应正常即有瞬目反射，或能注视、追随测试目标，则属非盲；如眼睛不能注视、追随目标，或同时有眼部外观异常，则定为盲。如先天性白内障、角膜白斑等完全视觉剥夺者定为视力残疾一级；小角膜、虹膜脉络膜缺损等可能有残余视力者定为视力残疾二级。此年龄段小儿只判定盲与非盲，属定性检查，需要耐心和仔细观察。

(二) 年龄 12~24 个月

1. 滚球试验法　应用直径约4.5cm白色乒乓球和直径分别为1.9cm、0.95cm、0.32cm的3个白色小球。母亲抱着小儿，将白球放在黑布上来回滚动，方向与小儿双眼平行，小儿与球距离保持3m左右。可先用乒乓球测试，小儿如果配合较好可直接改用0.32cm的球，否则逐渐换直径小的球。小儿所能看到直径最小的球所对应的视力，见表6-11。

表 6-11　滚球直径与视力对照表

滚球直径	E 字视力表
4.5cm	0.02
1.9cm	0.05
0.95cm	0.10
0.32cm	0.30

2. 彩珠试验法　如果滚球试验法配合较差，还可以在母亲手中放上直径 1mm 的彩色小珠子，距离小儿 30cm 左右，用遮眼板分别轻轻遮盖小儿眼睛，如小儿能从母亲手中取出小珠子，则估计其视力在 0.3 以上；1mm 的小珠子看不到，换用 3mm 的珠子，如能取出估计视力在 0.2 以上，也视为正常。此法只能帮助判断有无视力残疾，无法进行残疾分级。

（三）年龄 2~3 岁

1. 诊断方法　使用儿童图形视力表或滚球试验法。

2. 判定标准　使用儿童图形视力表以其上标明的视力为准；滚球试验法如前所述。

（四）年龄 3~7 岁

1. 诊断方法　使用儿童图形视力表或标准对数视力表。

2. 判定标准　以视力表上标明的视力为准。

（五）年龄大于 7 岁

诊断方法和判定标准：使用标准对数视力表。

检查时视力表灯箱挂于光线充足的墙壁上，1.0 那行视标与受检者视线平行，检查距高 2.5m，戴眼镜者应戴镜检查，一般先检查右眼，再检查左眼，遮眼板轻遮盖，避免眯眼。如：①一眼视力能达到 0.3，且至少一眼视野半径≥ 10°，则除外视力残疾；②双眼视力均低于 0.3，要使用针孔镜和 / 或眼镜进行矫正；③在 2.5m 处仍不能分辨 0.1 的视标，让受检者前移，直至能辨认为止，此时视力计算公式为视力 =0.1× 距离 ÷2.5，例如 2m 看清 0.1，则视力 =0.1×2÷2.5=0.08；④距视力表 0.5m 仍不能分辨最大视标，则让受检者背光站立，检者展开手指置于被检眼前，如能分辨指数，记录视力为 CF（数指）；⑤眼前仍无法分辨指数，检查者将手在被检眼前摆动，如能看到手动，记录为 HM（手动）；⑥手动也看不到，检者以手电光置于被检眼前，另一眼严格遮盖不能透光，能看到光视力记录为 LP（光感），看不到光视力记录为 0（无光感）。

二、视野检查

0~6 岁人群不做视野检查，7 岁以上人群视力在非视力残疾范围而又怀疑其视野半径小于 10° 应进行视野检查。

双眼分别进行检查。用遮眼板轻轻遮盖一眼后，检查者将视野卡片置于被检眼前 33cm 处，令被检者注视视野卡片的中心注视点，见图 6-7。如：①双眼均不能看到内环（视野半径 <5°），无论其视力如何，为视力残疾一级；②至少有一眼能看到内环而看不到外环（视野半径 <10°），无论其视力如何，为视力残疾二级；③至少有一眼能同时看到内环和外环（视野半径≥ 10°），则为非视力残疾的视野。

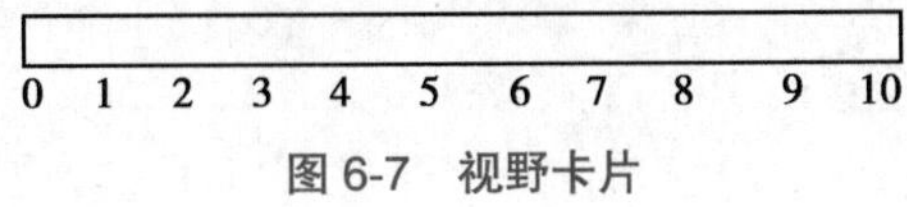

图 6-7　视野卡片

三、无法配合视功能检查者的处理

原则上由眼科医生根据被检者既往史、检查结果和视觉行为能力等情况进行综合判断。被检者有智力和精神等方面的异常根本不能配合视功能检查，如具有一定视觉行为能力，眼球外观未见明显异常者，定为非视力残疾；视觉行为能力严重障碍，伴有眼球外观或结构明显异常者（如角膜混浊、白

内障等)，定为视力残疾二级；视觉行为能力轻度障碍，伴有眼球外观或结构异常者(小角膜、虹膜、脉络膜缺损等)，定为视力残疾四级。

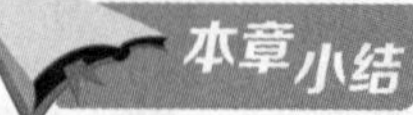

本章小结

感觉功能评定是临床评定工作的重要内容之一，本章主要阐述感觉功能的分类、检测内容以及感觉功能评定的流程。

（宋锐）

思考题

1. 常见的感觉障碍有哪些？
2. 简述周围神经型感觉障碍的定位诊断。
3. 简述视觉模拟评分法。

扫一扫，测一测

思路解析

第七章 肌张力评定技术

学习目标

1. 了解　肌张力的表现、常见的肌张力异常、钟摆试验、屈曲维持试验、便携式测力计方法、等速装置评定方法、电生理评定方法。

2. 熟悉　肌张力的检查方法、临床分级、反射检查、被动运动评定、主动运动评定、功能评定、痉挛步态的评定；痉挛发生的病理生理机制、痉挛的临床意义。

3. 掌握　痉挛评定量表及注意事项。

4. 具有基本医疗思维与素养，能规范合理的运用各种肌张力评定方法；能使用、管理常用评定的设备，能合理安排与管理医疗与康复环境，以保证医疗活动科学、安全。

5. 能与病人及家属进行沟通，开展健康教育；能与相关医务人员进行专业交流与团结协作开展医疗工作。

第一节　概　　述

肌张力（muscle tone）是指肌肉在静息状态下的一种不随意的、持续的、细小的收缩。肌张力是被动活动肢体或按压肌肉时所感觉到的阻力。正常的肌张力依赖于完整的外周神经和中枢神经系统调节机制以及肌肉组织本身的物理特性，如肌肉或结缔组织内部的弹性和延展性以及肌肉的收缩能力等。

身体各种姿势的维持及协调有序的动作都要求肌肉要有一定的紧张度，即一定的肌张力，过高或过低的肌张力都会影响动作的质量，甚至无法维持身体姿势和正常活动。肌张力的正常与否主要取决于中枢神经和周围神经系统的支配情况，当支配该肌群的神经系统情况发生变化时，除了相应肌群的肌力降低外，就会导致肌张力过高、过低或肌张力障碍等肌肉功能问题。因此，肌张力异常是中枢神经或周围神经系统损伤的重要特征。肌张力的评定是判定神经系统功能状况的重要依据，特别是中枢神经系统损伤后运动控制障碍的评定，例如在脑卒中、颅脑损伤、脑性瘫痪、脊髓损伤等疾病的康复功能评定中被广泛应用。

肌张力包含肢体的物理惯性、肌肉和结缔组织内在的机械弹性特点与反射性肌肉收缩。肌肉与神经节段存在反射联系，因此神经肌肉反射弧上的任何病变都可能导致肌张力发生变化，表现为肌张力降低或肌张力增高，从而影响肢体运动功能。

一、肌张力分类

(一) 正常肌张力

1. 正常肌张力分类　肌张力是维持身体各种姿势和正常活动的基础,是维持肢体位置、支撑体重所必需的,也是保证肢体运动控制能力、空间位置、进行各种复杂运动所必需的条件。临床上所谓的肌张力,是指对被检查者的肢体进行被动运动时所感觉到的阻力。根据不同状态,正常的肌张力可分为:

(1)静止性肌张力:指肌肉处于不活动状态下肌肉具有的张力。可在肢体安静状态下,通过观察肌肉的外观、触摸肌肉的硬度、被动牵拉运动时肢体活动受限程度及其阻力来判断。如正常的卧、坐、站等静态情况下的正常的肌张力的特征。

(2)姿势性肌张力:指人体变换各种体位姿势的过程中(如正常情况下协调有序的完成翻身、从坐到站的动作等)肌肉产生的张力。

(3)运动性肌张力:指肌肉在运动过程中产生的张力。可在病人完成某一动作过程中,通过检查相应关节的被动运动阻抗来判断。如做下肢髋、膝关节的被动屈曲、伸展运动时,感觉到的肌肉弹性和轻度的抵抗感。

2. 正常肌张力特征　正常的肌张力有赖于完整的外周神经系统机制和中枢神经系统机制以及肌肉收缩能力、弹性和延展性等因素。具有如下特征:

(1)关节近端的肌肉可以进行有效的同步运动。

(2)具有完全抵抗肢体重力和外来阻力的运动能力。

(3)将肢体被动地放置于空间某一位置上时,突然松手后,肢体具有保持该姿势不变的能力。

(4)能够维持主动肌和拮抗肌之间的平衡。

(5)具有随意使肢体由固定状态到运动状态和在运动过程中转换为固定状态的能力。

(6)被动运动时,肢体具有一定的弹性和轻度抵抗感。

(7)根据实际需要,选择性地完成某一肌群的协同运动或某一肌肉单独运动的能力。

(二) 异常肌张力

肌张力可因神经系统的病损和肌肉自身的状态发生变化。在正常肌张力状态下,被动运动肢体时可感到轻微的抵抗感;当肢体运动时,无过多的沉重感;肢体下落时,可因此而使肢体保持原有的姿势。根据病人肌张力与正常肌张力水平的比较,可将肌张力异常分为:肌张力障碍、肌张力迟缓和肌张力增高。

1. 肌张力障碍

(1)定义:肌张力障碍是一种以张力损害、持续的同时伴有扭曲的不自主运动为特征的肌肉运动功能亢进性障碍。

(2)原因:可由中枢神经系统病变(如脑血管病变)所致;也可由遗传因素(如原发性、特发性肌张力障碍)所致;还可见于神经退行性疾患(如肝豆状核变性)、代谢性疾病(如氨基酸或脂质代谢障碍)、张力性肌肉奇怪变形或痉挛性斜颈等。

(3)特征:表现为肌肉张力紊乱,肌肉收缩可快可慢,无规律地交替出现。且表现为重复、模式化的动作,身体可呈扭转畸形。其中张力障碍性姿态为持续扭曲畸形,可持续数分钟或更久。

2. 肌张力迟缓

(1)定义:肌肉张力降低或缺乏,低于正常休息状态下的肌肉张力,对关节进行被动运动时感觉阻力降低或消失,此时触诊肌肉变软,牵张反射减弱或消失。运动功能受损,常伴有肢体麻痹或瘫痪;腱反射减弱或消失;被动关节活动范围扩大。

(2)原因:可见于下运动神经元损伤或周围神经的损伤,例如脊髓灰质炎,脊髓前角的运动神经元病变后出现的相应肌群瘫痪和臂丛神经损伤后上肢肌群瘫痪时的肌肉张力,此时除了肌张力低下的表现外,还伴有肌力低下、肌肉萎缩、腱反射减弱等表现;也可见于小脑或锥体束的上运动神经元病变,一般为暂时性状态,例如脊髓损伤早期的脊髓休克阶段或脑血管意外、颅脑损伤、脑卒中的早期,其发生由中枢神经系统损伤的部位所决定;还可由原发性肌病造成,例如先天性肌营养不良综合征、

重症肌无力等。

(3) 特征：①主动肌和拮抗肌同时收缩减弱或消失；②肢体抗重力能力减弱或消失；③肌力降低或消失。

3. 肌张力增高　肌张力增高是指肌肉张力高于正常状态时的情况。肌张力增高有如下特征：①被动运动时诱发伸张反射；②对被动运动产生抵抗；③主动肌和拮抗肌的肌张力平衡破坏；④关节可动范围减小，病人主动运动减少或消失。

根据状态不同又分为肌肉痉挛和僵硬两种：

(1) 痉挛（spasticity）：痉挛是肌张力增高的一种形式，是一种由牵张反射高兴奋性所致的、速度依赖的紧张性牵张反射增强伴腱反射异常为特征的运动障碍。所谓痉挛的速度依赖是指伴随肌肉牵伸速度的增加，痉挛肌的阻力（痉挛的程度）也增加。

痉挛是上运动神经元损伤所致，由锥体束下行性控制丧失，脊髓牵张反射亢进，肌肉张力增高。常见于脊髓损伤、脱髓鞘疾病、脑卒中、脑外伤、脑瘫、去皮质强直和去大脑强直等。

特征：

1) 轻度痉挛的特征：通过被动运动可以诱发轻度的牵张反射，需借助被动活动才能完成全关节活动范围的运动；拮抗肌与主动肌肌张力的均衡遭到破坏；做被动牵张运动时，在全关节活动范围的后1/4处才出现抵抗和阻力，检查者可以较容易地完成被检查部位的全关节活动范围的运动；粗大运动尚可以正常协调地进行；选择性动作能力低下，精细动作不灵活或不能完成。

2) 中度痉挛的特征：被动运动肢体时出现中等强度的牵张反射；主动肌和拮抗肌的张力显著不均衡；做被动牵张运动时，在全关节活动范围的1/2处即出现抵抗和阻力，检查者必须克服一定的阻力才能完成全关节活动范围的运动；完成某些粗大运动缓慢、费力，并且伴随有不协调动作。

3) 重度痉挛的特征：被动活动时，往往从运动的开始就被诱发出很强的牵张反射；做被动牵张运动时，在全关节活动范围的前1/4处才出现抵抗和阻力，由于严重的痉挛，检查者不能完成全关节活动范围的被动运动；由于严重的痉挛，不能进行关节活动度的训练而使关节挛缩，对缓解痉挛的训练手法无反应；可动范围明显减少，完全丧失了主动运动。

4) 痉挛的特殊表现

①巴宾斯基反射（Babinski）：为痉挛性张力过强的特征性伴随表现，巴宾斯基反射阳性时足蹬趾背屈；②折刀样反射（clasp-knife reflex）：当被动牵伸痉挛肌时，初始产生的较高阻力随之被突然的抑制发动而中断，造成痉挛肢体的阻力突然下降，产生类似折刀样的现象；③阵挛（clonus）：在持续牵伸痉挛肌时可发生，特点为以固定频率发生的拮抗肌周期性痉挛亢进。常发生于踝部，也可发生于身体的其他部位；④去大脑强直（decerebrate rigidity）和去皮质强直（decorticate rigidity）：去大脑强直表现为持续的收缩，躯体和四肢处于完全伸展的姿势；去皮质强直表现为持续的收缩，躯干和下肢处于伸展姿势，上肢处于屈曲姿势。两者均由于牵张反射弧的改变所致。

5) 痉挛与肌张力过高的区别：肌张力过高时的阻力包括动态成分和静态成分。动态成分为肌肉被动拉伸时神经性（反射性的）因素和非神经性（生物力学的）因素所致的阻力，静态成分则是肌肉从拉长状态回复到正常静息状态的势能，为非神经性因素。神经性因素表现为肌肉运动单位的活动由于牵张反射高兴奋性而增加，中枢神经系统损伤后的痉挛、折刀样反射和阵挛皆属此类；非神经性因素则表现为结缔组织的弹性成分和肌肉的黏弹性成分的改变，尤其是肌肉处于拉伸或缩短位制动时。在中枢神经系统损伤后，可因神经因素造成肢体处于异常位置，并由此导致非神经因素的继发性改变。因此中枢神经系统损伤后的肌张力过强是神经性因素和非神经因素共同作用的结果，痉挛与肌张力过强并非等同。

(2) 僵硬：僵硬是主动肌和拮抗肌张力同时增加，各个方向的关节被动活动阻力均增加的现象。常为锥体外系的损害所致，帕金森病是僵硬最常见的病因。

常见分类有：

1) 齿轮样僵硬（cogwheel phenomenon）：齿轮样僵硬是一种对被动运动的反应，特征为运动时交替地释放和阻力增加而产生均匀的顿挫感。

2) 铅管样强直（leadpipe rigidity）：铅管样强直是一种持续的僵硬。

僵硬具有以下特征：任何方向的关节被动运动，整个关节活动范围阻力都增加；相对持续，且不依赖牵张刺激的速度；齿轮样僵硬的特征是在僵硬的基础上存在震颤，从而导致在整个关节活动范围中收缩、放松交替出现；铅管样强直的特征是在关节活动范围内存在持续的僵硬，无收缩、放松交替现象出现；僵硬和痉挛可在某一肌群同时存在。

二、影响肌张力因素

1. 体位　不良的姿势和肢体放置位置可使肌张力增高。例如，在痉挛期的脑卒中病人，仰卧位时患侧下肢伸肌肌张力可增高。

2. 精神因素　紧张和焦虑情绪以及不良的心理状态都可以使肌张力增高。

3. 并发症　有尿路结石、感染、膀胱充盈、便秘、压疮、静脉血栓、疼痛、关节挛缩等并发症时，肌张力可增高。

4. 神经状态　中枢抑制系统和中枢易化系统的失衡，可使肌张力发生变化。

5. 局部压力改变　局部肢体受压可使肌张力增高，如穿紧而挤的衣服和鞋子。

6. 疾病　如骨折、脱位、异位骨化等外伤或疾病可使肌张力增高。

7. 药物　如烟碱能明显增加脊髓损伤病人的痉挛程度；巴氯芬则有抑制脊髓损伤病人痉挛发生以及降低痉挛频率和强度的作用。

8. 外界环境　当气温发生剧烈变化时，肌张力可增高。

9. 主观因素　病人对运动的主观控制作用，肌张力可发生变化。

三、肌张力评定临床意义

肌张力的评定对于了解病人病变部位、确定病变性质和程度、制定康复治疗计划和选择治疗方法具有重要作用，主要为：

（一）预测康复疗效

通过对肌张力的评定结果分析可以鉴别是中枢神经系统的病变还是周围神经系统的病变，以及异常肌张力的分布状况，依此预测康复疗效。

（二）制定治疗计划

不同疾病或同一疾病的不同类型甚至同一类型的不同时期，其肌张力表现各异。例如脑瘫有痉挛型、手足徐动型、共济失调型等，针对不同的肌张力，采取不同的康复治疗手法，痉挛型脑瘫病人的治疗原则是降低肌张力，手足徐动型脑瘫病人的治疗原则是抑制异常的肌紧张，共济失调型脑瘫病人的治疗原则是提高肌肉的张力和肌肉的同时性收缩。再如脑卒中急性期病人肌张力低下，肌肉松弛，在生命体征稳定后，运动疗法以适当提高肌张力为主，到脑卒中痉挛期，康复训练时应避免快速的活动，防止肌张力增高，并采取反射性模式进行抑制，来降低肌张力。

（三）防控并发症

对于脑梗死肌张力持续增高的病人，为了避免肌肉挛缩造成关节活动受限，应及时进行治疗，以避免引起废用综合征和误用综合征。

四、评定注意事项

1. 评定前应向病人及其家属说明检查目的、方法、步骤和感受，使病人了解评定的全过程，消除紧张。

2. 检查评定时，病人处于舒适体位，一般采用仰卧位，充分暴露检查部位，先检查健侧，再检查患侧，最后进行比较。

3. 避免在运动后、疲劳时、情绪激动或服用影响肌张力的药物时进行检查。

4. 检查时室温应保持在22~25℃。

5. 重复评定时还应注意尽可能选择相同的时间段和相同的其他评定条件。

6. 在记录评定结果时，应注明测试的体位、是否存在影响肌张力的外在因素（如环境温度、评定时间等）、是否存在异常反射、痉挛分布的部位以及对病人ADL的影响等。

第二节　肌张力评定

肌张力的评定，除了对被检查者进行详细的体格检查外，还要结合被检查者当时的状况，临床病史、功能评定等各方面来进行分析，尤其应从功能评定的角度来判断肌张力异常对日常生活活动能力的影响。体格检查时应结合视诊、反射检查、被动运动及主动运动等情况来分析。

一、肌张力检查方法

（一）肌张力弛缓

1. 检查者拉伸病人肌群时几乎感受不到阻力。
2. 病人不能自己抬起肢体，或当肢体运动时可感到柔软、沉重感。
3. 当肢体下落时，肢体即向重力方向下落，无法保持原有的姿势。
4. 肌张力显著降低时，肌肉不能保持正常肌的外形与弹性，表现松弛柔软。

（二）肌张力增高

1. 肌腹丰满、硬度增高。
2. 病人在肢体放松的状况下，检查者以不同的速度对病人的关节做被动运动时，感觉有明显阻力，甚至无法进行被动运动。
3. 检查者松开手时，肢体被拉向肌张力增高一侧。
4. 长时间的肌张力增高可能会引起局部肌肉、肌腱的挛缩，影响肢体的运动。
5. 痉挛肢体的腱反射常表现为亢进。

二、肌张力评定标准

（一）正常肌张力评定标准

1. 肌肉外观具有特定的形态。
2. 肌肉应具有中等硬度和一定的弹性。
3. 近端关节可以进行有效的主动肌与拮抗肌的同时收缩使关节固定。
4. 具有完成抗肢体重力及外界阻力的运动能力。
5. 将肢体被动地放在空间某一位置上，突然松手时，肢体有保持肢位不变的能力。
6. 可以维持主动肌与拮抗肌的平衡。
7. 具有随意使肢体由固定到运动和在运动过程中变为固定姿势的能力。
8. 在需要的情况下，具有可以完成某肌群的协同动作，也可以完成某块肌肉的独立运动功能的能力。
9. 被动运动时具有一定的弹性和轻度的抵抗。

（二）异常肌张力评定标准

1. 弛缓性肌张力评定标准　肌张力弛缓的评定相对较为简单，可参考本书中被动运动评定的有关内容进行，也可将其严重程度分为轻度、中到重度两级评定，见表 7-1。

表 7-1　弛缓性肌张力的分级

级别	评定标准
轻度	肌张力降低；肌力下降；将肢体置于可下垂的位置上并放开时，肢体只能保持短暂的抗重力，旋即落下；仍存在一些功能活动
中到重度	肌张力显著降低或消失；肌力 0 级或 1 级（徒手肌力检查）；把肢体放在抗重力肢位时，肢体迅速落下，不能维持规定肢位；不能完成功能性动作

2. 痉挛的评定标准　手法检查是按对关节进行被动运动时所感受的阻力来进行分级评定的。常

用的痉挛分级方法有神经科分级和 Ashworth 分级。其他方法还有按自发性肌痉挛发作频度分级的 Penn 分级法和按踝阵挛持续时间分级的 Clonus（阵挛）分级法等，但不常用。常用肌张力的分级评价见表 7-2。

表 7-2　常用肌张力的分级评价

分级	神经科分级	Ashworth 分级	Penn 分级	Clonus 分级
0 级	肌张力降低	无肌张力增高	无肌张力增高	无踝阵挛
1 级	肌张力正常	轻度增高，被动活动时有一过性停顿	肢体受刺激时有轻度肌张力增高	踝阵挛，持续 1~4s
2 级	肌张力稍高，肢体活动未受限	增高较明显，活动未受限	偶有肌痉挛，<1 次 /h	踝阵挛，持续 5~9s
3 级	肌张力高，肢体活动受限	增高明显，被动活动困难	经常痉挛，>1 次 /h	踝阵挛，持续 10~14s
4 级	肢体被动活动困难或不能	肢体僵硬，被动活动不能	频繁痉挛，>10 次 /h	踝阵挛，持续 >15s

上述 Ashworth 原始痉挛 5 级分级法评定时易出现集束效应，即大部分病人集中在低、中级水平，存在一定缺陷。1987 年有人将 Ashworth 原始痉挛 5 级分级法进行改良，在 1 级和 2 级中添加了一个中间等级，以降低处于中间等级附近的集束效应，并考虑出现阻力的关节活动范围，检查时要求将被动运动的速度控制在 1s 内通过全关节活动范围。改良的 Ashworth 分级评定标准，见表 7-3。

表 7-3　改良的 Ashworth 痉挛评价量表

等级	评定标准
0 级	无肌张力的增加
1 级	肌张力轻微增加，受累部分被动屈伸时，在 ROM 之末时出现突然卡住然后呈现最小的阻力或释放
1+ 级	肌张力轻度增加，表现为被动屈伸时，在 ROM 后 50% 范围内出现突然卡住，然后均呈现最小的阻力
2 级	肌张力较明显的增加，通过 ROM 的大部分时肌张力均较明显的增加，但受累部分仍能较容易被移动
3 级	肌张力严重增高，进行 ROM 检查有困难
4 级	僵直：受累部分被动屈伸时呈现僵直状态，不能活动

文档：病人 Ashworth 评定量表

三、反射评定

检查中应特别注意检查病人是否存在腱反射亢进等现象。检查方法是直接用指尖或标准的反射叩诊锤轻叩，检查腱反射导致的肌肉收缩情况，可予以 0~4 级评分。其中 0 级为无反应；1+ 级为反射减退；2+ 级为正常反射；3+ 级为痉挛性张力过强、反射异常；4+ 级为阵挛。

1. 肱二头肌反射

（1）操作方法：病人前臂屈曲 90°，检查者以左拇指置于病人肘部肱二头肌肌腱上，然后右手持叩诊锤叩左拇指指甲。

（2）正常反应：可使肱二头肌收缩，引出屈肘动作。

（3）结果解释：反射中枢为 $C_{5\sim6}$。

2. 肱三头肌反射

（1）操作方法：病人外展上臂，半屈肘关节，检查者用左手托住其上臂，右手用叩诊锤直接叩击鹰嘴上方肱三头肌肌腱。

（2）正常反应：可引起肱三头肌收缩，引起前臂伸展。

（3）结果解释：反射中枢为 $C_{7\sim8}$。

3. 桡骨膜反射

（1）操作方法：病人前臂置于半屈半旋前位，检查者以左手托住其腕部，并使腕关节自然下垂，随即以叩诊锤叩桡骨茎突。

(2)正常反应:可引起肱桡肌收缩,发生屈肘和前臂旋前动作。

(3)结果解释:反射中枢为$C_{5\sim6}$。

4. 膝跳反射

(1)操作方法:坐位检查时,病人小腿完全松弛下垂;卧位检查时病人仰卧位。检查者以左手托起其膝关节使之屈曲约120°,用右手持叩诊锤叩击膝盖髌骨下方的髌腱。

(2)正常反应:可引起小腿伸展。

(3)结果解释:反射中枢为$L_{2\sim3}$。

5. 踝反射(跟腱反射)

(1)操作方法:病人仰卧位,髋及膝关节稍屈曲,下肢取外旋外展位。检查者左手将病人足部背屈成直角,以叩诊锤叩击跟腱。

(2)正常反应:腓肠肌收缩,足向跖面屈曲。

(3)结果解释:反射中枢为$S_{1\sim2}$。

以上检查,均要注意:病人要合作,肢体应放松;检查者叩击力量要均等。

四、被动运动评定

被动运动检查可发现肌肉对牵张刺激的反应,以发现是否存在肌张力过强、肌张力过强是否为速度依赖、是否伴有阵挛,并与挛缩进行比较和鉴别。肌痉挛的检查和评价,是康复处理的前提和效果判断的依据。它是根据关节被动运动时所感受的阻力来分级评定的,是最常见的检查方法。体会关节被动运动时活动度和抵抗时肌张力的变化,可发现是否存在肌张力过强或低下,是否有阵挛并与肌强直进行比较。

(一) 评分标准

可按神经科分级方法,也可以采用其他等级评分法。

1. 神经科分级 具体见表7-2。

2. 其他等级评分法 如反射检查评定。

3. Ashworth评分法 也属于被动运动评定范畴,具体见表7-2。

(二) 注意事项

1. 由于被动运动检查常处于缺乏自主控制的条件下,因此应要求病人尽量放松,由评定者支持和移动肢体。

2. 所有的运动均应予以评定,且特别要注意在初始视诊时被确定为有问题的部位。

3. 评定过程中,评定者应保持固定形式和持续的徒手接触,并以恒定的速度移动病人肢体。肌张力正常时,肢体极易被动移动,评定者可很好的改变运动方向和速度,而不感到异常阻力,肢体的反应和感觉较轻。肌张力高时,评定者总的感觉为僵硬,运动时有抵抗。肌张力弛缓时,评定者可感到肢体沉重感,且无反应。有时老年人可能难以放松,由此可被误诊为痉挛,此时,可借助改变运动速度的方法加以判断,快速的运动往往可加剧痉挛的反应并使阻力增加,快速的牵张刺激可用于评定痉挛。

4. 欲与挛缩鉴别,可做拮抗肌的肌电图检查。

5. 在评定过程中,评定者应熟悉正常反应的范围,以做异常反应的恰当参考。

6. 在局部或单侧功能障碍(如偏瘫)时,注意不宜将非受累侧作为"正常"肢体进行比较,将脑损害同侧肢体作为"正常"肢体比较推测异常可能是不正确的。

五、主动运动评定

通过主动运动评定可进一步鉴别肌张力异常的情况。例如伴随拮抗肌收缩的缓慢运动可能预示拮抗肌痉挛或协同收缩;不伴随拮抗肌收缩的缓慢运动可能预示原动肌肌力弱。自主肌力的评定方法可采用常用的徒手肌力评定方法,具体内容参照本书第八章第三节主要肌肉的手法检查方法。

六、功能评定

功能评定可以对痉挛或肌张力异常是否干扰坐或站立平衡及移行等功能以及日常生活活动能力进行评定。具体包括是否有床上活动、转移、行走和生活自理能力的损害及其程度等。注意,此时的失能可能是由于痉挛或肌张力过强所致,也可能是由于肌力弱或挛缩所致。因此,评定时必须结合病史和神经肌肉的功能检查,以确定造成失能的原因,并分析与肌张力相关的失能情况。Brunnstrom 评定法、Fugl-Meyer 评定量表、功能独立性评定量表(FIM)等量化评定系统是间接提供痉挛和其他肌张力异常改变的评定方法。Barthel 指数等日常生活活动能力的评定方法可能对评定与痉挛和肌张力过强相关的功能状态改变有价值。

七、生物力学评定方法

痉挛肢体在外力驱动关节运动时阻力异常,这一阻力可随偏差角度和肢体运动速度的增大而增大。痉挛的生物力学评定方法试图量化痉挛病人肢体的位相性牵张反射和紧张性牵张反射。

生物力学评定方法的观察指标包括:力矩(肢体活动通过某一特定范围所获得的力量大小)、阈值(力矩或肌电图活动开始显著增加的特殊角度)及肌电信号(靠近体表肌群的肌电信号分析等)。

(一) 钟摆试验

钟摆试验(pendulum test)是一种在肢体自抬高位沿重力方向下落运动中,观察肢体摆动然后停止的过程,通过分析痉挛妨碍自由摆动的状态来进行评定的方法。痉挛越重,摆动受限越明显。钟摆试验常用于下肢痉挛评定,尤其是股四头肌和腘绳肌。

1. 评定方法　病人坐位或仰卧位,膝关节屈曲,小腿在床外下垂(尽可能使检查床仅支持大腿的远端);然后将病人膝关节抬高至充分伸展位,当小腿自膝关节充分伸展位自由落下时,通过电子量角器(或肌电图)记录小腿钟摆样的摆动情况。

正常人的摆动角度运动呈典型的正弦曲线模式,而存在痉挛的肢体则摆动运动受限,并很快地回到起始位。

2. 评定指标　包括放松指数(relaxation index,RI)等。放松指数 =Al/1.6 × AO。其中 Al 是多次关节摆动中第一次摆动的振幅,AO 是开始时角度与静止时角度之差。一般情况下,AO ≥ 1.6Al,故 RI 应≥ 1.0。

3. 优缺点

(1)优点:重测信度较高;与 Ashworth 分级法相关性好;可在普通的装置上进行;可区分偏瘫痉挛和帕金森强直。

(2)缺点:必须进行多次检查,并计算其平均值。

(二) 屈曲维持试验

屈曲维持试验(ramp and hold)用于上肢痉挛的评定。

评定方法:病人舒适坐位,患侧肩屈曲 20°~30°,外展 60°~70°,肘关节位于支架上,前臂旋前固定,采用一被动活动装置,使肘关节在水平面上活动,并用电位计、转速计记录肘关节位置角度和速度。这些信号作为反馈传入控制器以产生位置调节促动(装置具有无论负荷存在与否的条件下应用特定角度偏差的能力),同时可用力矩计记录力矩,用表面电极记录肱二头肌、肱桡肌、肱三头肌外侧的肌电活动。

(三) 便携式测力计方法

采用便携式测力计可对肌肉在被动牵张时所表现的阻力增高现象进行相对精确的评定,由此进行痉挛的定量评定。

1. 评定方法　采用仪器一般为 Penny 和 Giles 便携式测力计,其具有传感器和液晶显示器,最大读数为 300N。应用一可塑性装置将传感器的远端固定在肢体远端,以使便携式测力计在被动运动过程中保持与固定点的接触。通过不同速度的被动运动,记录达到被动运动终点时便携式测力计的读数。

2. 评定指标　一般在踝跖屈痉挛评定时采用低速(10°~12°/s)、高速(20°~100°/s)的测试速度进行 3 次连续被动踝背屈,低速时 3s 内完成,高速时 0.5s 内完成。

3. 特点

(1)与肌电活动及等速装置的共同研究表明其测试信度较高。

(2)可通过低速和高速测试区分痉挛时阻力矩(抵抗性肌紧张)中的反射成分和非反射成分,尤其适用于长期痉挛病人。长期痉挛病人被动运动时的阻力增加部分是由于肌肉和结缔组织力学特征的变化,即非收缩成分,缓慢的被动运动不会引起被牵伸肌肉的反射性收缩。根据痉挛速度依赖的特点,可用不同的速度区分源于反射或非反射的阻力。低速被动运动测试不诱发牵张反射,测得的阻力矩代表非反射成分;高速被动运动测试可诱发牵张反射,测得的阻力矩包括了反射和非反射成分。

(四) 等速装置评定方法

利用等速装置对痉挛客观量化评定的研究是近十余年来的一项具有开拓性的工作。

1. 评定方法 主要有等速摆动试验和等速被动测试两种方法。

(1)等速摆动试验:1985年由Bohannon等率先应用,具体方法是在Cybex等速装置上描记病人小腿在重力作用下自然摆动的摆动曲线。

(2)等速被动测试:1993年由Firoozbakhsh等率先开展,具体方法被认为是一种在等速装置上完成类似Ashworth评定的量化评定方法。

2. 评定指标

(1)等速摆动试验:它选用的指标较好地反映了痉挛主要表现在摆动刚开始时的特点,具体包括:最大可能膝屈角度(即相对转换角度)、第一摆动膝关节屈曲角度(第一个摆动波的上升幅度)、摆动次数、摆动时间、放松指数和幅度比(第一摆动膝关节屈曲角度和其与第一摆动膝关节伸展角度差值之间的比值)。

(2)等速被动测试:它选用的指标包括:最大阻力力矩;阻力力矩之和;力矩-速度曲线上升斜率;重复次数的平均阻力力矩。其中最大阻力力矩是与以往研究相一致的指标,但在临床上重复次数的平均阻力力矩更为实用,阻力力矩之和与力矩-速度曲线上升斜率是较为敏感的评定指标。

3. 优缺点

(1)优点:等速装置量化评定痉挛的方法具有其他方法所不能比拟的优点。例如等速被动测试方法在控制角速度的情况下产生被动牵伸,模拟了Ashworth评定过程,而且阻力力矩随角速度增加的结果较好地体现了痉挛速度依赖的特征;且重复性较好。

(2)缺点:由于等速装置的费用问题,其使用的广泛性受到一定制约;评定过程中的温度、体位等问题仍没有很好地解决;等速装置本身的因素(如测试速度等)也不容忽视。

4. 注意事项

(1)滞后或肌肉触变性生理现象:研究表明,等速被动测试中第一次阻力力矩往往较后几次大,这可能与存在滞后或肌肉触变性生理现象有关,并表明肌肉已向僵硬方向发展。此外,麻痹导致的肌肉黏弹性特征的改变或运动控制失调也可造成阻力力矩的减幅振动。

(2)肌张力过强可能包括反射成分和非反射成分:肌张力过强一部分可由牵张反射的高兴奋性造成,一部分可为由上运动神经元损伤后形成的肌肉痉挛、纤维化等肌肉组织、结缔组织生物力学特征变化导致的非反射性和紧张性肌张力增加。前者为反射成分,后者为非反射成分。等速装置测试时要注意结果中可能包含了这两种成分。

八、电生理评定方法

电生理评定方法也可用于评定痉挛和张力过强。这类量化方法与生物力学评定方法一样,可作为痉挛临床评定的补充方法和科研手段。

(一) 表面电极肌电图

利用多通道表面电极肌电图是电生理评定方法中较为可取的一种方法。表面电极贴敷于所选择肌肉的相应体表,在痉挛病人进行主动或被动运动过程中,或者在接受皮肤刺激过程中记录相应的肌电活动,以更好地反映痉挛病人的功能障碍情况。

表面电极肌电图常可用于鉴别挛缩和拮抗肌痉挛。在被动关节活动度和主动关节活动度均明显受限的情况下,应用表面电极肌电图记录拮抗肌及拮抗肌被阻滞后的肌电活动,可以区分挛缩和拮抗

肌痉挛。

表面电极肌电图也可用于帮助选择治疗方法和随访治疗效果，例如表面肌电图可以鉴别脑外伤病人肱二头肌痉挛和臂痛、臀部放射痛造成的肌张力增高，以决定是选择阻滞方法还是外科松解方法。

此外，在步态分析过程中同时应用表面电极肌电图可较好地评定这一过程中的痉挛情况，其中主要采用痉挛指数（即所测肌肉在步态离地期的肌电活动 / 步态着地期的肌电活动的比值）或股四头肌与腘绳肌拮抗肌收缩指数作为正常人和痉挛病人的判断指标。

（二）H 反射

H 反射的评定指标：Hmax/Mmax 比值，即痉挛时，H 反射的幅度增大，H 反射最大幅度与 M 反应最大幅度的比值（Hmax/Mmax）也相应增大，因此可用作痉挛评定指标；H 反射兴奋性曲线；其他如 H 波恢复曲线、H 波频率抑制曲线等。

评定时操作困难；影响结果的因素多；相关性差；可重复性低。因此，在应用这一方法时，须加以注意。

知识拓展

H 反射：以 10~20V 的低电压刺激胫神经，可在 30~40ms 后在腓肠肌上记录到一个肌肉动作电位，称 H 反射。在松弛的肌肉上出现 H 反射，表明有上运动神经元病变。较强的刺激可兴奋 α 传出纤维，诱发沿运动纤维正常传导方向的放电，这种直接肌反应的潜伏期短于 H 反射，称 M 反应。测定最大 H 反射值和最大 M 反应值之比，可以估计运动单位募集中能为反射所兴奋的这部分百分比，可作为 α 运动神经元兴奋性的定量评价标准，肌痉挛时该比值明显增高，也可作为脊髓运动神经元兴奋的定量指标。肌痉挛的肢体，其 H 反射恢复的时间要明显短于健侧肢体和正常人的肢体，有人报道，正常人的 H 反射恢复时间为（73.3 ± 18.8）ms，脑卒中病人的健侧肢体为（67.1 ± 25.5）ms，而痉挛的肢体为（52.3 ± 16.8）ms，有明显的可比性。

（三）F 波反应

在 H 波研究工作的基础上，进一步发现，当超强刺激作用于神经干时，其所支配肌上尚可记录到一迟发电位。这一电位即为 F 波。在较重的慢性痉挛病人，F 波的持续时间和幅度可增加，F 波最大幅度与 M 反应最大幅度的比值也增加。

（四）腰骶激发电位

刺激胫神经可激发腰骶反应，并认为其可反映脊髓后角的突触前抑制。在 T_{12} 棘突处可很容易测量到这一激发反应。激发反应常规有三个峰顶：一个无规则的正向偏转波（P1）；一个负向偏转波（S）和第二个较大幅度的正向派扭转波（P2）。P2 偏转波可反映突触前抑制，接受巴氯芬治疗的脊髓损伤病人 P2 值降低。此外，研究表明，大正向偏转波（P2）面积与负向偏转波（S）面积的比值（P2/S）与痉挛强度有较好的相关性，痉挛病人 P2/S 的降低反映突触前抑制的缺失。

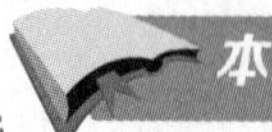
本章小结

肌张力评定是肌肉功能评定的重要内容之一，在康复实践工作中具有重要意义。肌张力异常是中枢神经系统或周围神经损伤的重要特征，肌张力的评定是判定神经系统功能状况的重要依据。其中以上运动神经元损伤后导致的痉挛最为常见，是康复治疗的重点和难点。评定肌张力是否异常，要从多方面综合考虑，全面评价肌肉状况。低肌张力的评定相对容易，但应结合肌力的评定来评价肌肉功能状况。肌痉挛的评定方法有摆动试验和屈曲维持试验、电生理评定、等速被动测试等器械检查和各种手法检查，可根据具体情况选用。

（李静）

思考题

1. 影响肌张力的因素有哪些？
2. 简述改良的 Ashworth 肌张力分级评定标准。
3. 简述异常肌张力的分类及其形成的原因。
4. 肌张力评定的临床意义是什么？

扫一扫，测一测

思路解析

第八章　肌力评定技术

学习目标

1. 掌握　徒手肌力评定标准和全身主要肌肉的徒手肌力评定方法；
2. 熟悉　肌肉的分类及收缩的类型；正常关节活动度及关节活动范围测量原则；
3. 了解　肌力评定的目的、适应证和禁忌证，等速肌力测试的方法及原理。

肌力评定是肌肉功能评定的重要方法，尤其是对肌肉骨骼系统病损及周围神经病损病人的功能评定十分重要，有助于了解病人肌肉和神经的损害程度和范围。同时，肌力评定也是评定康复治疗疗效的重要指标之一，有助于判断病人的预后。

第一节　概　　述

肌力（muscle strength）是指肌肉或肌群自主（随意）收缩时产生的最大力量，又称绝对肌力。肌肉在运动中维持一定强度的等长收缩或多次的等张收缩的能力称为耐力（endurance）。

一、肌肉的分类

肌肉依据结构的不同可分为平滑肌、心肌和骨骼肌，这里主要讨论骨骼肌。骨骼肌受躯体神经支配，直接受人的意志控制，故也称为随意肌，它是运动系统的动力部分。根据运动中作用的不同，骨骼肌分为原动肌、拮抗肌、固定肌和中和肌等。

（一）原动肌（agonist）

是产生原动力，是发起、完成某一个动作的主要肌群，其中起主要作用的原动肌叫主动肌，协助或帮助完成动作或仅在动作的某一阶段起作用的原动肌称副动肌。

（二）拮抗肌（antagonist）

是指肌肉收缩产生的运动方向与原动肌收缩产生的运动方向相反的肌肉。主动肌收缩产生运动时，拮抗肌协调收缩，保持动作的稳定性与准确性。主动肌和拮抗肌在功能上既相互对抗，又互为协调和依存。

（三）固定肌（stabilizer）

是在肌肉收缩过程中相对固定一端（定点）所附着骨骼的肌或肌群，以防止产生不必要的动作，协同原动肌发挥对肢体运动的动力作用。参加这种固定作用的肌群，通称为固定肌。

（四）中和肌（neutralizator）

在运动过程中有些肌肉收缩能抵消原动肌收缩时产生的一部分不需要的动作，这些肌肉或肌群称为中和肌。

人们习惯把副动肌、固定肌、中和肌统称为协同肌（synergist）。

以屈肘动作为例，肱肌和肱二头肌是主要的，它们是原动力，称原动肌；肱三头肌是拮抗肌；前臂的肱桡肌、桡侧腕屈肌、旋前圆肌等协助屈肘，统称为协同肌；其中有一些肌起着固定附近的一些关节的作用，屈肘时使肩胛骨固定于脊柱的斜方肌、菱形肌等，这些肌称为固定肌；桡侧腕屈肌、旋前圆肌有协助屈肘和使前臂内旋与屈肘时肱二头肌的前臂旋外相中和，以防原动肌产生不必要的动作，这些肌称为中和肌。

二、肌肉收缩的类型及影响因素

（一）肌肉的收缩形式

根据肌肉收缩时长度和张力的变化特点，将骨骼肌收缩形式分为三种，即等张收缩、等长收缩和等速收缩。

1. 等张收缩（isotonic contraction）　等张收缩又称动力性收缩，指肌肉收缩时肌张力基本不变，但肌纤维长度改变，引起关节活动的一种肌肉收缩方式。人类大部分日常肢体活动都属于等张收缩。等张收缩又根据肌肉收缩时肌纤维长度的不同分为向心性收缩和离心性收缩。

(1) 向心性收缩（isotonic concentric contraction）：肌肉收缩时，肌肉起止点彼此靠近，肌纤维长度缩短，如肱二头肌的向心性收缩可使肘关节屈曲。

(2) 离心性收缩（isotonic eccentric contraction）：肌肉收缩时，肌肉起止点彼此远离，肌纤维长度增加，此时肌肉收缩主要在于控制肢体坠落的速度。如肘关节缓慢伸直时肱二头肌的收缩为离心性收缩。

2. 等长收缩（isometric contraction）　等长收缩又称静力性收缩，指肌肉收缩时，肌张力明显增加，但肌纤维长度基本无变化，不产生关节运动。此时肌肉所承受的负荷等于或大于肌肉收缩力，如半蹲位时股四头肌的收缩。等长收缩常用于维持特定体位和姿势，也是增强肌力的有效方法。

3. 等速收缩（isokinetic contraction）　等速收缩指肌肉收缩时，肌张力与肌长度均发生变化，而带动的关节运动速度是不变的。一般生理状态很难产生等速收缩，只有采用电脑控制的专门设备，根据运动过程的肌力大小变化调节外加阻力，使关节依照预先设定的速度完成运动。与等长收缩和等张收缩相比，等速收缩的最大特点是肌肉能得到充分的锻炼而又不易受到损伤。

（二）肌肉收缩的影响因素

1. 肌肉的生理横断面　指该肌肉内所有肌纤维横断面积的总和。肌肉的横断面积表明了肌肉中肌纤维的数量和肌纤维的粗细。单位生理横断面积所能产生的最大肌力称为绝对肌力。肌肉生理横断面越大，肌肉收缩时产生的力量也越大，肌力的大小与肌肉的生理横截面积成正比。

2. 肌肉的初长度　肌肉收缩前所处的长度称初长度。肌肉的弹性特点决定其在生理限度范围内，初长度愈长，收缩力也愈大。当肌肉被拉长到安静长度的1.2倍时力量最大。如踢球前，先将腿后摆，就是为了取得髂腰肌、股四头肌最佳初长度。

3. 运动单位募集程度和神经冲动发放频率　一个运动神经元连同所支配的肌纤维称为一个运动单位，是肌肉最小功能单位，负荷时需要募集一定数量的运动单位来产生肌力，募集的运动单位数量越多，肌力也越大。当肌力增大到一定程度时，肌力的增加则通过神经中枢发放神经冲动的频率来实现。这时，神经冲动发放频率越高，则肌肉力量越大。

4. 杠杆效率　肌肉收缩产生的实际力矩输出，受运动节段杠杆效率的影响，故力臂长度的改变也可造成肌力大小的改变。有学者报道髌骨切除后股四头肌力臂缩短，使伸膝力矩减少约30%。

5. 肌肉收缩的类型　不同的肌肉收缩形式产生不同的力量，其中离心收缩过程中产生的肌力最大，其次为等长收缩，最小的为向心收缩。

6. 中枢神经系统调动功能的协调性　使参加工作的运动单位尽可能多地做到同步收缩；调节更多的原动肌参加收缩工作；调节拮抗肌适当地放松。

7. 年龄与性别　肌力在20岁之前随年龄增加而增加，之后随着年龄的增加逐渐下降。男性肌力比女性大，女性的肌力约为男性的2/3。

第二节 评定的工具与方法

肌力评定常用来判断有无肌力低下及肌力低下的范围与程度,发现导致肌力低下的原因,协助进行神经肌肉疾病的损伤定位诊断,为制订治疗、康复训练计划提供依据,可检验治疗、训练的效果。

一、肌力检查的方法

肌力评定根据使用器械与否,可分为徒手肌力评定和器械肌力评定两大类。

(一) 徒手肌力测定

徒手肌力测定(manual muscle testing,MMT)是通过被检者自身重力和检查者用手施加阻力而产生的主动运动来评定肌肉或肌群的力量和功能的方法。该方法只能表明肌力的大小,不能说明肌肉收缩的耐力。

1. 评级标准 所有肌力的评定方法都是基于临床不断发展进化的肌力测定原则。主要的评级标准有 Lovett 分级法(表 8-1)和在 Lovett 分级法的基础上的常规徒手肌力分级法(表 8-2)。

表 8-1 Lovett 分级法评定标准

分级	名称	评级标准
0	零	未触及或未观察到肌肉的收缩
1	微	可触及或观察到肌肉的收缩,但不能引起关节活动
2	差	解除重力的影响,能完成全关节活动范围的运动
3	好	能抗重力完成全关节活动范围的运动,但不能抗阻力
4	良	能抗重力及中等阻力,完成全关节活动范围的运动
5	正常	能抗重力及最大阻力,完成全关节活动范围的运动

表 8-2 常规徒手肌力分级法

分级	名称	评级标准(抗重力测试 / 病人能否主动活动)
5	N(normal)	抗重力体位下,能抗最大阻力完成全关节活动范围运动
4	G(good)	抗重力体位下,能抗中等阻力完成全关节活动范围运动
4–	G–	抗重力体位下,能抗中等阻力完成大于 1/2 全关节活动范围运动
3+	F+	抗重力体位下,能抗中等阻力完成小于 1/2 全关节活动范围运动
3	F(fair)	抗重力体位下,能完成全关节活动范围运动
3–	F–	抗重力体位下,能完成大于 1/2 全关节活动范围运动
2+	P+	抗重力体位下,能完成小于 1/2 全关节活动范围运动
2	P(poor)	去除重力体位下,能完成全关节活动范围运动
2–	P–	去除重力体位下,能完成大于 1/2 全关节活动范围运动
1+	T+	去除重力体位下,能完成小于 1/2 全关节活动范围运动
1	T(trace)	去除重力下无关节活动,可触及或观察到肌肉收缩
0	0(zero)	去除重力下无关节活动,没有触及或没有观察到肌肉收缩

2. 肌力评级依据

(1)肌肉收缩:没有触及或观察到肌肉收缩为 0 级,触及或观察到肌肉收缩,但没有关节活动为 1 级;

(2)抗重力:能进行关节全关节活动范围,去除重力为 2 级,抗重力为 3 级;

(3)抗阻力:抗重力体位下能进行全关节活动范围并能抗中等阻力为 4 级,抗最大阻力为 5 级;

(4)运动幅度:当运动幅度达不到 1/2 全关节活动范围时,则评定为低一级标准加"+"的水平;运动幅度达到 1/2 全关节活动范围以上,但尚在全关节活动范围以内时,则评定为高一级标准"–"的水平。

(二)器械肌力测定

低于 3 级的肌力一般很难用仪器检测,主要依靠手法肌力测试。当徒手肌力超过 3 级时,为了进一步做较细致的定量评定,须用专门器械做肌力测试。根据测试时肌肉的不同收缩方式分为以下三种肌力评定方法。

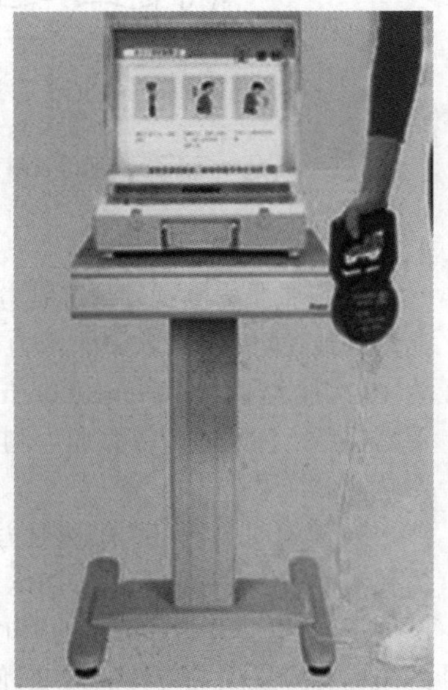

图 8-1　握力测试

1. 等长肌力测试(isometric muscle testing,IMMT)　在标准姿势或体位下用不同的测力器测定一组肌群在等长收缩时所能产生的最大肌力。常用的检查方法如下。

(1)握力测试:用电子握力计进行测定。测试时将把手调节到适宜的宽度,上肢在体侧下垂,握力计表面向外,测试 2 次或 3 次,取最大值(图 8-1)。该测试反映指屈肌群的肌力。由于该测定与性别和体重影响较大。一般采用握力指数进行评定:握力指数 = 握力(kg)/ 体重(kg)× 100%,正常握力指数 > 50%。

(2)捏力测试:用拇指与其他手指的指腹相对捏压捏力计,即可测定捏力的大小,该测试反映拇对掌肌及屈肌的肌力大小,其正常值约为握力的 30%。

(3)背拉力测试:用拉力计测定。测试时两膝伸直,将把手调节到膝盖高度,然后用力伸直躯干上拉把手(图 8-2)。

以拉力指数评定:拉力指数 = 拉力(kg)/ 体重(kg)× 100%

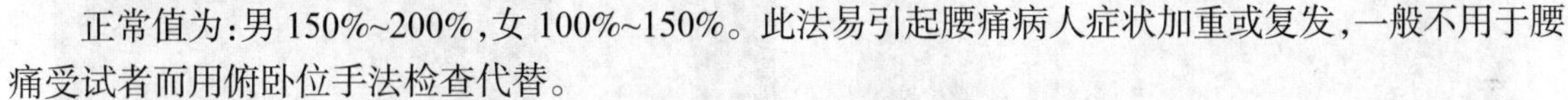

正常值为:男 150%~200%,女 100%~150%。此法易引起腰痛病人症状加重或复发,一般不用于腰痛受试者而用俯卧位手法检查代替。

(4)四肢肌力等长测试:四肢等长肌力测试常采用等长肌力测试台来进行(图 8-3)。等长肌力测试台是通过钢丝绳及滑轮拉动固定的测力计组成综合测力器,可对四肢各组肌肉的肌力进行分别测定。

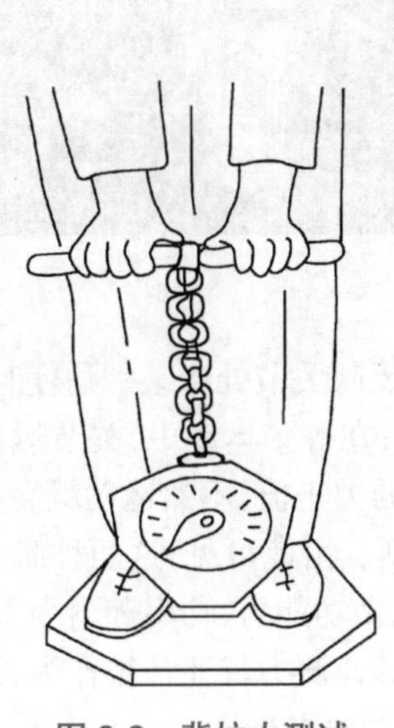

图 8-2　背拉力测试

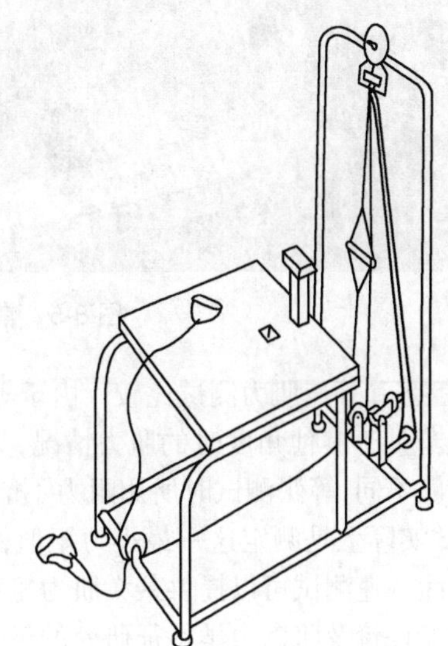

图 8-3　等长肌力测试台

(5)腹、背肌等长耐力测试:仰卧位:双下肢伸直并拢,抬高 45°,维持此姿势的时间超过 60s,腹肌肌力为正常;俯卧位:双手抱头后,脐以上身体在床沿外,固定双下肢,后伸脊柱使上身凌空或水平位,维持此姿势的时间超过 60s,腰背肌肌力为正常(图 8-4)。

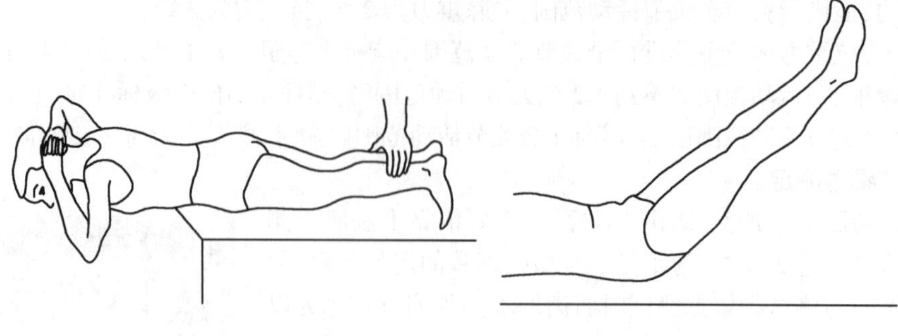

图 8-4　腹、背肌等长耐力测试

2. 等张肌力测试　测定肌力进行等张收缩使关节作全幅度运动时所能克服的最大阻力。做 1 次运动的最大阻力称 1 次最大阻力(1 repetition maximum, 1RM),做 10 次连续运动所能承受的最大阻力为 10 次最大阻力(10 repetition maximum, 10RM)。运动负荷可用哑铃、沙袋、砝码等可定量的负重练习器进行。注意进行等张肌力测试时须对试用阻力作适当估计,如多次反复试举则使肌肉产生疲劳,影响测试结果。

3. 等速肌力测试　等速肌力检查主要采用带计算机系统的等速测力仪进行,目前常用的等速测力仪有 CYBEX 系列和 BIODEX 系列(图 8-5)。测试过程中肢体带动仪器的杠杆作大幅度等速往返圆周运动(运动开始和末了的瞬时加速度和减速度除外)。随着运动中肌力变化及力矩变化,仪器提供的阻力相应发生顺应性的改变,使关节仅能按照仪器预先设定角速度进行运动。运动过程中力矩的变化及肌肉的做功情况由仪器记录,绘出力矩和做功曲线。

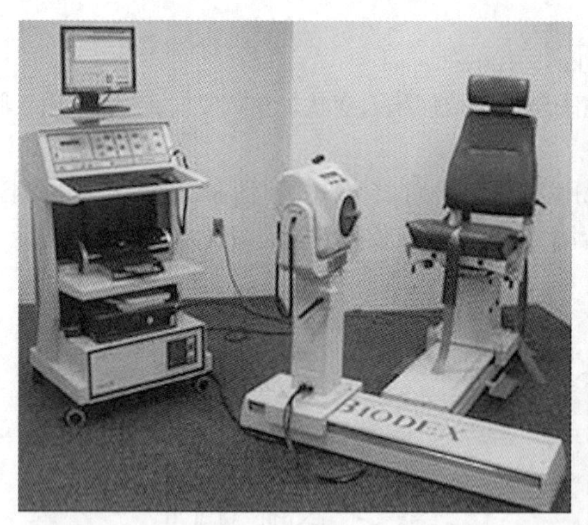

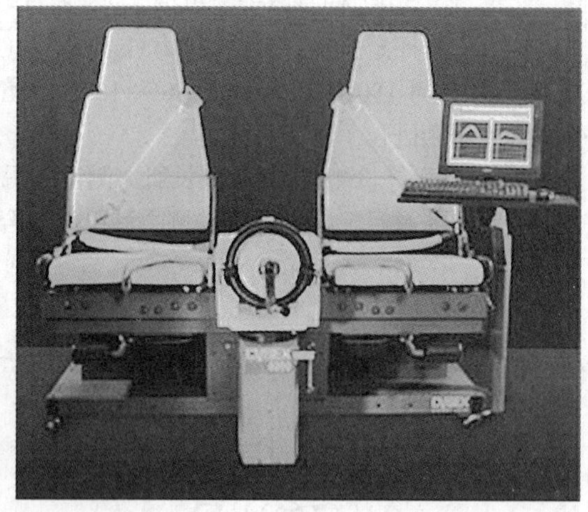

图 8-5　常见的等速测力仪

4. 等长、等张和等速肌力测试比较　由于等长肌力测试仅反映关节处于某一角度时的肌力大小,而无法反映关节处于其他角度时的肌力情况,具有一定局限性;在等张运动中,关节运动至不同角度时肌肉的力矩值不同,等张测试时所用阻力不能大于其中最小的力矩值,不然运动就会中断而无法完成,故等张测试实际上是测定这一最小力矩值,其结果必然偏低。由此可见,这两种肌力测试法都存在一定缺陷。而等速测试可以提供最大肌力矩、肌肉的爆发力、做功能力、功率和耐力方面的数据,被认为是肌力功能评价及肌肉力学特征研究的最佳方法。另外,等速测力仪还常被作为关节、肌肉康复的训练仪器。但等速测力仪价格昂贵,操作测试时间长,对操作者要求高。

二、适应证和禁忌证

(一) 适应证

1. 肌肉失用性萎缩　由制动、运动减少或其他原因引起的肌肉失用性改变,导致肌肉功能障碍。

2. 肌源性肌萎缩　肌肉病变引起的肌肉萎缩或肌力减弱。

3. 神经源性肌萎缩　由神经病变引起的肌肉功能障碍。

4. 关节源性肌萎缩　由关节疾病或损伤引起的肌力减弱，肌肉功能障碍。

5. 其他　由于其他原因导致的肌肉功能障碍。

6. 正常人群　肌力评定还可作为体质评定指标。

（二）禁忌证

1. 严重高血压　肌力测试特别是等长肌力测试时，持续的等长收缩可使血压明显升高。

2. 严重心脏疾病　测试时如持续地憋气用力，可引起 Valsalva 反应，对心脏活动造成困难。

3. 局部炎症、急性扭伤。

4. 局部严重的疼痛。

5. 骨折错位或未愈合、关节腔积液、关节不稳或脱位。

三、注意事项

（一）必要的解释说明

检查前应向病人或家属说明检查目的、步骤、方法和感受，消除病人的紧张情绪，取得病人的配合。

（二）合适的体位选择

动作应标准化、方向正确；近端肢体应固定于适当体位，防止代偿动作；同时注意尽量减少受试者体位的变化。

（三）阻力情况

施加阻力点应在肌肉附着处的远端部位上，阻力大小根据个体与检查部位而定，避免手法粗暴造成损伤；测试时应做左右两侧对比，尤其在 4 级和 5 级肌力难以鉴别时，更应做健侧对比观察。

（四）测试时机

重复检查同一块肌的最大肌力时，间隔 2min；在锻炼后、疲劳时或饱餐后不做肌力测试。

（五）其他

检查者应熟练掌握检查方法和技巧；中枢神经系统疾病和损伤所致的痉挛性瘫痪肌张力过高者不宜进行徒手肌力检查；检查中如有疼痛、肿胀或痉挛，应在结果记录中注明。

第三节　主要肌肉的手法检查方法

开始肌力评定前，检查者应向受试者解释评定的目的、方法，使受试者理解并予以良好配合。然后，检查者需要检查进行肌力评定所涉及的所有关节是否存在活动受限，并按要求用手将受试者所需评定的躯干或肢体固定，使之处于能够单纯完成某一动作的最佳位置，减少协同肌、拮抗肌等的干扰作用。

评定步骤：①采用重力检查（固定近端肢体后，待测的肌肉全力收缩，使远端肢体在垂直面上自下向上进行全关节范围活动）。②若能完成，说明肌力在 3 级或 3 级以上；应用评定者的另一手在运动关节的远端施加阻力，根据受试者能克服阻力的大小来判定肌力为 4 级或 5 级；不能承受外加阻力则为 3 级。③若不能克服重力作全幅度运动，说明肌力在 3 级以下；应调整体位，将肢体旋转 90°，测试远端肌肉时可稍托起肢体，测试近端肌肉时可在肢体下放置光滑平板，或用带子将肢体悬挂使肢体在水平面上运动；在此条件下能完成大幅度运动，可判定为 2 级肌力；如仅有微小关节活动或未见关节活动，但可在主动肌的肌腹或肌腱上触到收缩感，则为 1 级肌力；触不到收缩感觉为 0 级。④在测试 3 级以下肌力时，为了避免改变体位的麻烦，也可施加助力，根据所需助力的大小判定为 2 级或 1 级肌力。

一、上肢主要肌肉的手法检查

（一）肩胛骨内收

1. 主动肌　斜方肌中部肌纤维、菱形肌。

2. 固定位置　胸廓。

3. 评定方法

(1)抗重力体位:俯卧位。

5级:上肢外展90º并外旋,阻力施加于肩胛骨外侧缘,嘱被检查者做肩胛骨内收运动,能抗最大阻力完成。

4级:动作同上,能抗中等阻力完成全范围内收动作(4级、5级参照图8-6)。

3级:仅抗重力完成全范围内收动作。

(2)去重力体位:坐位,上肢外展90º置于桌面上。

2级:在去重力情况下,能完成全范围内收动作(图8-7)。

1级:不能内收肩胛骨,可触及肌肉收缩。

0级:未触及肌肉收缩。

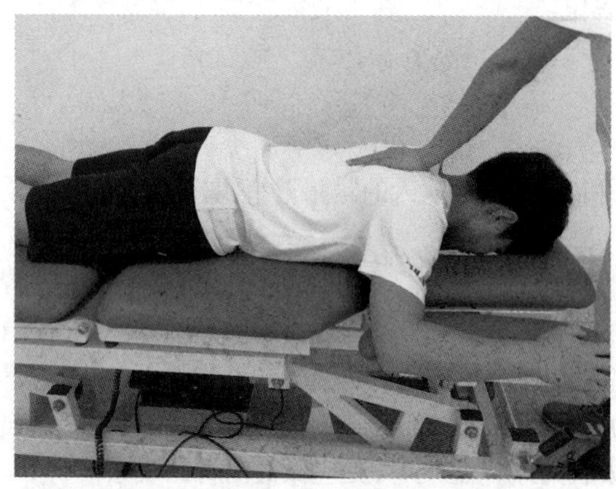

图8-6　肩胛骨内收肌力评定4、5级

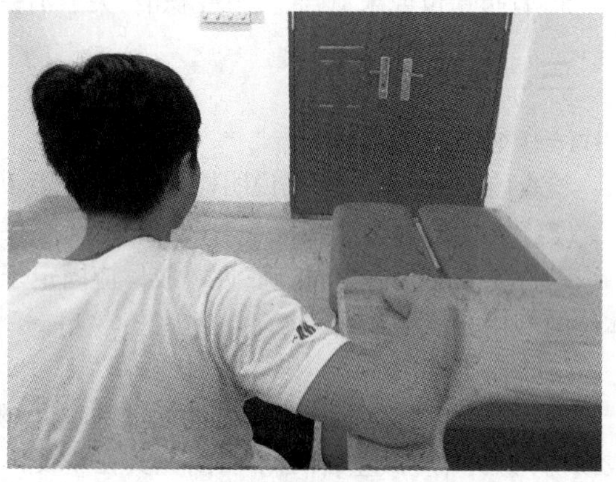

图8-7　肩胛骨内收肌力评定2级

(二) 肩胛骨外展及上旋

1. 主动肌　前锯肌。

2. 固定位置　胸廓。

3. 评定方法

(1)抗重力体位:仰卧位。

5级:肩前屈90º,阻力向下施加于前臂和肘部,嘱被检查者做肩胛骨外展、上旋运动,能抗最大阻力完成。

4级:动作同上,能抗中等阻力完成全范围外展及上旋动作(4级、5级参照图8-8)。

3级:仅抗重力完成全范围外展、外旋动作。

(2)去重力体位:坐位,上肢前屈90º置于桌面上。

2级:在去重力情况下,能完成全范围外展、外旋动作(图8-9)。

1级:不能外展、外旋肩胛骨,可触及肌肉收缩。

0级:未触及肌肉收缩。

(三) 肩胛骨上提(耸肩)

1. 主动肌　斜方肌上部肌纤维、肩胛提肌。

2. 固定位置　骨盆及下肢。

3. 评定方法

(1)抗重力体位:坐位。

5级:双上肢在体侧自然下垂,阻力施加于被检查者肩部,嘱其做肩上提运动,能抗最大阻力完成。

4级:动作同上,能抗中等阻力完成全范围肩胛骨上提动作(4级、5级参照图8-10)。

3级:仅抗重力完成全范围肩胛骨上提动作。

(2)去重力体位:俯卧位。

2级:在去重力情况下能完成全范围上提动作(图8-11)。

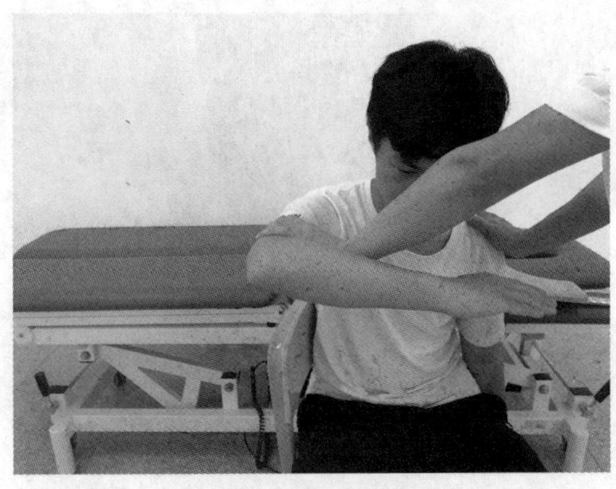

图 8-8　肩胛骨外展及上旋肌力评定 4、5 级

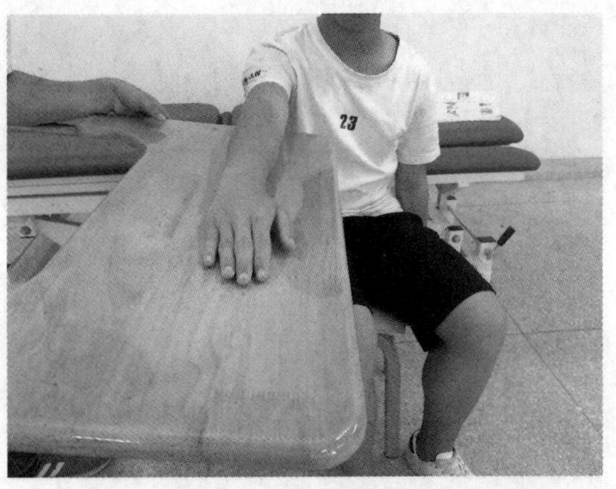

图 8-9　肩胛骨外展及上旋肌力评定 2 级

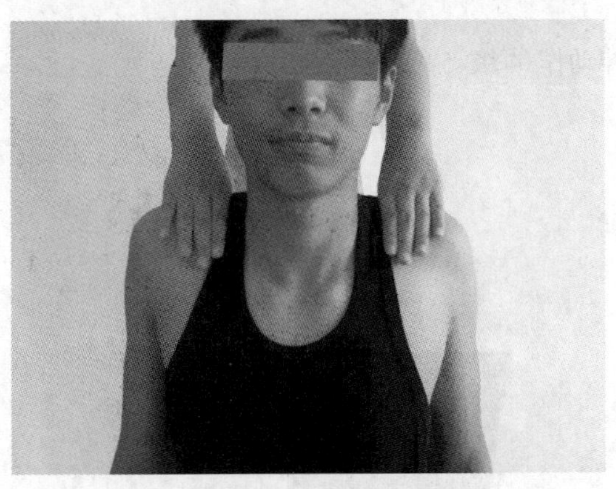

图 8-10　肩胛骨上提（耸肩）肌力评定 4、5 级

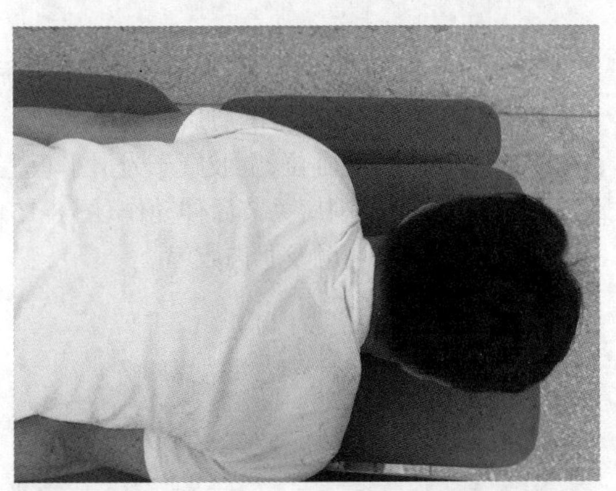

图 8-11　肩胛骨上提（耸肩）肌力评定 2 级

1 级：不能上提肩胛骨，可触及肌肉收缩。

0 级：未触及肌肉收缩。

（四）肩关节前屈

1. 主动肌　三角肌前部肌纤维。

2. 固定位置　肩胛骨。

3. 评定方法

（1）抗重力体位：坐位。

5 级：一手固定肩胛骨，另一手施加阻力于上臂远端前方，嘱被检查者做肩关节前屈运动，能抗最大阻力完成。

4 级：能抗中等阻力完成全范围肩前屈动作（4 级、5 级参照图 8-12）。

3 级：仅抗重力完成全范围肩前屈动作。

（2）去重力体位：侧卧位，上肢置于光滑平板上。

2 级：可完成全范围肩关节前屈动作（图 8-13）。

1 级：不能前屈肩关节，可触及肌肉收缩。

0 级：未触及肌肉收缩。

（五）肩关节后伸

1. 主动肌　三角肌后部肌纤维。

2. 固定位置　肩胛骨。

3. 评定方法

（1）抗重力体位：坐位。

5 级：一手固定肩胛骨，另一手施加阻力于上臂远端后方，嘱被检查者做肩关节后伸运动，能抗最大阻力完成。

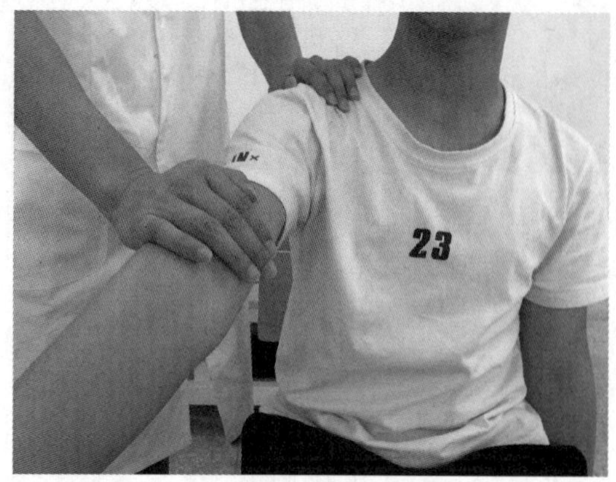

图 8-12　肩关节前屈肌力评定 4、5 级

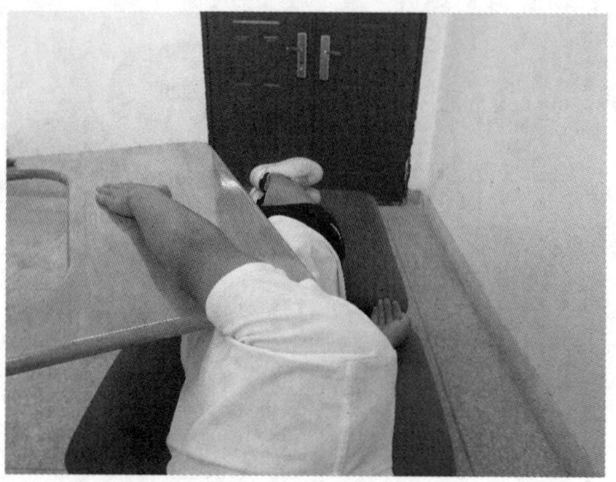

图 8-13　肩关节前屈肌力评定 2 级

4 级:动作同上,能抗中等阻力完成全范围肩后伸动作(4 级、5 级参照图 8-14)。

3 级:仅抗重力完成全范围肩后伸动作。

(2)去重力体位:侧卧位,上肢置于光滑平板上。

2 级:可完成全范围肩关节后伸动作(图 8-15)。

1 级:不能后伸,可触及肌肉收缩。

0 级:未触及肌肉收缩。

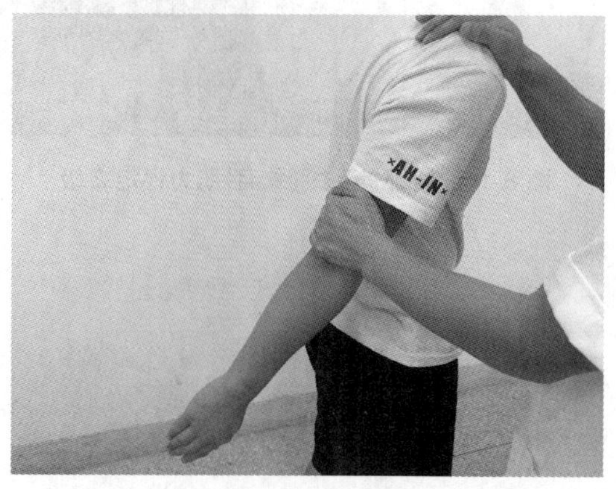

图 8-14　肩关节后伸肌力评定 4、5 级

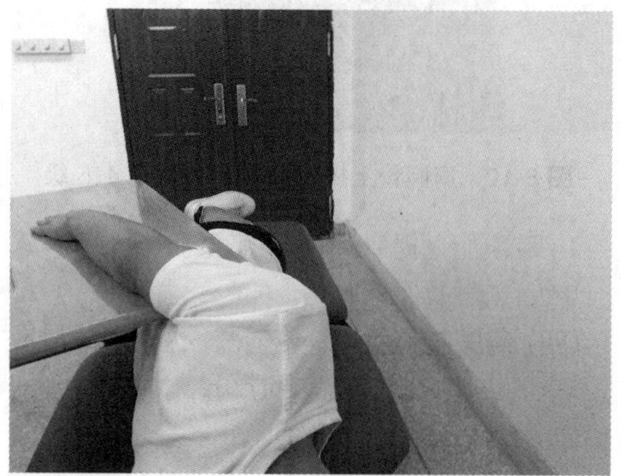

图 8-15　肩关节后伸肌力评定 2 级

(六) 肩关节外展

1. 主动肌　三角肌中部肌纤维、冈上肌。

2. 固定位置　肩胛骨。

3. 评定方法

(1)抗重力体位:坐位。

5 级:双上肢在体侧自然下垂,一手固定肩胛骨,另一手施加阻力于被检查者上臂远端外侧,嘱其做肩外展运动,能抗大阻力完成。

4 级:动作同上,能抗中等阻力完成全范围肩外展动作(4 级、5 级参照图 8-16)。

3 级:仅抗重力完成全范围外展动作。

(2)去重力体位:仰卧位。

2 级:可完成全范围肩关节外展动作(图 8-17)。

1 级:不能外展肩关节,可触及肌肉收缩。

0 级:未触及肌肉收缩。

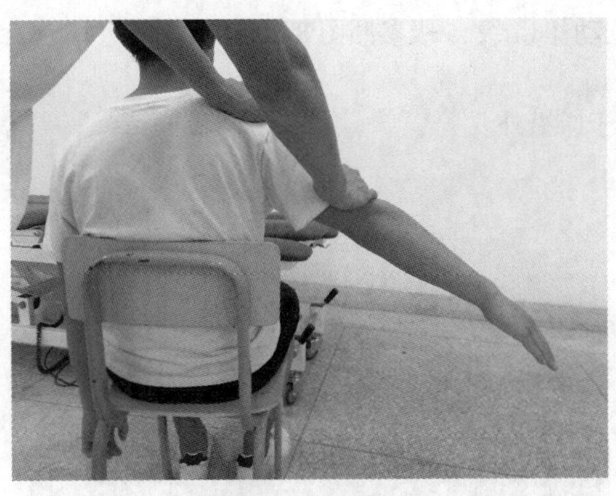

图 8-16　肩关节外展肌力评定 4、5 级

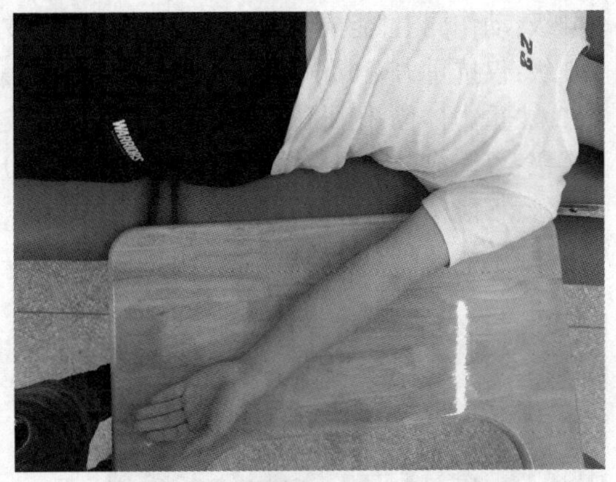

图 8-17　肩关节外展肌力评定 2 级

(七) 肩关节内旋

1. 主动肌　大圆肌、胸大肌。

2. 固定位置　上臂远端。

3. 评定方法

(1) 抗重力体位：俯卧位。

5 级：肩关节外展 90°，前臂沿床沿下垂，一手固定上臂远端，另一手施加阻力于被检查者前臂远端，嘱其做肩关节内旋运动，能抗大阻力完成。

4 级：动作同上，能抗中等阻力完成全范围肩内旋动作(4 级、5 级参照图 8-18)。

3 级：仅抗重力完成全范围肩内旋动作。

(2) 去重力体位：俯卧位，使被检查者整个上肢垂于床沿外。

2 级：可完成全范围肩关节内旋动作(图 8-19)。

1 级：不能内旋肩关节，可触及肌肉收缩。

0 级：未触及肌肉收缩。

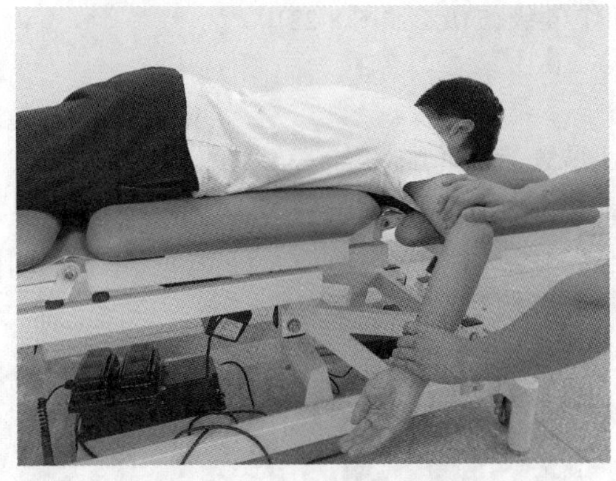

图 8-18　肩关节内旋肌力评定 4、5 级

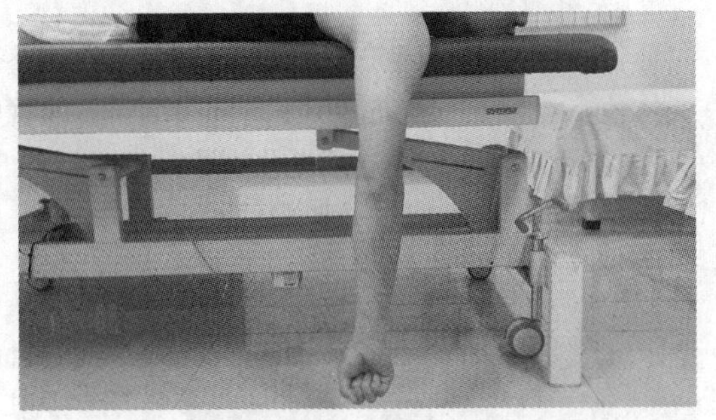

图 8-19　肩关节内旋肌力评定 2 级

(八) 肩关节外旋

1. 主动肌　冈下肌、小圆肌。

2. 固定位置　上臂远端。

3. 评定方法

(1) 抗重力体位：俯卧位。

5 级：肩关节外展 90°，前臂沿床沿下垂，一手固定上臂远端，另一手施加阻力于被检查者前臂远端，嘱其做肩关节外旋运动，能抗大阻力完成。

4 级：动作同上，能抗中等阻力完成全范围肩外旋动作（4 级、5 级参照图 8-20）。

3 级：仅抗重力完成全范围肩外旋动作。

（2）去重力体位：俯卧位，使被检查者整个上肢垂于床沿外。

2 级：可完成全范围肩关节外旋动作（图 8-21）。

1 级：不能外旋肩关节，可触及肌肉收缩。

0 级：未触及肌肉收缩。

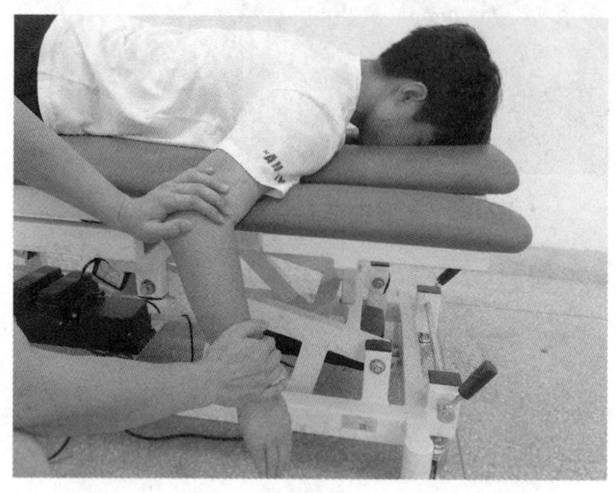

图 8-20　肩关节外旋肌力评定 4、5 级

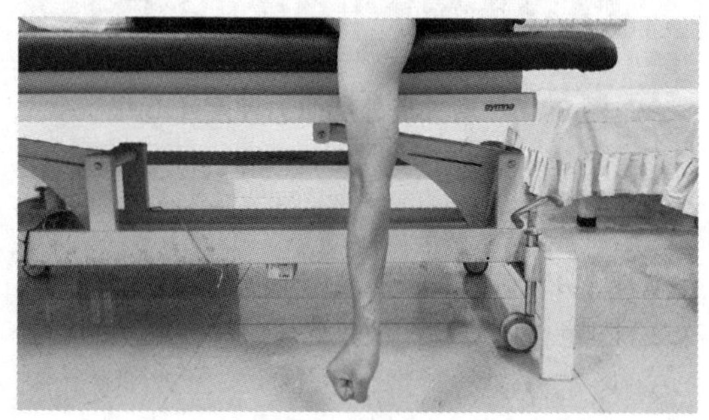

图 8-21　肩关节外旋肌力评定 2 级

（九）肘关节屈曲

1. 主动肌　肱二头肌。

2. 固定位置　肩部。

3. 评定方法

（1）抗重力体位：仰卧位，肩关节轻微外展，肩、前臂旋后。

5 级：一手固定肩部，另一手施加阻力于被检查者前臂远端，嘱其做肘关节屈曲运动，能抗大阻力完成。

4 级：动作同上，能抗中等阻力完成全范围屈肘动作（4 级、5 级参照图 8-22）。

3 级：仅抗重力完成全范围屈肘动作。

（2）去重力体位

体位一：仰卧位，肩关节外展 90° 并外旋，使整个上肢置于床面上；

体位二：坐位，肩前屈 90° 置于光滑桌面，前臂中立位。

2 级：可完成全范围屈肘动作（图 8-23）。

1 级：不能屈肘，可触及肌肉收缩。

0 级：未触及肌肉收缩。

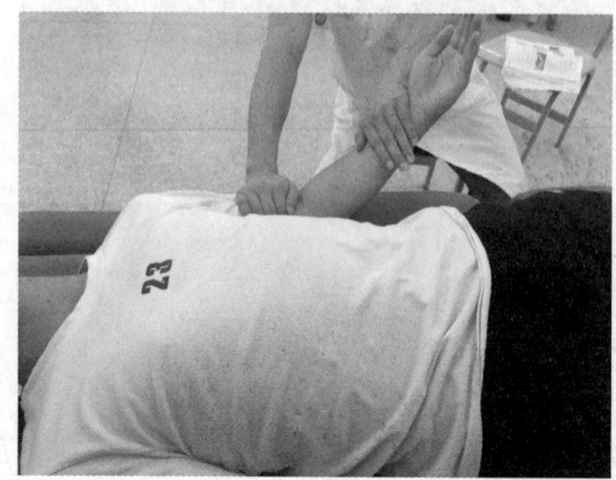

图 8-22　肘关节屈曲肌力评定 4、5 级

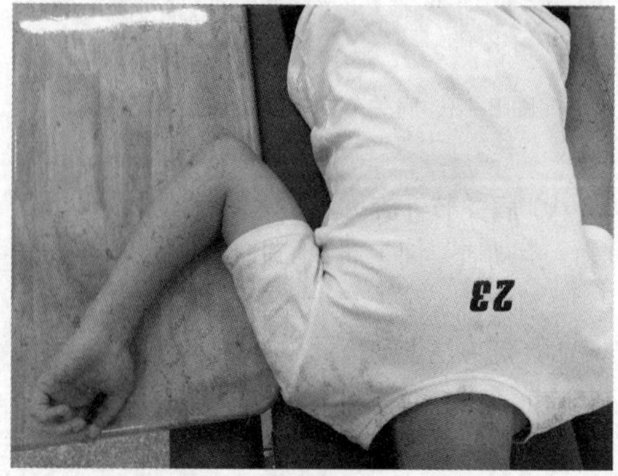

图 8-23　肘关节屈曲肌力评定 2 级

(十) 肘关节伸展

1. 主动肌　肱三头肌、肘肌。

2. 固定位置　肩部。

3. 评定方法

(1)抗重力体位:俯卧位,肩关节外展 90º,前臂垂于床沿。

5 级:一手固定肩部,另一手施加阻力于被检查者前臂远端,嘱其做肘关节伸展运动,能抗大阻力完成。

4 级:动作同上,能抗中等阻力完成全范围伸肘动作(4 级、5 级参照图 8-24)。

3 级:仅抗重力完成全范围伸肘动作。

(2)去重力体位

体位一:侧卧位,上肢置于光滑平板上,使肘关节全范围屈曲,整个上肢置于床面上;

体位二:坐位,肩前屈 90º 置于光滑桌面,使肘关节全范围屈曲,前臂中立位。

2 级:可完成全范围伸肘动作(4 级、5 级参照图 8-25)。

1 级:不能伸肘,可触及肌肉收缩。

0 级:未触及肌肉收缩。

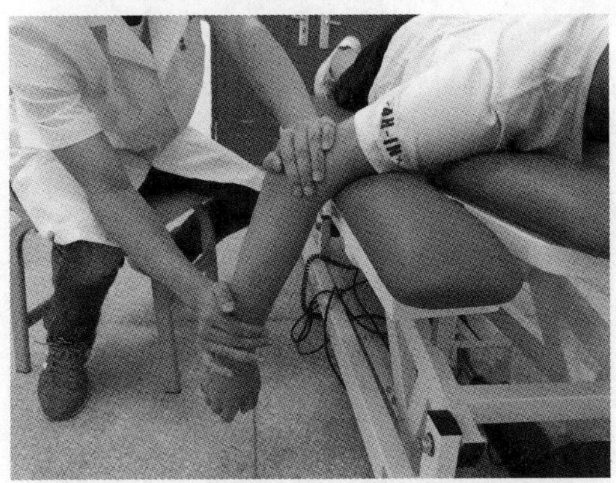

图 8-24　肘关节伸展肌力评定 4、5 级

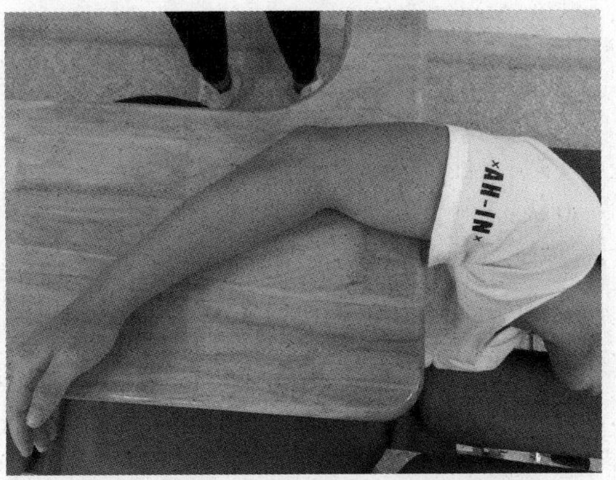

图 8-25　肘关节伸展肌力评定 2 级

(十一) 腕关节屈曲

1. 主动肌　桡侧腕屈肌、尺侧腕屈肌。

2. 固定位置　前臂。

3. 评定方法

(1)抗重力体位:坐位,肩前屈 90º 置于光滑桌面,前臂旋后。

5 级:一手固定前臂,另一手施加阻力于被检查者掌指关节掌面处,嘱其做腕关节屈曲运动,能抗大阻力完成。

4 级:动作同上,能抗中等阻力完成全范围屈腕动作(4 级、5 级参照图 8-26)。

3 级:仅抗重力完成全范围屈腕动作。

(2)去重力体位:坐位,肩前屈 90º 置于光滑桌面,前臂中立位。

2 级:可完成全范围屈腕动作(图 8-27)。

1 级:不能屈腕,可触及肌肉收缩。

0 级:未触及肌肉收缩。

(十二) 腕关节伸展

1. 主动肌　桡侧腕长伸肌、桡侧腕短伸肌、尺侧腕伸肌。

2. 固定位置　前臂。

3. 评定方法

(1)抗重力体位:坐位,肩前屈 90º 置于光滑桌面,前臂旋前。

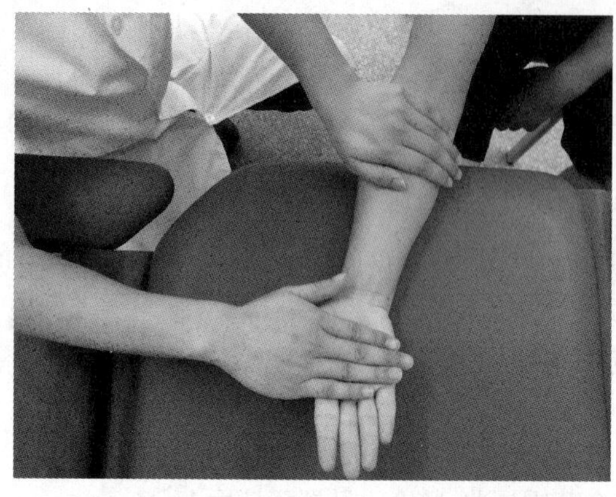

图 8-26 腕关节屈曲肌力评定 4、5 级

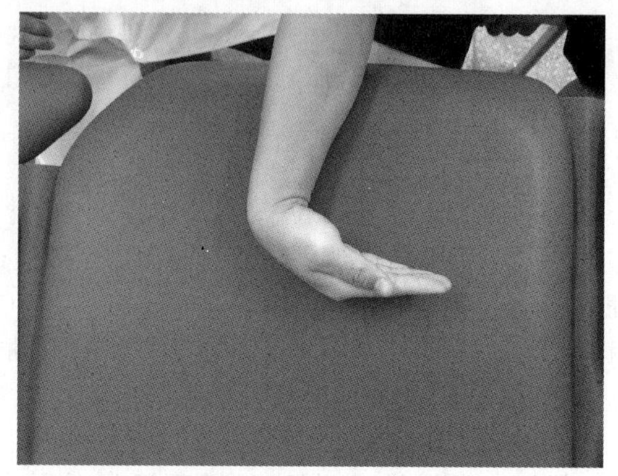

图 8-27 腕关节屈曲肌力评定 2 级

5 级：一手固定前臂，另一手施加阻力于被检查者掌指关节掌背处，嘱其做腕关节伸展运动，能抗大阻力完成。

4 级：动作同上，能抗中等阻力完成全范围伸腕动作（4 级、5 级参照图 8-28）。

3 级：仅抗重力完成全范围伸腕动作。

(2) 去重力体位：坐位，肩前屈 90° 置于光滑桌面，前臂中立位。

2 级：可完成全范围伸腕动作（图 8-29）。

1 级：不能伸腕，可触及肌肉收缩。

0 级：未触及肌肉收缩。

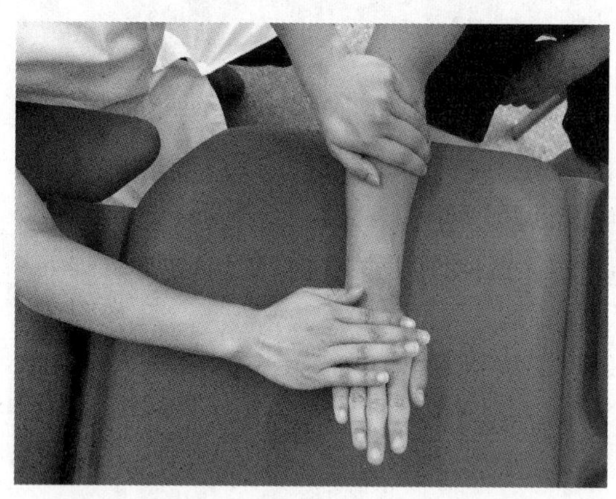

图 8-28 腕关节伸展肌力评定 4、5 级

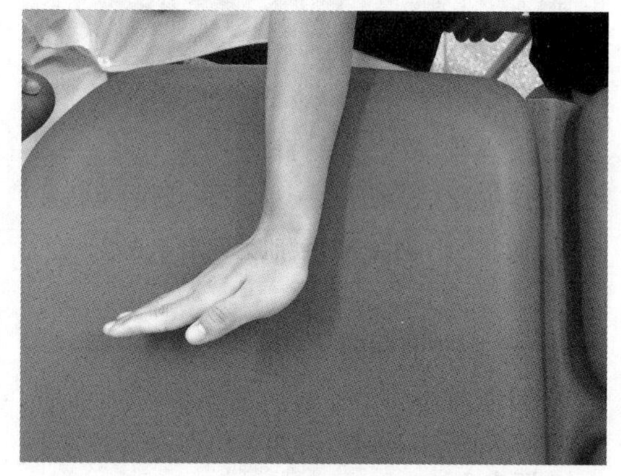

图 8-29 腕关伸展肌力评定 2 级

（十三）掌指关节屈曲

1. 主动肌 蚓状肌、背侧、掌侧骨间肌。

2. 固定位置 掌骨。

3. 评定方法

(1) 抗重力体位：坐位，肩前屈 90° 置于光滑桌面，前臂旋后。

5 级：一手固定掌骨，另一手施加阻力于被检查者近节指骨掌面，嘱其做掌指关节屈曲运动，能抗大阻力完成。

4 级：动作同上，能抗中等阻力完成全范围掌指关节屈曲动作（4 级、5 级参照图 8-30）。

3 级：仅抗重力完成全范围屈指动作。

(2) 去重力体位：坐位，肩前屈 90° 置于光滑桌面，前臂中立位。

2 级：可完成全范围屈指动作（图 8-31）。

1 级：不能屈指，可触及肌肉收缩。

0 级：未触及肌肉收缩。

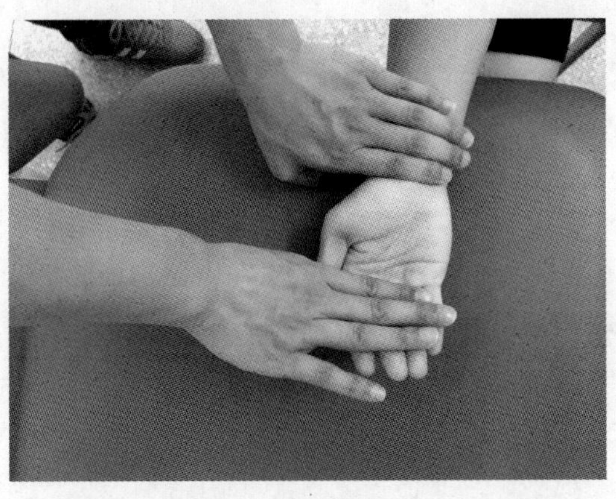

图 8-30 掌指关节屈曲肌力评定 4、5 级

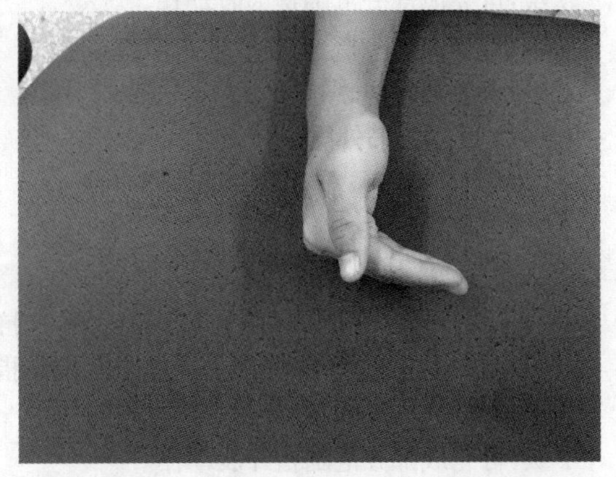

图 8-31 掌指关节屈曲肌力评定 2 级

（十四）掌指关节伸展

1. 主动肌 指伸肌、示指伸肌、小指伸肌。

2. 固定位置 掌骨。

3. 评定方法

（1）抗重力体位：坐位，肩前屈 90º 置于光滑桌面，前臂旋前。

5 级：一手固定掌骨，另一手施加阻力于被检查者近节指骨背面，嘱其做掌指关节伸展运动，能抗大阻力完成。

4 级：动作同上，能抗中等阻力完成全范围掌指关节伸展动作（4 级、5 级参照图 8-32）。

3 级：仅抗重力完成全范围伸指动作。

（2）去重力体位：坐位，肩前屈 90º 置于光滑桌面，前臂中立位。

2 级：可完成全范围伸指动作（图 8-33）。

1 级：不能伸指，可触及肌肉收缩。

0 级：未触及肌肉收缩。

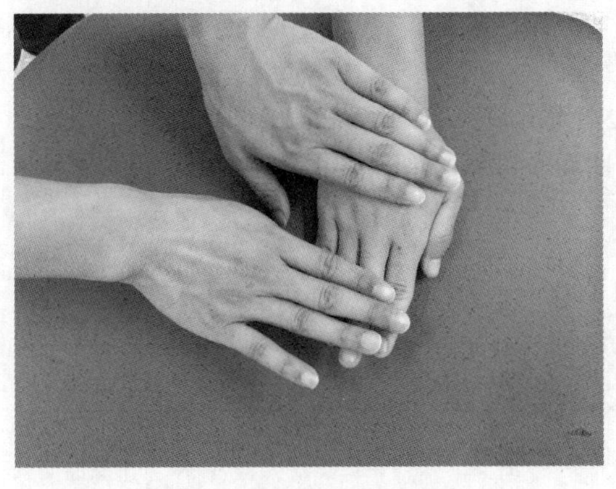

图 8-32 掌指关节伸展肌力评定 4、5 级

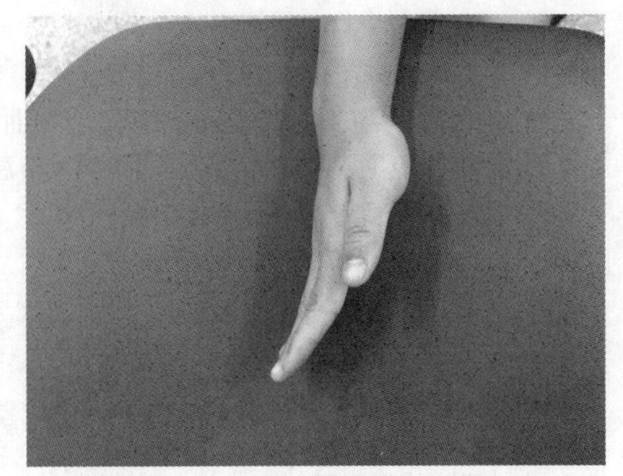

图 8-33 掌指关节伸展肌力评定 2 级

（十五）掌指关节内收

1. 主动肌 掌侧骨间肌。

2. 固定位置 掌骨。

3. 评定方法 坐位或仰卧位。

5 级：手指伸展并张开，阻力加于 2、4、5 指内侧，能抗大阻力完成掌指关节内收动作。

4 级：动作同上，能抗中等阻力完成全范围掌指关节内收动作（4 级、5 级参照图 8-34）。

3级:无阻力可完成全范围指内收运动。
2级:可完成部分范围指内收动作。
1级:不能内收手指,可触及肌肉收缩。
0级:未触及肌肉收缩。

(十六) 掌指关节外展

1. 主动肌　背侧骨间肌、小指外展肌。
2. 固定位置　掌骨。
3. 评定方法:坐位或仰卧位。

5级:手指伸展、并拢,阻力加于手指外侧,能抗大阻力完成掌指关节外展动作。
4级:动作同上,能抗中等阻力完成全范围掌指关节外展动作(4级、5级参照图8-35)。
3级:无阻力可完成全范围指外展动作。
2级:可完成部分范围指外展动作。
1级:不能外展手指,可触及肌肉收缩。
0级:未触及肌肉收缩。

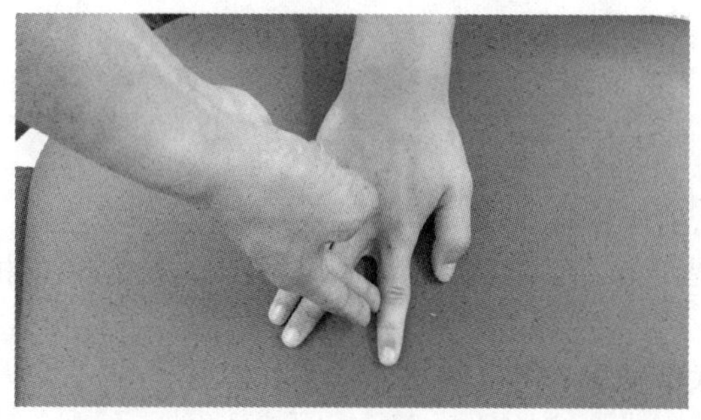
图8-34　掌指关节内收肌力评定4、5级

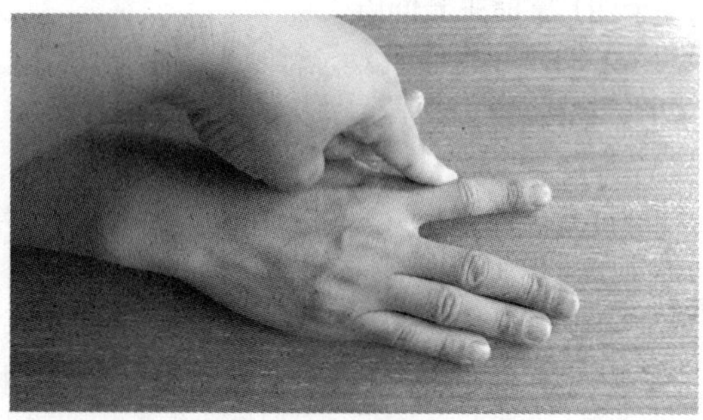
图8-35　掌指关节外展肌力评定4、5级

(十七) 近端指间关节屈曲

1. 主动肌　指浅屈肌。
2. 固定位置　近节指骨。
3. 评定方法

(1)抗重力体位:坐位或仰卧位,前臂旋后。
5级:阻力加于中节指骨掌侧,嘱被检查者屈曲2~4指中任一近端指间关节,能抗大阻力完成。
4级:能抗中等阻力完成全范围近端指间关节屈曲动作(4级、5级参照图8-36)。
3级:无阻力可完成全范围屈指动作。
(2)去重力体位:坐位或仰卧位,前臂中立位。
2级:可完成部分范围屈指动作(图8-37)。
1级:不能屈指,可触及肌肉收缩。
0级:未触及肌肉收缩。

(十八) 远端指间关节屈曲

1. 主动肌　指深屈肌。
2. 固定位置　中节指骨。
3. 评定方法

(1)抗重力体位:坐位或仰卧位,前臂旋后。
5级:阻力加于远节指骨掌侧,嘱被检查者屈曲2~4指中任一近端指间关节,能抗大阻力完成。
4级:动作同上,能抗中等阻力完成全范围关节屈曲动作(4级、5级参照图8-38)。
3级:无阻力可完成全范围屈指动作。

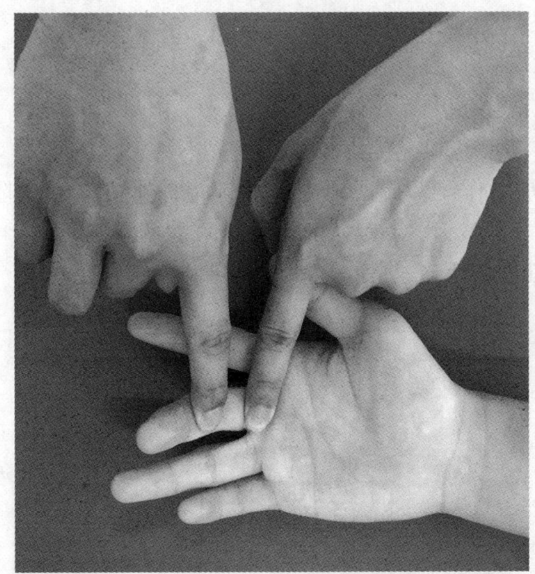

图 8-36　近端指间关节屈曲肌力评定 4、5 级

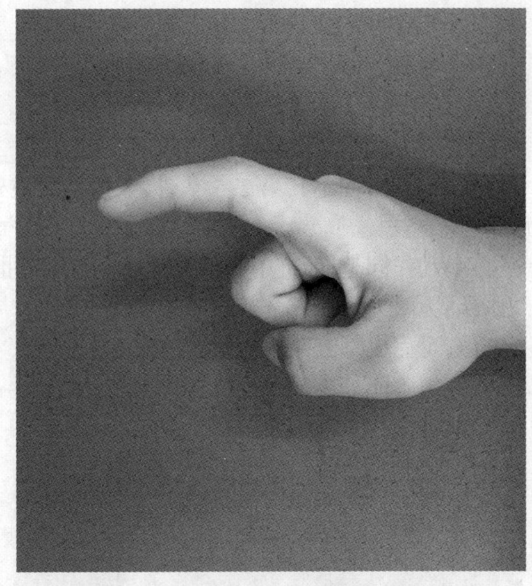

图 8-37　近端指间关节屈曲肌力评定 2 级

(2)去重力体位:坐位,前臂中立位。

2 级:可完成部分范围屈指动作(图 8-39)。

1 级:不能屈指,可触及肌肉收缩。

0 级:未触及肌肉收缩。

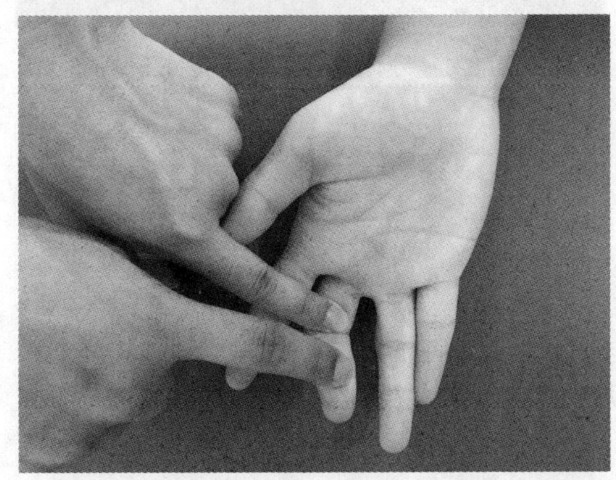

图 8-38　远端指间关节屈曲肌力评定 4、5 级

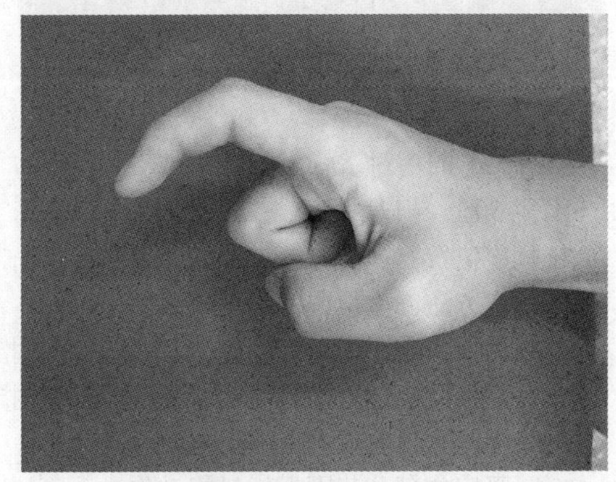

图 8-39　远端指间关节屈曲肌力评定 2 级

(十九) 拇指内收

1. 主动肌　拇收肌。

2. 固定位置　第 2~5 掌骨。

3. 评定方法　坐位或仰卧位,前臂旋前。

5 级:检查者固定其第 2~5 掌骨,嘱拇指完成内收动作,阻力施加于拇指近节指骨内缘,能抗大阻力完成。

4 级:能抗中等阻力完成全范围拇指内收动作(4 级、5 级参照图 8-40)。

3 级:无阻力可完成全范围拇内收动作。

2 级:可完成部分范围拇内收动作。

1 级:拇不能内收,可触及肌肉收缩。

0 级:未触及肌肉收缩。

（二十）拇指外展

1. 主动肌　拇长展肌、拇短展肌。

2. 固定位置　第 2~5 掌骨。

3. 评定方法　坐位或仰卧位，前臂旋前。

5 级：检查者固定其第 2~5 掌骨，嘱拇指完成外展动作，阻力施加于拇指近节指骨外缘，能抗大阻力完成。

4 级：动作同上，能抗中等阻力完成全范围拇指外展动作（4 级、5 级参照图 8-41）。

3 级：无阻力可完成全范围拇外展动作。

2 级：可完成部分范围拇外展动作。

1 级：拇不能外展，可触及肌肉收缩。

0 级：未触及肌肉收缩。

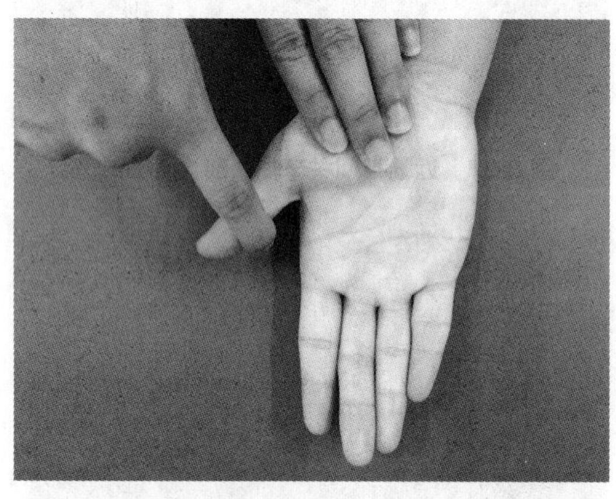

图 8-40　拇指内收肌力评定 4、5 级

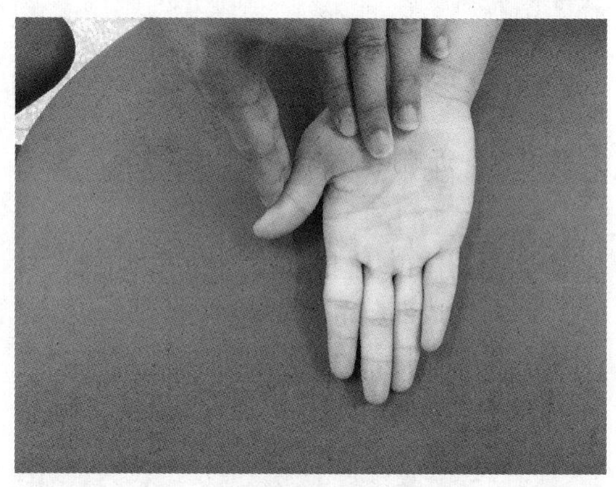

图 8-41　拇指外展肌力评定 4、5 级

（二十一）拇指对掌

1. 主动肌　拇对掌肌。

2. 固定位置　腕关节。

3. 评定方法　坐位或仰卧位。

5 级：做拇指与小指对指动作，阻力施加于拇指与小指掌骨掌面，能抗大阻力完成。

4 级：动作同上，能抗中等阻力完成全范围对指动作（4 级、5 级参照图 8-42）。

3 级：无阻力可完成全范围拇指对指动作。

2 级：可完成部分范围拇指对指动作。

1 级：拇指不能对指，可触及肌肉收缩。

0 级：未触及肌肉收缩。

（二十二）拇指掌指关节屈曲

1. 主动肌　拇短屈肌。

2. 固定位置　第 1 掌骨。

3. 评定方法　坐位或仰卧位，前臂旋后。

5 级：检查者固定其第 1 掌骨，嘱拇指掌指关节完成屈曲动作，阻力施加于拇指近节掌侧，能抗大阻力完成。

4 级：动作同上，能抗中等阻力完成全范围屈曲动作（4 级、5 级参照图 8-43）。

3 级：无阻力可完成全范围屈曲动作。

2 级：可完成部分范围屈曲动作。

1 级：不能屈曲，可触及肌肉收缩。

0 级：未触及肌肉收缩。

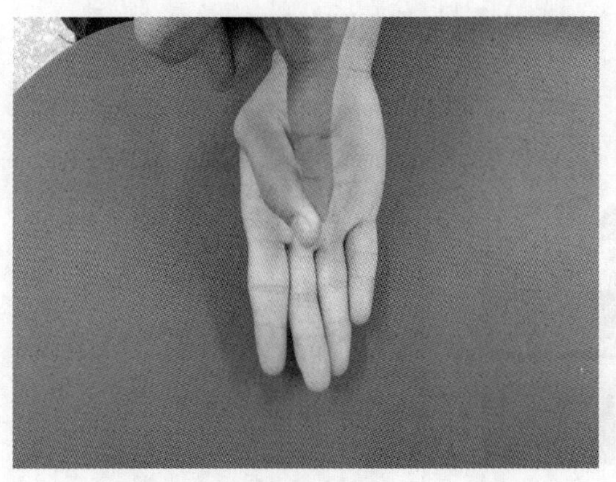

图 8-42　拇指对掌肌力评定 4、5 级

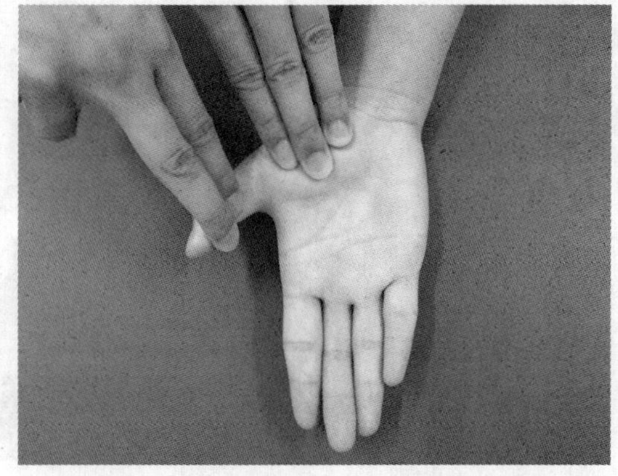

图 8-43　拇指掌指关节屈曲肌力评定 4、5 级

(二十三) 拇指掌指关节伸展

1. 主动肌　拇短伸肌。

2. 固定位置　第 1 掌骨。

3. 评定方法　坐位或仰卧位，前臂中立位。

5 级：检查者固定其第 1 掌骨，嘱拇指掌指关节完成伸展动作，阻力施加于拇指近节背侧，能抗大阻力完成。

4 级：动作同上，能抗中等阻力完成伸展动作(4 级、5 级参照图 8-44)。

3 级：无阻力可完成全范围伸展动作。

2 级：可完成部分范围伸展动作。

1 级：不能伸展，可触及肌肉收缩。

0 级：未触及肌肉收缩。

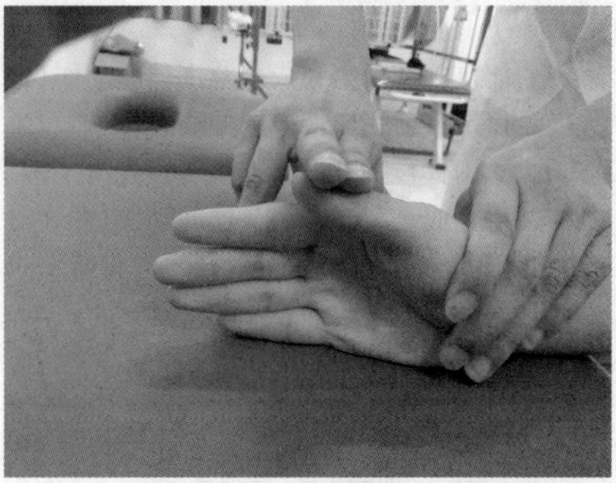

图 8-44　拇指掌指关节伸展肌力评定 4、5 级

二、下肢主要肌肉的徒手肌力检查

(一) 髋关节前屈

1. 主动肌　髂腰肌(包括髂肌和腰大肌)。

2. 固定位置　骨盆。

3. 评定方法

(1) 抗重力体位：仰卧位。

5 级：一手固定骨盆，另一手施加阻力于股骨远端前方，嘱被检查者做髋关节前屈运动，能抗大阻力完成。

4 级：动作同上，能抗中等阻力完成全范围前屈动作(4 级、5 级参照图 8-45)。

3 级：仅抗重力完成全范围前屈动作。

(2) 去重力体位：侧卧位，下肢置于光滑平板上。

2 级：可完成全范围髋关节前屈动作(图 8-46)。

1 级：不能前屈髋关节，可触及肌肉收缩。

0 级：未触及肌肉收缩。

(二) 髋关节后伸

1. 主动肌　臀大肌、腘绳肌。

2. 固定位置　骨盆。

3. 评定方法

(1) 抗重力体位：俯卧位。

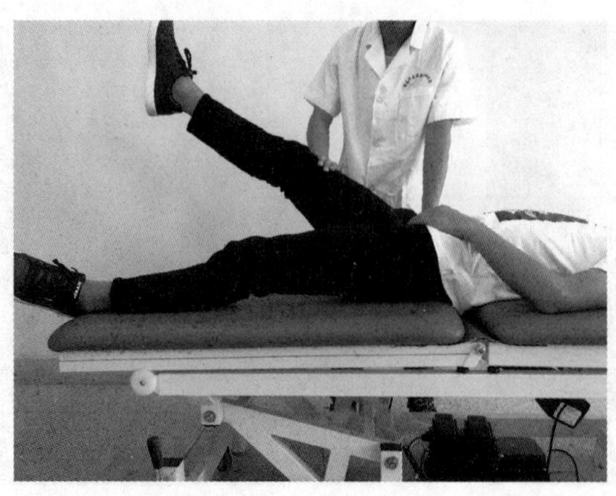
图 8-45　髋关节前屈肌力评定 4、5 级

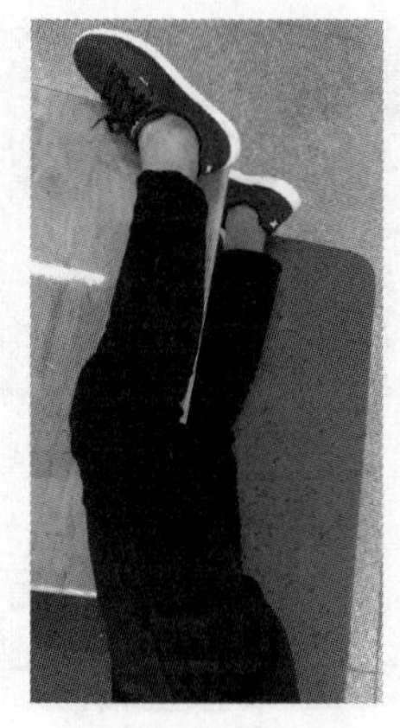
图 8-46　髋关节前屈肌力评定 2 级

5 级：一手固定骨盆，另一手施加阻力于股骨远端后方，嘱被检查者做髋关节伸展运动，能抗大阻力完成。

4 级：能抗中等阻力完成全范围伸髋动作（4 级、5 级参照图 8-47）。

3 级：仅抗重力完成全范围伸髋动作。

（2）去重力体位：侧卧位，上肢置于光滑平板上。

2 级：可完成全范围髋关节伸展动作（图 8-48）。

1 级：不能伸展髋关节，可触及肌肉收缩。

0 级：未触及肌肉收缩。

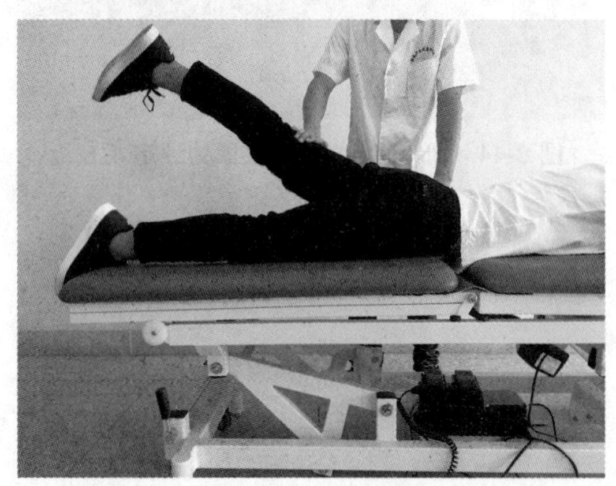
图 8-47　髋关节伸展肌力评定 4、5 级

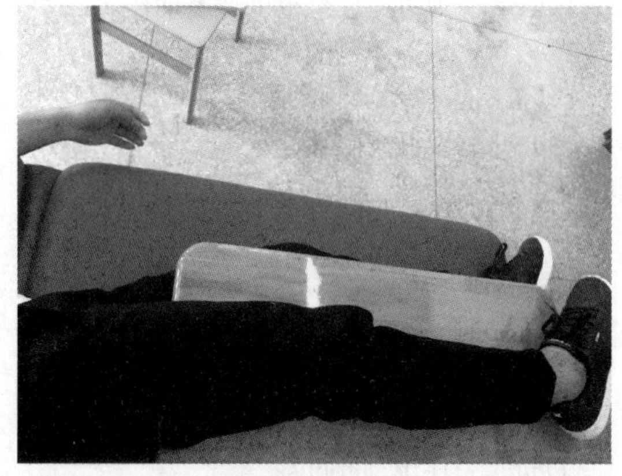
图 8-48　髋关节伸展肌力评定 2 级

（三）髋关节内收

1. 主动肌　内收肌群。

2. 固定位置　健侧大腿上方。

3. 评定方法

（1）抗重力体位：侧卧位。

5 级：一手将上方健侧大腿保持抬起，另一手施加阻力于股骨远端内侧，嘱被检查者下方腿做髋关节内收运动，能抗大阻力完成全范围内收动作。

4 级：能抗中等阻力完成全范围髋内收动作（4 级、5 级参照图 8-49）。

3 级：仅抗重力完成全范围髋内收动作。

（2）去重力体位：仰卧位，两腿分开 45°，嘱被检查下肢做内收动作。

2 级：可完成全范围髋关节内收动作（图 8-50）。

1 级:不能内收髋关节,可触及肌肉收缩。

0 级:未触及肌肉收缩。

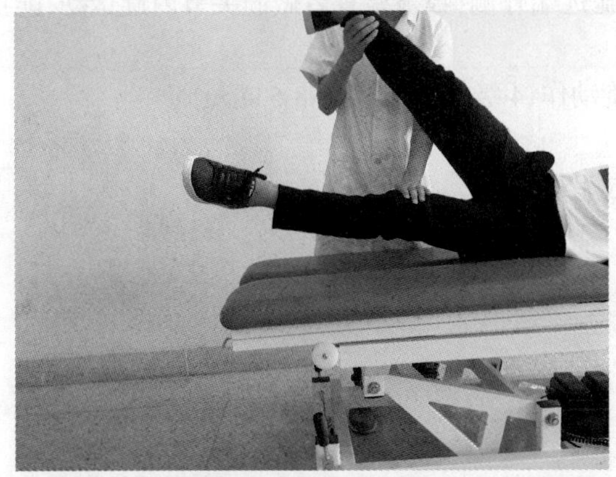

图 8-49　髋关节内收肌力评定 4、5 级

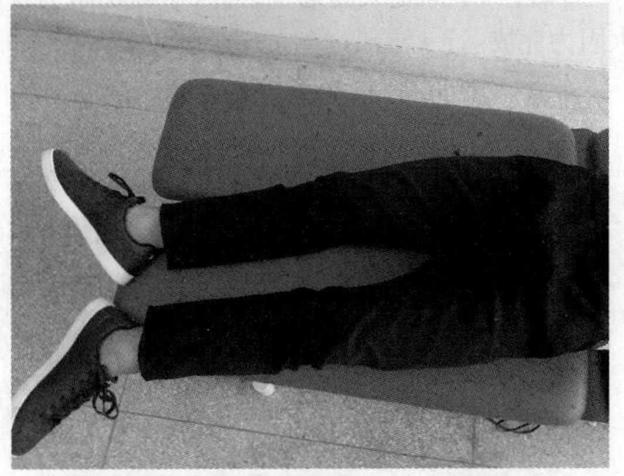

图 8-50　髋关节内收肌力评定 2 级

(四) 髋关节外展

1. 主动肌　臀中肌。

2. 固定位置　骨盆。

3. 评定方法

(1)抗重力体位:侧卧位。

5 级:一手固定骨盆,另一手施加阻力于股骨远端外侧,嘱被检查者做髋关节外展运动,能抗大阻力完成。

4 级:动作同上,能抗中等阻力完成全范围髋外展动作(4 级、5 级参照图 8-51)。

3 级:仅抗重力完成全范围髋外展动作。

(2)去重力体位:仰卧位,下肢伸直,将被检查下肢呈中立位。

2 级:可完成全范围髋关节外展动作(图 8-52)。

1 级:不能外展髋关节,可触及肌肉收缩。

0 级:未触及肌肉收缩。

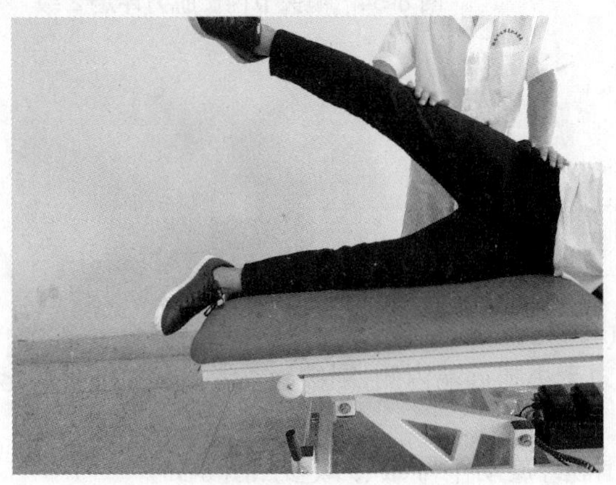

图 8-51　髋关节外展肌力评定 4、5 级

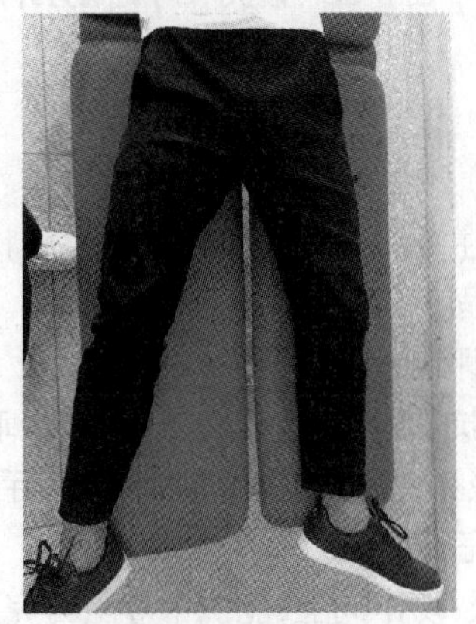

图 8-52　髋关节外展肌力评定 2 级

(五) 髋关节内旋

1. 主动肌　臀小肌、阔筋膜张肌。

2. 固定位置　大腿远端。

3. 评定方法

(1)抗重力体位:端坐位,两小腿垂于床沿外。

5 级:一手固定大腿远端,另一手施加阻力于小腿远端外侧,嘱被检查者做髋关节内旋运动,能抗大阻力完成。

4 级:动作同上,能抗中等阻力完成全范围髋内旋动作(4 级、5 级参照图 8-53)。

3 级:仅抗重力完成全范围髋内旋动作。

(2)去重力体位:仰卧位,下肢伸直,将被检查下肢呈外旋位。

2 级:可完成全范围髋关节内旋动作(图 8-54)。

1 级:不能内旋髋关节,可触及肌肉收缩。

0 级:未触及肌肉收缩。

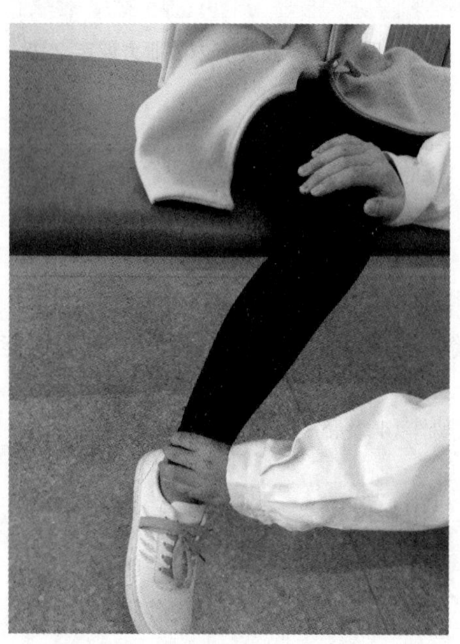
图 8-53　髋关节内旋肌力评定 4、5 级

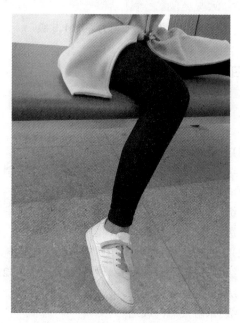
图 8-54　髋关节内旋肌力评定 2 级

(六)髋关节外旋

1. 主动肌　臀大肌、股方肌、梨状肌。

2. 固定位置　大腿远端。

3. 评定方法

(1)抗重力体位:端坐位,两小腿垂于床沿外。

5 级:一手固定大腿远端,另一手施加阻力于小腿远端内侧,嘱被检查者做髋关节外旋运动,能抗大阻力完成。

4 级:动作同上,能抗中等阻力完成全范围髋外旋动作(4 级、5 级参照图 8-55)。

3 级:仅抗重力完成全范围髋外旋动作。

(2)去重力体位:仰卧位,下肢伸直,将被检查下肢呈内旋位。

2 级:可完成全范围髋关节外旋动作(图 8-56)。

1 级:不能外旋髋关节,可触及肌肉收缩。

0 级:未触及肌肉收缩。

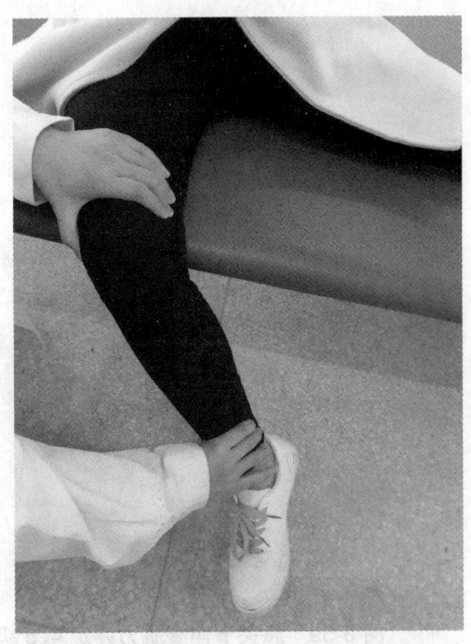
图 8-55　髋关节外旋肌力评定 4、5 级

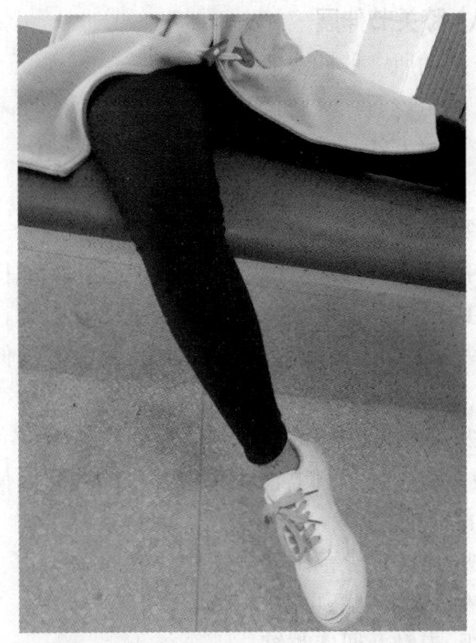
图 8-56　髋关节外旋肌力评定 2 级

（七）膝关节屈曲

1. 主动肌　腘绳肌（包括股二头肌、半腱肌、半膜肌）。

2. 固定位置　骨盆。

3. 评定方法

（1）抗重力体位：俯卧位。

5 级：一手固定骨盆，另一手施加阻力于小腿远端后侧，嘱被检查者做膝关节屈曲运动，能抗大阻力完成。

4 级：动作同上，能抗中等阻力完成全范围屈膝动作（4 级、5 级参照图 8-57）。

3 级：仅抗重力完成全范围屈膝动作。

（2）去重力体位：侧卧位，被测下肢伸直放置于光滑床面上。

2 级：可完成全范围屈膝动作（图 8-58）。

1 级：不能屈膝，可触及肌肉收缩。

0 级：未触及肌肉收缩。

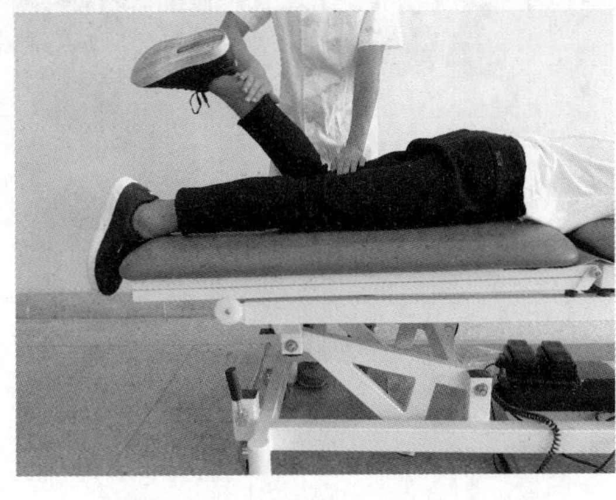
图 8-57　膝关节屈曲肌力评定 4、5 级

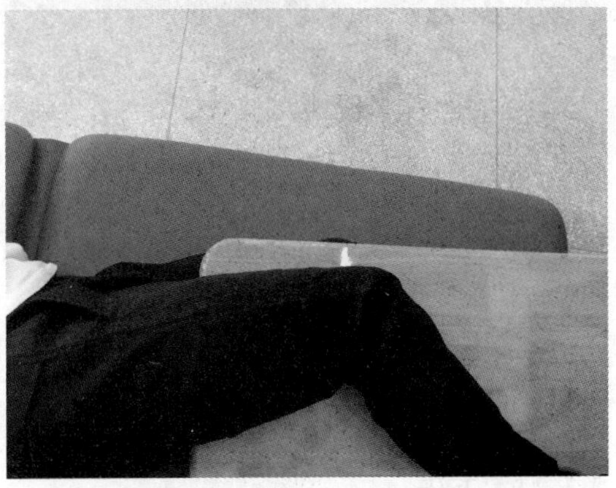
图 8-58　膝关节屈曲肌力评定 2 级

（八）膝关节伸展

1. 主动肌　股四头肌。

2. 固定位置　大腿远端。

3. 评定方法

(1)抗重力体位：坐位。

5级：一手固定大腿远端，另一手施加阻力于小腿远端前侧，嘱被检查者做膝关节伸展运动，能抗大阻力完成。

4级：动作同上，能抗中等阻力完成全范围伸膝动作(4级、5级参照图8-59)。

3级：仅抗重力完成全范围伸膝动作。

(2)去重力体位：侧卧位，膝关节呈最大屈曲位放置于光滑床面上。

2级：可完成全范围伸膝动作。

1级：不能伸膝，可触及肌肉收缩。

0级：未触及肌肉收缩。

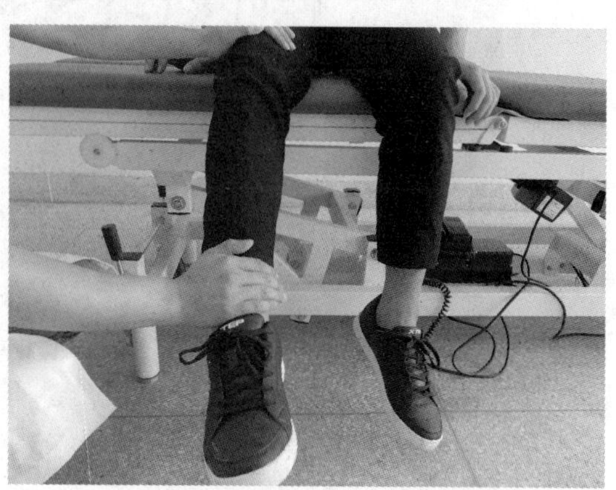

图8-59　膝关节伸展肌力评定4、5级

（九）踝关节跖屈

1. 主动肌　腓肠肌、比目鱼肌。

2. 固定位置　小腿远端。

3. 评定方法

(1)抗重力体位：俯卧位。

5级：一手固定小腿远端，另一手施加阻力于足底远端，嘱被检查者做踝跖屈运动，能抗大阻力完成。

4级：动作同上，能抗中等阻力完成全范围踝跖屈动作(4级、5级参照图8-60)。

3级：仅抗重力完成全范围踝跖屈动作。

(2)去重力体位：侧卧位。

2级：可完成全范围踝跖屈动作(图8-61)。

1级：不能踝跖屈，可触及肌肉收缩。

0级：未触及肌肉收缩。

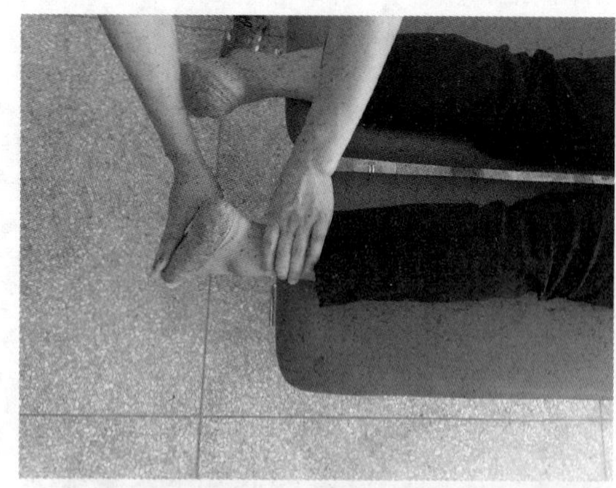

图8-60　踝关节跖屈肌力评定4、5级

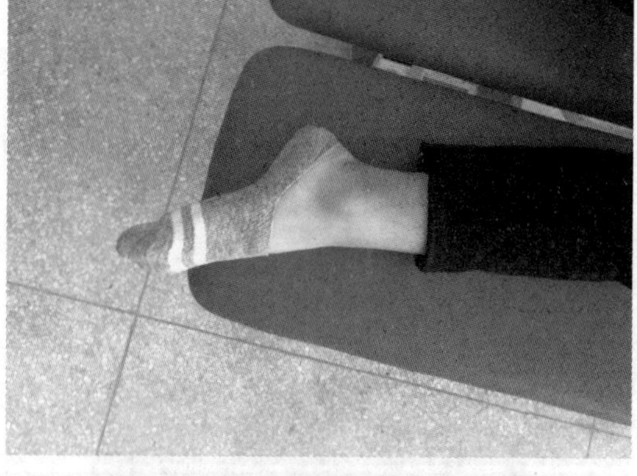

图8-61　踝关节跖屈肌力评定2级

（十）踝关节背屈

1. 主动肌　胫前肌。

2. 固定位置　小腿远端。

3. 评定方法

(1)抗重力体位：坐位。

5 级:一手固定小腿远端,另一手施加阻力于足背远端,嘱被检查者做足背屈、内翻运动,能抗大阻力完成。

4 级:动作同上,能抗中等阻力完成全范围足背屈、内翻动作(4 级、5 级参照图 8-62)。

3 级:仅抗重力完成全范围足背屈、内翻动作。

(2) 去重力体位:侧卧位。

2 级:可完成全范围足背屈、内翻动作(图 8-63)。

1 级:不能足背屈、内翻,可触及肌肉收缩。

0 级:未触及肌肉收缩。

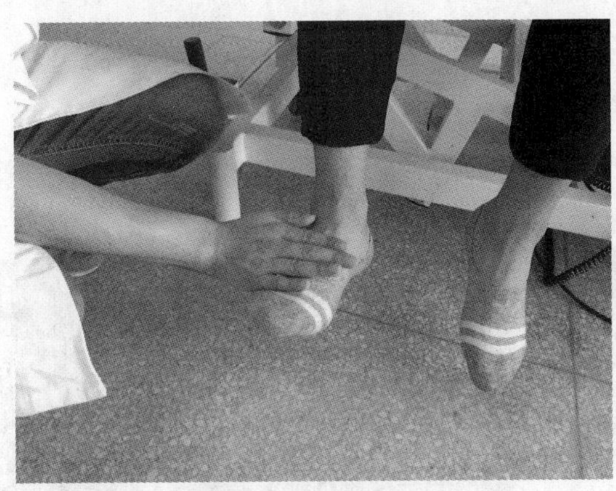

图 8-62 踝关节背屈肌力评定 4、5 级

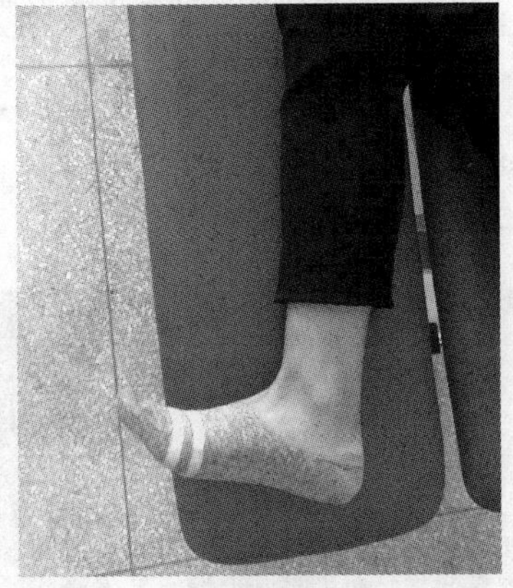

图 8-63 踝关节背屈肌力评定 2 级

(十一) 足内翻

1. 主动肌 胫后肌。

2. 固定位置 小腿远端。

3. 评定方法

(1) 抗重力体位:坐位或侧卧位。

5 级:一手固定小腿远端,另一手施加阻力于足内侧缘,嘱被检查者做足内翻运动,能抗大阻力完成。

4 级:动作同上,能抗中等阻力完成全范围足内翻动作(4 级、5 级参照图 8-64)。

3 级:仅抗重力完成全范围足内翻动作。

(2) 去重力体位:仰卧位。

2 级:可完成全范围足内翻动作(图 8-65)。

1 级:不能内翻,可触及肌肉收缩。

0 级:未触及肌肉收缩。

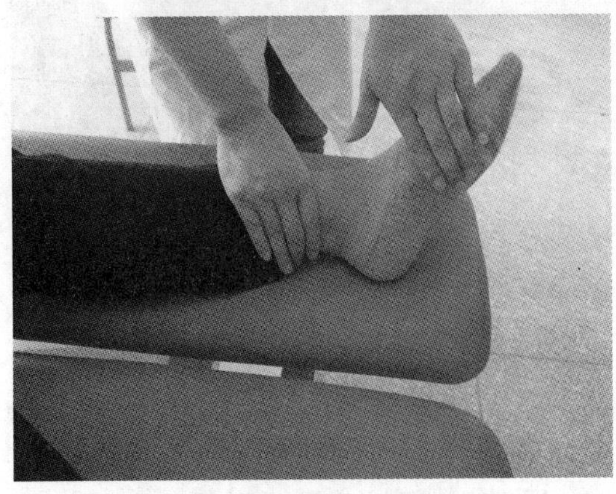

图 8-64 足内翻肌力评定 4、5 级

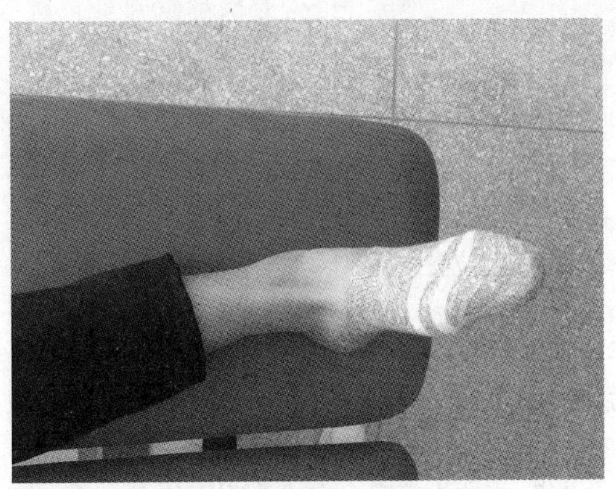

图 8-65 足内翻肌力评定 2 级

（十二）足外翻

1. 主动肌　腓骨长、短肌。

2. 固定位置　小腿远端。

3. 评定方法

（1）抗重力体位：坐位或侧卧位。

5级：一手固定小腿远端，另一手施加阻力于足外侧缘，嘱被检查者做足外翻运动，能抗大阻力完成。

4级：动作同上，能抗中等阻力完成全范围足外翻动作（4级、5级参照图8-66）。

3级：仅抗重力完成全范围足外翻动作。

（2）去重力体位：仰卧位。

2级：可完成全范围足外翻动作（图8-67）。

1级：不能外翻，可触及肌肉收缩。

0级：未触及肌肉收缩。

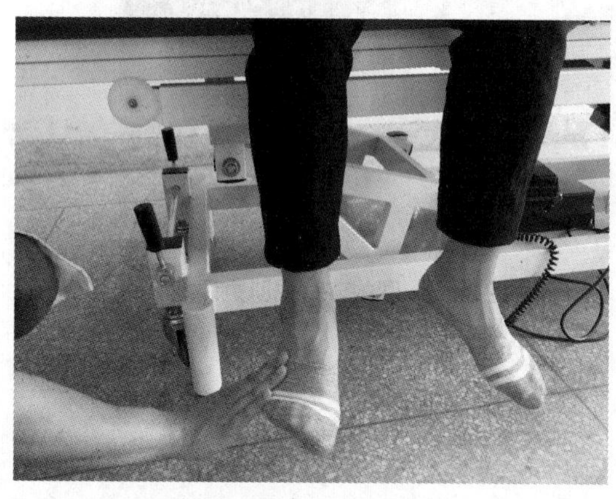

图8-66　足外翻肌力评定4、5级

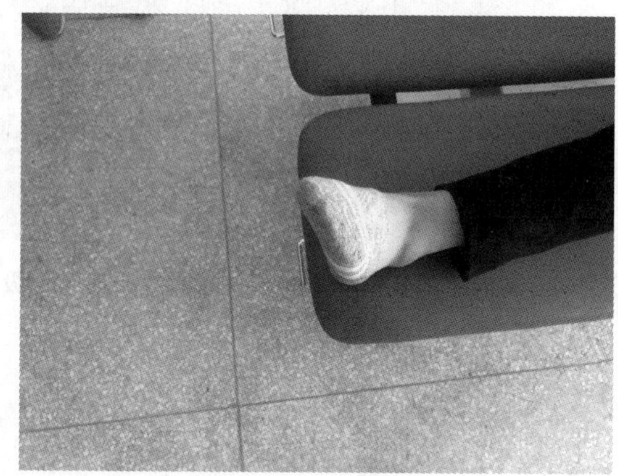

图8-67　足外翻肌力评定2级

（十三）跖趾关节屈曲

1. 主动肌　蚓状肌、短屈肌。

2. 固定位置　前脚掌。

3. 评定方法：俯卧位，一手固定前脚掌，另一手施加阻力于近节趾骨跖侧，嘱被检查者做跖趾关节屈曲运动。

5级：能抗大阻力完成全范围屈曲动作。

4级：能抗中等阻力完成全范围屈曲动作（4级、5级参照图8-68）。

3级：仅抗重力完成全范围屈曲动作。

2级：可完成部分范围屈曲动作。

1级：不能屈曲，可触及肌肉收缩。

0级：未触及肌肉收缩。

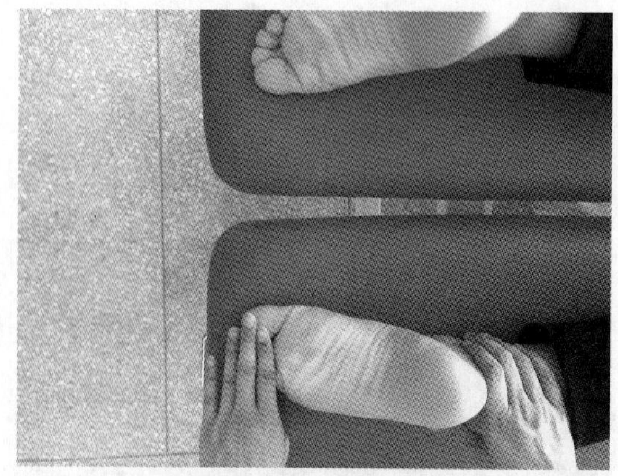

图8-68　跖趾关节屈曲肌力评定4、5级

（十四）跖趾关节伸展

1. 主动肌　趾长、短伸肌。

2. 固定位置　前脚掌。

3. 评定方法：仰卧位，一手固定前脚掌，另一手施加阻力于近节趾骨背侧，嘱被检查者做跖趾关节伸展运动。

5级：能抗大阻力完成全范围伸展动作。

4级：能抗中等阻力完成全范围伸展动作（4级、

5 级参照图 8-69)。

3 级:仅抗重力完成全范围伸展动作。

2 级:可完成部分范围伸展动作。

1 级:不能伸展,可触及肌肉收缩。

0 级:未触及肌肉收缩。

(十五) 趾间关节屈曲

1. 主动肌 屈趾长、短肌。

2. 固定位置 近节趾骨。

3. 评定方法:仰卧位,一手固定近节趾骨,另一手施加阻力于远节趾骨跖侧,嘱被检查者做趾间关节屈曲运动。

5 级:能抗大阻力完成全范围屈曲动作。

4 级:能抗中等阻力完成全范围屈曲动作(4 级、5 级参照图 8-70)。

3 级:仅抗重力完成全范围屈曲动作。

2 级:可完成部分范围屈曲动作。

1 级:不能屈曲,可触及肌肉收缩。

0 级:未触及肌肉收缩。

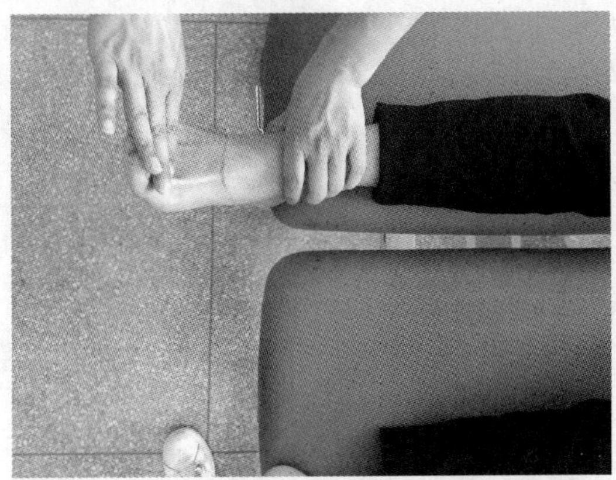

图 8-69 跖趾关节伸展肌力评定 4、5 级

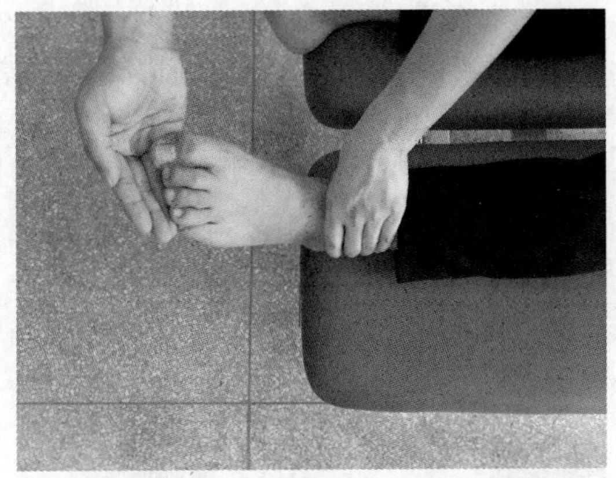

图 8-70 趾间关节屈曲肌力评定 4、5 级

三、躯干主要肌肉的徒手肌力检查

(一) 颈前屈

1. 主动肌 胸锁乳突肌、斜角肌、颈长肌、头长肌。

2. 固定位置 躯干。

3. 评定方法

(1)抗重力体位:仰卧位。

5 级:阻力施加于前额,嘱被检查者做全范围屈颈动作,能抗大阻力完成。

4 级:动作同上,能抗中等阻力完成全范围屈颈动作(4 级、5 级参照图 8-71)。

3 级:不能抗阻力,仅能抗重力完成全范围屈颈动作。

(2)去重力体位:侧卧位,托住头部,嘱被检查者做全范围屈颈动作。

2 级:可全范围屈颈(4 级、5 级参照图 8-72)。

1 级:不能屈颈,可触及肌肉收缩。

0 级:未触及肌肉收缩。

(二) 颈后伸

1. 主动肌 斜方肌、骶棘肌。

2. 固定位置 躯干。

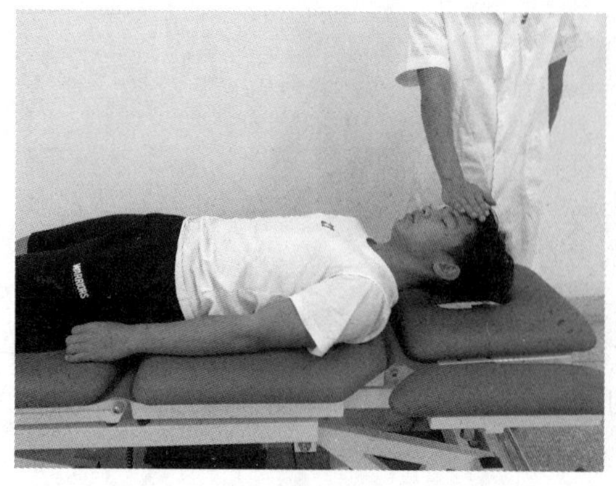

图 8-71　颈前屈肌力评定 4、5 级

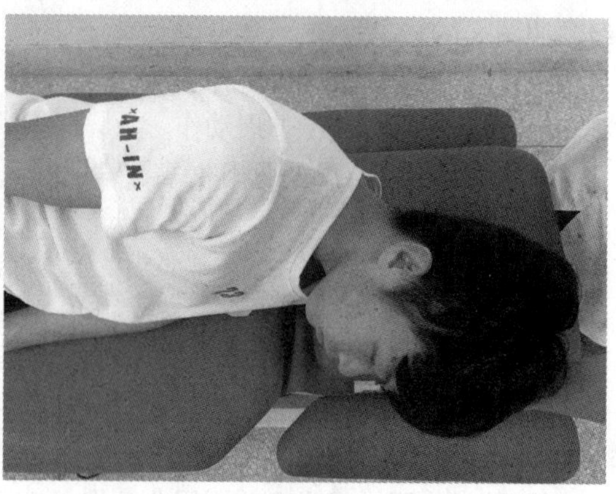

图 8-72　颈前屈肌力评定 2 级

3. 评定方法

(1)抗重力体位:俯卧位。

5 级:阻力施加于枕部,嘱被检查者做全范围伸颈动作,能抗大阻力完成。

4 级:动作同上,能抗中等阻力完成全范围伸颈动作(4 级、5 级参照图 8-73)。

3 级:不能抗阻力,仅能抗重力完成全范围伸颈动作。

(2)去重力体位:侧卧位,托住头部,嘱被检查者做全范围伸颈动作。

2 级:可全范围伸颈(图 8-74)。

1 级:不能伸颈,可触及肌肉收缩。

0 级:未触及肌肉收缩。

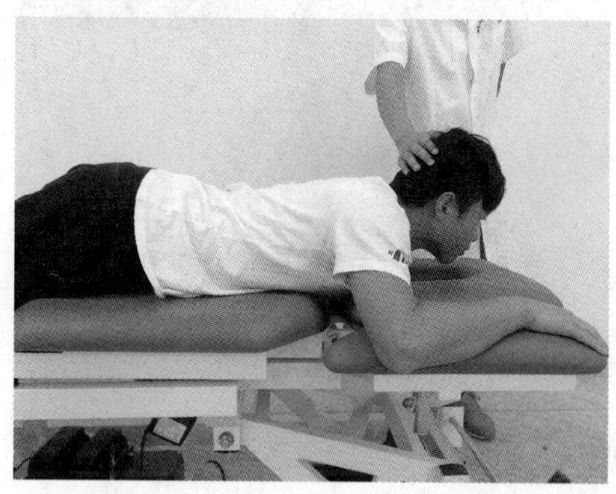

图 8-73　颈后伸肌力评定 4、5 级

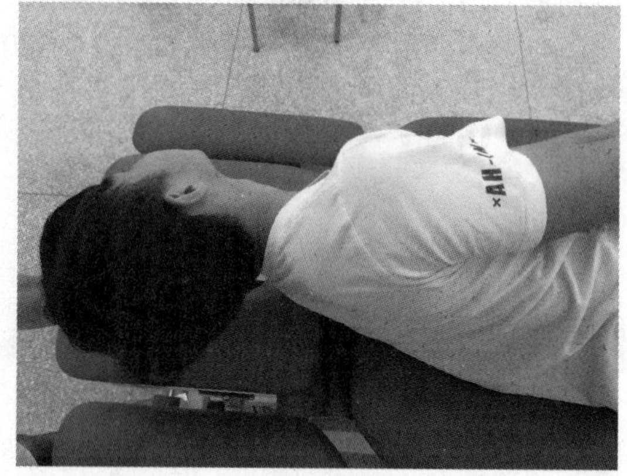

图 8-74　颈后伸肌力评定 2 级

(三) 躯干前屈

1. 主动肌　腹直肌。

2. 固定位置　下肢。

3. 评定方法:仰卧位。

5 级:双手抱头能坐起。

4 级:双上肢胸前交叉抱肩能坐起(4 级、5 级参照图 8-75)。

3 级:双手前平举能坐起。

2 级:仅能屈颈抬头,肩不能离开床面(图 8-76)。

1 级:不能抬起头和肩部,可触及肌肉收缩。

0 级:未触及肌肉收缩。

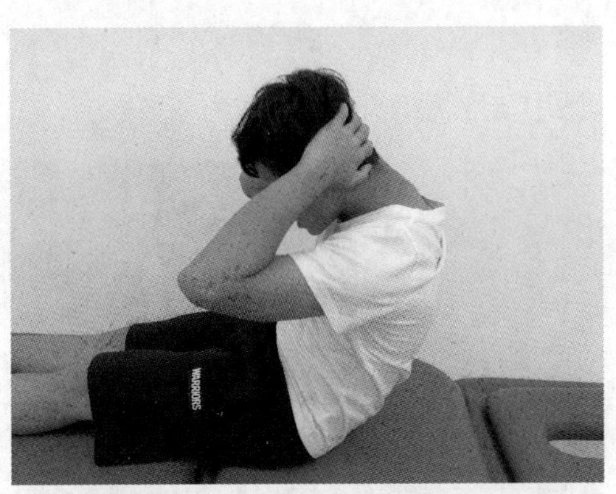

图 8-75　躯干前屈肌力评定 4、5 级

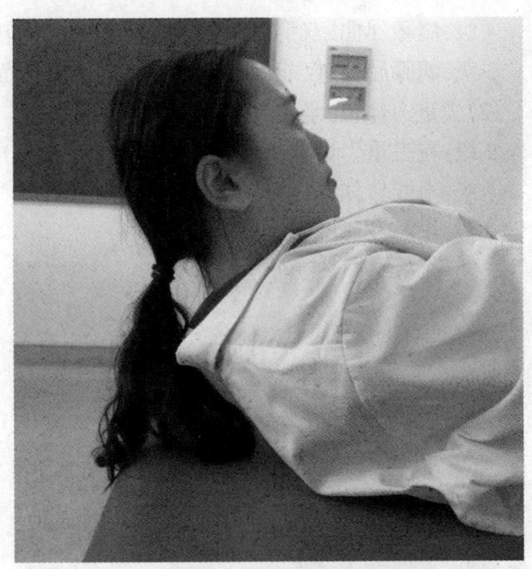

图 8-76　躯干前屈肌力评定 2 级

(四) 躯干后伸

1. 主动肌　骶棘肌、腰方肌。
2. 固定位置　骨盆。
3. 评定方法:俯卧位。

5 级:阻力施加于后胸背上部,嘱被检查者挺直胸背抬起上半身,能抗大阻力完成。

4 级:动作同上,能抗中等阻力完成(4 级、5 级参照图 8-77)。

3 级:仅抗重力能抬起上半身。

2 级:能做头后仰(图 8-78)。

1 级:不能使头后仰,可触及肌肉收缩。

0 级:未触及肌肉收缩。

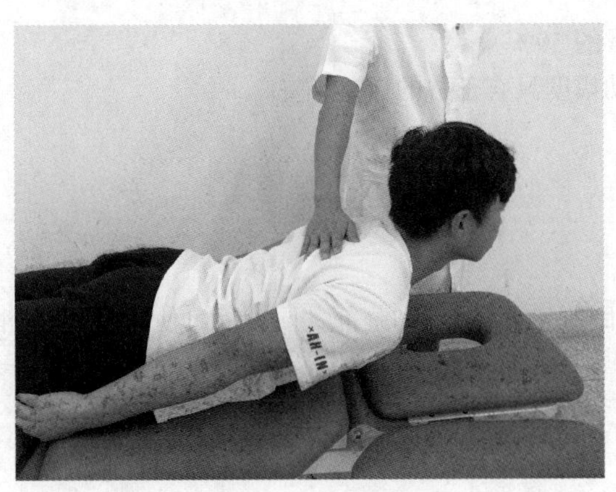

图 8-77　躯干后伸肌力评定 4、5 级

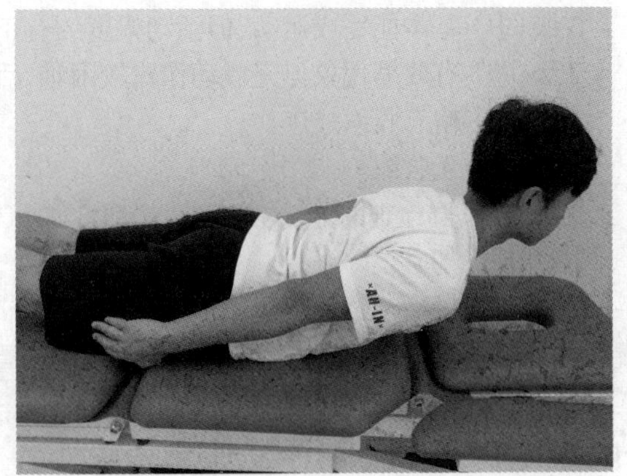

图 8-78　躯干后伸肌力评定 2 级

(五) 躯干旋转

1. 主动肌　腹内斜肌、腹外斜肌。
2. 固定位置　下肢、骨盆。
3. 评定方法

(1) 抗重力体位:仰卧位,固定被检查者双下肢,嘱其尽力抬起上半身并同时向一侧转体。

5 级:髋膝伸直,抱头后能坐起并向一侧转体。

4 级：髋膝屈曲，双手前平举能坐起并向一侧转体(4 级、5 级参照图 8-79)。

3 级：髋膝屈曲，仅能旋转上体使一肩离开床面。

(2) 去重力体位：坐位，固定骨盆。

2 级：在去重力情况下能向一侧转体(图 8-80)。

1 级：不能转体，可触及肌肉收缩。

0 级：未触及肌肉收缩。

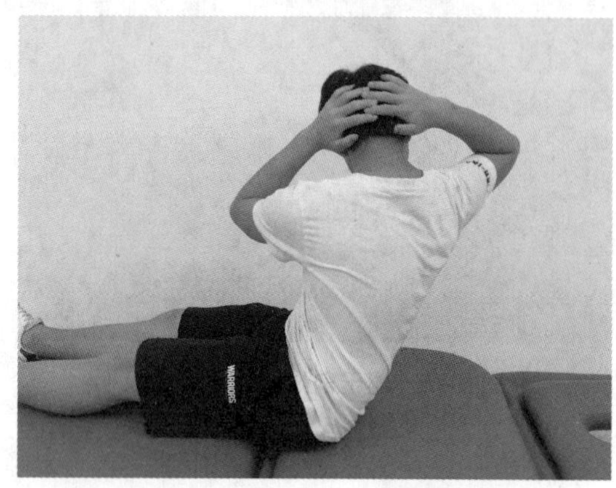

图 8-79 躯干旋转肌力评定 4、5 级

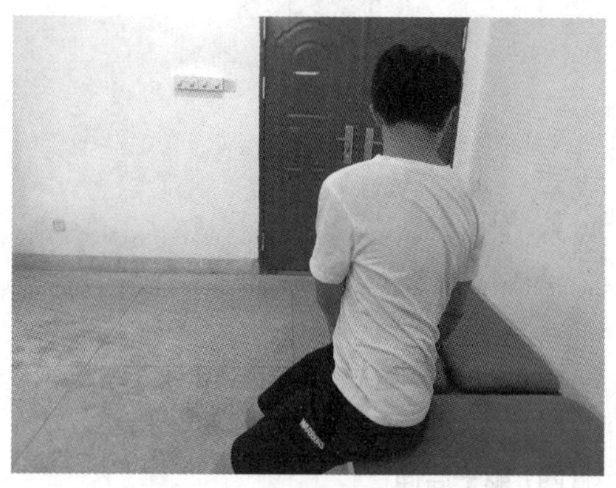

图 8-80 躯干旋转肌力评定 2 级

四、面部主要肌肉的徒手肌力检查

面部肌肉多为扁薄的皮肌，位置一般都比较表浅，大多起自颅骨的不同部位，止于面部皮肤，主要分布于面部口、眼、鼻等孔裂周围，具有闭合或开大上述孔裂的作用，运动时能牵动面部的皮肤显露喜、怒、哀、乐等各种表情。检查面部肌群时，体位无关紧要。

1. 面部肌力测试分级标准

5 级(正常)：完成运动既随意又容易。

4 级(良)：能完成运动，但与健侧相比略有不对称。

3 级(中)：基本能完成运动，但活动幅度约有正常的 50%。

2 级(差)：有收缩现象但完成动作比较困难，活动幅度只有正常的 25% 左右。

1 级(微)：略有收缩痕迹。

0 级(无)：无收缩。

2. 面部肌群检查的方法

(1) 眼肌

眼轮匝肌：分为眶部、睑部和泪囊部。睑部产生眨眼动作，睑部和眶部共同收缩可使睑裂闭合，泪囊部参与泪液引流。

上睑提肌：收缩时上提眼睑，开大睑裂。

右上直肌和右下斜肌：眼球向右上方运动。

右上斜肌和左下直肌：眼球向左下方运动。

内直肌、外直肌：眼球水平内外移动，一侧眼的外直肌和另一侧眼的内直肌共同作用，产生侧视动作；两眼内直肌同时收缩时两眼聚视中线。

(2) 前额和鼻部肌肉

额肌：为枕额肌之额腹，止于眉部皮肤，收缩时使眉毛抬起，在前额部形成水平皱纹。

鼻肌：为几块扁薄的小肌肉，具有开大或缩小鼻孔的作用。

皱眉肌：让病人皱眉头，眉毛被拉向中央及下方，两眉间形成纵行皱纹。

(3) 口肌

口轮匝肌：环口裂周围，收缩时紧缩口唇。

提口角肌、提上唇肌和颧肌：起于上唇上方的骨面，止于口角和唇的皮肤等，收缩时提口角与上唇。

降口角肌和降下唇肌：起于下唇下方下颌骨前面，止于口角和唇的皮肤等，收缩时降口角与下唇。

笑肌：收缩时可产生自鸣得意的表情，并拢口唇后向外牵拉口角。

颊肌：起于面颊深层，收缩时使唇颊贴紧牙齿，帮助咀嚼和吸吮、牵口角向外。

（4）咀嚼肌

颞肌、咬肌与翼内肌：收缩时做咬牙动作，紧闭上下颌。

翼外肌和二腹肌：做张口动作，下拉下颌。

第四节　应用仪器评定肌力

应用仪器测定肌力的方法是临床上另一种常用的肌力评定方法。相对于徒手肌力评定（manual muscle testing，MMT）方法，这类测定需要应用不同的仪器，例如便携式测力计（hand-held dynamometer）、等速测力装置（isokinetic dynamometer）等。应用仪器进行肌力测定时，一般可获得具有计量单位的数据结果。

一、常用设备评定方法

（一）等长肌力测试

等长肌力测试（isometric muscle testing，IMMT）即在标准姿势下用特制测力器测定一块或一组肌肉的等长收缩所能产生的最大张力。肌肉收缩产生张力但不产生明显的关节运动，称为肌肉的等长收缩。

（二）等张肌力测试

等张收缩时，肌肉克服阻力做功收缩，牵动相应关节做全幅度运动时，所克服的阻力值基本不变。测出完成1次关节全幅运动所能对抗的最大阻力值称为该被测者此关节屈或伸的1RM量（1 repetition maximum）；测出完成10次规范的关节全幅运动所能对抗的最大阻力值称为10RM量。

（三）等速肌力测试

等速肌力测试仪器按照使用目的不同可分为两大类：一类以等速肌力测试为主，通常都配有计算机系统，除可进行等速肌力测试外，还能进行等速肌力训练。这类器械价格比较昂贵，目前常用的包括：Cybex、Kin-com、Biodex和Lido等。另一类主要以等速肌力训练为主，不带有计算机系统，仅用于肌力训练。这类器械价格相对较低，但不能获得客观的肌力测试数据资料。常用的包括：Orthotron和Hydrafitness等。由于新型的等速肌力测试系统不仅能测试等速肌力，同时还能评定等长和等张肌力，所以等速肌力测试系统有取代其他传统器械测试方法的趋势。

二、等速运动测定

等速肌力测试和训练技术（isokinetic muscle testing and training），简称等速技术是一项新的肌肉功能评价和训练技术，其发展始于20世纪60年代后期，首先由Hislop和Perine提出等速运动的概念，当时被认为是肌力测试和训练的一项革命。70年代初美国Cybex公司制造出第一台等速仪器，此后世界上许多国家开始了等速技术的应用和研究。早期等速技术主要应用于体育运动方面，对提高竞技运动水平起到一定作用，以后逐渐应用于许多医学学科的临床和科研工作中，其中应用较广泛的是在康复医学领域中，对各种神经系统和运动系统伤病后肌力的评价和训练起到重要作用。

（一）等速技术的基本概念

1. 等速运动　指运动过程中肌纤维收缩导致肌肉张力增加但运动速度（角速度）固定的运动方式。运动中的速度预先在等速仪器设定，一旦速度设定，不管受试者用多大的力量，肢体运动的速度都不会超过预先设定的速度，受试者的主观用力只能使肌肉张力增高，力矩输出增加。仪器产生顺应性阻

力，即受试者主观用力大，仪器产生阻力随之增大，但不能产生加速度（运动开始和结束的瞬时加速度和减速度除外）。

2. 等速肌力测试　测试过程中，仪器将等速运动中肌肉收缩的各种参数记录下来，经计算机处理，得到力矩、做功、加速度、耐力比等多项反映肌肉功能的数据，作为评定肌肉运动功能的指标，这种测试方法称为等速肌力测试。

3. 等速肌力测试与徒手肌力检查的比较　目前临床医师在进行肌肉功能评价方面通常采MMT的方法，这种徒手肌力检查法比较简单方便，应用广泛。但这种检查方法的最大缺点是分级较粗，只能提供半定量的分级参数，不能对肌肉功能精确量化，同时测试者带有一定的主观性。而等速肌力测试的最大优点是不仅能提供受试者肌肉功能的定量指标，还可对肌肉等长和等张收缩进行测试，使测试结果更具可比性。在肌力接近正常或两侧肌力相差较小，手法肌力测试很难发现其间差异时，等速肌力测试具有较明显的优势。但对于肌力在3级或3级以下者无法进行等速肌力测试，还需采用徒手肌力检查的方法。

（二）等速肌力测试的方法

1. 等速肌力测试的禁忌证

（1）相对禁忌证：受试者存在急性肌肉关节损伤、风湿性关节炎急性发作、渗出性滑膜炎、明显疼痛等情况时，应推迟测试时间，待病情好转后再测试。

（2）绝对禁忌证：受试者存在关节不稳、骨折愈合不良、被测关节周围有严重骨质疏松、急性关节或软组织肿胀、严重疼痛、活动范围极度受限、急性扭伤、骨或关节的肿瘤手术后即刻等情况，禁止进行等速肌力测试。

测试前还应全面了解受试者全身情况，评估受试者能否耐受测试的运动强度和负荷。除受试者一般情况外，还应询问和检查受试者是否存在重要内脏器官功能障碍，如心、脑、肝、肾、肺等严重功能障碍、严重心律失常和心肌缺血、血压控制不良等，必要时应对受试者做相应检查后再确定是否进行肌力测试。如存在上述内科问题，应先进行积极内科治疗，待病情好转，再评估是否进行等速肌力测试。

2. 测试的时机　由于等速肌力测试时进行的是抗阻运动，受试者必须具有MMT 4级或5级的肌力，才能完成肌力测试。当肌力只有3级或3级以下时，仅能在去除重力条件下进行测试，如在CPM程序下进行测试，但这方面的工作仅有初步研究，还没有规范化的测试方法。

3. 等速肌力测试的步骤　要得到精确、客观、重复性好的等速肌力测试结果，不仅有赖于精确规范化的操作，还要做好受试者的动员，以减少误差。

（1）测试前准备：测试前应使受试者了解等速肌力测试的基本方法和要领，以及如何快速启动并达到最大肌力。测试前受试者可先做一些简单准备活动，以活动关节，牵伸肌肉，最好先让受试者在等速测试仪器上以较小负荷体会测试过程。

（2）开机校正：系统在每次开机时均需进行校正，这对于减少测试误差，提供精确、客观的测试结果必不可少。

（3）测试的次序，对健康者应先测优势侧的肢体，对病人先测健侧肢体，再测患侧肢体，便于病人熟悉测试的整个过程，体验测试时的感觉，消除对测试的顾虑。

（4）体位和关节轴心：摆放体位时应按照测试操作说明的要求进行，正确记录各种体位参数、如座椅靠背的倾斜角度、座椅相对于动力头的位置等，这对复查时保持前后测试条件的一致是十分重要的。由于等速肌力测试主要测试肌肉的力矩输出，力臂的大小直接影响测试结果的精确性，因此使被测试关节运动轴心放置于正确位置十分重要。操作时应尽量使关节运动轴心与仪器动力头轴心处于同一轴线，以使仪器显示的力矩与肌肉力矩输出保持一致，对运动中关节运动轴心位置变化较小的关节，如膝关节、肘关节等比较容易；而对于多轴向活动关节，如肩关节、踝关节等，由于有多个运动轴，活动时关节运动轴心变化较大，摆放体位时更应注意关节活动轴心与仪器轴心相一致，以免力矩传导发生偏差。测试体位的选择应考虑关节损伤后的愈合情况，避免因测试而影响损伤部位的愈合，例如，肩关节半脱位或脱位复位后，早期进行肩关节内旋、外旋肌力测试时，应使肩关节固定在外展位，这种体位可避免肩关节再次脱位。

(5)固定:测试时,良好的固定将确保被测肌群充分独立运动,减少协同肌的影响,同时避免替代运动。固定时,除被测关节的近端需要较好固定外,腰部和胸部也需要很好地固定。如进行膝关节测试时,大腿部及胸、腰部需要较好地固定,手臂应交叉放于胸前或紧握座椅两侧的把手,测试上肢时,双下肢应处于半屈状态,胸、腰部同样应较好地固定。固定时还应保证各固定带松紧适度。

(6)动力臂的长度:由于等速肌力测试是测试肌肉的力矩输出,测试仪动力臂的长短直接影响测试结果。有研究表明,膝关节肌力测试时,当动力臂长度增加25%,力矩值明显增大;当动力臂缩短,则力矩值减小。因此,为了比较两侧肌力的差异或康复训练前后的肌力变化。应保证测试时的动力臂长度一致。上肢肌力测试时都用手握住力臂远端的把手,只要对准运动轴心即可,而下肢髋、膝关节测试时则应按照操作说明的要求,将力臂远端正确固定膝关节上方或踝关节上方。踝关节测试因有专门放置足的附件,只要确定正确的运动轴心即可。

(7)肢体称重:测试在垂直面上运动的肌力时,由于部分运动是在重力位或抗重力位上完成的,因此,应考虑重力的影响。如测试坐位膝关节屈伸肌力时,除对抗阻力外,伸膝力量还要克服部分体重,即克服小腿重量。而屈膝力量则借助了重力,即增加了小腿自由下落力量。这些重力因素将影响测试结果,尤其是评价拮抗肌群的比率时影响更大。因此,应在测试前进行肢体称重,在计算结果时相应的补加或减去肢体重量的影响,以保证测试结果的可靠性。大部分等速仪器都设置有肢体称重程序,可按照程序进行操作。肢体称重时应尽量使受试者放松肢体,一些肢体痉挛或肌张力增高的病人完全放松肢体有一定困难,应重复称重几次。

(8)测试方案:等速肌力测试方案,包括肌力测试方式、测试速度和测试次数等几个要素,在选择时应考虑伤病的类型、程度和愈合情况而决定。制定测试方案时要考虑以下几个因素。

肌力测试的方式:根据测试中肌肉收缩长度的变化将肌力测试分为以下几种方式:

1)等速向心肌力测试:测试时,等速仪器提供一种顺应性阻力,阻力的大小与实际肌力大小相匹配,肌肉收缩使肌纤维长度缩短,肌肉起止点向中心点靠近,是一种向心收缩。等速向心肌力测试是临床上最常用的一种肌力测试方式,选择时常采用主动肌及拮抗肌的向心收缩方式,这样一次测试可同时测试两组肌群。

2)等速离心肌力测试:测试时,等速仪器杠杆由仪器带动,其力矩大于肌肉收缩产生的力矩,而使肌肉在收缩中被仪器的杠杆被动拉长,肌肉的起止点远离中心点,称为离心收缩。可选择向心收缩/离心收缩与离心收缩/离心收缩两种测试方式。前者主要是测试一组肌群的向心收缩和离心收缩肌力,后者主要测试主动肌、拮抗肌两组肌群的离心收缩肌力。由于日常活动中和运动训练中肌群的向心收缩和离心收缩常同时发生,目前认为这种同一肌群的向心收缩和离心收缩的测试方式比两组肌群同时离心收缩的测试更能反映运动肌群在活动状态下的实际功能。因此,这种肌肉收缩方式的测试正逐渐被临床应用。

3)等长肌力测试:在等速仪器上设定运动速度为0°/s时,可以进行等长肌力测试。利用等速仪器可连续测试一组肌群在关节活动范围内多个角度的最大等长肌力,从而可弥补单个角度等长肌力测试的不足,这种测试方法称为多角度等长肌力测试。

测试速度:为了反映肌群的运动功能,可选择几种不同运动速度进行测试。通常将≤60°/s称为慢速测试,主要用于肌力的测试;≥180°/s为快速测试,主要用于肌肉耐力的测试;在60°~180°/s之间的为中速测试,用于肌力测试。如果将运动速度设为0°/s,即为等长肌力测试。为了避免测试中肌肉疲劳,通常先测肌肉的力量,再测肌肉的耐力。在选择测试速度时,可根据受试对象不同,选择不同测试速度,如受试者为运动员测试速度可快一些,而病人的测试速度相对要慢。等速离心收缩的测试速度要比等速向心收缩的测试速度慢,这是因为离心收缩速度过快易损伤肌肉韧带组织。如果有些病人达不到上述建议的快速测试速度,可适当减低测试速度,在几种速度下先让病人试做几次,以便找到适宜的最高速度进行测试。

测试次数:测试肌力时可选择慢速或中速测试,重复次数为5次,主要用于判断最大肌力和分析力矩曲线的形态。测试肌肉耐力时,可选择快速测试,重复次数为20~25次,运动员可达到30次,主要观察肌肉耐力指数和肌肉疲劳曲线。

间歇时间：可在测试前预先设置每次测试或每组测试后的休息时间。测试中每种测试速度之间通常间歇60s，以使肌肉有短暂休息。耐力测试后需要间隔90s以上，两侧肢体的测试应间歇3~5min。为避免过度疲劳，不应在同一天进行两组上肢或下肢的测试，如：膝关节和踝关节不应在同一天测试。如果必须同天测试，两组肌群测试之间应有1h以上的间歇时间。

测试频率：测试频率应根据伤病情况以及训练的效果决定。一般在康复训练中，为了评价康复治疗的疗效，宜每月测试1次。

预测试：在正式测试前，应先让病人进行几次预测试，以使病人熟悉测试方法和要领。有研究表明，正式测试前进行3次亚极量用力运动作为预测试，可增加测试结果的准确性。

（三）等速肌力测试的结果分析

对于等速肌力测试的结果可通过测试中获得的各项参数，以及力矩和做功曲线的形态进行分析，再结合临床的检查，做出一个综合评价，作为康复训练的参考依据。

1. 等速肌力测试的指标及意义

(1) 峰力矩：肌肉收缩产生的最大力矩输出，即力矩曲线上最高点处的力矩值称为峰力矩（peak torque，PT），代表了肌肉收缩产生的最大肌力。单位为牛顿·米（N·m）。

在等速肌力测试中，PT值具有较高的准确性和可重复性，被视为等速肌力测试的黄金指标和参考值。在等速向心肌力测试中，PT值随测试速度的增加而降低，这种关系可用曲线表示，称为力矩速度曲线。在等速离心肌力测试中，PT值与运动速度无关，或随运动速度增加，PT值略增大。

PT值差异是由于在肌肉收缩过程中肌纤维的募集率不同所致，肌肉慢速向心收缩时，Ⅰ型肌纤维和Ⅱ型肌纤维都能被募集，产生最大限度的收缩，故PT值较高，随着运动速度增加，被募集的肌纤维减少，肌肉力矩输出下降，故PT值相对较低。对于肌肉离心收缩产生的力矩-速度曲线特征的机制目前还不完全清楚，可能与离心收缩时神经-肌肉系统产生的保护性机制以及肌肉内非收缩的弹性纤维参与有关。

(2) 峰力矩体重比：单位体重的峰力矩值称为峰力矩体重比，代表肌肉收缩的相对肌力，可用于不同体重的个体或人群之间的肌力比较。

(3) 峰力矩角度：力矩曲线中，峰力矩所对应的角度称为峰力矩角度，代表肌肉收缩的最佳用力角度。

(4) 指定角度的峰力矩值：测试后，等速仪器可自动计算出关节活动中任意角度所对应的力矩值，一般可事先根据测试的目的和要求指定两个角度，目的在于比较两侧指定角度的力矩值。

(5) 总做功和单次最大做功：做功为力矩乘以距离，即力矩曲线下的总面积，总做功表示肌肉数次收缩做功量之和；单次最大做功表示肌内重复收缩中最大一次做功量。单位为焦耳（J）。

正常状态下肌肉收缩做功量与峰力矩值有较好的一致性，即峰力矩值越大，做功量也越大。但肌肉做功量还与关节活动范围有关，因此，为了比较两侧肌肉做功量的大小，应保证关节活动范围相同。

(6) 平均功率：单位时间内肌肉的做功量称为平均功率，反映了肌肉做功的效率，单位为瓦（W）等速肌力测试中，PT值与测试速度有关，即在一定范围内测试速度越快，AP值越大说明测试中测试速度越快，肌肉做功的效率越高。

(7) 力矩加速能：肌肉在收缩最初1/8s的做功量称为力矩加速能，即前1/8s力矩曲线下的面积。单位为焦耳（J）。TAE反映了肌肉最初收缩产生力矩的速率和做功能力，可代表肌肉收缩的爆发能力。

(8) 耐力比：反映肌肉重复收缩时的耐疲劳能力。一般做一组20~25次最大重复运动后，最后5次肌肉做功量与最前5次肌肉做功量之比称为耐力比（endurance ratio，ER），耐力比的单位常用百分比表示。

(9) 主动肌与拮抗肌峰力矩比：等速肌力测试中，主动肌与拮抗肌两组肌群峰力矩的比值称为主动肌与拮抗肌峰力矩比，这个比值可在不同运动速度下计算，但以慢速运动较为准确。它反映了关节活动中拮抗肌群之间的肌力平衡情况，对判断关节稳定性有一定意义。

不同关节的拮抗肌群峰力矩比值不相同。目前研究较多的是膝关节的屈肌与伸肌峰力矩比

值,简称H/Q比值正常人慢速运动(60°/s)时,H/Q比值为60%~70%,随运动速度增快,H/Q比值略增大。

(10)平均关节活动范围:在等速肌力测试报告中常记录关节活动范围,目的是判断是否存在关节活动障碍的情况,同时帮助判断两侧肌群做功量差异的原因。

2. 测试结果的判断 对于等速肌力测试的各项测试指标,可从以下几个方面进行结果判断:

(1)病人两侧肌力的自身比较:这是临床上最常用的评价方法,这种评价方法是建立在两侧肢体的肌肉功能是基本对称的基础上,因为对同一机体而言,两侧肌力的差异是较小的。除了从事职业运动的运动员,如网球运动,羽毛球运动、跳高、跳远等项目的运动员,应考虑优势侧的影响以外,对于其他人群而言,两侧肌力的差是较小的。测试结果的判断方法是:两侧肢体测试指标相差在10以内为正常;相差>20%为异常;11%~20%为可疑异常。在各种测试指标中PT为准确,TW、AP和TAE中等,而ER可信度较低,判断时应注意。

(2)峰力矩体重比如果病人两侧肌力均有改变,可计算峰力矩体重比,用相对峰力矩值与正常人群基础值进行比较后判断。

三、其他测试技术

(一)肌肉爆发力测试

除了上述等速肌力测试仪中的"力矩加速能"可以反映肌肉爆发力之外,还有其他方法也可测试肌肉的爆发力。肌肉伸展-收缩循环(SSC)是由同一组肌肉连续的离心性收缩和向心性收缩构成(其间可有短暂的停留),即重复离心-向心收缩的肌肉活动。例如,让人连续做两次垂直跳跃。第一次垂直跳跃时,弯曲膝关节和髋关节(离心收缩),将半蹲的姿势保持3~5s(静止期),然后垂直跳起(向心收缩),跳得越高越好。第二次跳跃时,令膝关节和髋关节弯曲的角度相同后,迅速跳起,第二、二次跳跃的高度将会超过第一次。这样的肌肉收缩方式可以使肌肉被充分牵拉伸长以储存弹性势能,从而使下一次向心收缩产生更大的力和更快的运动速度。基于这一原理,采用这种方式对运动员进行的训练也称为"超等长训练"。SSC目前主要用于运动员爆发力训练,但也可用于爆发力测试。测试过程中,测试用的垫子或测试平台与电脑相连,以记录人垂直起跳后在空中的停留时间和弹跳高度,最后由计算机分析、计算受试者的肌肉爆发力。

(二)肌肉耐力测试新技术

日前,一些新的技术,例如应用表面肌电信号频谱分析技术、磁共振、近红外光谱分析技术和微透析技术可用于测试肌肉耐力和疲劳程度,然而,在实际应用中的信度和效度仍有待研究,故在此仅做简要介绍。

1. 表面肌电信号频谱分析技术 表面肌电信号频谱分析技术(spectral analysis of the surface electromyography signal)是基于在肌肉等长收缩时,肌电信号中位频率衰减与肌力下降相一致而提出的。有研究者认为其可作为肌肉疲劳的一个间接指征。

2. 磁共振波谱技术 磁共振波谱技术(nuclear magnetic resonance spectroscopy,NMRS/MRS)是目前唯一能无创伤地探测活体组织化学特性的方法,在肌耐力测试中,它可以用于监测肌肉代谢变化,包括细胞内pH、无机磷酸盐浓度、磷酸肌酸(PCr)浓度、ADP/ATP变化等。它的优势在于可以实时监测休息时、运动时、运动后肌肉疲劳以及疲劳后恢复期的肌肉代谢变化。但磁共振检测价格较高。

3. 近红外光谱分析技术 近红外光谱分析技术(near infrared spectroscopy,NIRS)可测定运动过程中肌肉内氧气含量变化,也可用于定量测定血流变化。近红外光透射深度可达10cm,是一种较新的,非侵入性的研究方法。

4. 微透析技术 微透析技术(microdialysis)是一种侵入性技术。它通过将微透析导管相当于人造血管置入组织来监测肌肉内糖类、脂类代谢、骨骼肌间离子浓度变化和血流变化等。许多肌肉生物代谢过程可以完成在体实时监测。

本章小结

肌力评定是运动功能评定的重要内容之一，在康复实践工作中具有重要意义。根据肌肉参与完成动作时所起的作用不同，可将其分为原动肌、拮抗肌、中和肌和固定肌等。根据肌肉收缩时长度和张力的变化特点，将其就收缩的形式分为等长收缩、等张收缩和等速收缩。通过对肌肉肌力的检查，有助于了解病人肌肉和中枢神经系统或周围神经损伤的损害程度和范围。康复治疗前的评测和治疗后的评测，可作为制定康复治疗方案、评价康复治疗效果和判断预后的重要指标。徒手肌力评定主要根据 Lovett 分级法评定标准进行评定；器械评定主要针对肌力超过 3 级的被测试者，给临床病人或者运动员常用器械检查的设备包括握力计、捏力计、背力计和等速肌力测试仪等。徒手全身肌力评定要求熟悉，其中以上肢和下肢的肌力评定最为常用，是康复评定的重点和难点。

案例及思路解析

（郁利清）

思考题

肌力评定的目的有哪些？

扫一扫，测一测

思路解析

第九章　关节活动度评定技术

学习目标

1. 掌握　关节活动度概念;关节活动度的测量方法。
2. 熟悉　关节的结构;正常关节活动度;运动终末感判定;关节活动范围测量原则。
3. 了解　关节的分类、运动类型;影响关节活动度的因素;关节活动范围异常影响因素。
4. 学会　关节角度尺的使用方法;如何进行全身各主要关节活动度的测量。

关节活动度评定是指运用专用工具测量在特定体位下关节的最大活动范围,从而对关节的功能做出判断。关节活动度评定也是评定康复治疗效果的重要指标之一。

第一节　概　　述

关节是指两块或两块以上骨之间的连接部分。由于骨骼在人体中所处的部位及功能的不同,关节连接的方式决定了运动范围,即关节活动度。关节活动度(range of motion,ROM)又称关节活动范围,是指关节活动时可达到的最大运动幅度。

一、关节的分类、结构及特性

骨与骨之间的连结装置称为骨连结。根据连结形式的不同,骨连结可分为直接连结和间接连结两种。间接连结又称关节(articulation)或滑膜关节(synovial joint),是骨与骨之间借膜性的结缔组织相连,相对的骨面之间具有腔隙的一种连结,一般有较大的活动性。

(一) 关节的分类

关节可按构成关节的骨的数量、关节运动轴的多少、关节面的形状以及运动方式进行分类。

1. 单轴关节　只有一个运动轴,关节仅能沿此轴做一组运动,包括屈戌关节和车轴关节两种。

(1) 屈戌关节:又称滑车关节,构成关节的关节头呈滑车状,关节窝上有嵴,限制了关节的侧向运动,如手指间关节。滑车关节变形,关节面侧斜,其运动轴与骨的长轴不成直角,称蜗状关节,如肘关节。

(2) 车轴关节:关节头的关节面呈圆柱形,关节窝由骨和韧带连成的环构成,可围绕垂直的轴做旋转运动,如桡尺近侧关节和寰枢关节。

2. 双轴关节　有两个互相垂直的运动轴,关节可分别沿两轴做两组运动及环转运动,包括椭圆关节和鞍状关节两种形式。

(1) 椭圆关节:关节头呈椭圆形凸面,关节窝呈相应凹面,能做冠状轴上的屈、伸和矢状轴上的内

收、外展运动，还可做一定程度的环转运动，如桡腕关节。

(2)鞍状关节：两骨的关节面均呈马鞍状，互为头窝，并呈十字交叉接合，可做屈、伸、收、展和环转运动，如拇指腕掌关节。

3. 多轴关节　有三个互相垂直的运动轴，可做各种方向的运动，包括球窝关节和平面关节两种。

(1)球窝关节：关节头呈球形，较大，关节窝小且浅，不及关节头的三分之一，如肩关节。关节运动的范围最大，可以沿着三个互相垂直的运动轴做屈、伸、内收、外展、旋转以及环转等运动。有的关节窝很深，包绕关节头的二分之一以上，称杵臼关节，与球窝关节相似，运动形式同球窝关节，但运动范围较小，如髋关节。

(2)平面关节：无关节头和关节窝之分，但仍有一定的弧度，也可列入多轴关节，可做多轴性滑动，但关节活动性小，如肩锁关节和腕骨间关节。

(二) 关节的结构

1. 关节的基本结构　每个关节都具有关节面、关节囊和关节腔三种基本结构。

(1)关节面：是构成关节的各骨的接触面，多为一凹一凸。关节面软骨表面光滑，可减少关节面之间的摩擦，具有弹性，能承受压力减轻运动时的震荡和冲击。关节软骨内无血管和神经分布，营养由滑液供给。

(2)关节囊：是包绕在关节周围的结缔组织囊，分内外两层，外层厚而坚韧，由致密结缔组织构成，称纤维层。内层薄而光滑柔软，由疏松结缔组织结构成，称滑膜层，滑膜层紧贴纤维层内面，边缘附着于关节软骨周缘，富含血管，能产生滑液，营养关节软骨和润滑关节，减少关节运动时的摩擦。

(3)关节腔：是关节软骨和关节囊滑膜层共同围成的密闭腔隙。关节腔内有少量滑液，内呈负压，使两关节面密切接触，对维持关节的稳固性，具有一定作用。

2. 关节的辅助结构　关节除具有基本结构外，某些关节还具有韧带、关节盘、关节唇、滑膜囊等辅助结构，以增加关节的灵活性和增强关节的稳固性。

(三) 关节的特性

1. 运动形式　屈、伸、内收、外展、内旋、外旋、环转。

2. 运动类型

(1)按关节运动的动力来源分类：根据关节运动的动力来源，关节运动可分为主动运动、被动运动和主动助力运动3类。

(2)按关节运动范围分类：关节活动范围分为主动关节活动范围和被动关节活动范围。主动关节活动范围(active range of motion，AROM)是指作用于关节的肌肉随意收缩使关节运动时所通过的运动弧度。被动关节活动范围(passive range of motion，PROM)是指在外力作用下，使关节运动时所通过的运动弧度。

(3)按关节运动发生的方式分类：根据关节运动发生的方式，又可将关节运动分为生理运动和附属运动。

1)关节的生理运动：关节在生理范围内的运动，主动和被动均可以完成，主要完成屈、伸、内收、外展、内旋、外旋等关节运动形式。

2)关节的附属运动：关节在生理范围之外，解剖结构允许范围内进行的运动，它不能主动完成，只能借助外力的帮助才能完成，任何一个关节都存在附属运动，附属运动是产生生理运动的前提。

二、影响关节活动度的各种因素

(一) 影响关节活动度的生理性因素

1. 构成关节的两个关节面面积大小的差别　两关节面面积的大小相差愈大，关节活动的幅度就愈大，反之则愈小。

2. 关节囊的厚薄及松紧度　关节囊薄而松弛，则关节活动度大；关节囊厚而紧，则关节活动度小。

3. 关节韧带的多少与强弱　关节韧带少而弱，则关节活动度大；关节韧带多而强，则关节活动度小。

4. 关节周围肌肉的伸展性和弹性状况　肌肉的伸展性和弹性良好者，关节活动度大；反之，关节

活动度就小。

此外，年龄、性别、职业对关节活动度也有影响。

（二）引起关节活动度异常的原因

关节活动度异常分为活动度减小和活动度过度两种，主要原因有以下几个方面。

1. 关节及周围软组织疼痛　由于疼痛导致了主动和被动活动均减少，如骨折、关节炎症等。

2. 肌肉痉挛　中枢神经系统病变引起的痉挛，常见主动活动减少，被动活动基本正常，或被动运动大于主动运动，如脑损伤引起的肌痉挛。

3. 软组织挛缩　关节周围的肌肉、韧带、关节囊等软组织挛缩时，主动和被动运动均减少，如烧伤、肌腱移植术后、长期制动等。

4. 肌肉无力　通常主动活动减少，被动活动正常，被动活动大于主动活动。

5. 关节内异常　关节内渗出或有游离体时，主动活动和被动活动均减少。

6. 关节僵硬　主动和被动运动均丧失，如关节骨性强直、关节融合术后。

第二节　主要关节活动度的评定方法

一、评定的原则

关节活动度评定是在特定的体位下，关节的最大活动范围。关节活动度的测量工具为量角器、电子角度计、皮尺、X线片等。

（一）测量工具　临床上应用最多的是量角器测量，见图9-1。

量角器测量是通过对关节的近端和远端骨运动弧度的测量而获得量化的结果。

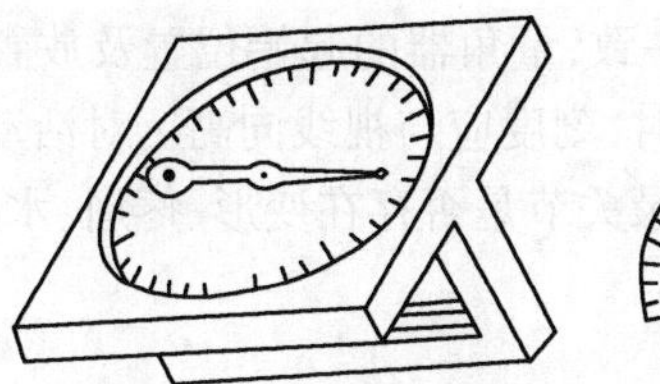

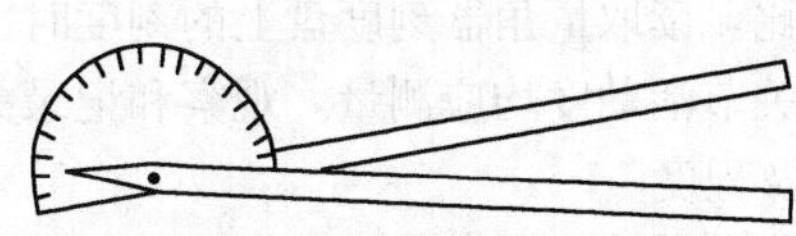

图9-1　常用关节量角器

1. 量角器的构成　由一个带有半圆形（0°~180°）或圆形（0°~360°）的固定臂、移动臂及轴心组成，可由金属或塑料制成。

2. 量角器长度　7.5~40cm不等，分为大、中、小3种规格。

3. 测量时量角器的放置　其轴心应摆放在关节的运动轴心，固定臂摆放与关节的近端骨的长轴平行，移动臂摆放与关节的远端骨的长轴平行（病人有特殊运动障碍时可以适当调整）。

（二）测量方法

1. 关节活动度正常值　在测量各个关节的活动范围之前，治疗师应参照各个关节活动度的正常参考值，见表9-1。

2. 测量步骤如下

（1）解释说明：让受试者了解测量过程和测量原因，以取得受试者的配合。

（2）体位选择：确定测量体位，充分暴露被检查部位。

（3）量角器放置：先确定量角器放置的关节活动面，然后确定其轴心（通常是骨性标志点），最后确定量角器的固定臂及移动臂。

（4）关节活动：移动臂所移动的弧度即为该关节的活动范围，并注意观察受试者有无疼痛或不适感。

（5）记录：主动关节活动度及被动关节活动度。

表 9-1　正常关节活动度

关节	活动度(°)	关节	活动度(°)	关节	活动度(°)
肩关节		腕关节		踝关节	
前屈	0~170	背伸	0~70	背伸	0~20
后伸	0~60	掌屈	0~80	跖屈	0~50
外展	0~170	桡偏	0~20	内翻	0~35
外旋	0~90	尺偏	0~30	外翻	0~20
内旋	0~70	髋关节		颈部	
水平内收	0~135	前屈	0~90/0~120(屈膝)	前屈	0~45
水平外展	0~30	后伸	0~30	后伸	0~45
肘关节		外展	0~40	旋转	0~60
屈曲	0~135/150	内收	0~35	侧屈	0~45
过伸	0~5	外旋	0~45	胸腰部	
前臂		内旋	0~35	前屈	0~80
旋前	0~80/90	膝关节		后伸	0~30
旋后	0~80/90	屈曲	0~135	旋转	0~45
		伸展	0	侧屈	0~40

（三）关节活动度测量的一般原则

1. 体位　测试者要掌握正常关节活动度、关节运动方向以及被检查者的正确体位，并给予有效的固定，注意排除相邻关节的相互影响或互相补偿。

2. 测量与记录　关节活动度测量的起始位置通常以解剖位作为零起始点。同一受试者应由专人测量，每次测量的位置以及所用测量的工具应保持一致，量角器的起始位置及放置方法均应相同，注意肢体两侧均需对比。读取量角器刻度盘上的刻度时，刻度应与视线同高。对活动受限的关节，主动关节活动度和被动关节活动度均应测量。观察和记录关节是否存在变形、疼痛、水肿、瘢痕。疼痛时，应记录疼痛的范围及程度。

（四）关节活动度测量的注意事项

避免在按摩、运动及其他康复治疗后立即检查关节活动度。被动运动关节时手法要柔和，速度均匀缓慢，尤其对伴有疼痛和痉挛的受试者不能做快速运动。测量时发现关节周围炎症或感染、关节存在过度活动或半脱位、关节血肿、怀疑存在骨性关节僵硬、软组织损伤等情况时，测量操作时应特别谨慎。

二、主要关节活动度的测量方法

（一）上肢关节

1. 肩关节活动度

(1)肩关节前屈(0°~170°/180°，图 9-2)

体位：坐位或仰卧位(肱骨处于中立位)。

量角器摆放：轴心位于肱骨侧面的肩峰，固定臂与躯干平行，移动臂与肱骨平行。注意在测量肩关节屈曲终末位的角度时，轴心应置于三角肌群所形成的皱褶末端。

(2)肩关节后伸(0°~60°，图 9-3)

体位：坐位或仰卧位(肱骨处于中立位)。

量角器摆放：轴心位于肱骨侧面的肩峰，固定臂与躯干平行，移动臂与肱骨平行。注意肩后伸终末点时，轴心位置不变，运动时肩胛骨轻微向上倾斜，避免肩胛骨过度运动。

(3)肩关节外展(0°~170°/180°，图 9-4)

体位：坐位或仰卧位(肱骨处于外旋位)。

量角器摆放：轴心位于肩峰前，固定臂与躯干平行，移动臂与肱骨平行。

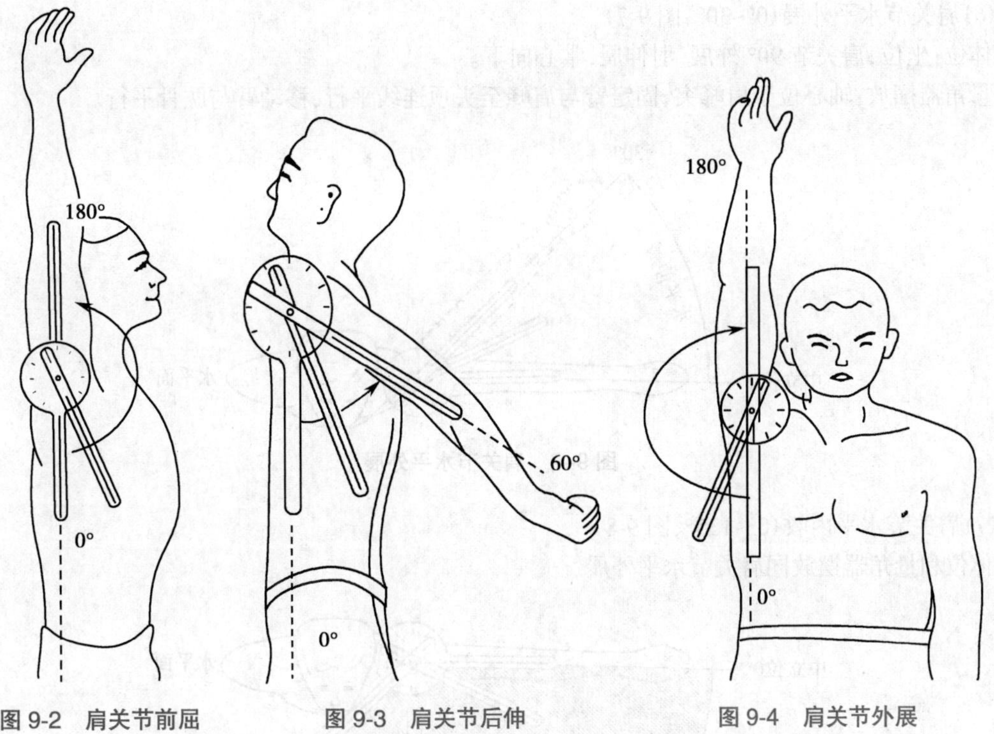

图 9-2　肩关节前屈　　图 9-3　肩关节后伸　　图 9-4　肩关节外展

(4)肩关节内旋(0°~70°,图 9-5)

体位:坐位或仰卧位(肩关节外展 90°,肘关节屈曲 90°,前臂中立位并与身体冠状面垂直)。

量角器摆放:轴心位于肘关节鹰嘴突,固定臂和移动臂与前臂平行,注意肩关节内旋时,固定臂仍保留于原来的位置与地面平行,移动臂跟随前臂移动。

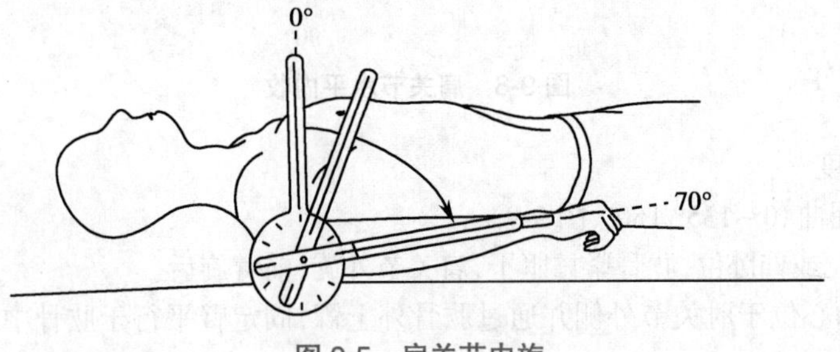

图 9-5　肩关节内旋

(5)肩关节外旋(0°~90°,图 9-6)

体位:坐位或仰卧位(肩关节外展 90°,肘关节屈曲 90°,前臂中立位并与身体冠状面垂直)。

量角器摆放:轴心位于肘关节鹰嘴突,固定臂和移动臂与前臂平行,注意肩关节外旋时,固定臂仍保留于原来的位置与地面平行,移动臂跟随前臂移动。

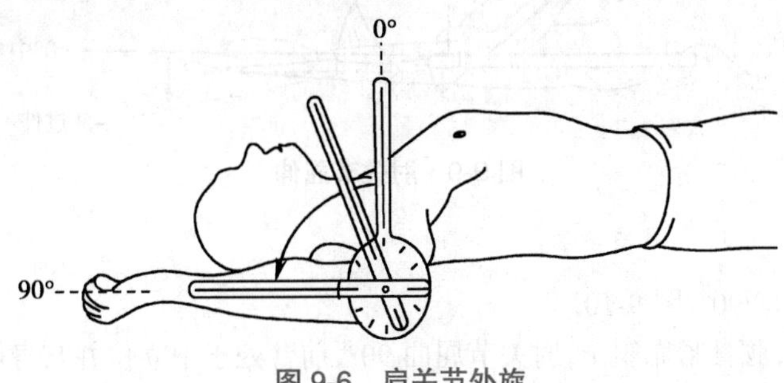

图 9-6　肩关节外旋

(6)肩关节水平外展(0°~30°,图 9-7)

体位:坐位,肩关节 90° 外展,肘伸展,掌心向下。

量角器摆放:轴心位于肩峰突,固定臂与肩峰至头顶连线平行,移动臂与肱骨平行。

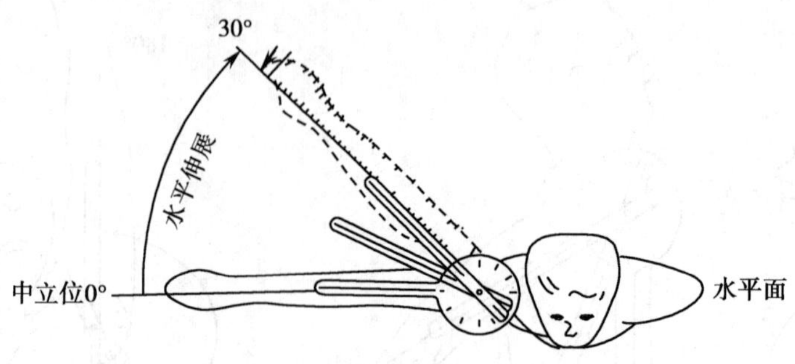

图 9-7　肩关节水平外展

(7)肩关节水平内收(0°~135°,图 9-8)

体位和量角器摆放同肩关节水平外展

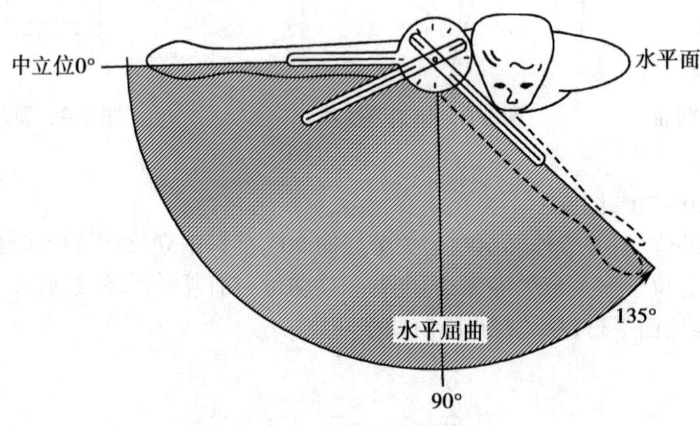

图 9-8　肩关节水平内收

视频:肩关节活动度测量

2. 肘关节活动度

肘关节伸展 - 屈曲(0°~135°/150°,图 9-9)

体位:立位、坐位或仰卧位,肱骨紧靠躯干,肩关节外旋,前臂旋后。

量角器摆放:轴心位于肘关节外侧并通过肱骨外上髁,固定臂平行于肱骨中线,移动臂平行于前臂中线。

注:肘关节过伸 0°~5°。

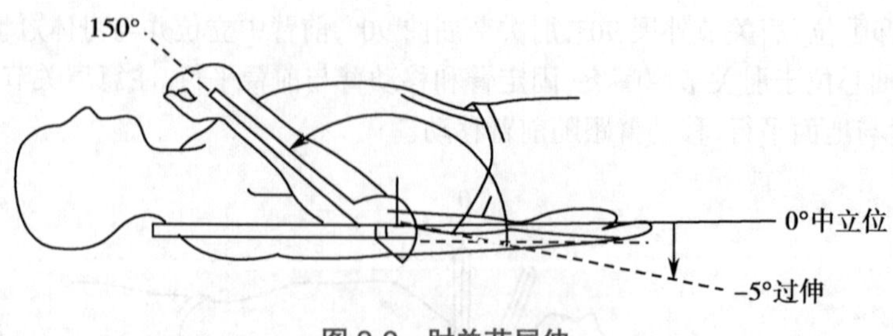

图 9-9　肘关节屈伸

3. 前臂活动度

(1)前臂旋后(0°~80°/90°,图 9-10)

体位:坐位或站位,肱骨紧靠躯干,肘关节屈曲 90°,前臂处于中立位并与身体冠状面垂直,手紧握一支笔。

量角器摆:轴心位于第三掌骨头,固定臂与地面垂直,移动臂与笔平行。

(2)前臂旋前(0°~80°/90°,图 9-11)

体位和量角器摆放:同前臂旋后。

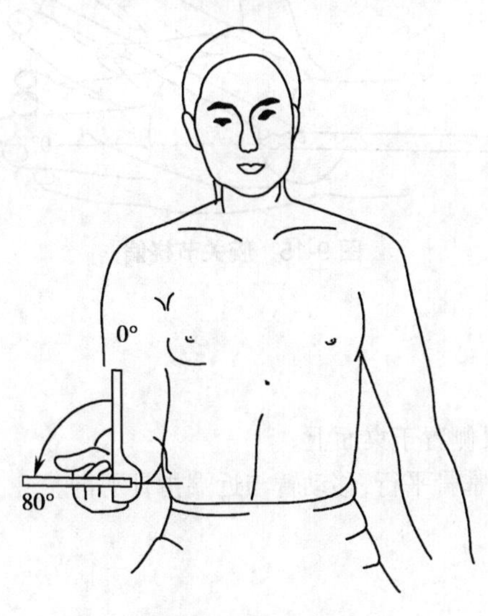

图 9-10 前臂旋后

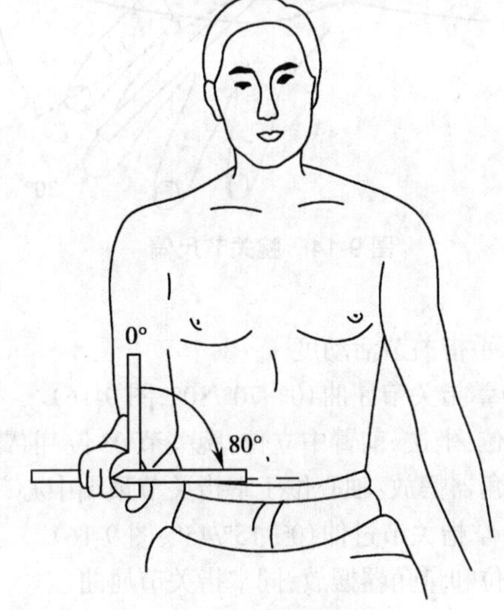

图 9-11 前臂旋前

视频:肘关节及前臂关节活动度测量

4. 腕关节活动度

(1)腕关节掌屈(0°~80°,图 9-12)

体位:端坐体位,前臂旋前置于桌上,腕关节中立位悬于桌缘外。

量角器摆放:轴心置于尺骨茎突,固定臂与尺骨长轴平行,移动臂与第五掌骨长轴平行。

(2)腕关节背伸(0°~70°,图 9-13)

体位:坐位,前臂旋前,掌心朝下置于桌面上。

量角器摆放:同腕关节掌屈。

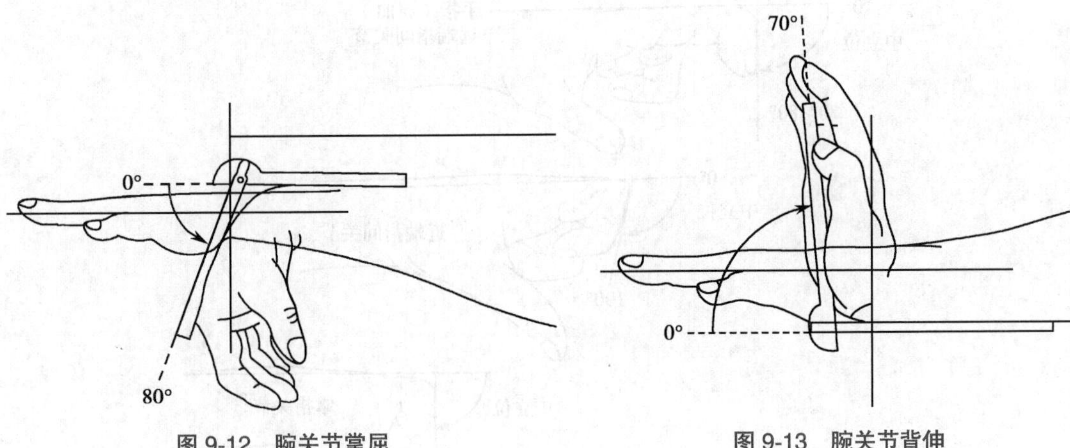

图 9-12 腕关节掌屈　　图 9-13 腕关节背伸

(3)腕关节尺偏(0°~30°,图 9-14)

体位:坐位,前臂旋前,掌心朝下置于桌面上。

量角器摆放:轴心置于腕关节背侧第三掌骨根部,固定臂与前臂长轴平行,移动臂与第三掌骨长轴平行。

(4)腕关节桡偏(0°~20°,图 9-15)

体位和量角器摆放:同腕关节尺偏。

视频：腕关节活动度测量

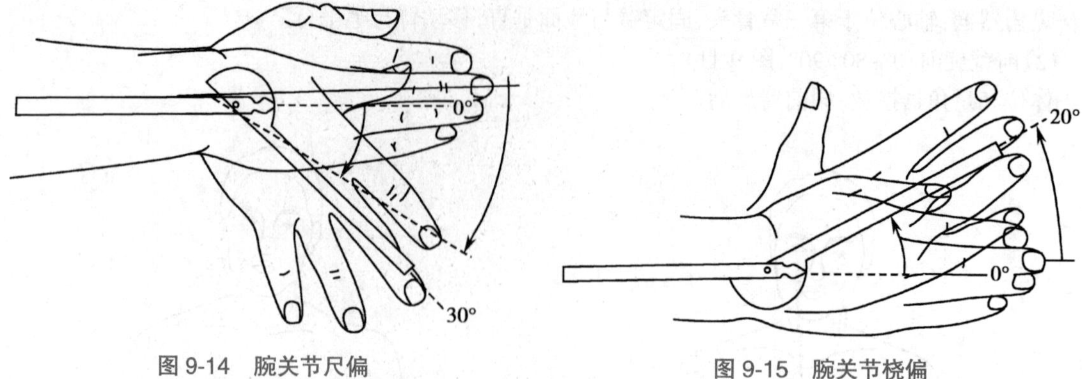

图 9-14　腕关节尺偏　　　图 9-15　腕关节桡偏

5. 手指关节活动度

(1)掌指关节屈曲(0°~70°/80°,图 9-16)

体位:坐位,前臂中立位,腕关节 0° 位,前臂和手的尺侧置于桌面上。

量角器摆放:轴心位于掌指关节顶端中心,固定臂与掌骨平行,移动臂与近端指骨平行。

(2)掌指关节过伸(0°~15°/45°,图 9-16)

体位和量角器摆放:同掌指关节屈曲

(3)近端指间关节屈曲(0°~100°,图 9-16)

体位:坐位,前臂中立位,腕关节 0° 位,前臂和手的尺侧置于桌面上。

量角器摆放:轴心位于近端指间关节的背侧中心,固定臂与近端指骨平行,移动臂与中节指骨平行。

(4)远端指间关节屈曲(0°~90°,图 9-16)

体位:坐位,前臂中立位,腕关节 0° 位,前臂和手的尺侧置于桌面上。

量角器摆放:轴心位于远端指间关节的背侧中心,固定臂与中节指骨平行,移动臂与远端指骨平行。

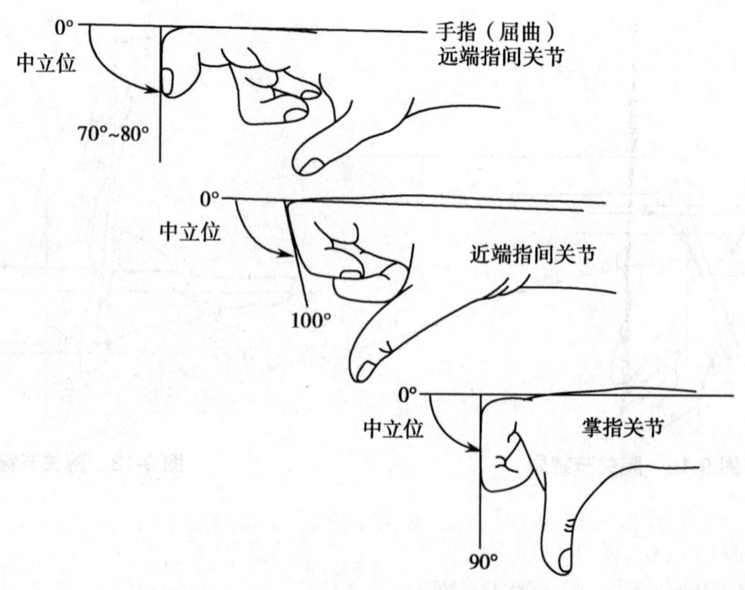

图 9-16　手指屈曲、伸展

(5)掌指关节外展(0~25°,也可以用指尖的距离表示,图 9-17)

体位:坐位,前臂旋前,手心向下置于桌面上,手指伸直。

量角器摆放:轴心位于掌指关节中心,固定臂与掌骨平行,移动臂与近端指骨平行。

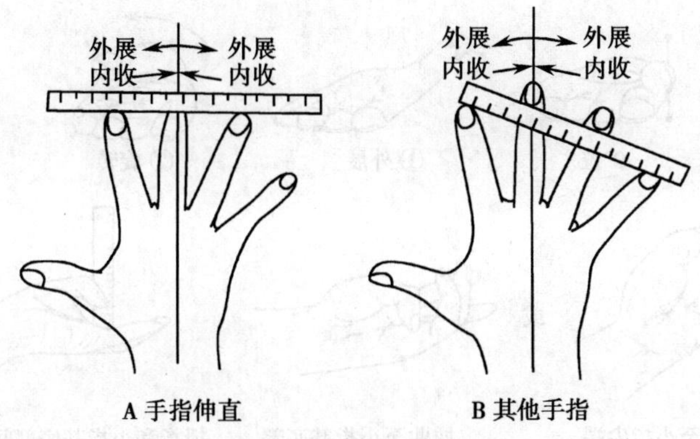

图 9-17　手指外展、内收

6. 拇指关节活动度

(1)拇指掌指关节屈曲(0°~50°,图 9-18)

体位:坐位,前臂旋后 45°,腕关节 0° 位,前臂和手置于桌面上。

量角器摆放:轴心位于拇指掌指关节背侧,固定臂与拇指掌骨平行,移动臂与拇指近端指骨平行。

(2)拇指指间关节屈曲(0°~80°,图 9-18)

体位:坐位,前臂中立位,腕关节 0° 位,前臂和手的尺侧置于桌面上。

量角器摆放:轴心位于指间关节的背侧中心,固定臂与近端指骨平行,移动臂与远端指骨平行。

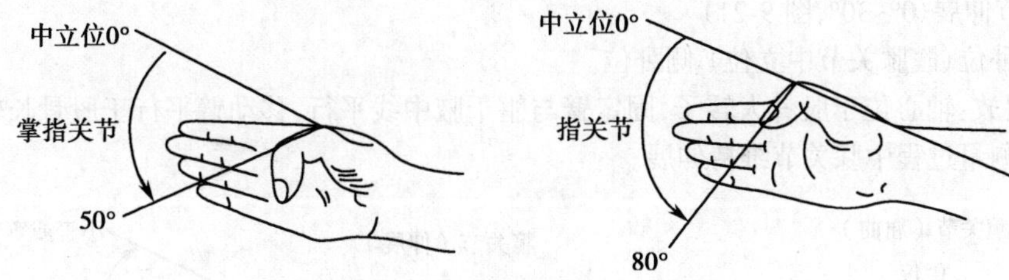

图 9-18　拇指掌指、指间关节屈曲

(3)拇指桡侧外展(0°~50°,图 9-19)

体位:坐位,前臂旋前,手心向下置于桌面上,手指伸直。

量角器摆放:轴心位于拇指掌骨根部,固定臂与桡骨平行,移动臂与拇指掌骨平行。

(4)拇指掌侧外展(0°~50°,图 9-19)

体位:坐位,前臂中立位,腕关节 0° 位,前臂和手的尺侧置于桌面上,拇指旋转至手的掌侧面。

量角器摆放:轴心位于拇指掌骨根部,固定臂与桡骨平行,移动臂与拇指掌骨平行。

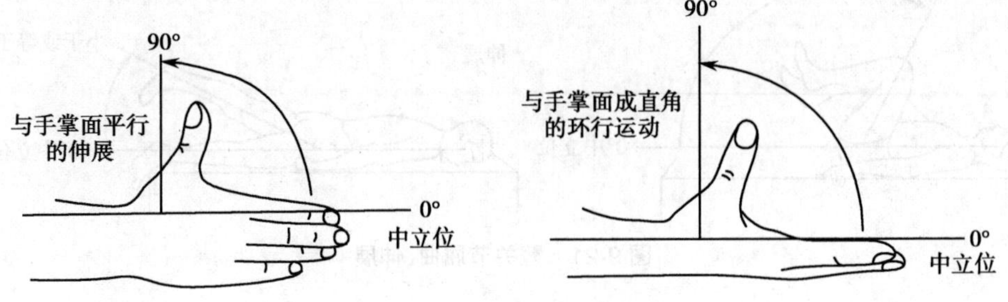

图 9-19　拇指桡侧、掌侧外展

(5)拇指对指(图 9-20)

通过使用刻度尺测量拇指指腹至小指指腹的距离来评估。

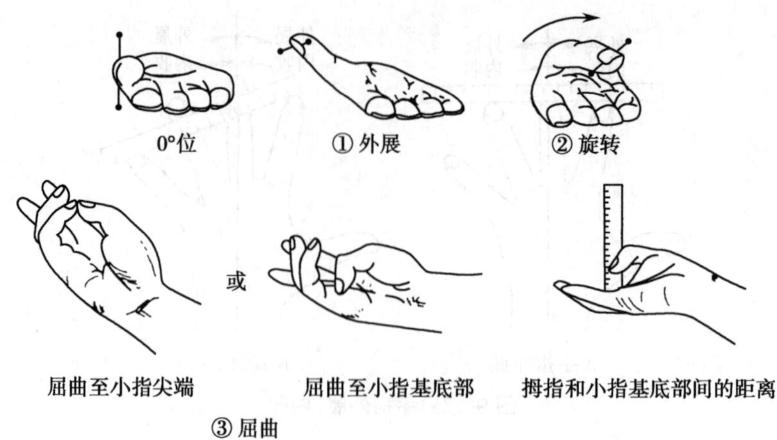

图 9-20　拇指对指

(二) 下肢关节

1. 髋关节活动度

(1) 髋关节屈曲(0°~90°/120°,图 9-21)

体位:仰卧位(髋关节、膝关节伸展)。

量角器摆放:轴心位于股骨大转子,固定臂与躯干腋中线平行,移动臂平行于股骨长轴,并指向股骨外上髁(膝关节屈曲及伸展状态下各测量一次)。

(2) 髋关节伸展(0°~30°,图 9-21)

体位:俯卧位(髋膝关节中立位)/ 侧卧位。

量角器摆放:轴心位于股骨大转子,固定臂与躯干腋中线平行,移动臂平行于股骨长轴,并指向股骨外上髁,在测量过程中膝关节维持伸展。

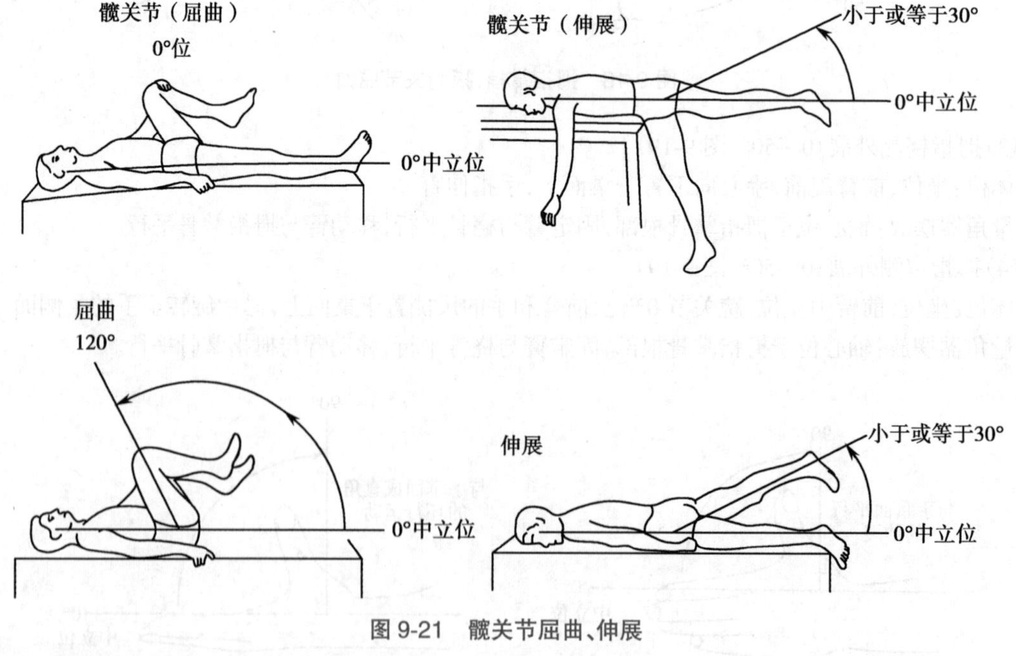

图 9-21　髋关节屈曲、伸展

(3) 髋关节外展(0°~40°,图 9-22)

体位:仰卧位。

量角器摆放:轴心位于髂前上棘,固定臂位于两髂前上棘连线上,移动臂与股骨长轴平行。

注意:测量起始位,固定臂与移动臂的夹角为 90°,故测量后需要再减去 90° 以获得实际的 ROM。

(4) 髋关节内收(0°~35°,图 9-22)

体位:仰卧位,对侧下肢尽量外展。

量角器摆放:轴心位于髂前上棘,固定臂位于两髂前上棘连线上,移动臂与股骨长轴平行。

注意:测量起始位,固定臂与移动臂的夹角为 90°,故测量后需要再减去 90° 以获得实际的 ROM。

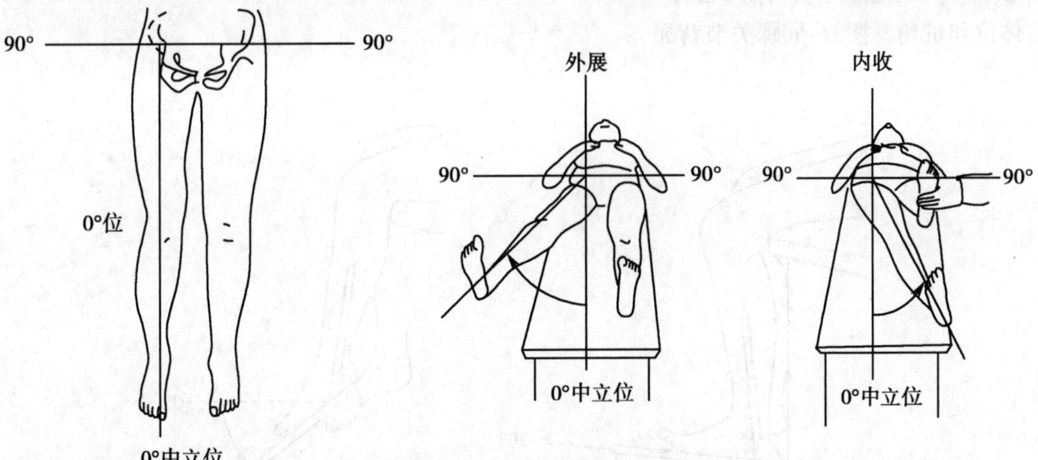

图 9-22　髋关节外展、内收

视频:髋关节活动度测量

(5)髋关节内旋(0°~35°,图 9-23)

体位:坐位或仰卧位(髋、膝均屈曲 90°)。

量角器摆放:轴心位于髌骨中点,固定臂垂直于地面,移动臂与胫骨长轴平行。

(6)髋关节外旋(0°~45°,图 9-23)

体位和量角器摆放:同髋关节内旋。

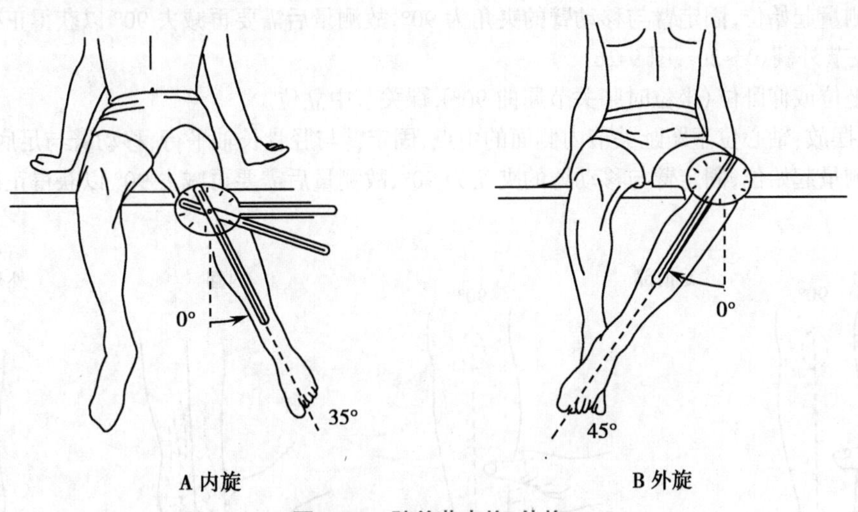

图 9-23　髋关节内旋、外旋

2. 膝关节活动度

膝关节伸展 - 屈曲(0°~135°,图 9-24)

体位:俯卧位(髋膝关节伸展)。

量角器摆放:轴心位于股骨外侧髁外侧,固定臂与股骨长轴平行,移动臂与腓骨长轴平行。

视频:膝关节活动度测量

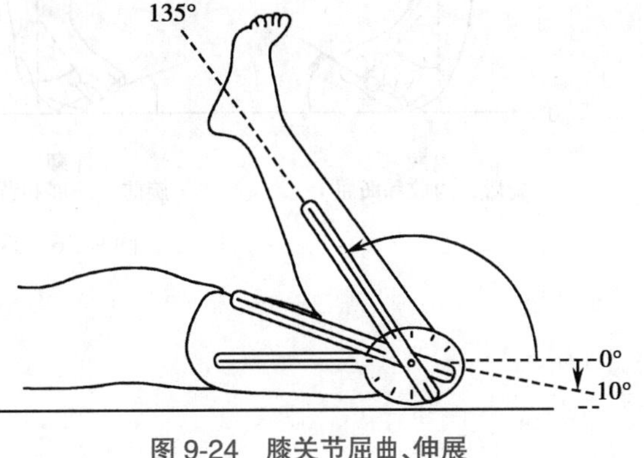

图 9-24　膝关节屈曲、伸展

3. 踝关节活动度

(1)踝关节背伸(0°~20°,图 9-25)

体位:坐位或仰卧位(坐位时膝关节屈曲 90°),踝关节中立位。

量角器摆放:轴心位于外踝下 2.5cm 处,固

定臂与腓骨长轴平行，移动臂与足底平行。

注意：测量起始位，固定臂与移动臂的夹角为 90°，故测量后需要再减去 90° 以获得正确的 ROM。

(2) 踝关节跖屈（0°~50°，图 9-25）

体位和量角器摆放：同踝关节背屈

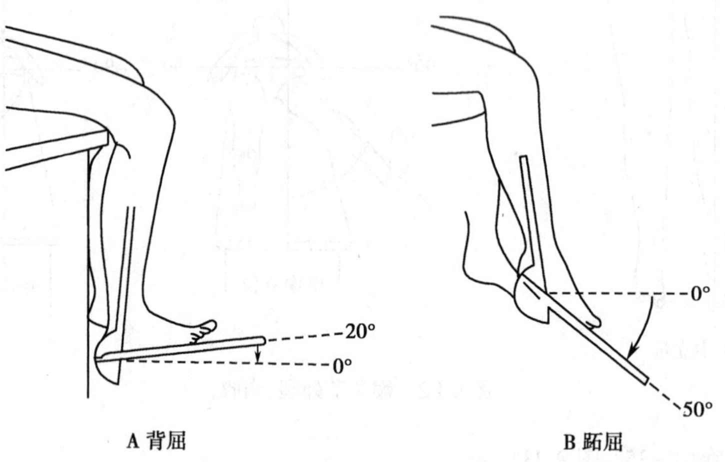

图 9-25　踝关节背伸、跖屈

(3) 踝关节内翻（0°~35°，图 9-26）

体位：坐位或仰卧位（坐位时膝关节屈曲 90°），踝关节中立位。

量角器摆放：轴心位于邻近跟骨外侧面，固定臂与胫骨长轴平行，移动臂与足跟跖面平行。

注意：测量起始位，固定臂与移动臂的夹角为 90°，故测量后需要再减去 90° 以获得正确的 ROM。

(4) 踝关节外翻（0°~20°，图 9-26）

体位：坐位或仰卧位（坐位时膝关节屈曲 90°），踝关节中立位。

量角器摆放：轴心位于跖趾关节内侧面的中点，固定臂与胫骨长轴平行，移动臂与足底跖面平行。

注意：测量起始位，固定臂与移动臂的夹角为 90°，故测量后需要再减去 90° 以获得正确的 ROM。

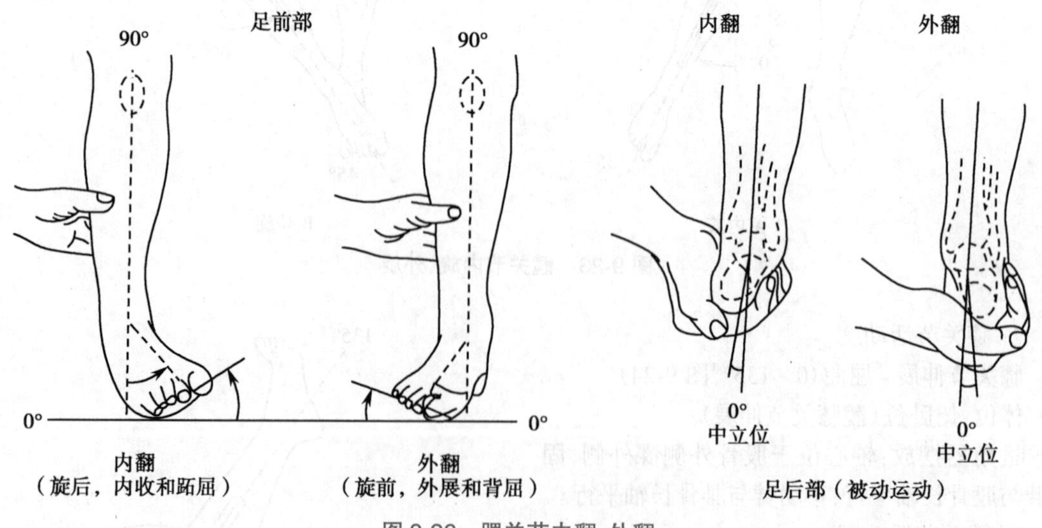

图 9-26　踝关节内翻、外翻

视频：踝关节活动度测量

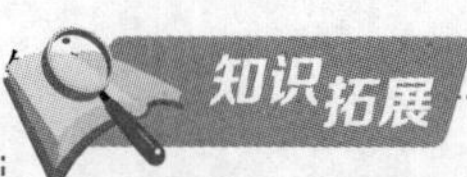

ADL 和 ROM 关系举例

ADL 项目	ROM
拧毛巾	腕关节背伸 0°~15°,掌屈 0°~20°,前臂旋前旋后 0°~45°,肘关节屈曲 65°~80°,肩关节屈曲 25°~45°
洗澡动作	腕关节背伸 30°~50°,前臂旋前 0°~45°,肘关节屈曲 80°~120°,肩关节屈曲 10°~15°,肩关节外展 5°~10°
擦、洗脸	腕关节背伸 40°,前臂旋后 70°,肘关节屈曲 40°~135°,肩关节屈曲 15°~25°
穿脱套头衫	腕关节背伸 40°,肘关节屈曲 120°,肩关节屈曲 70°,肩关节外展 0°~45°,肩关节内外旋 45°
用玻璃杯喝水	腕关节背伸 0°~20°,掌屈 0°~40°,肘关节屈曲 130°,肩关节屈曲 30°~45°
梳头	腕关节背伸 30°~50°,前臂旋前 0°~45°,前臂旋前 30°~50°,肘关节屈曲 110°,肩关节屈曲 70°,肩关节外展 110°,肩关节外旋 30°
用手从地上捡起东西	髋关节屈曲 115°,外展 30°,外旋 25°,膝关节屈曲 120°
从椅子坐位站起和再坐下	髋关节屈曲 90°,外展 20°,外旋 15°,膝关节屈曲 90°

(三) 躯干关节

1. 颈椎关节活动度

(1)颈前屈(0°~45°,图 9-27)

体位:端坐或直立位。

量角器摆放:轴心位于肩峰,固定臂在矢状面上与通过肩峰的垂直线一致,移动臂和外耳道与头顶的连线一致,要求受试者屈颈使下颌贴近胸部,检查者测量运动起始位与终末位之间的角度或从下颌至胸骨角的距离。

(2)颈后伸(0°~45°,图 9-27)

体位:端坐或直立位。

量角器摆放:轴心位于肩峰,固定臂在矢状面上与通过肩峰的垂直线一致,移动臂和外耳道与头顶的连线一致,要求受试者仰望天花板,使头的背侧靠近背部。

(3)颈侧屈(0°~45°,图 9-28)

体位:端坐或直立位,固定脊柱,避免胸腰椎代偿。

量角器摆放:轴心位于第七颈椎棘突,固定臂与第七颈椎和第五腰椎棘突的连线平行,移动臂与枕骨粗隆和第七颈椎棘突连线平行。要求受试者向侧方屈颈使耳靠近肩部。

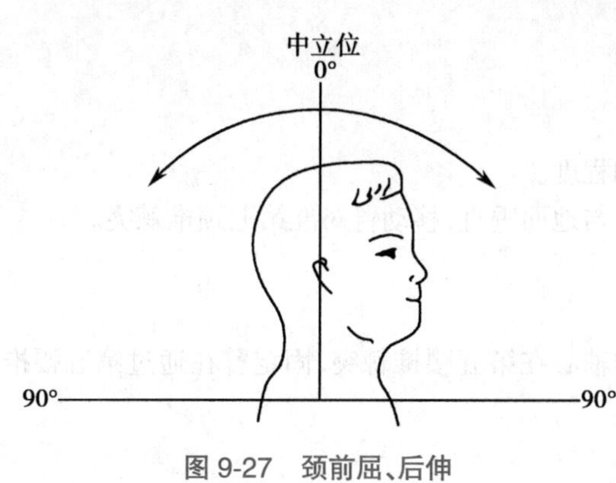

图 9-27　颈前屈、后伸

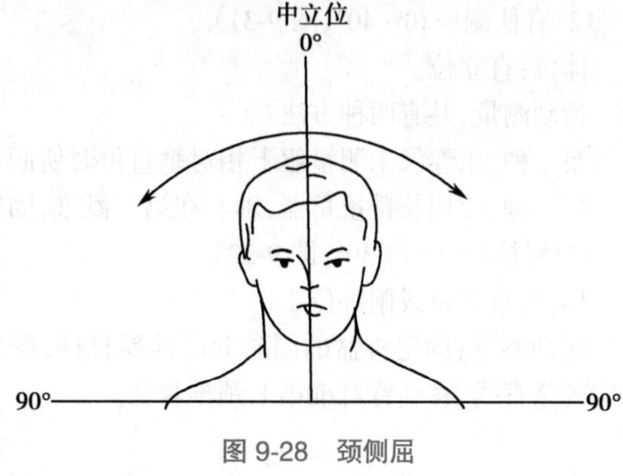

图 9-28　颈侧屈

(4) 颈旋转(0°~60°,图 9-29)

体位:端坐或直立位,固定脊柱,避免胸腰椎代偿。

量角器摆放:轴心位于头顶,固定臂与两肩峰连线平行,移动臂平行于头顶和鼻尖的延长线。

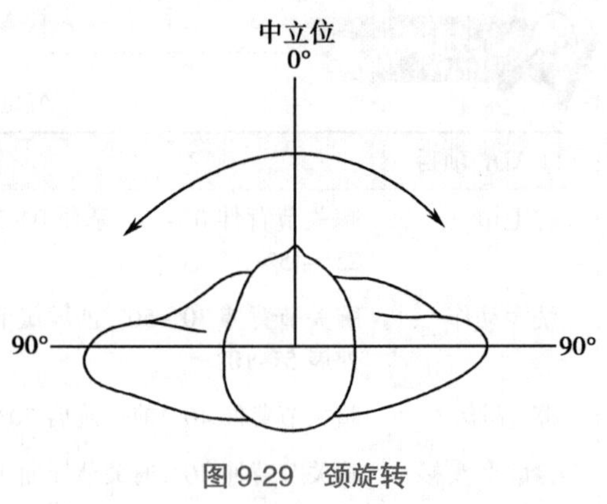

图 9-29　颈旋转

2. 胸腰椎关节活动度

(1) 脊柱前屈(0°~80°,图 9-30)

体位:直立位。

运动测量,共有四种方法。

第一种,测量躯干相对纵轴向前屈的角度,检查者固定受试者骨盆并观察脊柱前屈过程中的变化。

第二种,评估受试者向前弯腰指尖所能触碰到的腿的位置。

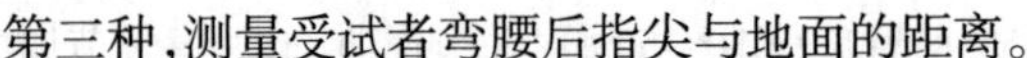

第三种,测量受试者弯腰后指尖与地面的距离。

第四种,测量受试者直立和弯腰后的第七颈椎至第一骶椎的脊柱长度。正常成年人脊柱前屈所增加的平均长度为 1.6cm。

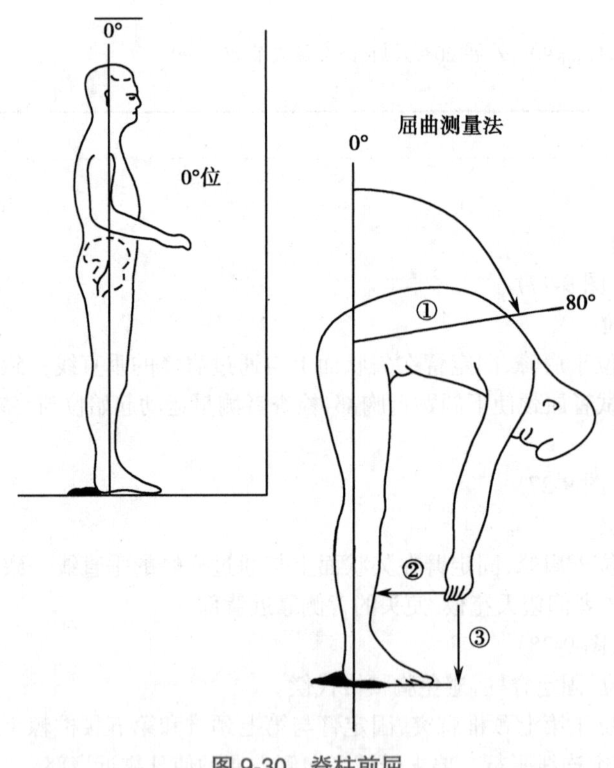

图 9-30　脊柱前屈

(2) 脊柱侧屈(0°~40°,图 9-31)

体位:直立位。

运动测量,共有两种方法。

第一种,用卷尺来测量躯干相对垂直位时所倾斜的程度。

第二种,使用长臂量角器,轴心在第一骶椎,固定臂与地面垂直,移动臂对准第七颈椎棘突。

(3) 脊柱后伸(0°~30°,图 9-32)

体位:直立位或俯卧位。

运动测量:固定骨盆的同时向后伸展脊柱,测量时轴心在第五腰椎棘突,固定臂在通过第五腰椎棘突的垂直线,移动臂对准第七颈椎棘突。

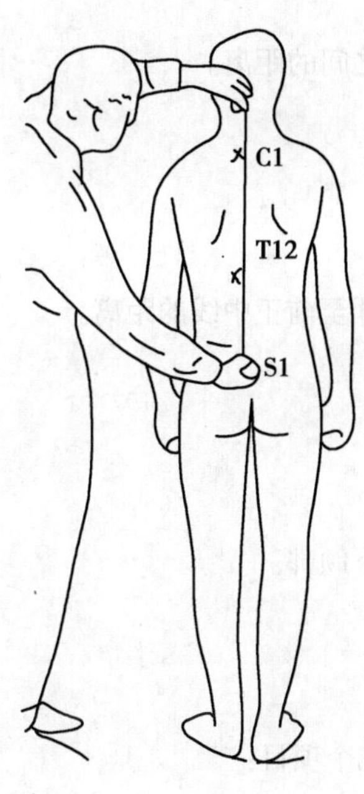

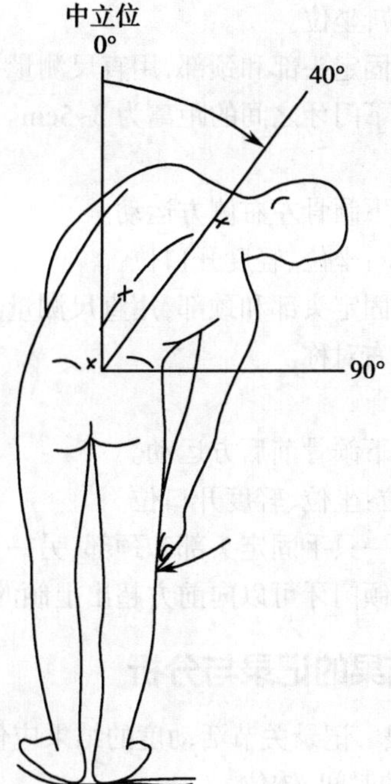

图 9-31 脊柱侧屈

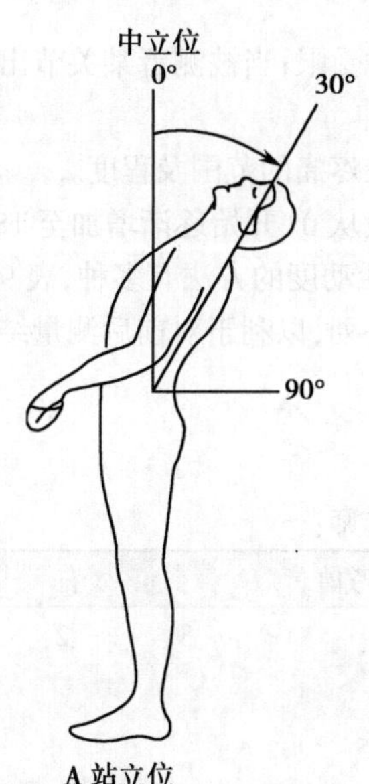

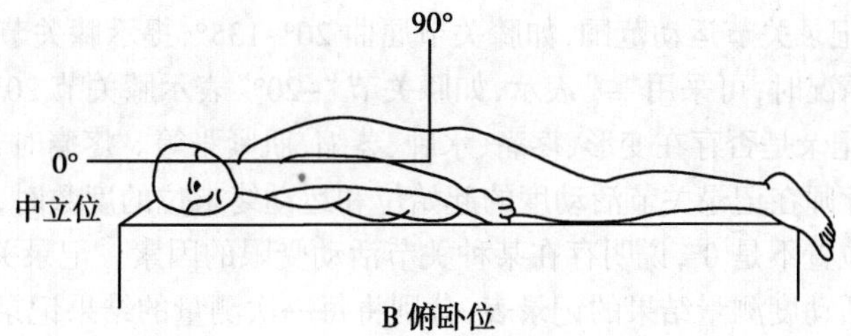

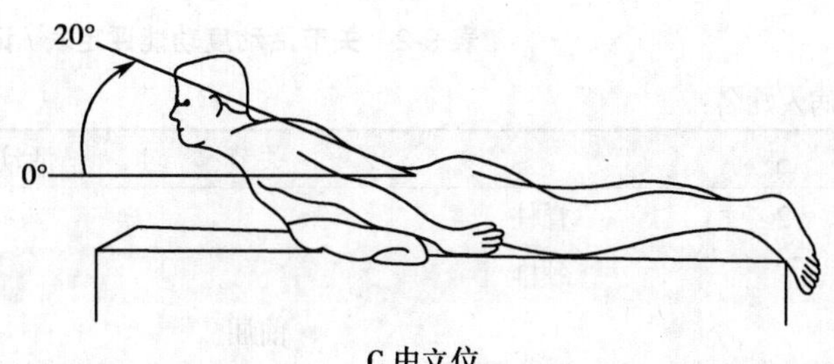

图 9-32 脊柱后伸

(4)脊柱旋转(0°~45°,图 9-33)

体位:仰卧位或直立位。

运动测量:要求受试者在维持骨盆中立位的同时旋转上躯干,直立位时尤其要注意固定骨盆,运动范围以角度为单位来记录,以头顶心为旋转轴,并通过肩的旋转来测量运动弧。

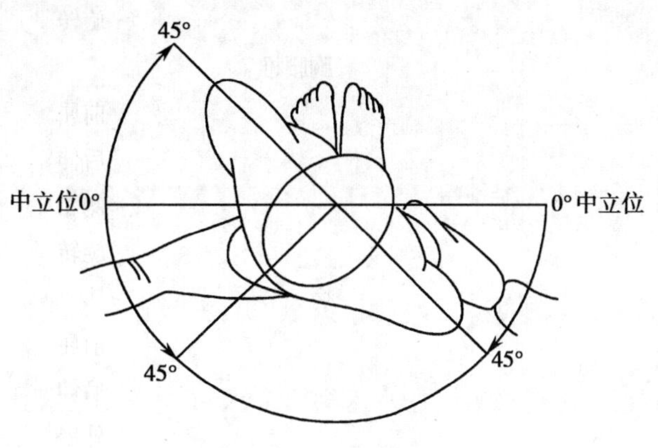

图 9-33 脊柱旋转

(四) 下颌关节

下颌关节的活动以张口度、左右偏位和下颌前突来表示。

1. 张口度

(1)运动方式:下颌骨上下运动。

(2)受试者体位:坐位。

(3)测量方法:固定头部和颈部,用直尺测量上下门牙之间的距离。

(4)正常值:上下门牙之间的距离为3~5cm。

2. 左右偏位

(1)运动方式:下颌骨左右侧方运动。

(2)受试者体位:坐位、轻度开口位。

(3)测量方法:固定头部和颈部,用直尺测量上下颌犬牙至前正中线的距离。

(4)正常值:左右对称。

3. 下颌前突

(1)运动方式:下颌骨前后方运动。

(2)受试者体位:坐位、轻度开口位。

(3)测量方法:一只手固定头部和颈部,另一只手固定下颌部。

(4)正常值:下颌门牙可以向前方超出上颌的门牙。

三、测量结果的记录与分析

(一)结果记录 记录关节活动度的结果应包括以下几个项目:

1. 记录测量的时间、体位。

2. 记录AROM和PROM。

3. 结果以5°为单位。

4. 记录关节运动范围,如膝关节屈曲20°~135°,提示膝关节伸展受限;当被测者某关节出现非正常过伸情况时,可采用"–"表示,如膝关节"–20°"表示膝关节20°过伸。

5. 记录是否存在变形、疼痛、水肿、萎缩、肌紧张等。疼痛时,记录疼痛的范围及程度。

治疗师在记录关节活动度的起始位和运动终末位的度数时,一般从0°开始逐渐增加至180°。如果起始位置不是0°,说明存在某种关节活动受限的因素。记录关节活动度的方法有多种,表9-2为常用关节活动度测量结果的记录表,分别将每一次测量的结果记录在一列,以利于对前后测量结果进行比对,分析关节活动度改善、不变或减小的原因。

表9-2 关节活动度功能评定表/记录表

病人姓名: 治疗师:

左			关节		活动度参考值(°)	右		
3	2	1	脊柱			3	2	1
			颈椎					
				前屈	0~45			
				后伸	0~45			
				侧屈	0~45			
				旋转	0~60			
			胸腰椎					
				前屈	0~80			
				后伸	0~30			
				侧屈	0~40			
				旋转	0~45			
			肩关节					
				前屈	0~170			
				后伸	0~60			
				外展	0~170			

续表

左	关节	活动度参考值(°)	右
	水平内收	0~135	
	水平外展	0~30	
	内旋	0~70	
	外旋	0~90	
肘关节			
	屈曲	0~135/150	
	伸展	0~5	
前臂			
	旋前	0~80/90	
	旋后	0~80/90	
腕关节			
	掌屈	0~80	
	背伸	0~70	
	桡偏	0~20	
	尺偏	0~30	
手指			
	掌指关节屈曲	0~90	
	掌指关节过伸	0~15/45	
	近端指间关节屈曲	0~110	
	远端指间关节屈曲	0~80	
	外展	0~25	
拇指			
	掌指关节屈曲	0~50	
	指间关节屈曲	0~80	
	外展	0~50	
髋关节			
	前屈	0~90/120(屈膝)	
	后伸	0~30	
	外展	0~40	
	内收	0~35	
	外旋	0~45	
	内旋	0~35	
膝关节			
	屈曲	0~135	
	伸展	0	
踝关节			
	背伸	0~20	
	跖屈	0~50	
	内翻	0~35	
	外翻	0~20	

文档：关节活动度参考值一览表

（二）结果分析

1. 运动终末感判定　检查被动关节活动度时，如被检查关节的运动出现限制，应判定是生理性运动终末感还是病理性运动终末感。生理性运动终末感主要是由于软组织间的接触、肌肉的伸张、关节囊的伸张、韧带的伸张、骨与骨的接触等原因导致的终末感。病理性运动终末感主要是由于软组织损伤、肌紧张、骨关节病变等原因导致的终末感。

2. 运动受限原因　分析关节活动范围时应注意判断运动受限是由于组织结构变化所致，还是肌力下降所致。被动关节活动度小于正常活动度时，提示运动受限是由于皮肤、关节或肌肉等组织的器质性病变所致。主动关节活动度小于被动关节活动度时，提示关节活动度下降是肌力减弱的结果。

案例及思路解析

本章小结

关节是骨与骨之间的连结，是保持运动功能的基本结构之一。正常情况下，全身各关节会保持其特有的形态及运动范围。康复治疗师应掌握各关节活动度的正常范围，学会和熟练使用关节角度尺准确测量出各关节的主、被动运动范围，并且能够根据测量结果判断是否存在异常，寻找关节活动度异常原因，为康复训练计划提供准确的理论依据。

（路莹）

思考题

1. 如何进行关节活动度测量？
2. 进行关节活动度测量时应注意哪些问题？

扫一扫，测一测

思路解析

第十章　协调与平衡功能评定技术

学习目标

1. 掌握　协调与平衡功能的评定方法。
2. 熟悉　协调的定义，协调障碍的主要类型和典型表现；平衡的定义和维持平衡的生理机制。
3. 了解　协调与平衡功能评定的目的，Berg 评定量表的评定标准和内容。

第一节　协调功能评定

一、概述

协调(coordination)是指在中枢神经系统控制下，与发生特定动作或运动的相关肌群以一定时空顺序共同作用，从而产生平滑、准确、有控制的运动能力。主要包括按照一定的方向和节奏，采用适当的力量、速度和距离，达到准确的目标等几个方面。

(一) 协调运动的分类

1. 粗大运动　大肌群参与的身体姿势保持、平衡等，如翻身、坐、站、行走；
2. 精细活动　由小肌群实施的动作，如手指的灵巧性、控制细小物品的能力等。

(二) 协调运动产生的机制

协调运动的产生主要由小脑、基底节和脊髓后索三个神经支配区域参与和调控，其次前庭迷路系统、本体感觉与视觉也有参与，共同维持肌张力、协调运动和姿势平衡。当大、小脑发生病变时，四肢协调动作和行走时身体平衡发生障碍，即协调功能障碍，又称为共济失调，主要表现为动作的笨拙，不平衡和不准确，以及不随意的运动出现等。

(三) 协调功能障碍的常见类型与表现

根据中枢神经系统不同的病变部位可将共济失调分为小脑共济失调、基底节共济失调、脊髓后索共济失调三种。

1. 小脑共济失调　小脑病变根据部位不同，主要表现为四肢和躯干对距离的判断力和精细协调的缺乏。小脑共济失调的特点是不受视觉影响，无深、浅感觉障碍。具体表现为：

(1) 辨距不良：对距离的判断力不佳。

(2) 姿势性震颤：站立时身体前后摇摆。

(3) 意向性震颤：在随意运动时发生震颤。

(4) 轮替运动障碍：完成快速交替动作时困难。

(5)动作节律:完成动作时不是一个平滑的动作,而是一连串运动成分。

2. 基底节共济失调　此类病变的特点主要是肌张力发生改变和随意运动功能障碍,具体表现如下:

(1)震颤:多表现为四肢、头部、腭、嘴唇等部位以各种振幅和周期进行振动的现象。帕金森综合征常见静止性震颤现象,即随着有目的的运动,震颤逐渐减轻或消失。

(2)抽搐:躯干和接近躯干的四肢肌肉急骤的大幅度运动,可见到激烈振臂的运动,很多情况发生在一侧。

(3)手足徐动:主要见于四肢末端缓慢的、不规则的、弯曲的、扭转似的运动。

(4)舞蹈症:主要为病人一侧突然出现痉挛性的、无目的的、不规则的鞭打样运动。

(5)肌张力障碍症:躯干和接近躯干的四肢部分肌肉不断痉挛的状态,且肌张力的变化无法预测,是一种畸形肌异常紧张症。

3. 脊髓后索共济失调　脊髓后索病变主要为本体觉和辨别性触觉障碍,不能辨别肢体的位置和运动方向。脊髓后索共济失调的特点是受视觉影响明显。具体表现为:

(1)平衡紊乱:当受试者闭眼或房间里太黑时,由于视觉反馈的减弱,平衡出现紊乱,站立时身体左右摇晃倾斜,易跌倒。

(2)步态异常:两脚分开较宽、摇摆不定、高抬腿、步距不等、落地有声、走路看脚。

(3)辨距不良:不能准确摆放四肢位置或不能准确触及某一特定的物体;受试者不用眼睛看就不能说出检查者在他手上或皮肤上写的文字。

二、协调评定的目的、分级与内容

(一) 协调评定的目的

协调评定主要是判断受试者是否存在协调功能障碍,障碍的程度、类型及引起协调功能障碍的原因;评估肌肉或肌群共同完成一种作业或功能活动的能力;明确治疗目标,为制定改善协调的运动方案提供依据;还可对训练疗效进行评估。

(二) 协调功能的分级

根据协调活动的完成情况,可将协调功能分为5级。

Ⅰ级:正常完成。

Ⅱ级:轻度残损,能完成活动,但较正常速度和技巧稍有差异。

Ⅲ级:中度残损,能完成活动,但动作慢、笨拙、明显不稳定。

Ⅳ级:重度残损,只能发起运动,不能完成。

Ⅴ级:不能完成活动。

(三) 协调评定的内容

在协调功能评定的过程中,应重点观察以下内容:

1. 运动是否可准确、直接、交替进行。
2. 完成动作的时间是否正常。
3. 进行活动时身体是否有无关运动。
4. 在要求运动速度增加时,运动质量变化的情况。
5. 睁眼与闭眼、静止与运动时的姿势比较。
6. 不协调运动及受累肢体的情况。
7. 了解增加或减少不协调运动的体位或情况。

三、协调评定方法

协调功能评定方法主要是观察受试者在维持各种体位和姿势以及完成指定动作时有无异常,能否达到平滑、准确和有控制性。协调功能评定时,采取先睁眼后闭眼分别测评的方式判断受试者有无协调功能障碍。常用的方法有平衡性与非平衡性协调试验两类。

(一) 平衡性协调试验

平衡性协调试验是评估身体在直立位时姿势、平衡以及静与动的成分。

1. 试验方法

(1) 双足站立：正常舒适位站立；双足并拢站立；一足在另一足前方站立；站立位时，上肢交替地放在身旁、头上方或腰部；在保护下，出其不意地让受试者失去平衡；弯腰，返回直立位；睁眼和闭眼站立。

(2) 单足站立：单足站立；睁眼和闭眼站立。

(3) 站立位，上肢交替地放在身旁、头上方或腰部；或身体侧弯；或弯腰，返回直立位。

(4) 在保护下，出其不意地让受试者失去平衡。

(5) 步行：直线走，一足跟在另一足尖之前；侧方走和倒退走；变换速度走；突然停止后再走；环形走和变换方向走；足跟或足尖走。

2. 评分标准 4 分：能完成动作；3 分：能完成活动，但需要较少的身体接触加以保护；2 分：能完成活动，但需要大量的身体接触加以保护；1 分：不能完成活动。

(二) 非平衡性协调试验

非平衡性协调试验是评估身体不在直立位时静止与运动的成分，这类试验包括对粗大和精细运动的检查。

1. 试验方法

(1) 指鼻试验：受试者肩外展 90°，肘关节伸直，以示指尖触自己的鼻尖，先慢后快，先睁眼后闭眼，反复上述运动。

(2) 指 - 指试验：测评者与受试者相对而坐，将示指放在受试者面前，受试者用示指触测评者的示指尖；测评者改变示指距离、方向，受试者再用示指触及。

(3) 示指对指试验：受试者双肩外展 90°，肘关节伸直，然后双手靠近，用一手示指触及另一手示指。

(4) 拇指对指试验：受试者拇指依次与其他四指相对，速度可以由慢渐快。

(5) 轮替试验（前臂的旋前与旋后）：受试者双手张开，一手向上，一手向下，交替转动，速度逐渐加快。

(6) 反跳试验：受试者屈肘，检查者被动伸其肘，让受试者保持屈肘姿势，检查者突然释手，正常肱二头肌将控制前臂使之不向受试者头部冲击。

(7) 拍膝试验：受试者一侧用手掌，对侧握拳拍膝；或一侧手掌在同侧膝盖上做前后移动，对侧握拳在膝盖上做上下运动，并两手交替做上述动作。

(8) 跟 - 膝 - 胫试验：受试者仰卧，抬起一侧下肢，先将足跟放在对侧下肢的膝盖上，再沿着胫骨前缘向下推移。

(9) 拍地试验：受试者足跟触地，脚尖抬起做拍地动作，可以双脚同时或分别做。

(10) 画圆或横 “8” 字试验：受试者用上肢或下肢在空气中画一个圆或横 “8” 字；测评下肢时取仰卧位。

(11) 肢体保持试验：将上肢保持在前上方水平位；将下肢膝关节保持在伸直位。

2. 评分标准 4 分：正常完成活动；3 分：轻度障碍——能完成制订的活动，但较正常速度及技巧稍有差异；2 分：中度障碍——能完成制订的运动，但动作慢，笨拙，不稳定；在增加运动速度时，完成活动的节律更差；1 分：重度障碍——仅能发起运动而不能完成；0 分：不能完成活动。

第二节 平衡功能的评定

一、概述

(一) 平衡

图片：支撑面

平衡（balance）是指人体在不同环境和情况下保持身体各种姿势状态稳定的一种能力，是一种自发的、无意识的或反射性的活动，主要受重心和支撑面两个条件制约。一个人的平衡功能正常时，能够始终保持重心垂直地落在支撑面上方或范围以内。重心的高低，支撑面的大小、质地、稳定性与人体平衡的维持能力都密切相关。

（二）人体平衡的维持机制

维持人体平衡常需要三个环节的参与：感觉输入，中枢整合和运动控制。此外，前庭系统、视觉调节系统、身体本体感觉系统、大脑平衡反射调节、小脑共济协调系统以及肌群的力量在人体平衡功能的维持上也都起到了重要作用。

1. 感觉输入　人体站立时身体所处位置与周围环境间的关系通过视觉、躯体感觉、前庭觉的传入而被感知。适当的感觉输入，特别是躯体、前庭和视觉信息对平衡的维持和调节具有前馈和反馈的作用。

（1）视觉系统：当身体的平衡因躯体感觉受到干扰或破坏时，视觉系统通过颈部肌肉收缩使头保持向上直立位和保持水平视线来使身体保持或恢复到原来的直立位，从而获得新的平衡。如果去除或阻断视觉输入如闭眼或戴眼罩，姿势的稳定性将较睁眼站立时显著下降。这也是视觉障碍者或老年人平衡能力降低的原因之一。

（2）躯体感觉：平衡的躯体感觉包括皮肤触、压觉和本体感觉。正常人站立在固定的支撑面上时，足底皮肤的触、压觉和踝关节的本体感觉输入起主导作用，当足底皮肤和下肢本体感觉输入完全消失时，姿势的稳定性也将受到严重影响。此时，闭目站立时身体倾斜、摇晃，且易于跌倒。

（3）前庭系统：包括三个半规管，主要用来感觉头部在空间的位置，保持头位及正确姿势。只有当躯体感觉和视觉信息输入均不存在，被阻断或输入不准确而发生冲突时，前庭系统的感觉输入在维持平衡的过程中才变得至关重要。

2. 中枢整合　三种感觉信息在脊髓、前庭核、内侧纵束、脑干网状结构、小脑及大脑皮质等多级平衡觉神经中枢中进行整合加工，并形成运动的方案。

3. 运动控制　中枢神经系统在对多种感觉信息进行分析整合后下达运动指令，运动系统以不同的协同运动模式控制姿势变化，将身体重心调整回到原来的范围内或重新建立新的平衡。当平衡发生变化时，人体主要通过以下三种调节机制来实现平衡的维持。

（1）踝调节机制：指人体站在一个比较坚固和较大的支持面上，受到一个较小的外界干扰时，身体重心以踝关节为轴进行前后转动或摆动，以调整重心，保持身体的稳定性。

（2）髋调节机制：指正常人站立在较小的支持面上，受到一个较大的外界干扰时，稳定性明显降低，身体前后摆动幅度增大。为了减少身体摆动使重心重新回到双足的范围内，人体通过髋关节的屈伸活动来调整身体重心和保持平衡。

（3）跨步调节机制：当外力干扰过大，使身体的摇动进一步增加，重心超出其稳定极限，髋调节机制不能应答平衡的变化时，人体启动跨步调节机制，自动地向用力方向快速跨出或跳跃一步，来重新建立身体重心支撑点，使身体重新确定稳定站立的支持面，避免摔倒。

二、平衡反应及其表现方式

（一）平衡反应

平衡反应指平衡状态改变时，人体建立新平衡的过程，包括反应时间和运动时间。反应时间是指从平衡状态的改变到出现可见运动的时间；运动时间是指从出现可见运动到动作完成、建立新平衡的时间。

平衡反应使人体无论在卧位、坐位、站立位均能保持稳定的状态或姿势，是一种自主反应，受大脑皮层和中脑控制，属于高级水平的发育性反应。人体可以根据需要进行有意识的训练，以提高或改善平衡能力。

（二）特殊平衡反应

1. 保护性伸展反应　指当身体受到外力作用而偏离原支撑点时，身体所发生的一种平衡反应，表现为上肢和/或下肢伸展，其作用在于支持身体，防止摔倒。

2. 跨步及跳跃反应　指当外力使身体偏离支撑点或在意外情况下，为了避免摔倒或受到损伤，身体顺着外力的方向快速跨出一步，以改变支撑点，建立新平衡的过程，其作用是通过重新获取新的平衡，来保护自己避免受到伤害。

（三）平衡反应的形成规律

通常在出生6个月时形成俯卧位平衡反应，7~8个月形成仰卧位和坐位平衡反应，9~12个月形成

蹲起反应，12~21 个月形成站立反应。

(四) 平衡反应的表现方式

平衡反应一般常见有 4 种表现方式，如图 10-1。

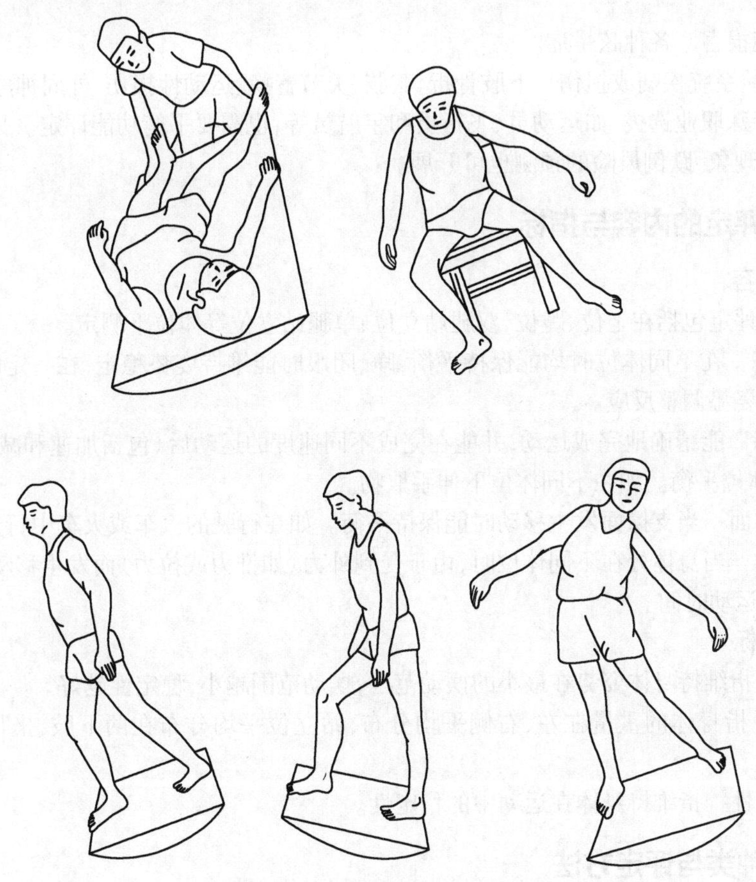

图 10-1 平衡反应的四种方式

第 1 种方式：坐位或站立位，当身体的支撑点发生变化时，出现躯干向外力作用的方向弯曲，同时肢体向外伸展。

第 2 种方式：坐位或站立位，当身体的支撑点发生倾斜或重心移位时，出现躯干向倾斜上方弯曲，同侧肢体向外伸展，对侧肢体保护性伸展。

第 3 种方式：体位同上，由前向后推测试者，先后出现足趾背屈、屈髋、躯干屈曲、上肢向前平抬，最后头、肩向前倾斜。

第 4 种方式：体位同上，由后向前推测试者，先后出现足趾屈曲、足跟抬起、伸髋、躯干后伸、上肢向后摆，最后肩后伸、头后仰。

三、平衡评定的目的、分级与适应证

(一) 平衡评定的目的

平衡功能评定主要用于确定评定对象是否存在平衡功能障碍与障碍的水平或程度；寻找和确定平衡障碍的发生原因；指导制定康复治疗计划；监测平衡功能障碍的治疗和康复训练的疗效；预测跌倒风险以及特殊职业选拔需要。

(二) 平衡功能分级

根据平衡活动完成的情况，可将平衡功能分为 4 级。

Ⅰ级：能正确地完成活动；

Ⅱ级：能完成活动，仅需较小的帮助来维持平衡；

Ⅲ级：能完成活动，但需较大的帮助来维持平衡；

Ⅳ级：不能完成活动。

（三）适应证

1. 中枢神经系统损害 脑外伤、脑血管意外、小脑疾患、脑瘫、脊髓损伤、帕金森病、多发性硬化等。

2. 前庭功能损害 各种眩晕症。

3. 肌肉、骨骼系统疾病或损伤 下肢骨折、截肢、关节置换、运动性损伤、外周神经损伤等。

4. 其他 特殊职业选拔，如运动员、飞行员和宇航员等，也需要平衡功能评定。另外，针对老年人老龄化功能下降现象，跌倒风险的预测也可开展。

四、平衡评定的内容与指标

（一）评定内容

平衡功能的评定包括在坐位、跪位、双腿站立位、单腿站立位等体位下测定。

1. 静止状态 在不同体位时均能保持平衡，睁、闭眼时能维持姿势稳定，在一定时间内能对外界变化做出必要的姿势调整反应。

2. 运动状态 能精确地完成运动，并能在完成不同速度的运动后（包括加速和减速），回到初始位置，或保持新的体位平衡。如在不同体位下伸手取物。

3. 动态支撑面 当支撑面发生移动时能保持平衡。如在行驶的汽车或火车中行走。

4. 姿势反射 当身体处在不同体位时，由于受到外力（如推力或拉力）而发生移动，机体建立新平衡的反应时间和运动时间。

（二）评定指标

1. 稳定性 指维持身体姿势在最小的摆动范围，摆动范围越小，稳定性越好。

2. 对称性 指身体的重量在左、右侧平均分布，站立位平均分布在两下肢，坐位平均分布在两臀部。

3. 动态稳定性 指维持身体在运动中的稳定性。

五、平衡种类与评定方法

（一）平衡种类

视频：他动动态平衡

1. 静态平衡 指人体处于某种特定的姿势，如坐或站等姿势时保持稳定状态的一种能力。

2. 自我动态平衡 指人体在进行各种自主运动，如站起、坐下或行走等各种姿势间的转换运动时，能重新获得稳定状态的一种能力。

3. 他动动态平衡 指人体对抗来自外界的外力干扰，例如推、拉等产生的保护性调整反应，以重新恢复稳定状态的一种能力。

（二）平衡评定方法

1. 观察法 指通过观察受试者在不同条件下的平衡表现，进行平衡评定。优点是应用简便，可以对具有平衡功能障碍的病人进行粗略的筛选，具有一定的敏感性和判断价值；缺点是过于粗略和主观，缺乏量化。

（1）静止状态下能否保持平衡。如睁、闭眼坐，站立等情况。站立位反应的检查临床包括：

1）Romberg 征：双足并拢直立，维持 30s，观察在睁、闭眼时身体摇摆的情况，又称为“闭目直立检查法”。

2）单腿直立检查法：要求受检者单腿直立，双下肢交替进行，每一侧下肢必须重复 5 次，观察其睁、闭眼情况下维持平衡的时间长短，单次能维持 30s 为正常。

3）Tandem Romberg 试验：要求受检者两足一前一后、足尖接足跟直立，双前臂交叉于胸前，观察其睁、闭眼时身体的摇摆，维持 60s 为正常，需重复进行 4 次，秒表记录。

（2）活动状态下能否保持平衡。如坐、站立时移动身体；在不同条件下行走，包括脚跟碰脚趾、足跟行走、足尖行走、直线走、侧方走、倒退走、走圆圈、绕过障碍物行走等。

（3）自发姿势反应：受试者取站立位，检查者向左、右、前、后方向推动受试者身体。阳性反应：脚快

速向侧方、前方、后方跨出一步，头部和躯干出现调整。阴性反应：不能为维持平衡而快速跨出一步，头部和躯干不出现调整。

2. 量表法　量表法属于主观评定后的记录方法。优点是不需要特殊的设备，结果易于量化，评分方法简单，应用方便。常用的有信度和效度较好的 Berg 平衡量表测试、Fugl-Meyer 平衡功能测试、上田氏平衡反应试验和 MAS 平衡功能检测等。

图片：受力平台

3. 平衡仪测试法　平衡测试系统是近来发展起来的定量评定平衡能力的一种测试方法。这类仪器采用高精度的压力传感器和电子计算机技术，整个系统由受力平台、显示器、电子计算机和专用软件构成。通过系统控制和分离各种感觉信息的输入，来评定躯体感觉、视觉、前庭系统对于平衡及姿势控制的作用与影响，其结果以数据及图的形式显示。

姿势图能精确地测量人体质心的位置、移动的面积和形态，可以评定平衡功能障碍或病变的部位和程度，评价康复治疗的效果，同时，平衡测试仪本身也可以用做平衡训练。

六、临床常用平衡评定方法

(一) Berg 平衡量表测试

Berg 平衡量表由 Katherine Berg 于 1989 年首先报道，测试时选择 14 个动作对受试者进行评定，每个项目最高得分 4 分，最低得分 0 分，满分 56 分。评分越低，表示平衡功能障碍越严重。总积分低于 40 分表明有摔倒的危险。测试工具包括一块秒表、一根软尺、一个台阶和两把高度适中的椅子，非常简便，已广泛应用于临床。评定内容及标准见表 10-1。

表 10-1　Berg 平衡量表评定方法及评分标准

检查项目	完成情况	评分
1. 由坐到站	不用手扶持独立稳定地站起	4
	用手扶持独立地站起	3
	经过几次努力用手扶持站起	2
	需要较少的帮助站起	1
	需要中度或最大的帮助站起	0
2. 独立站立	安全站立 2min	4
	监护下站立 2min	3
	无扶持下站 30s	2
	经过几次努力无扶持站 30s	1
	无扶持不能站 30s	0
3. 无靠背独立坐，双足着地	安全坐 2min	4
	监护下坐 2min	3
	坐 30s	2
	坐 10s	1
	没有支撑不能坐 10s	0
4. 从站立位坐下	少量用手帮助安全地坐下	4
	用手帮助控制身体下降	3
	后方的腿靠着椅子控制身体下降	2
	独立地坐但不能控制身体下降	1
	扶持下坐	0
5. 转移	少量用手帮助下安全转移	4
	大量用手帮助下安全转移	3
	口头提示或监护下转移	2
	需要 1 人帮助下转移	1
	需要 2 人帮助下转移	0

续表

检查项目	完成情况	评分
6. 无支持闭目站立	安全站立 10s	4
	监护下站立 10s	3
	站立 3s	2
	站立稳定但闭眼不超过 3s	1
	需要帮助以防摔倒	0
7. 双脚并拢无支持站立	自己并拢双脚安全站立 1min	4
	自己并拢双脚监护下站立 1min	3
	自己并拢双脚站立不超过 30s	2
	帮助下并拢双脚站立 15s	1
	帮助下并拢双脚站立不超过 15s	0
8. 站立位时上肢向前伸展并向前移动	向前伸超过 25cm	4
	向前伸超过 12.5cm	3
	向前伸超过 5cm	2
	监护下向前伸手	1
	尝试向前伸手时失去平衡	0
9. 站立位时从地面捡起东西	轻松安全地捡起物体	4
	监护下捡起物体	3
	离物体 3~5cm 不能捡起物体但能独自保持平衡	2
	不能捡起物体,尝试时需要监护	1
	不能尝试或需要帮助维持平衡以防摔倒	0
10. 站立位转身向后看	看到双侧后方,重心转移良好	4
	看到一侧后方,另一侧缺乏重心转移	3
	只能轻微侧身,可维持平衡	2
	监护下尝试侧身	1
	帮助下尝试侧身	0
11. 转身 360°	安全地 360° 转身:4s 内两个方向	4
	安全地 360° 转身:4s 内一个方向	3
	安全地 360° 转身但速度较慢	2
	口头提示或监护下转身	1
	帮助下转身	0
12. 无支持站立时将一只脚放在台阶	独立安全地站立,20s 内完成 8 步	4
	独立站立,超过 20s 完成 8 步	3
	没有监护下完成 4 步	2
	少量帮助下完成 2 步或以上	1
	帮助下以防摔倒或不能尝试	0
13. 双足前后站立	双脚一前一后独立保持 30s	4
	一只脚在另一只脚稍前方独立保持 30s	3
	更小的步长独立保持 30s	2
	帮助下迈步保持 15s	1
	站立或迈步时失去平衡	0
14. 单足站立	独立单脚站立超过 10s	4
	独立单脚站立 5~10s	3
	独立单脚站立 3s 或以上	2
	尝试抬腿不能保持 3s 但能独立站立	1
	不能尝试或帮助下防止摔倒	0

每个动作依据被测试者的完成质量分为0~4五个级别予以计分，最高分56分，最低分0分，评分越低，表示平衡功能障碍越严重。

图片：Berg平衡量表记录表

根据所代表的活动状态，将评分结果分为三组。

0~20分：平衡能力差，只能坐轮椅；

21~40分：平衡能力可，能辅助步行；

41~56分：平衡能力好，能独立行走；

<40分，预示有跌倒的风险。

（二）Fugl-Meyer平衡功能测试

该测试是在Brunnstrom评定基础上发展而来，常用于测试上运动神经元损伤的偏瘫受试者。评定内容及标准见表10-2。

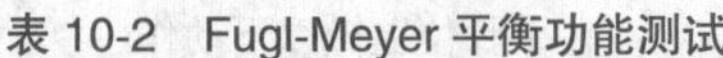

表10-2　Fugl-Meyer平衡功能测试

评定内容	分值	评定标准
支持坐位	0分	不能保持平衡
	1分	能保持平衡，但时间短，不超过5min
	2分	能保持平衡，超过5min
健侧展翅反应	0分	被推动时，无肩外展及伸肘
	1分	健肢有不完全反应
	2分	健肢有正常反应
患侧展翅反应	0分	被推动时，无肩外展及伸肘
	1分	患肢有不完全反应
	2分	患肢有正常反应
支持站立	0分	不能站立
	1分	完全在他人帮助下站立
	2分	1人帮助站立1min
无支持站立	0分	不能站立
	1分	站立少于1min或身体摇摆
	2分	站立平衡多于1min
健肢站立	0分	维持平衡少于1~2s
	1分	维持平衡4~9s
	2分	维持平衡多于9s
患肢站立	0分	维持平衡少于1~2s
	1分	维持平衡4~9s
	2分	维持平衡多于9s

(三)上田氏平衡反应试验

由日本学者上田敏报道的一种平衡测试方法,见表 10-3。

表 10-3 日本东京大学康复部的平衡评定

项目	1分	0.5分	0分
翻身	能		不能
坐起	能		不能
保持坐位	稳定		不能
保持手膝位	稳定		不能
在手膝位上做以下动作			
举起患手	保持 3s 以上	保持 3s 以下	不能
抬起患足	保持 3s 以上	保持 3s 以下	不能
举起健手	保持 3s 以上	保持 3s 以下	不能
抬起健足	保持 3s 以上	保持 3s 以下	不能
抬起患手及患足	保持 3s 以上	保持 3s 以下	不能
抬起患手及健足	保持 3s 以上	保持 3s 以下	不能
抬起健手及患足	保持 3s 以上	保持 3s 以下	不能
抬起健手及健足	保持 3s 以上	保持 3s 以下	不能
从椅坐位站起	能		不能
取跪立位	能		不能
保持跪立位	稳定		不能
用膝行走	能		不能
在跪立位上将一膝立起 *	能		不能
保持一侧跪位 *	稳定		不能
由一侧跪位站起 *	能		不能
保持站立 *	稳定		不能
单腿站立 *	能		不能
单腿跳 *	能		不能

注:表中“*”项须左右均测试。

(四)MAS 平衡功能检测

此检测方法由澳大利亚物理治疗师 Carr 和 Shepherd 在 80 年代设计出的,常与其他运动功能的评定一起进行。总评分 48 分,每项分 7 个等级(0~6 分),其中有关平衡功能测定有 12 分。

1. 坐位平衡

0 分:完全不能完成。

1 分:在支持下保持坐位平衡(治疗者给予受试者帮助)。

2 分:无支撑下保持坐位平衡 10s(受试者不抓握任何物体,膝足并拢,双足平放在地上)。

3 分:无支撑下保持坐位平衡,身体前倾,体重均匀分布(头部直立、挺胸、重心在髋关节前,体重分

布在双侧下肢)。

4分:无支撑下保持坐位平衡,并能向后转动头部及躯干(双足并拢平放在地上,手放在膝上,不接触身体)。

5分:无支撑下保持坐位平衡,并能身体向前,手摸地面,然后回到坐位平衡(双足平放在地上,不抓任何物体,保持下肢不动,必要时可支撑患侧上肢,手至少接触足前10cm的地面)。

6分:无支撑坐在椅上,向侧方弯腰,手摸地面,然后回到坐位平衡(双足平放在地上,不抓任何物体,保持下肢不动,必要时可支撑患侧上肢)。

2. 坐位到站立位

0分:完全不能完成。

1分:在治疗者帮助下站起来。

2分:借助辅助具站起来,但体重分布不均匀,需要用手来支撑。

3分:自己站起来,体重分布均匀,不需要用手支撑。

4分:自己站起来,体重分布均匀,并能保持髋、膝伸直5s。

5分:自己站起来,体重分布均匀,髋、膝完全伸直,然后再坐下。

6分:10s内,不需要任何帮助,自己站起来,坐下3次,自己站起来,体重分布均匀。

(五) 静态平衡仪测试

采用高精度传感器,利用计算机测量技术,将人体质心的微小移动的距离、沿水平平面内X、Y轴移动速度等指标实时地以图形的形式显示,根据测量结果计算出X、Y轴上的速度动差、移动的总距离和X、Y轴上平均速度,并采用自动优化的计算方法,给出测试者平衡能力的评价,见图10-2。

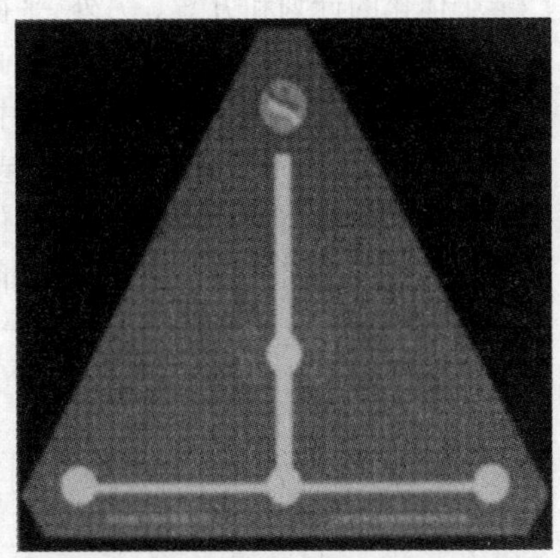

图10-2 静态平衡仪测试平台外观

适用于大众体质状况检测、专业射击射箭运动员状态和临床医疗、康复监控和检测。

(六) 动态平衡测试仪

动态平衡测试仪由测试训练平台、一个能进行高精度运算、模拟多种情况、自动控制平台训练角度的中央处理器、一个便于临床医生使用的高清晰显示屏和一台打印机构成。可用来测定受试者的肌肉神经维持运动或静止的平衡能力,并可对某些方面的平衡问题进行针对性训练,用以提高受试者在不同情况下的平衡能力。

1. 应用功能

(1) 平衡测试功能(睁眼与闭眼、单腿与双腿、两侧对比):①动态平衡测试1~8级。②动态稳定度测试1~3级。适用于鉴定有潜在跌倒危险的病人;评定踝关节和膝关节的状态;评定稳定能力。

(2) 平衡训练功能(睁眼与闭眼、单腿与双腿、两侧对比):①动态平衡训练1~8级。②动态稳定度训练1~3级。适用于本体感觉和稳定性训练;关节活动范围训练;重心转换训练。

2. 临床应用

(1) 平衡和运动的临床应用

1) 测试目的:鉴定有潜在跌倒危险的病人。

2) 测试种类-预测值:测试结果和不同年龄段的测试值进行比较,分数比预测值高即表示力量、本体感觉、前庭或视觉有损伤。

3) 训练能力:本体感觉和稳定练习、关节活动度练习及重心转换练习。

(2) 骨科和运动医学的临床应用

1) 测试目的:建立早期锻炼基准/了解全膝关节置换、前十字韧带(ACL)损伤、踝关节扭伤、骨折和截肢者状态/损伤后的恢复。

2) 测试种类-比较值:把一侧肢体的动态平衡能力测试结果和另一侧进行比较,有差异即表示力量和本体感觉的缺损。

3) 训练能力:本体感觉和平衡能力练习、关节活动度练习和重心转换练习。

本章小结

协调与平衡功能评定是运动功能评定中非常重要的两个项目，协调与平衡功能障碍是中枢神经系统病损的主要障碍，而且也对病人日常生活活动能力与社会参与能力方面影响严重。

协调功能评定思路：排除病人认知、感觉方面的障碍，向病人介绍评定的目的，取得病人的最佳配合，结合病人回归家庭或回归社会生活的目标，针对性地选取运动项目（如行走、拿起水杯喝水，书写等）进行评定，进而综合分析引起协调障碍的问题，制定个体化的计划和方案。

平衡功能评定思路：排除病人认知、感觉方面的障碍，向病人介绍评定的目的，取得病人的最佳配合，结合病人回归家庭或回归社会生活的目标，采取三级平衡评定的顺序，针对性地对重心及支撑面（包括可移动的支撑面）的改变情况进行评定，进而综合分析引起平衡功能障碍的问题，制定个体化的计划和方案。另外，平衡功能评定对预测摔倒的风险意义重大，可以用于老年人安全隐患的排查。

评定注意事项：在评定的过程中注意加强对病人安全方面的保护，避免意外发生；评定的时间不宜过长，次数不要过多，以不引起疲劳为宜；对病人不理解的指令或动作，治疗师要给予解释和示范；评定时注意身体两侧对称部位的比较，一般先健侧，后患侧；协调和平衡评定可多考虑趣味性和实用性相统一的评定原则，如情景模拟的介入，充分调动病人积极参与。

（郭艳）

思考题

1. 如何鉴别小脑共济失调与脊髓后索共济失调？
2. 为什么老年人的平衡能力差？
3. 如何评定一个人的站位平衡能力？

扫一扫，测一测

思路解析

笔记

第十一章　步态分析技术

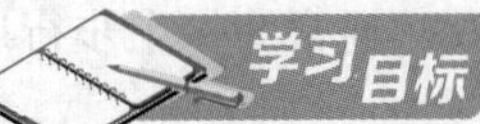

1. 掌握　步行周期和步态分析技术的常用方法。
2. 熟悉　正常步态相关参数值以及常见异常步态的特点。
3. 了解　正常步态的运动学和动力学特征与步态异常的影响因素。

步态分析(gait analysis,GA)是指针对人类步行的行为方式通过生物力学和运动学手段进行系统研究和评价的过程。其中步态指人体行走时的姿态,包括步行和跑两种状态,是人体结构与运动功能调节系统、行为及心理活动在行走时的外在表现,也是人体运动功能的综合表现。通常在进行步态分析之前,应首先了解正常步态及其相关知识,只有这样才有可能对正常和异常步态模式进行比较和分析,为进一步矫正异常步态,制定康复治疗方案提供必要的依据。

第一节　正 常 步 态

正常步态是人体在中枢神经系统控制下通过骨盆、髋、膝、踝和足趾的一系列活动完成的,此时躯干则基本保持在两足之间的支撑面上。在临床工作中,中枢神经系统或运动系统的疾病往往会导致正常步态的改变,因此要分析病人是否存在异常步态,我们就需要对正常步态做全面分析。

一、正常步态的基本构成

(一) 步行周期

步行周期(gait cycle)是指人体在正常行走时一侧下肢足跟着地至该侧下肢足跟再次着地的时间过程。根据下肢在步行时的位置分为支撑相和摆动相两个阶段,见图 11-1。

1. 支撑相　支撑相指在步行中足与地面始终有接触的阶段,包括单支撑相和双支撑相,占整个步行周期的 60%。

(1) 单支撑相:单支撑相指一侧足全部着地,对侧足腾空的阶段,为单足支撑全部重力的时相,占步行周期的 40%。

(2) 双支撑相:双支撑相指一侧下肢足跟着地至对侧下肢足尖离地前双足与地面接触的阶段,占步行周期的 20%。双支撑相是人体步行这种状态的最大特点,在一个步行周期中双支撑相会出现两次。双支撑相的时间与步行速度成反比,速度越快,双支撑相就越短,当由走变为跑的状态时,双支撑相消失。临床中步行障碍时往往首先表现为双支撑相时间延长,以增加步行稳定性。

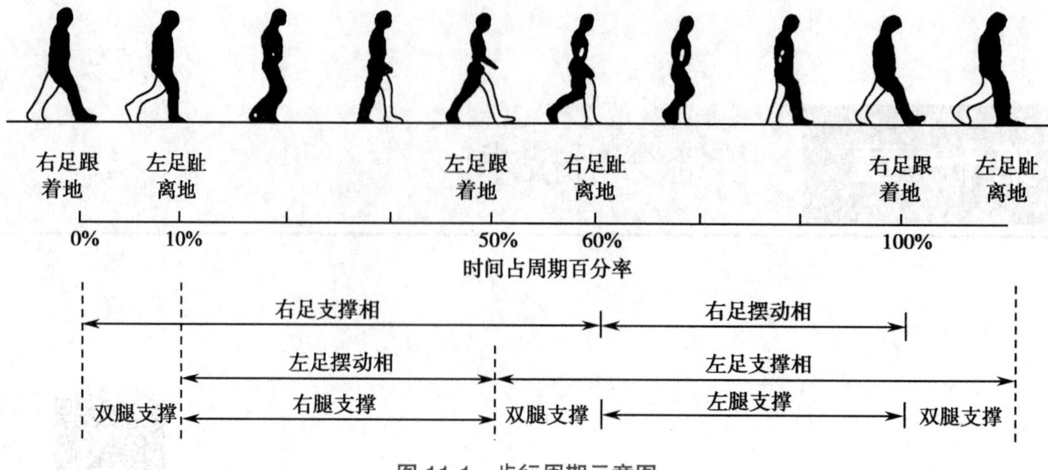

图 11-1　步行周期示意图

(3) 支撑相分期

1) 支撑早期：指首次着地和承重反应期，正常步速时大约为步行周期的 10%，通常为一个步行周期中的第一个双支撑期。

首次着地是指足跟接触地面的瞬间，使下肢前向运动减速，落实足进入支撑相的位置，因此是造成支撑相异常最常见的原因。

承重反应是指首次着地之后重心由足跟向全足转移的过程。

2) 支撑中期：通常指一个步行周期中的单支撑相时段。正常步速时大约为步行周期的 40%。主要功能是保持膝关节稳定，控制胫骨前向惯性运动，为下肢向前推进做准备。若此阶段下肢承重力小于体重或身体不稳定时此期缩短，以将重心迅速转移到另一足，保持身体平衡。

3) 支撑末期：指支撑腿主动加速蹬离的时段，开始于足跟抬起，结束于足尖离地，正常步速时大约为步行周期的 10%。此阶段身体重心向对侧下肢转移，又称为摆动前期。此时对侧足处于支撑早期，为第二个双支撑期。临床中偏瘫病人往往出现向下蹬踏的起始动作完成不充分。

2. 摆动相　摆动相是指在步行中足始终与地面无接触的阶段，通常指从一侧下肢的足尖离地到该侧下肢的足跟着地间的阶段，占整个步行周期的 40%。一般包括以下三个时期：

图片：步态周期

(1) 摆动早期：指支撑腿离地加速向前摆动，屈髋带动屈膝到最大位置的阶段，正常步速时大约为步行周期的 15%。

(2) 摆动中期：指膝关节从最大屈曲位继续向前摆动至该侧小腿与地面垂直时的时段。

(3) 摆动末期：指与地面垂直的小腿位继续向前减速运动至该侧足跟再次着地之前的时段，正常步速时大约为步行周期的 15%。

(二) 基本参数

步态分析中常用的基本参数主要指时 - 空参数，见图 11-2，包括步长、步幅、步宽、步频、步速、步行周期等，其中步长、步频和步速是步态分析中常用的三大要素。

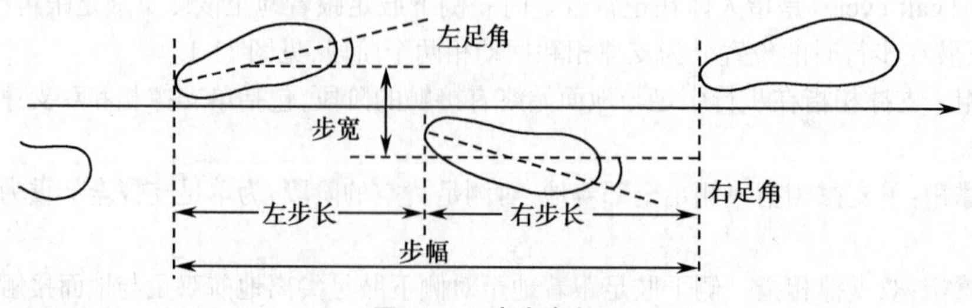

图 11-2　步态参数

1. 步长 (step length)　步长指行走时，从一侧足跟着地至对侧足跟着地所行进的距离，通常用 cm 表示，健全人平地行走时，一般步长为 55~85cm。

2. 步幅(stride length)　步幅指行走时,从一侧足跟着地到该侧足跟再次着地所进行的距离,又称跨步长,用 cm 表示,通常是步长的两倍。

3. 步宽(stride width)　步宽指在行走中双侧足中线间的距离,用 cm 表示,健全人约为(8 ± 3.5)cm。

4. 足偏角(foot angle)　足偏角指在行走中人体前进的方向与足底中心线所形成的夹角,通常用°(度)表示,健全人约为 6.75°。

5. 步长时间(step time)　步长时间指行走时,一侧足跟着地至对侧足跟着地的平均时间,通常用时间单位秒(s)表示,约为 0.5s。

6. 步行周期(gait cycle)　步行周期指行走时,从一侧足跟着地到该侧足跟再次着地所用的时间,通常用时间单位秒(s)表示。一般成年人的步行周期为 1~1.32s。

7. 步频(cadence)　步频指单位时间内行走的步数,通常用 steps/min 表示。一般健全人通常步频为 95~125steps/min。

8. 步速(velocity)　步速指单位时间内行走的距离,通常用 m/min 表示。健全人通常行走的速度为 65~95m/min。

二、正常步态的运动学变化

(一) 下肢各关节在正常步行周期中的角度变化(表 11-1、表 11-2)

表 11-1　支撑相下肢各关节的角度变化

部位	首次着地	承重反应	支撑中期	支撑末期
骨盆旋转	向前 5°	向前 5°	中立位	向后 5°
髋关节	屈 30°	屈 30°	屈 30°~0°	过伸 0°~10°
膝关节	完全伸直	屈 15°	屈 15°~0°	完全伸直
踝关节	中立位	跖屈 0°~15°	背屈 3°	背屈 15°

表 11-2　摆动相下肢各关节的角度变化

部位	摆动前期	摆动初期	摆动中期	摆动末期
骨盆旋转	向后 5°	向后 5°	中立位	向前 5°
髋关节	过伸 0°~10°	屈 20°	屈 20°~30°	屈 30°
膝关节	屈 35°	屈 60°	屈 60°~30°	屈 30°~0°
踝关节	跖屈 20°	跖屈 10°~20°	跖屈 0°~10°	中立位

其实人体行走时,除了下肢各关节维持正常活动范围的运动外,为保持身体平衡,尽量减少能量消耗,双上肢交替前后摆动,以及头颈部的上下、前后移动也起了很好的辅助作用。

(二) 正常步行周期中主要肌肉的分布与作用(表 11-3)

表 11-3　正常步行周期中的主要肌肉活动

肌肉	步行周期
腓肠肌和比目鱼肌	支撑相中期至蹬离,首次触地
臀大肌	摆动相末期,首次触地至支撑相中期
腘绳肌	摆动相中期,首次触地至承重反应结束
髂腰肌和股内收肌	足离地至摆动相早期
股四头肌	摆动相末期,首次触地至支撑相中期 足离地至摆动相早期
胫前肌	首次触地至承重反应结束 足离地至再次首次触地

图片：步行中的肌肉活动

在一个步行周期中，步行的动力源于这些肌肉主动收缩，不但对肢体运动产生推动作用，而且对于保持平衡、吸收震荡、加速和减速运动意义重大。

（三）肌电活动参数

为更加方便观察步行中下肢各肌肉的活动，在相应的肌肉表面涂上电极胶后再固定皮表肌电图电极，引线通向挂在病人腰背部的小型肌电发射器上。在固定在室内的肌电图机旁设有专门从发射器接受电波的天线和前置放大系统，将接收到的肌电信号送入肌电图机进行放大和记录，通过反映步行中肌肉活动的模式、肌肉活动的开始与终止、肌肉在行走过程中的作用、肌肉收缩的类型以及和体位相关的肌肉反应水平，分析与行走有关的各肌肉的活动，见图 11-3。

图片：体表动态肌电图仪

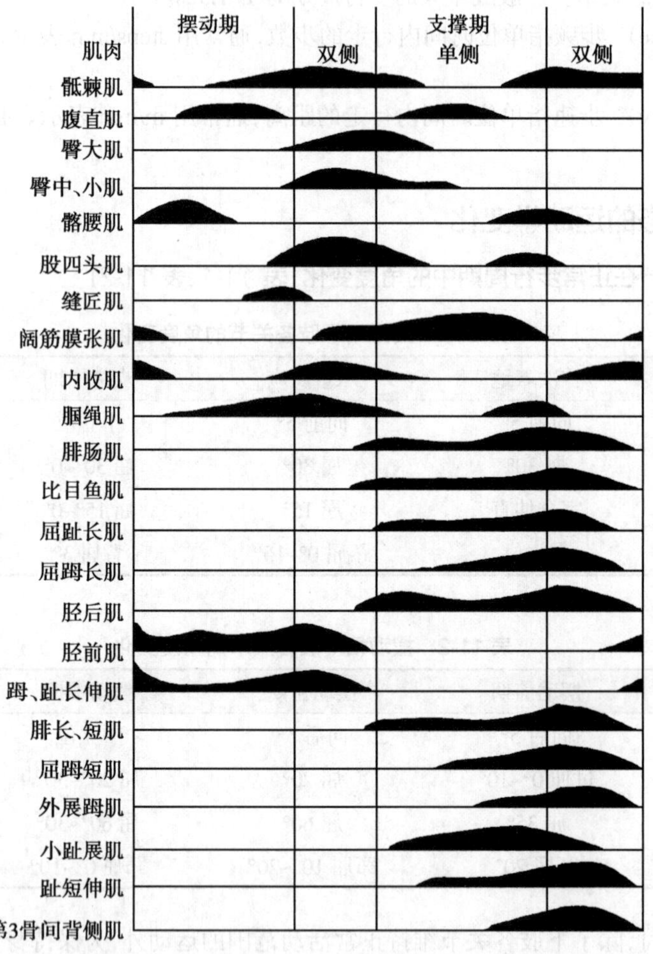

图 11-3　正常步行时下肢主要肌肉肌电活动情况

三、正常步态的动力学变化

图片：步行周期中的地面反作用力

正常步态的动力学变化通常以动力学参数表示。动力学参数是指专门引起运动的力的参数，用于描记人体在行走过程中的力的变化。常用的主要是地反应力的测定。地反应力是指人在站立、行走及奔跑过程中足底触及地面产生作用于地面的力量时，地面同时产生的一个大小相等、方向相反的力。人体借助于地反应力推动自身前进。地反应力分为垂直分力、前后分力和侧向分力。垂直分力反映行走过程中支撑下肢的负重和离地能力，前后分力反映支撑腿的驱动与制动能力，侧向分力则反映侧方负重能力与稳定性。测定时在实验通道上设有测力台（简称力台），病人步行时足踏在力台上即可将力的垂直分力、前后分力、侧向分力等指标测出，并可绘成曲线。

通常静态站立时，地反应力等于体重，走路时人的重心在不断上下、左右移动，双支撑相时重心最低，摆动相中期重心最高，因此加速度运动速度越快，蹬地力就越大，地反应力也就越强。一般走路时地面的最大反应力相当于体重的 110%~125%，即走路时 F=1.1~1.25G。那么对于一名体重 73kg 的田

笔记

径运动员而言,选择短跑或是长跑比赛,因参赛项目不同,那么在最后一瞬间发力时,脚上所承受的重量亦不同。在日常培养长跑或短跑运动员的计划当中自然标准也不相同。

四、步行中的能量消耗

步行中的能量消耗与身体重心的转移幅度有关,通常人体在正常步行时,身体各个部位有机协调和配合,消耗最小;反之,人体行走过程中重心转移幅度增大,能量消耗也会大大增加。实验证明,平地正常速度行走时,即60~75m/min,能量消耗约为3.347J/(m·kg),步行速度增加及步态改变时,能量消耗增加。

除此之外,步行中的能量消耗还与心肺功能、病人的心情和温度、气候等因素有关。临床评定的过程中应注意综合分析上述指标。

第二节 步态分析方法

行走是人类重要的日常生活活动能力之一,评估病人有无异常步态以及步态异常的性质和程度,将为分析异常步态原因和矫正异常步态、制订治疗方案提供必要的依据,同时也可用作检测康复的治疗效果。目前,步态分析常用的方法包括临床定性分析和定量分析。

一、临床定性分析

步态的定性分析指由检查者用肉眼观察受试者的行走过程,根据所得的印象或按照一定的观察项目逐项评定,并作出定性分析的结果。此方法不需要特殊设备和仪器,操作简便,临床常用。但不足之处主要是依靠检查者的观察技能,具有主观性强,可靠性差的弱点,临床多与定量的分析技术相结合,使步态分析更完善。现将具体的分析方法和步骤总结如下:

1. 病史回顾 病史是判断步态障碍的前提。步态分析前必须仔细询问现病史、既往史、手术史、康复治疗措施等基本情况。同时要弄清诱发步态异常和改善步态的相关因素。

2. 体格检查 体格检查是判断步态障碍的基础,特别是神经系统和骨关节系统的检查。体检的重点在生理反射和病理反射、肌力和肌张力、关节活动度、感觉(触觉、痛觉、本体感觉)、压痛、肿胀、皮肤状况(溃疡、颜色)等。

3. 步态观察 一般采用自然步态,即最省力的步行姿态。观察包括前面、侧面和后面。需要注意全身姿势和步态,包括步行节律、稳定性、流畅性、对称性、重心偏移、手臂摆动、诸关节姿态与角度、病人神态与表情、辅助装置(矫形器、助行器)的作用等,见表11-4。

表11-4 目测分析法观察要点

步态内容	观察要点
步行周期	时相是否合理,左右是否对称,行进是否稳定和流畅
步行节律	节奏是否匀称,速率是否合理,时相是否流畅
疼痛	是否干扰步行,部位、性质、程度与步行障碍的关系,发作时间与步行障碍的关系
肩、臂	塌陷或抬高,前后退缩,肩活动过度或不足
躯干	前屈或侧屈,扭转,摆动过度或不足
骨盆	前、后倾斜,左、右抬高,旋转或扭转
膝关节	摆动相是否可屈曲,支撑相是否可伸直,关节是否稳定
踝关节	摆动相是否可背屈和跖屈,是否足下垂、足内翻或足外翻,关节是否稳定
足	是否为足跟着地,是否为足趾离地,是否稳定
足接触面	足是否全部着地,两足间距是否合理,是否稳定

在自然步态观察的基础上，可以要求病人加快步速、减少足接触面（踮足或足跟步行）或步宽（两足沿中线步行），以凸显异常；也可以通过增大接触面或给予支撑（足矫形垫或矫形器），以改善异常，从而协助评估。

4. 目测分析步态记录表　见表 11-5。

表 11-5　定性步态分析记录表

姓名：	年龄：		性别：		身高：　　cm		体重：　　kg	
诊断：		穿鞋的类型：				辅助具：		
	支撑相				摆动相			
	触地	承重	中期	末期	早期	中期	末期	
躯干倾斜：前/后								主要问题
倾斜：右/左								
旋转：前/后								
骨盆抬高								承重：
倾斜：后/前								
缺乏旋前								
缺乏旋后								
过度旋前								
过度旋后								
同侧下降								
对侧下降								
髋　屈曲　受限								单腿支撑：
过度								
伸展不充分								
后缩								
旋转：内旋/外旋								
内收/外展								
膝　屈曲：受限								
过度								
伸展不充分								
摇摆不稳								单腿向前
过伸								迈步：
突然伸直								
内翻/外翻								
对侧屈曲过度								
踝　前足着地								
全足着地								
足拍地								
过度跖屈								
过度背屈								
内翻/外翻								
足跟未触地								过分使用
无足跟离地								上肢负重：
拖地								
对侧前脚掌踮起								
趾　上翘								
伸展不充分								签名：
过度屈曲								

注：按步态周期的各分期，若出现左侧栏目的问题，在图中空白处打“√”。

二、定量分析

步态的定量分析指通过器械或专门的设备获得客观数据对步态进行分析的方法。

（一）足印法

器械或设备简单，是一种简便、定量、客观而实用的临床研究方法。现介绍如下：

1. 所需设施和器械　绘画颜料、1100cm×45cm 硬纸或地板胶、秒表、剪刀、卷尺、量角器。

2. 步态采集　选用走廊、操场等可留下足印的地面作为步道，宽 45cm，长 1 100cm，在距离两端各 250cm 处画一横线，中间 600cm 作为测量正式步态用。被检查者赤脚，让足底粘上颜料。先在步道旁试走 2 次或 3 次，然后两眼平视前方，以自然行走方式走过准备好的步道。当受试者走过起始端横线处时按动秒表，直到走到终端的横线外停止秒表，记录走过的步道中间 600cm 所需的时间。要求在上述 600cm 的步道中至少包括连续 6 个步印，供测量使用。

3. 记录与分析　参照正常步态参数进行

（二）复杂的定量分析方法

步态分析系统、足底压力系统、动态肌电图等（图 11-4），与足印法一样也可以通过获取的运动学参数、动力学参数来分析步态特征。优点是设备测试的精准度更高，缺点是设备价格昂贵，分析过程复杂。但随着科技的进步，相关分析技术将会越来越受到临床的广泛重视和推广。

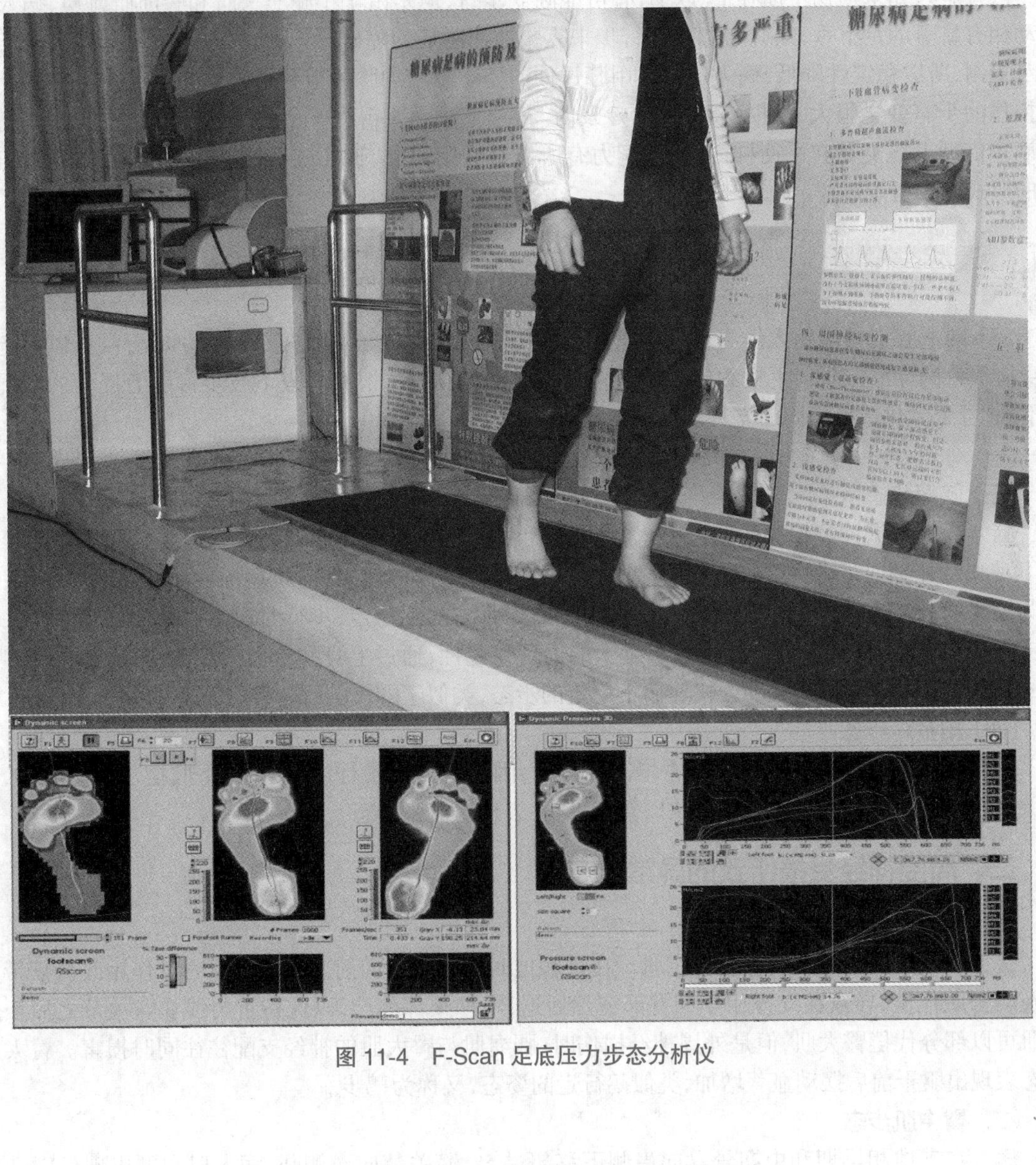

图 11-4　F-Scan 足底压力步态分析仪

第三节　常见异常步态模式评定

临床当中任何神经、肌肉及骨关节疾病均有可能导致步行功能障碍。因此，对异常步态的分析和评定，首先应采集病史，进行体格检查，在此基础上，进一步区分是上运动神经元疾病、下运动神经元

疾病、小脑或基底神经节的紊乱，还是骨骼肌肉疾病或心理疾病等，继而分析异常步态模式的特征，为进一步制定适宜的康复治疗计划做准备。

一、中枢神经受损所致的异常步态

(一) 偏瘫步态

偏瘫病人常见股四头肌痉挛导致膝关节屈曲困难，小腿三头肌痉挛导致足下垂，胫后肌痉挛导致足内翻。多数病人摆动相时骨盆代偿性抬高、髋关节外展外旋，患侧下肢向外侧划弧迈步的姿态，称为划圈步态。在支撑相，由于足下垂，限制胫骨前向运动，因此往往采用膝过伸的姿态代偿。同时由于患肢的支撑力降低，病人一般通过缩短患肢的支撑时间来代偿。部分病人还可以采用侧身，健腿在前，患腿在后，患足在地面拖行的步态。

(二) 截瘫步态

截瘫病人如果损伤平面在 L_3 以下，有可能独立步行，但是由于小腿三头肌和胫前肌瘫痪，病人在摆动相有显著的足下垂，只有增加屈髋跨步来克服地面廓清的障碍，称为跨栏步态。足落地时缺乏踝关节控制，所以稳定性降低，病人通常采用膝过伸的姿态以增加膝关节和踝关节的稳定性。L_3 以上平面损伤的步态变化很大，与损伤程度、治疗及时与否、方法是否得当等诸多因素有关。一般截瘫病人早期多借助下肢支具在平衡杠内步行，能力有所提升后用臂杖、腋杖或手杖以迈至步、迈越步或四点步的模式完成行走过程。

不同下肢支具承担人体身体的重量有所不同，腋杖可以承担身体重量的 80%，臂杖可以承担身体重量的 40%~50%，手杖约能承担身体重量的 20%~25%，根据病人下肢步行能力提升的情况不同，可个体化选择不同的支具辅助行走。

组图：划圈步态和剪刀步态

(三) 脑瘫步态

脑瘫病人根据神经损害的特点，分为痉挛型和共济失调型。痉挛型病人常因小腿肌肉痉挛导致足下垂和足外翻或足内翻、股内收肌痉挛导致摆动相足偏向内侧、腘绳肌痉挛导致膝关节屈曲等，表现为踮足剪刀步态。而共济失调型的病人由于肌肉张力的不稳定，步行时通常通过增加足间距来增加支撑相稳定性，通过增加步频来控制躯干的前后稳定性，通过上身和上肢摆动的协助，来保持步行时的平衡。因此在整体上表现为快速而不稳定的步态，类似于醉汉的行走姿态。

(四) 帕金森步态

帕金森病以普遍性肌肉张力异常增高为特征，因此表现为步行启动困难、下肢摆动幅度减小、髋膝关节轻度屈曲、重心前移、步频加快以保持平衡，表现为慌张步态。

二、周围神经受损所致的异常步态

(一) 臀大肌步态

臀大肌是主要的伸髋及脊柱稳定肌。在足触地时控制重心向前。肌力下降时其作用改由韧带支持及棘旁肌代偿，导致在支撑相早期臀部突然后退，中期腰部前凸，以保持重力线在髋关节之后。腘绳肌可以部分代偿臀大肌，但是外周神经损伤时，腘绳肌与臀大肌的神经支配往往同时损害。臀大肌步态表现出躯干前后摆动显著增加，类似鹅行走的姿态，又称为鹅步。

(二) 臀中肌步态

病人在支撑相早期和中期骨盆向患侧下移超过 5°，髋关节向患侧凸，病人肩和腰出现代偿性侧弯，以增加骨盆稳定度。患侧下肢功能性相对过长，所以在摆动相膝关节和踝关节屈曲增加，以保证地面廓清。臀中肌步态表现出躯干左右摆动显著增加，类似鸭行走的姿态，又称为鸭步。

(三) 屈髋肌无力步态

屈髋肌是摆动相主要的加速肌，其肌力降低造成摆动相肢体行进缺乏动力，只有通过躯干在支撑

相末期向后，摆动相早期突然向前摆动来进行代偿，患侧步长明显缩短。

（四）股四头肌无力步态

股四头肌无力使支撑相早期膝关节处于过伸位，用臀大肌保持股骨近端位置，用比目鱼肌保持股骨远端位置，从而保持膝关节稳定。膝关节过伸导致躯干前屈，产生额外的膝关节后向力矩。长期处于此状态将极大地增加膝关节韧带和关节囊负荷，导致损伤和疼痛。

（五）踝背屈肌无力步态

在足触地后，由于踝关节不能控制跖屈，所以支撑相早期缩短，迅速进入支撑相中期。严重时病人在摆动相出现足下垂，导致下肢功能性过长，往往以过分屈髋屈膝代偿（上台阶步态），同时支撑相早期由全脚掌或前脚掌先接触地面。

（六）腓肠肌 / 比目鱼肌无力步态

胫神经损伤时，屈膝关节、足跖屈受限。行走时，由于腓肠肌无力，支撑相足跟着地后，身体稍向患侧倾斜，患侧髋关节下垂，蹬地无力。比目鱼肌无力时，胫骨在支撑相中期和后期前向行进过度，导致踝关节不稳或膝塌陷步态。

三、骨关节疾患所致的异常步态

（一）短腿步态

患肢缩短达 2.5cm 以上者，病人行走时患侧将出现骨盆下降，肩倾斜下沉，腿摇摆，称斜肩步；若缩短超过 4cm，病人则会出现患肢足尖着地以代偿的异常步态。

（二）关节挛缩或僵直步态

1. 髋关节　髋关节屈曲挛缩时出现代偿性骨盆前倾，腰椎过伸，步长缩短；髋关节伸直挛缩者，行走时骨盆上提，过度屈膝，躯干旋转，完成摆动。

2. 膝关节　膝关节屈曲挛缩超过 30° 者，可出现短腿步态；膝关节伸直挛缩时，摆动期患肢外展或同侧骨盆上提，以防足趾拖地。

3. 踝关节　踝关节跖屈挛缩时足跟不能着地，摆动期常增加屈髋、屈膝来代偿，呈跨栏步态；踝关节背屈曲挛缩者，行走时足尖不能着地，患侧支撑相缩短，健侧摆动加快，亦呈踮脚步态。

（三）疼痛步态

常用于描述下肢疼痛的病人步态。具体表现模式根据病人行走时的形态又可分为：

1. 短促步态　当各种原因引起患腿负重疼痛时，病人会尽量缩短患肢的支撑相，使对侧腿跳跃式摆动前行，步长缩短，又称踮脚步态。

2. 直腰步态　脊柱疾病人（脊柱结核、肿瘤等）行走时，为避免脊柱振动，压迫神经，引起疼痛，常挺直腰板，小步慢走，步幅均等。

3. 侧弯步态　腰椎间盘突出，压迫神经，导致一侧腿痛的病人，行走时，为减轻疼痛，躯干向健侧倾斜，脊柱侧弯，足跟着地后，患腿支撑相缩短。

4. 足尖步态　髋关节疼痛者，行走时，支撑相，以足尖着地为主，躯干向患侧倾斜，减少髋关节负重。膝关节疼痛者，行走时，支撑相足尖着地，膝不敢伸直，健侧摆动加快。

视频：常见异常步态

步态是下肢运动功能形态学上的一种体现，通过临床步态观察要点及步行周期中的步态分析，提示 ROM/ 肌力 / 肌张力 / 平衡 / 协调等方面存在问题。通过学习要明确正常步态分析中各项参数的作用，以及常见异常步态的类型和典型表现，学会分析产生异常步态的运动成分问题，制订合理化的康复治疗计划。

（郭艳）

思考题

1. 正常步态分析需考虑哪些方面的内容？
2. 常见的神经系统病损步态有哪些？
3. 常见的疼痛步态有哪些？

扫一扫，测一测

思路解析

笔记

第十二章 神经电生理检查技术

1. 掌握　针电级肌电图、神经传导检查、诱发电位、表面肌电图及低频电诊断等神经电生理检查的原理和意义。

2. 熟悉　针电级肌电图、神经传导检查、诱发电位、表面肌电图及低频电诊断等神经电生理检查的适应证、禁忌证和常用方法。

3. 了解　神经电生理检查在临床中的应用及相关设备；脑电图的判断及检查方法。

4. 具有基本医疗思维和素养，能规范开展神经电生理检查；能使用、管理相关设备；能根据检查结果进行分析判断。

5. 能与病人及家属进行良好沟通，缓解病人紧张情绪；能与康复团队其他成员进行专业交流与团结协作。

知识拓展

神经信号的秘密

生理学家加伐尼（Luigi Galvani，1737—1798）首先发现生命与电有关系。传说，一天上午加伐尼看到厨师把从市场上买回的新鲜青蛙肉挂在铁架上。加伐尼突然有了一个想法，于是上去摆弄剥了皮的青蛙。他发现当铜筷子一端碰在铁架上，另一端接触青蛙的神经索时，蛙腿就会动一下。加伐尼意识到使蛙腿收缩的不是灵气，而是电，由神经产生的电。于是加伐尼开辟了一门新的学科，即“加伐尼主义”（Galvanism），现在称“电生理学”（electrophysiology）。

神经电生理检查（neuroelectrophysiological examination）是用电生理仪器、微电极等设备记录和分析随意活动或电刺激时肌肉和神经的生物电活动，根据神经系统解剖学原则来对周围运动和感觉神经障碍进行定位。神经电生理检查包括了多种不同的检查项目，其中最常见的检查项目是神经传导检查（nerve conduction study，NCS）和肌电图（electromyography，EMG）。掌握神经电生理检查技术有利于确认病人是否存在周围神经损伤及肌肉损伤，协助定位损伤部位，见图 12-1。

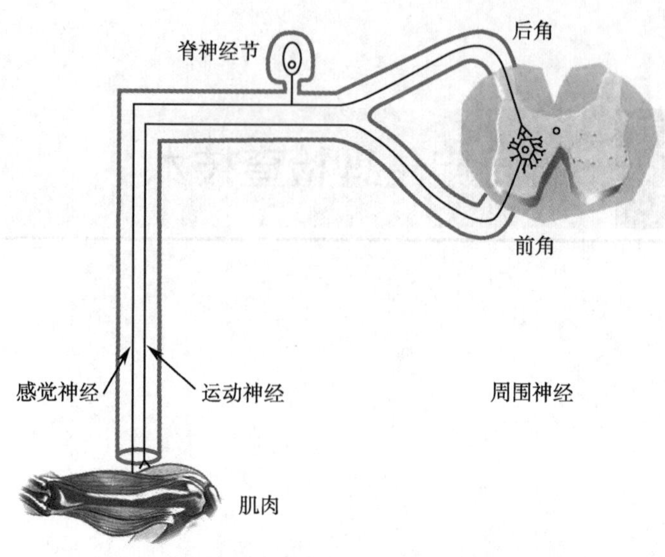

图 12-1　感觉及运动神经纤维电生理检查原理图

第一节　概　　述

神经电生理检查是一种重要的检测手段，能协助判断神经和肌肉方面的问题。电诊断检查可提供电生理方面的诊断。EMG 和 NCS 可以反映神经和肌肉的生理功能状况，但它并不像磁共振成像（MRI）或 X 线等影像学那样，通过阅读复杂的结构图片来辅助诊断疾病。学到 EMG 和 NCS 方面的知识越多，对诊断的帮助越大。

一、神经肌肉电生理特性

（一）神经电生理

为了检查神经肌肉功能，我们必须理解神经信号的传导通路。神经沿其轴突以去极化波的形式传导电冲动。神经轴突是神经元胞体向周围延伸而形成的。而运动神经元胞体位于脊髓（前角细胞）内，感觉神经元胞体位于外周的脊神经节处，见图 12-2。轴突表面的膜称为轴膜，轴突内含有轴浆。静息时，轴突内相对轴突外呈负电位。当电冲动传导到轴突时，电压依赖性钠通道允许钠离子（Na^+）内流。这种阳离子内流使轴突去极化，并引起邻近部位静息电位改变，通道进一步开放，因此产生去极化波，见图 12-3。

神经纤维电传导有生理方向。其方向一般是：①运动神经从脊髓向外周发出。②感觉神经从外周向脊髓发出。另外，在神经纤维的某一点受到电刺激，去极化波会由刺激点向双向传导。神经电传导可被顺向测量（与生理传导方向一致），亦可被逆向测量（与生理传导方向相反）。如果神经足够表浅，运动及感觉神经动作电位可以应用表面电极从皮肤记录。通过记录运动神经所支配肌肉的电活动来检测该运动神经是较常用的方法。

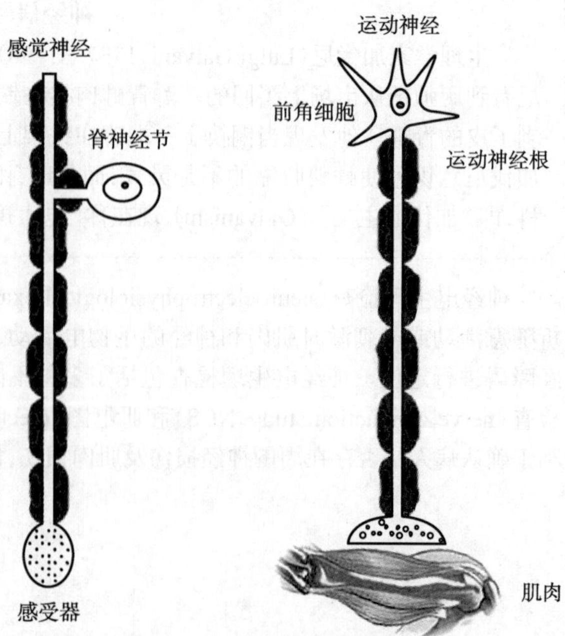

图 12-2　感觉及运动神经元

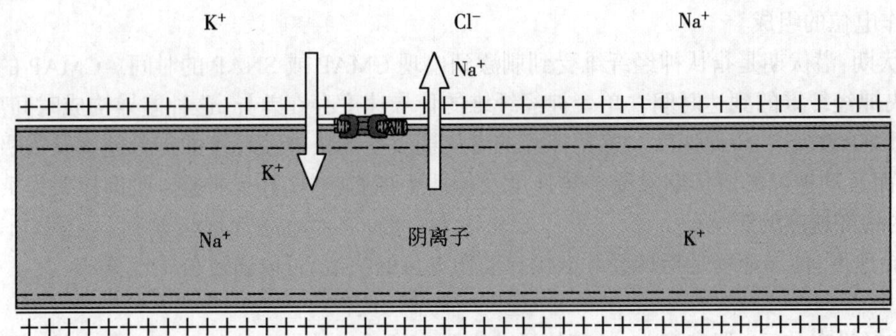

图 12-3 神经轴突去极化波

不同的神经纤维，其传导兴奋的速度也不同，见图 12-4。一般有髓神经传导速度为 40~70m/s，无髓神经传导速度为 1~5m/s，因此直径大、有髓的神经纤维比直径小、无髓的神经纤维传导速度快。医者可以应用脉冲电流刺激运动或感觉神经，来测定神经传导速度，判定神经传导功能，借以协助诊断周围神经病变的存在及发生部位。

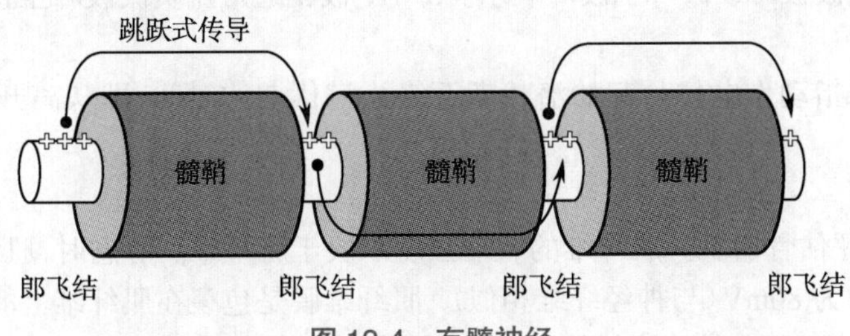

图 12-4 有髓神经

髓鞘为包绕在运动神经轴突及多数感觉神经轴突周围的连接物。髓鞘由施万细胞构成，主要作用为增加神经传导速度。髓鞘作为极好的绝缘体，为跳跃式传导提供可能。去极化仅发生在髓鞘之间的结点（郎飞结）处，从而产生跳跃式传导。因此有髓神经轴突的电压依赖性钠通道主要集中在郎飞结，而结间区几乎没有。这种跳跃式传导方式，无需结间去极化，可使传导速度提升 10 倍以上。

神经电传导速度与结点间距离及髓鞘绝缘效果有关。脱髓鞘是指有髓鞘轴突失去覆盖的髓鞘。脱髓鞘神经改变后不同于无髓鞘神经：①无髓轴突可以沿轴突进行缓慢的神经传导。②脱髓鞘的轴突在脱髓鞘区域不能进行神经传导（因为钠通道和钾通道仅存在于郎飞结），这种损伤区域传导功能的丧失称为传导阻滞。神经失用用来形容引发传导阻滞的损伤。

同时，神经轴突电传导以“全或无”的形式进行传导，动作电位的产生为多个轴突共同参与的总和。所以神经失用性损伤会导致动作电位波幅下降。脱髓鞘损伤后，在恢复期可见典型的不成熟髓鞘再生。不成熟髓鞘的绝缘性低于成熟髓鞘，故在神经传导检查中可以发现神经传导的恢复，但是其传导速度低于正常神经。因此，传导速度减慢及传导阻滞表明存在脱髓鞘损伤，而非轴突损伤。

（二）神经动作电位

1. 动作电位的特点 神经传导动作电位是多个电位的总和，其中 CMAP 是被激活的肌纤维的动作电位总和，而 SNAP 是感觉神经纤维的动作电位总和，每条纤维均有各自的波幅及差异较小的传导速度。汇总后形成一条呈钟形的特征性曲线。曲线首先上升的部分代表最快纤维，经典的动作电位用时间与波幅的图像展示，见图 12-5。波幅可以从起点到波峰或波峰到波谷进行测量，时限为起点到恢复的时间。曲线下面积是波幅与时限的函数。

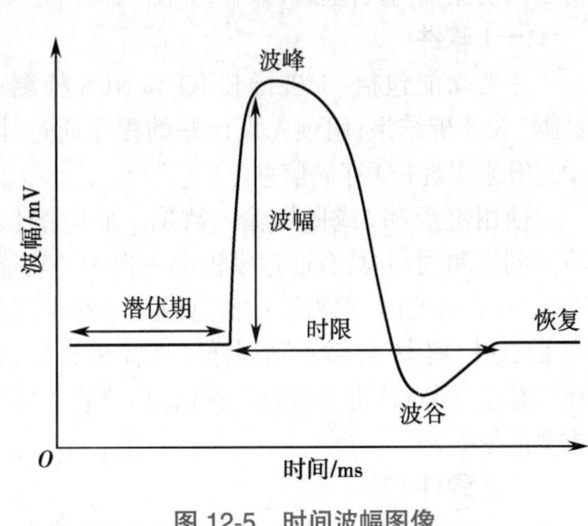

图 12-5 时间波幅图像

2. 动作电位的组成

(1)潜伏期:潜伏期是指从神经纤维受到刺激到出现 CMAP 或 SNAP 的时间。CMAP 的起始潜伏期代表最快神经纤维的到达时间。单个神经纤维的传导速度存在差异,这种差异构成时间离散曲线,代表神经纤维的数量及传导速度。感觉神经的潜伏期仅受最快神经纤维的传导速度及去极化的传播距离影响,而运动神经的潜伏期除受传导速度及传播距离影响外,还受神经 - 肌肉接头处突触传递速度与肌肉内传导速度的影响。

(2)传导速度:传导速度是指神经纤维传导动作电位的快慢,可以通过公式计算:

速度 = 距离 / 时间

感觉神经没有神经 - 肌肉接头,故其传导速度可直接通过动作电位传导一定距离的所需时间来计算。由于运动神经需要通过神经 - 肌肉接头,所以其传导速度不能直接计算,通常采用公式:

速度 = 距离变化量 / 时间变化量

(3)波幅:CMAP 波幅为单个动作电位波幅的总和。神经纤维轴突以相似的传导速度使肌纤维去极化产生单个电位。因此,波幅受到轴突的完整性、肌纤维的去极化以及单个纤维传导速度的变化范围影响。一般情况下,运动神经波幅通常以毫伏计算,感觉神经波幅明显偏小,多以微伏计算。CMAP 波幅通常用基线至负波波峰或波峰至波峰表示。SNAP 波幅通常用负波波峰至正波波峰或基线至负波波峰表示。

(4)时限:时限是指动作电位从起始潜伏期至终止潜伏期的时间,即从离开基线到回到基线的时间。

(三) 肌肉电生理

EMG 可以用来评估骨骼肌。肌纤维的收缩强度取决于肌纤维。静息时,肌纤维处于放松状态,细胞内静息电位大约为 80mV(与神经纤维相似)。肌纤维膜是包裹在肌纤维上的浆膜。运动神经纤维的动作电位经过神经 - 肌肉接头突触传导,随后沿肌纤维膜扩布。延伸到肌纤维中的肌纤维膜称为 T 管。T 管的去极化使肌质网释放钙离子。钙离子释放导致肌动蛋白和肌球蛋白发生变化,肌节缩短,导致肌肉收缩。

文档:脑电图、肌电图室的安装要求

(四) 肌肉运动单位

肌肉收缩产生运动是通过运动单位(motor unit,MU)收缩实现的。运动单位由一个前角细胞及其轴突所支配的全部肌纤维组成。运动单位是肌电图评估的主要基础结构。运动单位评估包括它的大小、分布和终板区域。

二、仪器与设备

现代神经电生理检查设备主要包括计算机和相关的硬件及软件。其中硬件包括显示器、键盘、计算机硬件及软件。而该系统软件的特点在于使用方便,能执行特定的功能且与其他软件兼容,见图 12-6。

(一) 软件

主要功能包括:①进行 EMG 和 NCS 检测;②收集数据;③分析结果(用预先设计好的程序通过计算机自动运算来实现);④存储信息。

使用键盘和 / 或鼠标输入数据。肌电图仪可处理不同的字和词,并具有通过模板生成报告的功能。当你进行 NCS 检测时,你需要的信息就显示在电脑屏幕上。在 EMG 检测中,你会看到同样的所需采集的信息显示在屏幕上,同时你也会听到音频信息(声音),与音频数据两者结合对于正确解释肌电图的结果提供了重要的依据。

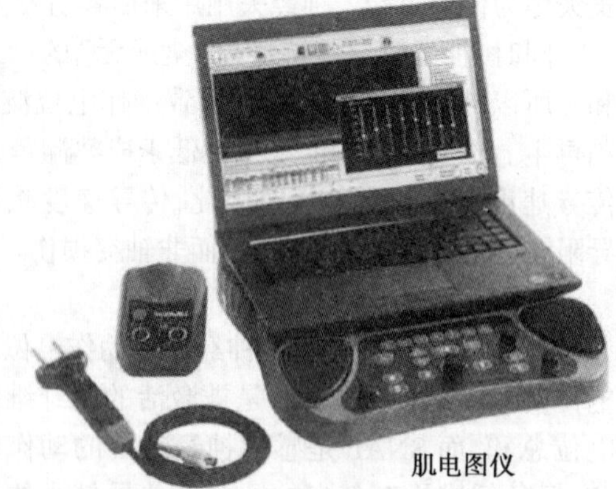

肌电图仪

图 12-6　神经电生理检查设备

(二) 硬件

1. 记录电极　不同种类的电极在电诊断检查中有各自的使用价值。

(1)表面电极:表面电极用于常规 NCS 检测。放置在神经或肌肉表层的皮肤之上,是由金、银或不锈钢制成,大小不等,有圆形、方形或指环形。第一种圆盘电极需皮肤清洁、轻摩擦或在电机与皮肤之间有电解质耦合剂。第二种自粘电极是自身附带黏胶的、柔软的卡片型电极,由银或氯化银制成,可不需要耦合剂。第三种环形电极,这类电极用柔软的不锈钢线条捆扎成环形,这类电极用于手指和足趾的肌电测试,必须在电极和皮肤之间添加导电膏等电解质耦合剂。电极一般是环形或盘状的,包括记录电极、参考电极和地线,见图 12-7。

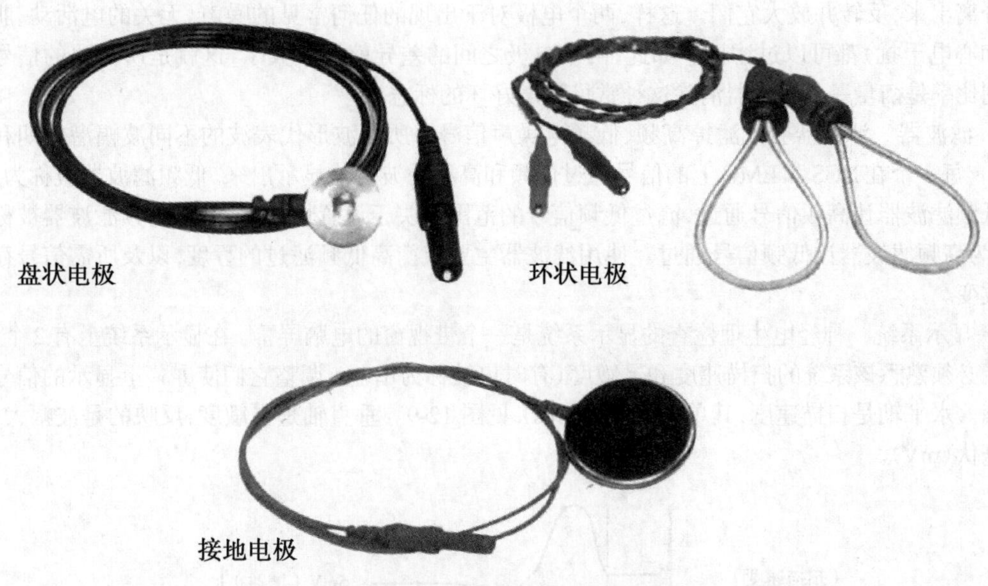

图 12-7　神经电生理检查表面电极

(2)针电极:针电极一般用于 EMG,偶尔也用在 NCS。针电极可分为单极、双极或同心,见图 12-8。单极针一般便宜,痛苦少,但电稳定性较双极针或同心针差。用单极针电极行 EMG 检查时还需一个单独的表面参考电极;而用同心针,参考电极就是针筒,不需要单独的参考电极。

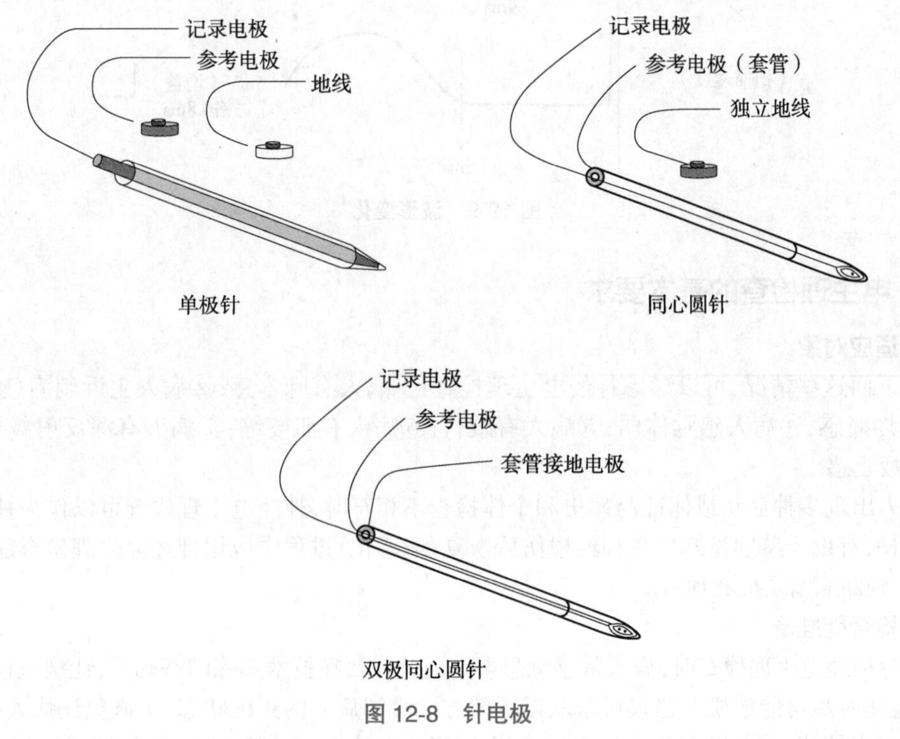

图 12-8　针电极

2. 放大器　放大器是肌电图仪较为复杂的部分,它的概念很简单:就是为了放大信号以便屏幕显

示。放大的功能由集成电路或芯片完成。生物电信号在衰减之前到达前置放大器是为了:①确保滤波器有足够的信号电压来处理;②确保信号电压水平远高于系统噪声;③信号先传至前置放大器,然后到滤波器,最后到放大器。

差分放大器广泛应用于神经电生理检查,它的优势在于共模抑制。共模抑制指常见干扰因素如外来噪声被拒绝,这意味着干扰信号被过滤掉,不会与需要的生物信号同时放大。临床上最常见的干扰是 60Hz 的非生物电信号。差分放大器从记录电极中获取电脉冲并放大它们,然后将电脉冲从参考电极分离出来,反转并放大它们。这样,两个电极对于出现的任何常见的噪声(无关的电活动、肌源性噪声和心电干扰)都可以过滤掉。如此,两个电极之间的差异就被放大了,这就是所需要的信号。共模抑制比率是衡量一个放大器消除这种常见噪声好坏的标志。

3. 滤波器　滤波器会过滤掉高频、低频电噪声信号。所有波形代表波的不同波幅潜伏期和频率的总和。每一个在NCS和EMG上的信号通过低频和高频滤波后才显示出来。低频滤波器被称为高通,因为低频滤波器让高频信号通过,滤过低频信号的范围取决于设置情况。同样,高频滤波器被称为低通,因为高频滤波器让低频信号通过。使用滤波器主要权衡高低频滤过的程度,以及所需信号存在的程度改变。

4. 显示系统　神经电生理检查的显示系统是一个带视窗的电脑屏幕。在显示系统上有 2 个设置。操作者必须熟悉该系统的扫描速度和灵敏度(有时也被称为增益),调整它们使屏幕上显示的信号呈最佳状态。水平轴是扫描速度,其单位是毫秒(ms),见图 12-9。垂直轴是灵敏度,反映的是波幅大小,单位是毫伏(mV)。

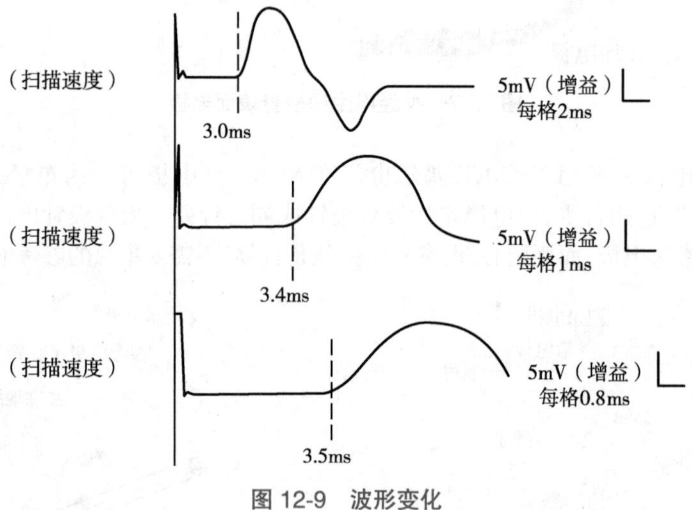

图 12-9　波形变化

三、电生理检查的基本要求

(一) 适应对象

遇到下面这些情况,可以考虑神经电生理检查:①病人有麻木感;②病人主诉刺痛(感觉异常);③病人有疼痛感;④病人感觉体弱;⑤病人有跛行;⑥病人有肌萎缩;⑦病人有深反射减弱或消失;⑧病人有疲乏感。

当病人出现多种症状或体征与病史和个体检查不相符时,神经电生理检查可以作为神经科临床查体的延伸,有助于鉴别诊断。在神经损伤后恢复(或恶化)过程中应用神经电生理检查还可以随访观察,用来判断病情及推断预后。

(二) 检查前准备

当进行神经电生理检查时,病人常感觉恐惧。因此需要在技术熟练的基础下,让病人检查前有心理准备,检测时尽可能放松。建议可采取以下的方法缓解病人的焦虑状态:①避免让病人等待,以减少他们的焦虑情绪;②在操作开始之前,向病人解释将做什么;③解释这项检查在确定诊断中的重要性;④明确告知病人,检查时如果病人有需求,可以随时停止;⑤如果病人耐受性差,检查可从相对重

要的项目开始；⑥在需要时，可以考虑镇痛和镇静作用的药物；⑦在检查过程中，需要与病人聊天，转移他们的注意力；⑧进行肌电图检查时，不要让病人看到针头；⑨尽量减少测试的总时间，仅完成需要做的项目；⑩检查室温度适宜，一般保持在 28~30℃，而病人的肢体温度最好保持在 32℃以上，这是检查结果准确的一个首要前提。

（三）操作过程

为保证整个检查顺利完成，可以按照以下步骤进行：①检查时，要求病人要放松，舒适体位，充分暴露检查肢体；②病人平卧位，受检部位皮肤常规消毒；③将电极插入或粘贴被检部位；④观察被检部位的电活动；⑤记录与分析肌电图。

（四）检查意义

神经电生理检查对于临床诊断有重要的意义，其意义在于以下几个方面：①确定肌肉是处于神经的正常支配，部分支配，还是完全失支配；②探寻神经再支配的证据；③通过肌电图表现进一步确诊神经病变或肌病；④肌电图异常模式可提示神经肌肉病变位置。

（五）禁忌证及注意事项

1. 禁忌证　包括：①严重的异常出血或抗凝治疗时不选择肌电图检查；②自动植入式心脏除颤器；③不在感染部位附近进行针刺 EMG 测试，如有活动性皮肤或软组织感染的人；④肢体末端肿胀；⑤不合作或拒绝合作的病人；⑥近期发生的心肌梗死；⑦血液传播性疾病（克雅病、艾滋病、肝炎等）；⑧免疫抑制；⑨对刺激高度敏感（开放式伤口、烧伤）。

2. 准备工作　进行针极肌电图检测时，检查者必须佩戴乳胶手套，并且做好眼睛防护以防止感染血液传播疾病。在传播性疾病存在的情况下，需注意采取防护措施，例如在操作过程中必须穿白大衣等。

3. 异常反应　肌电图检查后 6h，血磷酸肌酸激酶（CPK）可升高，但在 48h 后可恢复正常。

4. 有创检查　针极肌电图检查是一种有创检查，会引起病人不适，因此检查前一定要与病人沟通好，以获得病人的配合。由于插针和移动针电极过程中可致肌肉损伤，因此肌电图检查后最好不要在同一部位进行肌肉活检。

5. 特殊病人　对于超重、肥胖的病人，必须确保针头确实放置在正确的肌肉中，并且测试中可能需要超长针；对于体型非常纤瘦的病人，不要将针插得太深，避免伤害其他组织。

6. 并发症　注意感染出血和针意外穿透到肌肉之外的组织等并发症。

7. 注意观察伪迹　由于在检查中肌电信号极易被无关噪声污染，从而形成各种伪迹（artifact），又称伪差。常见的伪迹包括来自仪器和来自被检人体的，主要包括以下几类：① 50Hz 的干扰源包括电扇、电灯、透热疗法、灯光调光器开关等；②电起搏器或经皮刺激所引起的活动：检查者应从病人的病史中注意这些伪迹产生的可能性；③电极功能异常：导线断裂、单极针电极绝缘不良、同心针电极尖端的短路以及电极与皮肤的接触不良均可引起反馈或其他噪声。

（六）影响因素

1. 生理因素（与病人相关）　刺激伪迹是刺激电流经组织器官扩散到记录电极下而被引导、放大的电信号，直接由外部刺激引起。刺激伪迹发生在 NCS 中，主要当刺激干扰伪迹边缘与实际波形重叠在一起时将会出现问题，造成难以辨认真正的波形，见图 12-10。因而，确保地线在记录和刺激电极之间可以最大限度地减少刺激伪迹。

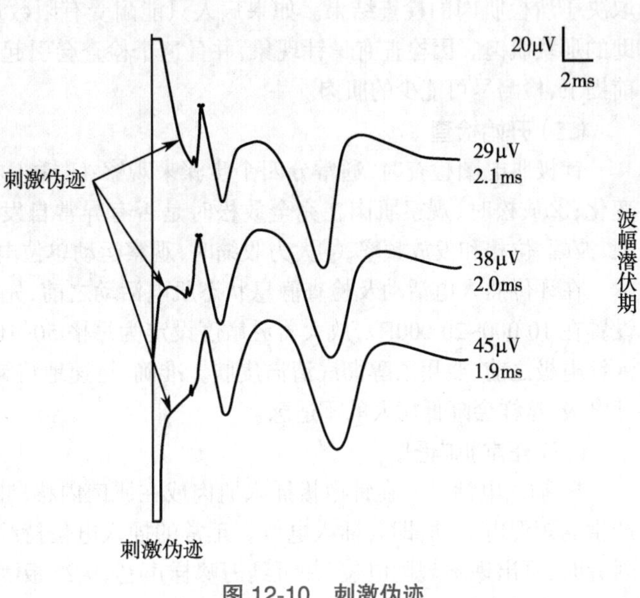

图 12-10　刺激伪迹

2. 滤波器　滤波器真实地呈现生物电信号，同时过滤掉高频电和低频电噪

声。因此所记录的生物信号与干扰电噪声的比值越低，越能清晰地显示所需电信号，从而准确地记录动作电位。

3. 电极放置　电极放置不当会出现很多问题，因为电极放置是电生理检测数据的重要基础工作。

4. 刺激　在 NCS 中采用超强刺激非常重要。只有在 NCS 中采用超强刺激才能确保所刺激的神经轴突去极化（H 反射为例外）。超强刺激是在检查时逐渐增加刺激强度，直到波幅不再增加，即达到超强刺激点。如果在检测神经远端部位达不到超强刺激，得到的波幅可能降低，易误认为波幅下降是轴突损伤引起。在检测神经近端部位达不到超强刺激，易误认为出现传导阻滞。因此神经传导检测中的刺激也是这样的，刺激强度过大可能会导致邻近神经兴奋。所以，恰到好处的超强刺激是使所检测的神经达到超强刺激，但又不会兴奋邻近神经。

5. 测量　操作者需要测量刺激电极与记录电极之间的距离来计算传导速度，因此测量一定要准确。如果测量时跨越关节，此时病人肢体如果处在不同的位置，就会出现测量误差，测量的距离相应会发生改变。检查中为减少皮肤测量的误差，可以增加检查神经节段的距离。一般来说测量距离时，要沿着神经的走行，而不是测量刺激和记录电极之间最短的距离。除了卷尺测量，另一个必要的测量工具是温度计。如果被检测的肢体温度低，有可能出现潜伏期延长和波幅改变，尤其是在感觉神经检测中。

6. 扫描速度和灵敏度　扫描速度和灵敏度都可以影响 NCS 结果。灵敏度越高，起始潜伏期就越短。因此，使用相同的灵敏度和扫描速度测量记录到的所有潜伏期，这样检测到的数据更准确。

第二节　神经肌电图检查

一、肌电图检查

针极肌电图是将针电极插入肌肉记录电位变化的一种电生理检查。肌肉放松时，针电极所记录到的电位称自发电位（spontaneous activity）。插入或移动针极时所记录到的电位称插入电位（insertional activity）。当肌肉随意收缩时所记录到的电位叫运动单位电位（motor unit action potentials，MUAPs）。正常肌肉放松时不能检测到电活动，但在随意收缩时就会出现运动单位电位。在运动单位发生损伤时，静息的肌肉可出现多种电活动，运动单位电位可出现异常波形和电活动模式。

（一）制订检查计划

检查之前，最重要的是找出所要检测的肌肉。随着检查的进行，这个计划可能需要随之改变，这取决于所检肌肉的检查结果。如果病人只能耐受有限数量的肌肉检查，则应首先检查对诊断最有帮助的那块肌肉。因检查有晕针现象，并且这个检查会引起不适感。因此，在尽可能不降低检查质量的前提下，检测尽可能少的肌肉。

（二）开始检查

针极肌电图检查时，通常分四个步骤来观察：①插入电活动，将记录针插入肌肉时所引起的电位变化；②放松时，观察肌肉在完全放松时是否有异常自发电活动；③轻收缩时，观察运动单位电位时限、波幅、位相和发放频率；④大力收缩时，观察运动单位电位募集类型。

在评价插入电活动及检查静息状态肌电活动之前，先将低频滤波器设定在 10~30Hz，高频滤波器设置在 10 000~20 000Hz，放大器灵敏度设定为每格 50~100μV。扫描速度通常设定在每格 10ms。插入针电极之前，要用乙醇彻底清洁皮肤。准确、迅速地将针电极插入肌肉。绷紧皮肤有助于迅速插入针电极，这样会降低病人的不适感。

（三）正常肌电图

1. 插入电活动　在针电极插入肌肉或在肌肉内移动时，因针的机械刺激，导致肌纤维去极化，而产生的短促电活动，即为插入电位。正常的插入电位持续短暂，见图 12-11。针极插到肌肉运动终板附近时，可出现不规则电位，并听到海啸样声音，为终板噪声，受试者诉说进针处疼痛，将针稍退出疼痛即消失，见图 12-11。

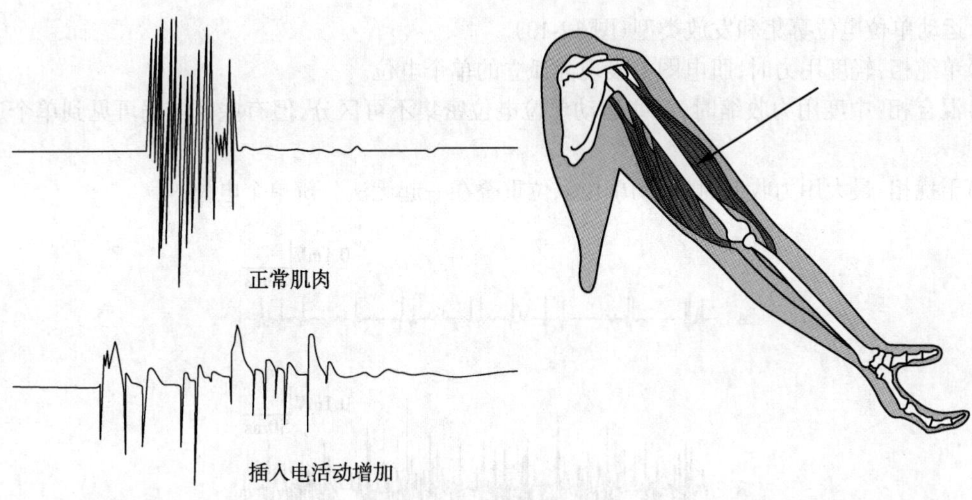

图 12-11　插入电活动

2. 电静息　肌肉完全放松时，不出现肌电活动，显示器上呈一条平线。

3. 轻收缩时肌电图　肌肉轻收缩时可记录到运动单位电位。运动单位电位的分析主要有以下参数：

(1) 上升时间：从起始正峰与随之而来的大的负峰的时间间隔，即时滞(time lag)。它可以帮助了解记录针尖与发放冲动的 MU 的距离。用作定量测定的 MU，其上升时间应小于 500μs，可产生尖锐、清脆的音响。

(2)时限：是从电位偏离基线到恢复至基线的一个时间过程。它代表长度、传导速度以及膜兴奋性，不同的肌纤维同步化兴奋的程度。时限一般在 5~15ms 之间，见图 12-12A。

(3) 波幅(amplitude)：又名振幅，代表电位活动的大小，指波顶到波底间的垂直高度，用微伏(microvolt，μV)表示，见图 12-12B。

(4) 位相(phase)：是检测运动单位不同肌纤维放电的同步性。测定一个运动单位的位相数时，一般是指通过电位从离开基线再回到基线的次数再加 1。正常 MUAPs 多为双相或三相，如果多于四相，称之为多相电位，这是同步化欠佳或肌纤维脱失的表现，见图 12-12C。

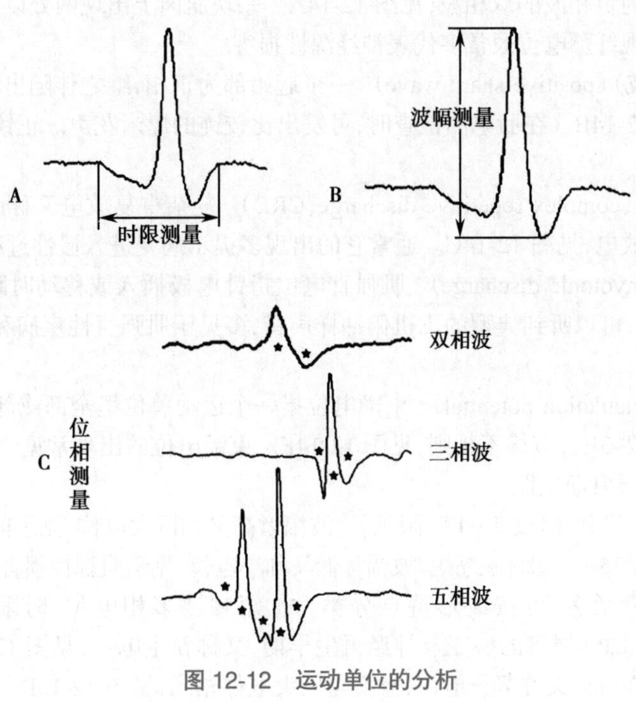

图 12-12　运动单位的分析

4. 运动单位电位募集和发放类型(图 12-13)

(1)单纯相:轻度用力时,肌电图上表现为孤立的单个电位。

(2)混合相:中度用力收缩时,有些运动单位电位密集不可区分,但有些区域仍可见到单个运动单位电位。

(3)干扰相:最大用力收缩时,运动单位电位重叠在一起无法分辨单个电位。

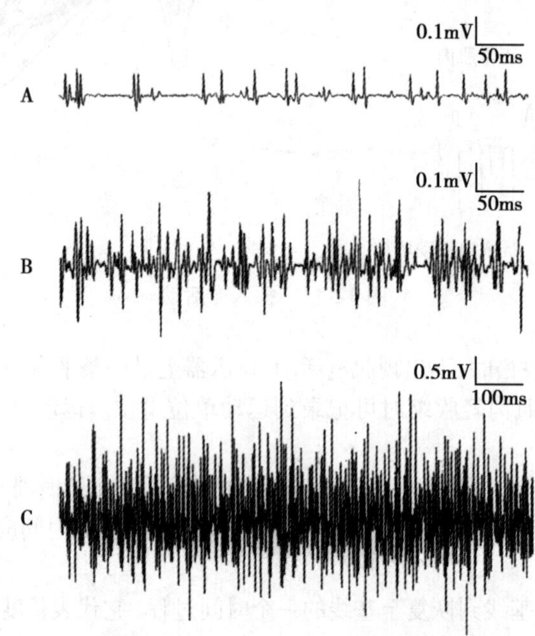

图 12-13 正常人肌肉不同程度用力时运动单位募集现象图

(四)异常肌电图

1. 插入电位改变 针电极插入时电活动持续时间超过 300ms,则为插入延长。插入电位延长多见于神经源性疾病,在多发性肌炎中也可见到。

2. 纤颤电位(fibrillation potential) 纤颤电位是为肌肉放松时肌纤维自发收缩产生的电位,是一种起始为正相波而后为负相波的双相波,见图 12-14A。一块肌肉上出现两处以上的纤颤电位,就应该考虑是病理性的。出现纤颤电位通常多代表神经源性损害。

3. 正锐波(正尖波)(positive sharp wave) 一个起始部为正相,继之伴随出现一个时限较宽、波幅较低的负相波,见图 12-14B。在肌电图检查时,可发出比较钝的爆米花声。正锐波出现的意义与纤颤电位相同。

4. 复杂重复放电(complex repetitive discharge,CRD) 复杂重复放电又称肌强直样放电,是一组失神经肌纤维的循环放电,见图 12-14C。通常它的出现多提示病变进入慢性过程。

5. 肌强直电位(myotonic discharge) 肌强直电位指针电极插入或移动时瞬间激发的高频放电,见图 12-14D。检查时,可以听到典型的飞机俯冲样声音,多见于肌强直性疾病和少数神经源性损害和肌源性损害病变。

6. 束颤电位(fasciculation potential) 束颤电位指一个运动单位里全部或部分肌纤维的不随意自发放电,频率低,常为 2~3Hz,节律不规则,见图 12-14E。束颤电位的出现常见于前角细胞病变。

7. 轻度收缩时的异常肌电图

(1)运动单位的时限和波幅改变:①时限延长、波幅增高又称巨大电位,见于前角细胞病变和陈旧性周围神经损伤,见图 12-15A。②时限缩短、波幅降低又称小电位,见于肌源性损害的病变,见图 12-15B。

(2)多相电位数量增多:可按波形特点分类。①短棘波多相电位,时限短(<3ms),波幅不等(<300~500μV),见于肌源性损害的病变及神经再生早期,又称新生电位,见图 12-15C;②群多相,位相多,波幅高,时限可达 30ms,又称复合电位,意义与巨大电位相同,见图 12-15D。

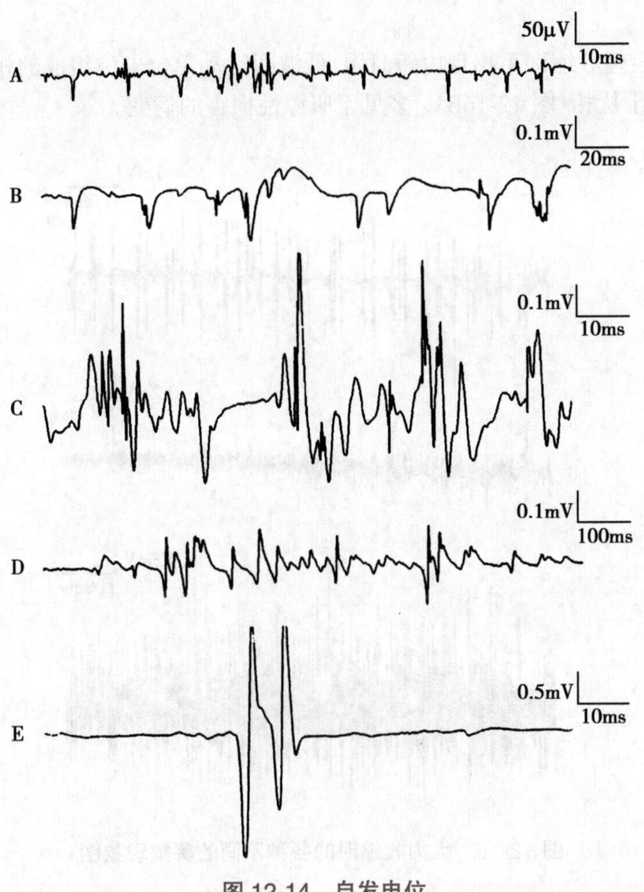

图 12-14　自发电位

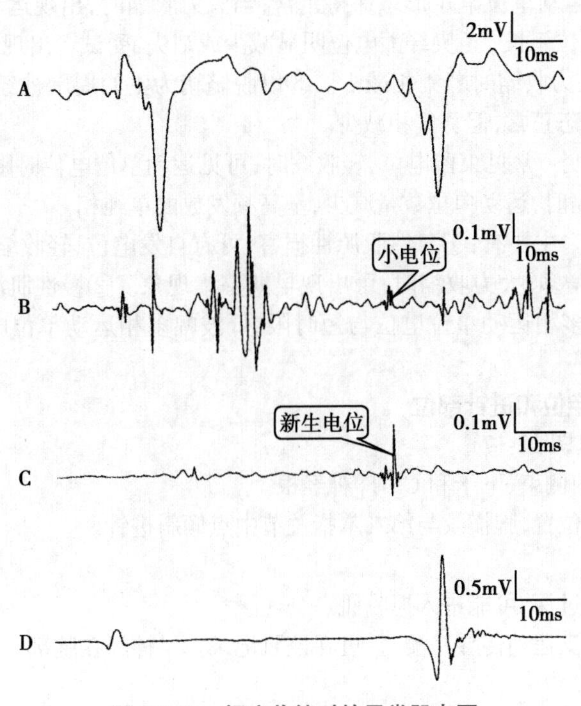

图 12-15　轻度收缩时的异常肌电图

8. 大力收缩时的异常肌电图

(1)募集减少：在大力收缩时，可以很清楚地看到每个单个运动单位电位，见图 12-16A，多见于神

经源性损害的病变。

(2)早期募集现象：轻收缩即可出现由短时限、低波幅运动单位电位组成的相互重叠的募集现象称早期募集现象或病理干扰相(图 12-16B)。多见于肌源性损害的病变。

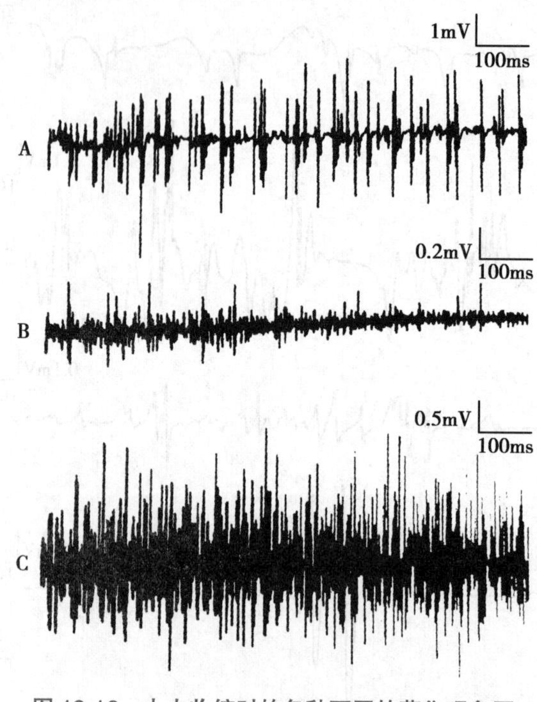

图 12-16　大力收缩时的各种不同的募集现象图

(五) 常见病变异常肌电图类型

1. 周围神经病变及损伤　主要有：①急性轴索损害，插入电位延长；肌肉放松时，可见大量正尖纤颤电位；轻收缩时，可见运动单位电位形态保持正常；当大力收缩时，出现运动单位电位募集相减少。②慢性轴索损害，插入电位延长，正尖纤颤电位明显减少或消失，受试者出现复杂重复放电，主动轻度收缩时出现巨大电位，大力收缩时募集相减少。③以脱髓鞘为主的周围神经病变，插入电位不延长，无自发电位，运动单位形态正常，但募集相减少。

2. 脊髓前角细胞病变　常见束颤电位，轻收缩时，可见运动单位电位时限增宽，波幅高，常有巨大电位，多相波多；大力收缩时，运动单位数量减少，呈高频发放的单纯相。

3. 肌源性损害病变　主要有：①急性肌源性损害，可有自发电位，轻收缩时运动单位电位时限缩短，波幅减小，多相电位增多；大力收缩时，可出现早期募集现象。②慢性肌源性损害，可有小的纤颤电位，有长时限、高波幅多相运动单位电位与短时限、低波幅多相运动单位电位同时存在；大力收缩时，可出现早期募集现象。

(六) 常用肌肉解剖定位和进针部位

1. 第一背侧骨间肌(图 12-17)

神经支配：尺神经、内侧束、下干和 C_8~T_1 神经根。

进针部位：手呈中立位置，腕横纹与第二掌指关节中点倾斜进针。

激活方式：示指外展。

注意事项：进针不宜过深，可能进入拇收肌。

临床意义：尺神经深支运动传导检测时，可在该肌记录。尺神经在腕部、肘部及 C_8~T_1 神经根有损害时，可出现此肌肉异常。

2. 指总伸肌(图 12-18)

神经支配：后骨间神经、桡神经、后束、中干、下干和 C_7、C_8 神经根。

进针部位：掌心向下，前臂背侧中、上 1/3 处，尺、桡骨之间进针。

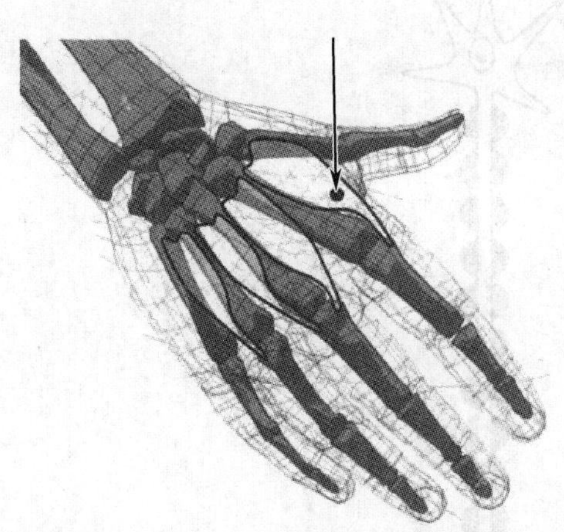

图 12-17 第一背侧骨间肌进针部位

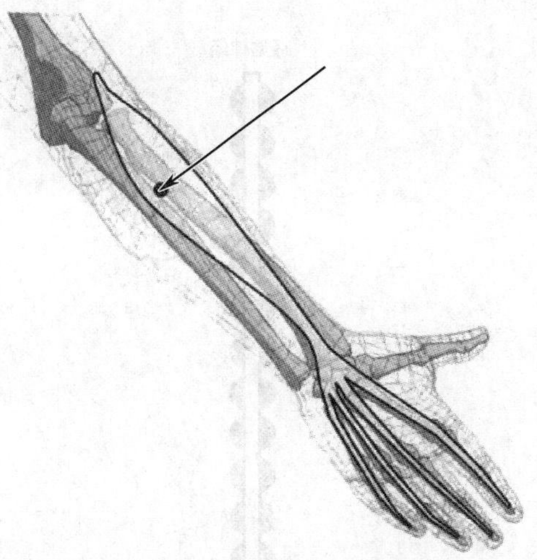

图 12-18 指总伸肌进针部位

激活方式：背伸掌指关节。

注意事项：进针太靠近桡侧可能进入桡侧腕伸肌，太靠近尺侧可能进入尺侧腕伸肌。

临床意义：在桡神经运动传导检测时，常在该肌记录。桡神经任何部位的损害，如腋部、桡神经沟处和后骨间神经处，均可出现此肌肉异常。

3. 胫前肌（图 12-19）

神经支配：腓深神经、腓总神经、坐骨神经、骶丛和 L_4、L_5 神经根。

进针部位：胫骨结节下四横指，胫骨嵴外侧一指宽处进针。

激活方式：踝背伸。

注意事项：此肌肉表浅，进针太深会扎到趾长伸肌。

临床意义：在腓深神经、腓总神经、坐骨神经、骶丛和 L_4、L_5 神经根损害时，此肌肉出现异常。

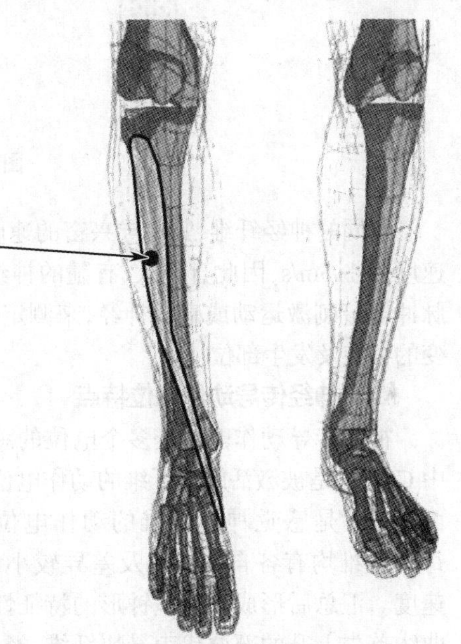

图 12-19 胫前肌进针部位

二、神经传导的测定

神经传导检查使用电脉冲刺激神经，然后利用皮肤上的感应电极进行记录。这样既可以判断神经状况，还可以判断神经传导速度。而神经传导检查可以分成几类：①运动神经的复合肌肉动作电位（compound muscle action potential，CMAP）；②感觉神经的感觉神经动作电位（sensory nerve action potential，SNAP）；③混合神经的复合神经动作电位（compound nerve action potential，CNAP）；④迟发反应。因此神经传导检查可以检测浅表的周围神经和脑神经。通过双侧检查，了解神经传导速度情况，以及神经受刺激后的波形。

（一）基础知识

神经干受到有效刺激发生兴奋后，产生的动作电位将以一定的速度沿神经轴突以去极化波的形式传导，见图 12-20。虽然神经有其生理的传导方向（运动为从脊髓向外周发出，感觉从外周回到脊髓），但是在神经传导通路的某一点给予电刺激，去极化波会由刺激点向双向传导神经传导可被顺向测量（与生理传导方向一致），亦可被逆向测量（与生理传导方向相反）。如果所测神经表浅，运动及感觉神经动作电位可以采用表面电极从皮肤记录，通过记录运动神经所支配肌肉的电活动来检测该运动神经是较常用的方法。

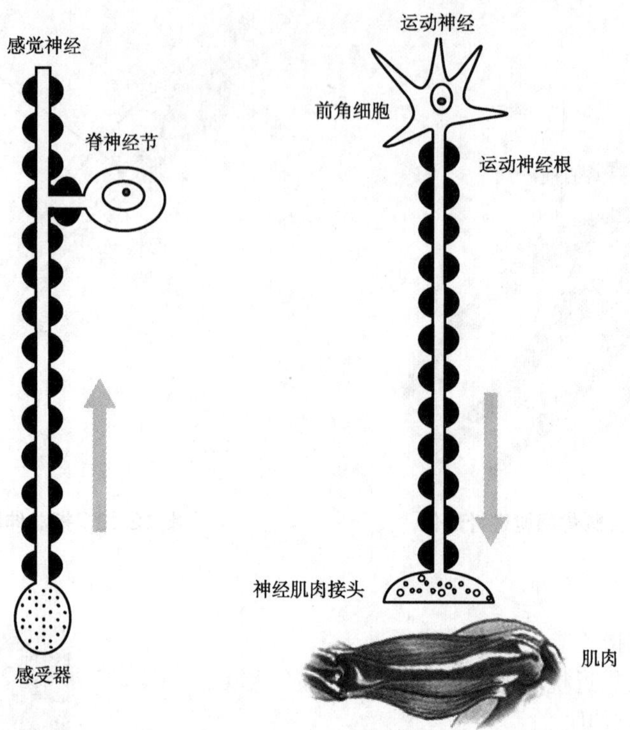

图 12-20 神经生理传导方向

不同的神经纤维，其传导兴奋的速度也不同。一般有髓神经传导速度为 40~70m/s，无髓神经传导速度为 1~5m/s，因此直径大、有髓的神经纤维比直径小、无髓的神经纤维传导速度快。医者可以应用脉冲电流刺激运动或感觉神经，来测定神经传导速度，判定神经传导功能，借以协助诊断周围神经病变的存在及发生部位。

（二）神经传导动作电位特点

神经传导动作电位是多个电位的总和，其中 CMAP 是被激活的肌纤维的动作电位总和，而 SNAP 是感觉神经纤维的动作电位总和，每条纤维均有各自的波幅及差异较小的传导速度。汇总后形成一条呈钟形的特征性曲线。曲线首先上升的部分代表最快纤维，经典的动作电位用时间与波幅的图像展示，见图 12-21。波幅可以从起点到波峰或波峰到波谷进行测量，时限为起点到恢复的时间。曲线下面积是波幅与时限的函数。

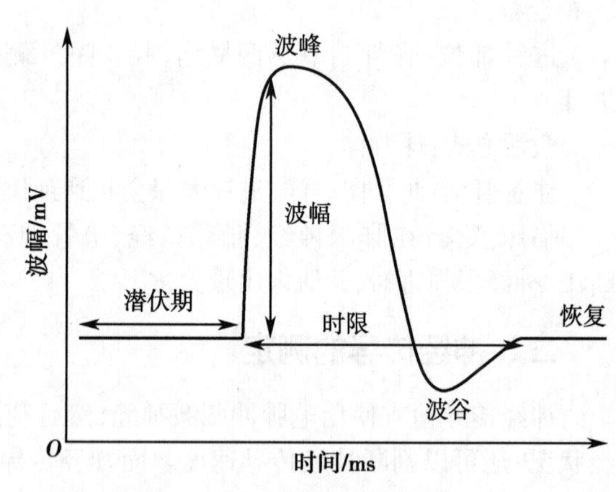

图 12-21 时间波幅图像

（三）动作电位的组成

1. 潜伏期 潜伏期是指从神经纤维受到刺激到出现 CMAP 或 SNAP 的时间。CMAP 的起始潜伏期代表最快神经纤维的到达时间。单个神经纤维的传导速度存在差异，这种差异构成时间离散曲线，代表神经纤维的数量及传导速度。感觉神经的潜伏期仅受最快神经纤维的传导速度及去极化的传播距离影响；而运动神经的潜伏期除受传导速度及传播距离影响外，还受神经 - 肌肉接头处突触传递时间及肌肉内传导速度影响。

2. 传导速度 传导速度是指神经纤维传导动作电位的快慢，可以通过公式计算：

$$速度 = 距离 / 时间$$

感觉神经没有神经 - 肌肉接头，故其传导速度可直接通过动作电位传导一定距离所需的时间来计算。由于运动神经需要通过神经 - 肌肉接头，所以其传导速度不能直接计算，通常采用公式计算：

$$速度 = 距离变化量 / 时间变化量$$

3. 波幅　CMAP 波幅为单个动作电位波幅的总和。神经纤维轴突以相似的传导速度使肌纤维去极化产生单个电位。因此，波幅受到轴突的完整性、肌纤维的去极化以及单个纤维传导速度的变化范围影响。一般情况下，运动神经波幅通常以毫伏计算，感觉神经波幅明显偏小，多以微伏计算。CMAP 波幅通常用基线至负波波峰或波峰至波峰表示。SNAP 波幅通常用负波波峰至正波波峰或基线至负波波峰表示。

4. 时限　时限是指动作电位从起始潜伏期至终止潜伏期的时间，即从离开基线到回到基线的时间。

(四) 神经传导检查方法

1. 操作方法

(1) 要点

①刺激器：检查时刺激器包含阴极和阳极两个电极，通常手持型刺激器两电极间具有固定距离。当刺激时，阴极通常放置朝向刺激神经的方向，使用导电膏以确保电极接触良好。

②刺激点：了解神经解剖知识对准确刺激神经是必需的。足够强的脉冲刺激可以刺激任何神经。另外，表浅的神经容易受到刺激，因此常规在神经表浅处进行刺激。而距离阴极越远的神经，所需要的刺激量越强。对于可疑神经卡压病例，必须在可疑神经区域的近端和远端进行刺激。

③记录电极：在运动神经检查中，记录电极需要放置于肌腹处。在感觉神经检查中，记录电极直接放置于神经上，越表浅效果越好。

④参考电极：当记录 CMAP 时，参考电极通常置于肌肉远端肌腱或骨上，而参考电极与记录电极间距离对 CMAP 的影响小。当记录 SNAP 时，参考电极与记录电极的最佳距离为 3~4cm。如果 SNAP 记录电极与参考电极距离过小，会使波幅下降，造成轴突损伤的假象。

⑤地线：接地对减小干扰十分重要。通常地线明显大于记录电极，以保证与病人有足够大的接触面积。地线需要放置于刺激电极与记录电极之间。

⑥刺激电流强度：刺激电流强度随测定神经的部位、病损程度而异。

(2) 影响神经传导测定因素

①技术因素：如肌电图仪的放大倍数等均对其有影响。

②温度：皮肤温度降低时，传导速度减慢、潜伏时延长。室温保持在 28~30℃，肢体温度保持在 30~32℃。

③年龄：年龄不同，其传导速度也不同。

(3) 常见的异常神经传导类型

①轴索损害：动作电位波幅明显下降，神经传导速度和末端潜伏时正常或轻度异常。

②髓鞘脱失：神经传导速度减慢，波形离散或传导阻滞，末端潜伏时限明显延长，但动作电位波幅下降不明显。

③传导阻滞：运动神经近端刺激时引出的动作电位波幅和面积较远端下降大于 50% 时，并且近端刺激出现波形离散。

2. 运动神经传导的测定　通过对神经干上远、近两点超强刺激后，在该神经所支配的远端肌肉上可以记录到诱发出的 CMAP，又通过对此动作电位波幅、潜伏期和时限分析，来判断运动神经的传导功能。

速度 = 距离变化量 / 时间变化量

以正中神经为例：记录电极为拇短展肌，在正中神经腕部刺激，CMAP 潜伏时为 3.5ms，肘部刺激，CMAP 潜伏时为 7.6ms，测出两刺激点距离为 230mm，则正中神经腕 - 肘的运动神经传导速度可计算(图 12-22)：

正中神经腕 - 肘的运动神经传导速度 =230/(7.6-3.5)=56.1m/s。

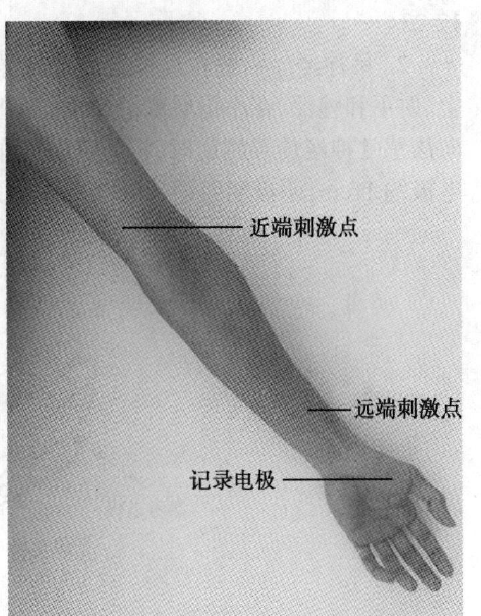

图 12-22　正中神经运动传导的测定

3. 感觉神经传导的测定 SNAP是通过刺激一端感觉神经，冲动经神经干传导，在感觉神经的另一端记录这种冲动。感觉神经传导速度可以直接由刺激点到记录点之间的距离和潜伏时来计算。

感觉神经传导速度(m/s)=距离(mm)/诱发电位的潜伏时(ms)

以正中神经为例：示指刺激，腕部正中神经记录的SNAP潜伏时为2.6ms，测量刺激点与记录点间的距离为130mm，则正中神经示指－腕的感觉神经传导速度为130/2.6=50m/s(图12-23)。

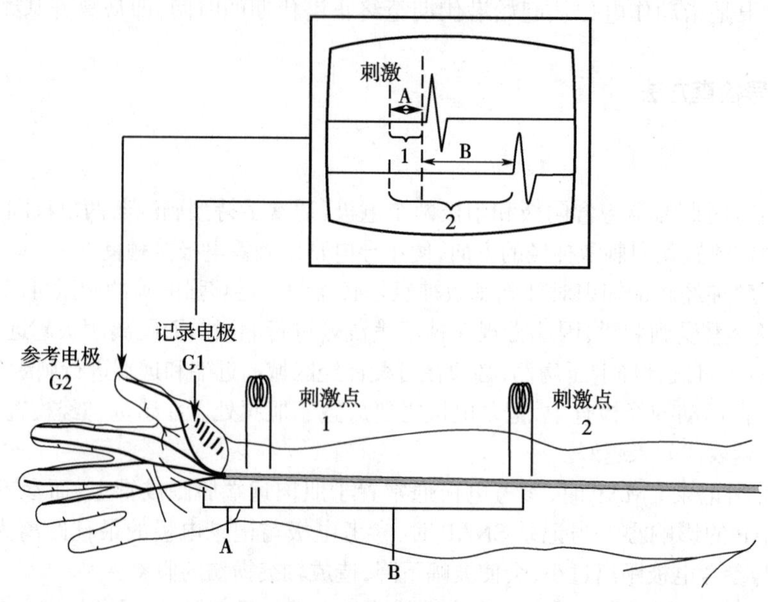

图12-23 正中神经感觉传导的测定

感觉神经传导的测定方法有两种，即顺向法及逆向法。顺向法是在神经远端刺激，在近端记录神经的感觉电位；逆向法是在近端刺激神经干，在远端记录神经的感觉电位。逆向法临床上比较常用。

(五) 常做的检查内容

1. 正中神经 运动神经传导测定时，多在肘部和腕部刺激，在拇短展肌记录，腕部刺激点阴极距记录电极约5cm，地线置于腕背上，见图12-22。逆向法感觉神经传导测定时，将环状电极作为记录电极放在中指或示指上，刺激电极在腕部正中神经上距离记录电极约13cm，阴极朝向记录电极，见图12-23。

2. 尺神经 一般在尺神经运动传导测定时，肘关节应屈曲90°检查较准确。常用的刺激点有肘上、肘下和腕部，在小指展肌记录，腕部刺激点阴极距记录电极约5cm，地线置于腕背上(图12-24)。逆向法感觉神经传导测定时，将环状电极作为记录电极放在小指上，刺激电极在腕部尺神经上距离记录电极约11cm，阴极朝向记录电极，见图12-25。

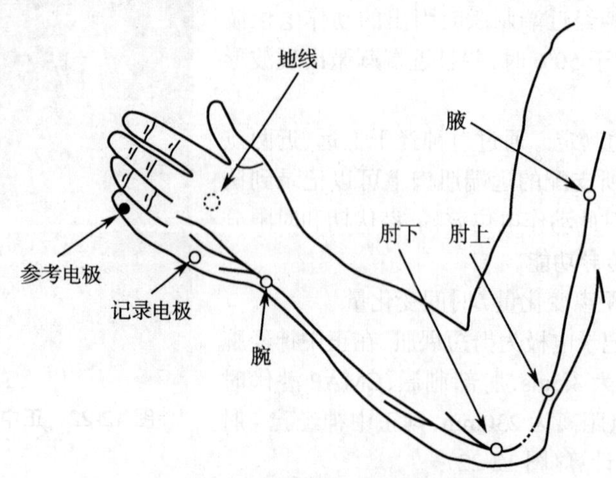

图12-24 尺神经运动传导的测定

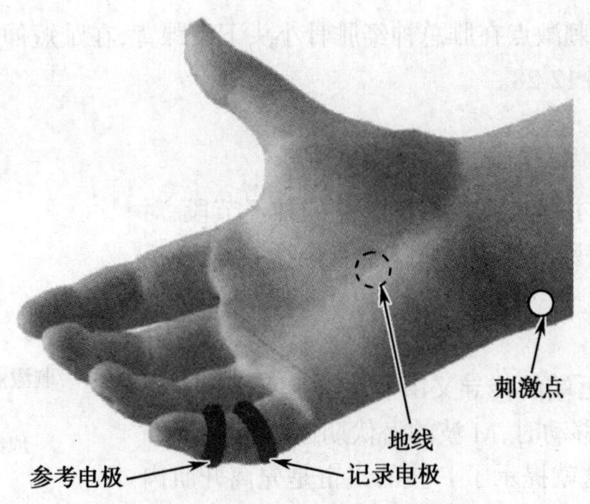

图 12-25　尺神经感觉传导的测定

3. 桡神经　常用的刺激点有 Erb 点、桡神经沟处及肘部，通常在指总伸肌或示指固有伸肌记录(图 12-26)。逆向法感觉神经传导测定时，记录电极放在手背拇指和示指形成的 V 字形底部上，刺激电极在手背距离记录电极约 10cm，阴极朝向记录电极，见图 12-27。

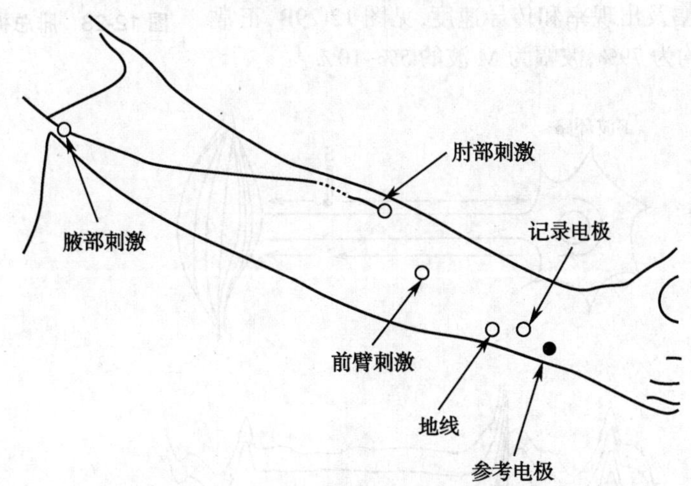

图 12-26　桡神经运动传导的测定

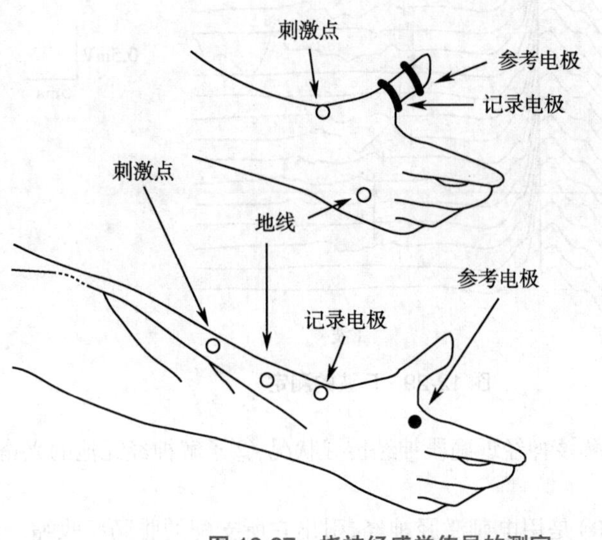

图 12-27　桡神经感觉传导的测定

4. 腓总神经　常用的刺激点在腓总神经腓骨小头下及踝背，在趾短伸肌记录，踝背刺激点阴极通常距离记录点约 7cm，见图 12-28。

三、特殊检查

由于常规的神经传导主要是测量相对远端的神经节段，对于神经近端的功能，需要特殊的检查。特殊检查包括 F 波、H 反射、瞬目反射等。

(一) F 波

F 波是经过运动纤维近端的传导又由前角细胞兴奋后返回的电位。当刺激点向近端移动时，M 波的潜伏期逐渐延长，而 F 波的潜伏期却逐渐缩短，这就提示了 F 波的兴奋是先离开肌肉记录电极而朝向脊髓，然后再由前角细胞回返到远端记录电极，见图 12-29A。F 波几乎可以在所有的运动神经上引出。

1. 检查方法　刺激电极置于神经某一端点，阴极朝向记录电极，用表面电极在相应支配肌肉处记录，超强刺激 10~20 次。

2. F 波的测定及计算方法　测定 F 波，通常观察最短潜伏时、平均潜伏时、波幅及出现率和传导速度，见图 12-29B，正常情况 F 波出现率平均为 79%，波幅为 M 波的 5%~10%。

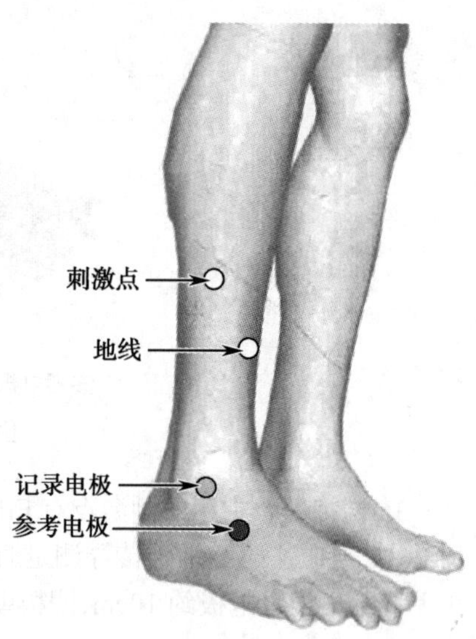

图 12-28　腓总神经运动传导的测定

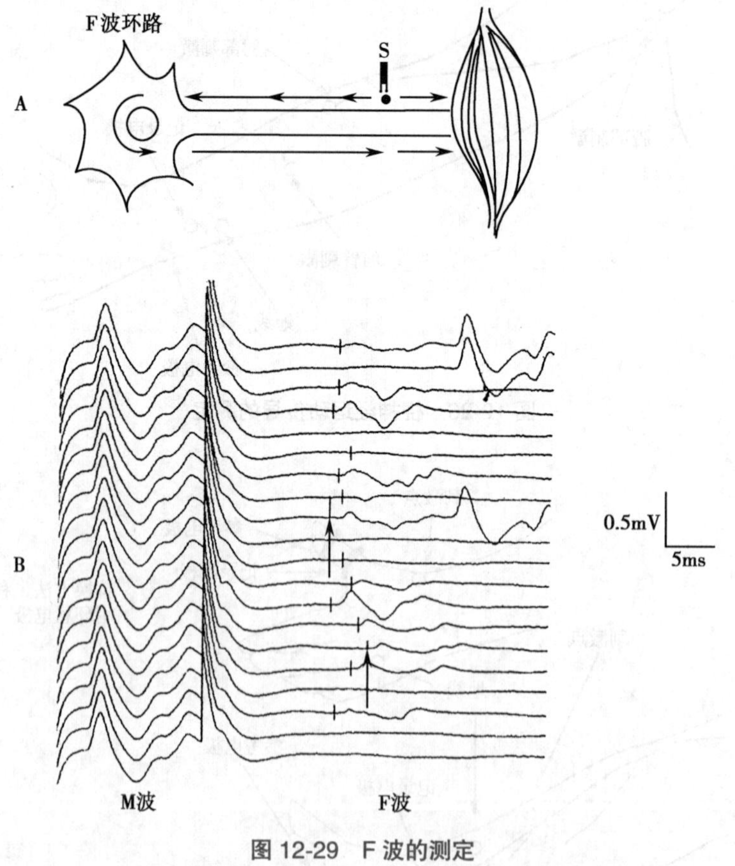

图 12-29　F 波的测定

3. F 波的临床应用　①了解该神经近髓段神经传导状况；②了解神经元池的兴奋性。

(二) H 反射

H 反射(Hoffman reflex，HR)是用电刺激胫神经，引出它所支配的腓肠肌收缩。H 反射在成人仅能在胫神经上引出，它也是反映周围神经近髓段的功能状态。

1. 检查方法　让病人俯卧位，两腿伸直，使小腿充分放松，记录电极放在腓肠肌内侧头和外侧头

之间，参考电极放在距记录电极远端3~4cm，地线放在记录电极和刺激电极之间。在腘窝处刺激胫神经，阴极朝向近端，从较小的刺激强度开始，逐渐增加刺激量，见图12-30。

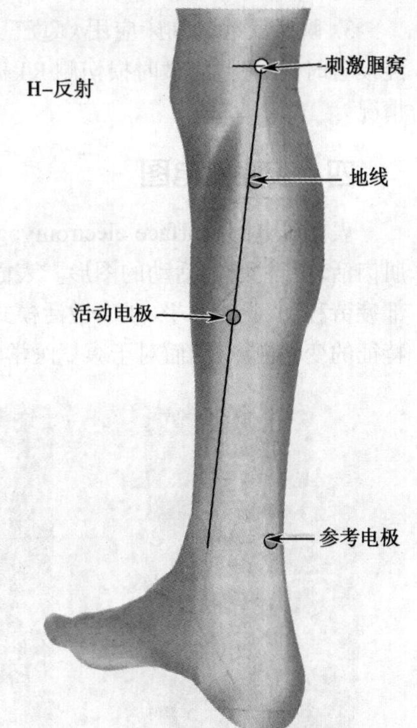

图12-30　H反射的测定

2. H反射的观察　在一定刺激强度时H反射能恒定引出，随着刺激强度的增加，H反射波幅开始渐增而后渐减，最强或超强刺激时H反射反而消失，而运动单位M波波幅不断增高达到最大。H反射的正常值和身高有关，但潜伏时一般不超过35ms，通常要两侧对比，而且两侧刺激点到记录点的距离要相等。

3. H反射的临床应用　①在近端胫神经病、坐骨神经病、腰骶神经丛病、骶1神经根病变时，都可以出现H反射潜伏时延长或消失；②了解神经元池兴奋性；③感觉神经有损害时，H反射消失。

（三）瞬目反射

临床上瞬目反射（blink reflex）的传入神经是三叉神经，传出神经是面神经。瞬目反射包含两个成分，即早发反应R1和迟发反应R2。当刺激同侧三叉神经眶上支时，仅在刺激眼可以记录到R1波，而R2波在两眼都可记录到（图12-31A）。

1. 检查方法　病人仰卧，眼睛睁开或轻微关闭。电极记录放在双侧眼轮匝肌下缘瞳孔下方，参考电极置于外眦，地线放前额中央。刺激一侧眶上神经，用超强刺激，但要注意刺激强度不要太大，以免引起刺激伪迹。一般重复刺激几次，选择波形稳定，重复性好的波形来测量R1、R2最短潜伏时。

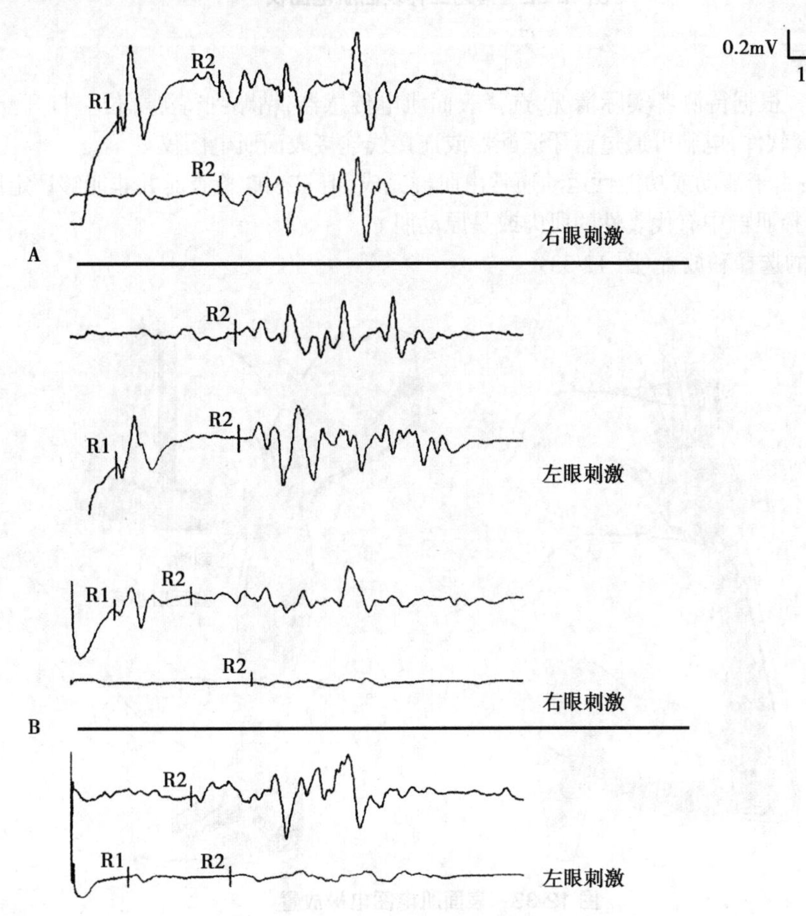

图12-31　瞬目反射的测定

2. 瞬目反射的观察 主要观察R1波及R2波的波幅和潜伏期，正常值R1在13ms以内，左右侧间差为1~1.2ms；R2在40ms以内，两侧间差不超过5ms。

3. 瞬目反射的临床应用 ①三叉神经损害时病侧诱发的所有成分潜伏期均延长或消失；②面神经损害时，任一侧刺激时损伤侧R1波及R2波均延长或消失，见图12-31B，中枢损害时则可出现多种情况。

四、表面肌电图

表面肌电图（surface electromyography，sEMG）也称动态肌电图或运动肌电图，是用表面电极采集肌肉活动产生的电活动的图形。表面肌电信号活动的变化在很大程度上能够定量反映肌肉活动的局部疲劳程度、肌力水平、肌肉激活模式、运动单位兴奋传导速度、多肌群协调性等肌肉活动和中枢控制特征的变化规律，因而对于康复医学临床和基础研究等具有重要的学术价值和应用意义（图12-32）。

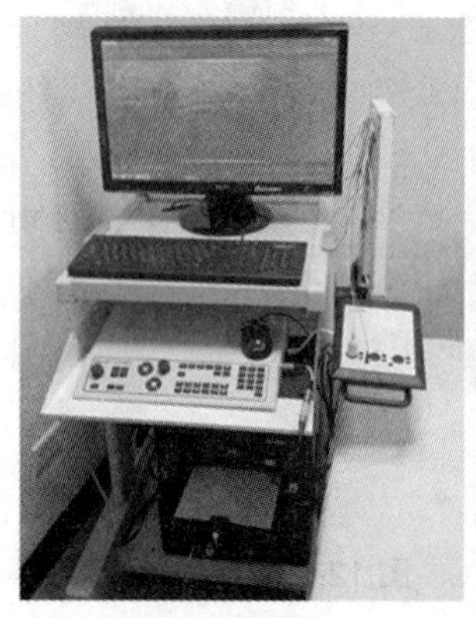
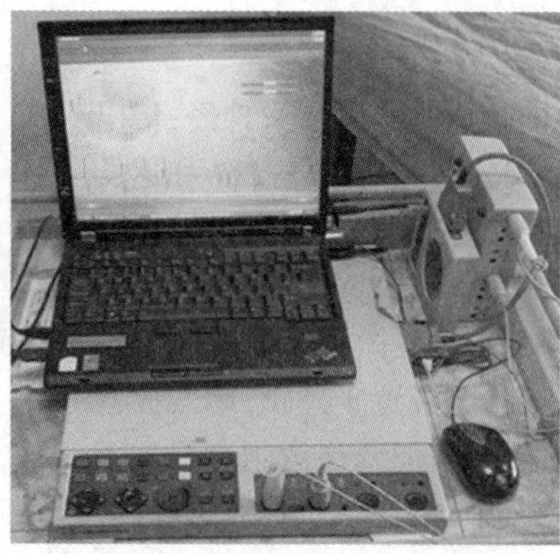
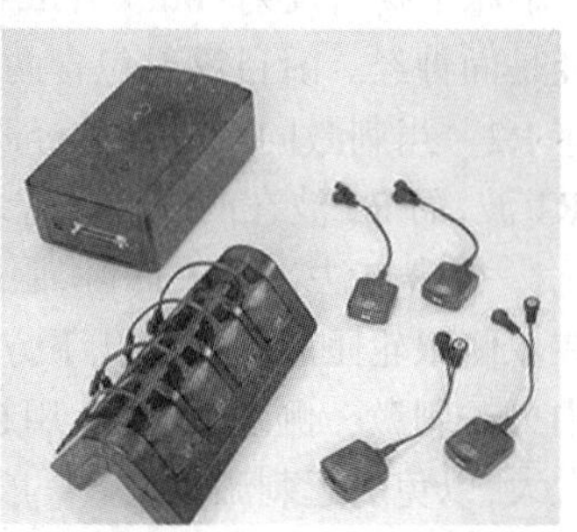

图12-32 常见三种表面肌电图仪

（一）操作流程

1. 准备阶段 根据待测者实际情况，选择表面肌电传感器，粘贴到待测部位。打开配套电脑，启动表面肌电图配套软件，电脑可通过蓝牙适配器或连接线连接表面肌电图仪。

（1）待测部位：由于活动或功能性运动通常由肌群完成，但sEMG检查时并非能够评定肌群所有的肌肉，所以一般选择肌群中有代表性的肌肉或是原动肌。

（2）表面电极的选择和放置（图12-33）

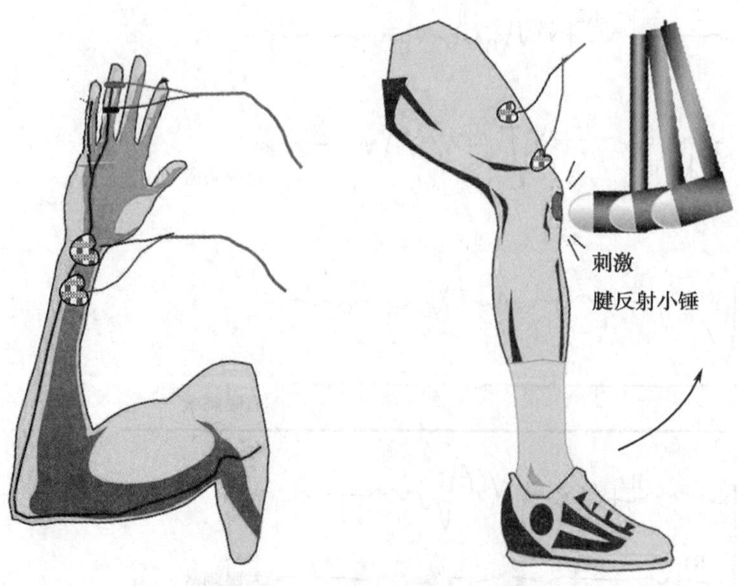

图12-33 表面肌电图电极放置

1）电极大小：根据肌肉的大小与电极间的间隔距离选择，通常大肌肉用大电极。

2）电极位置：①一般采用施加适当阻力时观察有无EMG反应的方法确定需要检查的肌肉；②电极置于神经分布区域中心与肌腱之间的中点，若受试者可自主收缩，可将电极置于肌腹，电极需沿肌腹方向；③用运动点的电刺激确定最佳电极放置点；④用体表标志和测量到标准应用点间距离的方法确定放置点。地线电极应靠近记录电极，且为身体同侧。

3）电极之间的距离：推荐电极中心之间的间距为2~10mm。

（3）解决噪声和伪迹的问题：选择信噪比高的放大器，以便降低噪声和与电路内在噪声有关的伪迹。

（4）参数设置：设置通道开启、通道名称、通道灵敏度、通道置零、采样率、励磁输出、0位数值、满位数值、单位、重置配件名称、存储方式及转接盒处设置存储位置等。

（5）归零：测试位置与姿势调整，进行通道归零操作。可通过软件模拟通道设置界面或使用转接盒操作归零。

2. 肌电测量　sEMG信号形成于众多运动单位的生物电活动在时间和空间上的总和，主要是浅层肌肉的肌电信号和神经干上电活动的综合效应，需经计算机处理才能用来定量分析，见图12-34。肌电测量有两种方式，即联机的即时测量方式和采用记忆卡的无线摇控的脱机方式。前者肌电信号采集与信号处理及屏幕显示同步进行、便于调节肌肉收缩强度、运动方式及标记等；后者可在各种姿势、体位及运动中测量，不受环境限制。

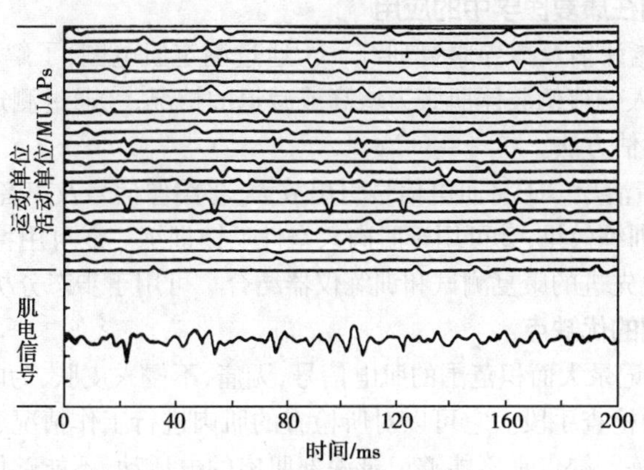

图12-34　肌电信号

3. 分析及有关指标　sEMG的肌电信号有四种表现形式：原始sEMG、处理过的sEMG、频率谱分析和概率波幅直方图。原始sEMG是最常用的一种方式，它的峰-峰值表示波幅或收缩强度的大小。原始sEMG可以通过计算转化为处理过的sEMG、频率谱分析和概率波幅直方图。原始sEMG信号峰-峰值与时间的曲线图就是平均曲线图。将肌电信号的频率进行分析，得到频率谱分析。所检查肌肉的最大峰-峰值用矩形图表示，就是概率波幅直方图。

sEMG分析的主要指标：

（1）时域分析的主要指标：肌电图积分值（integral electromyogram，IEMG）、肌电图波幅平均值（average electromyogram，AEMG）、肌电图波幅均方根值（root mean square，RMS）等。应用时域分析可间接推断肌肉力量的大小。sEMG可间接反映肌力的大小，但应考虑肌肉的长度、收缩的形式等因素。

（2）频域分析的主要指标：中位频率（median frequency，MF）、平均功率频率（mean power frequency，MPF）、过零率（zero cross rate，ZCR）、波幅等。

4. 注意事项　装有心脏起搏器等植入性医疗仪器者禁用。

（二）表面肌电图评价肌肉的功能状况的方法及应用

1. 运动过程中肌电变化的一般规律　运动时，首先增加的是运动单位的放电频率，表现出肌电频谱高移。随着肌肉力量的逐渐增大，募集的运动单位数量增加，表现为肌电频谱继续高移，同时波幅

增加。如果力量继续加大，则出现运动单位电位的重叠，波幅进一步增大，但是频率的增加趋缓或者停止。当运动至疲劳时，肌纤维兴奋传导速度减低，但波幅的变化不大。

2. 表面肌电图评价疲劳的方法　评价的指标主要有时域分析、频域分析、小波分析等。

(1)时域：在时间维度上反映肌电曲线变化特征的评价指标，主要有 IEMG、AEMG、RMS 等。其中 IEMG 是评价疲劳的重要手段。AEMG 可用于对耐力素质的评价。RMS 虽不能反映肌电信号的细节变化，但可通过比较不同时期的 RMS，确定疲劳发生的时间和疲劳的程度。

(2)频域：在表面肌电信号的检测与分析中具有重要的应用价值。与时域指标对比，频域指标有以下优势：①在肌肉疲劳过程中均呈明显的直线递减型变化，变异小；②曲线斜率不受皮下脂肪厚度和肢体围度的影响；③斜率与负荷持续时间明显相关。

(3)幅频联合分析：幅频联合分析可同时对 sEMC 信号振幅和频谱变化加以综合考虑，有效辨别肌力增加与疲劳状态导致的肌电信号变化的类似现象。

(4)小波分析法：时频分析是近年来发展起来的研究非平稳信号的一种有效方法。针对肌电信号的非平稳特征，小波变换方法是一种有效、稳定的特征提取方法，能同时提供关于信号时域和频域的两方面信息，将原始信号依然按照时间的对应关系分解到不同频带上或对信号进行不同的精度表达，为非平稳生理信号的分析提供了新的手段。

(5)分形分析：分形理论是考察非线性生物信号的一个有效途径，而肌电信号具备非线性分形的规律。该参数是描述肌肉疲劳状态的新的量化特征。

(三) 表面肌电图在康复医学中的应用

1. 神经肌肉功能评估及指导康复训练　①通过测定肌电图，了解肌肉功能障碍、疼痛等严重程度；②了解脑卒中病人偏瘫侧肢体肌张力增高或减退的情况；③通过测定肌电图，作为康复训练前、后疗效对比及随访的评估方法。

2. 肌电生物反馈治疗　①将肌电信号引出放大，将图像信号及声音信号反馈给受试者，实现双信号的反馈治疗，增强训练效果；②可用于肌肉兴奋性反馈训练。③可用特殊电极，检测训练盆底肌肉。

3. sEMG 与其他先进的康复测试和训练仪器结合　可用于步态分析及平衡功能的评定。

(四) 表面肌电图的优缺点

sEMG 的优点是记录大面积范围的肌电信号，无痛，不侵入皮肤，为临床提供了一种安全、简单、无创的肌肉功能状态的检查手段。它可以对所检查的肌肉进行工作情况、工作效率的量化，指导病人进行神经、肌肉功能训练。缺点是不能够记录深部肌肉的电活动，不能够保证所记录的仅仅是电极下肌肉的电活动，无法直接量化肌肉收缩所产生的力量大小。

第三节　诱发电位

诱发电位指在神经系统某特定部位给予适宜的刺激，导致中枢神经系统在感受内在或外部刺激过程中产生的电位变化。临床上常用的诱发电位有躯体感觉诱发电位、脑干听觉诱发电位和视觉诱发电位、运动诱发电位。

一、躯体感觉诱发电位

躯体感觉诱发电位(somatosensory evoked potential，SEP)也称为体感诱发电位，临床上最常用的是短潜伏时体感诱发电位，简称 SLSEP，特点是波形稳定、无适应性和不受睡眠和麻醉药的影响。刺激阈值一般用感觉阈以上，运动阈以下。主要反映躯体神经通路的功能状态。

(一) SLSEP 的临床应用

1. 周围神经病　①臂丛神经损伤的鉴别诊断，协助判断损伤部位是在节前或节后；②协助颈或腰骶神经根病的诊断；③间接测算病损周围神经的感觉传导速度。

2. 脊髓病变　对脊髓外伤有辅助诊断意义，可判断损伤程度、范围和预后。

3. 脑干、丘脑和大脑半球病变　取决于病损部位及是否累及 SLSEP 通路。

4. 中枢脱髓鞘病（MS）　SLSEP 的异常率为 71.7%，下肢躯体感觉通路异常率较上肢高。

5. 昏迷　昏迷预后的评估及脑死亡诊断。

6. 脊柱和脊髓部位手术　术后监护、颅后窝手术监护。

（二）检查方法

躯体感觉诱发电位是将表面电极置于周围神经干，在感觉传入通路的不同水平及头皮相应的投射部位记录其诱发电反应。

（三）常做的检查内容

1. 正中神经

（1）检查方法：上肢记录部位是 Erb 点、C_7 棘突及头部相应的感觉区（图 12-35A）；刺激量以拇指初见收缩为宜，通常为感觉阈值的 3~4 倍，刺激频率 1~5Hz，叠加次数 50~200 次，直至波形稳定光滑为止。每侧测定 2 次，观察重复性及可信性。波形命名为极性 + 潜伏时（波峰向下为 P，向上为 N）。

（2）波形及正常值：上肢正中神经刺激，诱发 SLSEP，记录的主要电位有 N9、N13、N20（图 12-36A）。正常值范围通常在均值 +2.5~3SD 以内。

（3）异常标准：①波形消失或低平；②各波潜伏时和峰间期延长；③两侧潜伏时差明显增大。

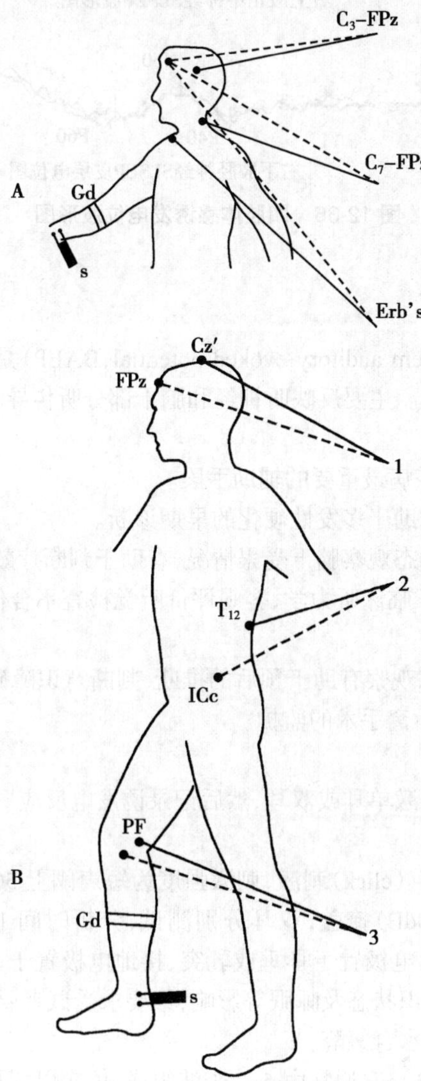

图 12-35　四肢体感诱发电位导联图

2. 胫后神经

（1）检查方法：下肢的记录部位是腘窝点、T_{12} 及头部相应的感觉区（图 12-35B）。刺激量以小趾肌

初见收缩为宜，通常为感觉阈值的3~4倍，刺激频率1~5Hz，叠加次数50~200次，直至波形稳定光滑为止。每侧测定2次，观察重复性及可信性。波形命名为极性+潜伏时（波峰向下为P，向上为N）。

（2）波形及正常值：下肢胫神经刺激，记录的主要电位有N17、N21、P40（图12-36B）。正常值范围通常在均值+2.5~3SD以内。

（3）异常标准：①波形消失或低平；②各波潜伏时和峰间期延长；③两侧潜伏时差明显增大。

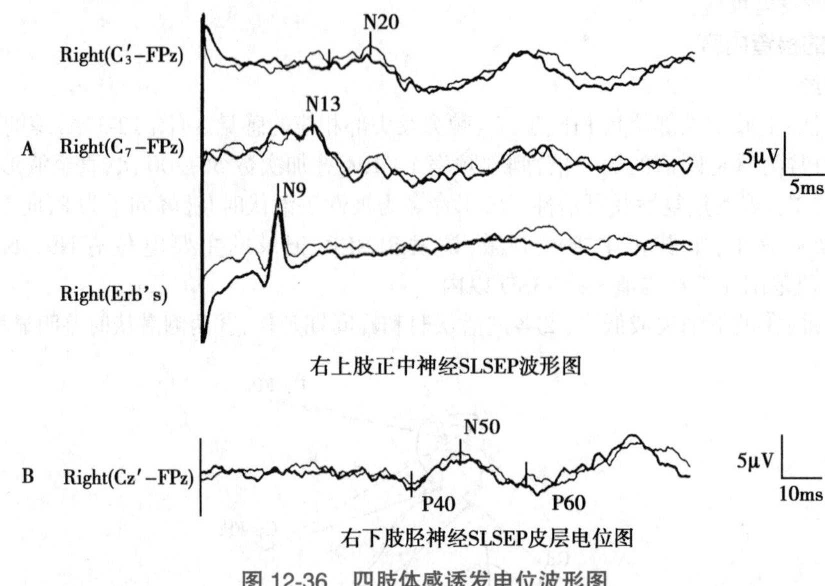

图12-36 四肢体感诱发电位波形图

二、脑干听觉诱发电位

脑干听觉诱发电位（brain-stem auditory evoked potential，BAEP）是利用短声刺激双耳，在头颅表面记录到听神经至脑干的电活动。主要反映听神经和脑干部分听传导功能。

（一）BAEP的临床应用

1. 脑桥小脑角肿瘤 诊断该病最重要的辅助手段。

2. 中枢脱髓鞘病 BAEP有助于多发性硬化的早期诊断。

3. 脑干血管病 BAEP可动态观察脑干受累情况，有助于判断疗效及预后。

4. 电反应测听方法 应用于临床听力学，客观评价听觉检查不合作者、婴幼儿和癔病病人的听觉功能。

5. 颅脑外伤 BAEP的动态观察有助于预后的推断，判断意识障碍病人的转归、脑死亡的诊断都有重要意义，BAEP还可用于颅后窝手术的监护。

（二）检查方法

脑干听觉诱发电位用声音刺激单耳或双耳，然后记录诱发电反应。

（三）常做的检查内容

1. 检查方法 通常采用短声（click）刺激，刺激强度为短声阈上50~60dBSL，刺激频率10~15Hz，单侧耳给声，对侧耳噪声（30~40dB）掩盖，双耳分别测试，分析时间10ms，叠加1 000~2 000次。记录电极通常置于颅顶的Cz，参考电极置于耳垂或乳突，接地电极置于FPz。一般使用盘形表面电极。BAEP不易受麻醉剂、镇静药、意识状态及睡眠等影响，但要求受试者要安静，全身放松，儿童或不能合作者，检查前可口服适量的10%水合氯醛。

2. 波形及正常值 正常的BAEP通常由5~7个波组成，依次以罗马数字命名为Ⅰ、Ⅱ、Ⅲ、Ⅳ、Ⅴ、Ⅵ、Ⅶ（图12-37），前5个波潜伏时稳定，波形清晰，在脑干听觉系统中有特定的神经发生源，因此有肯定的临床意义。各波潜伏时的正常范围在均值+3SD以内，Ⅴ波波幅最高，Ⅴ/Ⅰ波波幅比值不能<0.5。

3. 异常标准 ①波形异常：Ⅰ波、Ⅲ波和Ⅴ波缺失或波形分化差，难以辨认；②PL及IPL超过正常均值+3SD；③两耳潜伏时之差（PL和IPL）即侧间差（ILD）超过0.4ms；④波幅Ⅴ/Ⅰ值<0.5。

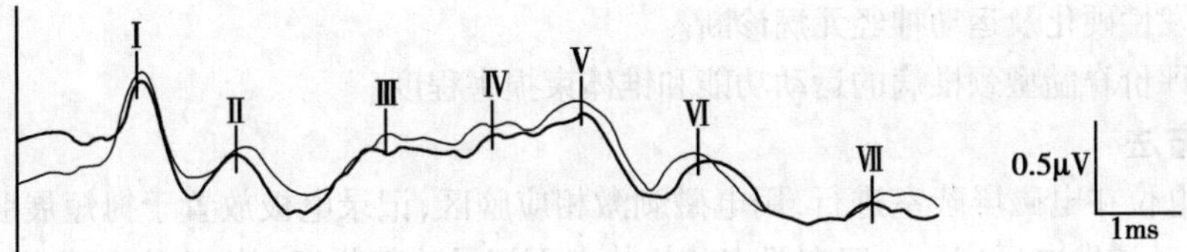

图 12-37　正常人脑干诱发电位波形图

三、视觉诱发电位

视觉诱发电位(visual evoked potential, VEP)也称皮质视觉诱发电位，是视觉刺激在头皮枕部记录的视觉冲动，经外侧膝状体投射到枕叶距状裂后部与枕后极的电活动。主要反映视网膜视神经通路和视皮层功能状态。

(一) VEP 的临床应用

1. 视神经的潜在疾病　发现其病灶是 VEP 最有价值之处。

2. 多发性硬化　VEP 对其诊断也很有意义。

(二) 检查方法

视觉诱发电位通过光刺激单眼或双眼，在枕部记录诱发电反应。

(三) 常做的检查内容

1. 检查方法　在光线较暗的条件下检测，形式为黑白棋盘格模式翻转刺激，要求受试者眼与屏幕距离 70~100cm，一只眼用眼罩严密遮盖，另一眼注视屏幕中心标记，两眼分别测试，每侧重复测定 2 次。刺激模式采用全视野、半视野、1/4 视野黑白棋盘格翻转，刺激频率为 2Hz，分析时间 300ms，叠加 200 次。记录电极置于枕骨粗隆上 5cm 的中线 OZ 和此点向左右旁开 5cm 分别为 O1、O2，参考电极置于前额 Fz。

2. 波形分析及正常值　PRVEP 主要波形成分有 N75、P100 和 N145，简称 NPN 复合波，正常情况下部分 N75 难以辨认，N145 潜伏时及波幅变异大，P100 潜伏时最稳定而且波幅最高，是 PRVEP 唯一可靠的成分(图 12-38)。P100 潜伏时的正常值范围通常为均值 +3SD 以内。

3. 异常标准　① P100 潜伏时延长 > 均值 +3SD；②两眼潜伏时侧间差 >10ms；③波幅 <3μV 或波形消失。

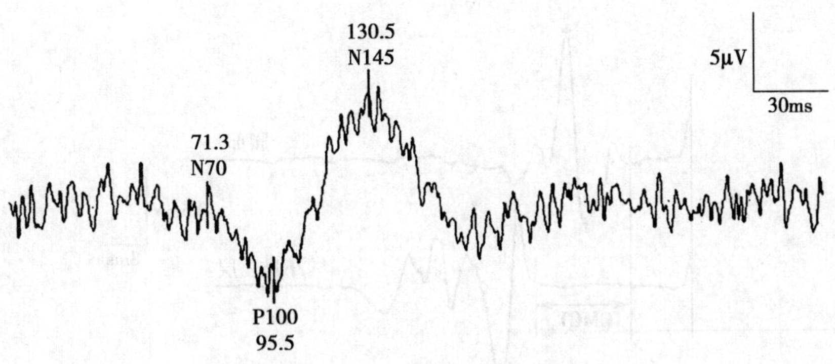

图 12-38　正常人视觉诱发电位波形图

四、运动诱发电位

运动诱发电位(motor evoked potential, MEP)是应用电或磁刺激皮层运动区或脊髓，产生的兴奋通过下行传导通路使脊髓前角细胞或周围神经运动纤维兴奋，在相应肌肉表面记录到电活动。常用的刺激有电刺激及磁刺激，因为磁刺激比较安全、无疼痛、可重复性，而且操作简单，近年来被广泛应用于临床。

(一) MEP 的临床应用

1. 脑损伤后运动功能的评估及预后的判断。

2. 协助多发性硬化及运动神经元病诊断。

3. 可客观评价脊髓型颈椎病的运动功能和锥体束损害程度。

（二）检查方法

运动诱发电位在电磁屏蔽室进行，用电磁刺激相应脑区，记录电极放置于拇短展肌、胫前肌等肌肉表面，记录运动诱发电反应。一般在肌肉放松状态下记录。某些病人松弛状态下引不出电位，可采用随意收缩激发出电位来检查。对癫痫及脑出血病人应慎用磁刺激。

（三）常做的检查内容

1. 检查方法　上肢磁刺激部位通常是大脑皮质相应运动区、C_7 棘突、Erb 点，常用的记录部位为拇短展肌；下肢磁刺激部位为大脑皮质运动区及 L_4，常用的记录部位为胫前肌。采用磁刺激器为圆形刺激线圈。皮质刺激强度为最大输出的 80%~90%，神经根刺激强度为 70%~80%。

2. 波形分析及正常值　混合肌肉动作电位的起始潜伏时和波幅是两项主要测量指标（图 12-39）。将刺激大脑皮质的反应潜伏时减去刺激颈或腰部的反应潜伏时，差值称为中枢运动传导时（简称 CMCT），代表上、下肢皮质脊髓束（锥体束）的传导时间，这是运动诱发电位检查的一个重要诊断参数。各段潜伏时及中枢运动传导时的正常值范围是均值 +2.5SD。

3. 异常标准　①反应波缺失，或反应阈值增高；②各波潜伏时明显延长，伴有或不伴有波形离散；③中枢运动传导时延长；④双侧潜伏时侧间差延长；⑤双侧波幅比值有明显差异。

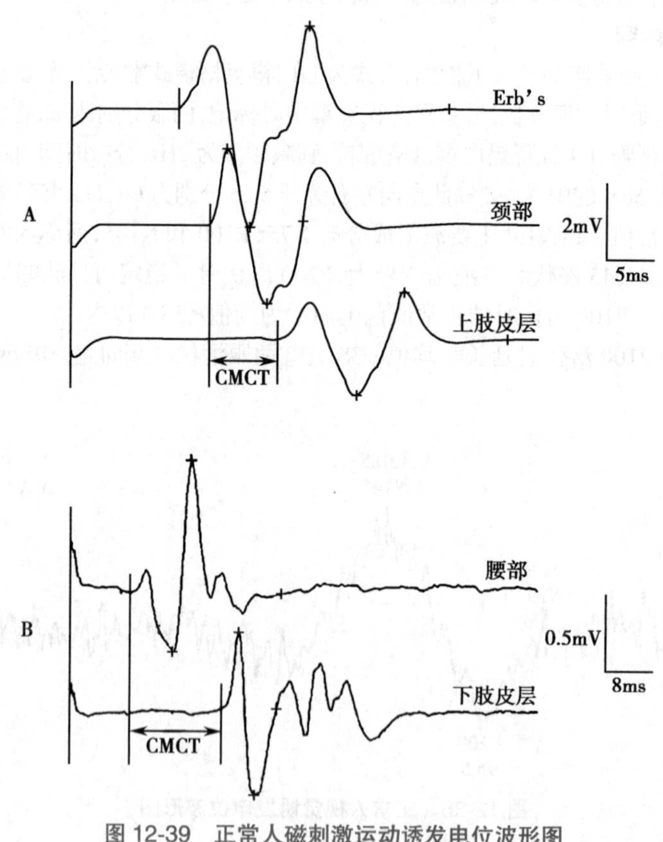

图 12-39　正常人磁刺激运动诱发电位波形图

第四节　低频电诊断

一、概述

低频电诊断（low frequency electrodiagnosis）是用低频电流刺激神经肌肉组织，根据肌肉对电流刺

激的反应特点来判断神经或肌肉的功能状态，以诊断疾病的方法。尽管低频电诊断已经被现代电生理检查所取代，但在现代化检查无法进行时，可以帮助临床医生获得更多的资料。低频电诊断主要是直流-感应电诊断和强度-时间曲线（intensity-time curve）检查。

（一）电生理基础

正常神经肌肉均有兴奋性，运动神经受电刺激时可以产生兴奋，兴奋向远端传导而引起肌肉收缩。因为要引起神经肌肉组织的兴奋，所以刺激必须满足四个主要条件：①强度；②时间；③强度的变化率；④刺激的频率。

神经肌肉的任一点均可以兴奋，但在刺激神经肌肉的运动点时兴奋性最高。而神经的运动点在神经的最表浅处，肌肉的运动点在神经肌肉接头处，即运动终板处。

神经正常时兴奋性高于肌肉兴奋性，故刺激肌肉时获得的仍然是神经兴奋阈。当神经受损而兴奋性减退时，肌肉的兴奋性才可能显示，神经损伤持久不恢复时，肌肉本身的兴奋性也下降而兴奋阈上升，最终兴奋性消失。

（二）低频电诊断的优缺点

1. 优点　有下列几点：①设备简单，价格低廉，易普及；②操作简单，易学习掌握；③环境要求不高；④定量诊断意义优于肌电图，虽然灵敏度欠佳，但更能反映肌肉的整体功能。

2. 缺点　定性诊断价值差，灵敏度低，不能发现早期的轻微病变。

二、直流-感应电诊断

使用直流电和感应电刺激神经和肌肉，根据肌肉反应量和质以判定神经肌肉功能称为直流-感应电诊断（Galvanic-Faradic electrodiagnosis）。

（一）诊断程序

1. 设备要求　直流-感应电诊断使用两种电流：①方波断续直流电，波宽为100~1000ms均可；②感应电，波宽约1ms，方波或三角波均可。需要两个电极，一个为刺激电极或称主电极，直径1cm较为适宜，以盐水纱布包裹，另一个为参考电极或称辅助电极，直径1cm。

2. 准备工作　①询问病史及必要的体格检查；②了解申请者的检查目的；③确定需要检查的神经及肌肉；④病人取舒适体位，充分暴露待检肢体。

3. 实施检查　①将参考电极置于躯干或待检肢体的无肌肉处；②将刺激电极置于待查的神经干的表浅处；③先用感应电刺激，电流强度由小到大，出现运动反应后，左右及上下移动刺激点，寻找最大反应点，即运动点；④在运动点上降低刺激电流强度，直至引起刚刚可见的运动反应，此时的电流强度即为阈电流强度，予以记录；⑤在运动点上，改用断续直流电刺激，测出阈电流，并记录。一般先用阴极电刺激，再转换阳极电刺激；⑥对于该神经支配的可疑有异常的肌肉，将刺激电极置于肌肉的运动点上，重复①~③步骤的检查。

总之，直流-感应电诊断检查的规律是：①先检查健侧后检查患侧；②先检查神经后检查肌肉；③先检查感应电流后检查直流电流。

4. 观察指标

（1）兴奋阈的变化：神经肌肉部分变性时阈值上升，完全变性时阈值消失，完全丧失兴奋性。感应电刺激阈的上升总是早于直流电刺激阈的上升。神经的阈值上升早于肌肉。阈值变化的标准是与健侧比较的，阈值高于健侧50%~100%时为增高。两侧均异常时则与经验值对照。局部有瘢痕、水肿、神经移位等可导致阈值升高。

（2）极性法则的变化：以一定量的直流电刺激正常神经或肌肉时，阴极通电刺激产生的收缩反应大于阳极通电产生的反应，又大于阳极断电反应，再大于阴极断电反应，表示为CCC>ACC>AOC>COC。在神经肌肉变性时极反应倒转的概率明显增多。

（3）肌肉收缩的性质：正常肌肉为闪电样快速收缩，变性肌肉表现为收缩缓慢，甚者是蠕动样收缩。

（4）运动点的位置：神经损伤时，运动点远移，是神经损伤的明确标志。

（二）结果判定

直流-感应电诊断检查的结果分为绝对变性反应、完全变性反应、部分变性反应和无变性反应（正

常)四类。

1. 绝对变性反应 肌肉对直流电刺激无反应,对神经也无反应。病理基础是神经完全变性、肌肉已完全纤维化。

2. 完全变性反应 神经对直流电刺激无反应,对感应电刺激也无反应。神经支配某一肌肉的全部轴索完全变性、断离或严重受压。

3. 部分变性反应 神经对感应电刺激无反应或兴奋阈增高;但对直流电刺激有反应,无论其阈值高低。其病理基础是支配该肌的神经轴索受损,此多见于神经病变时;也可能是神经干的某一束支完全受损,这时对于神经干来说是部分变性反应,对于该束支来说是完全变性反应,此种情况常见于神经外伤,对于手术的选择有重要意义。

4. 无变性反应 诊断要点是神经肌肉对感应电和直流电刺激的反应正常而兴奋阈略有变化,但临床表现为瘫痪,这可能为:①没有周围神经损害;②周围神经损害很轻或及早期;③上运动神经元损害;④有肌源性损害或神经肌肉接头异常;⑤有癔病或诈病。

(三) 直流 - 感应电诊断在临床中的应用价值

1. 损害程度的判定 直流 - 感应电诊断法用肉眼判定结果,灵敏度较差。在支配该肌的 50% 以上的神经纤维受损时,或者临床检查肌力在 3 级以下时,才有异常反应,故早期检出神经异常的灵敏度不如肌电图检查。

2. 神经恢复程度的判断 直流 - 感应电诊断反映神经恢复的时间较临床观察更早,而且对于判定整条肌肉的神经支配恢复的比率比较准确,有定量判断的价值。

3. 损害部位的判断 在下运动神经元的传导途径上任何部位的损害,均可造成其远端的变性反应。根据出现与不出现变性反应的肌肉分布,可以推测损害的节段。上运动神经元损害和肌肉损害时,此项检查均无变性反应。

4. 预后的判断 ①绝对变性反应没有恢复的可能,只能以手术或康复工程解决功能问题;②某些神经疾病致完全变性反应者可能得到满意的恢复,具体情况取决于病因和治疗;③部分变性反应者的预后原则上同完全变性反应,但自发恢复的可能性大些,故仅在必要时施行手术治疗,一切由具体病因、病程、病况而定;④神经失用者一般可以自行恢复。

三、强度 - 时间曲线检查

强度 - 时间曲线(intensity-time curve)是以不同强度的电流刺激组织,求取引起阈反应所必需的最短时间,将对应的强度和时间标记在直角坐标纸上,并将各点连成的曲线。临床诊断常常只检查肌肉的强度 - 时间曲线。

(一) 诊断程序

1. 检查仪器 强度 - 时间曲线检查仪要求:①输出频率 0.5~1Hz;②波宽 0.01~1 000ms 的方波与三角波脉冲;③以 1,2,5 或 1,3 的间隔分成 10~15 挡脉冲宽度;④恒压或恒流输出强度连续可调;⑤强度峰值读出可靠;⑥刺激电极直径约 10mm,参考电极 $100cm^2$ 左右。也可用相距 20mm 的两个直径 10mm 的电极。

2. 准备工作 强度 - 时间曲线检查的准备工作同直流 - 感应电诊断,其中强度 - 时间曲线检查不同之处在于:①只查肌肉,不查神经;②只查患侧,不查健侧。

3. 检查方法 ①将刺激电极置于待查的肌肉估计的运动点上;②用最小的波宽挡逐渐增强刺激电流,直至产生可见的肌肉收缩反应;③电流强度调到最大时仍未引出收缩反应时,则增加一挡波宽再试;④出现肌肉收缩反应后,在左右上下微调刺激点,寻找运动点;⑤在运动点上依次用不同的波宽刺激,分别求取阈电流;⑥将每个波宽刺激的阈电流强度记录在特定表格上,并把每点连成曲线即强度 - 时间曲线。

4. 观察指标

(1)弯折:正常的曲线为自左上至右下坡度逐渐降低的平滑曲线,当某点出现弯折时,表示部分失神经支配,弯折点所在的波宽位置也是神经恢复的指标之一:①弯折偏右,表示神经反应参与曲线的成分很少;②弯折左移,表示神经支配的成分增加。

(2)时值：在强度-时间曲线中，无论刺激波宽多长，阈强度不再继续下降，此最低强度称为基强度。以2倍基强度刺激，引起肌肉最弱收缩所必需的最短时间称为时值。在强度-时间曲线中，以2倍基强度在曲线上截取的点所对应的波宽，即为该肌运动时值。

(3)最短反应时：仪器输出最大，正常的神经肌肉对波宽0.01ms(或0.03 ms)的刺激能够反应。但有神经肌肉变性时，曲线右移，右移曲线最左端对应的时间称为最短反应时。

(二) 结果判定

强度-时间曲线检查的结果分为完全失神经曲线、部分失神经曲线、正常曲线。判定标准如下：

1. 正常曲线　正常曲线是一条平滑曲线，无弯折，最短反应时正常，时值小于1ms。

2. 部分失神经曲线　曲线最大的特征是有弯折，最短反应时有延长，时值可能不正常，但不超过10ms。

3. 完全失神经曲线　也是平滑曲线，无弯折，但最短反应时及时值明显延长，至少在1ms以上，时值甚至可最高达30~50ms。

(三) 在临床中的应用价值

1. 损伤程度的判定　能够判定肌肉是否失神经支配，即支配该肌的神经是否变性。而且能够判定失神经是否完全。强度-时间曲线检查较直流-感应电诊断敏感，在损伤后7~10天即可出现异常反应，在支配肌肉的神经纤维有10%~30%变性时也可检出异常。

2. 恢复程度的判断　神经恢复时，由无弯折变为有弯折或原有弯折的位置左移；最短反应时左移，这是判断神经恢复最可靠而灵敏的指标。

3. 指导治疗　根据强度-时间曲线检查结果，可以初步决定病人需要手术治疗或保守治疗。定期重复此项检查，可以观察疗效并及时修改治疗方案。其预后判断同直流-感应电诊断。

第五节　脑电图检查

一、脑电图的基本内容

脑电图是通过脑电图描记仪将脑自身微弱的生物电放大记录成为一种曲线图，以帮助诊断疾病的一种现代辅助检查方法。

(一) 基本原理

人在安静、无特殊外来刺激的情况下，大脑皮质自身具有持续的、节律性的电位变化，这种电位变化称为自发脑电活动，其频率不同并且波形近似正弦形。这些电位活动可通过脑电图描记仪放大并记录下来。受试者在清醒安静、闭目、无任何外界刺激及药物影响时，正常成人脑电图是由α波、β波、低波幅少量θ波及极少量低波幅δ波组成，波形整齐，两侧基本对称、同步，见图12-40。

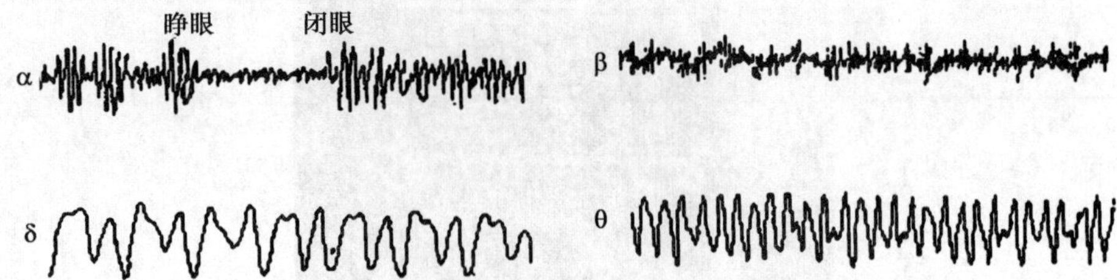

图12-40　正常脑电图的基本波形

α波：频率8~13Hz，波幅为10~100μV，是成年人安静闭目状态下的正常波形，在顶、枕区α活动最为明显，数量最多，而且波幅也最高。

β波：频率为14~25Hz，波幅为5~30μV，在额、颞、中央区β活动最为明显；其指数约为25%。

θ波：频率为4~7Hz，波幅为20~40μV，表示大脑处于深挚思维或灵感思维状态，是学龄前儿童的基本波形，成年人瞌睡状态也会出现。

δ 波：频率为 0.5~3Hz，波幅为 20μV 以下，表示大脑处于无梦深睡状态，是婴儿大脑的基本波形，在生理性慢波睡眠状态和病理性昏迷状态也会见到。

当脑组织发生病理或功能改变时，脑电图即发生相应的改变，通过对其分析，从而为临床诊断、治疗、训练及预后评价提供依据。

（二）仪器与设备

现代脑电图仪主要包括脑电引导电极、脑电极帽、脑电图机或前置放大器、滤波器与记录系统（计算机采集系统）等部分。脑电图仪按照记录的导程的数目，可分为 4、8、12、16、18 和 32 导等，最常用 8 导和 12 导。脑电图仪的结构主要由输入、放大、调节、记录和电源等五个部分组成（图 12-41）。

现在临床主要使用常规脑电图与便携式动态脑电图两种脑电图仪（图 12-42）。

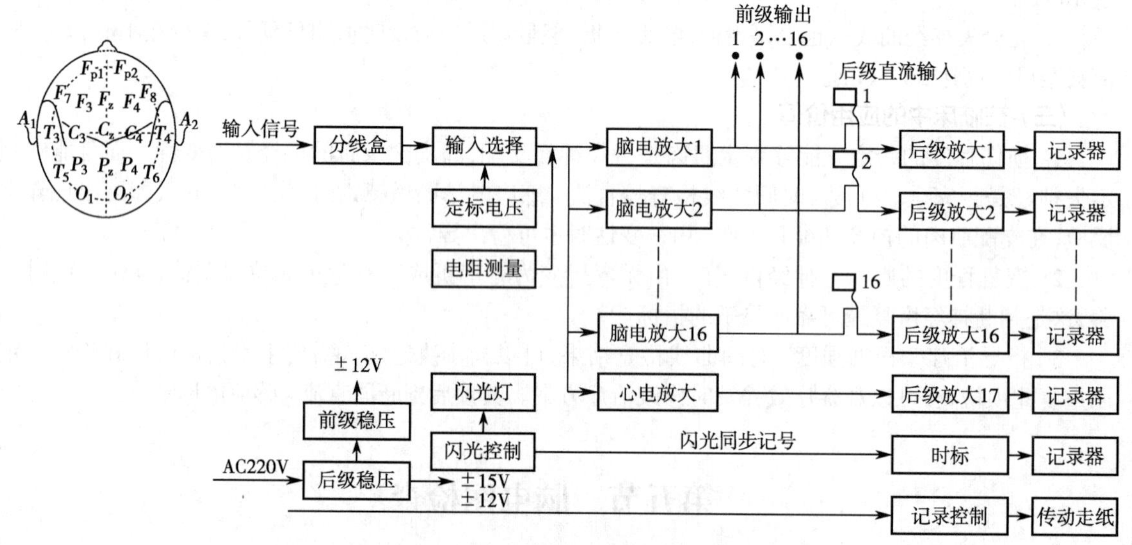

图 12-41 脑电图仪结构原理方框图

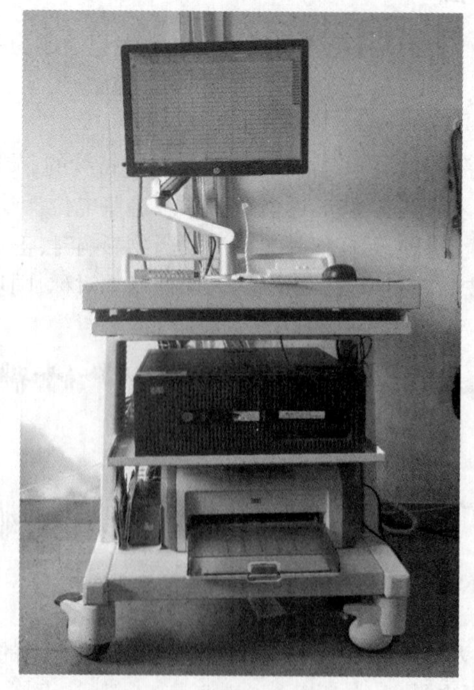

图 12-42 常见脑电图仪

（三）影响脑电图的因素

1. 年龄和个体差异　脑电图作为客观反映大脑功能状态的一个重要手段，和年龄的关系非常密切。

2. 意识状态　脑电图能够反映意识觉醒水平的变化。入睡后脑电图变化将进一步明显并与睡眠深度大致平行。

3. 外界刺激与精神活动　脑电图节律一般易受精神活动的影响，如当受试者将注意力集中在某一事物时，α 节律即被抑制，转为低幅 β 波，而且精神活动越强烈，α 波抑制效应就越明显，外界刺激也可引起同样的变化。

4. 体内生理条件的改变　缺血、缺氧、高血糖、低血糖、体温变化、月经周期的变化、妊娠期等都直接影响脑组织的生化代谢，所以脑电图也相应地出现变化。

5. 药物影响　在临床上大多数药物对脑功能会产生直接或间接的影响，尤其是那些直接作用于中枢神经系统的药物可引起明显的脑电图变化。

二、脑电图的临床应用

(一) 检查方法

1. 检查前准备　受试者具体准备工作如下：①头发洗净，不要搽油，以免影响检查；②前一天晚上要睡好觉（剥夺睡眠者除外）；③饱餐，以防低血糖影响结果；④检查前 3 天停用各种药物，不能停药者要说明药名、剂量和用法，以便医生参考；⑤检查时精神不要紧张，头皮上安放接收电极，不是通电；⑥全身肌肉放松以免肌电受干扰；⑦按医生要求，睁眼、闭目或过度呼吸。

2. 脑电图仪准备

(1) 脑电图仪的预热和调整：在检查开始前，必须先开机预热，特别是放大器在描记前至少得预热 10min 以上。

(2) 定标电压的测定和调整：定标电压的测定一般多在 1.5cm/s 的纸速情况下进行。定标电压测定后，应将时间常数及定标电压数标记在记录纸上，时间常数一般为 0.3s，定标电压 50μV/5mm 或者 100μV/10mm。

3. 电极放置　目前，安放电极通常使用国际脑电图学会标定的 10/20 法。10/20 法的电极位置用奇数表示左侧，偶数表示右侧，见图 12-43。

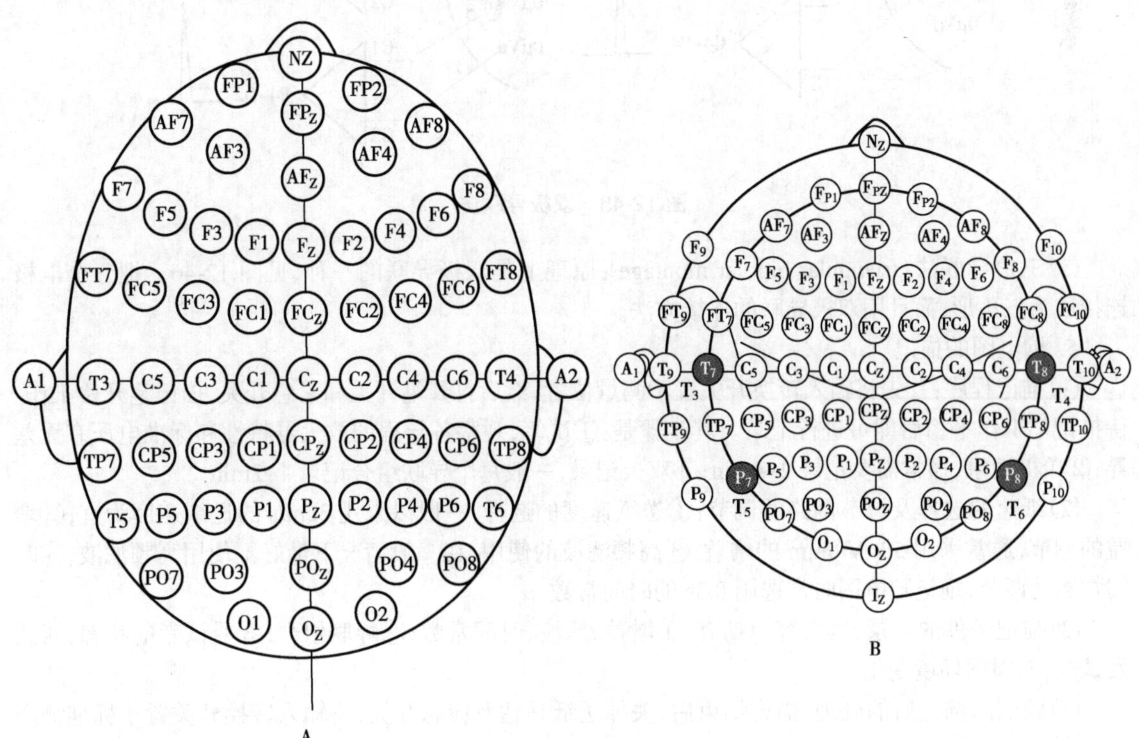

图 12-43　脑电图电极放置 10/20 法

4. 导联方法

(1)单极导联法：记录位于头皮上的探查电极与参考电极之间脑电活动的方法，略记为 R 或 MP，见图 12-44。将头皮上的作用电极与脑电图机放大器的栅极 1(G_1)相接，把无关电极与栅极 2(G_2)相接。无关电极以耳垂和乳突部位最常用。无关电极与作用电极的连接方式：①一侧作用电极分别与同侧无关电极相连接；②两侧无关电极连接在一起再与各个作用电极分别相连；③两侧无关电极轮流使用，即两侧作用电极分别与一侧无关电极相连；④两侧无关电极交叉连接。

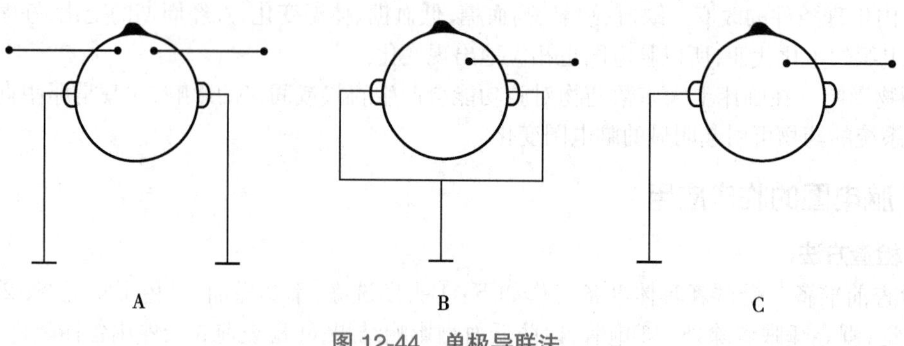

图 12-44　单极导联法

(2)双极导联法(bipolar recording)：是不用参考电极，在头皮上放置的两个活动电极，各自与脑电图仪的栅极 1(G_1)和栅极 2(G_2)相接的记录方法，而不使用无关电极的记录方法，见图 12-45。使用双极导联法所记录的是两个电极间的电位差。

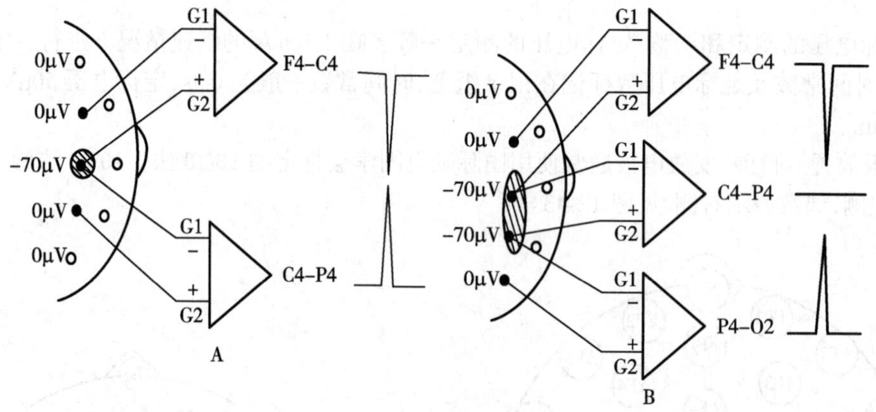

图 12-45　双极导联法

(3)三角导联法(triangular bipolar montage)：原理上是双极导联的一种，见图 12-46。把三个电极连接成为三角形，而且用双极导联的连接方法。

5. 脑电图的描记

(1)描记程序：首先将输入转换开关置于测量位置，然后打开笔开关和紧急开关，描记笔开始工作。待描记笔工作平稳后即可进行记录。其步骤是：①试笔，观察各导程的放大器特性和标准电压有无差异；②单极记录，通常需要记录 2~4min；③双极记录，一般每个导联组合记录 1~2min。

(2)纸速的选择及调节网路的调节：①送纸速度的选择，一般以采用 3cm/s 的送纸速度为宜；②增益的调节，通常采用 50μV/5mm 的增益；③高频滤波的使用，在一般情况下最好不使用高频滤波；④时间常数的调节，描记脑电图时常选用 0.3s 的时间常数。

(3)描记条件的记录：其内容包括有：①增益、滤波、时间常数；②导联组合；③受试者的状态；④诱发试验；⑤周围环境变化。

(4)脑电图描记后的处理：描记结束后，关掉送纸马达及应急开关，将输入转换开关置于标准测压位置和再打一次标准电压后，即可从受试者身上取下电极连接线、电极及帽子。

6. 脑电图的伪迹　脑电图的伪迹又称伪差，指来自脑外的电位活动在脑电图中的反映。

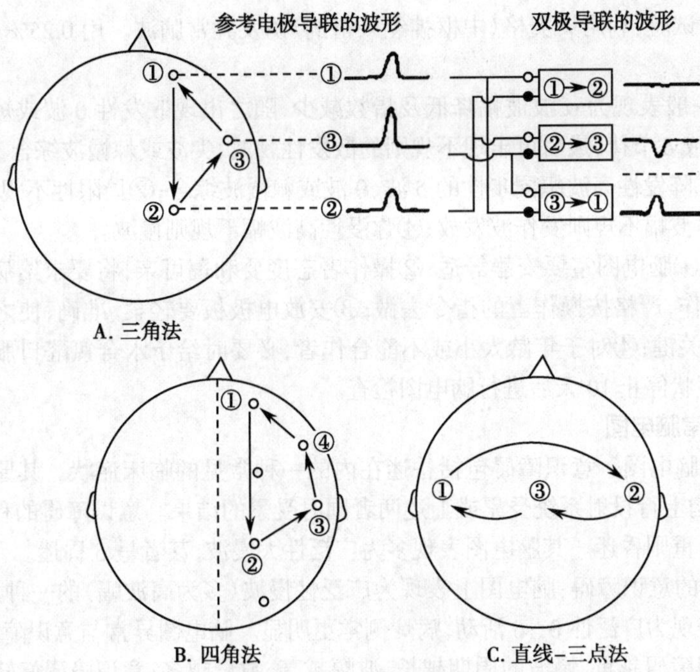

图 12-46 三角导联法

常见的伪迹主要来源于：①眨眼、眼球动作等受检者的伪迹；②电极接触不良等电极的伪迹；③脑电图仪器功能失常；④电磁波等外界电干扰。出现伪迹要随时排除并在描记中做出标记。

7. 脑电图诱发试验　脑电图诱发试验是在安静、闭目、清醒状态下所记录的脑电图未见异常时，给受试者以某种刺激，使脑部原有潜在的异常电活动暴露出来或已有的异常脑电活动得到增强。用诱发法所记录到的脑电图称为诱发脑电图。

(1) 睁闭眼诱发试验：又称对光反应，主要应用于癫痫病人的诱发及了解 α 波对光反应的情况。在描记中命令受试者睁眼，持续约 5s 后再令其安静闭眼。隔 5~10s 后可再重复，一般连续进行 2 次或 3 次。

1) 正常反应：①睁眼后 0.09~0.7s 的潜伏期后出现 α 节律的抑制反应，在闭目后 0.09~0.7s 后 α 节律恢复正常；② α 节律完全抑制，代之以 β 节律。

2) 异常反应：①潜伏期延长；②后作用延长；③抑制不全或完全不抑制；④睁眼后 α 波或其他类型波的波幅反而增高；⑤出现病理波；⑥原有病理波的改变。

(2) 过度换气诱发试验：多用于癫痫尤其是小发作者。受试者端坐（或仰卧），安静闭目，连续不断地进行深呼吸，频率 20~25 次 /min，整个试验持续 3~5min。

1) 正常反应：脑波波幅逐渐增高，频率变慢，常由 α 节律逐渐变为 θ 节律甚至 δ 节律。

2) 异常反应：①在过度换气 30s 内即出现剧烈的“慢波演变”现象，或呈现阵发性高波幅 θ 或 δ 节律者；②在过度换气停止 30s 后仍有明显的“慢波演变”现象者；③出现棘波、棘慢波综合等异常脑波；④阵发性节律性异常；⑤不对称性反应；⑥出现手足抽搐、癫痫、意识障碍。

(3) 闪光刺激诱发试验：利用闪光刺激视网膜而引起脑电图改变，有助于癫痫的诊断。将闪光刺激器的闪光灯放置于受试者眼前 20~30cm 处进行诱发。

1) 正常反应：受试者脑波频率出现与闪光节律一致的变化。

2) 异常反应：①对称性异常；②不对称的节律同化，其波幅差值在 50% 以上；③出现棘波、尖波、高波幅快波等病理波。

(4) 睡眠诱发试验：通过自然睡眠或药物诱发睡眠，以引起脑电图的变化。通过自然或药物诱发睡眠进行。

1) 正常反应：脑电波中 α 波逐渐消失，出现一些不规则波形并混有一些振幅很小的波，慢波当中有时会出现一种所谓纺锤形波，还会出现 θ 波或 δ 波。

2) 异常反应：①出现普遍或局限性异常；②出现失对称性表现；③正常睡眠波缺失。

(5)贝美格诱发试验:利用贝美格(中枢神经兴奋剂)诱发异常脑波。用 0.25% 贝美格注射液作静脉注射。

1)正常反应:一般表现为 α 波波幅降低及指数减少,随之出现散发性 θ 波或短程 θ 节律,继续注射出现高波幅 δ 波或 δ 节律,最后可出现不规则的散发性棘波、尖波或棘慢波综合。

2)异常反应:①阵发性高波幅同步性的 δ 波、θ 波或棘慢波综合;②局限性不规则慢波、棘波、棘慢波综合;③弥漫性高波幅不规则发作波发放;④弥漫性高波幅不规则慢波。

8. 注意事项　①脑电图室要安静舒适;②操作者态度要和蔼可亲,将要求给病人解释清楚,让病人能充分理解和合作,严格按操作者的指令去做;③安放电极板要轻柔、准确,使之密切置于皮肤上,这是做好脑电图的关键;④对于年龄太小或不能合作者,必要时给予水合氯醛口服或灌肠;⑤对有高热惊厥者,最好在症状停止 10 天后进行脑电图检查。

(二)常见的异常脑电图

1. 意识障碍的脑电图　意识障碍包括昏迷在内的一种常见的临床症状。其原因均为大脑皮质、中脑 - 间脑网状结构上行投射系统受累或上述两者同时受累的结果。意识障碍的程度可轻可重,轻者呈嗜睡、朦胧、混浊,重则昏迷。其脑电图表现多为广泛性大慢波,甚者呈 δ 昏迷。

(1)慢波脑电图的意识障碍:脑电图上表现为广泛性慢波(多为高波幅)的一种意识障碍。①脑血管疾病:脑电图常表现为广泛性 θ、δ 活动,病灶侧常更明显。脑电图异常与意识障碍程度之间有较好的平行关系,即意识障碍越重,慢波的周期越长,波幅越高,数量越多;意识障碍好转时,脑电图亦逐渐改善,但在发病第 3~10 天可因脑水肿而再度恶化。②颅脑损伤:常呈慢波脑电图。一般呈广泛性 θ 波和 δ 波。脑电图随着意识障碍好转而逐渐改善。③脑肿瘤:常在广泛性慢波背景的脑电图上有局限性异常,有时并可见有位相倒置。

(2)α 波形的意识障碍:指临床上呈现意识障碍(严重者呈现昏迷状态),而脑电图所见却与以 α 活动为主的正常觉醒者脑电图相似的一种临床现象。脑电图改变:以 8~13Hz 正弦形的 α 节律为主,一般为低至中等波幅,少数可伴有少量慢波或尖波活动。

(3)β 波形的意识障碍:脑电图显示以低波幅 β 波为主的意识障碍,又称 β- 昏迷。多见于脑损伤和脑干血液循环等所引起的低位脑干损害,而皮质损伤轻微。

(4)纺锤波的意识障碍:脑电图显示以纺锤波为主的意识障碍。主要见于头部损伤后以迁延性昏迷为主的病例。脑电图改变:显示两侧大脑半球各区的 20~50μV、12~14Hz 的有规律的纺锤波暴发性出现,可持续数秒,以前头部 - 中央区、中央区 - 顶区波幅最高,与正常睡眠难以区别,且常与 θ、δ 波混在一起。当给受试者以觉醒刺激时,纺锤波可以消失,但慢波化的背景脑波并不消失,受试者也不觉醒。

(5)发作波形的意识障碍:具有发作波形的意识障碍按临床可分为发作性意识障碍和持续性意识障碍两种。①发作波形的发作性意识障碍:其波形可见棘波节律、棘慢波综合、慢波等发放。随脑电图波形恢复,意识逐渐清醒;②发作波形的持续性意识障碍:其脑电图为周期性同步性发作波发放,多为高波幅尖波和 / 或棘波。

(6)平坦波形的意识障碍

1)深度昏迷:临床表现为严重意识障碍,对外界刺激毫无反应,随意活动和各种反射消失。其病理过程可分为两种情况:①濒死性深昏迷:脑电图表现为 δ 波,若病情改善可恢复到 θ 波或正常 α 波;反之 δ 波逐渐进入平坦波形;②脑部急性损伤:最初即可表现为深昏迷,脑电图呈现平坦波,随着病情恢复,逐渐出现高波幅慢波乃至近乎正常波形或完全正常波形。

2)无皮层状态:又称去大脑皮质综合征。脑电图表现为慢波脑电图,亦有呈平坦波形者。

3)脑死亡:脑电活动消失,呈病理性电静息状态,即等电位型脑电改变,脑电图记录 30min 呈平坦直线型的图形。

(7)正常波形的意识障碍:脑电图波形正常,临床表现的严重性与正常脑电图极不相符,乃是心因性意识障碍的一个显著特征,多见于癔症和假性痴呆等。

2. 癫痫的脑电图　癫痫是常见疾病之一,是多种原因所引起的一种病征。临床表现为发作性的意识、运动、感觉、自主神经或精神障碍。

(1)棘波：棘波为突发性的一过性脑电图变化，明显突出于背景波形，癫痫样波形是最具特征性的表现之一。若在脑电图描记中出现棘波逐渐增多现象或形成棘节律，常预示即将出现临床发作。

(2)尖波：尖波为突发性一过性脑电图变化，意义与棘波相同，是神经元同步放电的结果，为常见的癫痫样波的特征波形之一。其上升支与棘波相似，较陡直，而下降支较缓。可见于各型癫痫发作间期脑电图中。

(3)棘慢波综合：棘慢波综合是由棘波和慢波所组成的，均为负相波，正相波出现者极为少见，波幅一般较高。通常两侧同步性阵发出现，额区最明显，亦可散发或局限性出现。

(4)尖慢波综合：尖慢波综合是尖波后跟一个慢波。提示脑组织深部存在较广泛的癫痫病灶。

(5)多棘慢波综合：是由数个棘波和一个慢波组成，常成串连续出现或不规则出现。常预示有痉挛发作，是肌阵挛性癫痫最具特征的波形之一。

(6)多棘波：为2~6个棘波成簇单独出现。当棘波连续出现，数量增加，频率变快预示病人将出现临床发作，或系发作开始的脑电图表现，且多为大发作。

(7)阵发性或暴发性活动：亦称发作性节律波，原有脑电图背景上出现阵发性高波幅节律。其成分为δ节律、θ节律、α节律和β节律，多呈高波幅发放，明显区别于背景脑电图，突然出现，突然消失。

(8)高度节律失调：特点为高波幅棘波、尖波、多棘波或多棘慢波综合，及慢波在时间和部位上杂乱地、毫无规律地出现的一种独特图形。最多见于婴儿痉挛，预示患儿存在严重的脑损伤。

本章小结

神经电生理检查是康复医学最具有特色的评估方法之一，深刻理解神经电生理检查的原理及意义，扎实掌握神经电生理检查的目的、原则和操作技术对指导临床工作，提高病人的功能有极其重要的意义。一般神经电生理检查的方法有很多种，临床需要根据病人的情况，有针对性地选择检查方法，保证取得较好的临床效果。

（杨飞）

思考题

1. 请结合自己的实训要点，阐述肌电检查的基本要求。
2. 请根据肌电图检查的要点，详细说明异常肌电图。

扫一扫，测一测

思路解析

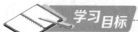

第十三章　日常生活活动能力评定技术

学习目标

1. 掌握　日常生活活动的概念和分类，Barthel 指数的主要评定内容与评定细则，改良 Barthel 指数的主要评定内容与评定细则，龙氏情景图示评定量表的评定流程。

2. 熟悉　日常生活活动能力评定的常用方法，FIM 的评定等级，目前常用的 BADL 标准化量表和 IADL 标准化量表。

3. 了解　WeeFIM 的评定细则，功能活动问卷（FAQ）的评定。

4. 具有作业治疗基本评定思维与素养，能与病人及家属进行沟通，准确评定，结合病人及其家属的康复需求，拟定合适的治疗目标，制定最佳的治疗方案，判断预后。

在对病人进行作业治疗之前，为便于制订个性化的康复计划和措施，首先要明确病人的日常生活活动能力状况，对病人的 ADL 做出客观、准确的评价。同时，在康复治疗过程中，为检测康复治疗效果，调整治疗计划，评定需要反复进行。因此，康复治疗师应掌握与日常生活活动能力评定相关的基础知识和常用方法。

第一节　日常生活活动能力

日常生活活动能力是指在个体发育成长过程中，为了维持生存，适应环境，在每天进行的、最基本的、最有共性的身体活动中经过反复实践逐步形成的能力，是人们从事其他活动的基础。

一、概念

日常生活活动（activities of daily living，ADL）是指人们每天在家居环境和户外环境里自我照料的活动。日常生活活动能力是指人们为了维持生存和适应生存环境，每天必须反复进行的如衣、食、住、行，保持个人卫生整洁和进行独立的社区活动所必需的一系列基本能力。不仅包括个体在家庭、工作机构、社区里的自我管理能力，同时还包括与他人交往的能力，以及在经济上、社会上和职业上合理安排自己生活方式的能力。

美国作业治疗协会在作业治疗范畴及定义统一术语（AOTA，2008）中 ADL 的内容包括：洗澡、大小便管理、穿衣、进食、功能性移动、个人用具管理、洗漱、性活动、如厕、照顾他人、照顾宠物、养育小孩、交流、社区活动、管理经济、自我健康管理、家居管理、备餐、宗教信仰、处理突发状况能力、购物等。

ADL 能力对于健全人来说，毫无困难，而对于病、伤、残者来说，简单的穿衣、如厕、刷牙、洗脸、起床等活动都可能存在不同程度的困难。如一位脊髓损伤病人，若疾病导致四肢瘫痪，他就会遇到上述

一系列的问题。病人要完成任何 ADL 都需要艰苦的、反复的训练，通过逐步提高自身功能、使用辅助用具或功能代偿而实现 ADL 功能活动。实现 ADL 最大限度自理，不仅是康复工作最重要的目标之一，也是重拾病人生活信心的最佳方式之一。病人最大限度地实现 ADL 功能自理，有助于重新找回在家庭或社会中的角色与地位，获得更多的成就感和尊重。

二、分类

按照 ADL 的层次及对能力的要求，通常将 ADL 分为躯体 ADL（physical ADL，PADL）或基本 ADL（basic ADL，BADL）和工具性 ADL（instrumental ADL，IADL）。

躯体 ADL 或基本 ADL 是指病人在家中或医院里每天所需的基本运动和自理活动，如坐、站、行走、穿衣、进食、保持个人卫生等活动。其评定结果反映的是个体的粗大运动功能，适用于较重的功能障碍者日常生活能力评定，一般在医疗机构内使用。

工具性 ADL 是指人们在社区中独立生活所需的高级技能，如交流和家务劳动等。常需使用各种工具协助评定，故称为工具性 ADL。评定结果反映了精细运动功能，适用于较轻的残疾，常运用于社区老年人和残疾人。

第二节　日常生活活动能力评定

日常生活活动能力评定的内容大致包括运动、自理、交流、家务活动和娱乐活动五个方面。不同的评定对象和量表，其具体内容也略有不同。

一、评定目的

ADL 能力评定是评定个体功能水平对应的能力障碍。其目的是：①确定个体在 ADL 方面的独立程度；②根据评定结果，结合病人及其家属的康复需求，拟定合适的治疗目标，制定最佳的治疗方案；③在适当间隔时间内进行再评定，以评价治疗效果，调整治疗方案；④判断病人的功能预后；⑤通过评定结果反馈，增强病人和治疗师的信心；⑥进行投资 - 效益的分析。

二、评定方法

（一）直接观察法

检查者通过直接观察病人的实际操作能力进行评定。该方法的优点是能够比较客观地反映病人的实际功能情况，缺点是费时费力，有时病人不配合。

（二）间接评定法

通过询问的方式进行评定。询问的对象可以是病人本人，也可以是家人或照顾者。此方法简单、快捷，但信度较差。所以，在日常评定中，通常把两种方法结合起来应用。

（三）ADL 能力测试

使用专门的评定量表（如 Barthel 指数量表等）或操作课题进行 ADL 能力测试，此方法可以将评定结果量化。

（四）问卷调查

使用特定的评定量表，如功能活动问卷（FAQ）或通过自评量表进行评定，也可使用邮寄版本量表由病人自行打分。

ADL 能力评价的内容分为以下四类：

1. ADL 能力（ADL ability）　在标准化的环境或控制性环境下进行的评定，如在医疗机构进行的评定。这种方法利于对结果进行评价。

2. ADL 潜能（ADL capacity）　评定在现实生活环境下用自己的潜能完成活动的能力，这种能力评定方式考虑了个人生活环境因素对个人功能发挥的影响。

3. 自我感觉困难程度（perceived difficulty）　从病人的个人报告中获得进行日常生活活动的困难

程度，可帮助医护人员了解病人在日常生活活动中的困难。

4. 真实表现（actual performance）　通过观察病人在真实生活环境下生活能力的评定，可评价真实生活中依赖或困难程度。

无论采用哪种评定方法，特别是在选择量表评定时，一定要注意以下几个基本要素：

1. 全面性　评定内容应包括所有的日常生活活动。
2. 可信性　评定标准明确，结果能可靠地体现病人现有的功能水平。
3. 敏感性　能敏感地反映病人的功能变化，增加病人和治疗师的信心。
4. 适应性　能适应病人不同病情的需要，适用于各种类型的病人。
5. 统一性　有相对统一的标准，以利于功能状况的交流。

第三节　日常生活活动能力常用的评定量表

一、常用 BADL 标准化量表

目前常用的 BADL 标准化量表有：Barthel 指数、改良 Barthel 指数和功能独立性评定等。

（一）Barthel 指数

1. 概述　Barthel 指数（Barthel Index，BI）是由美国 Florence Mahoney 和 Dorothy Barthel 等人开发的，是美国康复医疗机构常用的评定方法。该量表评定简单、可信度高、灵敏度好，是目前临床应用最广、研究最多的一种 ADL 能力评定方法。当然 Barthel 指数也有其使用上的缺陷，如“天花板效应”，即 BI 量表的最高分值可以存在于许多残疾病人中，因此，BI 量表不能对更高功能性水平的病人进行评价。

BI 的评定内容包括进食、床椅转移、个人卫生、如厕、洗澡、步行、上下楼梯、穿衣、大便控制、小便控制 10 项内容，总分 100 分，其评定表和评分标准见表 13-1。

Barthel 指数分级标准：0~20 分：完全不能自理；20~39 分：大部分依赖；40~59 分：部分依赖；60~79 分：小部分依赖；80~100 分：基本自理。

表 13-1　Barthel 指数评定表

项目	评分标准	月日
1. 大便	0= 失禁或昏迷	
	5= 偶尔失禁（每周 <1 次）	
	10= 能控制	
2. 小便	0= 失禁或昏迷或需由他人导尿	
	5= 偶尔失禁（每 24h<1 次，每周 >1 次）	
	10= 能控制	
3. 修饰	0= 需帮助	
	5= 独立洗脸、梳头、刷牙、剃须	
4. 用厕	0= 依赖别人	
	5= 需部分帮助	
	10= 自理	
5. 进食	0= 依赖别人	
	5= 需部分帮助（夹饭、盛饭、切面包）	
	10= 全面自理	

续表

项目	评分标准	月日
6. 转移(床← →椅)	0= 完全依赖别人,不能坐 5= 需大量帮助(2 人),能坐 10= 需少量帮助(1 人)或指导 15= 自理	
7. 活动(步行) (在病房及其周围,不包括走远路)	0= 不能动 5= 在轮椅上独立行动 10= 需 1 人帮助步行(体力或语言指导) 15= 独立步行(可用辅助器)	
8. 穿衣	0= 依赖 5= 需一半帮助 10= 自理(系、解纽扣,关、开拉锁和穿鞋)	
9. 上楼梯(上下一段楼梯,使用手杖也算独立)	0= 不能 5= 需帮助(体力或语言指导) 10= 自理	
10. 洗澡	0= 依赖 5= 自理	
	总分	
	评定者	

2. Barthel 指数评分标准　各项中完全不能完成者评为 0 分,其余则按照以下评分。

Ⅰ. 进餐

10 分:食物放在盘子或桌上,在正常时间内能独立完成进餐。

5 分:需要帮助或较长时间才能完成。

Ⅱ. 床—轮椅转移

15 分:独立完成床—轮椅转移的全过程。

10 分:需要提醒、监督或给予一定的帮助才能安全完成整个过程。

5 分:能在床上坐起,但转移到轮椅或在使用轮椅时需较多的帮助。

Ⅲ. 修饰

5 分:独立完成各项。

Ⅳ. 用厕(包括擦干净、整理衣裤、冲水)

10 分:独立进出厕所,脱、穿裤子,使用卫生纸,如用便盆,用后能自己倒掉并清洗。

5 分:在下列情况下需要帮助:脱、穿裤子,保持平衡,便后清洁。

Ⅴ. 洗澡(在浴池、盆池或用淋浴)

5 分:独立完成所有步骤。

Ⅵ. 平地行走

15 分:独立走至少 50m;可以穿戴假肢或用矫形器、腋杖、手杖,但不能用带轮的助行器;如用矫形器,在站立或坐下时能锁住或打开。

10 分:在较少帮助下走至少 50m,或在监督或帮助下完成上述活动。

5 分:只能使用轮椅,但必须能向各个方向移动以及进出厕所。

Ⅶ. 上、下楼梯

10 分:独立上、下一层楼,可握扶手或用手杖、腋杖。

5 分：在帮助或监督下上、下一层楼。

Ⅷ. 穿、脱衣服（包括穿脱衣服、系皮带及鞋带）

10 分：独自穿、脱所有衣服、系鞋带。当戴矫形器或围腰时，能独自穿、脱。

5 分：需要帮助，但能在正常时间内独自完成至少一半的过程。

Ⅸ. 大便控制

10 分：能控制，没有失禁或能自己使用开塞露。

5 分：需要在帮助下用栓剂或灌肠，偶有大便失禁（每月 <1 次）。

Ⅹ. 小便控制

10 分：能控制，脊髓损伤病人能自行导尿，使用尿袋或其他用具时应能使用并清洁。

5 分：偶有尿失禁（每周≤1 次）。

（二）改良 Barthel 指数评定

1. 概述　改良 Barthel 指数评定（modified Barthel index，MBI）是在 BI 内容的基础上将每一项得分都分为了 5 个等级。改良后的版本也被证实具有良好的信度和效度，且具有更高的敏感度，能较好地反映等级间变化和需要帮助的程度。其评定表和评分标准见表 13-2。

改良 Barthel 指数分级标准：0~20 分：极严重功能缺陷；21~45 分：严重功能缺陷；46~70 分：中度功能缺陷；71~99 分：轻度功能缺陷；100 分：ADL 完全自理。

表 13-2　改良 Barthel 指数评定内容及计分法

ADL 项目	自理	监督提示	稍依赖	尝试但不安全	不能完成	计分
进食	10	8	5	2	0	
洗澡	5	4	3	1	0	
修饰	5	4	3	1	0	
更衣	10	8	5	2	0	
控制大便	10	8	5	2	0	
控制小便	10	8	5	2	0	
用厕	10	8	5	2	0	
床椅转移	15	12	8	3	0	
行走	15	12	8	3	0	
上下楼梯	10	8	5	2	0	

2. 基本的评级标准

（1）基本原则：每个活动可分为 5 级，不同的级别代表了不同程度的独立能力，最低的是 1 级，最高的是 5 级，级别越高，代表独立能力越高。

1 级：完全依赖别人完成整项活动。

2 级：某种程度上能参与，但在整个活动过程中需要别人提供协助才能完成（注："整个活动过程"是指超过一半的活动过程）。

3 级：能参与大部分的活动，但在某些过程中仍需要别人提供协助才能完成（注："某些过程"是指一半或以下的活动过程）。

4 级：除了在准备或收拾时需要协助，病人可以独立完成整项活动或进行活动时需要别人从旁监督或提示，以策安全（注："准备或收拾"是指一些可在测试前后去处理的非紧急活动过程）。

5 级：可以独立完成整项活动而不需别人在旁监督、提示或协助。

（2）每一项活动的评分标准

Ⅰ. 进食

定义：进食是指用合适的餐具将食物由容器送入口中，包括咀嚼和吞咽。

先决条件：病人有合适的座椅或有靠背支撑，食物准备好后放置于病人能伸手可及的桌子上。

进食方式：经口进食或使用胃管进食。准备或收拾活动，如戴上及取下进食辅助器具、抽取好要注入胃管的食物。

考虑因素：病人进食中如有吞咽困难、呛咳，则应被降级；不需考虑病人在进食时身体能否保持平衡，但如安全受到影响，则应被降级；胃管进食的过程不需考虑插入及取出胃管。

评级标准：

0 分：病人完全依赖别人协助进食，仅能咀嚼和吞咽，其余过程均需依赖别人协助进食；或经胃管进食者需最大帮助，包括插入、取出以及清洁胃管。

2 分：某种程度上能运用餐具，通常是勺子或筷子。但在进食的整个过程中需要别人提供协助。

5 分：能使用餐具，通常是勺子或筷子。但在进食的某些过程仍需要别人提供协助。

8 分：除了在准备或收拾时需要协助，如食物的改良，病人可以自行进食；或进食过程中需有人从旁监督或提示，以策安全；或进食的时间超出可接受范围；或使用辅助器具时需他人协助戴上或取下；或可以自主将食物送入口中，但有吞咽困难或呛咳。

10 分：可自行进食，而无需别人在场监督、提示或协助；或胃管进食者能自主完成全过程。

Ⅱ. 修饰

定义：修饰是指在床边，洗漱盆旁或洗手间内进行洗脸、洗手、梳头、保持口腔清洁（包括假牙齿）、剃须（适用于男性）及化妆（适用于有需要的女性）。

先决条件：病人在设备齐全的环境下进行测试，所有用具都须伸手可及，如电动剃刀已通电，并插好刀片。

活动场所：床边，洗漱盆旁边或洗手间内。

准备或收拾活动：例如事前将一盆水放在床边或过程中更换清水；事先用轮椅将病人推到洗漱盆旁边；准备或清理洗漱的地方；戴上或取下辅助器具。

考虑因素：不需考虑进出洗手间的步行表现；化妆只适用于平日需要化妆的女士；梳洗不包括设计发型及编结发辫。

评级标准：

0 分：完全依赖别人处理个人卫生。

1 分：某种程度上能参与，但在整个活动的过程中需要别人提供协助才能完成。

3 分：能参与大部分的活动，但在某些过程中仍需要别人提供协助才能完成整项活动。

4 分：除了在准备或收拾时需要协助，如事前将一盆水放在床边或过程中更换清水、事先用轮椅将病人推到洗漱盆旁边、准备或清理洗漱的地方，病人可以自行处理个人卫生；或过程中需别人从旁监督或提示，以策安全；或使用辅助器具时需他人协助戴上或取下。

5 分：病人可自行处理个人卫生，不需别人在场监督、提示或协助。男性病人可自行剃须，而女性病人可自行化妆及整理头发，但不包括设计发型及编结发辫。

Ⅲ. 穿衣

定义：指包括穿上、脱下及扣好衣物，有需要时也包括戴腰围、假肢及矫形器。衣物的种类包括衣、胸罩、裤、鞋、袜，可接受改良过的衣服，如鞋带换上魔术贴。

前提条件：所有衣物必须放在伸手可及的范围内。

衣物的种类：衣、裤、鞋、袜及有需要时包括腰围、假肢及矫形器；可接受改良过的衣服，如鞋带换上魔术贴；不包括穿脱帽子、胸围、皮带、领带及手套。

准备或收拾活动：如穿衣后将纽扣扣上或拉链拉上，穿鞋后把鞋带系好。

考虑因素：到衣柜或抽屉拿取衣物不作评级考虑之列。

评级标准：

0 分：完全依赖别人协助穿衣；协助过程中出现以下情况也属本级；病人不能维持平衡；或需借助外物维持平衡；或仅能参与极少量活动，如只能穿一侧衣袖。

2 分：某种程度上能参与，但在整个活动的过程中需要别人提供协助才能完成。

5 分：能参与大部分的活动，但在某些过程中仍需要别人提供协助才能完成整项活动。

8分:除了在准备或收拾时需要协助,如穿衣后将纽扣扣上或拉链拉上,穿鞋后把鞋带系好,病人可以自行穿衣;或过程中需有人从旁监督或提示,以策安全;或穿衣的时间超出可接受范围;或使用辅助器具时需他人协助戴上或取下。

10分:自行穿衣而无需别人监督、提示或协助。

Ⅳ.洗澡

定义:洗澡包括清洁、冲洗及擦干由颈至脚的部位。

先决条件:病人在洗澡的地方内进行测试,所有用具都须放于洗澡地方的范围内。

洗澡方法:盆浴(浴缸)、淋浴(花洒)、抹身、用桶或盆、冲凉椅或浴床。

准备或收拾活动:例如在洗澡前后准备或更换清水,开启或关闭热水器。

考虑因素:包括在浴室内的体位转移或步行表现,但不需考虑进出浴室的步行表现,不包括洗头、携带衣物和洗浴物品进出浴室及洗澡前后穿脱衣物。

评级标准:

0分:完全依赖别人协助洗澡。

1分:某种程度上能参与,但在整个活动的过程中需要别人提供协助才能完成。

3分:能参与大部分的活动,但在某些过程中仍需要别人提供协助才能完成整项活动。

4分:除了在准备或收拾时需要协助,病人可以自行洗澡;或过程中需别人从旁监督或提示,以策安全。

5分:病人可用任何适当的方法自行洗澡,而无需别人在场监督、提示或协助。

Ⅴ.如厕

定义:如厕是指采用合适的如厕设备完成转移或行走,脱下及穿上裤子,使用厕纸、清洁会阴部和手,用后冲厕,并防止弄脏衣物及附近环境。如厕设备包括尿壶、便盆、便椅、尿管、尿片、痰盂、坐厕或蹲厕。

先决条件:病人在设备齐全的厕所内进行测试,厕纸须伸手可及。如厕设备,如尿壶、便盆、便椅、尿管、尿片、痰盂、坐厕或蹲厕。

准备或收拾活动:如厕前后准备、清理或清洗如厕设备。

考虑因素:包括在厕所内的体位转移或步行表现,但不需考虑进出厕所的步行表现。可接受使用辅助器具,例如助行器及扶手。不需考虑病人是否能表达如厕需要,但如果病人把洗脸盆、漱口盆误作如厕的设备,其表现应被降级。

评级标准:

0分:完全依赖别人协助如厕。

2分:某种程度上能参与,但在整个活动的过程中需要别人提供协助才能完成。

5分:能参与大部分的活动,但在某些过程中仍需要别人提供协助才能完成整项活动。

8分:除了在准备或收拾时需要协助,例如如厕前后准备、清理或清洗如厕设备,病人可以自行如厕;或过程中需有人从旁监督或提示,以策安全;或使用辅助器具时需他人协助戴上或取下。如有需要,病人亦可在夜间使用便盆、便椅或尿壶,但不包括将排泄物倒出并把器皿清洗干净。

10分:病人可用任何适当的方法自行如厕,而无需别人在场监督、提示或协助。如有需要,病人亦可在夜间使用便盆、便椅或尿壶,但需包括将排泄物倒出并把器皿清洗干净。如厕过程中可接受使用助行器及扶手。

Ⅵ.肛门控制(大便控制)

定义:肛门(大便)控制是指能完全地控制肛门或有意识地防止大便失禁。

其他方法:肛门造瘘口或使用纸尿片。

考虑因素:“经常大便失禁”是指每个月中有超过一半的时间出现失禁,“有时大便失禁”是指每个月中有一半或以下的时间出现失禁,“偶尔大便失禁”是指每个月有不多于一次的大便失禁。评级包括保持身体清洁及有需要时能使用栓剂或灌肠器,把衣服和附近环境弄脏将不作评级考虑,若病人长期便秘而需要别人定时帮助放便,其情况应视作大便失禁。病人如能自行处理造瘘口或使用纸尿片,应视作完全没有大便失禁。若造瘘口或尿片发出异味而病人未能及时替换,其表现应被降级。

评级标准：

0 分：完全大便失禁。

2 分：在摆放适当的姿势和诱发大肠活动的技巧方面需要协助，并经常出现大便失禁。

5 分：病人能采取适当的姿势，但不能运用诱发大肠活动的技巧；或在清洁身体及更换纸尿片方面需要协助，并有时出现大便失禁。

8 分：偶尔出现大便失禁，病人在使用栓剂或灌肠器时需要监督；或需要定时有人从旁提示，以防失禁。

10 分：没有大便失禁，在需要时病人可自行使用栓剂或灌肠器。

Ⅶ. 膀胱控制（小便控制）

定义：膀胱（小便）控制是指能完全地控制膀胱或有意识地防止小便失禁。

其他方法：内置尿管、尿套或使用纸尿片。

评级标准：

0 分：完全小便失禁。

2 分：病人是经常小便失禁。

5 分：病人通常在日间能保持干爽但晚上小便失禁，并在使用内用或外用辅助器具时需要协助。

8 分：病人通常能整天保持干爽但有时出现失禁；或在使用内用或外用辅助器具时需要监督；或需要定时有人从旁提示，以防失禁。

10 分：没有小便失禁，在需要时病人亦可自行使用内用或外用辅助工具。

Ⅷ. 床椅转移

定义：床椅转移是指病人将轮椅移至床边，刹车并拉起脚踏板，然后将身体转移到床上并躺下，再从床边坐起，并将身体转移坐回轮椅上。有需要时还包括轮椅及转移板的位置摆放。包括椅椅转移、便椅到床的转移等。

其他转移方法：由便椅转移到床上，由坐椅转移到床上。

准备或收拾活动：如测试前将椅子的位置移至某个角度。

考虑因素：包括移动椅子到适当的位置，可利用辅助器具，例如床栏，椅背而不被降级。

评级标准：

0 分：完全依赖或需要两人从旁协助或要使用机械装置来帮助转移。

3 分：某种程度上能参与，但在整个活动的过程中需要别人提供协助才能完成。

8 分：能参与大部分的活动，但在某些过程中仍需要别人提供协助才能完成整项活动。

12 分：除了在准备或收拾时需要协助，如轮椅及转移板的位置摆放、刹车及脚踏板的拉起和放下，病人可以自行转移；或过程中需有人从旁监督或提示，以策安全；或转移的时间超出可接受范围。

15 分：自行转移来回于床椅之间，并无需别人从旁监督、提示或协助。转移过程中可接受使用特殊座椅、扶手及床栏。

Ⅸ. 行走

定义：平地步行指从病人站立开始，在平地步行 50m。可接受戴着矫形器或假肢及使用合适的助行器。病人在有需要时可戴上及除下矫形器或假肢，并能适当地使用助行器。

考虑因素：需要时可用助行器而不被降级，评级包括要摆放助行器在适当的位置。

评级标准：

0 分：完全不能步行；或试图行走时，需要两人从旁协助。

3 分：某种程度上能参与，但在整个活动的过程中需要别人提供协助才能完成。

8 分：能参与大部分的活动，但在某些过程中仍需要别人提供协助才能完成整项活动。使用助行器时需要他人协助获取和 / 或操作助行器。

12 分：可自行步行一段距离，但不能完成 50m；过程中需有人从旁监督或提示，以策安全，或步行的时间超出可接受范围。

15 分：可自行步行 50m，并无需其他人从旁监督、提示或协助。

Ⅹ. 轮椅操作（代替步行）

定义：轮椅操控包括在平地上推动轮椅、转弯及操控轮椅至桌边、床边或洗手间等。病人需操控

轮椅并移动至少 50m。

先决条件：此项目只适用于在第 9 项中被评为"完全不能步行"的病人，而此类病人必须曾接受轮椅操控训练。

准备或收拾活动：例如在狭窄的转角处移走障碍物。

评级标准：

0 分：完全不能操控轮椅。

1 分：可在平地上自行推动轮椅并移动短距离，但在整个活动的过程中需要别人提供协助才能完成。

3 分：能参与大部分的轮椅活动，但在某些过程中仍需要别人提供协助才能完成整项活动。

4 分：可驱动轮椅前进、后退、转弯及移至桌边、床边或洗手间等，但在准备及收拾时仍需协助，如在狭窄的转角处移走障碍物；或过程中需有人从旁监督或提示，以策安全。

5 分：可完全自行操控轮椅并移动至少 50m，且无需其他人从旁监督、提示或协助。

Ⅺ. 上下楼梯

定义：上下楼梯是指可安全地在两段分别有八级的楼梯来回上下行走。

先决条件：病人可步行。

准备或收拾活动：如将助行器摆放在适当的位置。

考虑因素：可接受使用扶手和助行器而无需被降级。

评级标准：

0 分：完全依赖别人协助上下楼梯。

2 分：某种程度上能参与，但在整个活动的过程中需要别人提供协助才能完成。

5 分：能参与大部分的活动，但在某些过程中仍需要别人提供协助才能完成整项活动。

8 分：病人基本上不需别人协助，但在准备及收拾时仍需协助；或过程中需有人从旁监督或提示，以策安全。

10 分：病人可在没有监督、提示或协助下，安全地在两段楼梯上下。有需要时，可使用扶手或 / 及助行器。

（三）功能独立评定量表

1. 概述　功能独立评定量表（functional independence measure，FIM）是美国医疗康复系统 Uniform Data System（UDS）为照护机构、二级医疗机构、长期照护医院、退伍军人照顾单位、国际康复医院和其他相关机构研制的一个结局管理系统。为医疗服务人员提供病人残疾程度和医疗康复记录，是常用的比较康复结局的测量量表。量表推出后被广泛应用于美国和世界多个国家。

FIM 系统的核心就是功能独立性测量的应用工具，是一个有效的、公认的等级评分量表。它评定的是病人的实际残疾程度，不是器官和系统障碍程度，也不是从病人的生理功能角度评定能做什么，或按条件 / 环境而言应能做什么，而是评定病人现在实际上能做什么。量表共 18 个条目，包括 13 项身体方面的条目和 5 项认知方面的条目，见表 14-4。身体方面的条目是基于 Barthel 指数制订的，每个条目计分是从 1 分到 7 分。量表可由医生、护士、治疗师或其他评定人员评定，但需要经过规范化培训。FIM 总分的范围在 18~126 分，得分越高说明独立性越强。培训一位计分人员学会使用 FIM 需要 1h，评定一位病人需要 30min。量表评定内容见表 13-3。

2. 评定程序及注意事项

(1) 入院资料必须在住院后 72h 内完成。

(2) 出院资料必须在出院前 72h 内完成。

(3) 随访资料必须在出院后 80~180 天内完成（UDSMRS 所规定的时间）。

(4) 恰如其分地记录病人 FIM 各项计分。

(5) 记录者根据病人的实际功能（而不是生理潜能）进行评定。

(6) 如果不同环境或不同时间病人的功能评分有差别，则记录最低评分。引起差别的常见原因是病人并没有掌握功能，或太疲劳，或主动性不足。

(7) 病人活动需要他人事先提供准备，在所有评定项目中均归为 5 分。

(8) 若测试会给病人带来损伤的危险，则得 1 分。

(9)病人不能进行的项目得1分,如采用床浴者的"洗澡转移"项目为1分。

(10)如果某一项目需要2人帮助,得1分。

(11)FIM评定中不可有空栏,因此任何项目均不可填"无法评定"。

(12)步行/轮椅,选择病人最常用的方式。

(13)理解和表达,选择常用方式,但可以为两种方式结合。

(14)移动项目(走/轮椅)入院和出院评定时采用的方式必须相同。如果病人出院时的移动模式与入院不同(通常是由轮椅改为步行),则按出院时最常用的移动方式改评入院计分。

(15)随着功能障碍改善,FIM评分会发生变化,所以应加强治疗前后定期阶段性评定,除注意总分变化外,还要注意每个项目评分变化,以了解病人功能改善程度,为制定康复目标提供依据。

(16)在评定前常规应与病人及其家属进行交谈,了解病人病前生活习惯及自理情况,作为评定时的参考依据。

(17)有些项目可以分解成若干个动作或项目,按评分总原则,根据病人完成情况的百分程度得分。

(18)有些项目(如括约肌控制)评分标准有两方面,当各方面的得分不一致时,取最低分为得分。

(19)移动和运动方面的评定受环境因素影响很大,所以,要求在习惯的环境中进行评定,前后评定的场所应一致,以便于比较。

(20)有些项目随着辅助设备的条件改善,原来在手控下需要帮助,后改为电动或自动控制下不需要帮助,则可以从依赖等级进入到独立等级。

FIM的最高分为126分(运动功能评分91分,认知功能评分35分),最低分18分。126分=完全独立;108~125分=基本独立;90~107分=有条件的独立或极轻度依赖;72~89分=轻度依赖;54~71分=中度依赖;36~53分=重度依赖;19~35分=极重度依赖;18分=完全依赖。

表13-3 功能独立性评定(FIM)量表

项目				评定日期
运动功能评分	自理能力	1	进食	
		2	梳洗修饰	
		3	洗澡	
		4	穿裤子	
		5	穿上衣	
		6	上厕所	
	括约肌控制	7	膀胱管理	
		8	直肠管理	
	转移	9	床、椅、轮椅间	
		10	如厕	
		11	盆浴或淋浴	
	行走	12	步行/轮椅	
		13	上下楼梯	
认知功能评分	交流	14	理解	
		15	表达	
	社会认知	16	社会交往	
		17	解决问题	
		18	记忆	
认知功能评分				
FIM总分				
评定人				

3. 功能水平和评分总原则

(1)完全独立(7分):构成活动的所有作业均能规范、完全地完成,不需修改和辅助设备或用品,并在合理的时间内完成。

(2)有条件的独立(6分):具有下列一项或几项:活动中需要辅助设备;活动需要比正常长的时间;或有安全方面的考虑。

(3)有条件的依赖:病人付出50%或更多的努力,其所需的辅助水平如下:

监护和准备(5分):病人所需的帮助只限于备用、提示或劝告,帮助者和病人之间没有身体的接触或帮助者仅需要帮助准备必需用品;或帮助带上矫形器。

少量身体接触的帮助(4分):病人所需的帮助只限于轻度接触,自己能付出75%或以上的努力。

中度身体接触的帮助(3分):病人需要中度的帮助,自己能付出50%~75%的努力。

(4)完全依赖:病人需要一半以上的帮助或完全依赖他人,否则活动就不能进行。

大量身体接触的帮助(2分):病人付出的努力小于50%,但大于25%。

完全依赖(1分):病人付出的努力小于25%。

4. 单项评分细则

(1)进食:包括使用合适的器具将食物送进嘴里、咀嚼和咽下。不包括食物准备,例如清洗和准备食物、烹调、备餐、切割食物等。由于使用勺子比筷子简单,因此病人不一定要使用筷子,关键在于尽可能独立完成进食活动。

评分标准:

7分　可以独立完成进食过程,操作时间合理、安全。

6分　需要假肢或辅助具(改制的食具等)进食,或进食时间过长,或不安全(呛噎),用胃管的病人可以自己独立由胃管进食,并进行胃管护理。

5分　需要他人监护、提示或诱导,或他人帮助切割食物、开瓶盖、倒水、拿自助具或矫形器等。

4分　可完成≥75%进食过程,偶尔需要他人帮助带自助具或矫形器等完成进食。

3分　可完成50%~74%进食过程,经常需他人帮助带自助具或矫形器等完成进食。

2分　可完成25%~49%进食过程,可以主动配合他人喂食。

1分　可完成<25%进食过程,主要由他人帮助喂食或通过胃管进食。

分解评分:

1~4分的评定也可采用分解方式,例如将进食过程分解为夹取食物、送入口中、咀嚼、吞咽4项,每项1分。全部可以实现为5分,1项不能独立完成为4分,2项为3分,3项为2分,4项为1分。以下项目也可以参照类似方式分解。

(2)梳洗:包括口腔护理(刷牙)、梳理头发、洗手洗脸、刮胡(男性)或化妆(女性)。本项包括开关水龙头,调节水温以及其他卫生设备,涂布牙膏、开瓶盖等。

评分标准:

7分　可以安全操作所有动作,并完成上述活动的个人准备。

6分　需要特制设备,包括支具、假肢等帮助活动,或操作时间过长,或不安全。

5分　需要他人监护,提示或诱导,或准备卫生设备。

4分　偶尔需要由他人帮助将毛巾放到病人手中或帮助完成一项活动。

3分　经常需要由他人帮助将毛巾放到病人手中或帮助完成一项以上的活动。

2分　可以主动配合他人完成梳洗活动。

1分　不能主动配合他人完成梳洗活动。

分解评分:

分解为口腔卫生、梳头、洗手/脸,剃须或化妆4项,每项1分。

(3)洗澡:包括洗澡的全过程(洗、冲、擦干),洗颈部以下部位(背部除外),洗澡方式可为盆浴、淋浴或擦浴。如果病人不能行动,但自己可以在床上独立进行擦浴,仍然可以得7分。

评分标准:

7分　完全独立、安全地完成全过程,可以盆浴、淋浴或擦浴。

6分 需要特殊的设备完成(假肢、支具、辅助具等),或时间过长,或不安全。

5分 需要他人监护、提示或诱导,或帮助放水、调节水温、准备浴具、准备支具等。

4分 偶尔需要由他人帮助将毛巾放到病人手中,或帮助完成1个或2个部位的洗澡。

3分 经常需要由他人帮助将毛巾放到病人手中,或帮助完成2个以上部位的洗澡。

2分 需要他人帮助洗澡,但可以主动协助。

1分 需要他人帮助洗澡,但不能主动协助。

分解评分:

分解为洗两上肢、两下肢,胸部、臀部和会阴部4项,每项1分。

(4)穿上衣:包括穿脱上衣(腰部以上)及穿脱上肢假肢或支具。

评分标准:

7分 完全独立穿脱上衣,包括从常用的地方(衣柜、抽屉)取衣服、处理胸罩、穿脱套或前开睡衣,处理纽扣、拉链、搭袢,穿脱假肢、支具(如果有)。操作安全、时间合理。

6分 需要特殊辅助具穿脱,例如尼龙搭袢,假肢、支具,或穿脱时间过长。

5分 需要他人监护、提示或诱导,或由他人准备上身/上肢假肢、支具,或由他人取衣服或准备穿脱设备。

4分 偶尔需要他人帮助处理纽扣、拉链、搭扣等。

3分 经常需要他人帮助处理纽扣、拉链、搭扣等。

2分 需要他人帮助穿衣,但可以主动配合。

1分 需要他人帮助穿衣,但不能有效地主动配合。

分解评分:

分解为套入上肢,套入头部或胸部、处理纽扣/拉链,处理胸罩或内衣4项,每项1分。也可参考穿衣的数量和难度评定。

(5)穿下衣包括穿脱下衣(腰部以下)及穿脱假肢、支具。

评分标准:

7分 完全独立穿脱下衣,包括从常用的地方(衣柜、抽屉)取衣服、处理内裤、裤、裙、腰带、袜和鞋。处理纽扣、拉链、搭袢,穿脱假肢、支具(如果有)。操作安全。

6分 需要特殊辅助具穿脱,例如尼龙搭袢、假肢、支具,或穿脱时间过长。

5分 需要他人监护、提示或诱导,或由他人准备下身/下肢假肢、支具、取衣服或准备穿脱设备。

4分 偶尔需要他人帮助处理纽扣、拉链、搭扣等。

3分 经常需要他人帮助处理纽扣、拉链、搭扣等。

2分 需要他人帮助穿衣,但可以主动配合。

1分 需要他人帮助穿衣,但不能有效地主动配合。

分解评分:

分解为套入下肢,套入腰部、处理纽扣/拉链,处理鞋袜4,每项1分。也可参考穿衣的数量和难度评定。

(6)如厕:包括维持阴部卫生和如厕(厕所或便盆)前后的衣服整理。如果大便和小便所需帮助的水平不同,则记录最低分。导尿管处理不属于此项范围。

评分标准:

7分 大小便后可独立清洁会阴,更换卫生巾(需要时),调整衣服。操作安全。

6分 如厕时需要特殊的设备,包括假肢/支具,操作时间过长,或不安全。

5分 需要他人监护、提示或诱导,或准备辅助具,或开卫生巾包装盒等。

4分 偶尔需要他人在进行上述动作时帮助身体稳定或平衡。

3分 经常需要他人在进行上述动作时帮助身体稳定或平衡。

2分 需要他人帮助,但可以主动配合。

1分 需要他人帮助,但不能主动配合。

分解评分：

分解为脱裤、取卫生纸或卫生巾、擦拭会阴部、穿裤4项，每项1分，参考完成的时间。

(7)膀胱控制：指病人能否独立排尿，是否需要帮助，是否需要借助导尿管或药物解决排尿及需要帮助的程度。尿失禁频率：指单位时间发生尿失禁的次数。病人需要帮助的水平和尿失禁的程度一般非常接近，尿失禁越多，需要的帮助就越多。但有时也可不一致，这时应选择最低得分填在表内。

评分标准：

7分 病人可完全自主控制膀胱，从无尿失禁。

6分 病人无尿失禁，但需要尿壶、便盆、导管、尿垫、尿布、集尿装置、集尿替代品或使用药物控制。如果使用导尿管，病人可自己独立消毒并插入导管。如果病人采用膀胱造瘘，必须能够独立处理造瘘口和排尿过程。如果病人使用辅助具，必须能够自己组装和应用器具，可独立倒尿，独立装、脱、清洁尿袋。

5分 需要他人监护、提示或诱导，准备排尿器具、帮助倒尿和清洁尿具；由于不能及时得到尿盆或如厕，可偶尔发生尿失禁(<1次/月)。

4分 需要最低限度接触性帮助以维持外部装置(导尿管、集尿器或膀胱造瘘口)。病人可处理75%的排尿过程，可偶尔发生尿失禁(<1次/周)。

3分 需要中度接触性帮助以维持外部装置。病人可处理50%~74%的排尿过程，可偶尔发生尿失禁(<1次/d)。

2分 尽管得到协助，但病人仍然经常发生尿失禁，或几乎每天均有失禁，无论是否有导尿管或膀胱造口装置，仍必须用尿布或其他尿垫类物品。病人可处理25%~49%的排尿过程。

1分 完全依赖。尽管得到协助，但病人仍然经常发生尿失禁，或几乎每天均有失禁，无论是否有导尿管或膀胱造口装置，仍必须用尿布或其他尿垫类物品。病人可处理<25%的排尿过程。

(8)直肠控制：包括能否完全随意地控制排便，必要时可使用控制排便所使用的器具或药物。评分原则基本与膀胱控制相同，可根据需要帮助的程度和失禁的程度评判。

评分标准：

7分 可完全自主排便。

6分 排便时需要便盆、手指刺激或通便剂、润滑剂、灌肠或其他药物。如果病人有直肠造瘘，病人可自己处理排便和造瘘口，无需他人帮助。

5分 需要监护、提示或诱导，由他人帮助准备排便器具，可偶尔发生大便失禁，但<1次/月。

4分 需要最低限度接触性帮助以保证排便满意，可使用排便药物或外用器具，病人可处理>75%的排便过程，可偶尔发生大便失禁(<1次/周)。

3分 需要中度接触性帮助以保证排便满意，可使用排便药物或外用器具，病人可处理50%~74%的排便过程，可偶尔发生大便失禁(<1次/d)。

2分 尽管给予最大接触性帮助，但病人仍频繁发生大便失禁，几乎每天均有，尽管有直肠造瘘，但仍然必须使用尿布或其他尿垫类物品。病人可处理25%~49%的排便过程。

1分 尽管给予最大接触性帮助，但病人仍频繁发生大便失禁，几乎每天均有，尽管有直肠造瘘，但仍然必须使用尿布或其他尿垫类物品。病人可处理<25%的排便过程。

(9)床/椅/轮椅

评分标准：

7分 行走为主者能独立完成床椅转移、坐到站立转移，即坐下和站起的全过程。用轮椅者能独立完成床椅转移，锁住车闸，抬起脚蹬板，使用适合的助具或辅助设备，如扶手、滑板、支具、拐杖等，并返回原位。操作安全。

6分 需要辅助器具如滑板、提升器、手柄、特殊的椅、支具或拐的帮助，或花费时间过长。用于转移的假肢和支具也属于此类。

5分 需要监护、提示或诱导、准备(滑板、去除足板等)。

4分 偶尔需要他人在转移过程中帮助平衡。

3分 经常需要他人在转移过程中帮助平衡。

2分 需要他人帮助转移，但可以主动配合。

1分 需要他人帮助转移，但不能主动配合。

(10) 如厕

评分标准：

7分 行走者能独立走入卫生间，坐厕、起立，不用任何帮助。轮椅者能独立进入卫生间，并能自己完成刹车、去除侧板、抬起足蹬，不用器具完成轮椅至坐厕转移。时间合理，活动安全。

6分 病人需要适应或辅助器具，如滑板、提升器、手柄、特殊的椅、支具或拐的帮助，或花费时间过长。用于转移的假肢和支具也属于此类。

5分 需要监护、提示或诱导、准备(滑板、去除足板等)。

4分 偶尔需要他人在转移过程中帮助平衡。

3分 经常需要他人在转移过程中帮助平衡。

2分 需要他人帮助转移，但可以主动配合。

1分 需要他人帮助转移，但不能主动配合。

(11) 入浴

评分标准：

7分 行走者能独立进入浴室，进入浴缸或淋浴，不用任何帮助。轮椅者能独立进入浴室，并能自己完成刹车、去除侧板、抬起足蹬，不用器具完成轮椅至入浴转移。活动安全。

6分 病人需要适应或使用辅助器具，如滑板、提升器、手柄、特殊的椅、支具或拐的帮助，或花费时间过长。用于转移的假肢和支具也属于此类。

5分 需要监护、提示或诱导、准备(滑板、去除足板等)。

4分 偶尔需要他人在转移过程中帮助平衡。

3分 经常需要他人在转移过程中帮助平衡。

2分 需要他人帮助转移，但可以主动配合。

1分 需要他人帮助转移，但不能主动配合。

(12) 步行 / 轮椅：首先确定是行走还是轮椅，有些病人既可步行也可用轮椅，评定时以其主要的活动方式进行评分。用轮椅或辅助具者最高评分不超过6分。如果出院时病人改换移动方式，则应根据出院时的方式重新评定入院时得分。

评分标准：

7分 行走者能独立行走50m距离，不用任何器具。时间合理，活动安全。

6分 行走者能独立行走50m距离，但要使用拐杖、下肢假肢或支具、矫形鞋、助行器等辅助装置完成行走。用轮椅者能独立操作轮椅(手动或电动)移动50m距离(包括拐弯、接近椅子或床，爬3%的坡度及过门槛、开关门)。或时间过长，活动不安全。

5分 有两种评定标准：①在监护、提示或诱导下，独立行走或用轮椅移动不少于50m。②家庭行走，行走者能独立行走较短距离(17~49m)，不用任何器具，或独立操作轮椅(手动或电动)17~49m，不需要提示，但时间过长，或安全性不好。

4分 需要最低限度接触性帮助移动至少50m，病人用力>75%。

3分 需要中度接触性帮助移动至少50m，病人用力50%~74%。

2分 最大限度接触性帮助移动至少17m，病人用力25%~49%，至少需要1人帮助。

1分 病人用力<25%，至少需要2人帮助，不能行走，用轮椅至少17m。

(13) 上下楼梯：病人必须能走路才能考虑上下楼。能否独立上下一层楼(一层包括12~14级台阶)及需要帮助的程度、是否需拐杖和一些辅助装置上下楼。

评分标准：

7分 可以独立上下一层楼以上，无需任何辅助，时间合理，活动安全。

6分 可以独立上下一层楼以上，但需要扶手，手杖或其他支持，活动时间过长或有安全问题。

5分 有两种评定标准：①在监护、提示或诱导下，独立上下一层楼；②家庭步行，可独立上下4~6级

台阶(用或不用辅助器具),或上下 7~11 级台阶,无需监护、提示或诱导,但活动时间过长或安全性不好。

4 分 偶尔需要他人接触性帮助上下楼梯及平衡。

3 分 经常需要他人接触性帮助上下楼梯及平衡。

2 分 上下楼梯不到 7~12 级,需要 1 人帮助步行。

1 分 上下楼梯不到 4~6 级,或需要 2 人以上帮助步行。

(14)理解:指听觉或视觉理解,即是否能理解口头或视觉交流(即书面、身体语言、姿势等)。评定病人最常用的交流方式(听或视)。如果两种交流方式同等,则将两种结合评定。

评分标准:

7 分 完全独立,病人可理解复杂、抽象内容,理解口头和书写语言。

6 分 在绝大多数情况下,病人对复杂、抽象内容的理解只有轻度困难,不需要特殊准备,可需要听力或视力辅助具,或需要额外的时间来理解有关信息。

5 分 病人在 90% 以上的日常活动中无理解和交流障碍。需要敦促或准备(减慢说话速度、使用重复、强调特别的词或短语、暂停、视觉或姿势提示)的机会少于 10%。

4 分 最低限度敦促 - 基本日常生活的 75%~90% 的情况下可以理解和会话。

3 分 中度敦促 - 基本日常生活的 50%~74% 的情况下可以理解和会话。

2 分 最大敦促 - 基本日常生活的 25%~49% 的情况下可以理解和会话。只能理解简单、常用的口语表达(如喂、你好)或姿势(如再见、谢谢),50% 以上的情况下需要敦促。

1 分 完全依赖 - 基本日常生活的 <25% 的情况下可以理解和会话。或不能理解简单、常用的口语表达(如喂、你好)或姿势(如再见、谢谢),或在准备或敦促下仍然不能适当反应。

(15)表达:包括能否用口语或非口语语言(包括符号、文字)清楚地表达复杂、抽象的意思。评定最常用的表达方式(口语 / 非口语),如果两种都用,则将两种结合评定。

评分标准:

7 分 可清晰流利地表达复杂、抽象的意思。

6 分 绝大多数情况下,病人可清晰流利地表达复杂、抽象的意思,只有轻度困难。无需敦促。可需要增强交流的装置或系统(如扩音设备等)。

5 分 敦促——病人在 90% 以上的时间可表达日常活动的基本需要和想法。需要促进(经常重复)的机会少于 10%。

4 分 最低限度敦促——病人在 75%~90% 的时间可表达日常生活活动的基本需要和想法。

3 分 中度敦促——病人在 50%~74% 的时间可表达日常生活活动的基本需要和想法。

2 分 最大敦促——病人在 25%~49% 的时间可表达日常生活活动的基本需要和想法。

1 分 病人在 <25% 的时间可表达日常生活活动的基本需要和想法,或在敦促的条件下,仍然完全或经常不能适当表达基本需要。

(16)社会交往:指在治疗、社会活动中参与并与他人(如医务人员、家庭成员、病友、朋友)友好相处的能力,反映个人如何处理个人需求和他人需求,能否恰当地控制情绪,接受批评,认识自己的言行对他人的影响,情绪是否稳定(包括有无乱发脾气、喧哗、言语粗鲁、哭笑无常、身体攻击、沉默寡言、昼夜颠倒等现象)。

评分标准:

7 分 完全独立处理社会交往,无需药物控制。

6 分 在绝大多数情况下可以与医务人员、家庭成员、病友、朋友等友好相处,仅偶尔失控。无需监护,但需要较多的时间适应社会环境,或需要药物控制。

5 分 只在应激或不熟悉的条件下需要监护(即监督、语言控制、提示或诱导),需要监护的情况不超过 10%。可需要鼓励以提高参与的积极性。

4 分 轻度导向——病人可恰当处世 75%~90% 的时间。

3 分 中度导向——病人可恰当处世 50%~74% 的时间。

2 分 高度导向——病人可恰当处世 25%~49% 的时间。由于社会行为不当,可能需要管制。

1 分 完全依赖——病人可恰当处世 <25% 的时间或完全不能处世。由于社会行为不当,可能需

要管制。

(17)问题解决:主要指解决日常问题的能力,即合理安全、适时地解决日常生活事务、家庭杂事、工作琐事、个人财务、社会事务问题的能力,并可主动实施、结束和自我修正。

评分标准:

7分 病人可认识是否存在问题,作出适当的决定,启动并按步骤解决复杂的问题,直到任务完成,如有错误,可自行纠正。

6分 绝大部分情况下,病人可明确是否存在问题,作出适当的决定,启动并按步骤解决复杂的问题,直到任务完成,如有错误,可自行纠正。所需时间可较长。

5分 在应激或不熟悉的条件下需要监护(提示或诱导),需要监护的情况不超过10%的时间。

4分 75%~90%的时间病人可解决常规问题。

3分 50%~74%的时间病人可解决常规问题。

2分 25%~49%的时间病人可解决常规问题。一半时间病人需要指导来启动、计划或完成简单的日常活动。可需要管制以保证安全。

1分 <25%的时间病人可解决常规问题。几乎任何时候病人均需要导向,或完全不能有效解决问题。可能需要一对一的指导来完成简单的日常活动。可需要管制以保证安全。

(18)记忆:包括在单位或社会环境下病人执行日常活动时有关认知和记忆的技能。这里,记忆包括贮存和调出信息的能力。特别是口头和视觉内容的记忆。记忆功能的标志包括:能否认识常见的人或物,记得每日常规,执行他人的请求而无需重复提示。记忆障碍影响学习和执行任务。

评分标准:

7分 病人可认识熟人,记忆日常常规,执行他人的请求而无需重复提示。

6分 病人只有轻度困难,认识熟人,记忆日常常规,对他人的请求有反应。可需要自我提示或环境提示、促进或辅助物。

5分 病人在应激或不熟悉的环境下需要敦促(即提示、重复、提醒者),但不超10%的日常时间。

4分 最低限度敦促,75%~90%的时间病人可认识和记忆。

3分 中度敦促,50%~74%的时间病人可认识和记忆。

2分 高度敦促,25%~49%的时间病人可认识和记忆。

1分 完全帮助,<25%的时间病人可认识和记忆,或不能有效地认识或记忆。

(四)儿童功能独立性评定表

1. 概述 儿童功能独立性评定表(Functional Independence Measure for Children,WeeFIM)是为了满足在医疗康复中儿童残疾测量和交流方面的需要,1987年由美国纽约布法罗大学医疗康复数据系统(UDS)的医生、护士和治疗师等专家组编制,用于测量6月龄以上儿童的残疾程度。WeeFIM是直接由成人残疾程度功能独立性评定(Functional Independence Measure,FIM)改编而来。WeeFIM以发育的进程,测量儿童功能性活动能力,WeeFIM以儿童发育模式原理为导向,综合了许多目前临床使用的儿童检查方法和测量手段。它的结构反映个体功能独立性的基础有两方面:①世界卫生组织有关病损、弱能和残障的模式;②着重残疾儿童在基本生活时所要求支持的分量。所以,使用WeeFIM是为了从体能、技术和经济来源各方面,考虑要给予的照顾和支持,而在整个康复过程中测量功能的变化。

儿童功能独立性评定表应用于从6个月到18岁或21岁(在残疾组儿童的专项测量中或延至21岁)具有功能或发育迟缓的幼儿、儿童和少年或从6个月到7岁无障碍的儿童。

WeeFIM共有自理、运动、认知三个维度,18个项目,其中自理包括吃饭、打扮、洗澡、穿上衣、穿裤子、如厕、大便控制、小便控制等8项;运动包括椅/轮椅转移、厕所转移、浴盆转移/淋浴、行走/轮椅/慢走、上下楼梯等5项;认知包括理解、表达、社会交往、解决问题、记忆等5项。测试量表见表13-4。这些资料通过直接观察和/或与了解孩子功能性活动能力的护理人员交谈来收集。

表 13-4　儿童功能独立性评定表(WeeFIM)

项目				评定日期
运动功能	自理能力	1	吃饭	
		2	梳洗修饰	
		3	洗澡	
		4	穿裤子	
		5	穿上衣	
		6	上厕所	
	括约肌控制	7	膀胱管理	
		8	直肠管理	
	转移	9	床、椅、轮椅间	
		10	如厕	
		11	盆浴或淋浴	
	行走	12	步行 / 轮椅	
		13	上下楼梯	
运动功能评分				
认知功能	交流	14	理解	
		15	表达	
	社会认知	16	社会交往	
		17	解决问题	
		18	记忆	
认知功能评分				
WeeFIM 总分				
评定人				

2. 评分标准　与 FIM 评分原则相同，在 7 个水平分级的基础上评分，所有 18 个项目分别从 1~7 给予计分，总分最低为 18 分，最高为 126 分。

7 分　完全独立

6 分　有限制的独立

5 分　监督

4 分　最小帮助(自己付出 75% 努力)

3 分　中等帮助(自己付出 50%~75% 努力)

2 分　最大帮助(自己付出 25%~50% 努力)

1 分　完全帮助(自己付出 <25% 努力)

总评分的分级：

126 分　独立

108~125 分　基本独立

90~107 分　极轻度或有条件的依赖

72~89 分　轻度依赖

54~71 分　中度依赖

36~53 分　重度依赖

19~35 分 极重度依赖

18 分 完全依赖

儿童功能独立评定的注意事项：①可通过直接观察小孩和 / 或询问父母或照料者；②评分是根据被测小孩按一定规则完成活动的能力，而不是该小孩偶尔能完成的活动；③要评定全部 18 个项目。不要留空格。如果因安全考虑不能测量，则填写 1 分。

二、常用 IADL 标准化量表

有功能活动问卷（FAQ），快速残疾评定量表 -2、Frenchay 活动指数、工具性日常生活活动能力量表以及最新发布的龙氏情景图示评定量表。

（一）功能活动问卷（FAQ）

功能活动问卷是由 Pfeffer 于 1982 年提出，原用于研究社区老年人独立性和轻度老年痴呆，后于 1984 年进行修订，修订后内容如表 13-5。

FAQ 评分越高表明障碍程度越重，正常标准为 <5 分，≥ 5 分为异常。FAQ 是目前 IADL 量表中效度较高的，且项目较全面，在 IADL 评定时提倡首先使用。

表 13-5 功能活动问卷（FAQ）

项目	正常或从未做，但能做（0 分）	困难，但能单独完成或从未做（1 分）	需帮助（2 分）	完全依赖他人（3 分）
1. 每月平衡收支的能力，算账的能力				
2. 病人的工作能力				
3. 能否到商店买衣服、杂货或家庭用品				
4. 有无爱好，会不会下棋和打扑克				
5. 能否做简单的事，如点炉子、泡茶				
6. 能否准备饭菜				
7. 能否了解近期发生的事情（时事）				
8. 能否参加讨论和了解电视、书和杂志的内容				
9. 能否记住约会的时间、家庭节日和吃药				

（二）快速残疾评定量表

快速残疾评定量表 -2（Rapid Disability Rating Scale，RDRS2）由 Linn 等人于 1982 年在 1967 年开发出来的 RDRS 量表基础上修订出来的。可用于住院或社区中生活的病人，较适合于老年病人人群。表格中有 18 个条目，每个条目最高得分为 4 分，最低为 1 分，总分最高为 72 分，分数越高表示残疾越重。完全正常为 18 分。表格的信度和效度较好。

（三）Frenchay 活动指数

FAI 是专供评定脑卒中受试者社会活动能力的量表，测试内容包括家务劳动、工作 / 休闲、户外活动三大方面，细分为 15 个项目：准备正餐、清洗餐具、洗衣服、轻体力家务活、重体力家务活、就近购物、参与社交活动、户外行走超过 15min、参与喜好的活动、驾车 / 骑车或乘坐公交汽车、外出旅游或开车兜风、园艺或庭院的劳动、家居维护或汽车 / 自行车保养、读书及有薪工作。该量表不仅能用于评定受试者的自理能力，还能评定日常生活工具使用的能力和社区参与能力。根据受试者最

近3个月或6个月实际完成该活动的频率进行评分，分值越高代表活动功能越好。评定内容见下表13-6。

表13-6　Frenchay 活动指数

第一部分——过去3个月					
项目	说明	从来没有	一周少于1次	一周1次或2次	大部分时间
准备正餐(并非只是简餐)	需要参与计划、准备与烹饪主餐的大部分活动，不仅仅是做简餐或加热已准备好的食物	0	1	2	3
清洗餐具	必须清洗全部的餐具并完成必要的步骤，如洗、擦和放置，而非偶尔冲洗一件	0	1	2	3
项目	说明	从来没有	3个月内1次或2次	3个月内3~12次	至少一星期1次
洗衣服	计划洗衣及干衣，用机洗、手洗或洗衣店洗。完成必要的步骤，如：放入，取出，晾挂，折叠	0	1	2	3
轻体力家务活	除尘、擦拭、熨烫、整理小物件或床单	0	1	2	3
重体力家务活	所有重体力家务活，包括整理床铺，清洁地板、炉灶和窗户，吸尘，移动椅子等	0	1	2	3
商店购物	无论购物数量多少，应在计划与购买日常用品中扮演重要角色。必须到商店去，而不仅是推购物车。可包括去银行或去邮局	0	1	2	3
参与社交活动	外出去公园、寺庙/教堂、电影院、剧院、茶馆/酒吧、与朋友聚餐等。到目的地后，病人必须主动参与。包括由病人发起的在家中的社交活动，例如被邀请的家人或朋友，他们来访的目的不是照看，而是参与活动	0	1	2	3
户外步行超过15min	持续步行至少15min(期间允许为调整呼吸而短暂停顿)。约走1.5km。如果步行距离足够，也可包括步行去购物	0	1	2	3
参与嗜好的活动	需要一定程度的主动参与和思考，如在家栽花种草、针织、画画、游戏、运动等(不仅是看电视中的运动节目)。可以是脑力活动，例如：阅读专业杂志，进行股票交易或逛街	0	1	2	3
驾车/骑车或乘坐公交汽车	需要驾车/骑车(而不只是乘客)，或独立搭乘公交汽车/长途汽车并乘车外出	0	1	2	3

续表

第二部分——过去6个月					
项目	说明	从来没有	6个月内1次或2次	6个月内3~12次	至少一星期1次
外出旅游或开车兜风	乘长途汽车、火车，或驾车/骑车去某地游玩。不是常规的社交性外出(如：购物或拜访当地朋友)。病人必须参与计划与决策。不包括由机构组织的旅游，除非病人可以自主决定是否参加，旅游的重点是为了快乐	0	1	2	3
项目	说明	从来没有	轻度	中度	重度
园艺或庭院的劳动	轻度：偶尔除草或清扫路径 中度：经常除草，拔草，修剪等 重度：所有必需的劳动，包括挖掘	0	1	2	3
维修汽车或房屋修理小家电	轻度：修理小物件，换灯泡或插头 中度：大扫除，挂画，常规的汽车/自行车保养 重度：粉刷/装饰，所有必的保养	0	1	2	3
项目	说明	没有	6个月内1次	两星期少于1次	两星期1次
读书	是整本书籍，不是期刊、杂志或报纸。可以是有声读物	0	1	2	3
项目	说明	没有	1星期少于10h	1星期10~30h	1星期多于30h
有薪工作	病人从事有报酬的工作，而不是志愿性的工作。工作时数是以6个月为基础的平均数。例如：在过去6个月内，只工作了1个月，每周18个小时，可记为每周最多10个小时	0	1	2	3

(四) 工具性日常生活活动能力量表

工具性日常生活活动能力量表(instrumental activities of daily living，IADL)是由Lawton等人1969年开发的一个量表，量表主要有8个维度，见表13-7。

表13-7　工具性日常生活活动能力量表(IADL)

(以最近1个月的表现为准)		
1. 上街购物【□不适用(勾选"不适用"者，此项分数记作满分)】	□3独立完成所有购物需求 □2独立购买日常生活用品 □1每一次上街购物都需要有人陪 □0完全不会上街购物	勾选1或0者，列为失能项目

续表

(以最近1个月的表现为准)		
2. 外出活动【□不适用(勾选“不适用”者,此项分数记作满分)】	□4 能够自己开车、骑车 □3 能够自己搭乘大众运输工具 □2 能够自己搭乘计程车但不会搭乘大众运输工具 □1 当有人陪同可搭计程车或大众运输工具 □0 完全不能出门	勾选1或0者,列为失能项目
3. 食物烹调【□不适用(勾选“不适用”者,此项分数记作满分)】	□3 能独立计划、烹煮和摆设一顿适当的饭菜 □2 如果准备好一切佐料,会做一顿适当的饭菜 □1 会将已做好的饭菜加热 □0 需要别人把饭菜煮好、摆好	勾选0者,列为失能项目
4. 家务维持【□不适用(勾选“不适用”者,此项分数记作满分)】	□4 能做较繁重的家事或需偶尔家事协助(如搬动沙发、擦地板、洗窗户) □3 能做较简单的家事,如洗碗、铺床、叠被 □2 能做家事,但不能达到可被接受的整洁程度 □1 所有的家事都需要别人协助 □0 完全不会做家事	勾选1或0者,列为失能项目
5. 洗衣服【□不适用(勾选“不适用”者,此项分数视为满分)】	□2 自己清洗所有衣物 □1 只清洗小件衣物 □0 完全依赖他人	勾选0者,列为失能项目
6. 使用电话的能力【□不适用(勾选“不适用”者,此项分数记作满分)】	□3 独立使用电话,含查电话簿、拨号等 □2 仅可拨熟悉的电话号码 □0 完全不会使用电话	勾选1或0者,列为失能项目
7. 服用药物【□不适用(勾选“不适用”者,此项分数记作满分)】	□3 能自己负责在正确的时间用正确的药物 □2 需要提醒或少许协助 □1 如果事先准备好服用的药物剂量,可自行服用 □0 不能自己服用药物	勾选1或0者,列为失能项目
8. 处理财务能力【□不适用(勾选“不适用”者,此项分数记作满分)】	□2 可以独立处理财务 □1 可以处理日常的购买,但需要别人协助与银行往来或大宗买卖 □0 不能处理钱财	勾选0者,列为失能项目
(注:上街购物、外出活动、食物烹调、家务维持、洗衣服等五项中有三项以上需要协助者为轻度失能)		

(五)情景图示评定量表

1. 概述　该量表由深圳大学王玉龙等人于2015年设计和制作的,主要用于评定功能障碍者日常生活自理能力。它根据功能障碍者活动范围的不同将人分为床上人、家庭人(包括乘坐轮椅)和社会人(可参与户外活动的人群)三个群体。对每个群体选择三项符合该类人群实际的日常活动进行评定。床上人的具体评定项目是大小便控制、进食和娱乐;家庭人的评定项目是如厕、个人清洁和家务;社会人的评定项目是小区锻炼、购物和活动参与。所有评定内容均通过情景图画呈现,评定可由专业人士或者病人及家属本身操作完成,具体内容见图13-1。将功能障碍者的日常生活自理能力分为生活完全不能自理、生活基本不能自理、生活小部分自理、生活大部分自理、生活基本自理和生活完全自理六个等级。各个等级的具体标准为:①生活完全不能自理:功能障碍者仅有极少量的主动运动或者完全

不能运动,活动范围局限于床上;②生活基本不能自理:功能障碍者活动范围局限于床上,可主动完成部分床上运动,但不能完成床椅转移;③生活小部分自理:功能障碍者可以完成坐、站或者床椅转移,仅能在部分家庭环境中活动,而不能主动转移到户外(受制于本身或环境因素);④生活大部分自理:功能障碍者可以完成坐、站或者床椅转移,可以在全部家庭环境中活动,但不能主动转移到户外(受制于本身或环境因素);⑤生活基本自理:功能障碍者可以主动转移到户外,但只能完成户外环境中的少量活动;⑥生活完全自理:不需要他人的帮助,可以独立生活。

视频:龙氏日常生活能力评定量表使用方法

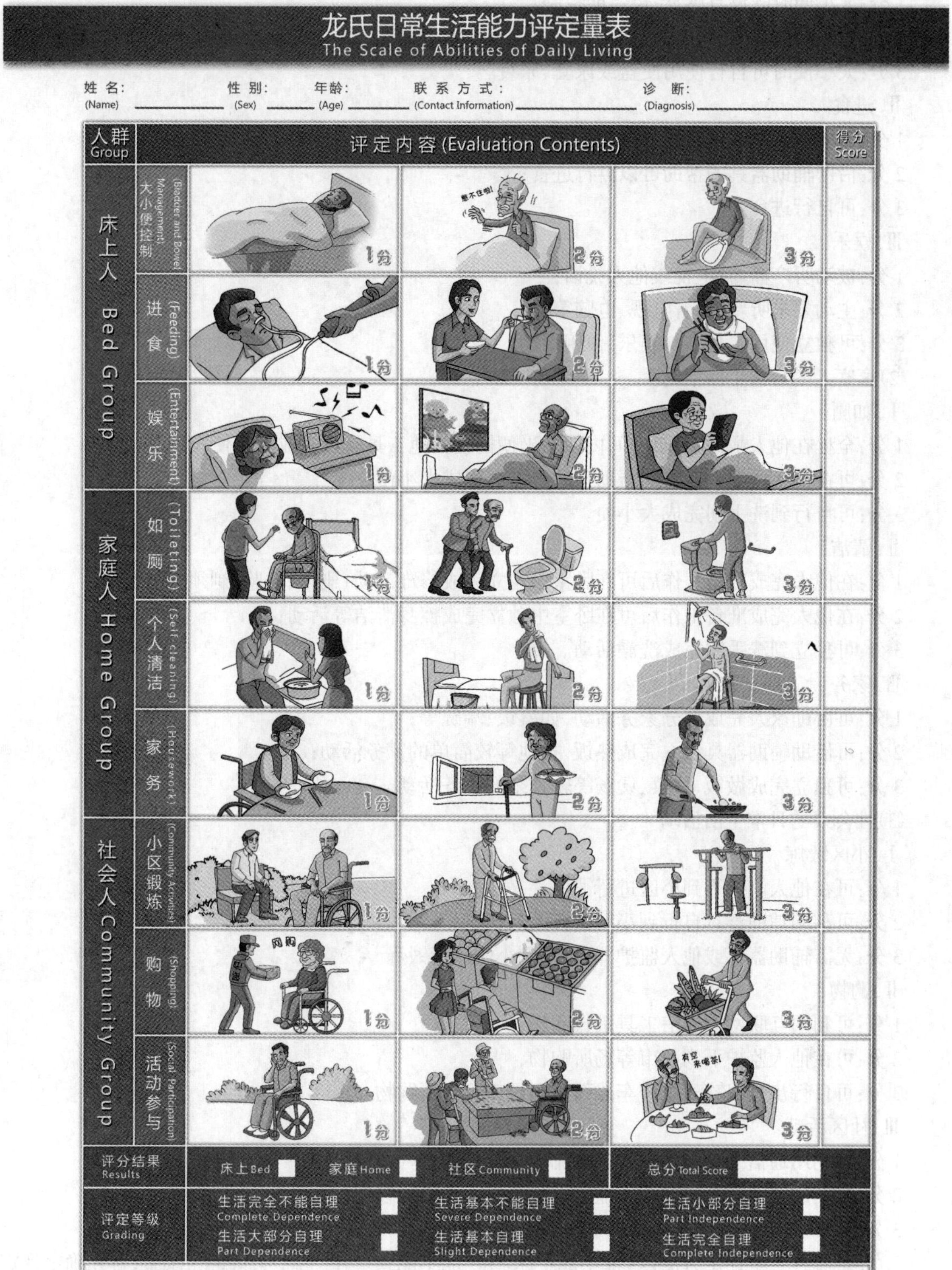

龙氏日常生活能力评定量表
The Scale of Abilities of Daily Living

姓名:(Name)＿＿＿＿ 性别:(Sex)＿＿＿＿ 年龄:(Age)＿＿＿＿ 联系方式:(Contact Information)＿＿＿＿ 诊断:(Diagnosis)＿＿＿＿

人群 Group	评定内容 (Evaluation Contents)				得分 Score
床上人 Bed Group	大小便控制 (Bladder and Bowel Management)	1分	2分	3分	
	进食 (Feeding)	1分	2分	3分	
	娱乐 (Entertainment)	1分	2分	3分	
家庭人 Home Group	如厕 (Toileting)	1分	2分	3分	
	个人清洁 (Self cleaning)	1分	2分	3分	
	家务 (Housework)	1分	2分	3分	
社会人 Community Group	小区锻炼 (Community Activities)	1分	2分	3分	
	购物 (Shopping)	1分	2分	3分	
	活动参与 (Social Participation)	1分	2分	3分	
评分结果 Results	床上 Bed □	家庭 Home □	社区 Community □	总分 Total Score □	
评定等级 Grading	生活完全不能自理 Complete Dependence □	生活基本不能自理 Severe Dependence □	生活小部分自理 Part Independence □		
	生活大部分自理 Part Dependence □	生活基本自理 Slight Dependence □	生活完全自理 Complete Independence □		
评定者 Evaluator:			评定日期 Date:		

图 13-1　龙氏情景图示日常生活自理能力评定量表

2. 评定内容　在实际评定过程中，每项活动的完成，既可以是自身主动参与的结果，也可以借助于别人的力量实现。评定者通过评定对象在某项活动中自主完成的程度（完全依赖他人完成、借助辅助器具完成或完全独立完成），来判断其生活活动能力。各评定项目均有三种不同的功能状态，其具体内容和评分细则如下：

(1) 床上人的日常生活活动

Ⅰ. 大小便

1 分：大小便时既没有感觉，也不能控制；

2 分：大小便时有便意，但控制能力差，每天出现不止 1 次大小便失禁；

3 分：大小便时可自行使用便盆或尿套、尿袋。

Ⅱ. 进食

1 分：需要他人帮助进食（经鼻饲管或经口）；

2 分：借助辅助器具的帮助可以自行进食；

3 分：可自行进食。

Ⅲ. 娱乐

1 分：被动听广播、看电视或他人说话；

2 分：主动要求听新闻、看电视、电脑等；

3 分：可独立使用工具参与娱乐、休闲活动。

(2) 家庭人的日常生活活动

Ⅰ. 如厕

1 分：全程在他人帮助下，于房间内使用坐便椅或其他工具就近完成大小便；

2 分：可在他人或辅助器具的帮助下到洗手间完成大小便；

3 分：可自行到洗手间完成大小便。

Ⅱ. 清洁

1 分：在他人完成准备工作后可在卧室中独立完成修饰活动（刷牙、洗脸、剃须、化妆等）；

2 分：在他人完成准备工作后可在卧室中独立完成擦身清洁等活动；

3 分：可独立到洗手间完成洗澡活动。

Ⅲ. 家务

1 分：可协助家人完成部分家务活动，如盛饭、端碗等；

2 分：可借助辅助器具独立完成热饭、扫地等较简单的家务活动；

3 分：可独立完成做饭、炒菜、煲汤等较复杂的家务活动。

(3) 社会人的日常生活活动

Ⅰ. 小区锻炼

1 分：可在他人监护下到小区进行锻炼；

2 分：可利用辅助器具自行到小区进行锻炼；

3 分：无需辅助器具或他人监护，能自行到小区进行锻炼。

Ⅱ. 购物

1 分：可利用互联网等通信工具进行购物；

2 分：可在他人监护下到超市等场所购物；

3 分：可自行步行、骑车、坐公车或驾车到超市等场所购物。

Ⅲ. 社区活动

1 分：可利用通信工具与亲朋好友交流；

2 分：可利用辅助器具或在他人监护下参与棋牌类等低强度的活动；

3 分：可独立参与、组织集体活动，如喝茶、聚餐等。

3. 评定流程　本评定方法以“能不能下床”和“能不能到户外”两个关键词为线索，首先确定评定对象所属的人群类别。然后在相对应的人群类别中对其进行日常生活活动的评定。根据功能障碍者每项评定项目中具体完成的情况，统计最终评分结果确定功能障碍者的功能等级（生活完全不能自理，

生活基本不能自理、生活小部分自理、生活大部分自理、生活基本自理和生活完全自理),综合判断评定对象的日常生活自理能力。具体操作过程参见图 13-2。

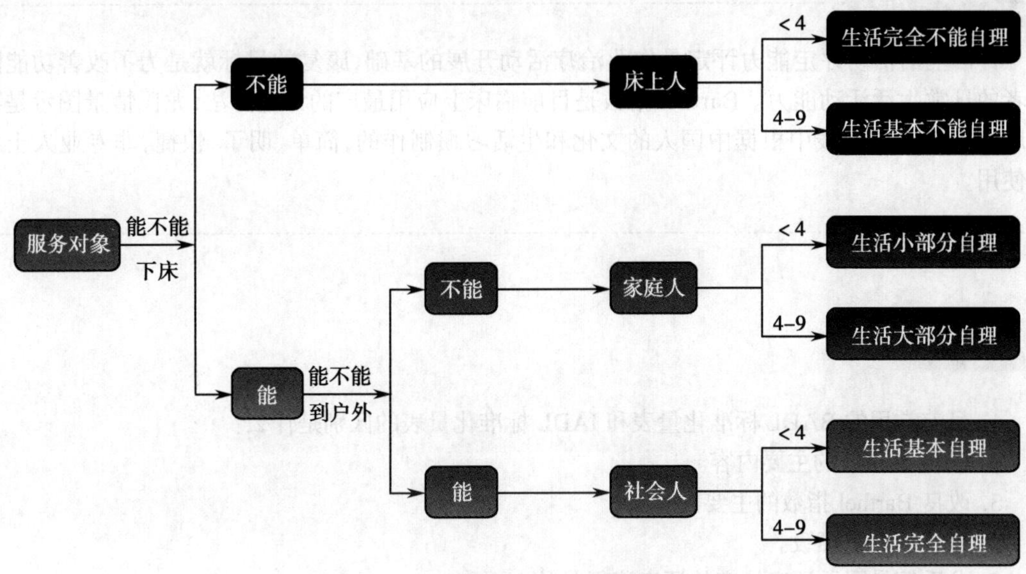

图 13-2 龙氏情景图示评定量表评定流程

4. 评定结果的解释

(1)床上人的日常生活活动评定:适用于不能主动下床的评定对象(包括乘坐轮椅),4 分以下为生活完全不能自理,代表评定对象仅有极少量的主动运动,甚至完全不能运动;4~9 分为生活基本不能自理,其中 4~6 分代表评定对象仅能够主动完成床上的少量活动,7~9 分代表评定对象能够主动完成床上的大部分活动。

(2)家庭人的日常生活活动评定:适用于能够主动下床、不能主动转移到户外的评定对象(包括乘坐轮椅),4 分以下为生活小部分自理,代表评定对象仅能完成部分家庭环境中的少量活动,4~9 分为生活大部分自理,代表评定对象可以在家庭环境中的活动,其中 4~6 分代表评定对象仅能在部分家庭环境中活动,7~9 分代表评定对象可以在所有家庭环境中活动。

(3)社会人的日常生活活动评定:适用于能够主动转移到户外的评定对象(包括乘坐轮椅),4 分以下为生活基本自理,表示评定对象只能完成户外环境中的少量活动,4~9 分表示评定对象可以完成户外环境中的大部分活动,不需要他人的帮助,可以独立生活,为生活完全自理,其中 4~6 分表示评定对象尽管可以独立生活,但在社会层面上仍有障碍,难以融入到社区生活中,7~9 分表示评定对象不仅可以独立生活,而且可以融入到主流社会中。对于可以就读的儿童、实现就业的成人或不需要他人照料的老人,判断为生活完全自理。

三、评定注意事项

1. 首先要查看病人病历,了解病史及病人的基本情况。了解伤病的原因、病情发展情况及功能情况(如认知功能、运动功能、社会心理状态等),并了解病人的生活环境和在环境中的表现。

2. 评定前应做好解释说明工作,使病人了解评定的目的和方法,以取得病人的理解与配合。

3. 尽量在合适的时间和环境下进行评定。

4. 评定应记录病人确实能做什么,而不是可能或应达到什么程度。

5. 评定时,通常由评定者给病人一个总的动作指令,让病人完成某个具体动作,而不要告诉病人坐起来或穿衣的具体步骤。

6. 在评定中,只有当病人需要辅助器或支具时,才可以提供,不能依赖和滥用。

7. 除非评定表中有说明,否则使用辅助器、支具或采取替代的方法,均认为是独立完成活动,但应注明。

8. 任何需要体力帮助的活动都被认为是没有能力独立完成。

本章小结

日常生活活动评定能力评定是作业治疗活动开展的基础，康复的目标就是为了改善功能障碍者的日常生活活动能力。Barthel 指数是目前临床上应用最广的评定方法，龙氏情景图示是我国康复工作者在实践中根据中国人的文化和生活习惯制作的，简单、明了、快捷，非专业人士可以使用。

（吕星）

思考题

1. 目前常用的 BADL 标准化量表和 IADL 标准化量表的区别是什么？
2. Barthel 指数的主要内容。
3. 改良 Barthel 指数的主要内容。
4. FIM 的评定等级。
5. 龙氏情景图示评定量表的评定流程是什么？

扫一扫，测一测

思路解析

笔记

第十四章　生活质量和社会功能评定技术

学习目标

1. 掌握　生活质量及健康相关生活质量的概念。
2. 熟悉　熟悉常用的生活质量评定量表。
3. 了解　就业评定方法。
4. 具有康复评定思维及素养，能够规范地对不同人群开展生活质量及社会功能评定。

生活质量（quality of life，QOL）的研究起源于20世纪30年代的美国，最初是作为一个社会学指标来使用的。兴起于50~60年代，70年代末医学领域对生活质量进行了广泛的研究，并在80年代后形成新的研究热潮。由于研究的深入和发展，其对现代医学的影响越来越大。

第一节　生活质量概述

随着癌症和心血管疾病等慢性病发病率持续增长，并在疾病谱占据主导地位，这些疾病较难治愈，难以用治愈率、生存率反映治疗效果。而且，随着人们生活水平的提高，健康观念也发生了转变，传统的医学模式及评价指标体系面临挑战，故新的"健康观"和"生物-心理-社会医学模式"诞生了。生活质量正是在这种客观的健康水平的提高和健康观念更新的背景下应运而生的一套评价健康水平的指标体系，它能更充分全面地反映人们的健康状况，更能体现人在疾病转归过程中身体上、精神上和社会活动的真实状态。在康复医学领域，病人疾病转归后，更加关注其功能恢复和生活质量的保持与提高，这也是康复医学学科有别于其他临床医学学科的特点之一。

一、生活质量与健康相关生活质量的概念

（一）生活质量

生活质量（quality of life，QOL），也称为生命质量、生存质量、生活质素等，目前尚无统一的定义。WHO生活质量研究组在1993年提出的生活质量概念是指不同文化和价值体系中的个体对他们的目标、期望、标准以及所关心的事情相关的生活状况的体验。这是在众多生活质量的概念与诠释中的一个较为公认的定义。

在康复医学领域，生活质量是个人的一种生存水平和体验，这种水平和体验反映了患有致残性疾病的病人和残疾人，在生存过程中维持身体活动、精神活动和社会生活处于良好状态的能力和素质。随着生活质量概念的引入，康复的最终目标由最大限度地提高ADL能力向提高QOL转变，改善和提高QOL的观点越来越受到医学界重视。

（二）健康相关生活质量

WHO 提出："健康不仅是免于疾病和衰弱，而是保持体格方面、精神方面和社会方面的完美状态"。由于健康具有多维性和动态性，通常的文字很难确切描述人们的健康状况，新的医学模式更要求体现具有生物 - 心理 - 社会属性的人的整体性和全面性。生存质量既可对生理、心理、社会等方面，又可对总体健康状况进行定量测量，是目前准确、定量描述人们健康状况的最好方法。

医学中生活质量主要反映狭义的健康观念与个体生存相互影响的过程中，个体对生存的满意度或幸福感，即受健康状态影响的生活质量，故有人称之为健康相关生活质量（health related quality of life，HRQOL）。其特征主要有：①健康相关的生活质量是一个综合现象；②着重于具有某种状态的人及其行为能力，而不是临床诊断和实验室检查结果；③采用自我评价；④常使用主观指标；⑤具有时变性特点；⑥具有文化依赖性。

二、康复医学实践中进行生活质量评定的意义

（一）生活质量评定是康复评定的重要内容

康复医学是一门最终以改善各类疾病病人生活质量的学科。生活质量的评定涉及病人总体结局，全面反映疾病及其导致的躯体、心理和社会功能等方面在康复干预等作用下产生的影响，而且更着重于体现病人自身的主观感受。

（二）生活质量评定是康复治疗的重要依据

生活质量评定是制定康复措施的重要依据，借以了解疾病和功能受损对于病人生活质量的影响，以便有针对性地进行干预。通过生活质量的评定，有助于了解分析影响病人康复的主要因素，阐明生活质量与损伤或残疾程度之间的关系，从而有利于发现问题，提出针对不同疾病成因机制中全面且较客观的解释。

（三）生活质量评定是康复效果的重要保障

后期的康复评定中，生活质量评定的各项指标也是判断相应康复治疗效果的重要参数，为后续治疗提供更好的依据。国内外生活质量的研究提示，根据生活质量评定的结果，可以制订更加有效的康复干预方案及治疗措施，显著提高残疾人或慢性病、老年病病人的康复疗效，进而改善病人的生活质量。

第二节　生活质量评定的内容

生活质量的评定是针对每一位个体进行主观感受和对社会、环境体验的评定，它有别于其他客观评定指标，需要针对性分析不同疾病、状态、人群与生活质量有关的因素，确定适合的生活质量评定内容。

一、与生活质量有关的因素

康复评定工作中，我们所面对的疾病有神经系统疾患、骨骼肌肉系统疾患、心肺系统疾患、小儿或老年疾患，每一种疾病类别，都有不同的因素与其生活质量有关。

生活质量是一个多维度的概念，由生活者自身的质量和生活者周围环境质量两大方面构成。美国环境保护署关于生活质量的构成因素如表 14-1 所示。

不同时期、不同研究背景的学者提出的因素都有些不同，其中 Ferrell 提出的思维模式结构也较为全面，包括身体健康状况（各种生理功能活动有无限制、休息与睡眠是否正常等）、心理健康情况（智力、情绪、紧张刺激等）、社会健康状况（社会交往和社会活动、家庭关系、社会地位等）和精神健康状况（对生命价值的认识、宗教信仰和精神文化等）。当然，具有指导意义的还有 WHO 提出的六方面的因素，可分为身体功能、心理状况、独立能力、社会关系、生活环境以及宗教信仰与精神寄托。

表 14-1　美国环境保护署关于生活质量的构成因素

	构成因素	包含的内容
1	经济环境	事业上的满足感、报酬、经济保障等
2	政治环境	广泛的选举、市民的自由、政府的反应
3	物质环境	住宅、交通、公共服务等
4	社会性环境	交流、社会性安全、文化、物质的安全性、家庭、娱乐
5	健康	躯体、精神、营养
6	自然环境	大气的质量、水质、放射线、废弃物、有毒物、噪声

二、生活质量评定的内容

总的来说，生活质量主要包含以下三大方面：①生物学方面：机体功能状态、疾病症状及治疗副作用；②心理学方面：精神、心理状态；③社会学方面：如社会关系、工作能力、经济支持等。与健康相关的生活质量的评定，所面对的主要是病人，所以我们评定病人生存质量的核心内容应包括：①与疾病、治疗有关的症状和体征；②生理功能状态；③日常生活能力；④精神心理状态；⑤适应社会的能力；⑥职业承受能力；⑦健康的自我认识。

第三节　生活质量评定的方法

生活质量的评定，按照评定目的和内容不同可有不同的方法。现将常用的几种方法介绍如下。

一、访谈法

访谈法（interview）是研究者通过与研究对象的广泛交谈来了解对方的心理特点、行为方式、健康状况、生活水平等，进而对其生活质量进行评价。按照提问和问答的结构方式不同，访谈法可分为有结构访谈和无结构访谈两类。前者是事先规定的所问项目和反应可能性的访谈形式，访谈按预定内容进行；后者是没有定向标准化程序的自由交谈。在实际应用时可两者兼备。

在进行访谈之前为接近被访谈者，使访谈顺利进行，应注意：穿着干净整洁，自我介绍简洁明了，称呼恰如其分，语气应该肯定和正面。实施访谈时应设计恰当的谈话情境，具备细致的洞察力、耐心和责任心，使受访人有轻松愉快的心情，不使受访人感到有社会压力，并能如实准确记录访谈资料，不曲解受访人的回答。访谈内容应包含受访人与疾病、治疗有关的症状和体征、生理功能状态、日常生活能力、精神心理状态、适应社会的能力、职业承受能力及对健康的自我认识。

访谈法适用范围比较广，可用于不同类型的人员，包括文盲、儿童、因病不能活动者，对时间地点没有严格要求，可以根据需要及时调整访谈内容，较灵活。访谈法是一种定性评定方法，所以主观性太强，影响结果的准确性，对访谈结果的分析处理也比较困难。

二、观察法

观察法（observation）是在一定时间内由研究者对特定个体的心理行为表现或疾病症状及不良反应等进行观察，从而判断其综合的生活质量第一种方法。一般利用眼睛、耳朵等感觉器官去感知观察对象。由于人的感觉器官具有一定的局限性，研究者可在法律允许的提下借助各种仪器设备，如照相机、录音机、显微录像机等来辅助观察。观察法比较适合一些特殊病人的生活质量评定，如精神病病人、植物人、阿尔茨海默病病人、危重病人等。

观察前应根据观察目的制订生活质量观察计划，计划应包含观察重点、范围以及要搜集的材料、

观察的次数，每次观察的时间、采用的仪器、设计观察表格以及填写的要求等。实施观察要注意看、听、问、思、记等相结合，内部观察和外部观察相结合。应仔细察看与观察目的有关的行为反应和各种现象，例如观察对象的姿势、步态等。内部观察时，观察者可面对面询问观察对象精神心理等方面问题。例如询问类似于"您最近有失眠的困扰吗？"这类问题时应做好详细、准确的记录。观察者从开始获取信息时就应进行思考、分析，随着观察活动的深入进行，观察资料的积累，逐步形成自己的观点及结论。

三、主观报告法

主观报告法是由被测者根据自己的健康状况和对生活质量的理解，自己报告一个对其生活质量的评价（分数或等级数），这是一种简单的、一维的全局评定法。优点是非常容易分析处理，但缺点也很明显，这样得到的生存质量是很难具有可靠性和综合性的。因而该法一般不用或不单独使用，而作为其他方法的补充。

四、症状定式检查法

文档：鹿特丹症状定式检查(RSCL)

症状定式检查法（symptom checklist）是当生活质量的测定主要限于疾病症状和治疗的毒副作用时所采用的生活质量评定方法。该法是把各种可能的症状或不良反应列成一个表格，由评价者和病人逐一选择。其选项可以是"有""无"两项，也可根据程度分为不同项。不少疾病的症状和不良反应评价采用此法，如著名的鹿特丹症状定式检查（Rotterdam symptom checklist，RSCL）主要用于癌症病人的生活质量评定。

五、标准化的量表评价法

标准化的量表评定法是目前使用最广泛的方法，即通过使用具有较好信度、效度和反应度的标准化量表对被测者的生存质量进行多维综合评价。根据评价主体的不同可分为自评法和他评法两种。该法具有客观性强、可比性好、程式标准化、易于操作等优点。当现有的量表无法满足评估需求时，可自我编制。但制订一份较好的、具有文化特色的生活质量评定量表并非易事，涉及诸多问题的探讨。

在量表评定中，通常将反映障碍的程度提问的备选答案分为两三个等级或五六个等级供被检查者选择。例如：①极为重要；②相当重要；③不能确定；④不那么重要；⑤完全不重要；⑥不知道。或①满意；②稍满意；③不能确定；④稍不满；⑤不满意；⑥不知道。或①很满意；②相当满意；③一般；④有些不满意；⑤很不满意；⑥不知道。每一个等级赋予一定的分值，得分结果用于被检查者之间或个体变化的比较。

六、生活质量评定的注意事项

生活质量评定受诸多因素的影响，评定的方法多样，需注意以下事项：

（一）适用人群

生活质量评定适用于所有疾病研究，甚至于健康、亚健康人群，但应注意意识障碍、表达障碍及不配合等特殊人群评定方法的选择。

（二）建立有用的生活质量评价指标

若选用量表应综合考虑它的信度、效度、敏感度、广泛被接受、易于理解等方面。

1. 信度　包括检查者内部和检查者之间的信度。

2. 效度　所提问题能够区分并反映有无功能障碍及其严重程度。

3. 敏感度　在内、外环境变化时，若受试对象也有所变化，则测量结果对此变化做出反应的敏感程度。这是检验效度的一种有效方法。

4. 测试结果数量化　数量化地反映被检查者的特点和功能障碍水平。

（三）QOL 量表的本土化和民族化

量表既要具备国际通用性和可比性，又要照顾到各个国家、地区的本土文化和民族化元素，必要

时应对相关内容进行文化调适。

(四) 有针对性地使用 QOL 量表

针对不同的疾患，尽量选择该疾患的生活质量专表，以便测得病人特有的问题。比如适用于脑卒中病人的 SA-SIP30；用于慢性关节炎病人的关节炎影响测量量表 2（arthritis impact measurement scales 2，AIMS2）等。

(五) 不同数据采集过程中的技巧

比如访谈法中访谈者的素质培训、量表评价法中量表的编印质量等细节，都可能影响高生活质量评定的准确性。

(六) 评定流程

评定者应首先明确病人主要功能障碍以分析影响生活质量的因素，明确评定目的，并综合病人的基本情况选择合适的生活质量评定方法（如访谈法或是量表法及选用何种量表）。运用生活质量评定技术采集病人的相关信息，做好详细、准确的记录。评估结束后整理、分析收集到的信息，阐明生活质量与残损或残疾程度之间的关系，找到影响病人康复的主要因素（如心理方面或肢体残缺），针对不同疾病成因机制中全面且较客观的解释，从而提出改善其生活质量的方案。

第四节　生活质量评定量表

生活质量量表是生活质量评定的重要工具，在过去几十年里，国内外研制了大量的量表。按照使用对象来分，生活质量量表分为：①普适性量表（generic scale）用于一般人群生活质量测定，如生活满意度量表、WHOQOL-BREF。②疾病专表（disease-specific scale）用于患病及某些特殊人群。例如，用于癌症病人的有 FLIC，FACT-G，CARES，QLQ-C30 等；用于慢性病病人，有糖尿病特异量表（DQLS）、慢性阻塞性肺疾病量表等；用于吸毒者的量表有 QOLDA。③领域专表（domain-specific scale）侧重于测定生活质量某一领域的量表，如 RCSL 侧重于疾病症状和治疗副作用的评定，KPS 侧重于行为表现功能的评定。

普适性量表适用于多病种、不同条件下的研究，资料的采样、搜集与管理较为方便。但不同疾患的病人通常伴有不同程度的认知、语言功能和心理障碍，这会不同程度的干扰了测量结果，因此应用量表时应慎重。

生活质量测量的疾病专用量表内容针对性强，较普适性量表更能反映各类疾病的功能特点。完成量表耗时相对较短，不易因病人疲劳或注意力不集中而影响测量结果。疾病专表适用于病人自答、访问、电话访问和书信访问等形式。但有些疾病专用量表多为最近几年研制而成，还未经大量研究使用，其信度和效度尚未得到完全证实，部分条目的语句不一定能真实地描述病人的反应。

选用量表的最基本原则是根据评定目的和量表的评定功能选择。需根据量表的特性、敏感性、简便性、实用性等特点，选择具有特异评定功能的量表。可从以下几方面考虑：①首选能实现评定目的的特异量表。一般地说，如果研究对象是一般人群，我们可以选择一般性普适性量表如生活满意度量表，如果研究对象是特定人群或病种，最好选用特异性量表；②为深化、丰富评定内容，在条件允许情况下，辅选具有同类评价功能或其他评定功能的量表，可比证研究结果的可靠性，探索新的方向或积累丰富的资料；③坚持简便、实用原则；④优先选用具备国内常规模式资料的量表；⑤优先选用结果统计、分析简便或已具备计算机统计分析软件的量表。

现列举几种常用的、典型的普适性量表和疾病专用量表，介绍如下。

一、普适性量表

常用生活质量评定的普适性量表主要有生活满意度量表、世界卫生组织生活质量量表 -100 或 WHOQOL-BREF、疾病影响调查表（SIP）、医疗结局研究简表（SF-36）、EUROQOL、生活质量指数（quality of life-index）、NHP（Nottingham Health Profile）、RNLI（Reintegration to Normal

Living Index)等。

1. 生活满意度量表(LSR-LSIA-LSIB) 包括三个独立的分量表,其一是他评量表,即生活满意度评定量表(Life Satisfaction Scales,LSR),简称LSR;另外两个分量表是自评量表,分别为生活满意度指数A(life satisfaction index A,LSIA)和生活满意度指数B(life satisfaction index B,LSIB),简称LSIA和LSIB。LSR又包含五个1~5分制的子量表。LSI由与LSR相关程度最高的20项同意与不同意式条目组成,而LSIB则由12项与LSR高度相关的开放式、清单式条目组成。LSR得分从5(满意度最低)到25(满意度最高);LSIA得分从0(满意度最低)到20(满意度最高);LSIB得分从0(满意度最低)到22(满意度最高)。生活满意度量表总分31~35分:对生活特别满意;26~30分:非常满意;21~25分:大体满意;20分:无所谓满意不满意;15~19分:不大满意;10~14分:不满意;5~9分:特别不满意。LSR见表14-3,LSIA见表14-4,LSIB见表14-5。

2. 世界卫生组织生活质量量表-100(WHOQOL-100) 该量表是由世界卫生组织领导多个国家和地区共同研制的跨国家、跨文化的普适性、国际性量表。此量表结构严谨、内容包括面广,适合于多个学科的有关生活质量的研究。其内容包括6个领域:生理、心理、独立性、社会关系、环境和精神支柱/宗教/个人信仰。WHOQOL的中国版(由英文版翻译改良而成)已经于1998年成功地制定出来。尽管WHOQOL-100能够详细地评估与生活质量有关的各方面,但在临床或研究工作当中有时显得特别冗长,大大增加了实际的工作量。鉴于此,WHO于1998年改良出了世界卫生组织生活质量测定简式量表(WHOQOL-BREF)。WHOQOL-BREF包括4个领域(生理、心理、社会、环境)、26个项目,简表具有良好的内部一致性、区分效度和结构效度,是一种适用于不同文化背景、具有多种文字的评定量表,根据内容或程度备选答案分为"很不满~很满意""很差~很好"作为判定。WHOQOL-BREF的制订使得在生活质量的测量上又多拥有了一个方便的评定量表。

WHOQOL-BREF量表能够产生四个领域的得分,包含两个独立分析的问题条目:问题1(G1)和问题2(G2),领域得分按照正向计(即得分越高,QOL越好)。领域得分通过计算其所属条目的平均分再乘以4得到。

$$\text{生理领域(PHYS)}=4\times[(6-Q3)+(6-Q4)+Q10+Q15+Q16+Q17+Q18]/7$$

$$\text{心理领域(PSYCH)}=4\times[Q5+Q6+Q7+Q11+Q19+(6-Q26)]/6$$

$$\text{社会关系领域(SOCIL)}=4\times(Q20+Q21+Q22)/3$$

$$\text{环境领域(ENVIR)}=4\times(Q8+Q9+Q12+Q13+Q14+Q23+Q24+Q25)/8$$

文档:世界卫生组织生活质量测定简表

当一份问卷中有20%的数据缺失时便作废,如果一个领域中有不多于两个问题条目缺失,则以该领域中另外条目的平均分代替该缺失条目的得分。如果一个领域中有多于两条目缺失,那么就不再计算该领域的得分(社会关系领域除外,该领域只允许不多于一个问题条目缺失)。

3. 总体幸福感量表(general well-being schedule,GWB) 此表是美国国立卫生统计中心制订的一种定式型测查工具,用来评价受试者对幸福的陈述。本量表共有33项,1996年国内学者段建华对该量表进行修订,即采用该量表的前18项对被试者进行施测,其中第1,3,6,7,7,9,11,13,15,16项为反向评分,得分越高,幸福感越高。除了评定总幸福感,本量表还通过将其内容组成6个分量表,从而对幸福感的6个因子(对健康的担心、精力、对生活的满足和兴趣、忧郁或愉快的心境、对情感和行为的控制以及松弛与紧张)进行评分。

4. 医疗结局研究简表(SF-36) 此表是国际上以健康作为重点的综合评定量表。它是在1988年Stewartse研制的医学结局研究量表(MOS-SF)的基础上,由美国波士顿健康研究所研制开发。内容包括躯体活动功能、躯体功能对角色功能的影响、躯体疼痛、健康总体自评、活力、社会功能、情绪对角色功能的影响和心理卫生8个领域(表14-2)。评定大约耗时5~10min。Anderson等将SF-36应用于脑卒中后的病人的生活质量的研究,发现在身体和精神健康方面较敏感,而在社会功能方面表现较差。SF-36中国版已经由中山医科大学统计教研室方积乾教授等引进研制出来并投入使用。

表 14-2　SF-36 评定内容

一、躯体功能（physical function，PF）(10)	四、角色——情绪功能（role-emotional function，RE）(3)
1. 进行激烈的活动	1. 工作：一般的工作时间减少了
2. 进行适度的活动	2. 工作：不想减少工作时间
3. 拿起少量重物，搬运	3. 工作：不能集中时间工作
4. 上几级楼梯	五、躯体疼痛（body pain，BP）(2)
5. 上一级楼梯	1. 身体疼痛的程度
6. 弯腰、屈膝	2. 疼痛总是妨碍工作
7. 走 1 000m 以上	六、总体健康观念（general health perception）(5)
8. 走几百米	1. 对现在健康状态的评定
9. 走 100m	2. 与 1 年前相比现在的健康状态
10. 自己洗澡、穿衣	3. 易生病
二、心理健康（mental health，MH）(5)	4. 与别人一样健康
1. 有相当程度的神经质	5. 对自己的健康状况感到忧虑
2. 什么都不想干，情绪低落	七、活力（vitality，VT）(4)
3. 虽有情绪低落，但比较稳定	1. 很有精神
4. 情绪低落处于抑郁状态	2. 充满活力
5. 心情好	3. 确实很累
三、角色——躯体功能（role-physical function，RP）(4)	4. 感觉很累
1. 工作：减少了一般工作的时间	八、社会活动功能（social function，SF）(2)
2. 工作：不能进行一般工作	1. 身体或心理的原因妨碍与亲友和朋友交往
3. 工作：有工作内容减少的现象	2. 身体或心理的原因妨碍与亲友和朋友的交往时间
4. 工作：对于一般的工作感到困难	

SF-36 量表中的每个问题根据其代表的功能损害严重程度，给予相应的权重，并将各方面得分换算成百分制：

换算得分 =（实际得分 – 该方面的可能最低分）÷（该方面的可能最低得分）× 100

每一方面最高可能得分为 100 分，最低可能得分 0 分，各方面之和为综合得分，得分越高，QOL 越好。

文档：医疗结局研究简表（SF-36）

5. 疾病影响调查表（sickness impact profile，SIP）　由 Gilson BS 等人在 1975 年制定，1981 年，由同一工作组 Bergner M 等人完成了量表的修改和定稿，形成目前使用版本。共 12 个方面、136 个条目，包括步行、活动、自身照顾、社会交往、情绪行为、交流、行为动作的灵敏度、睡眠与休息、饮食、家居料理、娱乐与休闲和工作等内容。其中交流、行为动作的灵敏度、情绪行为和社会交往能力比较适合神经疾病病人的后期测量，其余各项更适合于 ADL 方面测量。完成全问卷耗时 20~30min。此问卷的内容和问卷长度上表现出，它更适合用于多中心研究。问卷缺少健康、幸福和生活满意度的条目。同时，该量表条目较多，耗时较长。

6. EUROQOL 调查表是由英国 University of York 的 EUROQOL 研发组于 1990 年制定的一普适性生活质量评定量表。内容包括移动能力、自理、日常活动能力、疼痛 / 不适及焦虑 / 抑郁 5 个部分。量表效度、收敛效度和重测信度好。量表的评测简单、直观，数据来源于类似温度计的目测表，刻度为 0~100 表示被测者当天的健康状态。完成量表耗时 2~3min。有学者认为 EUROQOL 量表更适合于轻、中度症状的各类疾患病人的自评和问卷式调查。

二、疾病专用量表

在普适性量表无法完全满足各类疾病病人的专科测量时，国内外的研究者也研制、改良了一些专供于不同疾病病人的生活质量量表。比如用于脑卒中病人生活质量评定的 SA-SIP30、脑卒中专门生活质量量表（stroke-specific quality of life-scale，SS-QOL）等，比如用于关节炎病人的关节炎影响测量量表 2（arthritis impact measurement scales 2，AIMS2）、McMaster-Toronto 关节炎病人偏向残疾问卷（McMaster-Toronto Arthritis Patients Preference Disability Questionnaire，MACTAR）。

笔记

1. 疾病影响调查表脑卒中专用量表-30（SA-SIP30）　SA-SIP30是Straten等将SIP改良后形成的脑卒中后专用生活质量测量量表。此量表将其前身疾病影响调查表减少为30个条目，去除了与脑卒中相关性差及可信度差的条目。内容主要包括：身体照顾与活动、社会交往、活动性、交流、情感行为、家居料理、行为动作的灵敏度和步行等8个方面。量表作者将SA-SIP30同SIP进行了对照研究，发现SA-SIP30在结构效度、收敛效度、临床效度和外部效度较SIP稍差，不过因为SIP测量的主要重点是行为与身体能力，因此，SA-SIP30是最适用于病人代言人的生活质量测量工具。2000年新的研究表明：SA-SIP30与SIP对比，在应用于健康状况测量时，两者差异不大，同时还发现SA-SIP30在量表的选择上还稍优于SIP。

2. 脑卒中专门生活质量量表（SS-QOL）　SS-QOL是Williams等于1999年研制成功的专门用于测定脑卒中病人生存质量的自评量表。共包括体能、家庭角色、语言、活动能力、心情、个性、自理能力、社会角色、思想、上肢功能、视力及工作能力12个领域，78个条目，耗时10~15min，得分越高表示生活质量越好。作为疾病专病量表，SS-QOL针对性强、覆盖而广、敏感性强、有较好的信度及效度。2003年Hilari等14人在此基础上研制出脑卒中失语症生活质量表（SAQOL-39），解决了对于伴有失语的重度脑卒中病人灵敏度不佳的难题。但SS-QOL表条目较多、耗时长、工作量大，因此国外有文献报道将其融合成8个领域，将相似的活动能力、上肢功能、自理能力和工作能力合并为一项，该量表保持原有量表的实用性及稳定性。见表14-4。

3. 关节炎影响测量量表2（AIMS2）　AIMS2是评价关节炎生活质量的量表之一，Meenan教授团队在AIMS基础上开发的量表，量表共57个核心条目，归纳为5个维度：躯体（活动能力、步行和弯腰、手和指的功能、上臂功能、自我照顾内容、家务工作）；症状（关节炎痛）；角色（工作）；社会角色（社会活动、家庭和朋友的支持）；情感（紧张度、心情）。每个条目采用0~4，5级表示不同程度。计分时会将每个条目标准化为0~10级，0表示非常健康，10表示非常糟糕。完成该量表的评定需要23min左右。

4. 糖尿病生活质量量表（diabetes QOL scale，DQLS）　1982年瑞典心理学家Hornquist建立了首份普适性糖尿病病人生活质量量表，该量表从生理、心理、社会关系、行为/活动能力、糖尿病对生活的消极影响等方面描述病人的生活质量，该量表具有较好的信度、效度，但灵敏度不高。后来陆续发展了DSQL、DHP等糖尿病特异性生活质量量表。方积乾等学者经过反复临床调查，发展了另一份适合我国国情的糖尿病病人生存质量特异量表（diabetic quality of life，DQOL）。DQOL从生理功能及行为能力、心理、社会关系、独立能力四个方面对糖尿病病人进行评定。

文档：糖尿病病人生存质量特异量表（DQOL）

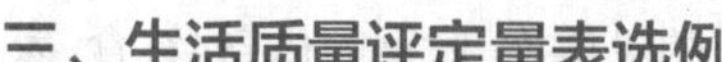

三、生活质量评定量表选例

（一）生活满意度评定量表（LSR-LSIA-LSIB）（表14-3）

表14-3　生活满意度评定量表（LSR）

分值	评分依据
表A　热情与冷漠	
5	充满热情地谈到若干项活动及交往；感觉“当前”是一生中最美好的时光；喜爱做事情，甚至待在家里也感到愉快；乐于结交新朋友，追求自我完善；对生活的多个领域表现出热情。
4	有热情，但仅限于一二项特殊的兴趣，或仅限于某个阶段；当事情出现差错并可能妨碍其积极享受生活时可表现出失望或生气；即使是很短的时间也要预先做出计划。
3	对生活淡泊；似乎从所从事的活动中得不到什么乐趣；追求轻松和有限度的参与；可能与许多活动、事物或人完全隔离。
2	认为生活的绝大部分是单调的，可能会抱怨感到疲乏；对许多事感到厌烦；即使参与某项活动也几乎体会不到意义或乐趣。
1	生活就像例行公事，认为没有任何事情值得去做

续表

分值	评分依据
表B　决心与不屈服	
5	奋斗不息的态度：宁可流血也不低头；有抗争精神：抵抗到底、决不放弃；积极的人格：坏事和好事都能承受，尽力而为之；不愿改变过去。
4	能够面对现实；"我对自己的遭遇没有怨言""我随时准备承担责任""只要去寻找就一定能发现生活中美好的一面"；不介意谈论生活中的困难，但也不过分渲染之；"人不得不有所放弃"。
3	自述："我曾经攀上顶峰也曾跌入低谷，我有时在峰顶、有时却在谷底"；对生活中遇到的困难流露出遭受外在惩罚及内在惩罚的感觉。
2	感到由于得不到休息而未能将事情办得更好，感觉现在的生活与45岁时截然不同，越来越糟了；"我努力工作，却什么也没有得到"。
1	谈论自己未能承受的打击（外在惩罚），反复责怪自己（内在惩罚）；被生活所压倒
表C　愿望与已实现目标的统一	
5	感到已完成了自己想做的一切；已经实现或即将实现自己的人生目标。
4	对生活中失去的机遇感到有些懊悔；"也许我应该更好地把握住那些机会"；尽管如此，仍感到生活中自己想做的事情均已完成得相当成功。
3	失去的机遇和把握住的机遇各占一半；如果能重新开始人生，宁愿意干一些不同的事情，或许该接受更多的教育。
2	为失去重要的机遇而懊悔，但对自己在某一领域（也许是其专业）中所取得的成绩感到满足。
1	感到失去了生活中的大多数机遇
表D　自我评价	
5	感觉正处在自己的最佳时期；"我现在做事比以往任何时候做得都好""没有比现在更美好的时光了"；认为自己聪明、完美、有吸引力；认为自己对别人很重要；认为有资格随心所欲。
4	感觉自己比一般人幸运；有把握适应生活的各种艰辛；"退休只是换个事情做而已"；对健康方面出现的任何问题均能正确对待；感到有资格随心所欲；"我想做的事情均能去做，但不会过度劳累自己"；感到能处理好自己与周围环境的关系。
3	认为自己至少能够胜任某一领域，例如工作；但对能否胜任其他领域持怀疑态度；意识到自己已经失去了年轻时的活力，但能够面对现实；感到自己不那么重要了，但并不十分介意；感到自己有所得，也有所付出；随着年纪变老感到身体各方面的状况普遍下降，但并非严重下降；认为自己的健康情况好于平均水平。
2	感到别人看不起自己，谈到人变老时往往感到绝望；试图抵御岁月的侵袭。
1	感到老了、没有用了，或者快没有用了；贬低自己；"我已经成了别人的累赘"
表E　心境	
5	"现在是我一生中最美好的时光"；几乎总是愉快的、乐观的；在旁人眼里其快乐似乎有些脱离现实，但又不像是装模作样。
4	在生活中寻找快乐，知道快乐之所在并把快乐表现出来；有许多似乎属于青年人的特点；通常是正性的、乐观的情感。
3	宛若一艘性情平和的船在缓缓地移动，一些不愉快均被正性心境所中和；总体上为中性到正性的情感，偶尔可表现出急躁。
2	希望事情宁静、平和；总体上为中性到负性情感；有轻度的忧郁。
1	悲观、抱怨、痛苦，感到孤独，许多时间里感到忧郁，有时在与人接触时会发脾气
	总分

生活满意度指数 A(Life Satisfaction Index A,LSIA)

序号	项目	同意	不同意	不确定
*1	当我老了以后发现事情似乎要比原先想象得好。	2	0	1
*2	与我所认识的多数人相比,我更好地把握了生活中的机遇。	2	0	1
*3	现在是我一生中最沉闷的时期。	0	2	1
*4	我现在和年轻时一样幸福。	2	0	1
5	我的生活原本应该是更好的时光。	2	0	1
*6	现在是我一生中最美好的时光。	2	0	1
*7	我所做的事多半是令人厌烦和单调乏味的。	0	2	1
8	我估计最近能遇到一些有趣的令人愉快的事。	2	0	1
*9	我现在做的事和以前做的事一样有趣。	2	0	1
10	我感到老了,有些累了。	0	2	1
11	我感到自己确实上了年纪,但我并不为此而烦恼。	2	0	1
*12	回首往事,我相当满足。	2	0	1
13	即使能改变自己的过去,我也不愿有所改变。	2	0	1
14	与其他同龄人相比,我曾做出过较多的愚蠢的决定。	0	2	1
15	与其他同龄人相比,我的外表年轻。	2	0	1
*16	我已经为1个月甚至1年后该做的事制订了计划。	2	0	1
*17	回首往事,我有许多像得到的东西均未得到。	0	2	1
*18	与其他人相比,我惨遭失败的次数太多了。	0	2	1
*19	我在生活中得到了相当多我所期望的东西。	2	0	1
*20	不管人们怎么说,许多普通人是越过越糟,而不是越过越好了。	0	2	1
			总分:	

注:* 项目被 Wood(1969)等人列入了生活满意度指数 Z(LSIZ)。

生活满意度指数 B(Life Satisfaction Index B,LSIB)

1. 你这个年纪最大的好处是什么?
   1……积极地答案
   0……没有任何好处

2. 今后五年你打算做什么?你估计今后的生活会有什么变化?
   2……变好,或无变化
   1……无法预料,"各种可能性都有"
   0……变坏

3. 你现在生活中最重要的事情是什么?
   2……任何自身之外的事情,或令人愉快的对未来的解释
   1……"维持现状"、保持健康或工作
   0……摆脱现在的困境、或"目前什么重要的事情也没有"、或提起以往的经历

4. 与早期的生活相比,你现在是否幸福?
   2……现在是最幸福的时期,过去和现在同样幸福;或无法比较出何时更幸福
   1……最近几年有些不如以前了
   0……以前比现在好,目前是最糟糕的时期

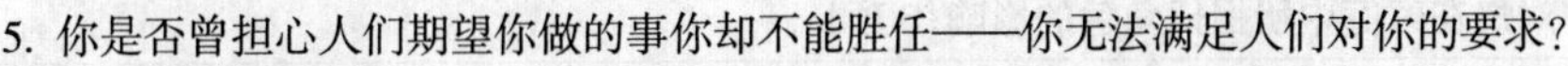

续表

5. 你是否曾担心人们期望你做的事你却不能胜任——你无法满足人们对你的要求？
   2……不曾担心
   1……略有些担心
   0……担心

6. 如果你想怎样就能怎样，那么你最喜欢生活在哪里（国家名）？
   2……目前所在地
   1……任何地方都行
   0……任何其他地方

7. 你感到孤独的时间有多少？
   2……从未有过
   1……有时
   0……经常，十分频繁

8. 你感到生活无目的的时间有多少？
   2……从未有过
   1……有时
   0……经常，十分频繁

9. 你希望将来与好朋友在一起的时间更多一些还是自己独处的时间更多一些？
   2……现在这样很好
   1……与朋友在一起的时间更多一些
   0……自己独处的时间更多一些

10. 你在目前的生活中发现多少不幸的事情？
   2……几乎没有
   1……有一些
   0……许多

11. 当你年迈之后，事情比原先想象得好还是不好？
   2……好
   1……和预期的接近
   0……不好

12. 你对自己生活的满意程度如何？
   2……非常满意
   1……相当满意
   0……不太满意

（二）脑卒中专用生活质量量表

见表 14-4。

表 14-4　脑卒中专用生活质量量表（SS-QOL）（中译版）

1. 这些问题是关于脑卒中对您精力的影响（3 项）					
您觉得最近 1 周以来	完全是这样	基本是这样	不能肯定	基本不是这样	完全不是这样
①大多数时间感到疲倦	1	2	3	4	5
②白天必须时常休息	1	2	3	4	5
③非常疲倦不能从事想干的工作	1	2	3	4	5

续表

2. 这些问题是关于脑卒中对您在家庭中所担任角色的影响(3项)					
您觉得最近2周以来	完全 是这样	基本 是这样	不能肯定	基本 不是这样	完全 不是这样
①不与家人一起进行消遣活动	1	2	3	4	5
②是家庭的负担	1	2	3	4	5
③身体状况影响家庭生活	1	2	3	4	5
3. 这些问题是关于脑卒中对您语言的影响(5项)					
您觉得最近2周以来	完全困难 (不能做)	有很大 困难	中等困难	有一点 困难	完全 没有困难
①语言是否有困难？比如，停顿、结巴、口吃、吐字不清等	1	2	3	4	5
②是否由于说话不清，打电话存在困难？	1	2	3	4	5
③他人是否难于理解你的话语？	1	2	3	4	5
④是否常常难以找到恰当的词达意？	1	2	3	4	5
⑤是否得重复说才能让他人明白你的意思？	1是这样	2基本是	3不肯定	4基本不是	5不是
4. 这些问题是关于脑卒中对您的活动能力的影响(6项)					
您觉得最近2周以来	完全困难 (不能做)	有很大 困难	中等困难	有一点 困难	完全 没有困难
①走路是否有困难？ (若是，见问题④)	1	2	3	4	5
②俯身或者取物时是否会失去平衡？	1	2	3	4	5
③上楼梯是否困难？	1	2	3	4	5
④走路或者乘轮椅时，是否不得不时常休息？	1	2	3	4	5
⑤站立是否有困难？	1	2	3	4	5
⑥从椅子上起来是否有困难？	1	2	3	4	5
5. 这些问题是关于脑卒中对您的情绪的影响(5项)					
您觉得最近2周以来	完全 是这样	基本 是这样	不能肯定	基本 不是这样	完全 不是这样
①对前途失望	1	2	3	4	5
②对他人、对周围活动没兴趣	1	2	3	4	5
③不愿与他人交往	1	2	3	4	5
④对自己没有信心	1	2	3	4	5
⑤对食物没兴趣(厌食)	1	2	3	4	5
6. 这些问题是关于脑卒中对您个性的影响(3项)					
您觉得最近1周以来	完全 是这样	基本 是这样	不能肯定	基本 不是这样	完全 不是这样
①爱发脾气	1	2	3	4	5
②对别人没耐心	1	2	3	4	5
③性格变了	1	2	3	4	5

续表

7. 这些问题是关于脑卒中对您自理能力的影响(5 项)					
您觉得最近 2 周以来	完全困难(不能做)	有很大困难	中等困难	有一点困难	完全没有困难
①吃饭是否有困难?	1	2	3	4	5
②做饭、比如在切食物或者准备特殊食物时,是否有困难?	1	2	3	4	5
③穿衣,比如在穿袜子、穿鞋、解衣扣或者拉拉锁时是否有困难?	1	2	3	4	5
④洗浴有困难?	1	2	3	4	5
⑤大小便有困难?	1	2	3	4	5
8. 这些问题是关于脑卒中对您的社会角色的影响(5 项)					
您觉得最近 2 周以来	完全是这样	基本是这样	不能肯定	基本不是这样	完全不是这样
①想出去,但常常不能出去	1	2	3	4	5
②想消遣娱乐,但是不能时间长	1	2	3	4	5
③想见朋友,但是常常不能如愿去见	1	2	3	4	5
④性生活不如以前	1	2	3	4	5
⑤身体状况影响了社交	1	2	3	4	5
9. 这些问题是关于脑卒中对您思维的影响(3 项)					
您觉得最近 2 周以来	完全是这样	基本是这样	不能肯定	基本不是这样	完全不是这样
①思想很难集中	1	2	3	4	5
②记事困难	1	2	3	4	5
③把事情写下来才能记住	1	2	3	4	5
10. 这些问题是关于脑卒中对您上肢功能的影响(5 项)					
您觉得最近 2 周以来	完全困难(不能做)	有很大困难	中等困难	有一点困难	完全没有困难
①书写有困难吗?	1	2	3	4	5
②穿袜子有困难吗?	1	2	3	4	5
③解衣扣有困难吗?	1	2	3	4	5
④拉拉锁有困难吗?	1	2	3	4	5
⑤启瓶盖有困难吗?	1	2	3	4	5
11. 这些问题是关于脑卒中对您视力的影响(3 项)					
您觉得最近 2 周以来	完全困难(不能做)	有很大困难	中等困难	有一点困难	完全没有困难
①是否因看不清而难以有爱看的电视节目?	1	2	3	4	5
②因视力不好而难以看清东西吗?	1	2	3	4	5
③从旁边过的东西难以看见吗?	1	2	3	4	5

续表

12. 这些问题是关于脑卒中对您工作或劳动的影响(3 项)					
您觉得最近 2 周以来	完全困难(不能做)	有很大困难	中等困难	有一点困难	完全没有困难
①干户外日常的工作或活计有困难吗?	1	2	3	4	5
②开始的工作或活计完成它有困难吗?	1	2	3	4	5
③以前的工作或活计现在干有困难吗?	1	2	3	4	5
* 这个问题是关于脑卒中对您总的健康状况的影响:					
您觉得现在与脑卒中前比较	差多了	差一些	差不多		
您的健康状况	1	2	3		
* 您对上述做出的评价,自己认为准确可靠吗?	1= 不准确可靠	2= 不十分肯定	3= 相当准确可靠	4= 绝对准确可靠	
非常感谢您的合作!					
				调查者:	
				调查日期:	

第五节　社会功能评定

在康复医学中,社会功能是指人们能否在社会上发挥一个人应有的功能及其在社会上发挥作用的大小,包含工作、社交以及参与各种娱乐活动等能力。

一、社会生活能力评定

社会生活能力包括社会适应能力(如了解病人的生活意欲、家庭协作态度和社会背景)、家庭经济能力和住房情况、社区环境及社会资源(如医疗保健、文化娱乐和公共交通设施)利用可能性等方面的评定。

社会生活能力的评定一般使用量表法,常用量表有社会生活能力概括评定问卷、社会功能缺陷筛选量表等。

(一) 社会生活能力概括评定问卷

社会生活能力概括评定问卷是一个简易的评定量表,供使用者针对病人的社会生活能力进行简单快速的评定。具体内容见表 14-5。

表 14-5　社会生活能力概括评定问卷

1. 上学或上班情况 与伤病前大致相同　是 20 分 否 0 分
2. 参加社交活动(访亲探友等) 从不参加:0 分;极少参加:5 分;正常参加:10 分
3. 参加社团活动(工会、联谊会、学会等) 从不参加:0 分;极少参加:5 分;正常参加:10 分
4. 与别人进行打扑克、下象棋、参观旅行、打球、看球赛等文体活动 从不参加:0 分;极少参加:5 分;正常参加:10 分
5. 与别人一道看电视、谈话、听音乐、上公园、散步、购物等业余消遣活动 从不参加:0 分;极少参加:5 分;正常参加:10 分

该表评定的最高得分为 60 分，最低得分为 0 分。分级判断标准为：0 分，社会生活能力重度障碍；≤ 20 分，社会生活能力中度障碍；20~40 分，社会生活能力轻度障碍；60 分，社会生活能力正常。

（二）社会功能缺陷筛选量表

社会功能缺陷筛选量表（social disability screening schedule，SDSS）来源于 WHO 制定试用的功能缺陷评定量表（disability assessment schedule，DAS）。由量表协作组许昌麟等修订中国常模。详见表 14-6。

该量表主要用于评定社区精神病病人的社会功能缺陷程度，是进行精神医学调查中，较为常用的评定工具。但该量表不适合于住院期间的评定或住院时间少于 2 周的病人。适用年龄在 15~59 岁之间。评定时由经过培训的评定员，重点通过对知情人的询问，参照每个项目的具体评分标准对病人做三级评定，评定最近 1 个月的行为表现。

SDSS 共包括 10 个项目，每项的评分为 0~2 分。其中：0 分为无异常或仅有不引起抱怨或问题的极轻微缺陷，1 分为有功能缺陷，2 分为严重功能缺陷。

表 14-6　社会功能缺陷筛选量表

项目	内容	1	2
职业和工作	指工作和职业活动的能力、质量和效率，遵守劳动纪律和规章制度，完成生产任务，在工作中与他人合作等	水平明显下降，出现问题，或需减轻工作	无法工作或工作中发生严重问题，可能或已经被处分
婚姻职能	仅评已婚者，指夫妻间相互交流，共同处理家务，对对方负责，相互间的爱、支持和鼓励	有争吵，不交流，不支持，逃避责任	经常争吵，完全不理对方，或夫妻关系濒于破裂
父母职能	仅评有子女者，指对子女的生活照顾，情感交流，共同活动，以及关心子女的健康和成长	对子女不关心或缺乏兴趣	根本不负责任，或不得不由别人替她照顾孩子
社会性退缩	指主动回避和他人交往	确有回避他人的情况，经说服仍可克服	严重退缩，说服无效
家庭外的社会活动	指和其他家庭及社会的接触和活动，以及参加集体活动的情况	不参加某些应该且可能参加的社会活动	不参加任何社会活动
家庭内活动过少	指在家庭中不干事，也不与人说话的情况	多数日子至少每天 2h 什么都不干	几乎整天什么都不干
家庭职能	指日常家庭活动中应起的作用，如分担家务，参加家庭娱乐，讨论家务事等	不履行家庭义务，较少参加家庭活动	几乎不参加家庭活动，不理家人
个人生活自理	指保持个人身体、衣服、住处的整洁，大小便习惯，进食等	生活自理差	生活不能自理，影响自己和他人
对外界的兴趣和关心	了解和关心单位、周围、当地和全国的重要消息和新闻	不太关心	完全不闻不问
责任心和计划性	关心本人及家庭成员的进步，努力完成任务，发展新的兴趣或计划	对进步和未来不关心	完全不关心进步和未来，没有主动性，对未来不考虑

SDSS 主要用在社区中生活的精神病病人，特别适合于慢性病病人，评定的依据重点基于对知情人的询问。评定员以受过训练的专业人员担任。一次询问平均需时 5~8min。有些受检者若干项目可能不适用，如未婚者的第 2 项和第 3 项评定，可计 9 分，不计入总分，原规定评定时间范围为最近 1 个月。

SDSS 统计指标分为总分和单项分。我国十二地区精神疾病流行病学调查规定总分 2 分者存在社会功能缺陷。我国残疾人抽样调查，也以上述分界值为精神残疾的标准。

因为 SDSS 主要评定各种社会角色功能，所以它不适合用于住院期间的评定。虽然其主要用途是

筛查，但也有应用 SDSS 做社区的治疗或康复效果的评价。但 SDSS 只分 3 级，而其原型 DAS/WHO 则分 6 级，这样难免会影响其反映疗效的敏感度。

二、就业能力评定

就业是个体在社会活动中的重要部分，人们通过就业不仅能体现其在社会活动中的地位和价值，而且反映其生命的意义和目的。就业能力是衡量病人社会功能的一个重要部分，不同疾患病人功能康复后，就业前均需要进行就业能力的评定。国际劳工组织（International Labor Office，ILO）对就业能力评定的定义是：在实际操作中用通常的作业耐性（即普通的操作速度、无疲劳的持续工作和对噪声、速度等各种外界因素的忍耐度）评定个人成绩，增加残疾人自信心和对社会的责任感，让他们了解自己的潜在能力，帮助残疾人接受残疾事实，确定合理的职业方向。

（一）就业能力评定的目的

国际劳工组织《第 159 号残疾人职业康复和就业公约》明确规定残疾人职业康复目标：使残疾人获得、保持适当的职业并得到提升，从而促进他们参与或重新参与社会。就业能力评定为残疾人职业选择、职业训练及职业咨询，提供了科学的依据。采用就业评定理论分析及预测残疾人的职业适应性、可能性，使残疾人得到最全面的康复。

（二）就业能力评定原则

1. 个体化原则　从个体的角度来探讨职业行为。个人的需要、能力、兴趣、价值观、人格等因素对就业选择和就业发展起重要作用。强调个人特征与职业特征相匹配；强调个人内在动机为核心。

2. 科学性原则　①客观性：客观性采用标准化的测量方法、测量内容、评定程序及评定结果的解释方法；②信度：信度即评定的可靠性及一致性。信度在某种程度上可以反映出评定结果受机遇影响的程度；③效度：效度即有效性，应用一种评定要能够测量出所要测量结果。

3. 综合取向原则　个人就业选择和就业发展受其所处的家庭与社会环境的影响，两者相互作用，共同决定个人的职业行为。就业评定应综合考虑这两个方面因素，对躯体功能、心理状态、社会功能等进行全面评定。

（三）就业能力评定内容及方法

就业前通过就业能力评定使评定者清楚地了解病人本人的特点，包括性格、能力、兴趣治疗、躯体局限及其他特质。同时也了解各种职业成功必备的条件、优缺点、酬劳、机会及发展前途，以帮助病人制订最合理的职业康复方案。

1. 残存功能评定　通过在平行杠内跑、跳、走、单腿站立等检查病人平衡及协调能力；通过拇指与其余四指对捏、抓握、操作手机、电脑等对病人的手功能进行评定；通过视力和听力等一般身体功能检查，初步确定病人适合的工种，如上肢为主的工作或全身性工作以及功能强度。

2. 就业能力的医学评定　采用 Crewe N.W 和 Athelstan G.T 拟订的功能评估调查表（functional assessment inventory）（表 14-7），该表是较全面的功能状态评定表，可了解残疾者就业能力的受损和残存状况。

表 14-7　功能评定调查表

序号	调查内容	0 分	1 分	2 分	3 分
1	视	无显著损伤	在需要敏锐视觉的操作中有困难	损伤的程度足以干扰阅读、驾车等主要活动丧失	视力全部或几乎全部丧失
2	听	无显著损伤	会话和用电话时有些	能借助唇读进行面对面的会话，但不能用电话，不能听见某些环境中有关的声音（如铃声、高音调声等）	极度难听懂或聋，不能理解任何言语

续表

序号	调查内容	0分	1分	2分	3分
3	言语	无显著损伤	言语易被人理解，但音质或言语方式不悦耳；或说话时特别费力才能使他人听懂	言语难于理解，往往必须重复	言语不能被他人理解
4	行走或活动	无显著损伤	速度或距离不如常人，若用轮椅，可独自驱动和转移而无需他人帮助	只能在平地上步行短的距离；若在轮椅上，也不能独立转移，但用电动轮椅至少能不用帮助驱动100m左右	无行走的可能，若在轮椅中，在他人帮助下能走100m左右
5	上肢功能	无显著损伤	一侧上肢完全或部分丧失功能，另一侧上肢完好	双侧上肢至少在某种范围内丧失功能或利侧上肢有严重的功能丧失	任一上肢没有有用的功能
6	手功能	无显著损伤	不能进行大多数需要精细灵巧性、速度和协调性的作业	严重损伤，但用或不用辅助物或假肢仍能进行书写和进食等ADL活动	没有或几乎没有手功能
7	协调	无显著损伤	眼手协训和粗大运动协调均有一些损伤，但主要功能仍完好	眼手协训和粗大运动协调显著损伤	几乎没有能力去控制和协调运动
8	头的控制	无显著损伤	保持和确立头的位置有困难，在定向、平衡或外观上可有小的问题	控制或旋转头部有困难，由于不能控制可轻度妨碍注视	由于缺乏控制，严重地干扰或妨碍阅读时的注视和谈话时与对方保持眼的接触
9	用力能力	无显著损伤	在需要极度用力的职业中（如需用力上举或需要大量步行、弯腰等职业中）有某些困难，但在中度用力时可以接受	在任何类型的职业中，甚至只需中等的体力也不能进行	即使是坐和轻度用手工作的职业都可能是对病人体力方面的苛求
10	耐力	无显著损伤	安排阶段休息可以全天	能半天工作	每天工作不能超过1~2h
11	运动速度	无显著损伤	移动比平均速度慢	移动极慢，需要速度的竞争性职业完全不能进行	运动极度迟滞
12	学习能力	无显著损伤	能学习复杂的就业技能，但速度不正常	通过特殊的训练，能掌握相当复杂的概念和操作	只能学习极简单的作业，并且自由通过充分的时间和重复才能完成
13	判断	无显著损伤	有时做出不恰当的判断，不费时间去考虑替代方案或行为的后果	经常做出仓促和不明智的决定，往往显示出不合适的行为或选择	由于愚蠢或冲动性行为的结果，可能危及自己或他人
14	坚持性	无显著损伤	注意广度或集中于作业或概念上的能力变化大，有时不能坚持到完成他所负责的作业	注意广度有限，缺乏集中，为使之坚持一种活动需要大量的监督	注意广度极有限，没有持续的监督不能坚持进行作业

续表

序号	调查内容	0分	1分	2分	3分
15	知觉组织	无显著损伤	其知觉结构稍有损伤，以致不能进行任何需要精细分辨的作业，但无明显行为损伤的证据	偶尔表现出空间失定向（迷路或在粗大知觉问题上有困难）	行为上证实有极度的知觉畸变（如粗大空间失定向撞到墙上，不能鉴别物体）
16	记忆	无显著损伤	偶尔因记忆缺陷造成一些困难	记忆缺陷显著干扰新的学习，指示和通知必须频繁地重复才能让受试者记住	错乱、失定向、记忆几乎丧失
17	言语功能	无显著损伤	言语能力轻到中度损伤，若听觉受损，能用唇读和言语交流	交流有严重困难，限于说单个词或短语，或用非发音交流形式表达简单的概念，若听觉受损，用符号语言有效，但不能用唇读或说	表达性交流近乎不可能
18	阅读写作能力	无显著损伤	由于文化背景或缺乏教育，阅读书写有困难	阅读、书写有严重困难	功能上类似文盲
19	行为和康复目标的一致性	无显著损伤	行为和康复目标表现出不一致	口头上同意康复目标，但往往并不遵循合适的动作	行为往往与康复目标相抵触
20	对能力和受限的准确感知	无显著损伤	对于由于残疾的结果而引起的职业能力的变化有不正确的理解（如排除掉太多的就业可能性，或否认一些限制的意义	不现实地理解其就业能力（如排除所有的就业可能，或否认重要的限制的意义）	拒绝接受或显著歪曲理解其受限，关于其残疾，经常提供其他虚假的、使人误入歧途的或极为不合适的信息
21	和人们相互作用的有效性	无显著损伤	在社会交往中有些笨拙或口齿不清	缺乏在社会中有效交往所必需的技巧	明显的攻击性、退缩性、防御性、怪异或不合适的行为，常伤害个人交往
22	个人的吸引力	无显著损伤	个人外表或卫生在某些方面存在不吸引人的，但能为家人所忍受	在个人外表或卫生方面存在极严重的问题，难以为他人甚至家人所接受	个人外表或卫生方面存在极严重的问题，很可能为他人所拒绝
23	由于治疗或医疗问题的缺勤	无显著损伤	因医学治疗或复发，每月需要请假1~2天	平均每周需要请假1天，以接受医学治疗	由于需要频繁地住院，难以工作
24	状态的稳定	无显著损伤	若由伙食、治疗或训练控制则稳定	状态可能缓慢地进展，或其过程难以预料，并且可导致功能的进一步丧失	状态在可以预见的将来很可能显著恶化
25	技能	无显著损伤	没有可以利用的特需技能，但具有一般的技能，使之转换到其他一些工作岗位上去	缺乏可以转换工作岗位的技能，由于残疾或其他一些因素，工作特需的技能大部分缺失	一般的技能也所剩无几

续表

序号	调查内容	0分	1分	2分	3分
26	工作习惯	无显著损伤	工作习惯有缺陷(如不守时,仪表不恰当、没有合适的阅读方法等),但愿意和能够学习这些技能,而且十分容易	工作习惯有缺陷,在受雇之前可能需要进行工作调整训练	工作习惯上有严重的缺陷,似乎没有可能通过工作调整训练来改善
27	工作历史	无显著损伤	由于年轻或其他理由,没有或几乎没有大多数雇主可以接受的工作经验	工作中有诸如经常拖拉或经常由于失业而变换工作的情况	可有5年的失业期,可用的工作资历贫乏
28	雇主的可接受性	无显著影响	身体上或历史上的一些特征可能干扰某些雇主对雇员的接受	尽管对行为没有干扰(如已控制住的癫痫、精神病等),但其经历极少可能为雇主和公众接受	目前和新近的特征,常使该病人为大多数雇主所不能接受(如新近犯罪史,不能控制的癫痫,显著的行为异常)
29	工作机会	无显著影响	受雇机会有些受限制(如由于交通问题、地理位置问题、环境状态为雇员不能耐受等)	受雇机会显著受限,几乎没有什么合适的工作	受雇机会极度受限,可能只能居留在乡下或生活在工作机会很少的农村
30	经济上的妨碍	无显著影响	受雇的可能性受到经济上的限制(雇员可能要求异常高的薪水或难以找到的特殊情况)	由于可能丧失受益,工作选择十分受限(可能会考虑非全天或低收入的工作,以便继续从他处得益)	由于会丧失目前得到的好处(如财政上医疗保险的,或伺候人员等),所有可能性都不能提供比这更好的工作
31	社会支持系统	无显著影响	无或几乎没有支持系统可以利用	当时的支持系统与康复目标相违背	支持系统的工作明显的对抗康复的行为

评定者可以根据表中0,1,2,3的分数,分别确定下述级别。

0~5分:就业能力无显著损伤;6~31分:就业能力轻度受损;32~62分:就业能力中度受损;63~93分:就业能力严重受损。

注意:凡"3"分的项目均需列出,并根据这些项目的特征,指明因需要这些方面的功能和/或条件而不能从事的职业。

3. 智能评定　特殊能力测验(运动技能——明尼苏达操作速度测验;机械能力——Bennett机械理解测验、文书能力测验、美术能力测验、音乐能力测验)、多项能力和兴趣测验(Kuder职业兴趣调查)、其他(专业、成就、个性)。

4. 体能评定　评定病人所能承受的劳动强度见表14-8。

表14-8　体能与劳动强度的关系

质量/kg	携、推、拉、移动物体的频度		
	偶尔(工作日的1/3以下)	频繁(工作日的1/3~2/3)	恒定(工作日的2/3以上)
微不足道	坐位	坐位	轻
4	坐位	轻	中
8	轻	中	重
10	中	中	极重

续表

质量 /kg	携、推、拉、移动物体的频度		
	偶尔（工作日的 1/3 以下）	频繁（工作日的 1/3~2/3）	恒定（工作日的 2/3 以上）
20	中	重	极重
40	重	极重	极重
>40	极重	极重	极重

5. 职业操作能力评定　机械能力测验（克劳福小部件灵活测验）可评定手指和手腕的灵活程度。通过使用镊子和小改锥将螺栓、小金属插销和小垫圈插入或者旋入相应的孔中，以完成 2 项测试作业的时间作为病人的成绩。

康复中常用的有工作评定和定向试验（testing orientation work evaluation in rehabilitation，TOWER）、"micro-tower，MT"——微塔法。微塔法所评定的能力包括：

（1）运动神经协调能力：评定用手和手指正确操作的能力，评定内容包括拧瓶盖、装箱、插小金属棒和夹子、电线连接等。

（2）空间判断能力：正确理解判断图的能力，评定内容包括看图纸、描图。

（3）事务处理能力：正确处理文字、数字资料的能力，常用评定内容有查邮政编码、库存物品核对、卡片分类、分拣邮件等。

文档：微塔法（日本版）评定内容及正常值

（4）计算能力：正确处理数字及数字运算的能力，评定内容如数钱、算钱等。

（5）语言能力：读、写、理解文字及语言的能力，评定内容包括对招聘广告的理解、传话、留言的处理等。

本章小结

现实生活中影响人们生活质量的因素是多样且复杂的。只有选择合适的生活质量评定方法、通过专业的因素分析才能找到影响人们生活质量的相关因素及各因素之间的内在联系。治疗师可以据此阐明病人生活质量与其残损或残疾程度之间的关系，为康复方案制订提供强有力的依据。社会功能是一个人在社会活动中的价值体现，对于就业年龄段的成人来说，再就业是回归社会的重要标志。就业能力评定需要综合考虑病人的智能、体能、职业技能、职业倾向等方面，并结合各种职业必备的条件、优缺点、待遇等，以期为病人进行合理的就业指导。

（耿姣姣）

思考题

1. 生活质量的评定方法有哪些？请比较各种评定方法的优缺点。
2. 简述康复医学实践中进行生活质量评定的意义。
3. 简述就业前进行就业能力评定的意义。

扫一扫，测一测

思路解析

第十五章　环境评定技术

学习目标

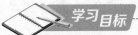

1. 掌握　环境评定的分级及环境改造原则。
2. 熟悉　各类环境评定的内容及环境改造步骤，熟悉环境改造常用辅具。
3. 了解　环境和无障碍环境的定义、内容和作用，了解无障碍环境的发展情况。

环境（environment）是指环绕物、四周、外界和周围情况。针对不同的对象和科学学科，环境的内容也不同。2001 年世界卫生组织 WHO 发布了《International classification of functioning，disability and health》的中文版——《国际功能、残疾和健康分类》，提出了身体功能（b）、身体结构（s）、活动和参与（d）、环境因素（e）的健康要素分类。根据 ICF 观点，残疾人所遇到的活动受限和参与限制是由于残疾人自身（功能、结构）的损伤和环境障碍交互作用的结果。对于残疾人的某些功能障碍，通过医疗康复后可有所改善，而有些障碍是无法改变的。所以只有通过改变环境以适应其损伤并发挥残余功能，才能从根本上解决残疾人活动和参与的困难，使他们能融入现代社会并发挥作用。为此有必要明确残疾人需要帮助的场所及程度，以指明改造环境和创建无障碍环境的目标，这就是环境评定的内容。

第一节　概　　述

在进行环境评定之前，须首先了解环境和障碍的定义，环境的特性、分类、作用以及无障碍环境等基础知识。

一、环境和无障碍环境定义

环境因素是 ICF 的一个成分，它是指构成个体生活背景的外部或外在世界的所有方面，并对个体功能发生影响。即处于个体以外并对个体功能发生影响的一切事物可统称为“环境”，主要有物质环境、社会环境和态度环境等方面，物质环境又包括自然和人造环境两大类。环境因素构成了人们生活和指导人们生活的物质、社会和态度环境。

物理环境（physical environment）是指客观存在的事物，既包括有形的客观物质，也包括无形但客观存在的物质，如超声波、红外线和紫外线等。

社会环境（social environment）是指人类社会、经济、文化等外在的非物质环境，主要由社会制度、法律法规、语言文字等构成。

态度环境(attitudinal environment)是指人们的相互关系、对事物的看法，为内在非物质环境，如对待亲戚朋友、上下级和陌生人的态度等。

障碍(barriers)是个人环境中限制功能发挥并形成残疾的各种因素，包括有障碍的物质环境、缺乏相关的辅助技术、人们对残疾的消极态度，以及社会现存不合理的生活领域中的服务、体制和政策。

无障碍(barrier-free)是相对障碍而言，即没有障碍。

无障碍环境(accessibility)最早见于1993年12月联合国大会的《残疾人机会均等标准规则》中附录第5条，并被联合国文件译为"无障碍环境"。为实现残疾人平等参与社会活动，使残疾人在任何环境下进行任何活动均无障碍。实际上，完全无障碍环境只是理想环境，许多社会障碍对任何人均是无法避免的。如进入国外环境，语言、文字、风俗习惯都不同于国内，所有人均面临沟通障碍。通常讲的"无障碍环境"仅指物质环境无障碍，并未考虑社会环境和态度环境的障碍。

辅助器具(assistive device)又称辅助产品，来自于ICF的"环境因素"，2007年的国际标准ISO 9999定义辅助产品为:"能预防、代偿、监护、减轻或降低损伤、活动受限和参与限制的任何产品(包括器具、设备、工具、技术和软件)，可以是特别生产的或通用产品"。2011年新修订国际标准ISO 9999定义为:功能障碍者使用的，特殊制作的或一般可得到的任何产品(包括器械、仪器、设备和软件)。

二、环境特性

(一) 物质环境是一切生命的基础

物质环境的最大特征是客观存在。据考证地球的年龄约为46亿年，而生命起源于44亿年前，可见自然环境先于生命而存在。地球上的一切生物都不能生活在真空里，只有在阳光、空气、水和有一定温度范围的物质环境才能生存。没有物质环境就没有社会环境和态度环境。根据形成方式不同，物质环境又可分为自然环境和制造环境两大类。

1. 自然环境(natural environment)　即自然界，如阳光、空气、高山、河流和海洋等，是地球形成时就存在的环境，虽然随着地壳的变迁如地震、火山、海啸等原因发生改变，但仍为自然形成的物质。

2. 制造环境　指某些动物为了生存而特意制造的物质，如鼠造环境(鼠洞)、蜂造环境(蜂窝)、鸟造环境(鸟巢)、蚁造环境(蚁穴)、蜘蛛造环境(蜘蛛网)等。显然，最大的制造环境是人造环境(human-made environment)，即人类制造的产品和技术，如高楼大厦、电灯电话、道路桥梁等构成的环境。

(二) 社会环境和态度环境是群体动物繁衍和发展的需要

无论是初级动物的蚂蚁、蜜蜂等，还是高级动物的狮群、象群、猴群等，都有它们各自的社会环境和态度环境。例如蜜蜂群体中有蜂王、雄蜂、工蜂和幼蜂，社会分工明确，相处和谐，是完善且复杂的社会环境，其态度环境也很清楚，如工蜂勤于奉献，敢于奋战以保卫家园。蚁穴是白蚁社会环境和态度环境的杰作。而由猴王、公猴、母猴及幼猴组成的群体与人类的原始社会极为相近。总之，只要有群体动物，就存在社会环境和态度环境。

(三) 人造环境的特性

1. 特异性　人造环境是人类适应自然、改造自然和利用自然的体现。动物的物质环境基本上就是自然环境，"适者生存"是动物的生存法则。人的物质环境，除自然环境外还多了一个人造环境，这是因为人类出现后，工具制造和应用使人类除适应自然外，还能利用甚至改造自然，在人与自然界之间加上一些人为的界面或接口(interface)从而形成人类所独有的人造环境(人造物质环境的简称)，例如穿衣御寒、射箭打猎等，并构成了一个互相联系又互相依存的"人——环境大系统"。

2. 发展性　人类的历史就是人造环境的发展史，据考证240万年前，当人类从古猿进入猿人阶段，开始使用石块制造工具。制造工具是人和猿的重要分水岭，标志着人类历史的开始，即旧石器时代。从此以后在地球就出现了人造环境。进化到如77万年前的北京猿人不仅会用石器，而且还会钻木取火、吃熟食、穿兽皮等，进一步扩大了人造环境的范围。但原始社会的人造环境在物质环境中所占比例甚小，人类活动和参与的物质环境基本上都是自然环境(图15-1a)。所以在早期人类生活中起主要作用的是自然环境，且对人造环境的依赖性也不大。而到了现代社会，人类的生活、学习、工作、娱乐等活动和参与的物质环境基本上都是人造环境，人造环境在物质环境中所占比例甚大(图15-1b)。人类的生活与人造环境息息相关，无法分割。如水和电本来是自然环境，但我们用的自来水、电灯、电

话、电梯、电视和电脑等都是人造环境。一旦停电和停水带来的困境是人所共知的。回顾人类的历史，从某种意义上来讲，正是环境的改变，特别是人造环境的不断创新和发展，才使人类这个群体脱离了原始的野蛮生活，逐步建立了物质文明和精神文明，才达到今天这种科学、技术、文化都高度发达的现代社会。

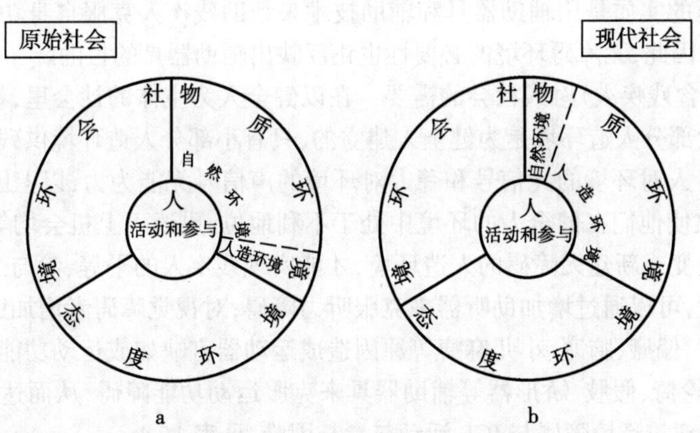

图 15-1　人 - 环境系统示意图

三、人造环境的分类和作用

(一) 人造环境的分类

在 ICF 一级分类“环境因素”下的二级分类“产品和技术”中涉及的人造环境有：

e115　个人日常生活用产品和技术。

e120　个人室内外行动和交通用产品和技术。

e125　交流用产品和技术。

e130　教育用产品和技术。

e135　就业用产品和技术。

e140　文化、娱乐及体育用产品和技术。

e145　宗教和精神活动实践用产品和技术。

e150　公共建筑物的设计、施工及建造的产品和技术。

e155　私人建筑物的设计、施工及建造的产品和技术。

可以归纳出人造环境有两大类型，一类是涉及人类活动的 7 个环境：生活环境、行动环境、交流环境、教育环境、就业环境、文体环境和宗教环境；另一类是 2 个建筑环境：居家环境和公共环境，共 9 个人造环境。

应该指出，这 9 个人造环境并不是同一个层次，从属性来看可以分为 3 个层次。第一层次是人类基本活动环境，即生活环境、行动环境和交流环境，是人类生存需要的产品和技术；第二层次是人类技能活动环境，即教育环境和就业环境，是人类发展需要的产品和技术；第三层次是人类社会活动环境，即文体环境、宗教环境、居家环境、公共环境，是人类提高生活质量需要的产品和技术。但也应指出，9 个环境中的生活环境、行动环境、交流环境和教育环境是群体动物繁衍和发展的共性，只是我们仅研究人造环境。

(二) 人造环境的作用

1. 人造环境的正面作用　人造环境的发展，使人类从单一的石器时代发展到如今的高科技信息时代。“科学技术是第一生产力”，是推动人造环境发展的原动力。没有人造环境的发展，就没有现代化的一切。

2. 人造环境的负面作用　随着人造环境的不断出现和发展，负面作用也越来越大。人造环境发展导致的环境污染和温室效应已经威胁到人类的生存，人造环境侵占了大量的自然环境，导致耕地减少、绿洲沙漠化、热带雨林消失、淡水过度消耗、海洋酸化、许多物种消亡等改变。特别是现代战争和各种意外事故导致残疾人的数量日益增多。

由此可见，人造环境是把双刃剑，在造福人类的同时，也带来了诸多的问题，如原子能发现后出现了许多新的人造环境，既有毁灭人类起负面作用的原子弹、核泄漏，又有造福人类起正面作用的放疗、核电站等。

（三）无障碍环境的必要性

创建无障碍环境的实质是用辅助器具和辅助技术来帮助残疾人克服自身功能和环境障碍，以便能进行活动和参与。因此，无障碍环境的必要性也正反映出辅助器具的目的。

1. 功能障碍者（含残疾人）融入社会的需要　在以健全人为主体的社会里，日常生活、学习、工作和公共场所中的绝大部分人造环境是为健全人建立的，只有小部分人造环境供残疾人使用，使其存在社会活动障碍。如盲人对环境的光信号和聋人对环境的声信号无能为力，以上因素影响了残疾人和环境的交流、融合，致使他们在健全人的环境中处于不利地位，更谈不上机会均等和共享文明。为此要创造一切条件来改变或新建无障碍的人造环境，才能实现残疾人的平等、参与、共享，并为社会作贡献。如对听觉障碍者，可以通过增加助听器来克服听力障碍；对视觉障碍者增加助视器来克服视力障碍；对由于截肢、截瘫、偏瘫、脑瘫、小儿麻痹等原因造成运动器官缺如或运动功能丧失的肢体障碍者，可以通过增加拐杖、轮椅、假肢、矫形器等辅助器具来克服运动功能障碍，从而达到重返家庭、回归社会的最终目标。常见建筑环境障碍与ICF活动与参与困难，见表15-1。

表15-1　建筑环境障碍与ICF活动与参与困难

生活动作	环境障碍	ICF活动与参与困难
进门	有阶梯	轮椅者无法通行（d456）
	斜坡太陡	下肢无力者无法通过或行走（d455）
	有门槛	
开门	门把手是圆形	上肢障碍者无法抓握并旋转（d440）
	门把手一侧离墙边太近	轮椅者无法开门进出（d456）
	门宽 <0.70m	
洗脸	洗脸盆底下无空间	轮椅者无法接近水管盥洗（d510）
	水龙头离墙太近	轮椅者手够不着无法盥洗（d510）
如厕	蹲厕	下肢障碍者无法如厕（d530）
	坐厕无扶手	轮椅者或下肢障碍者无法转移（d420）
洗澡	沐浴器安装太高	轮椅者够不着（d510）
	淋浴房地面太滑	下肢障碍者易摔倒（d570）
	浴盆无扶手	下肢障碍者转移困难（d420）
做饭	炉灶太高	轮椅者炒菜困难（d550）
	厨台太高	轮椅者切菜困难（d550）
	厨台下无空间	轮椅者无法接近台面（d550）
行走	走道太窄	轮椅者无法通过（d456）
	走道无扶手	下肢障碍者或平衡障碍者容易摔跤（d570）
取物	厨柜太高	轮椅者够不着（d570）
	挂衣柜太高	视障者取物不便（d570）

2. 功能障碍者就学、就业及提高生活质量的需要　通过改造物质环境后，建立了不同程度的无障碍环境，使残疾人能共享人类的物质文明和精神文明并提高生活质量。正如2010年世界卫生组织WHO正式发布的社区康复指南（健康部分）中指出：对许多残疾人来说，获得辅助器具是必要的，而且是发展战略的重要部分。没有辅助器具，残疾人不可能受到教育或参加工作，以致贫困将继续循环下

去。而接受教育的前提是通过辅助器具来创建无障碍的教育环境，就业的前提是创建无障碍的就业环境。

3. 功能障碍者发挥潜能做贡献的需要　功能障碍者虽有躯体功能与结构障碍，但都有潜能，只是因为环境的障碍束缚了潜能的发挥。改造为无障碍环境后，许多残疾人和老年人不仅提高了尊严和信心，而且激发了潜能，提高了他们参与社会活动的能力。特别是无障碍网络环境的建立，使盲人、聋人和重度肢残人得以在虚拟世界里遨游并参与各种社会活动，为和谐社会做出贡献。

4. 健全人正常生活的需要　无障碍环境不仅使残疾人受益，而且为健全人的生活提供了诸多便利。如天桥设置的坡道或扶梯、电视屏幕上的字幕等，不仅为残疾人提供了方便，也让健全人的出行与交流更为便捷和高效，为正常生活中所必需。因此建立无障碍环境不仅是全社会的责任，也是现代文明社会的标志。

四、残疾与环境

残疾的出现与环境有非常密切的关系，残疾是人类与环境不协调的产物。

人类生命自从诞生后直至死亡，一生中都可能因为环境改变而导致残疾。畸形儿的出现多与孕妇在妊娠期服用的药物有密切关系，如"海豹肢畸形"，就是因为孕妇在妊娠早期服用 thalidomide（商品名"反应停"）止吐，却改变了胎儿环境导致先天残疾；环境异常可使大脑在出生时或出生后不久受到损害或损伤，导致病人出现运动障碍和姿势障碍，成为脑瘫儿的罪魁祸首；儿童时期，一方面先天残疾者因环境因素的影响导致无法获得救治而康复，一方面由于个体差异性，出现生长环境不能满足个体生长发育的要求导致残疾，如儿童时期出现的脊柱侧弯、佝偻病之 X 形腿和 O 形腿、脊髓灰质炎后遗症等均与个人的环境密切相关；在成人阶段，环境与残疾的关系更为密切，其中以战争、事故（交通和工伤）、疾病、污染等环境因素导致残疾为著；老年人由于器官老化，在听力、视力、言语、肢体、智力等各方面都出现退化，导致他们在正常的环境里也遇到了障碍，如一次意外摔倒就可能出现骨折，甚至偏瘫成为残疾人。

随着科学技术的发展、医疗水平的提高，虽然一些诸如偏瘫、截瘫和先天聋儿等残疾人，通过现代康复治疗和训练后能克服障碍甚至回归家庭重返社会，但残疾人的数量并没有减少，医疗技术的进步虽可挽救重症病人的生命，但疾病所致的永久性损伤却使病人功能丧失而成为残疾人。由此可见，环境不仅对残疾有正面作用，还有负面作用，也是一柄双刃剑。

此外，有些残疾是人类不可避免的，因为只要人与环境不协调，就会出现残疾，在一些环境里，正常人也会成为"残疾人"，或者也属于"功能障碍者"。例如进入国外环境，社会环境变了，语言、文字、风俗、习惯均不同于国内，正常人与听觉言语障碍者均存在交流环境障碍。又如在黑暗的环境里，正常人和盲人一样伸手不见五指和行动困难，同属于"视觉障碍者"，但很多动物却行动自如，如猫和老鼠彼此可见，狮子和羚羊也在黑暗中博弈，只是人类看不见。这都说明我们不能脱离环境来看健全、残疾和障碍。

五、无障碍环境由来和 ICF 环境因素

人们对无障碍环境的认识和理论研究也就是近百年的历史，涉及两种残疾观，即传统残疾观和现代残疾观。

（一）传统残疾观

传统残疾观认为残疾人活动和参与的困难是由于他们自身疾病造成的单因素后果，与环境无关。因为在以正常人为主体的社会环境中，人们习惯站在正常人的立场来看待残疾人。首当其冲的是外在的肢体残缺和运动以及交流障碍，在个人日常生活活动和社会参与方面均存在困难。这些直接体现在对其的称呼中，我国过去叫"残废人"，虽然近几十年已改为"残疾人"，但强调的仍然是他们的第一特征"残疾"，第二特征才是"人"。从人道的角度认为社会应该帮助这个弱势群体，所以发达国家北欧的瑞典和丹麦在 20 世纪 30 年代就建有专供残疾人使用的设施，主要是便于残疾人出行的无障碍建筑，如修斜坡和安扶手等。美国于 1961 年制定了世界上第一个无障碍设计标准，1968 年国会通过了建筑无障碍条例，规定所有联邦政府投资的项目，必须实施无障碍设计。继美国之后，英国、加拿大、

日本等几十个国家与我国香港特别行政区和我国台湾省等都相继制定了有关法规。

这种对残疾的认识反映在1980年世界卫生组织WHO提出的ICIDH疾病后果分类,并对“残疾”定义为:按所认为的人类正常活动的方式或范围进行活动的能力因损伤受到的任何限制或缺失。即认为残疾是疾病的后果之一,从而提出残疾发生及发展的医学—社会模式,即残损→残疾→残障,如图15-2所示意。归纳为一句话,残疾人活动和参与受限是个体因素导致的结果,与社会环境无关,建立无障碍环境是出于公益目的。这里实际上反映出以正常人为主体的社会对残疾人的歧视,直接导致了残疾人的自卑心理和消极的人生观。而内容仅为建筑无障碍,目的是照顾肢体残疾人能容易进出建筑物。这就是传统的、消极的残疾观,即残疾医学—社会模式。

disease　　impairment　　disability　　handicap

疾病 ⟶ 残损 ⟶ 残疾 ⟶ 残障

（器官水平）（个体水平）（社会水平）

图15-2　残疾发生及发展的医学模式

举例:①由于脑卒中或脑外伤造成肢体偏瘫,是器官水平的残损;导致生活不能自理,是个体水平的肢体残疾;最终造成病人不能参加工作和社会活动,是社会水平的残障,这均是脑部疾病的后果。②由于青光眼或视网膜病变等造成眼部受伤,是器官水平的残损;导致视力<0.3,是个体水平的视力残疾;最后难以工作和参加社会活动,是社会水平的残障,这均是眼部疾病的后果。③由于药物中毒或中耳炎等造成耳部损伤,是器官水平的残损;导致听力损失41~60 dB,是个体水平的听力残疾;结果难以工作和参加社会活动,是社会水平的残障,这均是耳部疾病的后果。说明残疾是个人疾病的后果之一,与周围的环境无关。所以多年来的《康复功能评定学》仅评定个人,而不评定环境。

随着物质文明和精神文明的提高,人们对残疾的认识有了很大提高,对ICIDH的医学模式提出了质疑:①残疾的出现不完全是疾病,与环境有关。如先天性残疾不完全是疾病,老年残疾也不完全是疾病,战争、车祸、工伤、事故造成残疾更不是疾病;②残疾无法治愈。如我国的六类四级残疾人属于永久损伤(permanent impairment),基本上不可恢复。功能障碍无法通过康复治疗恢复正常,可选用辅助器具以及环境改造来适应残疾,从而提高生活质量;③残疾人难以发挥其个人作用,与自身因素和环境因素有关,缺乏无障碍环境以致残疾人活动和参与受限,不能为社会做贡献。说明ICIDH的疾病后果分类,即残疾的医学—社会模式有局限性,有必要重新建立考虑环境的残疾模式。从而提出了残疾的综合模式。

(二) 现代残疾观

2001年WHO提出了ICF健康要素的分类,将残疾和功能分类作为一种相互作用和演化的过程,提供了一种多角度的分类方法,制定了一种全新的模式图,即残疾的“生物心理社会”的综合模式。ICF各构成成分之间的相互作用如图15-3所示。

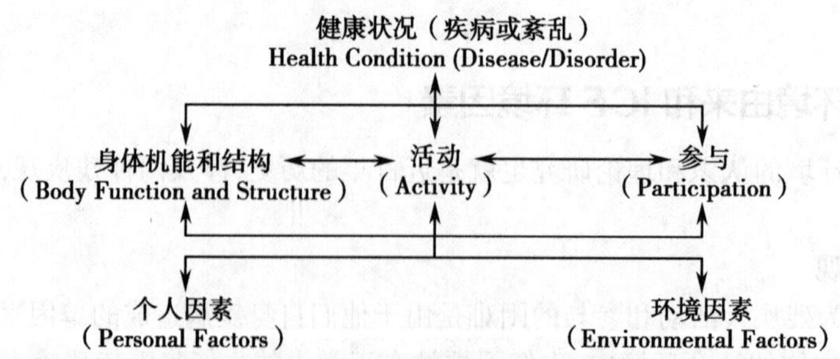

图15-3　ICF各成分间的相互作用

每个人的健康状况(疾病或疾患)是个人因素(身体功能和身体结构)与环境因素交互作用和复杂联系的结果。而环境又包括物质环境、社会环境和态度环境,都将影响每个人的活动和参与。因此ICF对“残疾”重新定义为:“是对损伤、活动受限和参与限制的一个总括性术语。它表示在个体(在某种健康条件下)和个体所处的情景性因素(环境因素和个人因素)之间发生交互作用的消极方面”。而残疾人的自身损伤基本不可改变,也就是说,我们不能要求截瘫、偏瘫、脑瘫等肢残人能和我们一样用

双腿走路甚至跑步，不能要求视障者看清环境的事物，不能要求听障者听清环境的声音，不能要求失语者说清楚话。所以只能改变环境来适应残疾人的自身损伤并发挥潜能，以克服残疾人活动和参与的困难。因此国际上对该群体的称谓已经从残疾人（disabled person）改为人有功能障碍或功能障碍者（person with disability）。典型的实例是世界著名天体物理学家霍金，他既不能说话又不能行动，在我们看来是极重度残疾人，但是在辅助器具的帮助下却对世界做出了巨大贡献。据说他作 1h 的报告需要准备 10 天，通过 AAC 辅助技术将想法转化成文字，然后由他的秘书来念。显然，称霍金为“残疾人”强调残疾就欠妥了，因为他的第一属性是“人”，有能力的人，而且是科学巨人；第二属性才是“功能障碍”。

实际上，大部分残疾人有远大的理想与抱负，由于自身与环境因素的限制无法发挥自身才能。无障碍环境普及后，残疾人能走出家门，追逐理想发挥潜能为社会贡献一份力，实现人生价值。所以创建无障碍环境是现代社会对残疾人应尽的责任和义务。这是目前国际上对残疾人与无障碍环境的最新认识，是现代的、积极的残疾观，即残疾的“生物心理社会”综合模式。特别反映在 2006 年联合国《残疾人权利公约》内，是联合国首部具有法律约束力的全面保护残疾人权益的国际公约，它将对全世界残疾人权益保障事业产生重要影响。公约包括 50 个条款，其中第 9 条为无障碍，可以说是无障碍环境的最高法规。针对残疾的综合模式，仍以前面的 3 个例子来进行比较，以加深对无障碍环境的认识。

举例：①肢体偏瘫者有 ICF 活动的 d3 交流困难、d4 行走困难、d5 自理困难，是由于自身的结构损伤（s1 神经系统）和功能损伤（b2 感觉功能和疼痛、b3 发声和言语功能、b7 神经肌肉骨骼和运动功能）造成，但如果改造环境，给他增加人造环境的辅助器具（沟通板、轮椅、自助具）后，就能参加社会活动了。②视力残疾人有 ICF 活动的 d3 交流困难、d4 行走困难、d5 自理困难，是由于自身的结构损伤（s220 眼球结构）和功能损伤（b210 视功能）造成，但如果改造环境因素，给他增加人造环境的辅助器具（助视器、读屏软件、导盲装置、防溢报警器）后，就能克服活动困难，并能参加工作和社会活动。③听力残疾人有 ICF 活动的 d3 交流困难，是由于自身的结构损伤（s240~s260 外耳、内耳、中耳结构）和功能损伤（b230 听功能）造成，但如果改造环境，给他增加人造环境的辅助器具（助听器、闪光门铃）后，能克服活动困难，并能参加工作和社会活动。可见，残疾是个人和环境交互作用的后果，与周围的事物息息相关，利用无障碍环境树立积极向上的人生观和价值观。这就是两种残疾观导致的两种不同的结果，并指出通过改变环境能改变残疾人的一生。没有无障碍环境的支持，霍金无法实现其价值，由此可见，无障碍环境在当今社会的重要性和必要性。

六、辅助器具与无障碍环境

辅助器具和环境的关系，要追溯到史前时期的原始社会。实际上，自有人类就有残疾人，也就有辅助器具，目的是通过器具来帮助残疾人克服活动和参与的困难。如前指出，人类的活动主要是在 9 个人造环境里，所以创建无障碍环境的实质是用辅助器具来改造 9 个人造环境里的障碍，而不单纯是建筑无障碍。由于人造环境可以分为个人活动环境和公共参与环境两大类，所以针对个人活动环境的障碍，可采用个人用辅助器具来克服由于个人功能和结构损伤造成的活动困难，并创建个人无障碍环境；而针对公共参与环境的障碍，可以采用公共用辅助器具来克服由于公共环境造成的参与困难，并创建公共无障碍环境。目前辅助器具的分类为国际标准 ISO 9999，在 2011 年发布的第 4 版《康复辅助器具分类和术语》中，将 980 种辅助器具分为 12 个主类、129 个次类和 783 个支类（表 15-2）。

表 15-2　ISO 9999：2011 主类、次类和支类的数量

主类	次类与支类
主类 04　个人医疗辅助器具	下分 18 个次类和 64 个支类
主类 05　技能训练辅助器具	下分 10 个次类和 49 个支类
主类 06　矫形器和假肢	下分 9 个次类和 102 个支类
主类 09　个人生活自理和防护辅助器具	下分 18 个次类和 128 个支类
主类 12　个人移动辅助器具	下分 16 个次类和 103 个支类

续表

主类	次类与支类
主类 15　家务辅助器具	下分 5 个次类和 46 个支类
主类 18　家庭和其他场所的家具及其适配件	下分 12 个次类和 72 个支类
主类 22　沟通和信息辅助器具	下分 13 个次类和 91 个支类
主类 24　操作物体和器具的辅助器具	下分 8 个次类和 38 个支类
主类 27　用于环境改善和评估的辅助器具	下分 2 个次类和 17 个支类
主类 28　就业和职业训练辅助器具	下分 9 个次类和 45 个支类
主类 30　休闲娱乐辅助器具	下分 9 个次类和 28 个支类

第二节　环境评定方法

环境评定(environmental evaluation)是指对功能障碍者(含残疾人)活动和参与受限的环境进行评定。目的是在找出环境障碍后,通过增加人造环境的辅助器具来创建无障碍环境,以提高功能障碍病人的生活质量并发挥积极作用。由于环境包括物质环境、社会环境和态度环境,物质环境又包括自然环境和人造环境。其中自然环境、社会环境和态度环境无需评定,故只需进行人造环境的评定。在环境评定的内容方面,仅评定环境因素对个体水平的影响,不对器官水平的影响进行评定。

一、环境评定依据

对环境进行评定时要根据 ICF 和 ICF 量表提出的环境因素限定值和分级,限定值用“障碍”或“辅助”来判断,每项环境因素都按 5 级来评定,采用 0~4 级表示。对环境的评定若根据环境的障碍程度来判断时,则分值从无障碍的 0 到完全障碍的 4;若根据在该环境下需要辅助的程度来判断时,则在分值前要冠以 + 号,从无需辅助的 0 到完全辅助的 +4。如表 15-3 所示。

表 15-3　环境评定分级

级别	障碍		辅助		百分比
	障碍状况	障碍分值	辅助状况	辅助分值	
0 级	无障碍(没有,可忽略)	0	无需辅助	0	0~4%
1 级	轻度障碍(一点点,低)	1	轻度辅助	+1	5%~24%
2 级	中度障碍(中度,一般)	2	中度辅助	+2	25%~49%
3 级	重度障碍(高,很高)	3	重度辅助	+3	50%~95%
4 级	完全障碍(全部……)	4	完全辅助	+4	96%~100%

二、环境评定原则

环境是人身体以外并对个人功能发生影响的一切事物。考虑到要评定的大环境是 9 个人造环境,而对功能发生影响的活动和参与是 ICF 的 d110~d999 有几百个,难以实现全面的环境评定,因此对评定环境进行简化,特制定环境评定的原则如下:

(一) 在“标准环境”下评定功能障碍病人的活动和参与

在评定残疾人活动和参与的困难时,ICF 提出了两个限定值,即行为限定值(performance qualifier)和能力限定值(capacity qualifier)。前者是现实环境里的行为,后者是在标准环境下的行为。ICF 指出:为评定个人的全部能力,需要有一个“标准化”的环境,以免去不同的环境对个人能力的多种影响。标

准化的环境可以是:①通常用于评定能力时,试验设定的实际环境。②如果此种情况不可能,则可以假定有一种环境具有统一的影响。该环境能够称为"统一"或"标准"环境。据此可以认为所谓标准环境(standard environment)是指在既无障碍又无辅助的前提下,正常人从事活动和参与的环境。例如,行走 d450 的环境是平地不能有台阶,是白天不能是黑夜,是独立不能由他人扶或用辅助器具。用器具或交通工具的行动环境不用评定。

(二) 评定功能障碍病人的真实环境

从表面上来看,人类均处于同一环境中,但由于个体的差异性,特别是功能的差异,所以即使在"标准环境"的前提下,每个人的真实环境是不一样的。也可以说每个人都是生活在自己的人 - 环境大系统中。如残疾人,由于他们的自身损伤是永久的,因此,他们是生活在自己的且有功能障碍的人 - 环境大系统中,其真实环境是不同于正常人的环境。如盲人生活在黑暗环境中(无光世界),聋人在安静环境中(无声世界),言语障碍者在交流障碍环境中(无语世界),肢残人在行动障碍的环境中(无动世界),这就是他们的真实环境。所以才有活动和参与困难。反之,盲人无听力和言语障碍,聋人无视力障碍,与之相关的活动与参与未受限。又如偏瘫的上肢活动,ICF 并未特指左手或右手、单手或双手,所以只要无需辅助能完成,便是未受环境限制,即使病人有一侧上肢运动功能障碍。为此,我们必须要站在个案残疾人的立场上来认识环境和评定环境,而不是正常人的立场,正常人无需进行环境评定。综上所述要评定的是残疾人在标准环境下的真实环境,即盲人的黑暗世界、聋人的无声世界、言语障碍者的无语世界、肢残人的无动世界,这就是环境评定的范畴。

(三) 评定功能障碍病人活动和参与时需要外界环境的辅助

ICF 对活动和参与的评定用"困难",对环境的评定用"障碍"(或"辅助")。这两种评定值既有联系,又有区别,且极易混淆。在 2008 年第 1 版《康复功能评定学》中,推荐用"障碍"来评定环境,评定的内容是 9 个人造环境下的活动和参与的环境障碍。但当专业人员进行环境评定实操时,经常把活动的"困难"和环境的"障碍"混淆,且说不清楚其间的联系和区别。这是因为活动和参与的困难评定和环境的障碍评定,是同一个现象从不同角度观察时,找出的不同原因。从正常人的角度对残疾人的环境进行评定,无法达到评定的目的,以此条件下进行评定得出的结论是躯体损伤,是残疾人活动和参与受限的原因及损伤的程度,这就是 ICIDH 的残疾医学 - 社会模式。从残疾人的角度进行评定时,切入点在于外界提供的帮助(人辅助或器具辅助),需要帮助的程度则是环境障碍的程度,这就是 ICF 的残疾"生物 - 心理 - 社会"的综合模式。因此,对治疗师来说,评定环境障碍既熟悉又容易了,因为这两种评定值是相关联的,困难程度的评定类似于 FIM 和 Barthel 指数,但立场的转变正反映出两种残疾观。为此,现在推荐用"辅助"来评定环境,便于治疗师进行角度转换。所谓"辅助"就是外界环境的帮助,即评定是否需要外界环境的他人辅助或器具辅助来改变残疾人的真实环境,才能执行活动和参与。困难越多,需要的辅助就越多,说明环境的障碍越大。这样,对辅助的评定就反映出外界环境的障碍,而不是自身活动的困难了。

(四) 评定的是必要的且能使用辅助器具的环境

由于活动和参与的具体环境有几百个,没有必要且不可能面面俱到都评定。故只能评定必要的且能提供辅助的环境,而无法辅助或可以代替的环境就不评定。例如 d4102 跪下和 d4152 保持跪姿,此活动受限时只能通过他人提供帮助,但日常生活中此活动进行甚少。如 d435 用下肢移动物体,有困难时也无法辅助,但可以改用手移动而不必评定。还有 d445 手和手臂使用的 d4451 推,如手推抽屉和手推门有困难时可以改为自动门,或用身体推来代替,故手推就不评定了。至于 d455 到处移动如爬行、攀登、奔跑、跳跃、游泳,有困难都无法使用辅助器具,且都不是残疾人必要的环境,可以不评定。有些环境可以合并,例如 d5203 护理手指甲和 d5204 护理脚趾甲,都是用剪刀或指甲剪的相同环境,可以合并。

根据上述 4 个环境评定原则,我们可以制定环境评定报告的具体内容,见本章附件。

三、环境评定规范

根据上述环境评定的依据和原则,就可以针对环境评定报告的具体活动内容按表 15-3 进行逐项评定。但在具体操作时,针对活动和参与的环境,如何界定辅助的分值,参照治疗师熟悉的 FIM,特制

定环境评定规范如下：

（一）无辅助——完全自理（0分）

完成该项活动时无任何附加条件，即构成活动的所有动作均能规范、安全、在合理的时间内完成。所谓"合理时间"是指一般健全人完成该动作的时间。相当于FIM的7分。

（二）轻辅助——有条件的自理（+1分）

自己能完成该项活动，但需下列条件之一，①完成该项活动比"合理时间"长；②需要考虑安全；③残疾人与护理者或残疾人与辅助器具之间虽无身体接触，但需要监护和准备。相当于FIM的6分。

（三）中辅助——有条件依赖（+2分）

完成该项活动需要自己付出≥50%，其余需依赖护理者或辅助器具，残疾人与护理者或残疾人与辅助器具可以有少量肢体接触。相当于FIM的3~5分。

（四）重辅助——有条件依赖（+3分）

完成该项活动需要自己付出<50%，主要需依赖护理者或辅助器具，残疾人与护理者或残疾人与辅助器具可以有中度肢体接触。相当于FIM的2分。

（五）完全辅助——有条件依赖（+3分）

完成该项活动需要自己付出<5%，完全需要依赖护理者或辅助器具，否则活动不能进行。残疾人与护理者或残疾人与辅助器具可以有大量肢体接触。相当于FIM的1分。

环境评定的分级与FIM量表是对应的，区别在于FIM量表是评定人的功能独立性，即个案执行该项活动时是否独立完成，评的是人；而环境评定是评外界环境的影响，即个案执行该项活动时是否需要外界环境的辅助（人辅助或器具辅助），评的是环境。可见，两种评定的区别是站在不同的立场对同一事物进行评定。前者是站在健全人立场评定残疾人，后者是站在残疾人立场评定外界环境。

四、环境评定步骤

（一）根据残疾类别来选择评定环境

不同类别残疾人的活动和参与困难不同，需要辅助的环境也就不同，则要评定的环境障碍也随之不同。为此，视力残疾人要评定的是交流环境和行动环境，听力残疾人和言语残疾人要评定的只是交流环境，肢体残疾人要评定的是生活环境和行动环境。而盲人的声音交流环境和聋人的视觉交流环境都无需评定。

（二）根据活动和参与的困难来评定具体环境

深入到个案残疾人有障碍的环境里，按评定报告内容，审视每一项具体活动的真实环境是否需要辅助来进行评定和打分。实操上，我们先要了解残疾人的活动和参与是否有困难，能否独立完成。若无需外界辅助就能独立完成，说明外部环境没有障碍。若不能独立完成，需要部分辅助才能完成活动和参与，说明个案在真实环境里有障碍，要改造环境，即要在真实环境里增加人造环境。而增加多少人造环境才能执行活动，就反映出环境的障碍程度，这就是环境评定。

考虑到不同操作者对表15-3中百分比的理解是不同的，因此在对个案的每项活动具体打分时，为减少误差，最好是协作组打分，取其平均值。如果没有协作组时，则由1个人对某个环境的全部项目打分。

五、环境评定内容

在9个人造环境中，残疾人家庭最主要的是居家环境障碍。居家活动与人类基本活动密切相关，进行居家环境评定时，必然要与三个基本活动的环境一起评定。而如今的居家活动与外界联系密切，外出购物、银行取款、医院看病等活动均须在公共环境中得以进行。所以在环节评定的实操上，主要对生活环境、行动环境、交流环境、居家环境和公共环境等5个方面进行。评定的内容为残疾人在此环境中进行活动时出现的环境障碍，需要用辅助器具进行改造，以创建无障碍环境，实现全面康复。

（一）生活环境评定

生活环境是人类进行日常生活活动的基本环境，俗称ADL。参照ICF"活动和参与"第5章自理的 d510~d570，生活环境里主要有 7 类共 18 项生活自理的活动：①自己清洗和擦干身体（部分身体、全身）；②护理身体各部（皮肤、牙齿、毛发、手指甲、脚趾甲）；③如厕（控制小便、控制大便）；④穿脱（衣裤、鞋袜）；⑤进食（进餐、使用餐具）；⑥喝水（用杯子、用吸管）；⑦照顾个人健康（确保身体舒适、控制饮食、维持个人健康）。根据上述环境评定原则，可以简化为 7 类共 15 项生活活动来评定是否需要环境辅助。

生活活动的困难主要是由各种原因导致的运动障碍（如平衡、协调、精细动作）、感官障碍（如视障）、智力障碍等引起，主要是肢体、智力、精神和视力残疾人。例如上肢截肢者，特别是双上肢截肢者，由于躯体结构损伤而导致所有自理的困难；视觉障碍者通常是由于感官功能损伤而导致自理有不同程度的困难；智力障碍者和精神障碍者由于认知功能受限而影响自理。例如进食需辅助的原因有：①四肢瘫、小儿麻痹后遗症及肌肉萎缩者由于手部肌无力无法握勺；②脑瘫、偏瘫及脑外伤者由于中枢神经损伤存在手眼协调及头部控制差也无法握勺，影响进食；③智力障碍者由于认知能力受限影响进食能力。喝水需辅助的原因有：①脑瘫及脑损伤者由于头部控制及吞咽问题；②四肢瘫及肌肉萎缩者无法握杯子；③智力障碍者由于认知能力受限。对于沐浴及如厕需辅助的原因有：截瘫、偏瘫、脑瘫等上肢手功能、下肢功能障碍者，在沐浴及如厕时会产生手抓、握、放、下肢移位、坐姿平衡、擦洗背部、洗脚等问题。至于穿脱衣、裤、袜，鞋对肢体及智力残疾人均有困难而需要辅助。

生活环境评定报告见附表 1，包括 7 类共 15 个项目，以及对每个项目的环境评定都列出了 5 个选择，即无辅助、轻辅助、中辅助、重辅助和完全辅助。生活“无辅助”是指能自主地、迅速地完成该项生活活动，即完全自理；而生活“完全辅助”是指完全不能自主地完成该项生活活动，即完全不能自理；若只能自主完成不到一半的该项生活活动，即为“重辅助”。则根据全部辅助情况可以计算出个案的生活环境辅助平均值。

（二）行动环境评定

行动是人类生存的重要活动功能。参照 ICF“活动和参与”第 4 章行动的 d410~d475，主要有 12 类共 47 项的行动活动：①维持和改变身体姿势（卧姿、蹲姿、跪姿、坐姿、站姿、体位变换）；②移动自身（坐姿移动自身、卧姿移动自身）；③举起和搬运物体（举起、用手搬运、用手臂搬运、用肩和背搬运、放下物体）；④用下肢移动物体（用下肢推动、踢）；⑤精巧手的使用（拾起、抓握、操纵、释放）；⑥手和手臂的使用（拉、推、伸、转动或扭动手或手臂、投掷、接住）；⑦行走（短距离、长距离、不同地表面、绕障碍物）；⑧到处移动（爬行、攀登、奔跑、跳跃、游泳）；⑨不同场所移动（住所内、建筑物内、住所和建筑物外）；⑩使用器具移动（助行器具、各种轮椅等）；此外，还有乘坐交通工具（各种汽车、火车、飞机、轮船等）；驾驶车辆（骑自行车、三轮车、摩托车、汽车等）。根据上述环境评定原则，可以简化为 6 类共 17 项行动活动来评定是否需要环境辅助。

行动困难是由于躯体损伤（结构和功能）及环境障碍导致的，行动困难的主要群体是肢体障碍者和视觉障碍者。常见肢体障碍的临床疾病有脑瘫、截瘫、偏瘫、截肢、小儿麻痹后遗症，俗称“三瘫一截儿麻”都有不同程度的行动困难。脑瘫的主要临床表现有四肢痉挛、角弓反张、姿势异常等。常见的继发障碍为脊柱侧弯、髋关节的脱位或内收、膝关节过伸、跟腱挛缩导致的尖足、足外翻、扁平足。这些异常导致了患儿抬头、翻身、坐、爬、站、行走的行动困难。截瘫的主要表现为受伤平面以下出现瘫痪，运动、感觉、反射功能等损伤而导致行动困难，下肢截肢者由于肢体缺损而导致无法站立和行走的行动困难。偏瘫是由脑血管病、脑外伤及脑部肿瘤等原因引起一侧上下肢的运动功能障碍，如肩关节半脱位、肘、腕关节屈肌张力高，髋关节的外展、足内翻、足下垂等，这些障碍导致了行走、手抓放物品、转移等的行动困难。小儿麻痹后遗症由于受累肌肉出现萎缩，神经功能不能恢复，造成下肢畸形，常见的有足部的马蹄内、外翻足、高弓足、仰趾、爪形趾，膝部的膝内、外翻、反屈，髋部的屈曲、外展、外旋等功能受损，也必然导致行动困难。而视觉障碍者通常是由于感官功能损伤而导致行动困难。

行动环境评定报告见附表 2，包括 6 类共 17 个项目，以及对每个项目的环境评定都列出了 5 个选择，即无辅助、轻辅助、中辅助、重辅助和完全辅助。行动“无辅助”是指能自主地、迅速地完成该项行动。例如偏瘫病人一侧上肢活动受限，但只要健手能单独完成该项手的动作，就是无辅助。因为 ICF

并没有规定手的动作必须用左手或右手或双手。而“完全辅助”是指完全不能自主地行动，若只能自主完成不到一半的该项行动活动，就属于“重辅助”。则根据全部辅助情况可以计算出个案的行动环境辅助平均值。

（三）交流环境评定

互相交流是人类生活的重要活动功能，无交流能力的人会失去与社会的联系，从而可能导致情绪障碍。参照ICF“活动和参与”交流的d310~d360，主要有3类共17项交流活动：①交流-接收（听懂口语、非口语交流包括理解肢体语言、理解信号和符号、理解图画和图表及相片、理解正式手语、书面信息）；②交流-生成（讲话、生成非语言信息包括肢体语言、信号和符号、绘画和照相、正式手语、书面信息）；③交谈和使用交流设备及技术（交谈、讨论、通信器具如电话或手机或传真机、书写器具如打字机或电脑或盲文书写器等、使用交流技术如盲文软件和因特网等）。根据上述环境评定原则，可以简化为3类共13项交流活动来评定是否需要环境辅助。

交流困难是由于躯体受损（结构和功能）及环境障碍导致的。如视觉障碍者、听觉障碍者和言语障碍者由于感官功能和结构的损伤而导致交流困难；智力、精神障碍者由于认知受限、心理障碍难以沟通产生交流困难；还有肢体障碍者，如偏瘫和脑瘫因中枢神经损伤影响到构音器官协调动作或语言发育障碍造成交流困难。

交流环境评定报告见附表3，包括3类共13个项目，以及对每个项目的环境评定都列出了5个选择。交流“无辅助”是指能自主地、迅速地完成该项交流，而“完全辅助”是指完全不能自主地交流。根据全部辅助情况可以计算出个案的交流环境辅助平均值。

（四）居家环境评定

居家环境是从事家务活动的环境，包括居家活动环境和居家建筑环境两方面。前者是动态环境，后者是静态环境。居家活动环境是指家庭生活的环境。参照ICF“活动和参与”第6章家庭生活中的d620~d660，分为三大部分：获得必需品、家庭任务、照顾居室物品和帮助别人，共6类26项居家活动。根据环境评定原则居家活动可以简化为以下11项：准备膳食、清洗和晾干衣服、清洁餐厅和餐具、清洁生活区、使用家用电器、贮藏日用品、处理垃圾、缝补衣服、维修器具、照管室内外植物、照管宠物。而居家建筑环境则参照ICF“环境因素”的e155私人建筑物的设计、施工及建造的产品和技术，内容有3项：①私人建筑物的出入口设施；②建筑物内的设施；③私人建筑物为指示道路、行进路线和目的地而建造的标识。参考2012年发布的中华人民共和国国家标准GB 50763—2012《无障碍设计规范》以及2001年中华人民共和国行业标准《城市道路和建筑物无障碍设计规范》（以下简称为《规范》）内容，具体实操时可以归纳为6项建筑环境的评定：住宅门口、客厅和走廊、浴室和厕所、厨房和饭厅、卧室和书房、阳台和窗户。

居家活动困难是由于躯体损伤（结构和功能）及环境障碍造成的，居家环境对各类残疾人都有不同程度的障碍。对肢体残疾人来说，由于下肢移动的困难或上肢活动的困难或手眼协调的困难，均导致家务活动的障碍；视力残疾人由于视觉障碍，智力残疾人由于认知障碍，均会导致家务活动有障碍；而听力残疾人和言语残疾人由于沟通障碍会导致部分家务活动有障碍。

居家环境评定报告见附表4，包括居家活动环境的11项和居家建筑环境的6项总共17个项目，并对每个项目的环境评定都列出了5个选择。居家“无辅助”是指从事各种家务活动都完全没有障碍，而“完全辅助”是指完全不能从事任何家务活动，一半需要辅助的家务活动就属于“重辅助”。根据11项辅助情况，可以计算出个案的居家活动辅助平均值。在进行居家环境评定时，除应熟悉居家活动的环境评定外，还需要详细了解居家建筑环境的评定规范，以便实操。

1. 住宅门口

（1）门前：门前要有不小于1.50m×1.50m的轮椅活动面积；门前有台阶时，要建坡道，坡道的《规范》如表15-4所示。如果有符合《规范》的坡道和扶手（双层扶手，高度分别为0.85m和0.65m），则为无辅助；若没有坡道则为完全辅助；若有《规范》的坡道而无扶手，则为轻辅助；若有坡道但不符合《规范》，则为其间的级别。例如当坡道的坡度高于《规范》，但借助他人推轮椅可上坡时，则为中辅助；若借助他人也无法实现时，则为重辅助。

表 15-4　坡道的坡度与高度的最大容许值

坡度(高/长)	1/20	1/16	1/12	1/10	1/8
最大高度 m	1.20	0.90	0.75	0.60	0.30
水平长度 m	24.00	14.40	9.00	6.00	2.40

(2)门开启:若为自动门则无辅助,若为其他类型门则有一些辅助。例如水平门把手时,虽有困难也能开门,则为轻辅助或中辅助,取决于残疾状况;若门把手为旋钮,或需要钥匙开门锁,则对某些肢残人很困难,需借助辅具来开门,则为重辅助;若只能他人帮助开门则为完全辅助。

(3)门槛:若无门槛则无辅助,特别是四肢瘫用手动轮椅时,不能有门槛,有门槛就是完全辅助;而对其他轮椅用户,可以有一点门槛,《规范》规定门槛高度不应大于 1.5cm;还规定当门槛高于 4cm,则应该修坡度为 1/2 的坡道(表 15-4),否则为完全辅助。所以门槛在 1.5~4cm 时,根据残疾状况可以判断是轻辅助至重辅助。

(4)门宽度:根据《规范》,自动门为 1.00m,其他门不小于 0.80m,符合标准为无辅助;不符合标准时,要实测轮椅和门宽,可能是轻、中、重辅助;只要轮椅不能进门就是完全辅助。

(5)楼房住宅:通常都是平开门,《规范》规定在门把手一侧的墙面应留有不小于 0.5m 的墙面宽度,否则开门有障碍,需辅助。此外,楼房若无电梯则对下肢残疾人为完全辅助;若有电梯但不符合《规范》,则有不同程度的辅助。

综合考虑以上情况可以评定住宅门口的环境障碍。

2. 客厅和走廊

(1)宽度:客厅和走廊的宽度应≥ 1.50m。

(2)扶手:高度为 0.85m,扶手末端应向内拐到墙面或向下延伸 0.10m。

(3)墙角:做成圆弧形。

(4)墙面:应设自地面高 0.35m 的护墙板,防轮椅脚托板撞墙。

(5)地面:应平整,选用遇水不滑的地面材料,且要有轮椅移动的足够空间。

(6)门槛:走廊到宅内各室的门槛要求同于宅门口。

(7)设备:家具的摆放要考虑乘轮椅者能通过并接近和操作,如轮椅到椅子和沙发的转移,以及电灯、电话、电视、音响、空调、插座等电器的操作方便。

综合考虑以上情况可以评定客厅和走廊的环境障碍。

3. 浴室和厕所

(1)门:宽度不小于 0.80m,方便轮椅进出,且门扇内侧要设置关门拉手。

(2)地面:应平整并选用遇水不滑的地面材料,且要有轮椅移动的足够空间。

(3)坐便器:高度与标准轮椅坐高一致(0.45m),坐便器两侧需设置 0.70m 水平抓杆,在坐便器的里侧还需设高 1.40m 的垂直安全抓杆;要方便取手纸。

(4)洗浴器:浴盆高度为 0.45m,便于轮椅转移;浴盆上安放活动坐板或在浴盆一端设置 0.40m 的洗浴坐台,浴盆内侧的墙面要有两层水平抓杆或一水平一垂直抓杆;若淋浴,则淋浴椅高度要与轮椅一致,要方便打开水龙头。

(5)洗面器:最大高度为 0.85m,应采用单杠杆水龙头或感应水龙头;洗面器下部距地面不小于 0.60m,以方便轮椅靠近使用;电源插座要设在使用方便的地方;洗面器上方的镜子底边距地面为 1.10m,并向前倾斜 0.15m,便于站立者和坐轮椅者使用。

(6)应急:设紧急呼叫按钮;门扇向外开,其上需设置观察窗口;能开关电灯。

综合考虑以上情况可以评定浴室和厕所的环境障碍。

4. 厨房和餐厅

(1)门:厨房和饭厅合一且为开敞式方便残疾人;若有门则推拉门比较方便实用。

(2)案台:台面距地面 0.75~0.80m 的高度,对乘轮椅者和可立姿的残疾人都可使用;案台下方为便于乘轮椅者深入,最小空间宽度是 0.70m,高度是 0.60m,深度 0.25m;案台最好是高度可调的,案台两

侧可设抽屉式落地柜。

(3) 吊柜：案台上的吊柜底面距案台 0.3m，吊柜自身高度 0.6~0.8m，深度 0.25~0.3m，方便取餐具、调料、食物和开关柜门。最好是高度可调的吊柜。

(4) 炉灶：应采用案台上安放的炉灶，控制开关在案台前面操作。

(5)洗涤池：洗涤池应采用单杠杆水龙头或感应水龙头；洗涤池的上口与地面距离不应大于 0.80m，洗涤池深度为 0.10~0.15m；洗涤池下方轮椅的空间同于案台。

(6) 设备：冰箱和冰柜的取物要方便；微波炉、电水壶、电开关等使用方便。

(7) 饭桌：桌面高度和桌下空间要求同于案台。

此外，厨房面积要考虑到乘轮椅者进入和操作的位置及回转方便等；综合考虑以上情况可以评定厨房和饭厅的环境障碍。

5. 卧室和书房　都要有轮椅活动的足够空间，家具如床和椅子的高度与标准轮椅坐高一致(0.45m)，便于转移；床边有助站扶手，床位的一侧要留有直径不小于 1.50m 的轮椅回转空间；电灯、电话和电视的操作方便；床头柜和衣柜取物，以及书柜取书要方便；书桌的桌面高度和桌下空间要求同于案台。综合考虑来评定卧室和书房的环境障碍。

6. 阳台和窗户　阳台深度要大于 1.5m，便于乘轮椅者休闲。乘轮椅者的视线水平高度一般为 1.10m，所以阳台围栏或外窗窗台的高度不大于 0.80m，以适合乘轮椅者的视野效果。窗扇的开启和窗把手的高度要适合乘轮椅者的使用要求，以便乘轮椅者能自行开关各房间的窗户和窗帘。

根据上述 6 项辅助情况，可以计算出个案的居家建筑环境所需辅助的评定值。

（五）公共环境评定

ICF“活动和参与”第 9 章社区、社会和公民生活中的 d910 社区生活，包括：①非正式社团活动；②正式社团活动；③典礼。而能否参加这 3 项活动，虽主要取决于个人的行动环境和交流环境是否有障碍，但也与公共环境是否存在障碍密切相关。有无无障碍步行通道、无障碍巴士等到达目的地的行动障碍，而目的地的公共建筑障碍，可以参照 ICF“环境因素”的 e150 公共建筑物的设计、施工及建造的产品和技术进行评定。其内容有 3 类：①公共建筑物的出入口设施；②建筑物内的设施；③公共建筑物为指示道路、行进路线和目的地而建造的标识。因此公共环境评定的内容共计 4 类共 11 项。

公共活动困难是由于躯体损伤(结构和功能)及环境障碍造成的，公共环境对各类残疾人都有不同程度的障碍。对肢体残疾人来说，由于下肢移动的困难或上肢活动的困难或手眼协调的困难，均导致公共活动的障碍；视力残疾人由于视觉障碍，智力残疾人由于认知障碍，均会导致公共活动有障碍；而听力残疾人和言语残疾人由于沟通障碍会导致部分公共活动有障碍。

公共环境评定报告见附表 5，包括 4 类共 11 个项目，以及对每个项目的环境评定都列出了 5 个选择。公共环境“无辅助”就是公共环境完全没有障碍，而“完全辅助”是公共环境完全障碍，一半需要辅助就属于重障碍。考虑到当治疗师对“活动线”所涉及的途径和公共建筑进行环境评定不熟悉，为此需要参考《规范》内容来详细介绍这 4 项公共活动及公共建筑环境的评定规范，以便实操。

1. 到达公共建筑物的途径

(1) 人行道：途径中是否是无障碍通道，即对盲人有盲道，乘轮椅者有坡道。

(2) 交通：途径中的交通是否是无障碍，即乘轮椅者有无障碍巴士或出租车。

2. 公共建筑物出入口设施

(1) 供残疾人使用的出入口，应设在通行方便和安全的地段，室内设有电梯时，该出入口宜近候梯厅。

(2) 出入口的地面应平坦，如室内外地面有高差时，应用坡道连接。

(3) 出入口内外，应留有不小于 1.5m × 1.5m 平坦的轮椅回转面积。

(4) 出入口设有双扇门时，门扇开启后应留有不小于 1.2m 的轮椅通行区。

(5) 门开启：同于居家评定，门宽度 ≥ 1.5m，应采用自动门。

3. 公共建筑物内设施

(1) 坡道：供残疾人使用的门厅、过厅及走道等地面有高差时应设坡道，坡道的宽度不应小于 0.9m。每段坡道的坡度，允许最大高度和长度为：①坡道坡高(高 / 长)比例为 1/2；②每段坡道允许高度为

0.75m；③每段坡道允许长度为 9m；④坡起点和终点应留有不小于 1.5m 的轮椅回转缓冲带；⑤坡道两侧应设扶手，高度 0.85m，起点终点应水平延伸 0.3m。

(2) 走道：走道宽度不小于 1.2m，如两台轮椅同时使用应不小于 1.8m。走道两侧应设扶手，高度为 0.85m，扶手应保持连贯性。走道两侧不能设置突出墙面影响通行的障碍物。

(3) 门：供残疾人通行的门不能采用旋转或弹簧门，最合适的是横拉门或横开自动门。

(4) 楼梯和台阶：应采用有休息平台的直线形梯段和台阶，宽度不应小于 1.5m，两侧应设高 0.85m 的扶手，直径为 0.035~0.045m。

(5) 地面：室内外通道及坡道地面应平整，地面应采用不滑不松动的表面材料。入口处的擦鞋垫和卫生间入口处，室内外地面高差不能大于 20mm。

(6) 公厕：男、女公共厕所应各设一个无障碍隔间厕位，面积不应小于 1.80m × 1.40m，坐便器和扶手尺寸同于居家评定；洗手盆两侧和前缘应设安全抓杆，盆前应有 1.10m × 0.80m 乘轮椅者使用面积；男厕所小便器两侧和上方应设安全抓杆。

(7) 电梯：轿厢门宽 ≥ 0.8m，深度 ≥ 1.4m，轿厢宽度 ≥ 1.1m，正面和侧面应设高 0.80~0.85m 的扶手，正面有高 0.90m 至顶部的镜子，侧面应设高 0.90~1.10m 带盲文的选层按钮(候梯厅等同)，有上下运行、数显和报层音响。

(8) 设备：要考虑乘轮椅者使用方便，包括服务台、收款窗口、售票口、挂号口、取药口、饮水器、公用电话、电灯开关等。

4. 公共建筑物标识

(1) 盲道：在楼门口、服务台、门厅、楼梯口及楼梯平台、电梯、电话、洗手间等应设提示盲道。

(2) 指示牌：如紧急出口、洗手间、电梯口、服务台、公用电话等要有指示牌；建筑物外要有无障碍通道、停车场、残疾人停车位等标识。

根据上述 11 项辅助情况，可以计算出个案某个活动线的公共环境需辅助的评定值。

(六) 教育环境评定

受教育是人的基本权利之一，很多国家都实行义务教育。教育环境的基础是交流环境加上交流环境。教育环境的评估包括接受教育的环境和教育场地的环境。接受教育的环境参照 ICF“活动与参与”的第 1 章学习和应用知识的 d110~d115，主要有以下 3 大类共 20 项教育环境评定：有目的的感觉体验(看、听、其他感觉如触觉和嗅觉)的环境；基本学习(模仿、复述、学习阅读、学习写作、学习计算、掌握技能如使用文具、电脑和工具等)的环境；应用知识(集中注意力、思考、阅读、写作、计算、解决问题、做出决定)环境。此外，教育场地的环境包括：到学校、参加学校活动、家庭教育、远程教育等。教育环境对不同残疾人有不同程度的障碍。教育环境评定报告见附表 6，其中对每项活动的环境评定都列出表 15-3 的 5 个选择。教育“无障碍”是指能自主地完全接受教育，而“完全障碍”是指完全不能接受教育，根据这 20 项的障碍情况可以计算出个案的教育环境障碍的平均值。

(七) 就业环境

就业也是人的基本权利之一，对残疾人尤为重要和困难。就业需要有一定的技能，对于从未参加工作的成年残疾人来说有一定难度，而对原有工作后来残疾的人来说，通过是改造或重建就业环境，就业的可能性很大。就业环境包括从事工作的环境和就业环境。从事工作的环境参照 ICF“活动与参与”的第 8 章主要生活领域的 d840~d555，主要有以下 4 大类共 12 项就业环境评定：准备就业的环境(学徒工作)；得到、维持和终止工作的环境(寻找工作、维持工作、终止工作)；有报酬的就业环境(自谋职业、兼职就业、全职就业)；无报酬的就业环境。此外，就业场地的环境包括：出入职场、职场内活动(办公室出入门、桌子、书桌和文件柜)、使用工具文具(如电脑、扫描仪、特殊工具等)和在家工作。就业环境对不同残疾人有不同程度的障碍。就业环境评定报告见附表 7，其中对每项活动的环境评定都列出表 15-3 的 5 个选择。就业“无障碍”是指能自主地完全就业活动，而“完全障碍”是指完全不能就业，根据这 12 项的障碍情况可以计算出个案的就业环境障碍的平均值。

(八) 文体环境

文体环境是文化、娱乐和体育活动环境的简称，是人类特有的环境。文体活动的环境参照 ICF“活动与参与”的第 9 章社区、社会和公民生活中的 d920 娱乐和休闲，主要有以下 6 大类共 18 项

文体环境评定：游戏环境（棋类、牌类和电子游戏）；运动环境（保龄球、各种大球、各种小球、田径、游泳）；艺术和文化环境（看节目如各种表演、看电影电视、参观展览；表演节目如唱歌跳舞、演奏乐器、书法绘画）；手工业制作（编织、陶瓷）；业余爱好的环境（集邮、收集硬币或文物等）；社会活动环境（走亲访友、参加公共场所活动）。文体环境评定报告见附表 8，其中对每项活动的环境评定都列出表 15-3 的 5 个选择。文体“无障碍”是指能自主地进行文体活动，而“完全障碍”是指完全不能进行文体活动，根据这 18 项的障碍情况可以计算出个案的文体环境障碍的平均值。

（九）宗教环境

信仰宗教或不信仰宗教是人的基本权利之一，也是人类特有的环境。宗教活动的环境包括是宗教活动场所的环境和进行宗教活动的环境。宗教活动场所的环境包括出入场地、场地内活动和在家里活动；而进行宗教活动的环境，由于宗教不同其活动环境也不同，参照 ICF“活动与参与”的第 9 章社区、社会和公民生活中的 d930 宗教和精神性活动，有 2 项宗教活动的环境评定：有组织的宗教活动（佛教、道教、回教、基督教和天主教）以及精神性活动（除有组织的宗教活动以外的精神活动）。宗教环境评定报告见附表 9，其中对每项活动的环境评定都列出表 15-3 的 5 个选择。宗教“无障碍”是指能自主地参加宗教活动，而“完全障碍”是指完全不能参加宗教活动，根据这 5 项的障碍情况可以计算出个案的宗教活动环境障碍的平均值。

第三节　环境评定应用

对残疾人的环境进行评定时，既要考虑残疾人的障碍类型，又要考虑环境类型。为尽量减少主观性，建议环境评定时，最好由评估小组来进行，可通过问卷调查和观察以及必要的实地考察来打分。评估人员要按表 15-3 的分级在有关评定报告（见附表 1~ 附表 9）中对每项活动的环境做出判断，在无障碍、轻障碍、中障碍、重障碍、完全障碍 5 项中进行选择打√，并算出障碍平均值。然后对全体评估人员各自得出的障碍平均值再取总平均值作为个案的该项环境评定报告的总分值，并记录在附表 10“环境评定汇总报告”里。而且要先初评，待环境改造或重建后再终评，然后每次随访都评定并记录在“环境评定汇总报告”中。每次评定都由同一小组进行，才能使环境评定的分值尽量有可比性。以下按残疾人的障碍类型来介绍环境评定的应用

一、肢体残疾人的环境评定

对肢体残疾人来说，除交流环境外的 8 种环境都或多或少存在障碍。根据个案障碍的部位和程度的不同，其环境障碍也不同。一级肢残者需要全方位护理，显然生活环境和公共环境是完全障碍，其移动环境对多数一级肢残者是完全障碍，个别是重度障碍，其余各环境基本上都是重度障碍，而不能说是完全障碍。例如教育环境和就业环境只能说是重度障碍，因为接受教育的渠道很多，就业的方式也很多。二级肢残者的生活环境和公共环境是重度障碍，其余各环境可以说是中度障碍。三级肢残者的生活环境和公共环境是中度障碍，而其余环境要个案分析，可以从中度障碍到无障碍。四级肢残者的各环境都是轻度障碍到无障碍。综上所述，可以得出肢体残疾人的环境评定值变化范围，见表 15-5。

表 15-5　肢体残疾人的环境评定

环境类型	一级残疾	二级残疾	三级残疾	四级残疾	小计
生活环境	4	3	2	1	1~4
移动环境	3~4	0~3	0~2	0~1	0~4
交流环境	0	0	0	0	0
教育环境	3	2	1~2	0~1	0~3
就业环境	3	2	1	0~1	0~3
文体环境	3	2	1	0~1	0~3

续表

环境类型	一级残疾	二级残疾	三级残疾	四级残疾	小计
宗教环境	2	1	0~1	0~1	0~2
居家环境	3	2	1	0	0~3
公共环境	4	3	2	1	1~4
总计障碍	0~4	0~3	0~2	0~1	0~4

二、视力残疾人的环境评定

视力残疾人遇到的环境障碍非常多，主要是移动环境和交流环境。对盲人来说，移动环境和公共环境是重度障碍，需要护理者、导盲犬、盲杖等协助；而其余环境都是中度障碍。例如教育环境，盲人虽可到盲校就学，但科目有限，也属于中度障碍；又如就业环境，盲人能从事的职业很少，如按摩师、调音师，盲文校对等，也是中度障碍。而对低视力者来说，各种环境都是轻度障碍或无障碍。综上所述，可以得出视力残疾人的环境评定值变化范围，见表15-6。

表15-6　视力残疾人的环境评定

环境类型	一级残疾	二级残疾	三级残疾	四级残疾	小计
生活环境	2	2	1	0	0~2
移动环境	3	3	1	0	0~3
交流环境	2	2	1	0	0~2
教育环境	2	2	1	1	1~2
就业环境	3	2	1	1	1~2
文体环境	2	2	1	0	0~2
宗教环境	2	2	1	0	0~2
居家环境	2	2	1	0	0~2
公共环境	3	3	1	0	0~3
总计障碍	2~3	2~3	1	0~1	0~3

三、听力残疾人的环境评定

听力残疾人的环境障碍主要是交流环境，以及随之而来的在其他环境中的交流障碍。听力残疾人的生活环境和移动环境基本上都是无障碍，居家环境的障碍也不大。对聋人来说，教育环境和就业环境是重度障碍。虽然可以到聋哑学校就学，课程也有所选择，有些聋人能找到工作，但也很困难。其余环境是中度障碍，例如公共环境，聋人应对突发事件有一定困难，而对中轻度听力残疾人的各环境要个案分析，可以从中度障碍到无障碍。综上所述，可以得出听力残疾人的环境评定值变化范围，见表15-7。

表15-7　听力残疾人的环境评定

环境类型	一级残疾	二级残疾	三级残疾	四级残疾	小计
生活环境	0	0	0	0	0
移动环境	0	0	0	0	0
交流环境	2	2	2	1	1~2
教育环境	3	3	2	1	1~3
就业环境	3	2	1	1	1~3

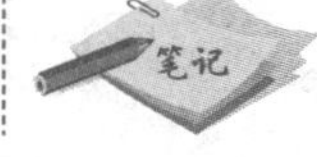

续表

环境类型	一级残疾	二级残疾	三级残疾	四级残疾	小计
文体环境	2	2	1	1	1~2
宗教环境	2	2	1	1	1~2
居家环境	1	1	0	0	0~1
公共环境	2	2	1	1	1~2
总计障碍	0~3	0~3	0~2	0~1	0~3

四、言语残疾人的环境评定

言语残疾人的环境障碍主要是交流障碍，以及随之而来的在其他环境中的交流障碍。言语残疾人的移动环境是无障碍。对一级言语残疾人来说，正常就学和就业都是重度障碍，交流环境是中度障碍，其余环境是轻度障碍。对二级言语残疾人来说，其交流、教育和就业环境有中度障碍，其余环境是轻度障碍。而对三级和四级言语残疾人的各环境都是轻度或无障碍。综上所述，可以得出言语残疾人的环境评定值变化范围，见表 15-8。

表 15-8 言语残疾人的环境评定

环境类型	一级残疾	二级残疾	三级残疾	四级残疾	小计
生活环境	1	1	0	0	0~1
移动环境	0	0	0	0	0
交流环境	2	2	1	0	0~2
教育环境	3	2	1	0	0~3
就业环境	3	2	1	0	0~3
文体环境	1	1	0	0	0~1
宗教环境	1	1	0	0	0~1
居家环境	1	1	0	0	0~1
公共环境	1	1	0	0	0~1
总计障碍	0~3	0~2	0~1	0	0~3

五、智力残疾人的环境评定

智力残疾人在 9 个环境里都或多或少存在障碍。特别是一级智力残疾人伴有多重残疾，显然教育环境和就业环境是完全障碍，生活环境和交流环境存在重度障碍，移动环境和公共环境是中度障碍，其余环境有轻度障碍。二级智力残疾人也伴有多重残疾，教育和就业环境都是重度障碍，生活和交流环境有中度障碍，其余环境有轻度障碍。而对三级和四级智力残疾人来说，教育和就业环境中有中度或轻度障碍，其余环境则是轻度或无障碍。综上所述，可以得出智力残疾人的环境评定值变化范围，见表 15-9。

表 15-9 智力残疾人的环境评定

环境类型	一级残疾	二级残疾	三级残疾	四级残疾	小计
生活环境	3	2	1	0	0~3
移动环境	2	1	0	0	0~2
交流环境	3	2	1	0	0~3

续表

环境类型	一级残疾	二级残疾	三级残疾	四级残疾	小计
教育环境	4	3	2	1	1~4
就业环境	4	3	2	1	1~4
文体环境	1	1	0	0	0~1
宗教环境	1	1	0	0	0~1
居家环境	1	1	0	0	0~1
公共环境	2	1	0	0	0~2
总计障碍	0~4	0~3	0~2	0~1	0~4

六、精神残疾人的环境评定

实际上精神残疾人的活动限制和参与受限主要是残疾人的自身障碍引起，所以需要环境提供更多支持。由于一级精神残疾人全部需他人监护，则除移动环境外的各环境都是完全障碍；二级精神残疾人除移动环境外的各环境都是重度障碍；三级精神残疾人除移动环境外的各环境都是中度或轻度障碍；四级精神残疾人的交流、教育和就业环境存在轻度障碍，起源于环境是无障碍。综上所述，可以得出精神残疾人的环境评定值变化范围，见表 15-10 所示。

表 15-10　精神残疾人的环境评定

环境类型	一级残疾	二级残疾	三级残疾	四级残疾	小计
生活环境	4	3	1~2	0	0~4
移动环境	0	0	0	0	0
交流环境	4	3	2	1	1~4
教育环境	4	3	2	1	1~4
就业环境	4	3	2	1	1~4
文体环境	4	3	1~2	0	0~4
宗教环境	4	3	1~2	0	0~4
居家环境	4	2~3	1	0	0~4
公共环境	4	3	1~2	0	0~4
总计障碍	0~4	0~3	0~2	0~1	0~4

七、环境评定结果

综合考虑六类残疾人的 9 个环境评定结果汇总后，并取平均值得出各自总体障碍的分值，即为环境评定的最终结果。环境评定值最终结果的变化范围，见表 15-11。

表 15-11　六类残疾人环境评定结果

环境类型	肢体障碍	视力障碍	听力障碍	言语障碍	智力障碍	精神障碍
生活环境	1~4	0~2	0	0~1	0~3	0~4
移动环境	0~4	0~3	0	0	0~2	0
交流环境	0	0~2	1~2	0~2	0~3	1~4

续表

环境类型	肢体障碍	视力障碍	听力障碍	言语障碍	智力障碍	精神障碍
教育环境	0~3	1~2	1~3	0~3	1~4	1~4
就业环境	0~3	1~2	1~3	0~3	1~4	1~4
文体环境	0~3	0~2	1~2	0~1	0~1	0~4
宗教环境	0~2	0~2	1~2	0~1	0~1	0~4
居家环境	0~3	0~2	0~1	0~1	0~1	0~4
公共环境	1~4	0~3	1~2	0~1	0~2	0~4
总计平均	0. 22~2.89	0. 22~2.22	0. 67~1.67	0~1.44	0. 22~2.33	0. 33~3.56

由表15-11中的平均值可见，精神残疾人的环境障碍最大，肢体残疾人环境障碍第二，智力残疾人环境障碍第三，然后顺序是视力残疾人、听力残疾人和言语残疾人。应该指出，表中给出的六类残疾人环境评定值的范围是很粗略的，仅供参考。只有待大量个案数据统计分析后，才能得出比较准确的结论。

第四节 环境改造应用

环境改造（environmental adaptation）通过对环境的适当调整，使环境能够适应残疾人的生活、学习或工作需求。环境改造的目的是通过建立无障碍设施，消除环境对残疾人造成的各种障碍，为残疾人参与社会活动创造基本条件。环境改造的基本要求是建立无障碍的环境，包括物质环境、信息和交流无障碍。物质环境无障碍要求城市道路、公共建筑物和居住区的规划、设计、建设应方便残疾人通行和使用。信息和交流无障碍要求主要是公共传媒应使听力、言语和视力残疾者能够无障碍获得信息，进行交流。

国际上对物质环境无障碍的研究可以追溯到20世纪30年代，瑞典、丹麦等国家建有专供残疾人使用的设施。1961年美国是第一个制定“无障碍标准”的国家，各种无障碍设施既有全方位的布局，又与建筑艺术协调统一，同时给残疾人、老年人带来方便和安全。1993年日本大阪府制定无障碍规定（蓝皮书），日本政府还制定奖励措施，采用补助金、减免税、低利融资等方式促进无障碍建设。香港特别行政区对规定道路的无障碍要求非常高，跨车行道的建筑物、交通信号与标志、地铁的无障碍设施十分完善。所有路口全部坡化，地面公交的无障碍设施也很发达。随着我国经济发展和社会进步，我国的无障碍设施建设取得了一定的成绩，但与发达国家相比，还存在一定差距。

经过环境评估，根据环境评定结果，可采用辅助器具等对存在的环境障碍进行改造，以便于功能障碍者更好的学习、工作和生活。这里仅仅介绍常用的环境改造措施，即有关辅助产品的应用。

一、生活环境改造

生活环境是人类日常生活的基本环境。参照ICF“活动和参与”第5章自理的d510~d570，主要有以下7大类共15项生活活动：自己清洗和擦干身体（部分身体、全身）、护理身体各部（皮肤、牙齿、毛发、手指甲和脚趾甲）、如厕（调节排尿、调节排便）、穿脱（衣裤、鞋袜）、进食、喝水、照顾个人健康（确保个人身体舒适、控制饮食、维持个人健康）。针对7类生活活动的困难，基本上以辅具应用为主，ICF的自理活动代码与对应辅具见表15-12。很多残疾人通过辅助产品的帮助，改善了生活环境后，基本能生活自理。值得一提的是20世纪80年代出现的家庭环境控制系统，是重度残疾人在家庭中能生活自理的辅助产品。关键技术是开发残存功能和电器设备间的人-机接口，利用残疾人残存功能或人体生物信号作为信号源来实现部分自理。生活环境改造后能提高残疾人的生活质量。

此外，盲人生活辅助器具有：防溢提示器、点字手表、语音体温计、语音血压计等。

表 15-12 生活环境改造的辅具

序号	ICF 代码	生活活动项目	ISO 代码	生活辅具举例
1	d510	自己清洗和擦干身体(部分身体、全身)	09 33	淋浴椅、浴缸、浴盆、擦洗身体刷子、擦干器
2	d520	护理身体各部		
2.1	d5200	护理皮肤	09 45	电动剃须刀、易夹镊、镜子
2.2	d5201	护理牙齿	09 42	粗柄牙刷、电动牙刷
2.3	d5202	护理毛发	09 39	长柄梳、电吹风、充气洗头盆
2.4	d5203 d5204	护理手指甲 护理脚趾甲	09 36	指甲刷、带吸盘指甲锉、带放大镜指甲剪、带底座指甲剪
3	d530	如厕	09 12	坐便椅(带轮或不带轮)、坐便凳、坐便器、坐便器垫、增高坐便器座、手纸夹
3.1	d5300	控制小便	09 24 09 27 09 30 09 31	导尿管、男用尿套、女用导尿器 集尿器、尿壶、 尿垫、尿裤 尿塞(阴茎夹、阴道塞)
3.2	d5301	控制大便	09 30 09 31	尿垫、尿裤 大便塞
4	d540	穿脱		
4.1	d5400、 d5401	穿衣裤 脱衣裤	09 03 09 09	带尼龙搭扣的衣裤、连裤服 穿衣杆、穿衣夹、纽扣钩、拉链器
4.2	d5402、 d5403	穿鞋袜 脱鞋袜	09 03 09 09	病患鞋、护理短袜、卷曲弹性鞋带 穿袜器、脱靴器、加长鞋拔
5	d550	进食	15 09	粗柄餐具、弹簧筷子、防洒碗、防洒盘、易握碗、自动喂食机
6	d560	喝水	15 09	易握杯、带嘴杯、吸管
7	d570	照顾个人健康		
7.1	d5700	确保个人身体舒适	18 09	躺椅、安乐椅、靠背、腿支撑架
7.2	d5701	控制饮食和身体素质	15 09 04 24	半流质喂食杯 人体秤、皮褶测量器
7.3	d5702	维持个人健康	04	供氧器、血压计、配药盒、减痛刺激器

二、行动环境改造

行动环境是人类生存的必要环境，主要是身体的活动，包括卧、坐、站的三个姿势及其转换和身体的移动。参照 ICF“活动和参与”第 4 章行动的 d410~d475，主要有以下 11 大类共 42 项行动活动的环境：保持和改变身体姿势(卧姿、蹲姿、跪姿、坐姿、体位变换)、移动自身(坐姿移动自身、卧姿移动自身)、举起和搬运物体(举起、用手搬运、用手臂搬运、用肩和背搬运、放下物体)、用下肢移动物体(用下肢推动、踢)、精巧手的使用(拾起、抓握、操纵、释放)、手和手臂使用(拉、推、伸、转动或旋转手或手臂、投掷、接住)、步行(短距离、长距离、不同地面、绕障碍物)、不同场所移动(住所内、建筑物内、住所和建筑物外)、使用器具移动(助行器具、各种轮椅)、乘坐交通工具(各种汽车、火车、飞机、轮船)、驾驶车辆(自行车、三轮车、摩托车、汽车等)。针对 11 类行动活动的困难，ICF 的行动活动代码与对应辅具见表 15-13。

表 15-13 行动环境改造的辅具

序号	ICF 代码	行动活动项目	ISO 代码	行动辅具举例
1	d410	改变身体的基本姿势		
1.1	d4100	躺下	12 31	抓梯、移位带、自立式扶手、立式移动升降架
	d4103	坐下		
	d4104	站起	18 18	抓握栏杆和把手、支撑扶手
2	d415	保持一种身体姿势		
2.1	d4150	保持卧姿	09 07	卷式安全带、体位垫
2.2	d4153	保持坐姿	18 09	坐姿椅、髋关节椅、靠背、椅子扶手
2.3	d4154	保持站姿	04 48 08	站立架、可倾斜站立支撑台
			18 18	抓握栏杆和把手、支撑扶手
3	d420	移动自身	12 31	
3.1	d4200	坐姿移动自身	12 31	转移板、转台
3.2	d4201	躺姿移动自身	12 31	滑动垫、翻转床单
4	d430	举起和搬运物体	28 09	滑车、操纵器、升降台
5	d440	精巧手的使用	24 09	
5.1	d4400	拾起	24 21	延伸器
5.2	d4401	抓握	24 18	抓握器具、手动取物钳
5.3	d4402	操纵	24 06	开启器、挤管器、各种开关
5.4	d4403	释放		弹簧筷子、假手
6	d445	手和手臂的使用	24 09	
6.1	d4450	拉	24 09	固定把手和球形手柄
6.2	d4451	推	24 09	固定把手和球形手柄
6.3	d4452	伸	24 21	手动取物钳、电动取物钳、延伸器
6.4	d4453	转动或旋转手或手臂	24 09	手轮和曲柄把手
7	d450	行走	12 03	手杖、拐杖、助行器
8	d460	不同地点到处移动	12 03	手杖、拐杖、助行器
9	d465	利用设备到处移动	12 22	各种人力轮椅车和动力轮椅车
10	d470	利用交通工具	12 10	各种无障碍汽车
11	d475	驾驶	12 12	汽车改装
			12 16	各种摩托车和两用车
			12 18	各种脚踏车

但对下肢障碍者的 d435 用下肢移动物体，就只能改为用上肢或器具。盲人行动环境的辅助器具有：盲道、过马路的蜂鸣器、盲杖、电子导盲装置、公交车辆语音提示系统等，有助于盲人的出行。

三、交流环境改造

交流的环境是人类生活的重要环境。参照 ICF"活动和参与"第 3 章行动的 d310~d360，主要有以下 3 大类共 13 项行动活动的环境：交流 - 接收（听懂口语、理解身体姿势、理解一般信号和符号、理解绘画和照片、理解正式手、理解书面信息交流）、交流 - 生成（讲话、生成非言语信息、生成书面信息）、交流和使用交流设备与技术（交流和讨论、使用通信器具、使用书写设备、使用交流技术）。针对 3 类交流活动的困难，ICF 的交流活动代码与对应辅具见表 15-14。

表 15-14 交流环境改造的辅具

序号	ICF 代码	生活活动项目	ISO 代码	交流辅具举例
1	d310~d329	交流 – 接收		
1.1	d310	交流 – 接收 – 口头信息	22 06	各种助听器(如盒式、耳背式、耳内式、眼镜式、骨导式等)
1.2	d315	交流 – 接收 – 非言语信息	22 03	各种助视器、望远镜、放大镜、三棱镜、电子助视器
1.3	d320	交流 – 接收 – 正式手语信息	05 06 06	手势语训练辅助器具
1.4	d325	交流 – 接收 – 书面信息	22 30 24 22 33	触摸阅读材料 计算机和终端设备
2	d330~d349	交流 – 生成		
2.1	d330	说	22 09	发声辅助器具如人工喉
2.2	d335	生成非言语信息	22 12	绘画和书写辅助器具,如制图和绘画软件
2.3	d345	书面信息	22 12	绘画和书写辅助器具,如文字处理软件
3	d350–d369	交流和使用交流设备与技术		
3.1	d350	交谈	22 21	面对面沟通辅助器具,如文字、图片和语音沟通板
3.2	d360	使用交流设备与技术	22 18	记录、播放和显示视听信息的辅助器具(如录音机、录像机、电视机、感应环路等)

四、居家环境改造

居家是从事家务活动的环境,包括居家活动环境和居家建筑两方面都要无障碍。居家活动参照 ICF“活动和参与”第 6 章家庭生活的 d620~d650,主要有以下 3 大类共 11 项:准备膳食、照料家务(清洗和晒干衣服、清洁烹饪区和餐具、清洁生活区、使用家用电器、储藏日用品、处理垃圾)、照料居室物品(缝补衣服、维修器具、照料室内外植物、照管宠物)。针对居家活动的 3 类 11 项困难,ICF 的居家活动代码与对应辅具见表 15-15。居家建筑环境则参照 ICF“环境因素”e155 私人建筑物设计、施工及建造的产品和技术,以及国家《无障碍设计规范》。居家建筑无障碍的内容和改造有 7 项:住宅门口、客厅和走廊、浴室和厕所、厨房和饭厅、卧室和书房、窗户和阳台。居家无障碍环境改造主要考虑个案本身的能力、经济状况和环境空间。居家环境改造时,第一优先考虑调整个案生活方式,第二为移动家具创造顺畅的空间或通路,第三为辅助器具的协助,最后才是建筑的改造。

表 15-15 居家活动改造的辅具

序号	ICF 代码	居家活动项目	ISO 代码	居家辅具举例
1	d630	准备膳食	15 03	语音厨房秤、带易握刀和固定器的切菜板、土豆刷、削皮器、打蛋器、切碎器、烹饪用具
2	d640	做家务		
2.1	d6400	清洗和晾干衣服	15 15	洗衣机、脱水机、晾衣架
2.2	d6401	清洁烹饪区和餐具	15 06	高度可调洗涤槽、带吸盘瓶刷、盘子滤干器、洗碗机
2.3	d6402	清洁生活区	15 12	海绵刷、掸子、地毯清扫器
2.4	d6403	使用家用电器	15 03 15 12	微波炉、冰箱、洗碗机 自动吸尘器、地板上光机
2.5	d6404	贮藏日用品	18 36	搁板、厨、床头柜、药品柜
2.6	d6405	处理垃圾	15 12	电动簸箕、自动开启垃圾桶

续表

序号	ICF 代码	居家活动项目	ISO 代码	居家辅具举例
3	d650	照管居室物品		
3.1	d6500	缝补衣服	15 15	缝纫机、带放大镜刺绣箍、开口缝纫针、穿针器、易握剪刀
3.2	d6504	维修辅具	24 27	螺旋固定夹、台钳、磁性垫、工具固定器
3.3	d6505	照管室内外植物	30 21	室外园艺用工具、跪凳
3.4	d6506	照管宠物	30 33	宠物喂食槽

至于居家建筑改造，在居家环境评定里已经叙述过了，包括 6 个项目的建筑要求。如果不符合要求，则需按《规范》要求进行改造。

五、公共环境改造

公共环境是从事公共活动的环境，包括公共活动环境和公共建筑环境都要无障碍。参加公共活动的环境可以参照 ICF“活动和参与”第 9 章社区、社会和公民生活中的 d910 社区活动（非正式社团活动、正式社团活动、典礼），大型正式社团活动，应配手语服务员或字幕以及音响设备，以便照顾参加公共活动的听障者及老年人。公共建筑环境可以参照 ICF“环境因素”的 e150 公共建筑物的设计、施工及建造的产品和技术，以及国家标准《无障碍设计规范》。如果不符合《规范》的要求，则必须进行相应改造。

以上 5 个环境的改造，只列出了所需辅助器具的代码和名称，而具体产品可在参考书《残疾人辅助器具基础与应用》的下册中找到图文并茂的产品说明。

【附件】

本节包括生活环境评定报告、行动环境评定报告、交流环境评定报告、居家环境评定报告、公共环境报告、教育环境、就业环境、文体环境、宗教环境和环境评定汇总报告，供参考。

附表 1　生活环境评定报告

1. 姓名:＿＿＿＿＿　2. 性别:□男　□女　3. 出生日期:＿＿＿年＿＿＿月＿＿＿日

4. 障碍类别

□视力障碍　□听力障碍　□智力障碍　□言语障碍　□精神障碍

□肢体障碍　○上肢（手）　○下肢（脚）　○躯干　○四肢

5. 障碍级别　□无残疾证　□一级　□二级　□三级　□四级

6. 身体功能和身体结构的损伤及功能评定

	无辅助（0 分）	轻辅助（+1 分）	中辅助（+2 分）	重辅助（+3 分）	完全辅助（+4 分）	分值 总 / 平均
一、自己清洗和擦干身体						
1. 部分身体						
2. 全身						
二、护理身体各部的环境						
3. 护理皮肤						
4. 护理牙齿						
5. 护理毛发						
6. 护理手指甲						
7. 护理脚趾甲						

续表

	无辅助(0分)	轻辅助(+1分)	中辅助(+2分)	重辅助(+3分)	完全辅助(+4分)	分值总/平均
三、如厕环境						
8. 控制小便						
9. 控制大便						
四、穿脱的环境						
10. 穿脱衣裤						
11. 穿脱鞋袜						
五、进食的环境						
12. 进餐						
13. 使用餐具						
六、喝水						
14. 用杯子喝水						
15. 用吸管喝水						
七、照顾个人健康						
16. 确保身体舒适						
17. 控制饮食						
小结						

结论：

评估人员：______专业职称：________评估日期：______年__月__日

附表 2 行动环境评定报告

1. 姓名：________ 2. 性别：□男 □女 3. 出生日期：________年__月__日

4. 障碍类别

□视力障碍 □听力障碍 □智力障碍 □言语障碍 □精神障碍

□肢体障碍 ○上肢(手) ○下肢(脚) ○躯干 ○四肢

5. 障碍级别 □无残疾证 □一级 □二级 □三级 □四级

6. 身体功能和身体结构的损伤及功能评定

	无辅助(0分)	轻辅助(+1分)	中辅助(+2分)	重辅助(+3分)	完全辅助(+4分)	分值总/平均
一、保持和改变身体姿势						
1. 卧姿						
2. 蹲姿						
3. 跪姿						
4. 坐姿						
5. 站姿						
6. 体位变换						
二、移动自身						
7. 坐姿移动自身						
8. 卧姿移动自身						

续表

	无辅助（0 分）	轻辅助（+1 分）	中辅助（+2 分）	重辅助（+3 分）	完全辅助（+4 分）	分值 总 / 平均
三、举起和搬运物体的环境						
9. 举起						
10. 用手搬运						
11. 用手臂搬运						
12. 用肩和背搬运						
13. 放下物体						
四、用下肢移动物体的环境						
14. 用下肢推动						
15. 踢						
五、精巧手的使用环境						
16. 拾起						
17. 抓握						
18. 控制						
19. 释放						
六、手和手臂的使用环境						
20. 拉						
21. 推						
22. 伸						
23. 转动或旋转						
24. 投掷						
25. 接住						
七、行走环境						
26. 短距离						
27. 长距离						
28. 不同地表面						
29. 绕障碍物						
八、不同场所移动的环境						
30. 住所内						
31. 建筑物内						
32. 住所和建筑物外						
九、使用器具移动的环境						
33. 助行器具						
34. 各种轮椅						
十、乘坐交通工具的环境						
35. 各种汽车						
36. 火车						
37. 飞机						
38. 轮船						

续表

	无辅助（0分）	轻辅助（+1分）	中辅助（+2分）	重辅助（+3分）	完全辅助（+4分）	分值 总/平均
十一、驾驶车辆的环境						
39. 自行车						
40. 三轮车						
41. 摩托车						
42. 汽车						
小结						

结论：

评估人员：______专业职称：________评估日期：______年__月__日

附表3　交流环境评定报告

1. 姓名：__________　2. 性别：□男　□女　3. 出生日期：________年__月__日

4. 障碍类别

□视力障碍　□听力障碍　□智力障碍　□言语障碍　□精神障碍

□肢体障碍　○上肢（手）　○下肢（脚）　○躯干　○四肢

5. 障碍级别　□无残疾证　□一级　□二级　□三级　□四级

6. 身体功能和身体结构的损伤及功能评定

	无辅助（0分）	轻辅助（+1分）	中辅助（+2分）	重辅助（+3分）	完全辅助（+4分）	分值 总/平均
一、口语交流环境						
1. 听懂口语						
二、非口语交流环境						
2. 理解身体姿势						
3. 理解信号和符号						
4. 理解绘画和相片						
5. 理解非正式手语						
6. 书面信息交流						
三、讲话的环境						
7. 讲话						
四、生成非语言信息的环境						
8. 生成肢体语言						
9. 生成信号和符号						
10. 绘画和照片						
11. 生成正式手语						
12. 书面信息						
五、交谈的环境						
13. 与一人交谈						
14. 与多人交谈						

续表

	无辅助 (0分)	轻辅助 (+1分)	中辅助 (+2分)	重辅助 (+3分)	完全辅助 (+4分)	分值 总/平均
六、使用交流器具和技术的环境						
15. 使用通信器具						
16. 使用书写器具						
17. 使用交流技术						
小结						

结论：

评估人员：______专业职称：________评估日期：______年__月__日

附表4 居家环境评定报告

1. 姓名：______ 2. 性别：□男 □女 3. 出生日期：______年__月__日

4. 障碍类别

□视力障碍 □听力障碍 □智力障碍 □言语障碍 □精神障碍

□肢体障碍 ○上肢（手） ○下肢（脚） ○躯干 ○四肢

5. 障碍级别 □无残疾证 □一级 □二级 □三级 □四级

6. 身体功能和身体结构的损伤及功能评定

	无辅助 (0分)	轻辅助 (+1分)	中辅助 (+2分)	重辅助 (+3分)	完全辅助 (+4分)	分值 总/平均
一、获得商品和服务的环境						
1. 购物						
2. 收集日用品						
二、准备膳食的环境						
3. 简单食物						
4. 复杂食物						
三、照料家务的环境						
5. 清洗和晾干衣服						
6. 清洁餐厅和餐具						
7. 清洁生活区						
8. 使用家用电器						
9. 贮藏日用品						
10. 处理垃圾						
四、照料居室物品的环境						
11. 缝补衣服						
12. 维修住处和家具						
13. 维修室内用具						
14. 保养车辆						
15. 保养辅助器具						
16. 照管室内外植物						
17. 照管宠物						

续表

	无辅助 (0分)	轻辅助 (+1分)	中辅助 (+2分)	重辅助 (+3分)	完全辅助 (+4分)	分值 总/平均
五、住宿设计、建设及建造的产品和技术						
18. 住宅出入口						
19. 门开启						
20. 走廊						
21. 客厅设施						
22. 饭厅设施						
23. 浴室设施						
24. 厕所设施						
25. 卧室设施						
26. 厨房设施						
27. 书房设施						
28. 交流设施						
29. 厨柜						
30. 温度控制						
31. 地面铺设						
32. 紧急疏散						
小结						

结论：

评估人员：______专业职称：________评估日期：______年__月__日

附表5　公共环境评定报告

1. 姓名：______ 2. 性别：□男　□女　3. 出生日期：______年__月__日

4. 障碍类别

□视力障碍　□听力障碍　□智力障碍　□言语障碍　□精神障碍

□肢体障碍　○上肢（手）　○下肢（脚）　○躯干　○四肢

5. 障碍级别　□无残疾证　□一级　□二级　□三级　□四级

6. 身体功能和身体结构的损伤及功能评定

	无辅助 (0分)	轻辅助 (+1分)	中辅助 (+2分)	重辅助 (+3分)	完全辅助 (+4分)	分值 总/平均
一、参加公共活动的环境						
1. 非正式社团活动						
2. 正式社团活动						
3. 典礼						
二、公共建筑物设计、建设及建造的产品和技术						
4. 建筑物出入口						
5. 门开启						
6. 室内公共场所						
7. 室外公共场所						

续表

	无辅助(0分)	轻辅助(+1分)	中辅助(+2分)	重辅助(+3分)	完全辅助(+4分)	分值 总/平均
8. 电话						
9. 公交车						
10. 公交车站						
11. 上下楼梯						
12. 电梯设施						
13. 公共厕所						
14. 过马路						
15. 人行道						
16. 广场						
17. 停车场						
18. 各种指示牌						
小结						

结论：

评估人员：______专业职称：________评估日期：______年__月__日

附表6　教育环境评定报告

1. 姓名：________　2. 性别：□男　□女　3. 出生日期：________年__月__日

4. 障碍类别

□视力障碍　□听力障碍　□智力障碍　□言语障碍　□精神障碍

□肢体障碍　○上肢(手)　○下肢(脚)　○躯干　○四肢

5. 障碍级别　□无残疾证　□一级　□二级　□三级　□四级

6. 身体功能和身体结构的损伤及功能评定

	无辅助(0分)	轻辅助(+1分)	中辅助(+2分)	重辅助(+3分)	完全辅助(+4分)	分值 总/平均
一、有目的地感觉体验环境						
1. 步行						
2. 听						
3. 其他感觉						
二、基本学习环境						
4. 模仿						
5. 复述						
6. 学习阅读						
7. 学习写作						
8. 学习计算						
9. 掌握技能						
三、应用知识的环境						
10. 集中注意力						
11. 思考						
12. 阅读						
13. 写作						

续表

	无辅助 （0分）	轻辅助 （+1分）	中辅助 （+2分）	重辅助 （+3分）	完全辅助 （+4分）	分值 总/平均
14. 计算						
15. 解决问题						
16. 作出决定						
四、教育场地						
17. 到学校						
18. 参加学校活动						
19. 家庭教育						
20. 远程教育						
小结						

结论：

评估人员：________专业职称：________评估日期：______年__月__日

附表7　就业环境评定报告

1. 姓名：________　2. 性别：□男　□女　3. 出生日期：________年__月__日

4. 障碍类别

□视力障碍　□听力障碍　□智力障碍　□言语障碍　□精神障碍

□肢体障碍　○上肢（手）　○下肢（脚）　○躯干　○四肢

5. 障碍级别　□无残疾证　□一级　□二级　□三级　□四级

6. 身体功能和身体结构的损伤及功能评定

	无辅助 （0分）	轻辅助 （+1分）	中辅助 （+2分）	重辅助 （+3分）	完全辅助 （+4分）	分值 总/平均
一、准备就业的环境						
1. 学徒工作						
二、得到、维持和终止工作的环境						
2. 寻找工作						
3. 维持工作						
4. 终止工作						
三、有报酬的就业环境						
5. 自谋职业						
6. 兼职就业						
7. 全职工作						
四、无报酬的就业环境						
8. 无报酬就业						
五、就业场地						
9. 出入场地						
10. 职场内活动						
11. 在家里工作						
小结						

结论：

评估人员：______专业职称：______评估日期：______年__月__日

附表 8 文体环境评定报告

1. 姓名:________ 2. 性别:□男 □女 3. 出生日期:__________年__月__日

4. 障碍类别

□视力障碍 □听力障碍 □智力障碍 □言语障碍 □精神障碍

□肢体障碍 ○上肢(手) ○下肢(脚) ○躯干 ○四肢

5. 障碍级别 □无残疾证 □一级 □二级 □三级 □四级

6. 身体功能和身体结构的损伤及功能评定

	无辅助(0 分)	轻辅助(+1 分)	中辅助(+2 分)	重辅助(+3 分)	完全辅助(+4 分)	分值 总 / 平均
一、游戏环境						
1. 棋类牌类						
2. 电子游戏						
二、运动环境						
3. 保龄球						
4. 各种大球						
5. 各种小球						
6. 田径						
7. 游泳						
三、艺术和文化环境						
8. 看节目						
9. 看电视电影						
10. 参观展览						
11. 表演节目						
12. 演奏乐器						
13. 书法绘画						
四、手工艺制作环境						
14. 编织						
15. 陶瓷						
五、业余爱好						
16. 业余爱好						
六、社会活动环境						
17. 走亲访友						
18. 公共场所活动						
小结						

结论:

评估人员:______专业职称:______评估日期:______年__月__日

附表 9　宗教环境评定报告

1. 姓名:______　2. 性别:□男　□女　3. 出生日期:______年__月__日

4. 障碍类别

□视力障碍　□听力障碍　□智力障碍　□言语障碍　□精神障碍

□肢体障碍　○上肢(手)　○下肢(脚)　○躯干　○四肢

5. 障碍级别　□无残疾证　□一级　□二级　□三级　□四级

6. 身体功能和身体结构的损伤及功能评定

	无辅助 (0 分)	轻辅助 (+1 分)	中辅助 (+2 分)	重辅助 (+3 分)	完全辅助 (+4 分)	分值 总 / 平均
一、宗教和精神性活动的环境						
1. 有组织的宗教活动						
2. 精神性活动						
二、宗教活动场所						
3. 出入场地						
4. 场地内活动						
5. 在家里活动						
小结						

结论:

评估人员:______专业职称:______评估日期:______年__月__日

附表 10　环境评定汇总报告

1. 姓名:______　2. 性别:□男　□女　3. 出生日期:______年__月__日

4. 障碍类别

□视力障碍　□听力障碍　□智力障碍　□言语障碍　□精神障碍

□肢体障碍　○上肢(手)　○下肢(脚)　○躯干　○四肢

5. 障碍级别　□无残疾证　□一级　□二级　□三级　□四级

6. 身体功能和身体结构的损伤及功能评定

环境类型	初评 年　月　日	终评 年　月　日	随访 1 年　月　日	随访 2 年　月　日
生活环境				
行动环境				
交流环境				
居家环境				
公共环境				
教育环境				
就业环境				
文体环境				
宗教环境				
总计平均				
结　论				
评估组长 签名				

案例及思路解析

本章小结

本章内容以环境评定理论为指导，主要介绍环境和无障碍环境的概念、环境评定的内容、方法和步骤以及环境评定的应用举例，并附环境评定报告。希望通过本章学习后，能初步掌握环境评定的基本方法、了解环境改造的基本知识。

（李华）

思考题

1. 何为物质环境？
2. 何为无障碍环境？
3. 无障碍环境的重要性有哪些？
4. 环境评定原则有哪些？
5. 家庭无障碍环境和社区无障碍环境的区别有哪些？

扫一扫，测一测

思路解析

第十六章 常见骨关节疾病评定技术

学习目标

1. 掌握 手外伤、肩周炎、颈椎病、腰椎间盘突出症、膝关节骨关节炎、截肢、关节置换术后的康复评定的内容和方法。

2. 熟悉 手外伤、肩周炎、颈椎病、腰椎间盘突出症、膝关节骨关节炎、截肢、关节置换术后的康复评定的流程。

3. 了解 手外伤、肩周炎、颈椎病、腰椎间盘突出症、膝关节骨关节炎、截肢、关节置换术后相关的解剖知识。

骨关节疾病是人们生活中的常见病、多发病，许多骨关节疾病病人虽然得到了临床治疗，但仍有不少病人会遗留不同程度的功能障碍。其中一个主要原因是没有得到及时的、合理的康复治疗，某些病人虽然能够得到及时的康复治疗，但可能因各种不同原因而没有进行准确、全面的康复评定，其康复治疗缺乏针对性，效果就会大打折扣。

第一节 手外伤评定技术

一、概述

手是人类在进化过程中分化形成的独特的运动与感觉器官，位于上肢的最远端，是上肢功能的集中表现，手部解剖复杂，组织结构精细。手及腕部在劳动过程中最易遭受损伤，其发病率占创伤总数的 1/3 以上。由于手的功能与人日常生活活动能力密切相关，因此各国先后出现了专门从事手康复治疗的物理治疗师和作业治疗师，开展手外伤手术前、后的康复治疗。临床上常见的手外伤有手部肌腱损伤、手部骨折、手部神经损伤及手部的多发伤。

（一）手部肌腱损伤

肌腱是连接骨骼肌和骨的致密结缔组织，它由胶原纤维、腱内膜、腱旁组织构成，肌腱外包绕着滑膜鞘。手部的肌腱包括手指屈肌腱和伸肌腱。

1. 手指屈肌 手部屈肌包括指屈肌、拇屈肌和腕屈肌，手部屈肌腱共 12 条，其中屈腕肌腱 3 条，屈指肌腱 8 条，屈拇肌腱 1 条。屈指肌分为深浅二类：指深屈肌（flexor digitorum profundus, FDP）止于末节指骨，功能是屈远端指间关节（distal interphalangeal joint, DIP）；指浅屈肌（flexor digitorum superficialis, FDS）止于中节指骨，功能为屈近端指间关节（proximal interphalangeal joint, PIP）。

(1)屈指肌腱的分区

1)屈指肌腱分区:根据 Eaton-Weilby(1983)的分类方法将其分为 5 区,见图 16-1。

Ⅰ区:指浅屈肌止点至指深屈肌腱止点,仅有指深屈肌腱一条肌腱,此段肌腱被覆滑膜,位于鞘管内。

Ⅱ区:从远侧掌横纹,即指纤维鞘管起始处,至中节指骨中远处(或指浅屈肌腱抵止处)。此段肌腱位于鞘管内。指浅、指深肌腱互相交叉换位。此区肌腱损伤预后最差,并且容易粘连,即使轻微粘连也会导致肌腱活动丧失。因此此区也称为无人区、危险区。

Ⅲ区:从腕掌横韧带远侧缘到远侧掌横纹,即指纤维鞘管起始处。此段肌腱包括指浅、指深肌腱,示、中、环指屈指肌腱被覆腱周组织,小指屈指肌腱位于滑膜鞘内。蚓状肌起自此段的指深屈肌腱。此区单纯指浅屈肌腱断裂,对屈指功能影响不大。

Ⅳ区:位于腕管内的屈肌腱。腕管掌侧为硬韧的掌横韧带,尺侧、桡侧、背侧均为腕骨。在此狭窄的腕管通道里,有 9 条肌腱及正中神经通过。此段肌腱被有滑膜。肌腱损伤修复后,易发生肿胀,纤维组织增生,腕管内没有缓冲的空间,张力增加,加大了肌腱滑动阻力,肌腱容易发生粘连。

Ⅴ区:腕管近侧缘至肌肉 - 肌腱交界处的一段肌腱,此段肌腱均被覆有丰富的腱周组织。此区肌腱修复后,粘连机会较少,即使轻度粘连,因周围组织松软,对肌腱滑动影响也较少。

2)拇长屈肌腱分区:拇长屈肌(flexor pollicis longus)是屈拇指的重要肌肉,其腱的解剖关系与其他屈指肌腱不同,单独划分,也分为 5 区,见图 16-2。

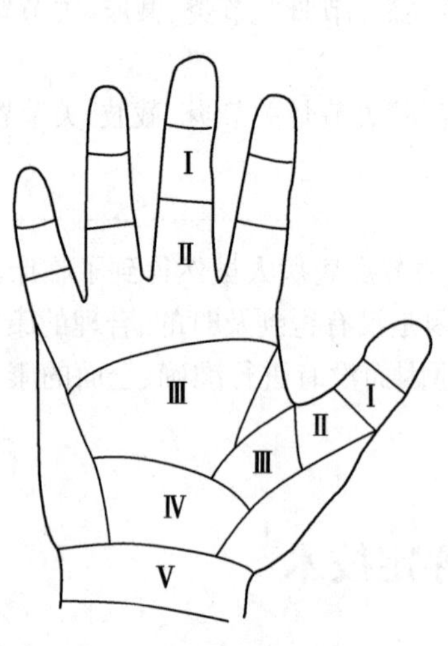

图 16-1　手指屈肌腱分区

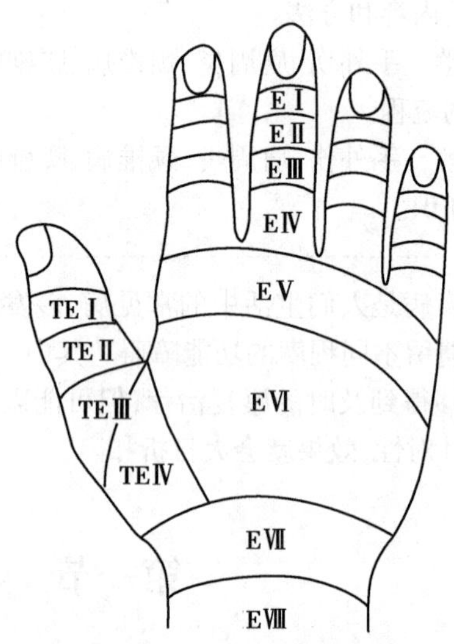

图 16-2　手指伸肌腱分区

Ⅰ区:自近节指骨中部至末节指骨基底肌腱抵止处,此区肌腱只有滑膜鞘而无纤维鞘管。

Ⅱ区:自掌指关节近端至近节指骨中部,此区肌腱位于拇指纤维鞘管内。掌指关节掌侧有两个籽骨,拇长屈肌腱在两籽骨间通过,正常时可以自由滑动。损伤修复后膨大的缝合部位则难以通过,极易形成嵌顿、粘连,拇指丧失屈曲功能。

Ⅲ区:拇长屈肌腱腱鞘起始处至腕管远侧缘。此处肌腱无蚓状肌附着。此段通行于鱼际肌中,肌腱包在滑膜鞘内。

Ⅳ区:在腕管内,拇长屈肌腱位置较深,紧贴腕管桡侧壁。此区肌腱单独包在一个滑膜鞘中,其尺侧有正中神经和指屈肌腱。

Ⅴ区:起自拇长屈肌肌腹与肌腱移行部,至腕管近侧缘的肌腱。腱外被腱周组织覆盖。

(2)指屈肌腱断裂的临床诊断:由于指深屈肌腱止于第 2~5 指的末节指骨底,固定患指中节时,若不能屈远端指间关节,应考虑指深屈肌腱断裂。因指浅屈肌腱止于第 2~5 指中节指骨,固定患指掌指关节于伸直位,若患指不能屈近端指间关节,应考虑指浅屈肌腱断裂。若用上述两种方法检查,远端、近端指间关节均不能屈曲,但掌指关节(metacarpophalangeal point,MP)仍能屈曲,可考虑指深、浅屈肌

均断裂。固定拇指近节指骨，若远节指骨不能屈曲，可考虑拇长屈肌腱断裂。

注意：若指屈肌腱在止点处断裂，在诊断时容易被忽略；指屈肌腱在未完全断裂时，手指主动活动可正常，但活动时有疼痛，且主动屈曲力量减弱。

2. 手指伸肌腱　手指伸肌包括指总伸肌、腕伸肌、骨间肌、蚓状肌等，指伸肌腱共有8条，指总伸肌腱跨越掌指关节后部分纤维附于掌指关节囊背侧，大部分肌腱经掌指关节时分为三束，中间束止于中节指骨底背侧，两侧束止于末节指骨底背侧。伸指动作并非某块肌肉单独收缩完成，而是一组肌肉的协同运动。

(1)指伸肌腱的分区：Kleinert和Verdan(1983)将指伸肌腱分为8区，奇数区位于关节部位，1、3、5、7区分别对应远侧指间关节(DIP)、近侧指间关节(PIP)、掌指关节(MP)和腕关节(图16-2)。

(2)指伸肌腱断裂的临床诊断：在临床上，若手指或手掌部的单条伸肌腱损伤，通常不会引起伸指功能的完全障碍，但手指区域的指伸肌腱损伤有特征性的表现。

1)若指伸肌腱在止点断裂或在远端指间关节与近端指间关节之间断裂，则不能主动伸直远端指间关节，出现槌状指畸形。

2)若在掌指关节与近端指间关节之间因肌腱中央束断裂，侧束向掌侧滑移，则近端指间关节不能伸直，而掌指关节和远端指间关节仍能伸直。此类损伤在最初检查时常被忽略。

3)若在手背伸肌扩张部断裂，包括侧束完全断裂，则损伤部位以下的所有关节伸展活动均消失；若在掌指关节近侧断裂，侧束及其相连的横纤维使两个指间关节仍能伸展，而掌指关节则不能完全伸直；若只有一指的伸肌腱断裂，因联合腱的作用，患指仍能部分或完全伸直。

4)若拇长伸肌断裂，当固定掌指关节时，指间关节不能伸直。临床上拇长伸肌腱常被疏忽，主要是由于拇短伸肌与指长伸肌之间的相互关系，单独拇短伸肌断裂时，不能伸拇指间关节。

（二）手部骨折

手部骨折非常常见，在康复科经常见到因手骨折导致手功能障碍的病人。手部骨折常见的是腕部骨折、掌骨骨折及指骨骨折。骨折后局部疼痛、肿胀，手指伸屈功能受限。有明显移位时，可有成角畸形，同时可扪及骨擦音、骨擦感，有异常活动。X线检查可明确骨折部位和类型。在人体中部分骨骼由于其特殊的解剖结构和血液供应(如腕骨中的手舟骨、月骨)，常可导致骨折骨不连或缺血性坏死，需要特殊处理和重点康复。

（三）手部神经损伤

手部神经损伤的原因众多，临床常见的是机械损伤，如锐器神经切割伤、骨折脱位所致的神经刺伤、压迫伤与牵拉损伤；在外伤或疾病的处理过程中措施不当也可导致神经损伤，如注射损伤、手术误伤、闭合性骨折与关节脱位复位固定时处理不当所致神经牵拉压迫伤等。另外，还有战争火器伤、物理或化学烧伤等。

1. 感觉神经损伤　手部感觉神经分布的变异、相邻神经间的吻合及重叠支配，当伤及某一神经时，其感觉丧失区常与其分布区域不完全一致，表现为皮肤感觉丧失区较正常分布区域小，往往局限于某单一神经的绝对分布区，可作为临床诊断的依据。正中神经局限于示、中指末节皮肤，尺神经局限于小指，桡神经局限于虎口背侧一小块区域。

2. 运动神经损伤　手部运动神经损伤后，可见肌肉瘫痪，引起畸形表现。

(1)正中神经：表现为正中神经返支支配的3块鱼际肌瘫痪萎缩，掌弓平坦，虎口变深，拇指运动障碍，在拇收肌的牵拉下，拇指靠近示指，形成"猿手"畸形。鱼际肌萎缩，拇指不能外展的对掌。

(2)尺神经：表现为尺神经深支损伤时除3块鱼际肌外的所有手内在肌瘫痪萎缩，小鱼际平坦，环、小指运动障碍；骨间肌、蚓状肌瘫痪萎缩，手常变薄，掌间隙加深；环、小指掌指关节过最低点，指间关节屈曲，指不能内收外展；拇指内收功能障碍，呈"爪形手"。

1)环、小指呈特殊爪状变形：为环小指掌指关节过伸(指伸屈肌尺侧半麻痹)及指间关节屈曲(骨间肌和第3、4蚓状肌麻痹)，中指可受不同程度的影响。

2)骨间肌萎缩：导致掌骨间隙凹陷，掌骨突出，手外形呈"骨骼"状，小鱼际肌萎缩变平。

3)Forment试验：拇示指用力相握时，不能做成圆圈，而呈方形，拇指的指间关节过伸、掌指关节屈曲、示指远端指间关节过伸畸形，提示尺神经损伤。

4) Wartenberg 试验：小指不能内收为阳性，提示尺神经损伤。由于小指收肌麻痹及小指伸肌无对抗的外展活动，小指在掌指关节处稍呈外展位。

(3) 桡神经：桡神经支配的前臂伸肌瘫痪，表现"垂腕"畸形。桡神经不支配手内在肌。

1) 腕下垂，但指间关节的伸展不受影响。

2) 腕被把持在中立位时，由于指伸肌、示指伸肌、小指伸肌麻痹，病人不能伸掌指关节和指间关节。当手悬于屈曲位时，腕伸肌虽麻痹，因其肌腱被绷紧，导致掌指关节和指间关节伸直。

3) 拇指末节的伸展是由拇长伸肌完成的，桡神经损伤后，拇指末节的伸展即受影响，但拇短展肌有部分纤维绕过拇指桡侧缘，形成腱帽，织入拇指背面的指背腱膜中，其收缩可产生一假性动作，使末节拇指能做一定程度的伸展，但这一动作常伴有整个拇指伸展，即拇指从掌面抬起。

二、康复评定技术

(一) 一般检查

通过一般检查可对手部的结构与功能变化有一个总体的评价，包括视诊、触诊、动诊和量诊四个部分。

1. 视诊　视诊内容包括手部皮肤的营养情况、色泽、纹理、有无伤口、有无瘢痕，皮肤有无红肿、溃疡及窦道，手及手指有无畸形等。在正常情况下，手有两种姿势需要进行详细评估，当手不用任何力量时，手的内在肌和外在肌张力处于相对平衡状态，这种手的自然位置称"手的休息位"。手的休息位是腕关节背伸 10°~15°，伴有轻度尺偏，拇指轻度外展，其他各指的掌指关节及指间关节呈半屈曲状态，从示指到小指，越向尺侧屈曲越多。手的另一个重要姿势是手的"功能位"，是指手处于运动前能最大限度发挥其功能的位置或姿势。此时腕背伸 20°~25°，尺偏约 10°；拇指充分外展，处于对掌位，掌指及指间关节微屈；其他手指略为分开，掌指关节及近侧指间关节半屈曲，远侧指间关节微屈曲。了解手的功能位对处理手外伤，特别是骨折固定和包扎时有用途，应尽可能使手处于功能位，否则将会影响手的功能恢复。

2. 触诊　触诊可以感觉皮肤的温度、弹性、软组织质地以及检查皮肤毛细血管反应，判断手指的血液循环情况，确定关节部位有无压痛。

3. 动诊　动诊是对手部关节活动的检查，重点评估手部各关节粗大运动和精细运动的情况，手指对捏、侧捏的灵活度。动诊又可分为主动及被动活动。

4. 量诊　量诊包括手部各关节的活动度、各手指周径、长度和容积的测定。

(二) 功能评定

手功能评定十分复杂，包括手的运动功能评定、感觉功能评定及综合功能评定。

1. 手的运动功能评定手的运动是骨骼、肌肉、神经等综合作用下的关节运动，其中任何部位的损伤均会导致手的运动功能障碍。评定手的运动功能对寻找关节运动障碍的责任病灶、判断功能障碍的程度、选择治疗方法以及评定治疗效果有重要意义。

(1) 手关节活动度评定

1) 指关节角度测量：主动屈曲患指，使用量角器分别测量手指的掌指关节(MP)、近侧指间关节(PIP)和远侧指间关节(DIP)的主动及被动活动范围。正常范围：MP 90°，PIP 80°~90°，DIP 70°~90°(详见表 16-1、表 16-2)。

2) 手指关节总主动活动度(total active movement，TAM)：是一种全面反映手指肌腱功能的手功能评定方法，具有较高的实用价值，可以对比手术前后的主动、被动活动情况。

测量方法是用 MP 关节、PIP 关节、DIP 关节的主动屈曲角度之和减去各关节主动伸直受限角度之和，即为 TAM。各关节伸直以 0° 为准，过伸部分不计。

$$TAM = 屈曲角度(MP+PIP+DIP) - 伸直受限角度(MP+PIP+DIP)$$

如 MP 关节屈 85° 且完全伸展；PIP 屈 100°，伸 15°；DIP 屈、伸均 65°，则 TAM=(85°+100°+65°)-(0°+15°+65°)=170°。

评价标准：

优：TAM>220A 屈伸活动正常。良：TAM 200°~220° 为健侧 75% 以上。中：TAM 180°~200° 为健侧 50% 以上。差：TAM<180A 为健侧 50% 以下。极差：其结果不如术前。

表 16-1　手拇指关节正常活动范围

关节	检查项目	正常活动范围	角度计放置方法		
			固定臂	移动臂	轴心
拇指	桡侧外展	60°	示指	拇指	腕掌关节
	尺侧内收	0°	示指	拇指	腕掌关节
	掌侧外展	90°	示指	拇指	腕掌关节
	掌侧内收	0°	示指	拇指	腕掌关节
	屈曲(MP)	60°	第1掌骨	拇基节	MP关节
	伸展(MP)	10°	第1掌骨	拇基节	MP关节
	屈曲(IP)	80°	拇基节	拇末节	IP关节
	伸展(IP)	10°	拇基节	拇末节	IP关节
	对掌	由外展、旋转、屈曲3种动作构成，用角度计测量困难，常测量拇指端和小指MP间距离。			

表 16-2　手指关节正常活动范围

关节	检查项目	正常活动范围	角度计放置方法		
			固定臂	移动臂	轴心
指	屈曲(MP)	90°	2~5掌骨	2~5基节	MP关节
	伸展(MP)	45°	2~5掌骨	2~5基节	MP关节
	屈曲(PIP)	100°	2~5基节	2~5中节骨	PIP关节
	伸展(PIP)	0°	2~5基节	2~5中节骨	PIP关节
	屈曲(DIP)	80°	2~5中节骨	2~5末节骨	DIP关节
	伸展(DIP)	0°	2~5中节骨	2~5末节骨	DIP关节
	外展	—	第3掌骨轴线	2~5指轴线	两轴交点
	内收	—	第3掌骨轴线	2~5指轴线	两轴交点

3）指关节总体被动活动测量法（total passive movement，TPM）：TPM的计算方法与TAM相同，但仅评定被动活动。

4）标准化评定方法：可通过手握拳，测量指尖距掌横纹的距离来评定手的屈曲功能，一般情况下，手外伤康复治疗后，该距离在0.5~1.5cm范围内可认为疗效满意。通过伸指，手背贴于桌面，测量指尖距离桌面的距离来评定手的伸直功能。还可通过测量拇指指尖到示指指尖或小指指尖的距离来评定拇指外展和对掌能力。

(2)手部肌肉肌力评定

手损伤愈合后，常需要进行上肢肌力评定，但损伤或手术早期可能存在肌腱再次损伤，因此不宜检查肌力。

1）徒手肌力检查：用Lovetter的6级分级法在手部单独评定某一肌肉肌力比较困难，因此手部肌肉肌力评定常采用综合测试方法。但在肌腱转移或其他单一肌腱重建手术后应用MMT肌力评定具有一定的临床应用价值。

2）握力评定：主要反映屈肌肌力，正常值约为体重的50%，使用标准可调手测力计测肌力。握力正常值一般用握力指数来表示：握力指数 = 健手握力(kg)/ 体重(kg)× 100%

正常握力指数应大于50%。测试时受试者坐位，肩内收，肘屈曲90°，前臂中立位，连续3次用力握测力计，取其最大值。如果可以双手交替，健手用做对比。

3）捏力检查：反映拇对指肌力，约为握力的30%，使用标准捏力计测试。测试拇指分别与示、中、环、小指的捏力，拇指与示、中指同时的捏力，拇指与示指桡侧的侧捏力。

(3) 肢体体积测量：手外伤后肌肉长时间失神经支配及骨折后长时间固定，可出现明显的肌肉萎缩，检查时应左、右对比，以评定单块肌肉或肌群的萎缩程度。测量仪包括有一个排水口的大容器及量杯。测量时，将肢体浸入容器中，容器中有水平停止杆。将肢体放进入容器中的一定位置，排出的水从排水口流出，用量杯测出排水的体积，此即为肢体的体积。可测量双侧肢体，以便对比。

(4) 运动神经功能评定：运动神经功能的评定通常以该神经所支配的手腕部肌肉的运动来进行判断（表16-3），可参照英国MRC整条神经运动功能分级进行评定（表16-4）。

表16-3　上肢神经支配的近端和远端肌肉

神经	近端肌肉	远端肌肉
桡神经	肱桡肌	拇长展肌
	桡侧腕长伸肌	拇长伸肌
	指总伸肌	示指固有伸肌
	尺侧腕伸肌	
正中神经	旋前圆肌	拇短伸肌
	桡侧腕屈肌	
	指浅屈肌	
	拇长屈肌	
尺神经	尺侧腕屈肌	小指展肌
	环、小指指深屈肌	骨间肌

表16-4　英国MRC整条神经运动功能分级

分级	内容
M_5	完全恢复
M_4	可做所有协同与独立运动
M_3	所有重要肌肉抗阻力收缩
M_2	可触及近、远侧肌肉均恢复收缩
M_1	可触及近侧肌肉恢复收缩
M_0	任何肌肉无收缩

2. 手的感觉功能评定　评定手各区域的感觉是否存在减退或消失，以及存在的区域和范围在手部神经损伤的诊断和治疗过程中具有非常重要的临床意义；手部感觉功能评定主要有浅感觉如触觉、温度觉和深感觉如位置觉、关节本体感觉等。同时还应对自主神经的功能以及感觉神经功能的恢复情况进行评定。在手部感觉功能评定中尤其要重视两点分辨觉的评定，两点辨别觉的恢复能说明有许多神经纤维到达末梢，是神经修复成功的重要标志。

(1) 自主神经功能评定：此为评定手部交感神经损伤和修复水平不可缺少的手段。

1）出汗功能检查：可客观评定自主神经的功能恢复。神经损伤后，出汗丧失部位与皮肤麻木部位相同，检查方法可采用茚三酮试验。具体试验方法是在发汗后将患指或置于净纸上按一个指印，用铅笔画出手指范围，将纸浸于茚三酮溶液中后取出烤干；如有汗液，可在指印处显示紫色点状指纹。多次检查对比，可观察神经恢复情况。

2）O'Rian温水浸泡起皱试验：将手指浸入温水5~10min，正常情况下手指皮肤起皱纹，若无皱纹出现，本试验为阳性。阳性病人常鉴于失神经支配。

(2)手指触觉、痛觉、温度觉和实体觉评定：具体方法详见第六章第二节感觉功能评定。

(3)两点辨别试验：本试验是神经修复后，常采用的检查方法。两点辨别试验的距离越小，越接近正常值范围，说明该神经的感觉恢复越好。测定时掌心向上，手背停放在预先放在桌子上的油腻子上，以防移动而影响结果，检查者用两点辨别觉检查器或量角规或伸直的回形针的两端轻触检查部位，距离由大到小测定手部能区别的两点最小距离。正常人手指末节掌侧皮肤的两点区分试验距离为2~3mm，中节4~5mm，近节为5~6mm。据美国手外科学会资料，两点辨别觉与手功能的恢复情况密切相关，见表16-5。

表16-5　两点辨别觉与手功能的关系

两点辨别觉	手功能
正常：能辨 <6mm 的两点	可做上表弦等精细工作
尚可：两点辨别能力在6~10mm	可持小器械（镊子、小钳子等）或物品
差：两点辨别能力在11~15mm	可持大的器械（锄、锹等）
保护性：仅有一点感觉	持物有困难
感觉缺失：无任何感觉	不能持物

(4)"触觉识别"的评定：触觉识别主要是评定手指的精细感觉，人只凭手部感觉而不用眼看就能分辨物体。触觉识别丧失的手可以说是"瞎手"。评定手的触觉识别常用Moberg拾物试验。这一试验能代表手的感觉及运动的综合功能，并可通过相应的活动测定感觉的精确度。试验时在桌上放一个约12cm×15cm的纸盒，在纸盒旁放上螺母、回形针、硬币、别针、尖头螺丝、钥匙、铁垫圈、约5cm×2.5cm的双层绒布块、直径2.5cm左右的绒布制旗子或绒布包裹的圆纽等9种物体，让受试者尽快地、每次一件地将桌面上的物体拾到纸盒内。先用患侧手进行，在睁眼情况下拾一次，再闭眼情况下拾一次；然后用健侧手按以上程序进行，计算每次拾完所需的时间，并观察受试者拾物时用哪几个手指、用何种捏法。一般情况下，将物品散布在纸盒旁20cm×15cm的范围内时，在睁眼的情况下，利手需7~10s，非利手需8~11s；在闭眼情况下，利手需13~17s，非利手需14~18s。

(5)感觉神经功能评定：感觉神经功能的评定通常以该神经所支配的手腕部皮肤感觉的恢复程度来进行判断（表16-6），可参照英国MRC整条神经感觉功能恢复分级进行评定，见表16-7。

表16-6　手部感觉神经分布区域

神经	感觉分布区域
桡神经	腕、手背的桡侧及桡侧一个半或两个半手指背侧皮肤
正中神经	手掌桡侧、桡侧三个半手指掌面及中节、远节指背的皮肤
尺神经	桡神经、正中神经支配区域以外的手部皮肤

表16-7　感觉神经功能恢复分级评定（英国MRC系统，Seddon，1954）

感觉	内容
S_4	完全恢复
S_{3+}	神经支配区内两点分辨觉部分恢复
S_3	神经支配区浅表皮肤痛觉和触觉恢复，感觉过敏消失
S_2	神经支配区内浅表皮肤痛觉和触觉部分恢复
S_1	神经支配区内深部皮肤痛觉恢复
S_0	神经支配区感觉缺失

3. 手的整体功能评定　常规评定方法不能测量手的灵巧性和协调性，因此需要对手的整体功能进行评定。常用的评定方法有Jebsen手功能测试、9孔插板试验、Carrol手功能测试和断指再植功能

评定标准(中华医学会手外科学会,2000)。

(1) Jebsen 手功能评定:为设计的标准任务提供客观测量,利于患手比较。测试内容由 7 个部分组成:书写短句、翻转 7.6~12.6cm 卡片、拾起小物品放入容器内、堆积棋子、模仿进食、移动轻而大的罐头筒。每项测试为优势和非优势手提供评定标准,对性别和年龄也区别对待,见表 16-8。

表 16-8 Jebsen 手功能评定

Ⅰ. 写字:给病人一支圆珠笔,4 张 20cm × 28cm 左右的白纸夹在书写板上,桌子左侧书架上有数张 13cm × 20cm 的写有句子但扣起来的卡片(表 16-9)。告诉病人每翻开一张卡片,他就要尽快抄完其上的句子。记下每抄完一张卡片所需的时间。
Ⅱ. 下翻卡片:早距离桌缘 12~13cm 处的左方一字排开 5 张 13cm × 8cm 的卡片,每片相距 5cm(左手翻时放右方),让病人听到口令后,尽快地从最后一张翻转,计算翻完 5 张所需的时间。
Ⅲ. 下拾起小物品放入容器内:在桌子中部离桌缘 12~13cm 处放一空罐头筒(直径 8.5cm 左右,高 11.5cm 左右),在筒的左方每隔 5cm 依次排列上两个一分硬币,两个直径 2.5cm 仰着放的瓶盖,两个回形针。让病人听到命令后,尽快逐一地将上述物品放入筒内,计算放完所需的时间。
Ⅳ. 听模仿进食:在实验板(图 16-3)上的立板上的左方每隔 5cm 靠立一个长 1.6cm 左右的花生,一共 5 个,桌子中央放一直径 8.5cm 左右,高 11.5 左右空罐头筒,给病人一个不锈钢条匙,让他一听到口令尽快用条匙一一将上述物品掏起放入筒内,计算放完所需的时间。
Ⅴ. 上堆放棋子:在桌子上放四个直径 3cm,厚 1cm 的木棋子,两个在左,两个在右,让病人听到口令后尽快将棋子在中线处垛成一堆,计算时间。
Ⅵ. 上移动大而轻的物体:在桌面上放 5 个直径 8cm 左右,高 10cm 左右的空罐头筒,开口朝下,彼此相距 5cm,离桌缘一上肢远处放上实验板。让病人听到口令后迅速地将筒一一放在实验板的水平板上,计算时间。
Ⅶ. 移动大而重的物品:安排同Ⅵ,但罐头筒朝上放,并每罐放入 450mg 的物品,再让病人操作。计算时间

表 16-9 写字项中所用的句子

1. 老人似乎疲倦了
2. 鲸鱼生活在蓝色的海洋中
3. 老张看见一辆红卡车驶过来
4. 鱼跳出水面吸取空气

实验板的规格如图 16-3 所示。

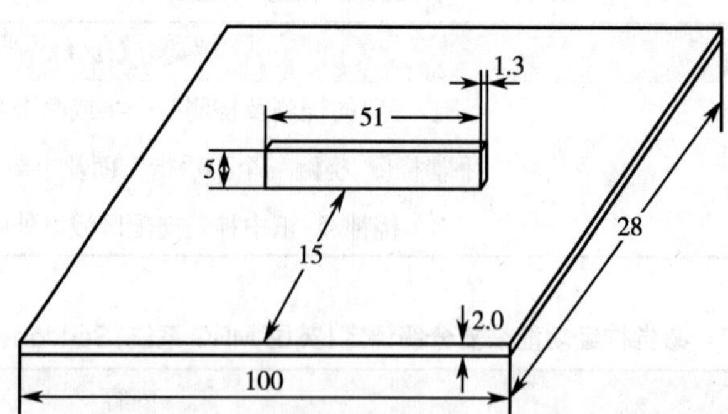

图 16-3 Jebsen 手功能评定实验板示意图(单位 cm)

测出结果后,可按病人的年龄、性别、利手和非利手查表 16-10、表 16-11,以判断是否正常。Jebsen 手功能评定测试项可按年龄、性别区别对待。但写字项中由于原文为英文而非中文,参考标准也为英文测试结果,因此在我国使用时需重新测试其参考值方能应用,或者舍去Ⅰ项而用其他 6 项。

(2) 手灵巧性评定:用测定手指协调的 9 孔插板试验进行评定。9 孔插板为一块 13cm × 13cm 的木板,上有 9 个孔,孔深 1.3cm,孔与孔之间隔 3.2cm,每孔直径 0.71cm,插棒为长 3.2cm、直径为 0.64cm 的圆柱形棒,共 9 根。测试时,在插板测试手的一侧放一个浅皿,将 9 根插棒放入其中,让病人用手一次一根地将 9 根插棒插入木板孔中,插完 9 根后再每次拔出一根,放回浅皿中,计算所需的时间,先测利手,再测非利手。测定结果可根据表 16-12 进行判定。

表 16-10 Jebsen 手功能评定标准(利手)($\bar{x} \pm s$)

性别	男		女	
年龄 / 岁	20~59	60~94	20~59	60~94
试验编号	时间 /s	时间 /s	时间 /s	时间 /s
Ⅰ	12.2 ± 3.5	19.5 ± 7.5	11.7 ± 2.1	15.7 ± 4.7
Ⅱ	4.0 ± 0.9	5.3 ± 1.6	4.3 ± 1.4	4.9 ± 1.2
Ⅲ	5.9 ± 1.0	6.8 ± 1.2	5.5 ± 0.8	6.6 ± 1.3
Ⅳ	6.4 ± 0.9	6.9 ± 0.9	6.7 ± 1.1	6.8 ± 1.1
Ⅴ	3.3 ± 0.7	3.8 ± 0.7	3.3 ± 0.6	3.6 ± 0.6
Ⅵ	3.0 ± 0.4	3.6 ± 0.7	3.1 ± 0.5	3.5 ± 0.6
Ⅶ	3.0 ± 0.5	3.5 ± 0.7	3.2 ± 0.5	3.5 ± 0.6

表 16-11　Jebsen 手功能评定标准(非利手)($\bar{x} \pm s$)

性别	男		女	
年龄 / 岁	20~59	60~94	20~59	60~94
试验编号	时间 /s	时间 /s	时间 /s	时间 /s
Ⅰ	32.3 ± 11.8	48.2 ± 19.1	30.2 ± 8.6	38.9 ± 14.9
Ⅱ	4.5 ± 0.9	6.1 ± 2.2	4.8 ± 1.1	5.5 ± 1.1
Ⅲ	6.2 ± 0.9	7.9 ± 1.9	6.0 ± 1.0	6.6 ± 0.8
Ⅳ	7.9 ± 1.3	8.6 ± 1.5	8.0 ± 1.6	8.7 ± 2.0
Ⅴ	3.8 ± 0.6	4.6 ± 1.0	3.8 ± 0.7	4.4 ± 1.0
Ⅵ	3.2 ± 0.6	3.9 ± 0.7	3.3 ± 0.6	3.4 ± 0.6
Ⅶ	3.1 ± 0.4	3.8 ± 0.7	3.3 ± 0.5	3.7 ± 0.7

表 16-12　正常人 9 孔插板测试时间参考值(吴宗耀)($\bar{x} \pm s$)

年龄 / 岁	男		女	
	利手 /s	非利手 /s	利手 /s	非利手 /s
16~	15.89 ± 1.41	17.14 ± 2.10	15.54 ± 1.26	17.34 ± 1.85
26~	15.95 ± 1.29	17.69 ± 1.97	15.46 ± 1.50	17.12 ± 1.45
36~	16.48 ± 1.79	17.77 ± 2.25	16.04 ± 1.87	17.28 ± 2.14
46~	17.57 ± 1.91	19.08 ± 2.20	16.31 ± 1.48	18.39 ± 2.16
56~	17.85 ± 2.18	19.94 ± 2.40	17.96 ± 2.06	19.39 ± 2.08
66~	20.28 ± 3.23	21.72 ± 4.10	19.86 ± 2.59	21.74 ± 3.05

(3) Carrol 手功能测试：Carrol 手功能测试(表 16-13)共有 33 个项目，分为Ⅰ~Ⅵ六类。Ⅰ~Ⅳ类主要评估抓握和捏的能力；Ⅴ、Ⅵ类检查协调和整个上肢的功能。各项评分标准：0 分(完全不能完成；包括将物体推回其原来的位置、推出板外，推到桌上，或虽可拿起笔但写不出可以辨认的字)；1 分(只能部分完成，例如能拿起物品，但不能放到指定的位置上，在 27、28 项中能拿起罐或杯，但不能倒水等)；2 分(能完成，但慢或笨拙)；3 分(能正常完成)。将评分相加，得出总分，然后按表 16-14 标准评定其功能。

表 16-13 Carrol 手功能测试

Ⅰ.抓握
1. 抓起 10cm 见方的木块
2. 抓起 7.5cm 见方的木块
3. 抓起 5cm 见方的木块
4. 抓起 2.5cm 见方的木块
Ⅱ.握
5. 握 4.5cm 直径的圆柱体
6. 握 2cm 直径的圆柱体
Ⅲ.侧捏
7. 像拿扁钥匙那样用拇、示指捏起高 1.0cm、宽 2.5cm、长 11cm 的石板条
Ⅳ.示捏
8. 捏起直径 7.5cm 的木球
以下用直径 1.6cm 的弹球或钢珠
9. 用示指和拇指
10. 用中指和拇指
11. 用环指和拇指
12. 用小指和拇指
以下用直径 1.1cm 左右的钢珠
13. 用示指和拇指
14. 用中指和拇指
15. 用环指和拇指
16. 用小指和拇指
以下用直径 0.6cm 左右的钢珠
17. 用示指和拇指
18. 用中指和拇指
19. 用环指和拇指
20. 用小指和拇指
以下用直径 0.4cm 左右的钢珠
21. 用示指和拇指
22. 用中指和拇指
23. 用环指和拇指
24. 用小指和拇指
Ⅴ.放置
25. 将垫圈套进钉子上
26. 将熨斗放在架子上
Ⅵ.旋前和旋后
27. 把水从罐倒入杯子
28. 把水从杯子倒入另一个杯子(旋前)
29. 把水倒回头一个杯子(旋后)
30. 把手放在头后
31. 把手放在头顶上
32. 把手放在嘴上
33. 写姓名

表 16-14 Carrol 手功能评定标准

功能级	分级
Ⅰ微弱	0~25
Ⅱ很差	26~50
Ⅲ差	51~75
Ⅳ功能不完全	76~89
Ⅴ完全有功能	90~98
Ⅵ功能达到最大	99(优势手)、96(非优势手)

(4)断指再植功能评定:断指再植是将完全或不完全断离的指体,在光学显微镜的助视下,将断离的血管重新吻合,彻底清创,进行骨、神经、肌腱及皮肤的整复术,术后进行各方面的综合治疗,以恢复其一定功能的精细手术。术后病人手功能的评定可参照中华医学会手外科学会 2000 年制定的断指再植功能评定试用标准进行(表 16-15)。

表 16-15 断指再植功能评定试用标准(中华医学会手外科学会,2000)

(一) 运动功能
用 TAM 系统评定标准(20 分)
1. 拇指
A:拇指对指(10 分)
可以 10 分
困难 5 分
不能 0 分

续表

B:拇指关节自主活动度(10 分)

掌指关节 ROM+ 指间关节 ROM= 总 ROM

总 ROM 评分

>90°	10 分
<90°	5 分
强直	0 分

2. 手指

关节自主活动度(20 分)

掌指关节 + 近位指间关节 + 远位指间关节总屈曲度 – 总牵伸度 = 总 TAM

总 TAM 评分

260°~200°	20~16 分
190°~130°	15~11 分
130°~100°	10~6 分
<100°	5~0 分

(二) 日常生活活动:ADL(20 分)

1. 捡针(指甲捏)
2. 捡分币(指腹捏)
3. 写字(三指捏)
4. 提(提箱柄,壶柄等重物)
5. 拿大茶缸(握)
6. 锤钉子(强力握持)
7. 上螺丝(中央握持)
8. 系鞋带(综合细动作)
9. 扣纽扣(综合细动作)
10. 开广口瓶(综合强力握持和精细握持)

每项评分:完成良好　2 分

可以完成,动作不太好　1 分

不能完成　0 分

(三) 感觉恢复(20 分)

按照英国医学研究会评定标准(1954)

分级	评分
S_4感觉恢复正常,两点分辨觉 <6mm	20 分
S_{3+} 除 S3 外,尚有部分两点分辨觉存在	16 分
S_3 浅痛觉与触觉完全恢复,没有过敏	12 分
S_2浅感觉与触觉有少许恢复	8 分
S_1 皮肤深痛觉恢复	4 分
S_0 神经管辖区无任何感觉	0 分

(四) 血液循环状态(10 分)

分级	评分
优:皮肤色泽、温度正常,不需特殊保护	10 分
良:色泽稍差,温度略低,怕冷	8 分
差:肤色苍白或发绀,温度明显发凉特别怕冷	4 分
劣:肤色灰暗或发绀,冷天不敢外露	2 分

(五) 外观(20 分)

分级	评分
优:再植指没有旋转、非功能成角畸形 外形丰满,短缩 <1cm 无明显功能影响	20 分
良:再植指轻度旋转、非功能成角畸形 轻度萎缩,短缩 <1.5cm 无明显功能影响	16 分

续表

差:旋转、成角畸形影响功能
　有萎缩,短缩不超过 2cm　　8 分
劣:畸形明显,短缩超过 2cm
　严重影响功能及外观　　4 分
(六) 恢复工作情况(10 分)

分级	评分
优:恢复原工作	10 分
良:参加轻工作	7 分
差:不能工作,但能自理生活	3 分
劣:不能工作,生活也不能自理	0 分

根据以上六项评分,等级分值:
优:100~80 分,良:79~60 分,差:59~40 分,劣:<40 分。

说明:
1. 多指离断时,对于关节活动各指各个关节独立检查,然后相加,除以指数,取其平均值。
2. TAM = total active motion 总主动活动度。
3. ADL = activities of daily living 日常生活活动。

【知识应用】

见表 16-16。

表 16-16　手外伤病人康复计划表

手外伤病人的康复计划
一般情况
姓名:　　性别:　　年龄:　　职业:　　病历号: 联系电话:　　家人或代理人联系电话: 入院时间:　　家庭地址:
主要诊断
入院时相关资料
既往病史: 病程: ①1 个月内　②1~3 个月　③大于 3 个月 临床表现:①疼痛(性质　　程度　　) ②手指活动受限(受限运动　　受限程度　　) 是否并发感染:①否　②有,　具体: 是否手术:①否　②有,　具体:
主要功能障碍及康复评定结果
□ 运动功能障碍: □ 感觉功能障碍: □ 整体功能障碍: □ ADL 障碍: □ 职业能力和社会活动能力障碍: □ 心理障碍:
康复目标
近期目标: 远期目标:

续表

<table>
<tr><th colspan="3">手外伤病人的康复计划</th></tr>
<tr><td colspan="3">康复方案</td></tr>
<tr><td>□ 日常生活动作训练
□ 辅具固定
□ 心理康复
□ 软组织松解治疗</td><td>□ 关节活动度训练
□ 疼痛控制
□ 肿胀控制
□ 生物反馈</td><td>□ 肌力训练
□ 作业治疗
□ 神经松动训练
□ 其他</td></tr>
<tr><td colspan="3">注意事项</td></tr>
<tr><td colspan="3"></td></tr>
</table>

第二节　肩周炎评定技术

一、概述

(一) 定义

肩关节周围炎(scapulohumeral periarthritis),简称肩周炎,又称冻结肩、五十肩,是肩关节内外慢性损伤性炎症导致肩关节周围肌肉、肌腱、滑膜及关节囊等病变而引起的肩关节疼痛和运动功能障碍综合征。本病多见于40~60岁女性,多见于体力劳动者。具有自愈倾向,但若得不到有效的治疗,自愈后有可能遗留严重肩关节功能障碍。

(二) 病因、病理

本病的发生可能与软组织退行性变、肩关节损伤、肩关节的活动减少、颈椎疾病、内分泌系统疾病、神经系统疾病、免疫功能方面的改变、姿势失调等有关。

肩周炎的病理过程可分为早期、中期(粘连期)和恢复期。早期一般持续3~6个月,表现为肩关节周围肌肉、肌腱、滑膜、韧带及关节囊等软组织发生慢性无菌性炎症,肩关节活动受限;以后随着病情发展,肩关节周围软组织广泛受累,发生慢性炎症,造成关节内外粘连,进入冻结期,冻结期为3~18个月;再后,经治疗或自然恢复,疼痛自然缓解,肩关节功能活动逐渐好转,进入恢复期,时长3~6个月。康复治疗可缩短病程,改善功能。

(三) 临床表现与诊断

1. 症状表现　疼痛与肩关节活动受限是本病最主要的症状。

(1) 疼痛:多数病人呈慢性发病,隐匿进行,常因外展、上举肩关节时引起疼痛才被注意。也有少数病人疼痛较重。主要表现为肩部周围阵发性疼痛,常因天气变化及劳累而诱发,以后逐渐发展到持续性疼痛,并逐渐加重。疼痛性质可呈钝痛、刀割样痛和刺痛等,夜间往往加重而不能入睡,不能向患侧侧卧。肩部受牵拉时,可引起剧烈疼痛,有时可放射到前臂和手。

(2) 功能活动受限:肩关节各方向活动受限,以外展、外旋、后伸受限最显著。特别是当肩关节外展时,出现典型的“扛肩”代偿动作,梳头、穿衣等动作均难以完成。

2. 体征

(1) 压痛点:多数病人在肩关节周围可触到明显压痛点,在肱二头肌腱、肩袖肌群肌腱止点、肩峰下滑囊、喙突等处有明显压痛,尤以肩前部结节间沟处为甚。少数病人呈肩周软组织广泛性压痛,无压痛点者甚少。

(2) 活动障碍:关节活动障碍是中晚期肩周炎病人最典型的临床特征,早期关节活动障碍可能与局部疼痛、肌肉痉挛有关,中晚期病人关节活动障碍多是由关节囊、韧带、腱鞘等软组织粘连、挛缩引起。肩关节表现为前屈、后伸、外展、内旋、外旋等活动范围减少。

(3)肌肉萎缩:肩关节周围肌肉尤以肱二头肌、三角肌等失用性萎缩最为明显,并伴有肌力下降。

3. 辅助检查　肩部的辅助检查主要包括X线片检查、MRI检查及超声检查。

(1)X线片检查多呈阴性,对诊断无直接帮助,但可以排除骨关节疾病;年龄较大、病程较长者可发现骨质疏松,亦可见冈上肌腱、肩峰下滑囊钙化。

(2)MRI检查:肩关节周围炎中应用MRI检查,不但可以排除骨和软组织的肿瘤、肩袖等肌腱的撕裂伤,还可以进一步明确其病变所在,对手法松解的安全性做出评估,使治疗更有针对性。肩周炎病人肩部MRI检查可出现两个典型征象:腋窝处关节囊增厚合并水肿、喙肱韧带处纤维组织增生。

(3)肌肉骨骼超声检查相对于腹部超声、血管超声、超声心动图等其他超声检查方法而言是一门新兴的超声分支学科,在国内外已经广泛开展,先已成为康复医学、运动医学等学科的重要影像学评估手段。应用高分辨率超声可清晰显示肩关节周围的肌腱、韧带、关节囊、周围神经、血管、软骨、盂唇等结构的病变,并可敏感显示关节腔内的积液及滑膜增生的病变;应用能量多普勒超声可敏感显示病变处的血流情况,应用肌腱、软组织的弹性成像还可直观地对肩关节周围肌腱韧带的损伤情况、恢复情况进行实时动态观察和评估;另外,超声引导下的肩关节腔内注药、滑囊造影、周围神经阻滞、肌肉骨骼病变的穿刺活检等超声介入治疗,已逐步成为临床处理肩关节疾患的重要诊断和治疗手段。

4. 诊断　对于本病依据临床症状和体征一般不难做出诊断。

二、康复评定技术

(一) 疼痛测定

肩周炎病人疼痛是其最主要的临床症状之一,因此在治疗前、治疗过程中、治疗后的疼痛评估能够反映疾病的进程和康复治疗的疗效。具体方法详参照本书第二十一章第二节疼痛评定。

(二) 关节活动度和肌力测定

肩关节活动度评定包括被动关节活动度(passive range of motion,PROM)和主动关节活动度(active range motion,AROM)的评定,评定时用测角器进行测量,病人的患肩关节外展上举、前屈上举、后伸及内旋等活动范围均小于正常范围。应与健侧进行对照性测量。具体方法详见第九章关节活动度评定技术。

肌力主要针对与肩关节活动有关的肌肉利用徒手肌力测试方法进行测定,包括肩袖肌群、肩胛骨稳定肌群、三角肌、肱二头肌等。具体方法详见第八章第三节主要肌肉的手法检查方法。

(三) 肩部的特殊理学检查

肩部特殊理学检查是根据肩部特定的解剖结构和生物力学特性来设计的,不同的特殊理学检查代表着特定的临床意义。

1. 肱二头肌长头腱检查主要包括Speed试验和Yegason试验,以上两个试验阳性常预示着肱二头肌长头肌腱炎或肱二头肌长头肌腱滑脱。

Speed试验:患侧肘关节伸直,前臂旋后,肩前屈60°~90°,外展45°,抗阻上举,若出现肱二头肌肌间沟疼痛即为阳性。

Yergason试验:又称肱二头肌紧张试验,病人屈肘90°,前臂旋前,检查者给予阻力,病人抗阻前臂旋后,若肱骨结节间沟处疼痛及有肱二头肌长头肌腱滑出为阳性。

2. 韧带松弛度检查

凹陷征:病人坐位,患肢屈肘垂于体侧,检查者握住患侧肘部并向下牵拉。在患侧肩峰下看到明显的皮肤凹陷则试验阳性。本试验阳性常见于肩部韧带松弛。

3. 肩关节前方不稳定检查

(1)前抽屉试验:检查者用身体的一侧支撑仰卧病人已放松的上肢,使其肩外展90°,稍微屈曲和外旋。拇指置于肩峰,其他手指在后方稳定肩胛骨,用另一只手尽可能向前移动肱骨头,感觉肱骨头向前移位的程度。

(2)恐惧试验:病人取平卧位,肩胛骨的中心置于检查床的边缘。患肢外展90°,在检查者保护下

肩关节极度后伸、外旋。此时，病人若感到肩关节明显不稳定，肩关节有脱位的可能，应告诉检查者停止检查，此为试验结果阳性。

(3) 加强试验：若恐惧试验同时检查者将患侧肱骨头向前推，而病人明显感到恐惧，阻止检查者继续外旋、后伸，或告诉医生停止检查是因为他们感到自己的肩关节即将脱位，则加强试验的结果为阳性。

(4) 复位试验：在病人感到恐惧的时候，向后压肱骨头使其复位。病人若感到恐惧感明显减弱，则证明该病人的复位试验结果为阳性。

(5) 撤力试验：在做恐惧试验的同时，向后压肱骨头，极度外旋时突然撤去向后的力量，病人再次感到明显的恐惧感，则撤力试验为阳性。

4. 肩关节后方不稳定检查

(1) 后抽屉试验：检查者握住仰卧病人已放松的前臂，同时肘关节屈曲，肩关节保持屈曲 20°，外展 90° 位，拇指置于喙突的侧方，然后内旋肩关节并且屈曲大约 80°，用拇指向后压迫肱骨头，任何肱骨头向后的脱位皆可以通过拇指感觉到。

(2) 后方恐惧试验：病人取平卧位，检查者将患肢前屈 90° 内旋、内收时加一向后方向的力，若病人感到恐惧则试验结果为阳性。

(3) Jerk 试验：上肢前屈 90°，同时屈肘 90°。施加向后方的推力，同时逐步将肩关节置于外展 90° 时可感到后脱位复位时所产生的弹响。

(4) O'Brien 试验：患肢前屈 90°，内收 10°，拇指向下，患肢抵抗检查者的下压力上抬，可引出疼痛症状；且上述姿势若改为拇指向上时，可明显减轻疼痛症状。则试验结果为阳性。O'Brien 试验对诊断肩盂唇上部损失（SLAP）很有意义。

5. 肩袖损伤理学检查

(1) Neer 征：患肢在肩胛骨平面，肩关节内旋位被动上举，出现肩关节疼痛表现，而外旋肩关节时被动前屈上举上肢，上述疼痛症状消失即为 Neer 征阳性。

(2) Hawkins 征：患肢前屈 90°，被动内旋肩关节，病人若出现疼痛症状，即为试验阳性。

(3) 肩痛弧征：患侧肩关节内旋位，上肢在肩胛骨平面内，由最大前屈上举角度逐渐放下，在经过前屈 100° 至 60° 的范围内出现肩关节疼痛表现即为阳性。

(4) Jobe 征：双侧上肢在肩胛骨平面前屈 90°，肩关节内旋位抗阻上举，患侧较对侧明显力量减弱即为阳性，提示冈上肌肌腱损失。

(5) Lag 征：患肢不能维持体侧极度外旋位，检查者撤去外力后，患肢不能自主的内旋回旋中立位，即为阳性，提示冈下肌、小圆肌肌腱损失。

(6) Lift-off 征：检查者将病人的患侧上肢保持屈肘位背在体后，并使其手背离开后背。告知病人检查者即将松手，要求病人维持患肢在体后的位置。如果患肢不能维持该位置，检查者松手后，患侧手背即坠落至贴近后背的位置，即为阳性。

(7) Belly-press 试验：病人双手扶在腹部，嘱病人将双肘关节尽量向前提起，保持肩关节内旋位。如一侧不能维持该位置即为阳性。

（四）日常生活活动能力评定

患肢需进行日常生活活动能力评定，如病人有穿脱上衣困难，应了解其受限程度；询问如厕、个人卫生及洗漱（梳头、刷牙、洗澡等）受限的程度；了解从事家务劳动如洗衣、切菜、做饭等受限情况。具体方法详见第十三章第二节日常生活活动能力评定技术。

（五）肩关节评分量表

1. 肩关节评定简表　肩关节评定简表（simple shoulder test，SST）是一个适合于病人自测的肩关节评价系统，见表 16-17，尤其适合于门诊繁忙工作时使用。它由华盛顿大学肩关节外科制定，主要有 12 个"是"和"不是"组成。文献中被引用较多，多数使用者认为可重复性好，简便易行，适用于各种肩关节疾病的评价，对于肩关节功能可以做出量化性的评价。

表 16-17　肩关节评定简表

1. 侧卧位时肩关节舒服吗？	是　不是
2. 睡眠时肩关节舒服吗？	是　不是
3. 在穿衬衫时能够到衣服下摆并把衬衫塞进裤腰吗？	是　不是
4. 你能把手放在脑后，同时肘转到身体的侧方吗？	是　不是
5. 你能否不屈曲肘关节，将一枚硬币放在你肩膀同样高的架子上吗？	是　不是
6. 你能伸直肘关节将 0.5kg 的重物举到与肩平齐的水平吗？	是　不是
7. 你能伸直肘关节将 4.5kg 的重物举到与肩平齐的水平吗？	是　不是
8. 你能用患肢提起 10kg 的重物吗？	是　不是
9. 你能用低手将垒球投出 20cm 吗？	是　不是
10. 你能用高手将垒球投出 20cm 吗？	是　不是
11. 你能用患侧的手清洗对侧肩关节的后方吗？	是　不是
12. 你的肩关节是否能够完全适应你的日常工作？	是　不是

2. Constant-Murley 肩关节功能评分　包括疼痛（15 分）、日常生活活动（20 分）、关节活动度（40 分）和肌力（25 分）四个部分，共 100 分，其中 35 分（疼痛和日常生活活动）来自病人主诉的主观感觉，65 分（关节活动度和肌力）是医生的客观检查。Constant-Murley 肩关节功能评定是一个全面、科学而又简便的方法（表 16-18）。

表 16-18　Constant-Murley 肩关节功能评分标准

标准	评分
Ⅰ. 疼痛（最高 15 分）	
无疼痛	15
轻度痛	10
中度痛	5
严重痛	0
Ⅱ. ADL（最高 20 分）	
ⅰ 日常生活活动的水平	
全日工作	4
正常的娱乐和体育活动	3
不影响睡眠	2
ⅱ 手的位置	
举过头顶部	10
上举到头顶部	8
上举到颈部	6
上抬到剑突	4
上抬到腰部	2
Ⅲ. ROM	
ⅰ 前屈、后伸、外展、内收 4 种活动分别按下列标准评分（每种活动最高 10 分，4 项最高 40 分）	
0°~30°	0
31°~60°	2

续表

标准	评分
61°~90°	4
91°~120°	6
121°~150°	8
151°~180°	10
ⅱ 外旋(最高 10 分)	
手放在头后肘部保持向前	2
手放在头后肘部保持向后	2
手放在头顶肘部保持向前	2
手放在头顶肘部保持向后	2
手放在头顶再充分向上伸直上肢	2
ⅲ 内旋(最高 10 分)	
手背可达大腿外侧	0
手背可达臀部	2
手背可达腰骶部	4
手背可达腰部(L_3 水平)	6
手背可达 T_{12} 椎体水平	8
手背可达肩胛下角水平(T_7 水平)	10
Ⅳ. 肌力(最高 25 分)	
MMT　0 级	0
Ⅰ	5
Ⅱ	10
Ⅲ	15
Ⅳ	20
Ⅴ	25

3. UCLA 肩关节功能评分 UCLA(The University of California-Los Angeles) 肩关节功能评分系统,见表 16-19。此表由 Ellman1986 年设计并得到广泛应用,总分 35 分。结果判读:优(34~35 分),良(29~33 分),差(<29 分)。

表 16-19　UCLA 肩关节功能评分系统

功能 / 治疗反应	评分
疼痛	
持续性疼痛并且难以忍受;经常服用强镇痛药	1
持续性疼痛可以忍受;偶尔服用强镇痛药	2
休息时不痛或轻微痛,轻微活动即感疼痛,经常服用水杨酸制剂	4
仅在重体力劳动或激烈运动时出现疼痛,偶尔服用水杨酸制剂	6
偶尔出现并且很轻微	8
无疼痛	10
功能	
不能使用上肢	1
仅能轻微活动上肢	2

续表

功能 / 治疗反应	评分
能做轻家务劳动或大部分日常生活	4
能做大部分家务劳动、购物、开车；能梳头、自己更衣、系乳罩	6
仅轻微活动受限；能举肩工作	8
活动正常	10
向前侧屈曲活动	
<30°	0
30°~45°	1
45°~90°	2
90°~120°	3
120°~150°	4
150° 以上	5
前屈曲力量（徒手测量）	
0 级（无肌肉收缩）	0
1 级（肌肉收缩）	1
2 级（差）	2
3 级（可）	3
4 级（良）	4
5 级（正常）	5
病人满意度	
不满意、比以前差	0
满意、较以前好转	5

【知识应用】

见表 16-20。

表 16-20　肩周炎病人康复计划表

肩周炎病人的康复计划
一般情况
姓名：　性别：　年龄：　职业：　病历号： 联系电话：　家人或代理人联系电话： 入院时间：　家庭地址：
主要诊断
入院时相关资料
既往病史： 病程： ① 1 个月内　② 1~3 个月　③大于 3 个月 临床表现：①疼痛（性质　程度　） ②活动受限（受限运动　受限程度　） 辅助检查：① X 线片检查　② MRI 检查　③超声检查 是否存在肩部创伤：①否　②有，具体：

续表

主要功能障碍及康复评定结果		
康复目标		
近期目标： 远期目标：		
康复方案		
□日常生活动作训练	□关节活动度训练	□疼痛控制
□作业职业训练	□生物反馈	□其他
注意事项		

第三节　颈椎病评定技术

一、概述

（一）定义

颈椎病（cervical spondylosis）是颈椎椎间盘退行性改变及其继发病理改变累及周围组织结构（神经根、脊髓、椎动脉、交感神经等），出现相应的临床表现。仅有颈椎的退行性改变而无临床表现者则称为颈椎退行性改变。

本病是一种常见病与多发病，无明显性别差异。好发于中老年人，30~50岁为高发年龄。随工作方式、生活习惯的改变，颈椎病患病率呈现年轻化趋势，特别是经常使用电脑者、长期埋头伏案者，肩背肌肉长时间处于紧张状态，引起肩背痛、眩晕等各类颈椎综合征。

（二）病因

颈椎病发病机制至今尚不完全清楚，一般认为与椎间盘病变、骨质增生、关节失稳等因素有关。颈部长期经受风寒、劳损、反复落枕、坐姿不当、颈椎先天畸形、不适当的治疗和锻炼、创伤等均可导致本病的发生和发展。

1. 颈椎间盘退变或突出　颈椎间盘的生理性退变是本病的内因。随着年龄的增长，颈椎椎间盘发生退行性病变几乎是不可避免的。一般在25岁以后颈椎间盘开始退变，髓核含水量逐渐下降，纤维环的纤维变粗变脆，很容易造成损伤或裂隙，髓核易由此突出。

2. 颈椎失稳由于髓核逐渐脱水、纤维化，椎间盘体积缩小，椎间隙变窄，脊柱稳定性下降，常引起关节突关节错位，使椎间孔或椎管变形变窄，横突孔排列变形，导致颈背部不适。

3. 骨质增生　从生物力学的角度看，骨质增生是骨依据Wolf定律在应力大的地方产生的一种代偿性变化。由于年龄增长软组织退变、损伤等因素可致后关节囊松弛，关节间隙变窄，关节面易磨损而发生增生，同时钩椎关节面也因间隙小而磨损，可使关节突增生；前纵韧带、后纵韧带的松弛，椎体稳定性下降，促使椎体发生代偿性增生；因髓核含水量减少，椎间盘厚度下降，椎间孔上下径变窄，使各增生部位更易压迫血管神经而发病。

（三）临床表现与分型

由于颈椎间盘突出程度、部位及骨质增生的部位不同，根据临床表现分为颈型、神经根型、脊髓型、椎动脉型、交感神经型和混合型。

1. 颈型 多见于30~40岁女性，是颈椎病症状最轻的一种类型，常在夜间或晨起时发病，有自然缓解和反复发作的倾向。一般认为该型实际上是各型颈椎病的早期阶段，大多处于颈椎退行性变开始时，通过窦椎神经反射而引起颈部症状。但如处理不当，易发展成其他更为严重的类型。

(1)症状：主要以颈肩部酸、痛、胀及不适感为主，按摩后好转，晨起、劳累、姿势不正及寒冷刺激后突然加剧；约半数病人颈部活动受限或取被迫体位，个别病例上肢可有短暂的感觉异常。

(2)体征：颈部自然伸直时，生理曲度减弱或消失，部分可出现颈部偏歪，颈部活动正常或轻度受限，颈肩部肌肉痉挛，散在压痛点。

(3)辅助检查：X线检查除颈椎生理曲度变直或消失外，正位片可见相邻钩椎关节间隙不等宽。少数可看到椎体边缘增生和项韧带钙化等表现，但也有的病人X线片仅有颈椎生理曲线的改变。

2. 神经根型 最常见，占60%~70%，是由颈椎骨质增生、椎间盘突出、小关节紊乱压迫或刺激了神经根，使神经根发生水肿、炎症、粘连而引起的一系列临床表现。好发于$C_{5\sim6}$、$C_{6\sim7}$，一般发病缓慢，多为单侧、单根发病，但也有双侧、多根发病者。多见于30~50岁者，以体力劳动及长期伏案工作者多见。

(1)症状：疼痛与麻木为神经根型颈椎病的主要症状。单侧多见，表现为一侧上肢、颈项部及肩胛周围疼痛，疼痛呈烧灼样或刀割样，伴有针刺或过电样串麻感。颈部活动或咳嗽、打喷嚏时症状可诱发加重，放射痛的部位与颈椎病的发病节段有关，见表16-21。部分病人由于运动神经受损而引起上肢肌肉萎缩无力，出现上肢发沉、酸软无力、握力减退、持物坠落等现象。

(2)体征：本型颈椎病体征多种多样，主要体征有颈部僵直、活动明显受限，颈椎棘突、横突、冈上窝、肩胛内上角和肩胛下角有压痛点，呈阶段性分布的感觉异常和肌力减弱；肱二头肌或肱三头肌腱反射可减弱或消失；压顶试验阳性，臂丛神经牵拉试验阳性，低头试验和仰头试验阳性，重者上肢肌肉可出现失神经萎缩。

(3)辅助检查：X线检查包括颈椎正位、侧位、双斜位及必要时过伸、过屈动力位。颈椎正位X线片主要了解颈椎椎体有无旋转移位、椎间隙高度改变以及钩椎关节增生等。侧位X线片观察颈椎曲度的改变，是否存在后凸畸形；是否存在椎间隙变窄、椎体前后缘骨赘形成以及在过伸、过屈位的椎体不稳。斜位X线片可观察椎间孔的大小、关节突肥大、钩椎关节增生改变情况。CT检查可观察椎管径的大小，椎体后缘增生的位置，黄韧带、后纵韧带骨化及其对椎管的影响。MRI检查可了解颈椎的三维结构，通过矢状面成像可了解椎体后缘骨质增生及髓核突出对神经的压迫。肌电图检查可确定神经系统有无损失及损失部位，鉴别神经源性异常与肌源性异常。

表16-21 神经根型颈椎病的定位诊断

节段	神经根	疼痛分布	肌力减弱	感觉异常	反射异常
C_4~C_5	颈5	肩胛内缘上部、上臂外侧	三角肌、冈上肌、冈下肌	上臂外侧	肱二头肌腱反射
C_5~C_6	颈6	肩胛内缘中部，前臂外侧、示指、拇指	肱二头肌、桡侧腕伸肌	拇指、示指	肱二头肌腱反射、桡骨膜反射
C_6~C_7	颈7	肩胛内缘下部、臂后侧、前臂背侧、示指、中指	肱三头肌、指伸肌、腕屈肌、示指伸肌	臂后侧、中指	肱三头肌腱反射
C_7~T_1	颈8	肩、前臂内侧、环指、小指	手内肌	环指、小指	—

3. 脊髓型 脊髓型颈椎病约占颈椎病的10%~15%，多发于55岁以上的人群，伴有发育性椎管狭窄及后纵韧带骨化病人发病率高。它是以颈椎间盘组织退变为基础，继发相邻椎体后缘骨质增生骨赘形成，黄韧带肥厚，颈椎不稳等病理性改变，使相应节段椎管矢径和有效管腔减小，或伴有颈椎间盘突出而导致颈脊髓受压、缺血，表现为脊髓功能障碍相关临床症状和体征。本型颈椎病是颈椎病中可能最重的类型，症状复杂，早期不易发现，易误诊，致残率高。

(1)症状：病人不仅会出现颈肌僵硬、颈痛及上肢临床表现，同时伴有下肢临床表现是其特点。上肢临床表现多为广泛的、非特异性的无力和感觉异常，包括麻木、蚁行感或感觉过敏。下肢临床症状多表现为下肢僵直、痉挛、无力及本体感觉的缺失；病人可步态不稳，行走困难，存在踩棉花感，常因不

能保持平衡而摔倒；部分病人还可出现胸部或腹部的束带感，出现尿频、尿急或排尿困难症状，但因括约肌功能障碍所致小便失禁较为少见。

(2) 体征：本型颈椎病体征以锥体束等长束损害为主要特点，表现为肌力减弱，肌张力增高，腱反射活跃或亢进，Hoffmann 征、Rossolimo 征、Babinski 征、Charddock 征等病理反射阳性，踝阵挛阳性、膝阵挛阳性，低头、仰头试验阳性，屈颈试验阳性。

(3) 辅助检查

1) X 线平片：X 线片检查包括正侧位、过伸、过屈位、左右斜位 X 线片，可以观察颈椎生理曲度、椎间隙、椎间孔、关节形态、骨质情况及椎体稳定性。国内外许多学者采用测量颈椎侧位 X 线片上椎管矢状径来衡量椎管的大小，国人 C_3~C_7 椎管矢状径测量平均为 16.5mm。通常认为颈椎矢状径 <11mm，与脊髓型颈椎病的发病密切相关。

2) MRI：MRI 是评估脊髓受损的最可靠的影像学检查手段。MRI 不仅对椎间盘疾病及硬膜囊受压有较高的敏感性，而且可确定压迫物是否穿过后纵韧带及判断椎管狭窄的程度，还能鉴别与脊髓型颈椎病症状表现相似的脊髓内病变(如肿瘤等)。颈椎 MRI 可用于早期可疑脊髓型颈椎病的初期筛查，对早期发现脊髓型颈椎病有重要意义。

3) 神经电生理检查：神经电生理检查分为常规肌电图、神经电图、皮层体感诱发电位(somatosensory evoked potential，SEP) 和运动诱发电位(motor evoked potential，MEP) 等。神经电生理检查有助于鉴别如外周神经病变等特殊症候群。SEP 能较准确判断可逆性脊髓损伤的病情演变，可用于术前评价及术中监护。MEP 可通过测定中枢运动传导时间判断中枢运动传导功能。

4. 椎动脉型　本型多由于各种机械性与动力性因素致使椎动脉遭受刺激或压迫，以致血管狭窄、折曲而造成以椎 - 基底动脉供血不全所致。

(1) 症状：颈枕部疼痛及头痛，疼痛性质一般为胀痛或跳痛。眩晕是椎动脉型颈椎病常见症状，在头部旋转活动时可引起脑血管供血不足诱发眩晕发作(即颈性眩晕)，可伴有恶心、呕吐等不适。耳鸣是由于基底动脉发出的内听动脉供血不足所致，个别病人听力减退，有的病人视物不清，出现复试、幻视、瞳孔缩小等。部分严重病人可出现猝倒(在行走过程中偶一转颈后，突然头晕、下肢无力跌倒在地，但病人神志清楚，无意识障碍，可自己站起，卧床休息数小时后症状可消失)，这是由于头部转动造成椎动脉急性缺血使脑干某一区域缺血所致。

(2) 体征：查体可见有 C_1~C_3 椎体棘突向一侧歪斜；椎动脉扭曲试验阳性，低头、仰头试验阳性。

(3) 辅助检查：

1) X 线平片：正位 X 线片可见钩椎关节增生突出的骨赘；侧位 X 线片可见椎间隙变窄，椎体后缘增生；斜位 X 线片可观察钩椎关节增生骨赘对椎间孔的压迫程度。

2) 磁共振血管成像(MRA)：可以很好地显示椎动脉形态，能直观的多角度观察椎动脉变化情况，了解椎动脉的狭窄程度和局限性狭窄的部位，但应注意人体左右椎动脉在正常情况下其直径可有明显差别，其直径比可达 1∶3。

5. 交感神经型　本型是由于椎间盘退变或外力作用导致颈椎出现节段性不稳定，对颈部的交感神经节及颈椎周围的交感神经末梢造成刺激，产生交感神经功能紊乱。

(1) 症状：交感神经分布范围较广，故症状繁多，多数表现为交感神经兴奋症状，少数为交感神经抑制症状。

1) 头部症状：头晕或眩晕、头痛或偏头痛、头沉、枕部痛、睡眠欠佳、记忆力减退、注意力不易集中等。偶有因头晕而跌倒者。

2) 眼部症状：眼胀、眼干涩、视物不清、视力下降。

3) 耳部：耳鸣、听力下降。

4) 胃肠道症状：恶心、呕吐、腹胀、腹泻、消化不良、嗳气、咽部异物感等。

5) 心血管症状：心悸、胸闷、心率变化、心律失常、血压变化等。

6) 神经症状：面部或某一肢体多汗、无汗、畏寒或发热等。

以上症状常与颈部活动有关，坐位或站立时加重，卧位时减轻或消失。颈部活动多、长时间低头、

工作时间过长或劳累时明显，休息后好转。

(2)体征：心动过速或过缓，血压高低不稳，压顶试验、低头和仰头试验可诱发症状出现或加重。交感出汗试验、O′ Rian 温水浸泡起皱试验可表现为阳性。

(3)辅助检查：X 线平片常无明显特异性，可表现为颈椎退行性改变。

6. 混合型　两型或两型以上的症状和体征混合存在，一般来说单一类型的颈椎病较少见，多是几种类型的症状同时存在，而以某一类型症状为主要表现。

(四) 诊断标准

颈椎病的诊断需综合临床表现和影像学表现进行；临床表现是颈椎病诊断的必要条件。若影像学表现有异常，如 X 线平片上有椎体骨质增生、椎间隙狭窄，但病人无颈椎病的症状和体征，不应诊断为颈椎病；有典型的颈椎病临床表现，而影像学未见异常者，在排除其他病患后，也可诊断为颈椎病。

二、康复评定技术

(一) 临床评定

目的是明确诊断，主要依靠详细的病史、体格检查及辅助检查。

1. 常规检查

(1)病史：本病多发生于一些长期从事低头伏案或长时间保持一个姿势工作的人员，要详细询问发病原因、病人的职业、生活习惯与爱好、有无颈部外伤史及受凉史等。

(2)症状和体征：不同类型颈椎病可出现不同的症状和体征。颈椎病病人多有颈肩臂背疼痛，一侧或双侧手麻、头痛、头晕、心慌、胸闷、多汗、上下肢无力，行走不便及大小便异常等症状。常见的体征有头、颈、肩的压痛点(枕孔、棘突、棘间、颈椎旁、冈上窝、肩胛区)；肌肉紧张，颈部活动受限；压顶试验、臂丛神经牵拉试验、低头与仰头试验阳性，上肢腱反射亢进或减弱，病理反射阳性，鱼际肌、小鱼际肌、骨间肌萎缩，上下肢肌力减弱，肌张力增高。

2. 特殊理学检查

(1)压顶试验：病人坐位，检查者站在病人身后，双手重叠用力向下按压病人头顶，若病人出现一侧或双侧手臂痛、麻则为阳性，说明神经根受压。

(2)臂丛牵拉试验：病人坐位，颈部前屈，检查者一手抵于患侧颞顶侧，一手握住患侧手腕，向相反方向牵拉，如患肢出现疼痛或麻木感为阳性，提示臂丛神经受压。若需鉴别臂丛上、中、下干的压迫程度可做桡神经、尺神经和正中神经的神经张力检查。

(3)前屈旋颈试验：令病人头颈前屈，做头部左右旋转运动，如颈椎出现疼痛为阳性。提示颈椎小关节有退行性改变。

(4)低头试验：病人站立，双足并拢，双臂在体侧自然下垂，低头看足尖 1min，如出现颈肩臂痛和手麻等神经根受压症状；头晕、耳鸣、心慌、胸闷、出汗、站立不稳等椎 - 基底动脉供血不足和交感神经受刺激症状；上下肢无力、小腿发紧、足趾麻等脊髓受压症状，则为阳性。

(5)仰头试验：病人站立，姿势同低头试验，头后仰，双眼看屋顶 1min，症状及意义同低头试验。

3. 辅助检查

(1)X 线平片检查：可拍摄正位、侧位、双斜位、侧位过屈、侧位过伸等 X 线平片，可观察到颈椎生理曲度异常(生理曲线变直、反张、发育畸形等改变)，韧带钙化、椎体前后缘骨质增生、椎间隙狭窄、椎体移位、钩椎关节增生、椎管狭窄、椎间孔变小、小关节骨质增生等。

(2)CT 检查：通常在临床症状结合 X 线片的基础上选择此类检查。重点了解椎间盘突出、后纵韧带钙化、椎管狭窄、神经管狭窄、横突孔大小等。

(3)MRI 检查：了解椎间盘突出程度(膨出、突出、脱出)、硬膜囊和脊髓受压情况，髓内有无缺血和水肿的病灶，脑脊液是否中断，有无神经根受压，黄韧带肥厚，椎管狭窄等。对脊髓型颈椎病的诊断有重要价值。

(4)其他检查：肌电图、运动诱发电位、体感诱发电位、脑血流图、椎动脉造影检查等可根据临床症状选择应用。

(二) 功能评定

疼痛、麻木及运动功能障碍是颈椎病最常见的症状和体征。

1. 运动功能评定

(1) 关节活动范围评定：临床体格检查通常可应用目测评估、测角器测定来评估颈椎活动度，必要时也可应用动态 X 线片评估测定各节段的活动度。测角器评估主要针对颈椎的屈曲、伸展、侧弯、旋转进行评定，详见第九章第二节主要关节活动度的评定方法。

(2) 肌力评定

1) 徒手肌力评定：对易受累的肌肉进行肌力评定，并与健侧对比。常评定的肌肉如下：冈上肌、三角肌、胸大肌、肱二头肌、肱三头肌、伸腕肌、骨间肌、小指外展肌。具体方法参照第八章肌力评定技术。

2) 握力评定：使用握力计进行测定，测试姿势为上肢在体侧下垂，用力握 2 次或 3 次，取最大值。握力测定主要反映屈指肌力。正常参考值为体重的 50%。

2. 颈椎生理曲度评定　颈肩痛病人常因椎旁肌的急慢性病变、颈椎退行性改变等因素导致颈椎生理弯曲改变，常见有颈椎生理弯曲减少或后凸畸形、斜颈等。可应用 X 线片检查进行评定。

3. 疼痛评定　疼痛是最常见的症状，其部位与病变的类型和部位有关，常用的评定方法有：视觉模拟评分法、数字疼痛评分法、口述分级评分法、McGill 疼痛调查表。具体方法详见第二十一章第二节疼痛评定。

4. 日常生活活动能力（ADL）评定　对较严重的病人进行吃、穿、住、行等基本生活能力和购物、上街、乘车等 ADL 评价。常用的有 Barthel 指数评价法和 FIM 评价法。参见第九章日常生活活动能力评定技术。

5. 社会心理学评定　通过对病人疼痛的程度、情绪反应、疼痛与情绪的关系及其生活和工作状况等进行评定，了解病人的心理特征及有无颈椎病诱发因素存在。

6. 综合评定

(1) 颈椎失能问卷表：询问病人颈椎病对其生活的影响程度，包括疼痛强度、自理能力、提物、阅读、头痛状况、注意力集中程度、工作、驾车或乘车、睡眠和娱乐十项内容，每项评分为 6 级评分法（0~5），分值越高表示失能越严重，最终分值的计算为：回答项目评分总和 ÷（5× 回答项目数量）×100%。详见表 16-22。

表 16-22　颈椎失能问卷表

疼痛强度	注意力集中
□目前我没有疼痛	□我能充分地集中注意力且没有困难
□我有轻微的疼痛	□我能充分地集中注意力但有轻微的困难
□疼痛时有时无，属中等程度的疼痛	□我在集中注意力时有相当程度的困难
□一直有中等程度的疼痛	□我在集中注意力时有较多的困难
□疼痛是严重的，但时有时无	□我很难集中注意力
□一直有严重程度的疼痛	□我根本不能集中注意力
自我护理（擦洗、穿衣等）	**工作**
□我能自理且不会导致额外的疼痛	□我能做我想做的工作
□我能正常照料自己，但会导致额外的疼痛	□我仅能做我通常做的工作，但不能更多
□照料自己时有疼痛，我只能较慢和小心地做	□我仅能做部分我通常做的工作，不能更多
□需一些帮助，但大部分的个人护理能自理	□我不能做我通常做的工作
□每天大部分的个人护理我都需要帮助	□我几乎不做任何工作
□我不能穿衣，抗拒困难并待在床上	□我根本不能做任何工作

续表

提物	乘车 / 驾车
□我能提重物，不会产生额外的疼痛	□我能乘车 / 驾车，且没有颈痛
□我能提重物，但会产生额外的疼痛	□我乘车 / 驾车时有轻微的颈痛
□疼痛妨碍我从地上提起重物，但如果物体在适当的位置（如桌上）则能提起	□我乘车 / 驾车时有中度的颈痛
□疼痛妨碍我提起重物，但在适当的位置我能提起轻的或中等的物体	□因为有中度的颈痛，我不能乘车 / 能驾车
□我只能提起非常轻的物体	□因为严重的颈痛，我几乎不能乘车 / 驾车
□我不能提起或搬运任何物体	□我根本不能乘车 / 驾车
阅读	**睡眠**
□我想看书就看，不会产生颈痛	□我没有睡眠困难
□我想看书就看，会产生轻微的颈痛	□我的睡眠有轻微的困难（失眠少于 1h）
□我想看书就看，会产生中度程度的颈痛	□我的睡眠有些困难（失眠 1~2h）
□因为颈部有中度疼痛，我不能随意看书	□我的睡眠有中度困难（失眠 2~3h）
□因为颈部有严重疼痛，我不能随意看书	□我的睡眠非常困难（失眠 3~5h）
□我不能阅读任何书籍	□我的睡眠完全的困难（失眠 5~7h）
头痛	**消遣，娱乐**
□我没有任何头痛	□我能参加所有的娱乐活动，不会产生颈痛
□我有轻微的头痛且很少发生	□我能参加所有的娱乐活动，但会产生一些颈痛
□我有中度头痛且很少发生	□因为颈痛我只能参加大部分的娱乐活动，而不是全部
□我有中度头痛且经常发生	□因为颈痛我只能参加通常的娱乐活动
□我有严重的头痛且经常发生	□因为颈痛我几乎不能参加任何娱乐活动
□我一直头痛	□我根本不能参加任何娱乐活动

（2）JOA 颈椎病判定标准：此评分系统是日本骨科学会（Japanese Orthopaedic Association，JOA）推荐使用，包括运动功能、手指功能、下肢功能、感觉功能和膀胱功能五个纬度，见表 16-23。

表 16-23　JOA 颈椎病判定标准（100 分法）

指标	评分	
运动功能（左右独立评价）		
肩、肘功能（三角肌、肱二头肌肌力测定）：	左	右
MMT ≤ 2（排除肘部疾病所致）	0	0
MMT=3	2	2
MMT=4	3	3
MMT=5（耐久力不足，有脱力感）	4	4
MMT=5	5	5

续表

指标	评分	
手指功能：		
吃饭时不能用匙、叉，不能系扣子	0	
吃饭时能用匙、叉，能系大扣子	2	
吃饭时能用匙、叉，不能用刀，勉强可用筷子，能系扣子，但不能解	4	
吃饭时可勉强用力，能用筷子，能系大扣子，但系T恤衫的扣子困难	6	
吃饭时能自由运用刀叉，能用筷子，但不灵活，能解或系大扣子，能解或系T恤衫的扣子，但稍有些不灵活	8	
下肢功能：(下肢功能没有明显的左右差别，左右同分)		
能站立，不能行走	0	
能扶着东西站立，能用步行器行走	2	
可用拐杖(单拐)行走，可上楼梯，不能单腿跳	4	
平地可不用拐杖行走，可上、下楼梯(下楼时需有扶手)，单腿可站立	6	
平地可快速行走，对跑没有信心，下楼梯不灵活，可单腿跳	8	
正常，可单腿跳，步行、上下楼梯很自由	10	
感觉功能：(左右独立评价)		
上肢、躯干、下肢 %	左	右
感觉消失(0~10%)	0	0
难以忍受的麻木，知道自己接触了东西、但不能识别其形状、质地，麻木导致难以入睡(20%~40%)	3	3
能识别所接触物品的形状、质地，但只能感觉出一半，有时要用药物才能止住的疼痛，有麻木感(50%~70%)	5	5
触觉基本正常，有轻微的痛觉钝性麻木(80%~90%)	8	8
正常，无麻木，无疼痛(100%)	10	10
(% 为依据病人自己的评价与正常对比所残存感觉的程度)		
膀胱功能：		
不能自行排尿或尿失禁	0	
可勉强自行排尿，有时有尿不尽感，或需用尿布	3	
尿频，排尿时无尿线，有时有尿失禁，弄脏下装	5	
膨胀感正常，但排尿时需等一段时间，尿频	8	
膨胀感，排尿均正常	10	
	总分：	

(3) JOA 脊髓型颈椎病评分：JOA 脊髓型颈椎病评分系统也由日本骨科学会推荐使用，主要用于脊髓型颈椎病的评定，此评分系统较为全面，而且进行了量化，是目前最具权威性的脊髓型颈椎病的评价方法。但此评分表也存在一些问题，比如病人的自身评价、精神功能和病人对治疗的满意度没有相关评价，也没有颈椎病本身的功能评价，见表 16-24。

表 16-24　JOA 脊髓型颈椎病评分

	分级	评分
运动功能		
上肢		
正常	0	4
用筷子吃饭有些困难	1	3
用筷子吃饭很困难	2	2
能用汤匙吃饭,但不能用筷子	3	1
自己不能吃饭	4	0
下肢		
正常	0	4
不用任何辅助,可以行走,但是有轻度的肌肉挛缩	1	3
上下台阶需要扶栏杆	2	2
在平地上行走需要辅助器具	3	1
不能行走	4	0
感觉功能		
上肢		
正常	0	2
轻微感觉缺失	1	1
明显感觉缺失	2	0
下肢		
正常	0	2
轻微感觉缺失	1	1
明显感觉缺失	2	0
躯体		
正常	0	2
轻微感觉缺失	1	1
明显感觉缺失	2	0
膀胱功能		
正常	0	3
轻度功能障碍	1	2
严重功能障碍	2	1
完全尿潴留	3	0
总分		17

恢复率(%)=(术前分 - 术后分)÷ 17 × 100%

(4) Nurick 颈椎病评分:Nurick 颈椎病评分,详见表 16-25。此表目前在国际上多用来评价脊髓型颈椎病的评定,但由于没有反映上肢功能和生活情况,因此无法准确掌握脊髓型颈椎病的病态。

表 16-25 Nurick 颈椎病评分

分数	临床表现
0	有神经根症状和体征，但没有脊髓功能障碍
1	有脊髓功能障碍，但步态正常
2	轻微步态异常，但病人能工作
3	不用辅助器具病人能行走，但步态异常影响就业
4	离开辅助器具不能行走
5	只能依赖轮椅或卧床不起

【知识应用】

详见表 16-26。

表 16-26 颈椎病病人康复计划表

颈椎病病人的康复计划
一般情况
姓名： 性别： 年龄： 职业： 病历号： 联系电话： 家人或代理人联系电话： 入院时间： 家庭地址：
主要诊断
入院时相关资料
既往病史： 颈椎病类型：①颈型 ②神经根型 ③脊髓型 ④交感型 ⑤椎动脉型 病程： ①1个月内 ②1~3个月 ③大于3个月 颈椎受累节段： 辅助检查：①X线片检查 ②CT或MRI检查 ③肌电图检查 ④超声检查
主要功能障碍及康复评定结果
康复目标
近期目标： 远期目标：
康复方案
□日常生活动作训练 □神经松动训练 □牵引治疗 □作业职业训练 □关节活动度训练 □减重训练 □站立及行走训练 □功能性电刺激 □肌力训练 □经颅磁刺激 □生物反馈 □其他
注意事项

（任凯）

第四节 腰椎间盘突出症评定

一、概述

(一) 定义

腰椎间盘突出症(lumbar disc herniation,LDH)是导致腰腿痛最常见的原因之一。它是因腰椎间盘变性、纤维环破裂、髓核组织突出压迫和刺激腰骶神经根、马尾神经所引起的一种综合征。本病常发生于青、中年,男性多于女性。好发部位为 $L_{4\sim5}$、L_5~S_1,占 90% 以上。随着年龄的增大,$L_{3\sim4}$、$L_{2\sim3}$ 发生突出的危险性增加,可以单节或多节段发病。

(二) 发病原因

1. 解剖因素(内因)

(1)腰椎间盘的退行性改变:髓核的退变主要表现为含水量的降低,引起椎节失稳、松动等小范围的病理改变;纤维环的退变则主要表现为坚韧程度降低。

(2)椎间盘自身弱点:椎间盘在成人之后逐渐缺乏血液循环,从 20~30 岁开始变性,导致自身修复能力差,在此基础上,如出现导致椎间盘压力突然升高的诱发因素,就可使弹性较差的髓核穿过已不太坚韧的纤维环,从而造成髓核突出。

2. 物理因素(外因)

(1)突然的负重或闪腰,是造成纤维环破裂的主因。

(2)腰部外伤。

(3)姿势不当。

(4)腹压增高。

(5)受寒与受湿。

腰椎间盘突出症发病的原因是内因与外因共同作用的结果,内因是基础,外因是条件。腰椎间盘在日常生活和劳动中经常受到来自各方面的挤压、牵拉和扭转等作用,容易发生椎间盘退变、纤维环弹性减弱,在此基础上如有突然较大的外力作用或反复劳损,可导致纤维环破裂,髓核突出,突出的髓核刺激或压迫神经根和硬膜囊,而出现腰腿疼痛、麻木等一系列症状。

(三) 分型

根据腰椎间盘突出症髓核的位置、程度、方向、退变程度与神经根的关系及不同的影像学检查,有多种分型方法。

1. 临床分型　根据突出物与椎管的位置(横断面)分为中央型、后外侧型,椎间孔内型(外侧型)和椎间孔外型(极外侧型),前两型多见,占 85% 左右,后两型少见,且多见于 $L_{3\sim4}$ 和 $L_{4\sim5}$ 水平。

2. 病理分型

(1)退变型:纤维环轻度向四周扩大,椎间盘后部的凹陷消失。

(2)膨出型:髓核内压增高,内层纤维环破裂,中层和外层纤维环膨隆,在CT图像上出现典型的"满月形"。

(3)突出型:纤维环的内侧和中层破裂,外层也有部分破裂,髓核从破裂口突出,顶起外层纤维环和后纵韧带,形成凸起的结节。

(4)脱出后纵韧带下型:全层纤维环破裂,髓核从破裂口脱出,顶起后纵韧带,形成凸起的结节,CT图像上的块影比突出型要大。

(5)脱出后纵韧带后型:纤维环全层破裂,髓核从纤维环破裂口脱出,穿破后纵韧带至硬膜外隙。

(6)游离型:大块髓核或软骨终板脱出,穿破后纵韧带,在硬膜外隙患椎间隙以下游离或脱垂。

前三型为未破裂型,约占 77%,保守治疗多数可取得较满意的疗效;后三型为破裂型,约占 23%,以手术治疗为主。

(四) 临床表现与诊断

1. 临床表现

(1) 腰痛：是本病的早期症状，发生率在 90% 左右，多为慢性钝痛，也可是急性剧痛、刺痛，腰痛程度轻重不一，重者卧床不起，翻身困难，甚至体位变化出现剧痛。一般卧床休息后疼痛减轻，咳嗽、喷嚏或用力时疼痛加重。

(2) 下肢放射痛与麻木：腰椎间盘突出多发生于 $L_{4\sim5}$、L_5~S_1 间隙，疼痛沿坐骨神经分布区域放射，一般是从下腰部向臀部、大腿后方、小腿外侧及足部放射。疼痛性质呈刺痛或电击样痛，常伴有麻木。多为一侧疼痛，少数也可有双侧疼痛。

(3) 下腹部或大腿前内侧痛：高位腰椎间盘突出使 $L_{1\sim3}$ 神经根受累出现神经分布区腹股沟或大腿前内侧痛。低位的 $L_{4\sim5}$、L_5~S_1 椎间盘突出亦可出现腹股沟区、会阴部的牵涉痛。

(4) 感觉异常：患肢可有发凉、发胀等自主神经受累的表现。

(5) 神经功能损害：下肢无力或瘫痪，大小便障碍，性功能障碍，鞍区感觉异常。

2. 体征

(1) 强迫体位和异常步态：强迫弯腰翘臀位及拘谨、跛行步态。

(2) 脊柱侧弯：多数病人有不同程度的脊柱侧弯，可弯向健侧或患侧，是椎间盘突出的重要体征。

(3) 压痛及放射痛：多数病人存在病变部位棘突、棘突间隙及棘旁压痛，以及同侧臀部及沿坐骨神经的放射痛。

(4) 阳性试验：如直腿抬高试验及加强试验阳性、跟臀试验阳性、咳嗽征阳性、仰卧挺腹试验阳性、颈静脉压迫试验和屈颈试验阳性。

(5) 腱反射、肌力及皮肤感觉改变：根据受累神经支配范围可出现相应部位的感觉改变和腱反射减弱或消失。$L_{3\sim4}$ 椎间盘突出时，大腿前侧及小腿前内侧浅感觉减退甚至麻木感，伸膝肌力减弱，膝腱反射减弱或消失；$L_{4\sim5}$ 椎间盘突出时，小腿前外侧、足背内侧、趾痛觉减退，趾背伸肌力减弱；L_5~S_1 椎间盘突出时，小腿和足的外侧以及足底痛觉减退，跟腱反射减弱或消失。

3. 影像学检查　腰椎正、侧位 X 线片可提供间接征象，对腰椎间盘突出症进行大致定位及初步诊断；腰椎间盘 CT 及腰部 MRI 检查可清晰显示椎间盘突出的部位、大小、形态和神经根、硬膜囊受压移位情况，是明确腰椎间盘突出诊断最重要的方法。

4. 电生理检查　肌电图检查可显示神经病变的性质部位、范围和程度。

5. 诊断标准　根据病史、症状、体征及影像学检查可诊断。以下标准可供参考：

(1) 腰痛及下肢痛呈典型的坐骨神经区域分布。

(2) 皮肤感觉麻木，按神经区域分布。

(3) 直腿抬高试验小于 70° 及直腿抬高加强试验阳性。

(4) 出现四种神经体征中的两种征象（肌肉萎缩、运动无力、感觉减退和反射减弱）。

(5) 与临床症状体征相符合的影像学检查征象。

二、康复评定技术

(一) 临床评定

目的是明确诊断，主要是通过病史、症状及详细的体格检查，结合 X 线片、CT、MRI 等检查方法，一般均能对病变间隙、突出物大小、突出方向、神经受压等情况作出判断。

(二) 功能评定

临床上为了评价腰椎间盘突出症的病情、了解康复治疗的效果，需要对病人在整体水平上进行量化的评估。常用的评价方法有下腰痛评价表、疼痛的评定、腰椎活动度评定、肌力和肌耐力评定等。

1. JOA 腰背痛评分是日本矫形外科学会（Japanese Orthopaedic Association，JOA）制定，主要用于腰椎间盘突出症、腰椎滑脱等腰椎疾患的疗评价，正常总分为 29 分，包括 3 个主观症状（9 分），3 个临床症状（6 分），7 个日常活动（14 分），可根据治疗前、后评分计算改善指数和改善率。该标准简洁明了，临床上应用广泛。详见表 16-27。

改善指数 =（治疗后评分－治疗前评分）/ 治疗后评分

改善率 =(治疗后评分 − 治疗前评分)/(正常评分 − 治疗前评分)× 100%

改善指数可评估病人治疗前后腰椎功能的改善情况，改善率可反映临床疗效。改善率也可对应疗效评定标准。改善率 100% 为治愈，大于 60% 为显效，25%~60% 为有效，低于 25% 为无效。

表 16-27 JOA 腰背痛评分

评价内容		得分	
主观症状（9 分）			
下腰背痛（3 分）			
无任何疼痛		3	
偶尔稍微疼痛		2	
频发的稍微疼痛或偶发严重疼痛		1	
频发或持续的严重疼痛		0	
腿痛和 / 或麻刺痛（3 分）			
无任何疼痛		3	
偶尔稍微疼痛		2	
频发的稍微疼痛或偶发严重疼痛		1	
频发或持续的严重疼痛		0	
步行能力（3 分）			
正常		3	
即使感到肌肉无力，也可步行超过 500m		2	
步行 <500m，即出现腿痛、刺痛、无力		1	
步行 <100m，即出现腿痛、刺痛、无力		0	
临床体征（6 分）			
直腿抬高试验（包括加强试验）（2 分）			
正常		2	
30°~70°		1	
<30°		0	
感觉障碍（2 分）			
无		2	
轻度障碍		1	
明显障碍		0	
运动障碍（MMT）（2 分）			
正常（肌力 5 级）		2	
轻度无力（肌力 4 级）		1	
明显无力（0~3 级）		0	
日常生活受限程度（14 分）	明显受限	轻度受限	正常
平卧翻身	0	1	2
站立	0	1	2
洗漱	0	1	2
身体前屈	0	1	2
坐位（大约 1h）	0	1	2
举重、持物	0	1	2
行走	0	1	2

续表

评价内容	得分
膀胱功能(6分)	
正常	0
轻度受限	-3
明显受限(尿潴留、尿失禁)	-6

2. Oswestry 功能障碍指数问卷表(Oswestry disability index,ODI)　该表是由 10 个问题组成,包括疼痛的强度、生活自理、提物、步行、坐位、站立、干扰睡眠、性生活、社会生活、旅游等 10 个方面的情况,每个问题 6 个选项,每个问题的最高得分为 5 分,选择第一个选项得分为 0 分,依次选择最后一个选项得分为 5 分,假如有 10 个问题都做了问答,计分方法是:实际得分 /50(最高可能得分)×100%,假如有一个问题没有回答,则计分方法是:实际得分 /45(最高可能得分)×100%,如越高表明功能障碍越严重。详见表 16-28。

表 16-28　Oswestry 功能障碍指数(ODI)

请根据您最近一天的情况,在每个项目下选择一个最符合或与您最接近的答案,并在左侧的方框内画"√"。
(1)疼痛的程度(腰背痛或腿痛)
□无任何疼痛。
□有很轻微疼痛。
□较明显的痛(中度)。
□明显的痛(相当严重)。
□严重的痛(非常严重)。
□痛得不能做任何事。
(2)日常生活自理能力(洗漱、穿脱衣服等活动)
□日常生活完全能自理,一点也不伴腰背痛或腿痛。
□日常生活完全能自理,但引起腰背痛或腰痛加重。
□日常生活虽能自理,由于活动时腰背或腿痛加重,以致小心翼翼、动作缓慢。
□多数日常活动可自理,有的需他人帮助。
□绝大多数的日常活动需要他人帮助。
□穿脱衣服、洗漱困难,只能躺在床上。
(3)提物
□提重物时并不引起腰背或腿痛加重。
□能提重物,但导致腰背或腿痛加重。
□由于腰背或腿痛,以致不能将地面上的重物拿起来,但能拿起放在合适位置上的重物,例如桌面上的重物。
□由于腰背或腿痛,以致不能将地面上较轻的物体拿起,但能拿起放在合适位置上较轻的物品,例如桌面上的轻物体。
□只能拿一点轻的东西。
□任何东西都提不起来或拿不动。

续表

请根据您最近一天的情况，在每个项目下选择一个最符合或与您最接近的答案，并在左侧的方框内画"√"。
(4)行走
□腰背或腿痛，但一点也不妨碍走多远。
□由于腰背或腿痛，最多只能走 1 000m。
□由于腰背或腿痛，最多只能走 500m。
□由于腰背或腿痛，最多只能走 100m。
□只能借助拐杖或手杖行走。
□不得不躺在床上，排便也只能用便盆。
(5)坐
□随便多高的椅子，想坐多久，就坐多久。
□只要椅子高矮合适，想坐多久，就坐多久。
□由于疼痛加重，最多只能坐 1 个小时。
□由于疼痛加重，最多只能坐半个小时。
□由于疼痛加重，最多只能坐 10min。
□由于疼痛加重，一点也不敢坐。
(6)站立
□想站多久，就站多久，疼痛不会加重。
□想站多久，就站多久，但疼痛有些加重。
□由于疼痛加重，最多只能站 1h。
□由于疼痛加重，最多只能站半小时。
□由于疼痛加重，最多只能站 10min。
□由于疼痛加重，一点也不敢站。
(7)睡眠
□半夜不会痛醒。
□有时晚上会被痛醒。
□由于疼痛，最多只能睡 6 个小时。
□由于疼痛，最多只能睡 4 个小时。
□由于疼痛，最多只能睡 2 个小时。
□由于疼痛，根本无法入睡。
(8)性生活
□有正常和规律的性生活，且不会导致疼痛加重。
□有正常和规律的性生活，但会引起疼痛加重。
□性生活基本正常，并伴剧烈疼痛。
□由于疼痛，性生活严重受限。
□由于疼痛，基本没有性生活。
□由于疼痛，根本没有性生活。

续表

请根据您最近一天的情况，在每个项目下选择一个最符合或与您最接近的答案，并在左侧的方框内画"√"。
(9)社会活动
□社会活动完全正常，不会因这些活动导致疼痛加重。
□社会活动完全正常，但是这些活动会引起疼痛加重。
□疼痛限制剧烈活动，如运动，但对参加其他社会活动无明显影响。
□由于疼痛限制了正常的社会活动，以致不能参加某些经常性的活动。
□由于疼痛限制参加社会活动，只能在家从事一些社会活动。
□由于疼痛，根本无法从事任何社会活动。
(10)旅行(郊游)
□能到任何地方去旅行，腰部或腿一点也不痛。
□能到任何地方去旅行，但会导致疼痛加重。
□由于疼痛限制，外出郊游不超过 2 个小时。
□由于疼痛限制，外出郊游最多不超过 1 个小时。
□由于疼痛限制，外出郊游最多不超过 30min。
□由于疼痛，除了到医院，根本就不能外出郊游。

3. 疼痛评定　疼痛是腰椎间盘突出病人的主要症状，故对疼痛的评定是非常重要的，应动态观察其变化，以随时反映治疗情况。疼痛是一种复杂的现象，由于躯体、精神、环境、认知、行为等多因素造成及影响，有必要从多方面进行评估和测量，包括疼痛的程度、疼痛的治疗效果、病人的精神痛苦、对疼痛的感受程度等。常用的评定方法有视觉模拟评分法、数字疼痛评分法、口述分级评分法、McGill 疼痛调查表。对于持续存在的经治疗无法缓解且有加重倾向的严重疼痛，应注意排除其他疾病的可能。

4. 关节活动度评定　腰椎间盘突出症病人常伴有腰部的僵直和活动受限，其病情严重程度和腰椎活动度密切相关，腰椎活动度的测量可作为反映疾病进程和治疗效果的检验指标。具体评定内容参见本教材第九章关节活动度评定技术。

5. 肌力评定　腰椎间盘突出症病人常伴有腰肌及髂肌肌力减弱，当神经根或马尾神经受压时，还可出现下肢肌力减弱。具体参见本教材第八章第三节主要肌肉的手法检查方法。

6. 感觉评定　腰椎间盘突出症病人当神经根或马尾神经受压时可出现下肢感觉功能异常，需进行感觉功能评定。具体参见本教材第六章第二节感觉功能评定技术。

7. 电生理评定　近年来，随着 sEMG 的普及，临床多采用腰部竖脊肌表面肌电屈曲伸直比的指标来评估非特异性慢性腰背痛。其具有敏感度、特异度和准确度高以及可靠性强的特点，可作为慢性腰背痛诊断和评价的客观指标。

【知识应用】

见表 16-29。

表 16-29　腰椎间盘突出症病人康复评定计划表

<table>
<tr><td>腰椎间盘突出症病人的康复计划</td></tr>
<tr><td>一般情况</td></tr>
<tr><td>姓名：　　性别：　　年龄：　　职业：　　病历号：
联系电话：　　家人或代理人联系电话：
入院时间：　　家庭地址：</td></tr>
<tr><td>主要诊断</td></tr>
<tr><td></td></tr>
<tr><td>入院时相关资料</td></tr>
<tr><td>既往病史：
发病原因：
临床表现：①腰痛　②下肢放射痛与麻木　③压痛及放射痛
④直腿抬高试验及加强试验　⑤腱反射、肌力及皮肤感觉
临床检查：①腰椎正侧位 X 线片　②腰椎间盘 CT　③腰椎 MRI　④肌电图
发病时间：① 1 个月内　② 1~3 个月　③大于 3 个月</td></tr>
<tr><td>主要功能障碍及康复评定结果</td></tr>
<tr><td></td></tr>
<tr><td>康复目标</td></tr>
<tr><td>近期目标：通过综合康复治疗，缓解疼痛，改善腰椎活动度，提高日常生活能力。
远期目标：回归家庭和社会，降低复发率。</td></tr>
<tr><td>康复方案</td></tr>
<tr><td>□ 低频电治疗　□ 中频电治疗　□ 高频电治疗　□ 磁热疗法　□ 水疗
□ SET 训练　□ 针灸　□ 推拿　□ 激光　□ 冷疗　□ 牵引　□ 中药熏蒸　□ 其他</td></tr>
<tr><td>注意事项</td></tr>
<tr><td></td></tr>
</table>

第五节　膝关节骨关节炎评定技术

一、概述

(一) 定义

骨关节炎（osteoarthritis）指由多种因素引起关节软骨纤维化、皲裂、溃疡、脱失而导致的关节疾病。骨关节炎好发于负重大、活动多的关节，如膝、髋、踝、手、脊柱等关节，以膝关节最为常见，亦称为骨关节病，退行性关节炎等。骨关节炎可分为原发性和继发性两类，原发性骨关节炎多发于中老年，女性多于男性。继发性关节炎可发于青壮年，继发于创伤、炎症、关节不稳定、慢性反复的积累性劳损或先天性疾患等。膝关节骨关节炎是中老年人的常见病，其患病率随着年龄增加而增加，是导致 50 岁以上人群劳动力丧失的主要原因之一。

(二) 病因

原发性骨关节炎的病因目前尚未完全明了，但目前多认为是一种由多因素引起的疾病，包括一般性因素、遗传性因素、机械损伤性因素及免疫学因素等。

1. 一般性因素

(1) 年龄因素：膝关节炎在中年以后多发，发病率随年龄增加而增加。本病在 40 岁人群的患病率为 10%~17%，60 岁以上为 50%，而 75 岁以上人群则高达 80%。

(2) 性别因素：女性的发病率高于男性，尤其是闭经前后的女性。

(3) 体重因素：肥胖和粗壮体型的人中发病率较高，体重超标必会增加关节负重、磨损。

2. 遗传因素遗传因素在骨性关节炎的发病中起重要作用，遗传机制涉及常染色体单基因异常，该基因受性别限制，女性占优势，故女性发病率较高。有骨关节炎家族史者其发病的危险性亦增高。

3. 机械性因素

(1) 关节损伤：临床研究发现，急性的和较大的损伤，如膝关节的骨折、前交叉韧带断裂和半月板损伤等，均可导致膝关节骨性关节炎的发生。避免膝关节损伤，则其发病率降低。

(2) 机械应力因素：因各种因素关节反复过度使用是引起骨关节炎的重要原因。如因职业因素从事需反复跪、蹲、弯曲膝关节的工作及从事举重物的职业或运动员，其膝关节骨关节炎的发病率均高于普通人群。

4. 其他因素　如气候因素、免疫学因素、肌力低下、内分泌紊乱、骨质疏松、关节软骨代谢异常等因素也可对骨关节炎的发病产生影响。

（三）临床表现及诊断

1. 临床表现

(1) 关节疼痛及压痛：膝关节疼痛为本病常见症状，早期疼痛较轻，多在活动时发生，休息后缓解；后期则休息时也痛，且常有夜间痛发生；疼痛几乎均为轻中度钝痛，伴有沉重感、酸胀感，病情严重时可加重以致出现撕裂样或针刺样疼痛。开始时疼痛多为轻度、间歇性，以后逐渐加重且呈持续性，最后发生活动受限。疼痛与活动有关，活动后加重，下楼梯更明显，负重亦可使疼痛加剧，休息可减轻疼痛。关节局部可有压痛，在伴有关节肿胀时尤为明显。疼痛在冷、潮湿和雨天会加重。

(2) 关节僵硬：也是本病的常见症状，膝关节僵硬多发生于晨起或关节较长时间处于静息状态后，一般不严重，且时间短，多为数分钟，极少超过 30min。

(3) 关节肿胀：当骨关节炎合并有急性滑膜炎发作时会出现关节肿胀，以轻度和中度肿胀较为多见。后期可在关节部位触及骨赘。

(4) 骨擦音（感）及关节弹响：多见于病程较长的病人。由于关节软骨破坏，关节面不平，关节活动时出现骨擦音（感）；关节面破裂及增生的骨赘破碎，在关节腔内形成游离体，关节活动时可闻及响声。

(5) 关节活动受限：包括关节的主动活动和被动活动范围都减少。

(6) 关节活动障碍、肌肉萎缩：行走时软腿或关节交锁，关节活动障碍、关节疼痛及长期关节活动受限出现废用性肌肉萎缩。

2. 影像学检查　X 线片可见膝关节间隙狭窄，软骨下骨质硬化及囊性变，关节边缘骨赘形成，部分关节内可见游离体，严重者关节面萎陷、变形和半脱位，这些变化是膝关节骨关节炎诊断的重要依据。MRI 可显示早期软骨病变，半月板、韧带等关节结构的异常，如软骨损伤、关节滑液渗出、软骨下骨髓水肿、滑膜炎和半月板或韧带损伤；还可用于排除肿瘤和缺血性骨坏死。

3. 实验室检查　合并有滑膜炎的病人可出现 C 反应蛋白（C-reactive protein，CRP）和红细胞沉降率（erythrocyte sedimentation rate，ESR）的轻度升高；继发性骨关节炎病人可出现原发病的实验室检查结果异常。出现滑膜炎者可有关节积液。一般关节液透明，淡黄色、黏稠度正常或略降低，但黏蛋白凝固良好，关节液检查可显示轻度白细胞增多，以单核细胞为主，关节液分析有助于排除其他关节疾病。

4. 诊断　根据病人的症状、体征、实验室与影像学检查，确诊不难。目前国内多采用美国风湿病学会 1995 年修订的诊断标准。详见表 16-30。

表 16-30　膝关节骨性关节炎诊断标准

临床标准	1. 近 1 个月大多数时间有膝关节疼痛 2. 关节活动时有骨擦音 3. 晨僵时间≤ 30min 4. 年龄≥ 38 岁 5. 膝关节检查有骨性膨大 满足 1+2+3+4 或 1+2+5 或 1+4+5 者,可诊断为膝关节骨性关节炎
临床 + 放射学 + 实验室标准	1. 近 1 个月大多数时间有膝关节疼痛 2. X 线片示关节边缘骨赘形成 3. 关节液检查符合骨关节炎 4. 年龄≥ 40 岁 5. 晨僵≤ 30min 6. 有骨摩擦声 满足 1+2 或 1+3+5+6 或 1+4+5+6 者,可诊断膝关节骨性关节炎

二、康复评定技术

膝关节骨关节炎是中老年人的常见病、多发病,发病后多缓慢发展,病情严重者除疼痛外还可见肌肉萎缩、肌肉无力、关节活动受限甚至关节畸形,出现日常生活活动障碍,甚至不能步行或卧床不起,进而日常生活自理困难,社会生活参与受限。康复评定多从以下方面进行评价:

(一) 疼痛评定

膝关节骨关节炎引起的疼痛临床常采用视觉模拟评分法、数字疼痛评分法、口述分级评分法、McGill 疼痛调查表进行评定。

(二) 膝关节肿胀的康复评定

测量方法:膝关节处于伸膝位,以髌骨上下极之间的中点作为髌骨的中点,在此处测量膝关节的髌骨中心围度。膝关节积液越多,该测量数值越大;膝关节积液相同的情况下,膝关节周围软组织越肿胀,该测量数值也是增大的。

(三) 肌力评定

骨关节炎病人,因肢体运动减少,可致肌肉失用性萎缩,肌力减弱。肌力检查是判定肌肉功能状态的重要指标,可反映患肢肌肉的状态。常用的测定方法为徒手肌力检查法、等长肌力测定法和等速肌力测定法,其中徒手肌力检查法最常用,等速肌力测定法可定量评定肌肉工作。检查时要求大腿固定,膝关节进行屈或伸的运动,观察动作完成情况、肌肉张力情况和对施加阻力的对抗能力,并给出股四头肌、股二头肌等肌肉的肌力评级。具体参见本教材第八章第二节主要肌肉的手法检查方法。

(四) 关节活动范围测定

关节活动障碍是骨关节炎的主要临床表现之一,通过关节活动范围测定可了解膝关节活动受限程度,判断是否对日常生活活动产生影响。可对膝关节屈、伸运动进行评定。具体参见本教材第九章第二节主要关节活动度的评定方法。

(五) 下肢功能评定

膝关节功能评定可采用 HSS 膝关节评定标准,该标准由美国特种外科医院(HSS)的 INsall 和 Ranawat 提出,总分 100 分,分 7 项进行评定,其中 6 项为得分项目,包括疼痛、功能、关节活动、肌力、屈膝畸形和关节稳定性等。另外 1 项为减分项目,包括是否需要支具、内外翻畸形和伸直障碍,详见表 16-31。

表 16-31　HSS 膝关节评分

指标	得分
1. 疼痛(30 分)	
任何时候均无疼痛	30
行走时无疼痛	15
行走时轻微疼痛	10
行走时中等疼痛	5
行走时严重疼痛	0
休息时无疼痛	15
休息时轻微疼痛	10
休息时中等疼痛	5
休息时重度疼痛	0
2. 功能(22 分)	
行走,站立无限制	12
行走 5~10 街区(2 500~5 000m)	10
行走 1~5 街区(500~2 500m)	8
行走少于 1 街区(500m)	4
不能行走	0
能上楼梯	5
能上楼梯,但需支具	2
屋内行走,无需支具	5
屋内行走,需要支具	2
3. 活动度(18 分)	
每活动 8° 得 1 分,最高 18 分	
4. 肌力(10 分)	
优:完全能对抗阻力	10
良:部分对抗阻力	8
中:能带动关节活动	4
差:不能带动关节活动	0
5. 屈膝畸形(10 分)	
无畸形	10
小于 5°	8
5°~10°	5
大于 10°	0
6. 稳定性(10 分)	
正常	10
轻微不稳 0°~5°	8
重度不稳 5°~10°	5
严重不稳,大于 15°	0

续表

指标		得分	
7. 减分项目			
单手杖	-1	伸直滞缺 5°	-2
单拐杖	-2	伸直滞缺 10°	-3
双拐杖	-3	伸直滞缺 15°	-5
每 5° 外翻	-1×	每 5° 内翻	-1×

（六）日常生活活动能力评定

可采用 Stewart 设计的量表对骨关节炎病人的躯体活动能力进行评定，详见表 16-32。

表 16-32　躯体活动能力评定

活动强度级分类	项目编号	内容
Ⅰ. 基本活动	12	应用浴室无需帮助
	11	进食无需帮助
	10	自己穿脱衣服
	9	走到餐桌前就餐
	8	在屋内周围走
	7	步行一个街区或更远
Ⅱ. 中等强度活动	6	步行上坡或上楼
	5	如愿意，可跑一小段距离
	4	在室内进行除尘或洗碗碟等工作
	3	在家中搬动桌椅，推动吸尘器等
Ⅲ. 强度活动	2	如愿意，可参加游泳、网球、篮球、排球、划船等体育活动
	1	在家中刷地板、搬动沉重的家具等

在进行评定时，可按项目编号从 1 开始评定，如 1，2 等项目能够完成，以上各项理应能够完成，不必再逐项进行。评定时对每项用“能”“能，但慢”和“不能”3 种回答。根据病人“能”回答的项目，可知其躯体活动能力处于何种水平：如病人对 3 项及 3 项以上均能，表示病人可完成中等强度的体力活动；若病人在中等强度的 5 项中只能完成 5，6，7 项，可记下数值最小的一项如“Ⅱ5”，便于治疗后比较。

（七）生活质量评定

膝关节骨关节炎病人的生活质量可采用 Meenan 的关节影响测定量表（arthritis impact measurement scale，AIMS）来评定，详见表 16-33。

表 16-33　关节炎影响测定量表

项目	内容和问题	评分
Ⅰ. 活动度	你没有因为健康原因而整天或大部分时间都躺在床上吗？	4
	你能用公共交通工具吗？	3
	你在社区内行走时没有因为健康原因而需由他人帮助吗？	2
	你没有由于健康原因而整天或大部分时间都停留在室内吗？	1
	你一切正常吗？	0

续表

项目	内容和问题	评分
Ⅱ.体力活动	你无需他人或用手杖、拐杖、假肢或围腰帮助就能走路吗？	5
	你走过一个街区或爬上一段楼梯都没有困难吗？	4
	你走过几排房子或爬上几段楼梯都没有困难吗？	3
	你弯腰提物或弯腰站着都没有困难吗？	2
	你的健康没有限制你参加跑步、提举重物和参加剧烈的体育活动吗？	1
	你一切正常吗？	0
Ⅲ.灵巧度	你能容易地用笔写字吗？	5
	你能容易地在锁孔中拧转钥匙吗？	4
	你能容易地扣衣扣吗？	3
	你能容易地给鞋子系鞋带吗？	2
	你能容易地旋开广口瓶的盖子吗？	1
	你一切都正常吗？	0
Ⅳ.家务活动	若你有电话你能用它吗？	7
	若你必须服药，你能自己服完所有的药吗？	6
	你能料理自己的金钱吗？	5
	你若有厨房能为自己准备饮食吗？	4
	你若有洗熨设备能为自己洗熨吗？	3
	你若有交通工具能用它去采购吗？	2
	你若有拖把，吸尘器能自己打扫卫生吗？	1
	你一切正常吗？	0
Ⅴ.社会活动	上一个月中，你和亲密的朋友或亲戚经常打电话吗？	5
	上一个月中，你性生活的频度和质量无改变吗？	4
	上一个月中，你经常让你的亲戚朋友到你家做客吗？	3
	上一个月中，你和你的亲戚朋友经常参加社会活动吗？	2
	上一个月中，你到你的亲戚朋友家去拜访过多次吗？	1
	你在社会活动方面一切正常吗？	0
Ⅵ.日常生活活动能力	你用厕所时需要他人帮助吗？	4
	你能很好地在家中来回走动吗？	3
	你穿衣时不需要他人帮助吗？	2
	你洗澡时不需要他人帮助吗？	1
	你在 ADL 能力方面一切正常吗？	0
Ⅶ疼痛	上一个月中，你的关节炎没有发生严重的痛，对吗？	4
	上一个月中，你的关节炎没有发生一般的痛，对吗？	3
	上一个月中，你没有发生晨间僵直，对吗？	2
	上一个月中，你没有发生过两个或两个以上的关节痛，对吗？	1
	你毫无疼痛吗？	0

续表

项目	内容和问题	评分
Ⅷ.抑郁	上一个月中,你没有感到如果你死了别人会好过一些,对吗?	6
	上一个月中,你没有感到沮丧到什么也不能让你高兴起来,对吗?	5
	上一个月中,你没有感到闷闷不乐和情绪低落,对吗?	4
	上一个月中,你没有感到事情并没有像你所希望的那样发展,对吗?	3
	上一个月中,你没有感到情绪非常低落,对吗?	2
	上一个月中,你喜欢做你的事吗?	1
	你情绪一切正常吗?	0
Ⅸ.焦虑	在上一个月中,你没有感到紧张或高度紧张,对吗?	6
	在上一个月中,你没有被神经过敏所困扰,对吗?	5
	在上一个月中,你没有感到使自己安静下来有困难,对吗?	4
	在上一个月中,你没有感到让自己松弛而无困难,对吗?	3
	在上一个月中,你感到安静和平和,对吗?	2
	在上一个月中,你感到松弛而毫不紧张,对吗?	1
	你在情绪方面一切正常吗?	0

在使用此表进行评定时,将每大项中的小问题由下向上逐题让病人回答,在用“否”回答的问题中,得分最高的一项即为该项评分。在Ⅰ~Ⅵ项都评定完后,将分数相加得总分,总分越高,提示关节炎对病人的影响越重,病人的生活质量越差。

(八)JOA膝性骨关节炎治疗效果判定标准

JOA膝性骨关节炎治疗效果判定标准满分为100分,分4项进行评分,在1~4项都评定完成后,将分数相加得总分,总分越高,提示治疗效果越好,见表16-34。

表16-34　JOA膝性骨关节炎治疗效果判定标准

指标	评分(100分满分)				
	标准	治疗前		治疗后	
		左膝	右膝	左膝	右膝
1. 疼痛,能步行					
(1)可步行1km以上,通常无疼痛,活动时偶有疼痛	30				
(2)可步行1km以上,有疼痛	25				
(3)可步行500m以上1km以下,有疼痛	20				
(4)可步行100m以上500m以下,有疼痛	15				
(5)可室内步行或步行100m以下,有疼痛	10				
(6)不能步行	5				
(7)不能站立	0				
2. 疼痛,能上下楼梯					
(1)上下自由、无疼痛	25				
(2)上下自由、有疼痛。使用扶手、无疼痛	20				
(3)使用扶手、有疼痛。一步一步、无疼痛	15				
(4)一步一步、有疼痛。使用扶手、一步一步、无疼痛	10				
(5)使用扶手、一步一步、有疼痛	5				
(6)不能	0				

续表

指标	标准	评分(100 分满分)			
		治疗前		治疗后	
		左膝	右膝	左膝	右膝
3. 屈曲角度及强直、高度挛缩					
(1)能达到正常坐姿的活动度	35				
(2)能达到侧身左、盘腿坐的活动度	30				
(3)能屈曲 110° 以上	25				
(4)能屈曲 75° 以上	20				
(5)能屈曲 35° 以上	10				
(6)屈曲 <35°,且强直,高度挛缩	0				
4. 肿胀					
(1)无水肿、肿胀	10				
(2)有时需要穿刺	5				
(3)经常需要穿刺	0				

【知识应用】

见表 16-35。

表 16-35　膝关节骨关节炎病人康复评定计划表

膝关节骨关节炎病人的康复计划
一般情况
姓名:　　性别:　　年龄:　　职业:　　病历号: 联系电话:　　家人或代理人联系电话: 入院时间:　　家庭地址:
主要诊断
入院时相关资料
既往病史: 发病原因: 临床表现:①关节疼痛及压痛　②关节僵硬　③关节肿胀 ④骨擦音(感)及关节弹响　⑤关节活动受限　⑥肌肉萎缩 临床检查:①膝关节正侧位 X 线片　②膝关节 MRI　③血常规　④ C 反应蛋白 ⑤血沉　⑥关节液检查 发病时间:① 1 个月内　② 1~3 个月　③大于 3 个月
主要功能障碍及康复评定结果
康复目标
近期目标:通过综合康复治疗,缓解疼痛,改善膝关节活动度,提高下肢运动功能。 远期目标:回归家庭和社会,降低复发率。

续表

康复方案
□ 低频电治疗 □ 中频电治疗 □ 高频电治疗 □ 磁热疗法 □ 水疗 □ SET 训练 □ 针灸 □ 推拿 □ 激光 □ 冷疗 □ 冲击波 □ 超声波 □ 中药熏蒸 □ 其他
注意事项

（周建瑞）

第六节 截肢评定技术

一、概述

（一）定义

截肢（amputation）是指以挽救病人生命为目的，将已失去生存能力、危害生命安全或没有生理功能的肢体全部或部分截除，其中通过关节者称为关节离断（disarticulation）。截肢后康复是通过残肢训练和假肢装配，以代偿或重建丧失肢体的部分功能，防止或减轻截肢对病人身心造成的不良影响，使病人早日回归社会。

我国截肢病人约有 100 万人，截肢年龄以 20~50 岁最多，其中创伤造成的约占肢残者的 1/3。上肢截肢约占 2/3，下肢截肢约占 1/3。

（二）病因

截肢常见的原因有创伤（工伤、交通事故、战伤、自然灾害等）、肿瘤、感染、周围血管疾病（阻塞性动脉硬化、动脉闭塞性疾病、动脉硬化伴有糖尿病引起肢体缺血）、神经损伤后肢体神经营养障碍、先天性肢体畸形无任何功能者。

（三）截肢分类

截肢分为上肢截肢和下肢截肢，截肢部位的命名，主要是依据解剖学来区分。

1. 上肢截肢

（1）肩胛胸廓截肢：切除范围包括肩胛骨和锁骨组成的上肢带骨及上肢的所有构成部位。这是上肢最严重的一种截肢。

（2）肩关节离断：是肩胛骨关节盂和肱骨头构成的解剖学肩关节处的离断，肩部截肢应尽可能保留肱骨头，避免肩关节离断。

（3）上臂截肢：是由肩峰为起点到肱骨外上髁之间的截肢。长残肢有利于假肢的悬吊和控制，应尽量保留上臂残肢的长度。

（4）肘关节离断：肘关节离断的残肢较长，上臂和肩部动作基本保持正常。由于肱骨外髁处膨隆，肱骨远端较宽大，利于假肢的悬吊和控制，因此若能保留肱骨远端，肘关节离断是理想的截肢部位。

（5）前臂截肢：肘关节到腕关节之间的截肢。在上肢功能的发挥过程中，保留肘关节非常重要。即使是很短仅有 4~5cm 的残端也要保留，残肢越长，杠杆功能越大，前臂的旋转功能保留就越多；另外，残肢肌肉保留越多越容易获得良好的肌肉电信号，对装配肌电假手越有利。

（6）腕关节离断：腕关节离断几乎保存了 100% 的前臂功能，残肢本身的功能性很强。因此与前臂截肢相比，腕关节离断是理想的截肢部位。

（7）部分手截肢：部分手截肢，多数情况保留了腕关节的功能，残肢的自身功能性也较高，在日常生活中能起到很大作用。

2. 下肢截肢　下肢截肢范围是从骨盆到足趾，各部位名称分别为骨盆截肢、髋关节离断、大腿截肢、膝关节离断、小腿截肢、赛姆截肢和部分足截肢。下肢截肢后，由于骨骼与肌肉被切断，残肢因长度不同在功能上有很大差异，对下肢假肢的种类也有不同的要求。对于下肢截肢除小腿外，均应尽可能保留残肢长度(小腿截肢以中下1/3交界为佳，一般保留15cm长的残肢就能够安装较为理想的假肢；小腿远端由于软组织少、血运不良，不是理想的截肢部位)。

二、康复评定技术

截肢者的康复评定工作贯穿于康复流程的全过程，是截肢康复的核心，其内容和范围是比较广泛的，但在康复不同阶段各有其重点的评定内容，这样有利于判断残肢、假肢、训练及身体各方面的情况，制订下一步的康复目标。

（一）截肢后全身状况的评定

1. 躯体状况

⑴一般情况：包括病人年龄、性别、截肢部位、原因、截肢水平、截肢时间、伤口处理情况等，特别是截肢的原因。一般来说，外伤引起的截肢，病人相对年轻，全身情况较好；而肿瘤、糖尿病等疾病引起的截肢，病人全身状况较差，会给假肢安装及训练带来不利影响。

⑵是否存在合并伤：如电击伤导致前臂截肢病人常伴有臂丛神经损伤，枪弹伤所致的髋离断截肢者常伴有内脏器官损伤。

⑶是否伴有其他系统疾病：如心脑血管疾病、糖尿病、神经精神性疾病等。

⑷是否伴有其他肢体功能障碍：其他肢体的功能对患侧的假肢装配与训练产生显著影响，如一侧大腿截肢病人，若伴有对侧上臂截肢，由于其对称平衡功能破坏，病人无法扶拐行走，穿脱假肢也会变得非常困难。

2. 心理评定　截肢对人体造成重大创伤，尤其是外伤性截肢，病人无心理准备，突然的打击使病人极度痛苦、悲观绝望，甚至无法生活。人们在严重伤病，特别是截肢后出现的心理变化过程大致经过心理休克、焦虑和否认、愤怒、抑郁、自卑和自责、退化、适应等七个阶段，评定方法详见本书第四章第六节抑郁和焦虑。

（二）残肢的评定

残肢的情况对假肢的安装和配戴假肢后的代偿功能有直接影响，理想的残肢在穿戴假肢后，经过康复训练会得到良好的代偿功能，非理想残肢则相反。

1. 残肢外形　残肢外形不良将影响假肢的配戴。目前残端的要求最好为圆柱形，这种外形可以满足全面接触、全面承重假肢接受腔的装配要求。

2. 残肢长度　假肢功能的发挥依赖于残肢，残肢长度对假肢装配非常重要。残肢长度是指残肢起点与残肢末端之间的距离。适当残肢长度和适度的软组织覆盖，可以保证残肢足够的杠杆和良好的肌肉控制力量。残肢太短使装配假肢困难，影响假肢稳定性以及功能的发挥；残肢太长又会造成残肢供血不足，尤其是针对缺血性疾病截肢病人。另外，由于假肢关节需要占用一定空间，残肢过长有可能造成两侧肢体不等长或关节不对称，影响外观。

⑴上臂残肢长度：指腋窝前缘到上臂残肢末端的距离。测量方法：肢体放松，测量腋窝前缘到残肢末端之间的距离。评定标准：根据上臂残肢长百分比来评定。

上臂残肢长百分比＝上臂残肢长度(cm)/相对上臂全长(cm)×100%

相对上臂全长是指腋窝前缘到肱骨外髁的距离，可用健侧作为评价依据。双侧上臂截肢者，相对上臂全长等于身高乘以0.19。上臂残肢百分比大于90%时为上臂长残肢，50%~90%为上臂中残肢，30%~50%为上臂短残肢，不足30%为上臂极短残肢。

⑵肘离断残肢长度：是指肩峰到残肢末端的距离，测量方法同上臂残肢长度的测量。

⑶前臂残肢长度：指肱骨外髁到前臂残肢末端的距离。测量方法：在肘关节90°屈曲、前臂旋转中立位状态下，从肱骨外髁和鹰嘴处做标记，测量肱骨外髁至残肢末端的距离。评定标准：根据前臂残肢长百分比来评定。

前臂残肢长百分比＝前臂残肢长度(cm)/前臂全长(cm)×100%

笔记

前臂全长指屈肘 90°，前臂旋转中立位时肱骨外髁至尺骨茎突的距离，可以健侧作为评价标准。双侧前臂截肢者，前臂全长等于身高乘以 0.21。前臂残肢长百分比大于 80% 时为前臂长残肢，55%~80% 为前臂中残肢，35%~55% 为前臂短残肢，不足 35% 为前臂极短残肢。

（4）腕离断残肢长度：指肱骨外髁到桡骨茎突或前臂残肢末端的距离，测量方法同前臂残肢长度测量。

（5）手掌残端长度：又称残掌长，是指手掌截除后的残端长度。测量方法：测量尺骨茎突与掌骨残端之间的距离。

（6）手指残端长度：又称残指长，指手指截除后的残端长度，测量方法：测量手指根部至手指残端之间的距离。

（7）大腿残肢长度：指坐骨结节到大腿残肢末端的长度。测量方法：病人俯卧位，坐骨结节做标记，测量坐骨结节与残肢末端之间的距离。评定标准：

1）大腿长残肢：大腿远侧 1/3 段经股骨的截肢。

2）大腿中残肢：大腿中 1/3 经股骨的截肢。

3）大腿短残肢：大腿近侧 1/3、股骨小转子以远经股骨的截肢。

4）大腿极短残肢：大腿残肢在坐骨结节平面以下到股骨小转子之间的截肢。

（8）膝离断残肢长度：指坐骨结节到大腿残肢末端（相当于股骨外上髁）的距离。测量方法：病人俯卧位，在坐骨结节处做标记，测量坐骨结节到大腿残端之间的距离。

（9）小腿残肢长度：指髌韧带中间点（或膝关节外侧关节间隙）到小腿残肢末端的距离。测量方法：确定髌韧带中间点，即髌骨下端和胫骨粗隆上缘之间的中间点；用专用的卡尺测量髌韧带中间点到残肢末端之间的距离，即为小腿残肢长度。评定标准：将小腿划分为三等份，在小腿下 1/3 范围内的截肢，为小腿长残肢；在小腿中 1/3 范围内的截肢，为小腿中残肢；在小腿上 1/3 范围内的截肢，为小腿短残肢。

（10）赛姆截肢残肢长度：指髌韧带中间点到踝离断末端的距离。测量方法同小腿残肢长度测量。

（11）跗骨残端长度：指跗骨截除后的残端长度。测量方法：测量脚后跟与跗骨残端之间的距离。

（12）跖骨残端长度：指跖骨截除后的残端长度。测量方法：测量脚后跟与跖骨残端之间的距离。

为了保证较好的假肢装配，理想的残肢长度为：上臂截肢应在肩峰下 16~24cm 处；前臂截肢应在肘下 8~18cm 处；大腿残端（膝上截肢）长度为 25cm 左右；小腿残端（膝下截肢）长度为 15cm 左右。

3. 残肢围度　是指残肢的周径或周长。残端围度的测量是为了了解残端水肿的情况和判定假肢接受腔的合适程度，具体参见本书第二章第一节人体形态的评定。

4. 残端畸形　如果残肢关节畸形明显，不宜安装假肢。即使勉强安装假肢，也会影响假肢穿戴及其功能。若假肢负重力线不良或假肢接受腔不合适，可造成病人步态异常。正常残肢无畸形，若截肢后残肢摆放不当或长时间缺少运动，则有可能导致关节挛缩或畸形。大腿截肢易出现髋关节屈曲外展畸形，小腿截肢易出现膝关节屈曲畸形。

5. 残肢皮肤情况　检查残肢皮肤有无瘢痕、溃疡、窦道及游离植皮等影响假肢配戴的因素，尤其是皮肤的血液循环状态和皮肤的神经营养状况更为重要。如果皮肤条件不好，应积极进行治疗，否则不宜安装假肢。

6. 残肢关节活动度　是指残肢末端关节的活动范围，要定期进行关节活动度的测量，注意检查残端能否完成各个方向的自主活动，包括肩、肘、髋、膝等关节。

7. 残肢肌力　残肢肌肉力量的强弱对假肢的配戴及发挥其代偿功能有重要的作用。因此要对上下肢各主要肌群进行仔细的肌力评定，最好在截肢后第 6 周残端创面完全愈合后开始测定，只有肌力在 3 级以上时，才能戴假肢。

8. 残肢痛与幻肢痛　评定时应了解疼痛的程度、发生的时间、诱因，以确定引起残肢痛的原因，如残肢端骨突出或骨刺、皮肤瘢痕增生、残肢端血液循环不良、神经瘤等。幻肢痛发生率为 5%~10%，原因尚不清楚。病人残肢出现钳夹样、针刺样、烧灼样或切割样痛，一般认为与运动知觉、视觉和触觉等生理异常有关。

9. 截肢后功能丧失的评定　截肢后病人功能丧失的程度与截肢部位、截肢平面有密切关系，参照表 16-36、表 16-37 进行评定。

表 16-36 上肢截肢平面与功能丧失的关系

上肢截肢平面	功能丧失 /%			
	整个手指	全手	整个上肢	整个人
肩离断			100	60
肘离断			100	57
全部 MP		100	90	54
拇指 MP	100	40	36	21.6
示指 MP	100	20	18	10.8
中指 MP	100	20	18	10.8
环指 MP	100	10	9	5.4
小指 MP	100	10	9	5.4
拇指 IP	50	20	18	10.8
示指 PIP	80	16	14.4	8.6
中指 PIP	80	16	14.4	8.6
环指 PIP	80	8	7.2	4.3
小指 PIP	80	8	7.2	4.3
示指 DIP	45	9	8.1	4.9
中指 DIP	45	4.5	4	2.4
环指 DIP	45	4.5	4	2.4
小指 DIP	45	4.5	4	2.4

表 16-37 下肢截肢平面与功能丧失的关系

下肢截肢平面	功能丧失 /%			
	整个足趾	全足	整个下肢	整个人
半侧骨盆切除			100	50
髋离断			100	40
大腿截肢(距坐骨结节 7.6cm 以内)			90	40
大腿截肢			90	36
膝离断			90	36
小腿截肢(距股骨内髁切迹 7.6cm 以内)			70	36
小腿截肢		100	70	28
赛姆截肢		75	53	28
肖帕特截肢		50	35	21
利斯弗朗截肢		30	21	14
皮果罗夫截肢		30	21	8
踇趾跖趾关节切除	100	18	13	5
踇趾趾间关节切除	75	14	10	4
第 2~5 趾跖趾关节切除	100	3	2	1
第 2~5 趾 PIP 切除	80	2	1	0
第 2~5 趾 DIP 切除	45	1	1	0

肖帕特截肢：是指跗间关节离断。

利斯弗朗截肢：是指跖跗关节离断。

皮果罗夫截肢：是指截去其他跗骨，将跟骨在中部垂直截断并翻转 90°，将残留的远端跟骨覆盖在经截去了内外踝远端关节面的胫腓骨骨面上。

（三）假肢的评定

假肢可分为临时假肢和永久假肢，前者是截肢术后，残肢状况尚未完全定型及稳定时装配的，只用来进行功能训练制作的穿着接受腔，这种接受腔多使用石膏或高分子材料制作的。后者是在残肢状况稳定，用耐久性强的材料制作的假肢。

1. 临时假肢的评定　一般截肢手术后 2 周切口拆线，伤口愈合良好时，约在术后 3 周安装临时假肢；也可以在截肢手术后立即在手术台上安装。前者为普通临时假肢，后者为手术后即安装临时假肢。手术后即安装临时假肢有利于残肢尽早定型及早期离床进行功能训练，可减少幻肢感，也可对病人心理产生积极的影响。临时假肢的评定内容包括：

(1) 接受腔合适情况：所谓接受腔是指假肢上的用于容纳残肢，传递残肢与假肢间的作用力，连接残肢与假肢的腔体部分。评定假肢接受腔时，主要是观察评定接受腔是否与残肢松紧适宜，接受腔内壁与残肢间有无间隙，残肢末端与接受腔底部是否紧密接触，局部有无压迫和疼痛等。

(2) 假肢的悬吊情况：观察病人行走时假肢是否有上下窜动的“唧筒”现象。可通过站立位残肢负重与不负重时摄 X 线片，测量残端皮肤与接受腔底部的距离变化来判断：一般在负重与不负重位的距离变化不应超过 2cm，距离 <1cm 为优；1~1.5cm 为良；1.5~2cm 为尚可；>2cm 为差。若悬吊效果不良，就要对假肢进行处理。

(3) 假肢的对线情况：良好的假肢对线是非常重要的，可通过工作台对线、静止对线和动态对线来评定生理线是否正常，站立时身体重心有无向后、向前倾倒的感觉等。尤其是当假肢存在一定程度的畸形时，下肢假肢的对线就更加重要，对线不良将造成异常步态或残肢部位出现压迫和疼痛。

(4) 穿戴假肢后残肢情况：穿戴假肢后可进一步判断假肢接受腔的适合程度，观察残肢皮肤是否因负重而出现红肿、硬结、破溃、皮炎及压迫疼痛等现象。

(5) 步态评定：观察戴假肢后行走时的步态情况，是否存在异常并分析其产生原因，加以纠正。步态与截肢水平、残肢状况、其他肢体情况、假肢种类、装配技术、病人年龄、康复训练及病人心理素质等有密切的关系。

(6) 上肢假肢：主要检查悬吊带与控制系统是否合适。

(7) 假手功能：评定假手的开闭功能、协调性、灵活性，尤其是日常生活活动能力。经过一段时间穿戴临时假肢的康复训练，待残肢已定型良好，即残肢的周径在连续穿戴假肢 2 周后不再改变时，就可以安装和穿戴永久性假肢。

2. 永久假肢的评定　永久假肢的评定除需根据临时性假肢评定的内容进行评定外，还应重点强调以下内容的评定。每项评定可按照五级评定标准进行。Ⅰ级（完全康复）：仅略有不适感，能完全自理生活，恢复原工作，照常参加社会活动；Ⅱ级（部分康复）：仍有轻微功能障碍，生活能自理，但不能恢复原工作，需要改换工种；Ⅲ级（完全自理）：生活能完全自理，但不能参加正常工作；Ⅳ级（部分自理）：生活仅能部分自理，相当部分需依靠他人；Ⅴ级：仅外观、美容改善，功能无改善。

(1) 上肢假肢评定：要对上肢假肢做进一步的日常生活活动能力的评定，对于一侧假手，应观察其辅助正常手动作的功能，同时要对假肢本身进行评定。

(2) 下肢假肢评定：重点评定下肢假肢的步态及行走能力如行走的距离、上下阶梯、越过障碍物等。

(3) 对假肢部件及整体质量的评定：通过评定使病人获得满意的、质量可靠的、代偿功能良好的假肢。

（四）日常生活活动能力评定

由于肢体缺损和功能的丧失，病人的日常生活活动能力受到很大的影响，如进食、个人卫生、穿衣、如厕、行走等各方面的能力受限，使其在日常生活中对他人的依赖性增强。评定可采用PULSES功能评定量表和Barthel指数分级法，具体方法详见第十三章第二节日常生活活动能力评定。

（五）职业能力评定

肢体的缺损和功能丧失，使得病人从事原工作的能力减弱或已完全不能从事原有的工作，病人面临着康复后又要重新择业的困难和一系列问题。职业能力可从行走或行动、上肢功能、手功能、体力、耐力、运动速度、技能、工作习惯、工作机会、经济上的妨碍以及社会支持系统等方面来评定。具体方法见第十四章生活质量和社会功能评定技术——第五节社会功能评定。

【知识应用】

见表16-38。

表16-38　截肢病人康复计划表

截肢病人的康复计划
一般情况
姓名：　性别：　年龄：　职业：　病历号： 联系电话：　家人或代理人联系电话： 入院时间：　家庭地址：
主要诊断
入院时相关资料
截肢原因： 截肢部位： 距离手术时间： ①1个月内　②1~3个月　③大于3个月 残端形状： 残肢长度：
主要功能障碍及康复评定结果
康复目标
近期目标： 远期目标：
康复方案
☐日常生活活动作训练　☐肢体运动功能训练　☐体能训练 ☐作业职业训练　☐假肢穿脱训练　☐残肢关节活动度训练 ☐残肢肌力训练　☐站立及行走训练　☐幻肢痛控制 ☐其他
注意事项

第七节 人工关节置换术后评定技术

一、概述

骨关节疾病不仅严重影响人类健康，降低生活质量，而且一般的治疗方法难以治愈。近百年来，由于新材料和假体设计的不断改进，外科手术技术的成熟，人工髋关节、膝关节、肩关节、肘关节、腕关节、踝关节、掌指关节、椎体间关节等关节置换技术陆续运用于临床，渐渐成为临床上常用的手术方法，成为人们改善活动的新选择。

经过几十年的发展，人工关节置换术特别是人工髋关节置换术和人工膝关节置换术已经被认为是疗效肯定的治疗方法，为保证关节置换术手术的成功，术前、术后的康复评定和康复治疗是必不可少的部分，康复评定和治疗不仅可使病人获得最大的关节功能重建，最大限度地增强病人的日常生活活动能力，而且可将术后并发症降到最低。

（一）全髋关节置换

人工全髋关节置换（total hip replacement，THR）的定义是指应用人工材料制作的全髋关节结构植入人体以替代病损的自体关节，从而获得髋关节功能。人工髋关节置换术主要用于治疗髋关节毁损性疾病，包括原发性或继发性髋关节骨关节炎、股骨头缺血坏死、类风湿关节炎累及髋关节、强直性脊柱炎累及髋关节、髋部创伤性骨折、髋部骨关节肿瘤、血友病性关节炎等。髋关节或其他任何部位的活动性感染，以及同时患有可能显著增加后遗症发生危险或死亡率的疾病则为人工髋关节置换的绝对禁忌证。

髋关节是连接躯干和下肢的稳定而多轴性杵臼关节。髋关节由股骨头、髋臼和股骨颈组成，下方与股骨相连，颈干交界处内外侧有大小转子，股骨头为2/3球状体。股骨头负重区为几何扇形体，中心夹角约65°。前倾角股骨颈轴与额状面形成一个锐角，称为前倾角，是股骨干两个重要的角度关系之一。颈干角或内倾角：成人正常颈干角范围110°~140°，平均为127°，儿童颈干角较大，在150°~160°。髋关节置换手术入路分为髋关节后外侧入路、髋关节前外侧入路、髋关节直接外侧入路。人工全髋关节固定方式有骨水泥固定、非骨水泥固定以及混合型固定三种。

（二）人工全膝关节置换

人工全膝关节置换（total knee replacement，TKR）的定义是指应用人工材料制作的全膝关节结构植入人体以替代病损的自体关节，从而获得膝关节功能。人工膝关节技术发展比人工髋关节较晚。通常制作人工关节的材料要求强度高、耐磨损、耐腐蚀、生物相容性好、无毒性。临床多采用合金、碳素、微晶陶瓷及硅胶等。人工全膝关节置换（TKR）手术的最终成功取决于病例适应证的选择、假体设计、假体材料、手术操作技术和术后康复等5个环节。近年来，膝关节置换术已被公认是效果理想的治疗方法，主要用于严重的关节疼痛、不稳、畸形，正常生活活动严重障碍，经过保守治疗无效或效果不显著者。手术禁用于：①膝关节周围肌肉瘫痪或神经性关节病；②严重屈膝挛缩畸形（>60°）；③全身严重疾病，如糖尿病、严重骨质疏松、严重肌力减退；④全身和膝关节周围存在活动性感染病灶等。

（三）人工全肩关节置换

人工全肩关节置换（total shoulder arthroplasty，TSA）的定义是指应用人工材料制作的全肩关节结构植入人体以替代病损的自体关节，从而获得肩关节功能。目前应用数量较多的是人工肱骨假体，较常见的置换手术有人工肱骨头置换、肩关节表面置换和全肩关节置换术。

肩部有3个关节、两个接合部。在神经肌肉的控制和韧带、关节囊的制约下完成各种协调动作。肩关节由较大的肱骨与较小的肩胛盂所组成，关节活动度大而且不稳定。手术后最常见的并发症有假体松动、盂肱关节不稳定、肩袖损伤、假体周围骨折、异位骨化、神经损伤、感染、三角肌损伤等。

二、康复评定技术

(一) 全髋关节置换术后

1. 一般评定项目　包括体格检查、伤口评定、疼痛评定、肿胀评定、关节活动度评定、肌力评定、神经系统功能评定、X线诊断、CT和MRI检查以及核素骨扫描等。

2. 人工全髋关节位置评定　人工全髋关节置换术后位置的评定主要依靠X线来评定,康复治疗前应对人工全髋关节假体的位置进行评定。理想的假体位置是髋臼前倾15°±10°,外展40°±10°,股骨柄旋前5°~10°。

3. 步态分析　全髋关节置换术后要重点对其步态进行评定,评定步态时,除评定病人的一般步态,如步幅、步频、步宽等以外,还应仔细观察病人行走时站立相和摆动相的步态。

4. 术后并发症的评估　人工全髋关节置换术后常见的全身并发症为深静脉血栓形成(deep venous thrombosis,DVT)和肺栓塞(pulmonary embolism,PE),轻者影响患肢恢复,重者导致心、肺、脑等重要器官栓塞,甚至死亡。因此全髋关节置换术后应重视对病人深静脉血栓形成危险因素(表16-39)和肺栓塞危险因素(表16-40)的评估,发现高危病人后应尽早进行有效预防。另外,术后伤口感染、肿胀、假体松动也是髋关节置换术后局部常见的并发症,因此术后伤口愈合程度的评估、肢体围度的评估以及假体的评估对术后病人的康复显得尤为重要。

表16-39　DVT风险评估(Caprini模型)

评分标准			评分
以下每项风险因素计1分			
□年龄为41~46岁	□急性心肌梗死	□下肢水肿(现患)	
□充血性心力衰竭(<1个月)	□静脉曲张	□卧床内科病人	
□肥胖(BMI≥25kg/m²)	□炎症性肠病史	□计划小手术	
□大手术史(<1个月)	□败血症	□肺功能异常(COPD)	
□不明原因死产,习惯性流产(≥3次),早产伴有新生儿毒血症或发育受限	□严重肺部疾病、含肺炎(<1个月)	□口服避孕药或雌激素替代治疗	
□妊娠期或产后(<1个月)	□其他风险因素		
以下每项风险因素计2分			
□年龄60~64岁	□中心静脉置管	□关节镜手术	
□大手术(45分钟)	□恶性肿瘤(既往或现患)	□腹腔镜手术(>45分钟)	
□病人需要卧床(>72h)	□石膏固定(<1个月)		
以下每项风险计3分			
□年龄≥75岁	□血栓家庭病史	□DVT/PE病人史	
□凝血酶原20120A阳性	□因子V Leiden阳性	□狼疮抗凝物阳性	
□血清同型半胱氨酸升高	□肝素引起的血小板减少(HIT)	□抗性磷脂抗体升高	
□其他先天或后天血栓形成类型			
以下每项风险因素计5分			
□脑卒中(<1个月)	□急性骨髓损伤(瘫痪)(<1个月)	□多发性创伤(<1个月)	
□髋关节、骨盆或下肢骨折	□选择性下肢关节置换术		

续表

评分标准				评分
风险因素总分				
风险因素总分	风险等级	DVT 发生率	推荐预防方案	
0~1	低危	<10%	早期活动	
2	中危	10%~20%	药物预防或物理预防	
3~4	高危	20%~40%	药物预防和 / 或物理预防	
5	极高危	40%~80%，死亡率 1%~5%	药物预防和物理预防	

表 16-40　肺栓塞危险因素评分（改良 Geneva 量表）

标准	评分
年龄 >65 岁	1 分
以前有 DVT/PE	3 分
1 个月内手术（全麻）骨折（下肢）	2 分
恶性肿瘤（实体或血液，目前活动或者 1 年内治愈）	2 分
单侧下肢疼痛	3 分
咯血	2 分
心率 75~94 次 /min	3 分
心率 >95 次 /min	5 分
下肢深静脉触痛及单侧水肿	4 分
总分	

注：肺栓塞可能性，低度 0~3 分，中度 4~10 分，高度≥ 11 分。

5. 髋关节康复功能评定　Harris 髋关节评分是目前国内外最常用的临床评估手段，用来评估髋关节炎的程度和髋关节置换术手术的效果。该评分包括了量化疼痛、功能和物理检查发现。病人的功能评定包括行走能力、支撑能力、上下楼梯能力、坐的耐力、使用交通工具的能力和穿鞋袜的能力。物理检查包括了跛行和活动度。满分 100 分，90~100 分为优，80~89 分为良，70~79 分为尚可，70 分以下为差。详见表 16-41。

另外，人工全髋关节置换术后还需进行日常生活活动能力评定和生活质量评定。具体评定方法详见本教材相应章节。

表 16-41　髋关节功能评分标准（Harris 评分）

评分标准		分值	评分
关于主诉疼痛（44 分）	1. 没有或可忽略	44 分	
	2. 轻微或偶尔，不影响活动	40 分	
	3. 轻度疼痛，日常活动不受影响；过量活动后可有中度疼痛；可服用阿司匹林	30 分	
	4. 中度疼痛，能忍受，但常因之放弃一些活动；日常活动稍受限，但能正常工作；时常服用比阿司匹林强的镇痛药	20 分	
	5. 明显疼痛，活动严重受限	10 分	
	6. 完全残疾，跛行，静息痛，卧床不起	0 分	

续表

评分标准			分值	评分
功能(47分)	1. 步态(33分)	(1)跛行:①无11分;②轻度8分;③中度5分;④重度0分。		
		(2)行走距离:① 200~300m 5分;②限于室内2分;③卧床和坐椅0分。		
		(3)辅助支持物:①无11分;②长时间行走需手杖7分;③大多数时间需手杖5分;④单拐杖3分;⑤双手杖2分;⑥双拐0分;⑦不能行走(特殊原因)0分。		
	2. 活动(14分)	(1)上下楼梯:①正常上下,不用把扶手4分;②正常上下,需把扶手2分;③用其他方式1分;④不能上下楼梯0分。		
		(2)穿鞋和袜子:①很轻松4分;②困难2分;③不能0分。		
		(3)坐:①坐普通的椅子1h没有不适5分;②坐高椅子半小时没有不适3分;③坐任何椅子都感不适0分。		
		(4)乘坐公共交通车辆1分。		
体征表现	1. 固定屈曲挛缩 <30°		1分	
	2. 固定内收畸形 <10°		1分	
	3. 固定内旋畸形 <10°		1分	
	4. 两侧肢体长度相差小于3.2cm		1分	
髋关节运动范围(将各项活动角度数乘以相应系数后相加)	1. 屈曲	0°~45°	______ × 1.0=______(A)	得分=A,B,C,D之和除以20
		45°~90°	______ × 0.6=______(A)	
		90°~110°	______ × 0.3=______(A)	
	2. 外展	0°~15°	______ × 0.8=______(B)	
		15°~20°	______ × 0.8=______(B)	
	3. 外旋	0°~15°	______ × 0.4=______(C)	
	4. 内收	0°~15°	______ × 0.2=______(D)	
合计				

(二)人工全膝关节置换后

1. 一般评定项目　包括X线评定,重点了解局部骨质情况及假体位置,包括平台假体的倾斜、髌股关节及胫股关节对合情况、膝关节活动范围、下肢肌肉和肌力评定、手术情况、局部软组织情况的评定、原发疾病有关因素的评价、膝关节置换术并发症等。

(1)原发疾病有关因素的评定:包括原发疾病病程及经过、既往治疗手段及效果、诊断等。如因类风湿关节炎进行膝关节置换,对康复有特别意义的评定项目包括:目前症状、类风湿关节炎的临床及X线片分期、其他相关关节及肌群功能评定、实验室检查(如红细胞沉降率、C反应蛋白、抗O等)、既往激素应用史、卧床或活动明显减少的年限。

(2)并发症的评定:膝关节置换术后并发症包括深静脉血栓及肺栓塞、假体松动、感染、关节不稳、骨折、腓总神经损伤等。深静脉血栓和肺栓塞是其术后可能最严重的并发症,因此人工全膝关节置换术后应对深静脉血栓及肺栓塞的风险因素需要进行重点关注和评定,具体方法见表16-39、表16-40。

2. HSS(hospital for special surgery)膝关节评分体系　对病人术前状况作出客观和量化的评价,由美国纽约特种外科医院(HSS)提出,是一个总分为100分的膝关节评分量表。这是较早用于膝关节置换的评分标准,目前仍被广泛采用。HSS评价系统将临床疗效分成:优(>85分),良(70~85分),中(60~69分),差(<59分)。具体评分详见表16-31。

（三）人工肩关节置换术后

1. 一般评定项目 对于指导、调整康复方案及评价最终治疗效果都具有重要作用。评定项目包括肩关节疼痛情况的评价、肩关节情况评估，如肩关节畸形程度、软组织平衡状况、局部骨质状况、肩关节活动范围、人工肩关节术后位置评价等。

2. 肩关节功能评分 系统的肩关节功能评价已在本章第二节进行了具体的介绍。针对人工肩关节置换术后的评定还可以应用 Mallet 评分和改良 UCLA 评分来进行评价。

（1）Mallet 评分：采用 Mallet 评分对肩部的五个基本动作行量化评价，下述 5 个动作满分为 15 分。

肩外展：> 90° 为 3 分，30°~90° 为 2 分，<30° 为 1 分。

肩中立位外旋：> 20° 为 3 分，0°~20° 为 2 分，< 0° 为 1 分。

手到颈项："容易"为 3 分，"困难"为 2 分，"不能"为 1 分。

手到脊柱：T_{12} 水平为 3 分，S_1 水平为 2 分，"不能"为 1 分。

手到嘴：肩内收 < 40° 为 3 分，部分喇叭征 2 分，完全喇叭征 1 分。

（2）改良 UCLA 评分：本方法是在 UCLA 评价（表 16-19）的基础上进行改良，用以评价肩关节置换，详见表 16-42。

表 16-42 改良 UCLA 评分

项目	评分标准	分值	评分
疼痛	持续性、不能忍受、经常服用强镇痛药	1 分	
	持续性、但能忍受、偶尔服用强镇痛药	2 分	
	休息时不痛，轻活动时痛，经常服用水杨酸制剂	4 分	
	仅在重体力或剧烈运动时疼痛，偶尔服用水杨酸制剂	5 分	
	偶尔轻微疼痛	8 分	
	不痛	10 分	
功能	不能使用患臂	1 分	
	仅能做轻微活动	2 分	
	能做轻微家务劳动或多数日常活动	4 分	
	多数家务劳动，洗头、戴胸罩、购物、驾驶	5 分	
	仅轻微受限，能够做肩关节水平以上的工作	8 分	
	活动正常	10 分	
肌力和运动	关节僵硬和畸形	1 分	
	关节僵硬，良好功能位	2 分	
	肌力：差到可，肢体抬高不到 60°，内旋 <45°	4 分	
	肌力：可到良，肢体抬高达到 90°，内旋 90°	5 分	
	肌力：良到正常，肢体抬高达到 140°，内旋 20°	8 分	
	肌力正常，活动范围接近正常	10 分	
	合计		

【知识应用】

见表 16-43。

表 16-43　人工关节置换术病人康复计划表

<table>
<tr><td>人工关节置换术病人的康复计划</td></tr>
<tr><td>一般情况</td></tr>
<tr><td>姓名:　性别:　年龄:　职业:　病历号:
联系电话:　家人或代理人联系电话:
入院时间:　家庭地址:</td></tr>
<tr><td>主要诊断</td></tr>
<tr><td></td></tr>
<tr><td>入院时相关资料</td></tr>
<tr><td>手术原因:
手术部位:
距离手术时间:
①1 个月内　②1~3 个月　③大于 3 个月
手术并发症:
辅助检查:X 线片检查情况</td></tr>
<tr><td>主要功能障碍及康复评定结果</td></tr>
<tr><td></td></tr>
<tr><td>康复目标</td></tr>
<tr><td>近期目标:
远期目标:</td></tr>
<tr><td>康复方案</td></tr>
<tr><td>☐ 日常生活动作训练　☐ 肢体运动功能训练　☐ 体能训练
☐ 作业职业训练　☐ 步态训练　☐ 关节活动度训练
☐ 肌力训练　☐ 肿胀控制　☐ 疼痛控制
☐ 其他</td></tr>
<tr><td>注意事项</td></tr>
<tr><td></td></tr>
</table>

本章小结

本章讨论了康复医学科门诊病人的最大群体所患的疾病，即所谓的康复医学科的常见病、多发病。手外伤、肩周炎、颈椎病、腰椎间盘突出症、膝关节骨关节炎、截肢、关节置换术后的康复评定内容、方法及操作是康复治疗师必须掌握基本技能。要掌握上述内容不仅要了解手外伤、肩周炎、颈椎病、腰椎间盘突出症、膝关节骨关节炎、截肢、关节置换术的基本知识，还要能够在临床实践中操作练习。

案例及思路解析

（任凯）

思考题

1. 手部屈肌腱断裂后，如何通过评定鉴别指深屈肌腱断裂与指浅屈肌腱断裂？
2. 腰椎间盘突出症的常见发病原因有哪些？
3. 评定膝关节骨关节炎的下肢功能常用什么量表？具体内容有哪些？

扫一扫，测一测

思路解析

笔记

第十七章　常见神经疾病评定技术

学习目标

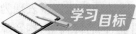

1. 掌握　偏瘫病人 Brunnstrom 评定方法；截瘫、四肢瘫病人运动平面和感觉平面及损伤程度的评定方法。

2. 熟悉　偏瘫病人简式 Fugl-Meyer 评定方法、MAS 运动功能评定法；截瘫、四肢瘫病人损伤程度及预后的评定；周围神经病损的分类。

3. 了解　偏瘫病人的功能障碍及其评定方法；截瘫病人的功能障碍及其评定方法；桡神经和坐骨神经的评定方法。

4. 具有基本医疗思维与素养，能规范地开展常见神经疾病的评定；能使用、管理常用评定器械、仪器、设备，能合理安排与管理医疗与康复环境，以保证医疗活动科学、安全。

5. 能与病人及家属进行沟通，开展健康教育；能与相关医务人员进行专业交流与团结协作开展医疗工作。

第一节　偏瘫评定技术

脑卒中是常见病、多发病，致残率高。据资料报道，脑卒中病人 2 周内偏瘫发生率为 70%~85%，影响个体活动与社会参与方面的能力。偏瘫的评定技术对了解病人的功能，制定康复计划，评价治疗效果，安排重返家庭或就业有十分重要的意义。

一、概述

(一) 定义

脑卒中又称脑血管意外，是一组急性脑血管疾病，是突然发生的、由脑血管病变引起的局限性脑功能障碍，持续时间超过 24h 或引起死亡的临床综合征。脑卒中分为缺血性脑卒中和出血性脑卒中。该病致残率高，可遗留不同程度的劳动能力丧失，生活依赖他人照顾。

偏瘫又称为半身不遂，是急性脑血管病的一个常见症状，指一侧上下肢、面肌和舌肌下部的运动障碍。

(二) 病因

现代医学认为，脑卒中是由于各种诱发因素引起脑内动脉狭窄、闭塞或破裂，而造成急性脑部血液循环障碍。临床上表现为一过性或永久性脑功能障碍的症状和体征。其危险因素主要是高血压、高血糖、高血脂以及颈内动脉病变等。

（三）解剖与病理

脑部血液供应是由颈内动脉系统和椎－基底动脉系统完成，其中颈内动脉系统供应眼部及大脑半球前部3/5部分，椎－基底动脉供应大脑半球后2/5部分。成人脑重占体重的2%~3%，血液供应占每分钟心排血量的20%，耗氧量占全身耗氧量的20%~30%，能量来源于有氧代谢，几乎无能量储备，对缺血缺氧十分敏感。脑梗死或脑出血的病理改变都是脑缺血，引起脑血管、脑细胞损害，4~5min能量代谢衰竭、细胞内钙超载、兴奋性氨基酸及NO毒性增强等血管生化异常，导致出血灶或梗死灶中心区域发生水肿、变性甚至坏死，其中心区域形成坏死区，不可逆性损害；周边区域形成半暗带区，可逆性损害，在6h内的溶栓治疗可恢复正常。溶栓治疗易引起缺血再灌注损伤，急性溶栓再通导致局部血流增多，毛细血管内压增加；氧自由基超负荷，损伤血管壁，通透性增强，脑组织水肿；脑细胞膜上Na^+-K^+泵活动增强，细胞内Na^+增多；细胞膜通透性增强，脑细胞内水肿，最终导致脑损伤加重。脑缺血后1~2天周围水肿带达到高峰，易产生占位效应，颅内高压形成，危及生命；3~7天水肿开始吸收，2~3周中央液化，囊腔形成，负占位效应明显。

（四）临床特征

脑卒中病人约2/3在急性期后（通常指2~3周内）遗留某些大脑功能障碍，如运动和感觉功能障碍、认知和知觉功能障碍、交流和言语功能障碍、吞咽障碍、心理或情感障碍等。运动功能障碍多表现为偏瘫；感觉功能障碍以深感觉障碍为主；言语功能障碍表现为不同程度的失语症、构音障碍等；构音障碍者多伴有吞咽障碍；认知功能障碍表现为单侧忽略、注意力、计算力、定向力障碍等；心理功能受限表现为抑郁、焦虑等；个体活动障碍表现为生活自理、转移、步行等能力不同程度的下降；社会参与受限表现为工作、学习、休闲等活动受限。偏瘫病人的运动障碍具体表现特点如下：

中枢神经系统损伤后立即出现持续时间几个小时、几天或几周的肌张力消失，此后大约90%的病人出现痉挛。痉挛主要发生在抗重力肌群，即上肢的屈肌痉挛，下肢的伸肌痉挛。由于伸、屈肌，旋前、旋后肌肌张力分布异常，致使偏瘫病人出现典型的痉挛姿势模式，见表17-1。

表17-1 典型痉挛姿势模式

部位	表现
头部	头部旋转，向患侧屈曲，使面朝向健侧
上肢	肩胛骨回收，肩带下降，肩关节内收，内旋
	肘关节屈曲伴前臂旋前（也可见旋后）
	腕关节屈曲并向尺侧偏斜
	手指屈曲、内收
	拇指屈曲、内收
躯干	躯干向患侧屈并后旋
下肢	患侧骨盆旋后、上提
	髋关节伸展、内收、内旋
	膝关节伸展
	足跖屈、内翻
	足趾屈曲、内收（偶有踇趾表现出明显的Babinski征）

正常状态下，多种肌肉活动模式是以特定的时空关系与力量和谐地在组合在一起，通过这种高度组织的协同性肌肉活动，使得两个或多个关节被联系在一起并产生协调的功能运动。异常的运动模式为异常的协同运动模式即联带运动，是不同的肌群以错误的时空关系被组织在一起的结果，并因此导致不能随意、独立地进行单关节运动即分离运动，代之以肢体刻板的整体运动。中枢神经系统损伤后，偏瘫肢体出现典型联带运动模式特征，上、下肢联带运动均存在伸肌与屈肌型两种模式，其特征见表17-2。

表 17-2　上、下肢联带运动模式

模式	上肢及肩	下肢
屈肌联带运动	肩胛带上抬、后撤	髋关节屈曲*、外展、外旋
	肩关节屈曲、外展、外旋	膝关节屈曲
	肘关节屈曲*	踝关节背屈、内翻(或外翻)
	前臂旋后	足趾伸展
	腕关节掌屈、尺偏	
	手指屈曲	
伸肌联带运动	肩胛带前突	髋关节伸展、内收*、内旋
	肩关节伸展、内收*、内旋	膝关节伸展*
	肘关节伸展	踝关节跖屈*、内翻
	前臂旋前*	足趾屈曲
	腕关节背伸	
	手指伸展	

注：* 表示该联带运动的强势部分。

异常运动模式的产生原因

著名的物理治疗师 Brunnstrom、Bobath 以及 Carr 和 Shepherd 对异常运动模式的产生原因提出了各自的观点，并因此产生了不同的评价方法与治疗技术。Brunnstrom 认为脊髓及脑干水平的原始反射和异常的运动模式都是偏瘫病人恢复正常的随意运动以前必须经过的阶段。Bobath 总结了导致异常姿势和运动模式的四种因素：肌张力异常、姿势控制能力丧失、运动协调性异常和功能活动异常。澳大利亚物理治疗师 Carr 和 Shepherd 认为，偏瘫病人异常、刻板的运动模式只是一种错误的代偿，是偏瘫病人不适当的努力活动造成的结果。

在脑卒中恢复过程中的不同阶段，反射变化不同。卒中早期，偏瘫侧肢体肌张力低下，反射消失。恢复中期，深反射亢进；病理反射阳性；痉挛和联带运动出现并逐渐达到高峰，原始反射即张力性反射模式出现，较高级水平的反应受到损害或消失，即对称性紧张性颈反射、非对称性紧张性颈反射、对称性紧张性迷路反射、紧张性腰反射、阳性支持反射以及联合反应等在运动发育过程消失了的反射重新出现；而调整反应、平衡反应以及保护性伸展反应等高级反应常受到损害或消失。

偏瘫病人的联合反应是指当身体某一部位进行抗阻力运动或主动用力时，失去主动运动功能的患侧肢体产生的异常的自主性反应，本质是丧失随意运动控制的肌群出现的一种病理性的张力性姿势反射，会造成一种患侧肢体似乎出现了“运动”的假象。联合反应在脑卒中病人早期即可出现，多伴有痉挛，与痉挛程度成正比，有一定的固定模式，不同部位联合反应见表 17-3。

其他如平衡、协调障碍、运动计划障碍、功能性活动障碍等。

表 17-3　联合反应

联合反应	诱发方法	反应
对侧联合反应		
上肢	健侧肘关节抗阻力屈曲、伸展	患侧上肢屈肌、伸肌张力增高或出现屈肌、伸肌联带运动
	健侧肩关节抗阻力内收或外展、抗阻力紧握拳	可触及患侧肩关节内收或外展肌收缩或出现相同运动，患侧抓握反应

续表

联合反应	诱发方法	反应
下肢	健侧髋关节抗阻力内收或外展	可触及患侧髋关节内收或外展肌收缩或出现相同运动
	健侧下肢抗阻力屈曲、伸展	患侧下肢出现伸肌或屈肌联带运动
同侧联合反应	患侧上肢上抬	患侧手指外展、伸展
	患侧下肢抗阻力屈曲	患侧上肢屈肌收缩或肌张力增高

（五）辅助检查

CT 与 MRI 检查能够清楚地显示颅内梗死或出血的情况。

（六）诊断

偏瘫与血脂升高，血液黏稠度增高等疾病有不可分割的关系，多由急性脑血管病及其原发病引起，病人大脑半球皮质运动中枢受损导致对侧肢体发生运动功能障碍，也可以伴有意识障碍。

二、康复评定技术

根据 2001 年 WHO 的 ICF 国际功能残疾和健康分类标准，偏瘫可造成病人身体结构功能损伤，个体活动与社会参与限制 3 个层次的障碍。因此，从“损伤”–“活动”–“参与”3 个不同的水平，结合个人与环境因素的影响进行评定。

（一）病史采集

1. 主诉　病人目前最痛苦的症状及持续时间。

2. 现病史　详细询问病人目前病情进展、诊疗经过、康复介入等。

3. 既往史　与本病相关的基础性疾病情况，是否存在过敏史、外伤史、手术史、药物史、烟酒史、家族史等。

（二）体格检查及辅助检查

1. 神经系统体征　如肌力、肌张力、腱反射、深感觉、平衡协调等。

2. 影像学检查　头颅 CT 及 MRI、颈部血管彩超、经颅多普勒等。

（三）功能评定

1. 认知功能评定　脑卒中病人常伴随认知功能障碍，包括注意力障碍、记忆力障碍、推理能力降低、判断力差及交流障碍等。病变部位不同，可有不同的表现，可以使用认知功能的成套测验。具体见本教材第四章认知功能评定技术。

2. 感觉的评定　脑卒中病人要评定浅感觉、深感觉和复合感觉。检查时，病人必须意识清醒，检查前要向病人说明检查目的和方法以充分取得病人合作，检查时要注意两侧对称部位，同时进行比较，先检查浅感觉，然后检查深感觉和复合感觉。先检查整个部位，一旦找到感觉障碍的部位，就要仔细找出那个部位的范围，具体评定方法可以使用四肢感觉功能 Fugl-Meyer 评定量表。

3. 知觉功能评定　可进行视 - 空间关系障碍和失认症、失用症等知觉障碍评定及注意、记忆、思维功能评定。单侧忽略是偏瘫病人最常见的知觉障碍，是指对来自损伤半球对侧的刺激物无反应，主要表现在视觉形式上，注意与偏盲相鉴别；目前国内较为常用的是二等分试验，在纸的中央画数条水平直线，病人目测找出并画出中点；也可使用划消试验、绘图实验等方法。

4. 言语功能评定　脑卒中病人易发生言语功能障碍，尤其是大脑优势半球（多为左侧）损害。语言障碍严重程度有不同的表现，可以进行失语症或构音障碍的评定。

5. 吞咽功能评定　脑卒中病人容易出现吞咽障碍，损害双侧皮质脑干束出现假性延髓性麻痹，损害疑核出现真性延髓性麻痹，两者均可出现吞咽障碍。临床多用饮水试验进行评定，具体方法为：病人端坐，喝下 30ml 温开水，观察病人饮水过程，记录所需时间和呛咳情况。1 级（正常）：能顺利地 1 次将水咽下，5s 内完成且无呛咳；2 级（可疑）：分 2 次以上喝完，无呛咳；3 级（异常）：能 1 次咽下，有呛咳；4 级（异常）：分 2 次以上咽下，有呛咳；5 级（异常）：频繁呛咳，不能全部咽下。

6. 运动功能评价　常用的方法有 Brunnstrom 六阶段评定法、Bobath 运动功能评定法、简式 Fugl-Meyer 运动功能评定法和 Carr-Shepherd 运动功能评定(MAS)。

(1) Brunnstrom 六阶段评定法:是脑卒中运动模式评定较为常用的一种方法,评价内容精简,使用方法省时。Brunnstrom 认为脑卒中后偏瘫(中枢性瘫痪)病人的肢体功能恢复遵循大致相同的过程,并将其分为六个阶段:

第Ⅰ阶段　急性期发作后,患侧肢体失去控制,运动功能完全丧失,称为弛缓阶段。约数日至 2 周。

第Ⅱ阶段　随着病情的控制,患肢开始出现伴随着痉挛、联合反应和联带运动特点的不随意运动,肌张力开始增加,称为痉挛阶段。约 2 周以后。

第Ⅲ阶段　患肢可以完成随意运动,但痉挛进一步加重,不能在关节的全范围内进行活动,由始至终贯穿着联带运动的特点并达到高峰,称为联带运动阶段。

第Ⅳ阶段　痉挛程度开始减轻,运动模式开始脱离联带运动的控制,出现了部分分离运动的组合,肌张力开始下降,被称为部分分离运动阶段。约 5 周以后。

第Ⅴ阶段　运动逐渐失去联带运动的控制,出现了难度较大的分离运动的组合,被称为分离运动阶段。

第Ⅵ阶段　由于痉挛的消失,各关节均可完成随意的运动,协调性与速度均接近正常,被称为正常阶段。约 3 个月以后。

Brunnstrom 六阶段评定具体方法见表 17-4。

表 17-4　Brunnstrom 六阶段评价法

阶段	上肢	手	下肢	功能评级
1	无随意运动	无任何运动	无任何运动	Ⅰ
2	仅出现联带运动模式	仅有极细微屈伸	仅有极少的随意运动	Ⅱ
3	可随意发起联带运动,联带运动达高峰	可作钩状抓握,但不能伸指	在坐位和站位时,有髋、膝、踝协同性屈曲	Ⅲ
4	出现部分分离运动: ①肩 0° 肘屈 90° 下前臂旋前旋后; ②肘伸直肩可屈 90°; ③手背可触及腰骶部	能侧捏及松开拇指,手指有半随意的小范围伸展活动	①坐位屈膝 90° 以上,可使足后滑到椅子下方; ②在足跟不离地的情况下能使踝背屈	Ⅳ
5	出现分离运动: ①肘伸直肩外展 90°; ②肘伸直肩前屈 30°~90° 时前臂旋前和旋后; ③肘伸直前臂取中间位,上肢上举过头	可作球状和圆柱状抓握,手指同时伸展,但不能单独伸展	①健腿站,病腿可先屈膝后伸髋; ②在伸膝下作踝背屈(重心落在健腿上)	Ⅴ
6	运动协调近于正常,手指指鼻无明显辨距不良,但速度比健侧慢(<5s)	所有抓握均能完成,但速度和准确性比健侧差	①在站立位可使髋外展到超出抬起该侧骨盆所能达到的范围; ②坐位下伸直膝可内外旋下肢,能完成合并足的内外翻	Ⅵ

图片:Brunnstrom 运动功能评定法

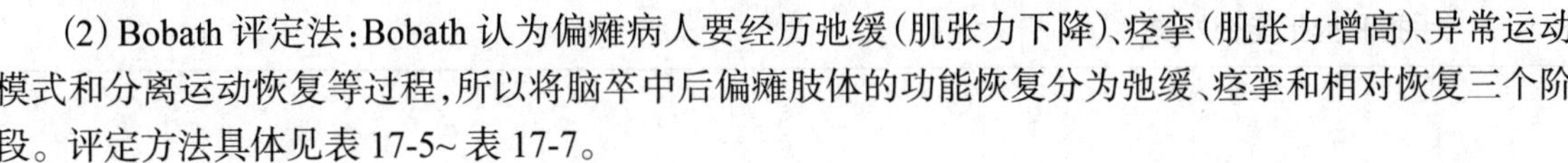
(2) Bobath 评定法:Bobath 认为偏瘫病人要经历弛缓(肌张力下降)、痉挛(肌张力增高)、异常运动模式和分离运动恢复等过程,所以将脑卒中后偏瘫肢体的功能恢复分为弛缓、痉挛和相对恢复三个阶段。评定方法具体见表 17-5~ 表 17-7。

表 17-5 Bobath 上肢与肩胛带运动功能评定表

阶段	运动模式	仰卧位		坐位		站立位	
		能	否	能	否	能	否
Ⅰ	A. 能否保持上肢上举(肘关节伸展) 上肢上举时能否内旋 能否保持上肢上举时的外旋位 B. 能否将上肢从上举位移动到水平位,再返回上举位(肘关节伸展) 能否在前方完成上述动作 能否在侧方完成上述动作 移动过程中上肢能否内旋 移动过程中上肢能否外旋 C. 能否将上肢从水平外展位移动到体测,再回到水平外展位(肘关节伸展) 移动过程中上肢能否内旋 移动过程中上肢能否外旋						
Ⅱ	A. 能否举起上肢触摸对侧肩 能否用手掌触摸 能否用手背触摸 B. 能否屈肘举起上肢用手触摸头顶 能否用手掌触摸(旋后) 能否用手背触摸(旋前) C. 能否双肩水平外展并屈肘时双手于枕部交叉 能否伴有腕关节屈曲 腕关节伸展时能否完成						
Ⅲ	A. 前臂和腕关节能否旋后 患侧躯干不伴有侧屈时能否完成 是否伴有肘与手指关节屈曲 肘与手指关节伸展时能否完成 B. 肩关节无内收时前臂能否旋前 C. 上肢伸展时能否外旋 能否在水平外展位外旋 能否于体侧外旋 上肢于上举位能否外旋 D. 能否在外展外旋位时屈伸肘关节,完成用手触摸同侧肩部的动作 上肢从体测位开始 上肢从水平外展位开始						

表 17-6 Bobath 腕关节与手指运动功能评定表

阶段	运动模式	能	否
Ⅰ	能否将手平放在前面的桌子上 坐在治疗床边时,能否将手平放侧方 是否伴有手指和拇指内收 手指和拇指能否外展		

续表

阶段	运动模式	能	否
Ⅱ	能否伸手(张开手指)抓握物品 是否伴有腕关节屈曲 腕关节能否伸展 是否伴有前臂旋前 前臂能否旋后 是否伴有手指和拇指内收 手指和拇指能否外展		
Ⅲ	A. 用手抓握后能否再松手(放下物品) 肘关节能否屈曲 肘关节能否伸展 前臂能否旋前 前臂能否旋后 B. 手指能否单独活动 拇指 环指 小指 示指和中指 C. 各指能否与拇指对指 拇指和示指 拇指和中指 拇指和小指		

表 17-7　Bobath 骨盆、下肢和足运动功能评定表

体位	阶段	运动模式	能	否
仰卧位	Ⅰ	A. 患侧下肢能否屈曲 患足离开床面是否伴有健侧下肢屈曲 健侧下肢伸展时能否完成 健侧上肢不屈曲时能否完成 B. 患侧下肢从伸展位开始屈髋屈膝(足底支撑于床面向骨盆方向移动) 患足不离开床面能否伸展下肢		
	Ⅱ	能否双足抵于床面,在不伸展患侧下肢的前提下抬起骨盆(搭桥运动) 能否在骨盆保持抬起位的同时,健侧下肢离开床面 骨盆抬起时,骨盆患侧是否向下倾斜 能否在骨盆保持抬起位同时,双膝进行内收外展		
	Ⅲ	A. 踝关节能否背屈 足趾能否背屈 足置于支撑面上能否进行下肢屈曲 下肢能否伸展 是否伴有踝关节内翻 踝关节能否外翻 B. 病人仰卧于治疗台边缘,患侧髋关节伸展时,能否屈曲膝关节(足底支撑于地面)		
坐位	Ⅰ	A. 双足踏在地面时,患侧下肢能否内收、外展 B. 双足离地时,患侧下肢能否内收、外展		
	Ⅱ	A. 能否抬起患侧下肢放在健膝上(跷二郎腿,不得用手帮助) B. 能否足跟不离地,患足后移到座椅下方 C. 能否健足在前、患足在后站起来		

续表

体位	阶段	运动模式	能	否
站立位	Ⅰ	能否双足并拢站立		
	Ⅱ	A. 能否患侧单腿站立 B. 能否于患侧单腿站立时患侧下肢做屈伸动作 C. 能否患侧下肢在前、健侧下肢在后站立时(健侧足置于患侧足尖后面),患侧下肢负重(重心前移) D. 能否健侧下肢在前、患侧下肢在后站立时,健侧负重、患侧下肢膝关节屈曲,但足趾不离地		
	Ⅲ	A. 能否健侧下肢在前、患侧下肢在后站立时,健侧负重、患侧下肢膝关节屈曲并足离地,但不伴有髋关节屈曲 患足是否出现内翻 是否伴有患足外翻 B. 能否患侧下肢负重并转移重心为健侧下肢迈步创造条件 重心向前移动 重心向后移动 C. 能否健侧下肢支撑,患侧下肢向前迈步但不出现骨盆上抬 D. 能否健侧下肢支撑,患侧下肢向后迈步但不出现骨盆上抬 E. 能否患侧足跟站立(患侧下肢支撑,足尖翘起)		

(3)简式 Fugl-Meyer 运动功能评定法:是将上肢和下肢的运动功能、平衡能力、关节活动度、感觉功能等内容进行定量评定的方法,也是脑卒中运动模式评定较为常用的一种方法。Fugl-Meyer 评定法是在 Brunnstrom 评定法的基础上进行了改良,将 Brunnstrom 评定法进一步量化,根据每一种动作基本完成、部分完成或小部分完成情况制定出三级评分量表,分别为 0 分、1 分和 2 分,见表 17-8、表 17-9。其中,上肢 33 项,总积分 66 分,下肢 17 项,总积分 34 分。运动总积分 100 分为正常;低于 50 分为Ⅰ级,患肢严重运动障碍,几乎无运动;50~84 分为Ⅱ级,患肢明显运动障碍;85~95 分为Ⅲ级,患肢中等度运动障碍,手功能障碍;96~99 分为Ⅳ级,患肢轻度运动障碍(表 17-10)。

表 17-8　Fugl-Meyer 上肢运动功能评定表

上肢(最高分 66 分)		
(坐位)	Ⅰ. 上肢反射活动(4 分)	
	A. 肱二头肌腱反射	0 分:不能引出反射活动
	B. 肱三头肌腱反射	2 分:能够引出反射活动
	Ⅱ. 屈肌共同运动(12 分) 让病人患侧上肢触摸同侧耳朵	
	肩关节上提	0 分:完全不能进行
	肩关节后缩	1 分:部分完成
	外展(至少 90°)	2 分:无停顿充分完成
	外旋	
	肘完全屈曲	
	前臂充分旋后	
	Ⅲ. 伸肌共同运动(6 分) A. 让病人用患侧上肢触摸健侧膝部。注意避免病人借助重力替代主动运动、旋转胸部或摆动患肢。	
	B. 肩关节内收 / 内旋	0 分:完全不能进行

续表

上肢(最高分 66 分)	
C. 肘关节伸展	1 分:部分完成
D. 前臂旋前	2 分:无停顿充分完成
Ⅳ. 伴有共同运动的活动(6 分)	
A. 手触腰椎。让病人手后伸摸腰椎棘突	0 分:没有明显活动 1 分:手必须超过髂前上棘
	2 分:能顺利进行
B. 肩关节屈曲 90°	0 分:肩屈曲开始时就出现肩外展或肘关节屈曲
(肘关节位 0° 时)	1 分:肩关节外展及肘关节屈曲发生在较晚时间
	2 分:能顺利充分完成
C. 在肩关节 0°,肘关节 90° 时前臂旋前旋后运动	0 分:不能主动将肩关节和肘关节置于正确的位置或前臂完全不能旋前旋后
	1 分:能主动将肩肘关节置于正确位置并且前臂能作有限的旋前旋后
	2 分:完全旋前、旋后活动自如
Ⅴ. 分离运动(6 分)	
A. 肩关节外展 90° 肘关节完全伸展,前臂旋前	0 分:肩关节最初外展即出现肘关节屈曲或前臂的旋前位发生偏移
	1 分:肩关节只能部分外展或在外展过程中出现肘关节屈曲或前臂不能保持在旋前位
	2 分:顺利完成
B. 肩关节屈曲 90°~180°,肘关节完全伸展,前臂中立位	0 分:肩关节最初屈曲时,肩立即外展或肘关节屈曲 1 分:在肩屈曲过程中,出现肘关节屈曲或肩关节外展
	2 分:顺利完成
C. 在肩关节屈曲 30°~90°,肘关节完全伸展位时,前臂旋前旋后	0 分:前臂旋前旋后完全不能进行或肩肘位置不正确 1 分:能在要求肢位下,部分完成旋前、旋后
	2 分:顺利完成
Ⅵ. 正常反射活动(2 分)	只有第Ⅴ阶段得 6 分,本项目评分才计入总分
肱二头肌肌腱反射	0 分:至少 2 个反射明显亢进
指屈肌反射	1 分:一个反射明显亢进或至少 2 个反射活跃
肱三头肌反射	2 分:反射活跃不超过一个并且无反射亢进
Ⅶ. 腕稳定性(10 分)	
A. 肘屈曲 90°、肩关节 0°、前臂完全旋前位(必要时检查者协助保持该位置),腕背屈	0 分:病人不能背屈腕关节达 15° 1 分:可完成腕背屈 15°,但不能抗阻力
	2 分:有些轻微阻力仍可保持腕背屈 15°
B. 肘屈曲 90°、肩关节 0°、前臂完全旋前位(必要时检查者协助保持该位置),腕关节交替屈伸	0 分:不能随意运动 1 分:病人不能完成在全关节范围内屈 / 伸腕活动 2 分:完成全关节范围内屈 / 伸腕活动

续表

上肢(最高分 66 分)	
C. 肩屈曲 30°、肘伸展、前臂旋前位(必要时检查者协助保持该位置),腕背屈 15° 的腕关节稳定性	评分同 A 项
D. 肩屈曲 30°、肘伸展、前臂旋前位(必要时检查者协助保持该位置),屈伸腕	评分同 B 项
E. 腕环状运动(肢体位置无特殊要求)	0 分:不能进行 1 分:活动费力或不完全 2 分:流畅的完全的环行运动
Ⅷ. 手(14 分)	
A. 手指共同屈曲 让病人屈曲手指	0 分:不能屈曲 1 分:能屈曲但不充分 2 分:(与健侧比较)能完全主动屈曲
B. 手指共同伸展 起始位为手指主动或被动完全屈曲位,让病人伸指	0 分:不能伸展 1 分:能够放松主动屈曲的手指(能够松开拳) 2 分:(与健侧比较)能充分的主动伸展
C. 握力 1(钩状抓握):掌指关节伸展,近端和远端指间关节屈曲,钩住一定重量的物体,检测抗阻握力	0 分:手指不能保持钩状 1 分:能保持钩状,但握力微弱 2 分:能够抵抗相当大的阻力抓握
D. 握力 2(侧捏):四指伸直位时,拇指内收(在拇指和示指之间夹一张纸)	0 分:手指不能保持正确位置 1 分:能捏住一张纸,但不能抵抗轻拉力 2 分:可捏住一张纸,且能抵抗轻拉力
E. 握力 3(对捏):拇、示指指腹相对,捏住一支铅笔	评分方法同握力 2
F. 握力 4(圆柱状抓握):拇、示指指腹相对,握住一个圆柱状物体	评分方法同握力 2
G. 握力 5(球形抓握):抓握球形物体,如网球	评分方法同握力 2
Ⅸ. 协调性与速度(6 分) 指鼻试验(闭眼快速重复 5 次)	
A. 震颤	0 分:明显震颤 1 分:轻度震颤 2 分:无震颤
B. 辨距不良	0 分:明显的或不规则辨距障碍 1 分:轻度的或规则的辨距障碍 2 分:无辨距障碍
C. 速度	0 分:较健侧长 6s 1 分:较健侧长 2~5s 2 分:两侧差别少于 2s

上肢共 33 项,最高总积分 66 分。

表 17-9 Fugl-Meyer 下肢运动功能评定表

下肢(最高分 34 分)		
仰卧位	Ⅰ. 反射活动(4 分)	
	跟腱反射	0 分:无反射活动
	膝腱反射	2 分:反射活动
	Ⅱ. 共同运动(14 分)	
	A. 屈肌共同运动(6 分) 让病人最大限度地屈髋、屈膝与踝背屈	
	髋关节屈曲	0 分:不能进行
	膝关节屈曲	1 分:部分进行
	踝关节背屈	2 分:几乎与对侧相同
	B. 伸肌共同运动(8 分) 起始位为完全的屈肌共同运动的位置,让病人伸髋、膝和踝,施加阻力以消除重力的易化作用,髋关节内收也施加阻力,髋内收可和伸髋结合在一起评价	
	髋关节伸展	0 分:没有运动
	髋关节内收	1 分:有一点力量
	膝关节伸展	2 分:几乎与对侧力量相同
	踝关节跖屈	
坐位	Ⅲ. 联合的共同运动(4 分)	
	A. 膝关节屈曲大于 90°	0 分:无自主活动
	坐位,腿悬于床边	1 分:膝关节能从微伸位屈曲,但不超过 90°
		2 分:膝关节屈曲大于 90°
	B. 踝背屈	0 分:不能主动背屈
	坐位,腿悬于床边	1 分:不完全背屈
		2 分:正常背屈
站位	Ⅳ. 分离运动(4 分)	
	A. 膝关节屈曲	0 分:在髋关节伸展位不能屈膝
	站位,髋关节 0° 位	1 分:髋关节不屈,膝能屈曲但不能达到 90°,或在屈膝过程中出现髋关节屈曲
		2 分:膝关节屈曲达 90° 或 90° 以上且没有出现屈髋
	B. 踝背屈	0 分:不能主动活动
	站位,髋关节 0° 位	1 分:能部分背屈
		2 分:能充分背屈
坐位	Ⅴ. 正常反射(2 分)	只有第Ⅳ阶段得 4 分,本项目评分才计入总分
	膝部屈肌腱反射	0 分:2 个或 3 个明显亢进
	膝腱反射	1 分:1 个反射亢进或至少 2 个反射活跃
	跟腱反射	2 分:不超过 1 个反射活跃且没有反射亢进

续表

下肢(最高分 34 分)		
仰卧位	Ⅵ. 协调 / 速度	
	跟膝试验:以患侧足跟碰健侧膝盖 5 次,以尽快的速度连续进行	
	A. 震颤	0 分:明显震颤
		1 分:轻度震颤
		2 分:无震颤
	B. 辨距障碍	0 分:明显的不规则的辨距障碍
		1 分:轻度的规则的辨距障碍
		2 分:无辨距障碍
	C. 速度	0 分:比健侧长 6s
		1 分:比健侧长 2~5s
		2 分:两侧相差少于 2s

下肢共 17 项,最高总积分 34 分。

表 17-10　简式 Fugl-Meyer 运动功能评分的临床意义

运动评分	分级	临床意义
<50 分	Ⅰ	严重运动障碍
50~84 分	Ⅱ	明显运动障碍
85~95 分	Ⅲ	中度运动障碍
96~99 分	Ⅳ	轻度运动障碍

(4) Carr-Shepherd 评定法:Carr-Shepherd 评定法由八个功能性活动项目和一个肌张力的评定项目组成,与 Fugl-Meyer 运动功能评定和 Barthel 指数均具有高相关性。八个功能活动项目:从仰卧到健侧卧、从仰卧到床边坐、坐位平衡、从坐到站、步行、上肢功能、手的精细功能、手部运动。每一个功能活动从 0 分到 6 分,分为七个等级,6 分为功能的最佳状态(表 17-11)。该评定法对日常生活功能性作业活动(上肢功能、口面部功能、床边坐起、坐位平衡、站起和坐下、站立平衡、行走)进行详细分析,找出病人功能活动的障碍点,提出一系列病人可能存在的常见问题和各种代偿行为,并寻找和确定病人形成代偿行为的原因。

表 17-11　Carr-Shepherd 运动功能评定(MAS)

内容	评分标准
1. 从仰卧到健侧卧	0 分:完全依赖
	1 分:自己牵拉侧卧(起始位必须仰卧,不屈膝。病人自己用健手牵拉向健侧卧,用健腿帮助患腿移动)
	2 分:下肢主动横移,且下半身随之移动(起始位同上,上肢留在后面)
	3 分:用健侧上肢将患侧上肢提过身体,下肢主动移动且身体随其运动(起始位同上)
	4 分:患侧上肢主动移动到对侧,身体其他部位随之移动(起始位同上)
	5 分:移动上下肢并翻身至侧位,但平衡差(起始位同上,肩前伸,上肢前屈)
	6 分:在 3s 内翻身侧卧(起始位同上,不用手)

续表

内容	评分标准
2. 从仰卧到床边坐	0 分:完全依赖 1 分:侧卧,头侧抬起,但不能坐起(帮助病人侧卧) 2 分:从侧卧到床边坐(治疗师帮助病人移动,整个过程病人能控制头部姿势) 3 分:从侧卧到床边坐(治疗师准备随时帮助将病人的下肢移到床下) 4 分:从侧卧到床边坐(不需帮助) 5 分:从仰卧到床边坐(不需帮助) 6 分:在 10s 内从仰卧到床边坐(不需帮助)
3. 坐位平衡	0 分:不能坐 1 分:必须有支持才能坐(治疗师要帮助病人坐起) 2 分:无支持能坐 10s(不用扶持,双膝和双足靠拢,双足可着地支持) 3 分:无支持能坐,体重能很好地前移且分配均匀(体重在双髋处能很好地前移,头胸伸展,两侧均匀持重) 4 分:无支持能坐并可转动头及躯干向后看(双足着地支持,不让双腿外展或双足移动,双手放在大腿上,不要移到座椅上) 5 分:无支持能坐且向前触地面并返回原位(双足着地,不允许病人抓住东西,腿和双足不要移动,必要时支持患臂,手至少必须触到足前 10cm 的地面) 6 分:无支持坐在凳子上,触摸侧方地面,并回到原位(要求姿势同上,但病人必须向侧位而不是向前方触摸)
4. 从坐到站	0 分:不能站 1 分:需要别人帮助站起(任何方法) 2 分:可在别人准备随时帮助下站起(体重分布不均,用手扶持) 3 分:可站起(不允许体重分布不均和用手扶持) 4 分:可站起,并伸直髋和膝维持 5s(不允许体重分布不均) 5 分:坐 - 站 - 坐不需别人准备随时帮助(不允许体重分配不均,完全伸直髋和膝) 6 分:坐 - 站 - 坐不需别人准备随时帮助,并在 10s 内重复 3 次(不允许体重分布不均)
5. 步行	0 分:不能行走 1 分:能用患腿站,另一腿向前迈步(负重的髋关节必须伸展,治疗师可准备随时给予帮助) 2 分:在一个人准备随时给予帮助下能行走 3 分:不需帮助能独立行走(或借助任何辅助器具)3m 4 分:不用辅助器具 15s 能独立行走 5m 5 分:不用辅助器具 25s 能独立行走 10m,然后转身,拾起地上一个小沙袋(可用任何一只手),并且走回原地 6 分:35s 上下四级台阶 3 次(不用或用辅助器具,但不能扶栏杆)
6. 上肢功能	0 分:上肢不能动 1 分:卧位,上举上肢以伸展肩带(治疗师将臂置于所要求的位置并给予支持,使肘伸直) 2 分:卧位,上肢保持上举伸直 2s(治疗师应将上肢置于所要求的位置,病人必须使上肢稍外旋,肘必须伸直在 20° 以内) 3 分:上肢位置同 2 分,屈伸肘部使手掌触及和离开前额(治疗师可帮助前臂旋后) 4 分:坐位,使上肢伸直前屈 90°(保持上肢稍外旋及伸肘,不允许过分耸肩)保持 2s 5 分:坐位,病人举臂同 4 分,前屈 90° 并维持 10s 然后还原(病人必须维持上肢稍外旋,不允许内旋) 6 分:站立,手抵墙,当身体转向墙时要维持上肢的位置(上肢外展 90°,手掌平压在墙上)

续表

内容	评分标准
7. 手部运动	0分:手不能动 1分:坐位,伸腕(让病人坐在桌旁,前臂置于桌上,把圆柱体物放在病人掌中,要求病人伸腕,将手中的物体举离桌面,不允许屈肘) 2分:坐位,腕部桡侧偏移(将病人前臂尺侧靠放,处于旋前旋后的中位,拇指与前臂呈一直线,伸腕,手握圆柱体,然后要求病人将手抬离桌面,不允许肘关节屈曲或旋前) 3分:坐位,肘置身旁,旋前或旋后(肘不要支持,并处直角位3/4的范围即可) 4分:手前伸,用手捡起一直径14cm的大球,并把它放在指定的位置(球应放于桌上距病人较远的位置,使病人完全伸直双臂,才能拿到球,肩必须前伸,双肘伸直,腕中位或伸直,双掌要接触球) 5分:从桌上拿起一个塑料杯,并将它放在身体另一侧的桌子上(不能改变杯子的形态) 6分:连续用拇指和每一个手指对指,10s内做14次以上(从示指开始,每个手指依次碰拇指,不允许拇指从一个手指滑向另一个手指或向回碰)
8. 手的精细功能	0分:手指不能动 1分:捡起一个钢笔帽,再放下(病人向前伸臂,捡起笔帽放在靠近身体的桌面上) 2分:从杯子里拣出一颗糖豆,然后放在一个杯子里(茶杯里有8粒糖豆,两个杯子必须放在上肢能伸到处,左手拿右侧杯里的豆放进左侧杯里) 3分:画几条水平线止于垂直线上。20s内画10次(至少要有5条线碰到及终止在垂直线上) 4分:用一支铅笔在纸上连续快速点点(病人至少每秒钟点两个点,连续5s,病人不需帮助能捡起及拿好铅笔,必须像写字一样拿笔,是点点而不是敲击) 5分:把一匙液体放入口中(不需低头去迎就匙,不许液体溢出) 6分;用梳子梳头后部的头发
9. 全身肌张力	0分:病人处于昏迷状态 1分:弛缓无力。移动身体部分时无阻力 2分:移动身体部分时可感觉到一些反应 3分:变化不定。有时弛缓无力,有时肌张力正常,有时肌张力高 4分:持续正常状态 5分:50%时间肌张力高 6分:肌张力持续性增高

运动功能评定还需进行肌张力(改良的Ashworth评定法等)、反射、联合反应(可通过检查者手在健侧肢体上施加阻力使之产生抗阻运动,另一手触摸患侧被检肌群的张力变化或观察有无联带运动出现来确定)、关节活动度(关节活动度Fugl-Meyer评定量表)等评定。

7. 平衡功能的评定　脑卒中病人主要评定坐位和站位的平衡反应。临床上常用三级平衡检测法和Berg平衡量表来评定。对于不能独坐的病人,应检查桥式动作(可通过计时来判断躯干力量的改变),并嘱病人练习该动作,目的是锻炼躯干力量和控制能力,为独坐做准备,同时可方便大小便护理。进行平衡评估时,不仅要观察能否保持平衡,还要观察双侧负重是否一致,站位平衡时,还应注意双侧踝部的运动;病人可站起坐下时,应观察此过程中的平衡,包括重心的转移和双侧负重的一致性;若站位平衡较好,可观察单足站立时的平衡能力(计时);若病人已经可以行走,还应观察病人在行走(正常速度及快速行走)、转弯、遇到障碍物、不同地面、上下楼梯时的平衡,可进行"站起-走"计时测试(坐在有靠背的椅子上,背部靠在靠背上,计时后站起向前行走3m后转身,走回椅子前,转身后坐下,当背部靠在靠背上后计时停止)。

8. 疼痛的评定　脑卒中病人的肩关节、腕关节和手指常出现疼痛的问题,需要及时把握疼痛的部

位和程度等，具体评价可以使用 VAS 法或简化 McGill 疼痛问卷。

9. 心理功能的评定 脑卒中发生后，病人常表现为抑郁或焦虑，具体参见本教材第四章第六节焦虑和抑郁的评定方法。

（四）个体活动评定

1. 移动能力评定 目前国内无统一的标准量表，根据 Rivermead 运动指数（Rivermead mobility index），结合偏瘫病人完成卧位、坐位、站位的转移情况，制定出 Modified Rivermead Mobility Index（MRMI），共 8 项，每项从 0~5 分，分数越高，移动能力越好，总分 40 分。①床上翻身：请从仰卧位翻身到健侧卧位；②从卧到坐：请坐起来到床边。病人必须先健侧卧位，然后自己坐起来，可通过推床边来辅助；③坐位平衡：请坐到床边。评估人计时 10s，可通过手来辅助；④从坐到站：请从椅子上站起来，病人需在 15s 内完成；⑤站立：请保持站立，无外界帮助站立 10s，可通过手来辅助；⑥转移：请从床转移到椅子，然后转移回床，病人需从健侧转移；⑦行走：请往里面走，如果需要可以给予帮助。用你往常的方式走 10m；⑧楼梯：请用你自己的方式爬上这层楼梯。计分方式：0＝不能完成；1＝需两人帮助；2＝需一人帮助；3＝需监督或口头指示；4＝需要辅助或需要器具；5＝独立完成。

2. 日常生活活动能力的评定 脑卒中病人功能障碍多影响日常生活活动能力。临床上常用 Barthel 指数和功能独立性评定以及我国“十五”攻关项目功能综合评定（FCA）。

（五）社会参与评定

偏瘫病人可以出现工作学习、休闲娱乐、人际交往等方面的障碍，可以进行社会生活能力评定、就业能力以及生活质量能力等方面的评定。生活质量越来越受到人们的普遍关注，针对脑卒中病人使用的脑卒中专业生活质量量表（stroke-specific quality of life Scale，SS-QOL），生活质量的提高是社会进步和医学发展的标志。

（六）个体与环境因素评定

偏瘫病人个体与环境因素评定内容见表 17-12。

表 17-12 个体因素和环境因素

个体因素	评分标准	环境因素
意识状态	1. 清醒状态；2. 嗜睡状态；3. 意识模糊；4. 昏睡状态	助手
配合程度	1. 消极；2. 一般；3. 积极	家人态度
理解能力	1. 差；2. 一般；3. 好	居住环境
心理状态	1. 焦虑；2. 抑郁；3. 正常	经济情况

偏瘫病人进行康复评定的主要目的是了解病人的功能障碍情况，从而制定相应的康复目标和康复治疗计划，具体可参考表 17-13。

表 17-13 偏瘫病人康复计划表

偏瘫病人的康复计划
一般情况 姓名： 性别： 年龄： 职业： 病历号： 联系电话： 家人或代理人联系电话： 入院时间： 家庭地址： **主要诊断** **入院时相关资料** 既往病史： 偏瘫原因：①缺血性脑卒中（脑栓塞、脑血栓形成） ②出血性脑卒中（脑出血、蛛网膜下腔出血）③其他 距离损伤时间：① 1 个月内 ② 1~3 个月 ③大于 3 个月 是否手术：①否 ②是，具体（手术时间及名称）：

续表

卧床时间：① 1 个月内　② 1~3 个月　③大于 3 个月
是否有合并伤：　①否　②有，具体：

主要功能障碍及康复评定结果

康复目标

近期目标：
远期目标：

康复方案

□ 日常生活动作训练	□ 肢体运动功能训练	□ 手功能训练
□ 作业职业训练	□ 呼吸训练	□ 减重训练
□ 吞咽功能训练	□ 站立及行走训练	□ 转移训练
□ 轮椅训练	□ 膀胱功能训练	□ 功能性电刺激
□ 经颅磁刺激	□ 生物反馈	□ 言语功能训练
□ 其他		

注意事项

第二节　截瘫及四肢瘫评定技术

截瘫及四肢瘫会出现不同程度的运动、感觉、反射、自主神经等身体结构功能损伤以及个体活动与社会参与方面的障碍。截瘫和四肢瘫的评定技术对了解病人的能力、制定康复计划，评价治疗效果，安排重返家庭或就业有十分重要的意义。

一、概述

引起截瘫和四肢瘫的原因很多，其中常见的是车祸、意外暴力损伤、从高处跌落等。这些病人往往发生脊髓损伤，导致部分瘫痪或完全瘫痪，生活不能自理，需要他人不同程度的帮助。

（一）定义

脊髓损伤（spinal cord injury，SCI）是指由于各种原因引起的脊髓结构、功能的损害，造成损伤水平以下运动、感觉、自主神经功能障碍。由颈髓损伤造成四肢和躯干（包括呼吸肌）的完全和不完全的运动感觉功能障碍，称为四肢瘫；由胸、腰、骶髓的损伤造成下肢和躯干的完全和不完全性损伤，称为截瘫。

（二）病因

脊髓损伤的发病原因根据致病因素可以分为创伤性和非创伤性因素。

1. 创伤性　骨折、脊髓外力打击、刀伤和枪伤等都可以导致脊髓损伤。脊柱骨折病人中约 20% 发生神经损伤。通常脊柱损伤和脊髓损伤程度成正比。但是也有可能在没有骨折的情况下，由于血管损伤导致脊髓损伤。

（1）脊椎损伤：常见于脊椎屈曲型旋转脱位或骨折脱位。颈椎损伤好发部位为 $C_{5\sim7}$，半数为完全性损伤；胸腰椎损伤通常不稳定，常导致脊髓、圆锥或马尾神经功能障碍，好发部位为 $T_{4\sim7}$、$T_{10}\sim L_2$。

（2）过伸性损伤：少见，多表现为完全性脊髓损伤。

（3）开放性损伤：较少见，主要为枪伤或刀伤。脊髓损伤可由于爆裂伤、血管损伤，也可由于子弹穿过或骨折片刺破脊髓所致。

（4）挥鞭性损伤：多见于高速行驶的汽车突然刹车时，上身突然静止而头部由于惯性继续向前运动，易造成不完全性脊髓损伤。

2. 非创伤性　包括脊髓受压造成局部缺血、肿瘤、脊髓炎及脊髓前动脉血栓等。脊髓组织因血液

循环障碍发生缺血、缺氧产生坏死、液化，最后瘢痕形成或出现萎缩，使脊髓功能受损。

(1)先天性及发育性病因：脊椎畸形、脊柱裂、脊椎滑脱等。

(2)获得性病因

1)血管、血行性异常：动脉炎、脊髓血栓性静脉炎、动静脉畸形、前脊髓动脉综合征等。

2)炎症：吉兰 - 巴雷综合征、横贯性脊髓炎、脊髓前角灰质炎、慢性风湿等。

3)脊髓变性疾病：多发性硬化、肌萎缩性侧索硬化、脊髓空洞症等。

4)占位性：常见的占位性病变是肿瘤，有原发性肿瘤，如脑(脊)膜瘤、神经胶质瘤、神经纤维瘤、多发性骨髓瘤等；有继发性肿瘤，如继发于肺癌、前列腺癌的脊髓肿瘤等。

5)脊椎变形性疾病：严重腰椎间盘突出症、后纵韧带骨化症等。

(三) 解剖与病理

脊柱是由 7 节颈椎、12 节胸椎、5 节腰椎、5 节骶椎及 4 节尾椎共 33 块骨连结成的柱状结构。椎骨中心稍后方为锥孔。各椎骨的椎孔相连构成椎管，脊髓在椎管中受到保护。成人脊髓直径为 1.5cm，全长约 45cm，脊髓上端在枕骨大孔处与延髓相连，下端尖削呈圆锥状，称为脊髓圆锥，终止于 1~2 腰椎，自脊髓圆锥向下伸出一根细丝为终丝。腰、骶、尾部的脊神经根在尚未合成脊神经穿过相应的椎间孔之前，在椎管内、脊髓圆锥下方围绕终丝聚集成束形成马尾。脊髓由灰质和白质构成，灰质呈 H 形，前方突出部分为前角，后方突出部分为后角。前角发出的神经纤维构成脊神经达到躯体运动成分，后角发出的神经纤维将外周感觉传向中枢。与脊髓相连的周围神经称为脊神经，有 31 对。根据功能可分为躯体神经和自主神经，躯体神经又包括运动神经和感觉神经。

脊髓为极易受损伤的柔软组织，脊髓损伤根据病理生理特点又分为原发性脊髓损伤和继发性脊髓损伤。原发性脊髓损伤是指在脊髓受外力作用的瞬间造成的损伤；形态学上有出血、水肿、循环障碍致组织缺血坏死；伤后 24h 出现吞噬细胞移除坏死组织，胶质细胞增多，最终坏死组织移除后形成囊腔及神经胶质化。继发性脊髓损伤是指脊髓损伤后损伤组织及周围存活组织对创伤发生一系列分子水平的反应，此神经组织反应对损伤部位造成的进一步损害。继发性损害的主要改变是损伤部位的出血、血管收缩、微血栓形成、局部缺血缺氧、毛细血管通透性增强、水肿及肿胀等，此外还包括分子生物学的多种变化。

(四) 分类

1. 按损伤平面分类　①四肢瘫：颈段脊髓损伤所致的四肢及躯干的完全或不完全瘫痪；②截瘫：胸、腰、骶段脊髓损伤所致的躯干及下肢的完全或不完全瘫痪。

2. 按脊髓损伤程度分类　①脊髓震荡：脊髓实质无明显改变，24h 以内开始恢复，3~6 周恢复正常；②不完全性脊髓损伤：感觉平面以下包括最低骶段($S_{4\sim5}$)保留部分感觉或运动功能；③完全性脊髓损伤：最低骶段($S_{4\sim5}$)的感觉与运动功能完全丧失。

(五) 临床表现

1. 运动障碍　下肢或四肢有不同程度的肌力下降和丧失，瘫痪主要指此而言，是影响病人活动的主要方面。

2. 感觉障碍　躯干和四肢有不同程度的感觉障碍，可表现为麻、痛、感觉完全丧失及感觉过敏等。

3. 括约肌障碍　可表现为大小便失禁、便秘、尿潴留等。

4. 自主神经功能障碍　可表现为出汗异常、体温调节异常等。

(六) 辅助检查

1. X 线检查　正侧位 X 线片(必要时加摄左、右斜位片)，能清楚地显示脊柱骨折脱位的部位与移位情况或可能存在的异物。

2. CT 与 MRI　能够清楚地显示椎管内外、蛛网膜下腔、脊髓及周围的情况，了解脊髓断裂与否及骨组织、软组织、异物等对脊髓有无压迫等，比 X 线检查更清楚与准确。MRI 对不连续、多节段脊髓损伤的诊断效果最好；不连续、多节段脊髓损伤发生率为 4.5%~18%。一般钢板内固定不宜行 MRI 检查。

3. 腰椎穿刺　根据脑脊液畅流与否判断脊髓神经是否受压。搬运过程中可使移位的骨折块与椎体得到部分或完全地复位，致使脑脊液受阻现象得以解除。故腰椎穿刺检查只能作参考应用。若截瘫的程度逐渐加重，损伤平面逐渐上升，提示椎管内有血肿且不断增大，腰椎穿刺对诊断有一定帮助。

4. 体感诱发电位　皮层体感诱发电位（cortical somatosensory evoked potentials，CSEP）是测定脊髓感觉通路的电生理检查之一，可较准确地进行脊髓功能定量分析，对脊柱脊髓疾患的病情判断、术中监护、预后评估有一定的帮助。

5. 其他　B 超检查可以了解泌尿系统和静脉血栓情况。

（七）诊断

根据外伤史、临床表现和有关辅助检查，从定位、定性、定程度 3 方面做出临床诊断。

1. 定位　脊髓损伤的节段及同一平面不同部位的损伤可分为纵向定位和横向定位。

（1）纵向定位：确定损伤节段，分为颈、胸、腰、骶、马尾。

1）颈髓损伤：分为高位横断和四肢瘫。

①高位横断：C_4 脊髓及以上的完全性横断，表现为四肢瘫痪，除 C_4 脊髓损伤膈肌功能保留、肋间肌和腹肌瘫痪以外，$C_{2\sim3}$ 脊髓损伤膈肌、肋间肌和腹肌均瘫痪，呼吸衰竭及体温调节失常等，常易发生窒息甚至死亡。

②四肢瘫：$C_5\sim T_1$ 脊髓横断损伤，表现为锁骨以下的躯干和下肢完全瘫痪、感觉完全消失，上肢有区域性感觉障碍和部分运动功能丧失。

2）胸髓损伤：躯干的下半部和下肢呈痉挛性瘫痪，膝、踝反射亢进，感觉丧失平面上至腋窝，下至腹股沟，大小便失禁。具体表现为：

① $T_{1\sim5}$ 脊髓损伤：肋间肌的功能尚部分或全部保留，常发生姿势性低血压。

② T_{10} 脊髓损伤：仰卧位抬头，仅上腹壁肌肉收缩，下腹壁肌肉不动，脐孔被牵拉向上（Bevor 征阳性），说明损伤平面在 T_{10} 以下。

③ T_{12} 脊髓损伤：全部腹肌功能良好，腹壁反射存在，而提睾反射消失，下肢呈痉挛性瘫痪。

3）腰髓损伤：分为 4 个节段。

① L_1 脊髓（腰膨大）以上的损伤：下肢呈痉挛性瘫痪，膝、踝反射亢进，初时大小便不通，久则形成反射性排尿。

② L_2 脊髓（腰膨大）以下的损伤：下肢呈软瘫。

③ $L_{2\sim3}$ 损伤：感觉平面达大腿前 1/2，能屈髋。

④ $L_{4\sim5}$ 损伤：屈髋、大腿内收及伸膝、足背屈均可，伸髋、屈膝和足的跖屈无力，病人可站立，走路呈摇摆步态，小腿前部、下肢后部至鞍区感觉消失。

4）骶髓（圆锥 $S_{3\sim5}$）损伤：表现为圆锥与腰骶神经根在同平面损伤，神经运动感觉功能障碍平面在 L_1 节段；仅圆锥损伤，下肢神经运动感觉功能存在，下肢后侧及鞍区感觉消失，尿道括约肌与肛门括约肌功能失常，跟腱反射消失。

5）马尾损伤：常见于第 2~5 腰椎骨折脱位时。成人的脊髓延伸至 L_1 椎骨下缘平面，脊髓圆锥下有终丝与尾骨相连，故 L_1 椎骨以下椎管较宽大。严重的移位或直接暴力打击可致马尾神经的损伤或断裂，多出现不全性截瘫。马尾神经挫伤或神经鞘内断裂，可再生恢复。如果马尾神经完全切断，可手术吻合。

（2）横向定位：脊髓同一平面在脊柱骨折脱位时出现不全性损伤。常见的不全性损伤有 5 种：脊髓中心区综合征、脊髓半切综合征、前侧脊髓综合征、圆锥损伤综合征、马尾综合征，其中前侧脊髓综合征预后最差。

1）脊髓中心区综合征：主要损伤部位在中央灰质、大部分锥体束、脊丘束和后柱前部，若抢救及时，可恢复全部或部分功能，反之则成为永久性损伤。表现为上肢神经受累重于下肢，上肢障碍比下肢明显；有可能步行，但上肢部分完全麻痹。

2）脊髓半切综合征：主要表现为因半侧脊髓缺血导致损伤平面以下同侧肢体的运动功能及深感觉障碍，对侧肢体痛觉和温度觉丧失或减弱。

3）前束综合征：脊髓前部损伤，主要表现为损伤平面以下运动和痛温觉丧失，本体感觉存在。

4）后束综合征：脊髓后部损伤，造成损伤平面以下本体感觉丧失，而运动和痛温觉存在。

5）圆锥损伤综合征：为脊髓圆锥和椎管内腰段脊神经损害，临床表现除运动、感觉障碍外，通常为无反射性膀胱和肠道运动障碍，下肢反射消失。骶段神经反射如球海绵体反射和排尿反射、肛门反射

有时仍可保留。

6）马尾综合征：为椎管内腰骶神经损害，实质是周围神经损伤。临床表现除相应的运动或感觉障碍外，无反射性膀胱及肠道运动障碍，下肢功能包括反射活动的丧失。

2. 定性　是指上运动神经元损伤（硬瘫）或下运动神经元损伤（软瘫）。

3. 定程度　在脊髓休克结束后，根据肛门感觉、足底跖反射、肛门反射和球海绵体反射是否恢复来明确不完全性损伤和完全性损伤。

（八）常用术语

1. 脊髓休克　脊髓受到外力作用后短时间内损伤平面以下的脊髓神经功能完全消失。持续时间一般为数小时至数周，偶有数月之久。脊髓休克期间无法对损伤程度作出正确的评估。球（海绵体）-肛门反射和肛门反射出现，提示脊髓休克结束。

2. 脊髓震荡　暂时性和可逆性脊髓或马尾神经生理功能丧失，可见于只有单纯性压缩性骨折，甚至放射性检测阴性的病人。脊髓没有机械性压迫，也没有解剖上的损害。另一种假设认为脊髓功能丧失是由于短时间压力波所致。缓慢的恢复过程提示反应性脊髓水肿的消退。此型病人可见反射亢进但没有肌肉痉挛。

3. 脊髓功能部分保留区　感觉与运动完全正常的脊髓节段和感觉运动完全消失的脊髓节段不一定连续，两者之间的脊髓节段所支配的区域可能有部分运动和部分感觉。若有脊髓功能部分保留区，完全性脊髓损伤应不超过 3 个脊髓节段。

二、康复评定技术

根据 2001 年 WHO 的 ICF 国际功能残疾和健康分类标准，脊髓损伤可造成病人身体神经结构功能损伤，生活自理能力受限和参与社会活动的限制 3 个层次的障碍，因此，从“损伤”-“活动”-“参与”三个不同的水平进行评定。

（一）病史采集

1. 主诉　病人目前最痛苦的症状及持续时间。

2. 现病史　详细询问病人病情进展、诊疗经过、康复介入等。

3. 既往史　与本病相关的基础性疾病情况，是否存在过敏史、外伤史、手术史、药物史、烟酒史、家族史等。

（二）体格检查及辅助检查

1. 专科查体　神经系统体征，如肌力、肌张力、深反射、深浅感觉、平衡协调等；骨骼肌肉系统体征，如畸形、叩痛、主被动关节活动度等。

2. 椎体 X 线、脊髓 CT、MRI 等检查。

（三）功能障碍

1. 损伤平面的确定　损伤平面是指双侧运动、感觉功能仍然保留完好的最低脊髓节段水平，是确定病人康复目标的主要依据。目前根据运动关键肌和感觉关键点来确定损伤平面。

感觉平面指感觉完全正常的最低脊髓节段。运动平面：肌力为 3 级且该节段以上节段肌力至少为 4 级的神经节段。感觉和运动平面可以不一致，左右两侧也可能不同。神经平面的综合判断以运动平面为主要依据，但对于 $C_{1\sim4}$、T_2~L_1、$S_{2\sim5}$ 节段的运动平面的确定，因无关键肌可供临床检查而只能参考其感觉平面来确定运动平面。C_4 损伤可以采用膈肌作为运动平面的主要参考依据。

（1）感觉平面：感觉平面为脊髓损伤后，关键点保持正常感觉（痛温、触压及本体感觉）的最低脊髓节段。临床感觉平面测定主要是进行 28 个关键点的针刺觉和轻触觉检查。一般是从可疑的损伤部位开始，向头端逐个皮节进行评定，直到病人告知感觉都变为正常为止，这样可以快速确定身体的神经损伤平面。如果病人感觉缺失在乳头或稍高水平，必须对上肢的关键点进行仔细的感觉检查。

1）根据感觉指数评分来确定感觉平面。ASIA 标准确定人体左右各有 28 个感觉关键点，每个关键点必须检查针刺觉和轻触觉，并按三个等级分别评定打分来确定。0＝缺失；1＝障碍（部分障碍或感觉改变，包括感觉过敏）；2＝正常；NT＝无法检查。正常者两侧针刺觉和轻触觉的总积分各为 112 分（表 17-14、图 17-1）。

表 17-14　各感觉平面关键点的检查部位

平面	部位	平面	部位
C_2	枕骨粗隆	T_8	第 8 肋间（T_7 与 T_9 之间）
C_3	锁骨上窝	T_9	第 9 肋间（T_8 与 T_{10} 之间）
C_4	肩锁关节的顶部	T_{10}	第 10 肋间（脐水平）
C_5	肘前窝的外侧面	T_{11}	第 11 肋间（T_{10} 与 T_{12} 之间）
C_6	拇指	T_{12}	腹股沟韧带中部
C_7	中指	L_1	T_{12} 与 L_2 之间上 1/3 处
C_8	小指	L_2	大腿前中部
T_1	肘前窝的尺侧面	L_3	股骨内上髁
T_2	腋窝	L_4	内踝
T_3	第 3 肋间	L_5	足背第三跖趾关节
T_4	第 4 肋间（乳线）	S_1	足跟外侧
T_5	第 5 肋间（T_4 与 T_6 之间）	S_2	腘窝中点
T_6	第 6 肋间（剑突水平）	S_3	坐骨结节
T_7	第 7 肋间	$S_{4\sim5}$	肛周皮肤

2）轻触觉检查的评定工具是一个尖的棉花束（或软毛笔），棉花束由棉球或棉签的顶端拉伸而成。评定时用棉花束轻而快地划过皮肤，接触皮肤的范围不能超过 1cm。替代的工具，如手指尖、某种物品或安全针的钝端也可以使用，但随后必须特别注明。先向病人简单说明评定内容，随后检查者用棉花束轻触病人的面颊，要求病人说出棉束轻触的感觉和位置，确定病人能够领会检查者的指令，能够感受并描述正常触觉。评定病人时，需要病人闭眼，先要求病人记住面颊被棉花束触及的感觉作为正常触觉的对照，再依次评定每个感觉关键点，在每个关键点要求病人说出被棉花束轻触时的感觉。对能说出触觉的病人要求他们说明这种触觉是否与面颊触觉一样；必要时，再次用棉束轻触面颊进行对比。每个感觉关键点评定后，根据上述分级定义进行记录。

3）针刺觉评定包括锐辨别觉和钝辨别觉，使用标准安全别针作为评定工具。使用前打开拉直，尖的一端用于检查锐性感觉，钝的一端用于检查钝性感觉。先向病人简单说明评定内容，随后检查者交替用钝的一端和尖的一端触及病人的面颊，确定病人能够领会检查者的指令，能够分辨身体正常的尖性和钝性感觉。检查时病人闭眼。评定病人时，依次评定每个感觉关键点，在每个感觉关键点，安全别针的钝端和尖端交替触及皮肤，无论使用钝端还是尖端，触及皮肤后不能再移动，并给予轻压力。要求病人说出是否被触及并区分是锐性还是钝性。经过重复交替使用安全别针的两端触及病人皮肤，检查者必须确定病人能否可靠地分辨该部位的锐性和钝性感觉。每一个关键点评定后，根据上述分级定义进行分级记录。

4）深压觉评定是对于肛门周围（$S_{4\sim5}$ 皮节）针刺觉和轻触觉消失的病人，要求进行肛门内深压觉评定，即当用手指对直肠壁给予一定压力时，询问病人有无任何一种感觉，包括触觉和 / 或压觉。肛门深感觉应记录为存在或消失（有或无）。

（2）运动平面：运动平面定义为脊髓损伤后，运动关键肌肌力 3 级或以上且该节段以上节段肌力至少为 4 级的最低脊髓神经节段。目前采用运动指数评分（MIS）来确定运动平面。美国脊髓损伤协会（American Spinal Injury Association，ASIA）确定人体左右各有 10 组运动关键肌，根据 MMT 肌力分级法将肌力分 0~5 级，分别为 0~5 分，把各关键肌的分值相加，正常者两侧运动功能总积分为 5 分 ×10

视频：运动平面确定

组 ×2=100 分(图 17-1);检查顺序为从上向下。除上面这些肌肉需两侧检查外,还要检查肛门括约肌,以肛门指检感觉括约肌收缩,评定分级为存在或缺失(即在图上填有或无),这一检查只用于判断是否为完全性损伤。运动关键肌评定方法如下:

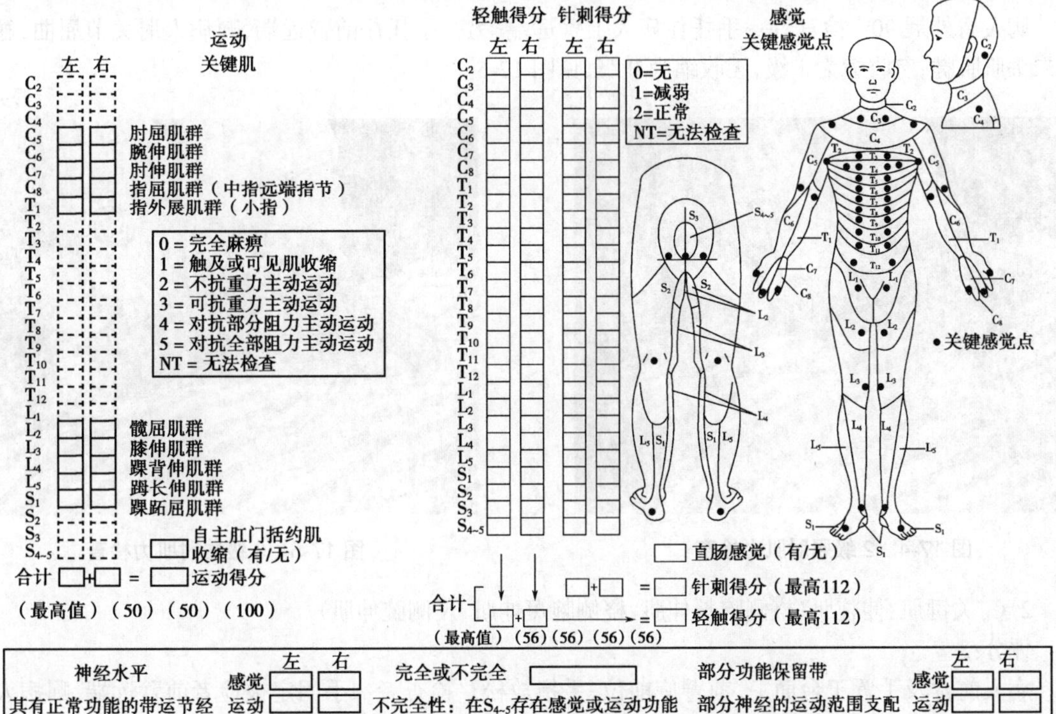

图 17-1　脊髓损伤运动及感觉评分(脊髓损伤神经学分类国际标准 ASIA)

1) C_5 关键肌:屈肘肌(肱二头肌、肱肌)

评分:3

病人肩部中立位,内收,肘部完全伸展,前臂充分旋后。手腕屈 / 伸中立位。检查者一手托住腕部,嘱被检者能克服重力完成全范围的运动为 3 级,见图 17-2。

评分:4 或 5

病人肩部中立位,内收,肘部完全伸展,前臂充分旋后。手腕屈 / 伸中立位。检查者一手固定被检者上臂,另一手置于前臂远端,向肘关节伸展方向施加阻力,令被检者肘关节屈曲。能对抗最大阻力完成全范围的运动为 5 级,仅能对抗中等阻力完成以上运动为 4 级,见图 17-3。

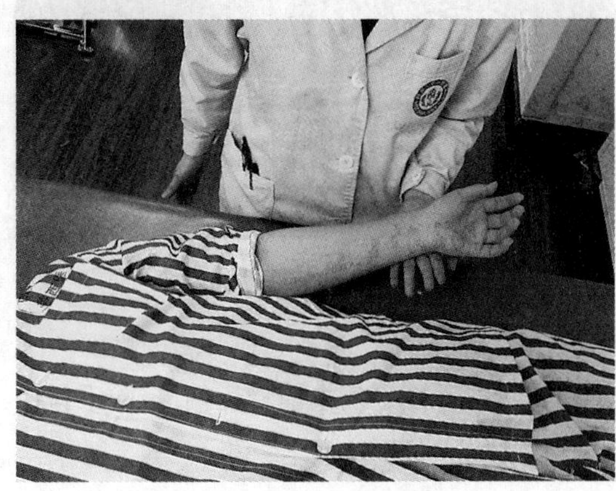

图 17-2　3 级屈肘肌力检查

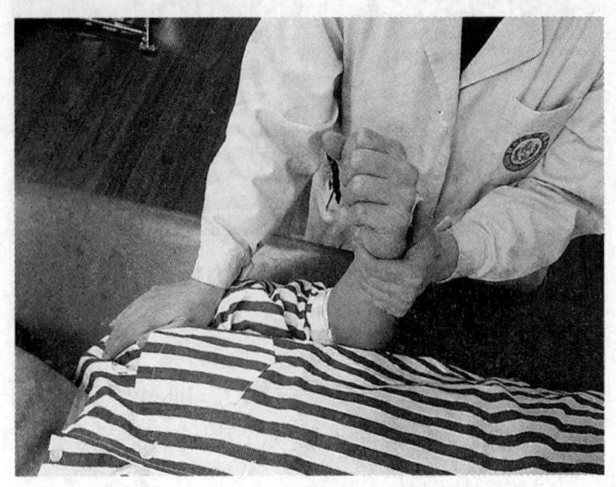

图 17-3　4 级屈肘肌力检查

评分:2

病人肩外展 90°,检查者一手托住病人上臂远端,另一手托住前臂远端,嘱病人肘关节屈曲完成全范围运动为 2 级,见图 17-4。

评分:0 或 1

病人肩外展 90°,检查者一手托住病人上臂远端,另一手托住前臂远端,嘱病人肘关节屈曲,触诊肱二头肌肌腱,有收缩为 1 级,无收缩为 0 级,见图 17-5。

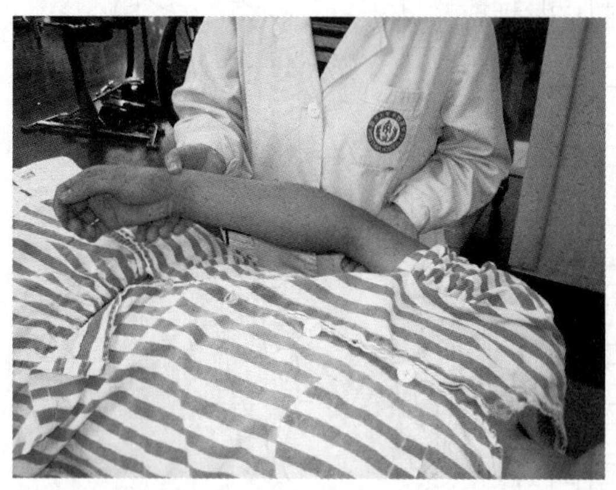

图 17-4　2 级屈肘肌力检查

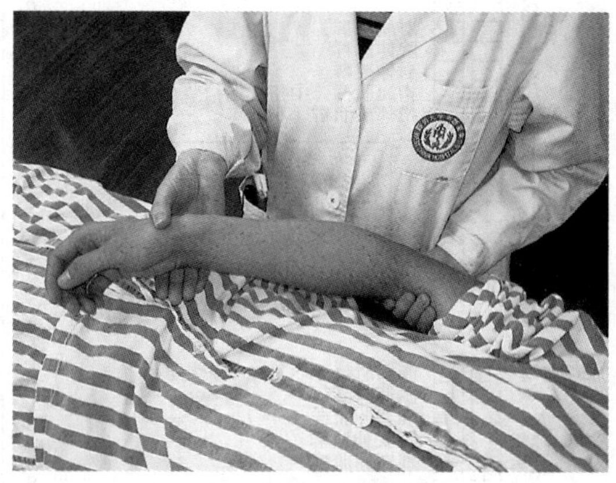

图 17-5　0 级屈肘肌力检查

2) C_6 关键肌:伸腕肌(桡侧腕长伸肌、桡侧腕短伸肌、尺侧腕伸肌)

评分:3

病人前臂及手置于台面上,前臂旋前位,手指放松。检查者一手固定被检者前臂远端,嘱病人克服重力完成全范围运动 3 级,见图 17-6。

评分:4 或 5

病人前臂及手置于台面上,前臂旋前位,手指放松。检查者一手固定病人前臂远端,另一手置于手背远端,向掌侧施加阻力,嘱病人腕关节背伸,能对抗最大阻力完成全范围运动为 5 级,仅能对抗中等阻力完成以上运动为 4 级,见图 17-7。

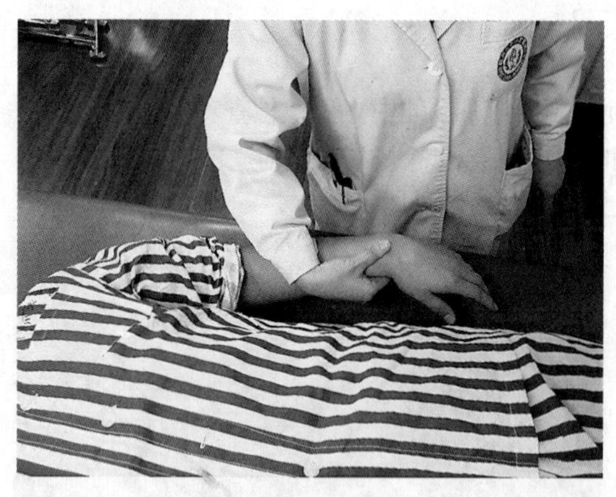

图 17-6　3 级伸腕肌力检查

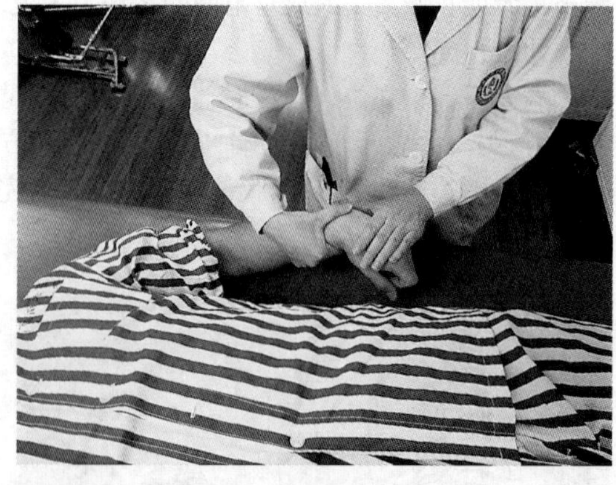

图 17-7　4 级伸腕肌力检查

评分:2

病人前臂及手置于台面上,前臂中立位,手指放松。检查者一手固定病人前臂远端,另一手托住第 5 掌骨尺侧,嘱病人腕关节背伸,能完成全范围运动为 2 级,见图 17-8。

评分:0 或 1

病人前臂及手置于台面上,前臂中立位,手指放松。检查者一手托住第 5 掌骨尺侧,嘱病人腕关节背伸,可触及腕背伸肌腹收缩为 1 级,不能触及肌腹收缩为 0 级,见图 17-9。

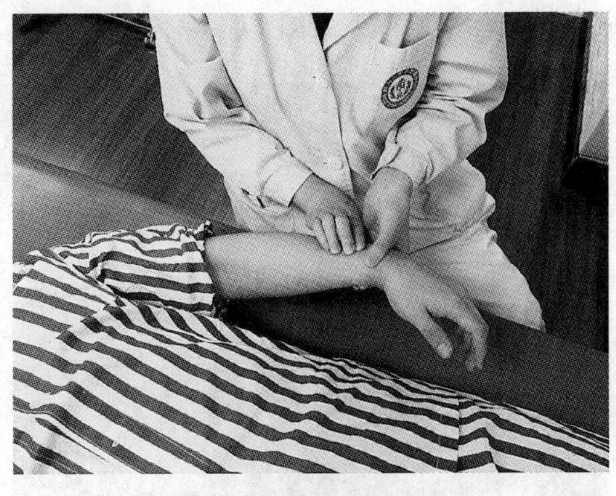

图 17-8 2 级伸腕肌力检查

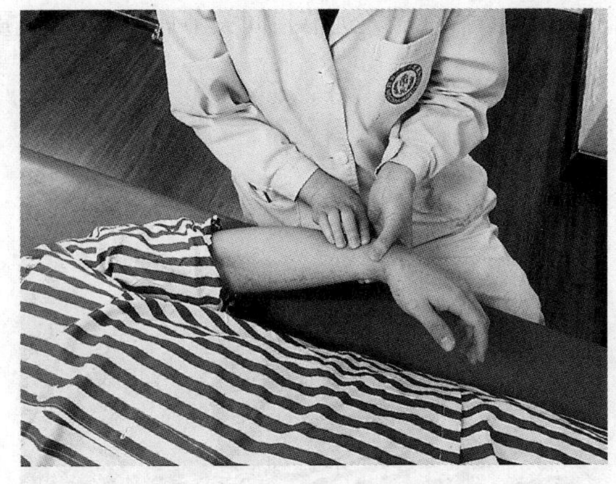

图 17-9 0 级伸腕肌力检查

3）C_7 关键肌：伸肘（肱三头肌）

评分：3

病人肩旋转中立位，外展前屈 90°，肘关节充分屈曲，手掌放松置于同侧耳边。检查者一手固定被检者上臂远端，嘱病人克服重力伸展肘关节，可完成全范围运动为 3 级，见图 17-10。

评分：4 或 5

病人肩旋转中立位，外展前屈 90°，肘关节充分屈曲，手掌放松置于同侧耳边。检查者一手固定被检者上臂远端，另一手施加阻力于病人前臂远端，嘱伸展肘关节，可对抗最大阻力完成全范围运动为 5 级，仅能对抗中等阻力完成以上运动为 4 级，见图 17-11。

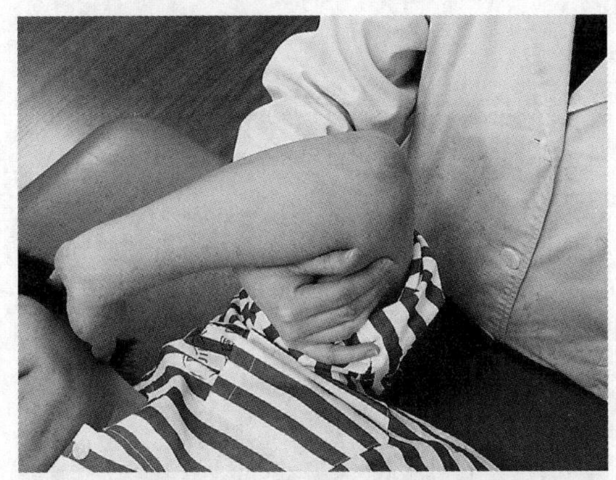

图 17-10 3 级伸肘肌力检查

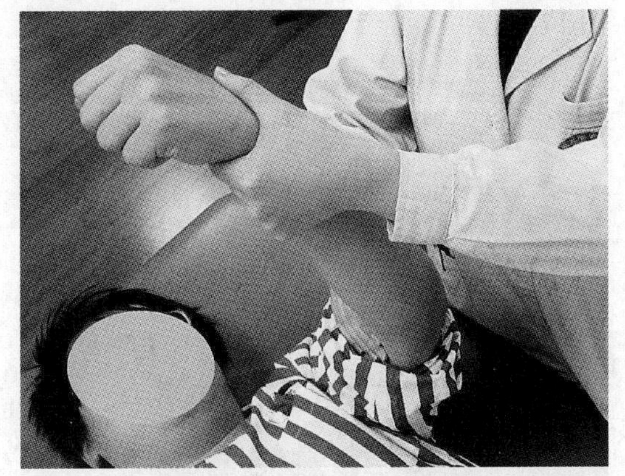

图 17-11 4 级伸肘肌力检查

评分：2

病人肩外展 90°，肘关节充分屈曲，手掌放松。检查者一手托住病人上臂，另一手托住前臂远端，嘱病人伸展肘关节，可完成全范围运动为 2 级，见图 17-12。

评分：1 或 0 分

病人肩外展 90°，肘关节充分屈曲，手掌放松。检查者一手托住病人前臂远端，嘱病人伸展肘关节，另一手可触及肱三头肌腹收缩为 1 级，不可触及收缩为 0 级，见图 17-13。

4）C_8 关键肌：中指远节屈曲（中指指深屈肌）

评分：3

病人前臂旋后位，掌心向上，五指平放于检查台上，检查者双手握住病人的手将其腕关节固定于中立位，未检查四指固定于伸展外展位，一手拇指固定中

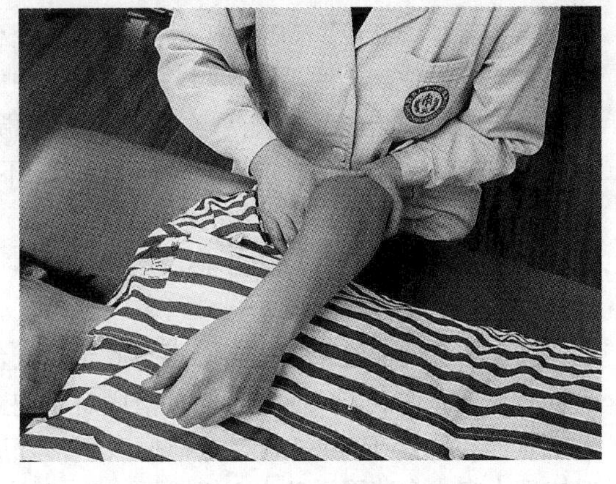

图 17-12 2 级伸肘肌力检查

指中节指骨，嘱病人远节指间关节屈曲，可对抗重力完成全范围运动为3级，见图17-14。

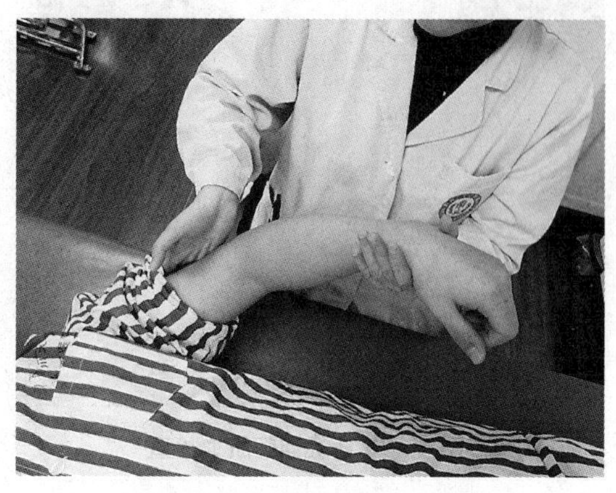

图17-13　0级伸肘肌力检查

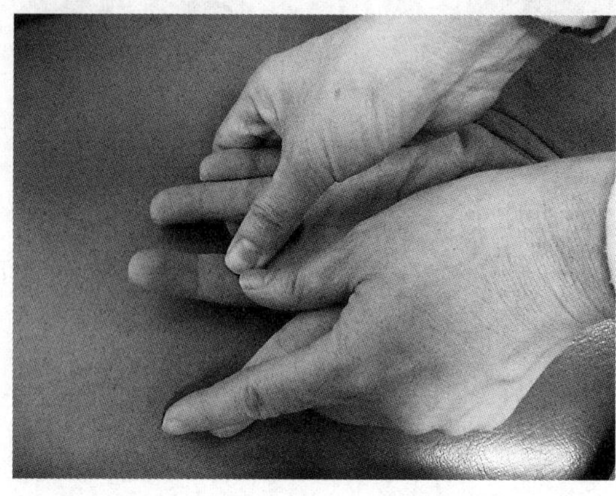

图17-14　3级中指远端指间关节屈曲肌力检查

评分：4或5

病人前臂旋后位，掌心向上，五指平放于检查台上，检查者双手握住病人的手将其腕关节固定于中立位，未检查四指于伸展外展位，一手拇指固定中指中节指骨，远端施加阻力，嘱病人远节指间关节屈曲，可对抗充分阻力完成全范围运动为5级，可对抗部分阻力完成全范围为4级，见图17-15。

评分：2

病人前臂中立位，掌心向内，手平放于检查台上，检查者双手握住病人的手将其腕关节固定于中立位，一手拇指固定中指中节指骨两侧，嘱病人远节指间关节屈曲可完成全范围运动为2级，见图17-16。

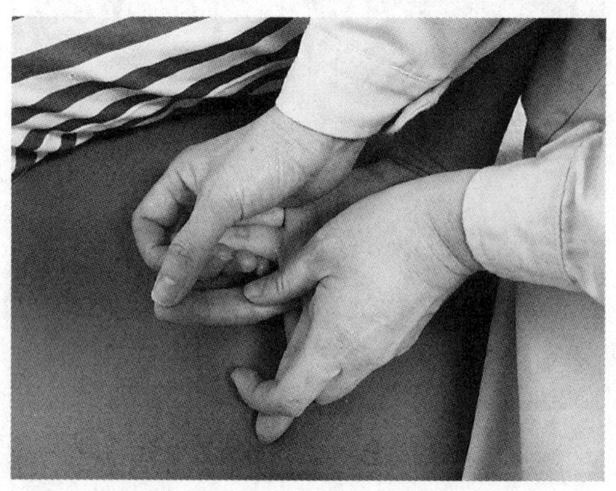

图17-15　4级中指远端指间关节屈曲肌力检查

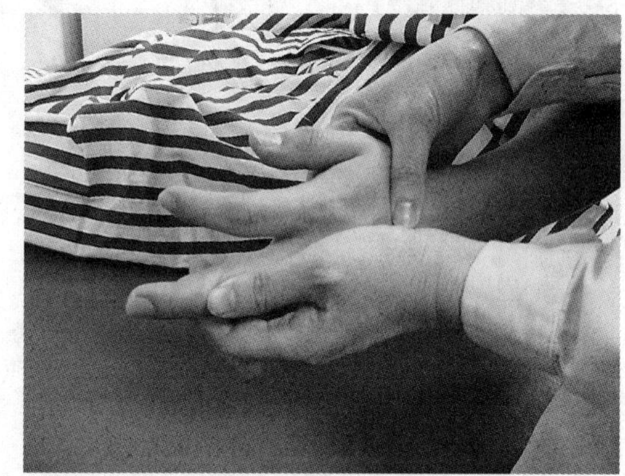

图17-16　2级中指远端指间关节屈曲肌力检查

评分：1或0

病人前臂中立位，掌心向内，手平放于检查台上，检查者双手握住病人的手将其腕关节固定于中立位，一手拇指固定中指中节指骨两侧，嘱病人远节指间关节屈曲，可触及中指指深屈肌腱收缩为1级，不可触及中指指深屈肌腱收缩为0级，见图17-17。

5）T_1关键肌：小指外展（小指展肌）

评分：3

病人前臂旋前位，掌心向外，五指放于检查台上，检查者双手握住病人的手将其腕关节固定于中立位，未检查四指固定于伸展内收位，嘱病人小指外展，可对抗重力完成全范围活动为3级，见图17-18。

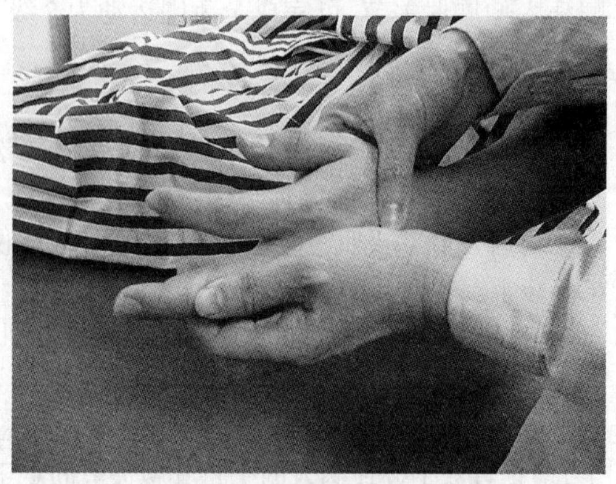

图17-17　0级中指远端指间关节屈曲肌力检查

评分:4 或 5

病人前臂旋前位,掌心向外,五指放于检查台上,检查者双手握住病人的手将其腕关节固定于中立位,未检查四指固定于伸展内收位,小指远端施加阻力,嘱病人小指外展,可对抗充分阻力完成全范围活动为 5 级,可对抗部分阻力完成全范围活动为 4 级,见图 17-19。

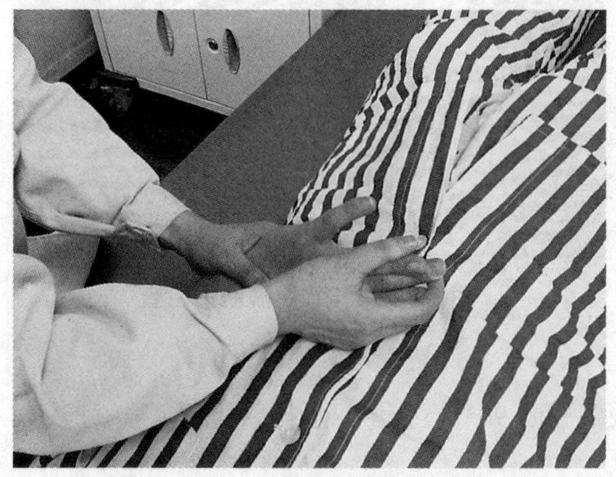

图 17-18 3 级小指外展肌力检查

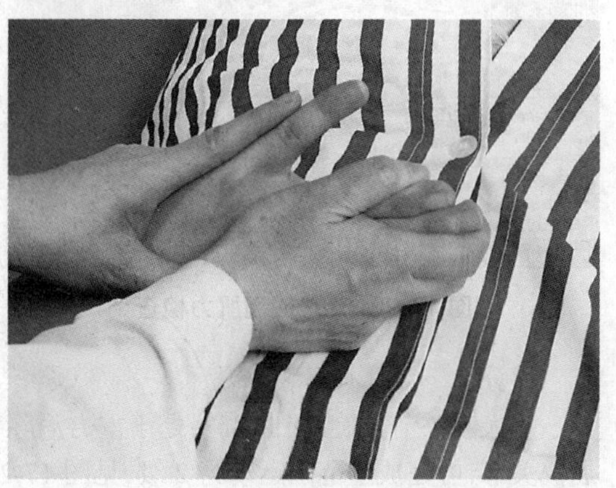

图 17-19 4 级小指外展肌力检查

评分:2

病人前臂旋前位,掌心向下,五指放于检查台上,检查者双手握住病人的手将其腕关节固定于中立位,未检查四指固定于伸展内收位,嘱病人小指外展,可完成全范围活动为 2 级,见图 17-20。

评分:1 或 0

病人前臂旋前位,掌心向下,五指放于检查台上,检查者双手握住病人的手将其腕关节固定于中立位,未检查四指固定于伸展内收位,嘱病人小指外展,可触及小指外展肌腱收缩为 1 级,不可触及收缩为 0 级,见图 17-21。

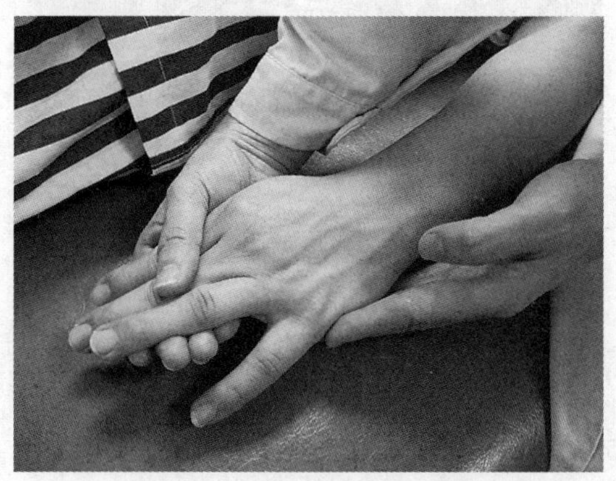

图 17-20 2 级小指外展肌力检查

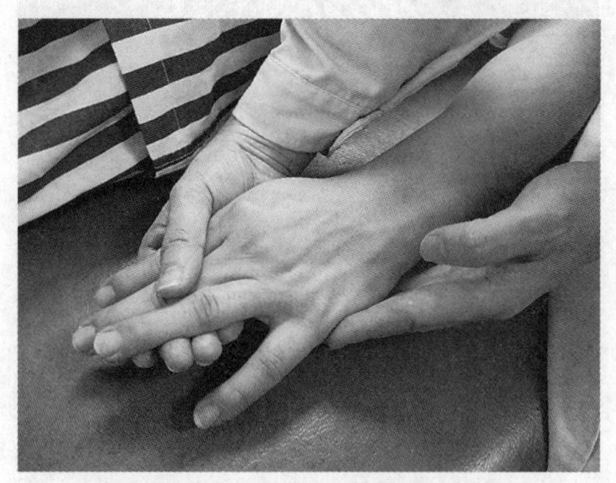

图 17-21 0 级小指外展肌力检查

6) L_2 关键肌:髋关节屈曲(髂腰肌)

评分:3

病人髋关节处于内收 / 外展、旋转中立位,屈髋屈膝 15°。检查者一手固定对侧下肢,另一手放于病人大腿远端,嘱病人髋关节屈曲,可对抗重力完成全范围运动为 3 级。胸腰段损伤不超过 90° 屈曲,见图 17-22。

评分:4 或 5

病人髋关节处于内收 / 外展、旋转中立位,屈髋 90°。检查者一手固定对侧下肢,另一手放于病人大腿远端,嘱病人髋关节屈曲,可对抗充分阻力完成全范围运动为 5 级,可对抗部分阻力完成全范围运动为 4 级,见图 17-23。

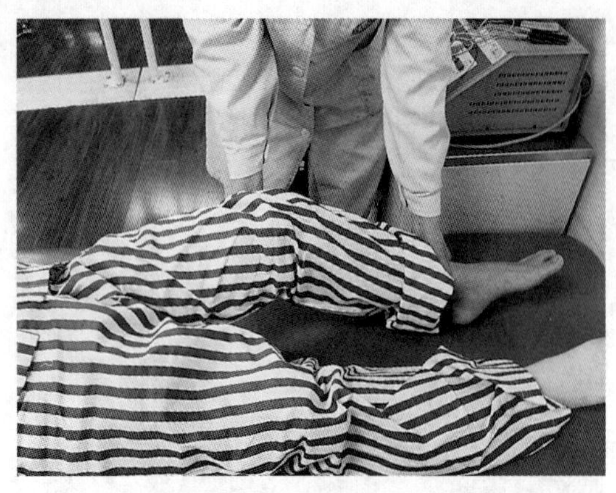
图 17-22　3 级屈髋肌力检查

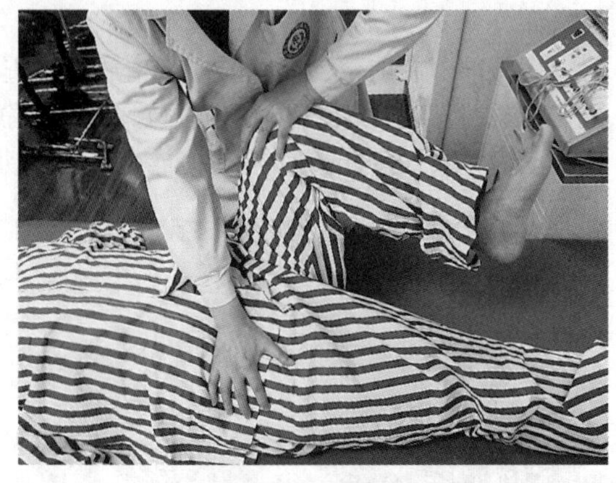
图 17-23　4 级屈髋肌力检查

评分:2

病人髋关节外旋、屈曲 45°,处于重力消除位,膝关节屈曲 90°,检查者双手托住病人下肢,嘱病人屈髋关节,可完成全范围运动为 2 级,见图 17-24。

评分:1 或 0

病人髋关节处于内收 / 外展、旋转中立位,屈髋屈膝 15°。检查者一手托住病人膝关节,嘱病人髋关节屈曲,另一手可在腹股沟内侧触及髂腰肌腱收缩为 1 级,不可触及髂腰肌腱收缩为 0 级,见图 17-25。

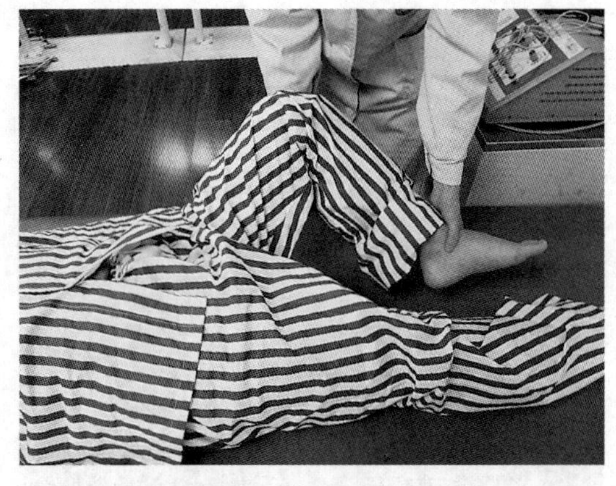
图 17-24　2 级屈髋肌力检查

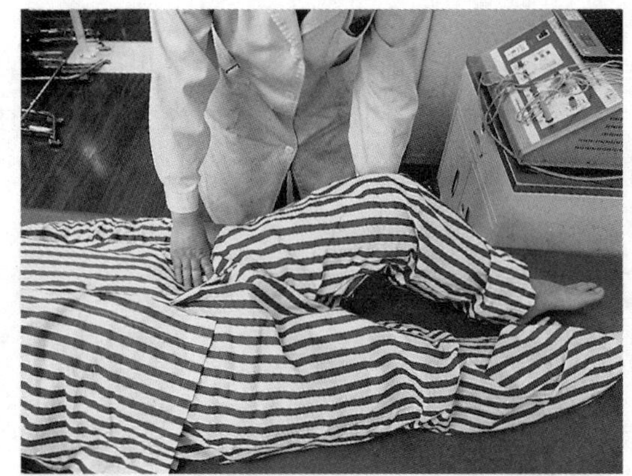
图 17-25　0 级屈髋肌力检查

7) L_3 关键肌:膝关节伸展(股四头肌)

评分:3

病人髋关节处于内收 / 外展、旋转中立位,屈髋 15°,屈膝 30°。检查者一手穿过测试膝关节固定对侧下肢,另一手放于患侧小腿远端固定,嘱病人膝关节伸展,可对抗重力完成全范围运动为 3 级,见图 17-26。

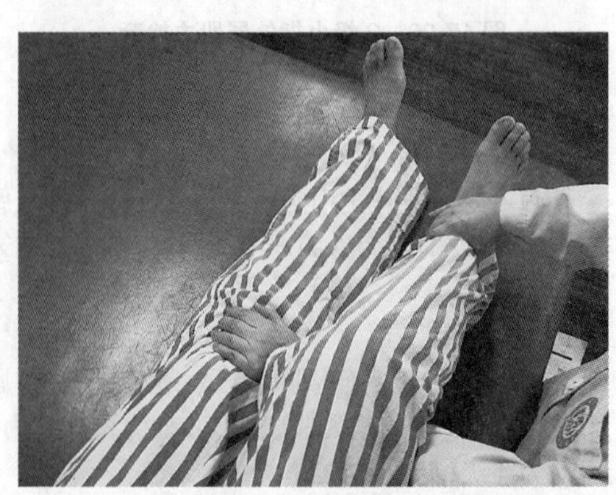
图 17-26　3 级伸膝肌力检查

评分:4 或 5

病人髋关节处于内收 / 外展、旋转中立位,屈髋 15°,屈膝 30°。检查者一手穿过测试膝关节固定对侧下肢,另一手放于患侧小腿远端施加阻力,嘱病人膝关节伸展,可对抗充分阻力完成全范围运动为 5 级,可对抗部分阻力完成全范围运动为 4 级,见图 17-27。

评分:2

病人髋关节外旋、屈曲 45°,处于重力消除位,

膝关节屈曲 90°，检查者双手托住病人下肢，嘱病人膝关节伸展，可完成全范围运动为 2 级，见图 17-28。

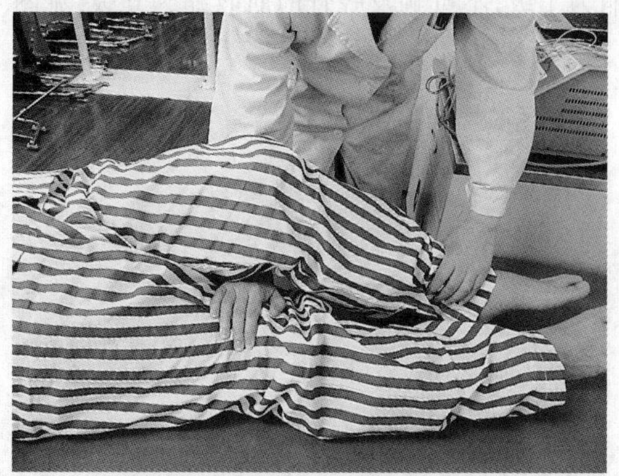

图 17-27　4 级伸膝肌力检查

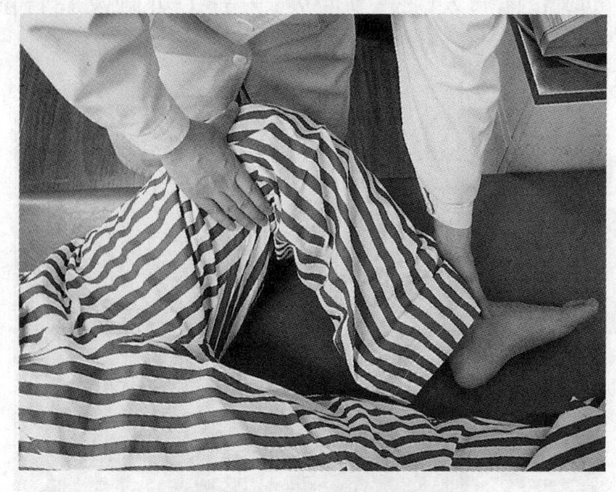

图 17-28　2 级伸膝肌力检查

评分：1 或 0

髋关节处于内收 / 外展、旋转中立位，屈髋 15°，屈膝 30°。检查者一手托住病人下肢，嘱病人膝关节伸展，另一手可触及股四头肌肌腹收缩为 1 级，不可触及股四头肌肌腹收缩为 0 级，见图 17-29。

8）L_4 关键肌：踝关节伸展（胫前肌）

评分：3

病人髋关节处于内收 / 外展、旋转中立位，屈髋屈膝 15°，踝关节跖屈。检查者一手固定病人小腿远端，嘱病人踝关节伸展，可对抗重力完成全范围运动为 3 级，见图 17-30。

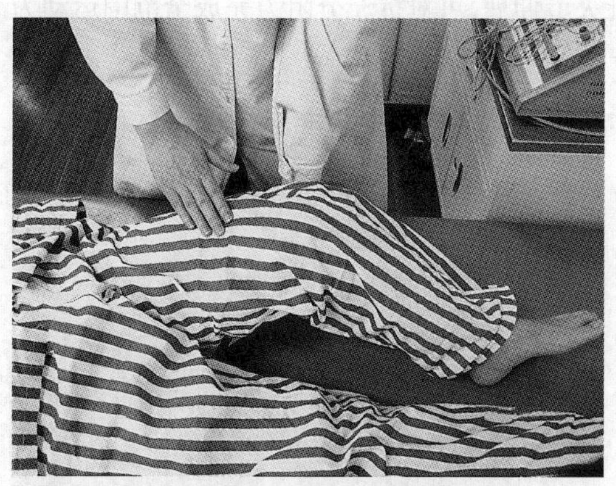

图 17-29　0 级伸膝肌力检查

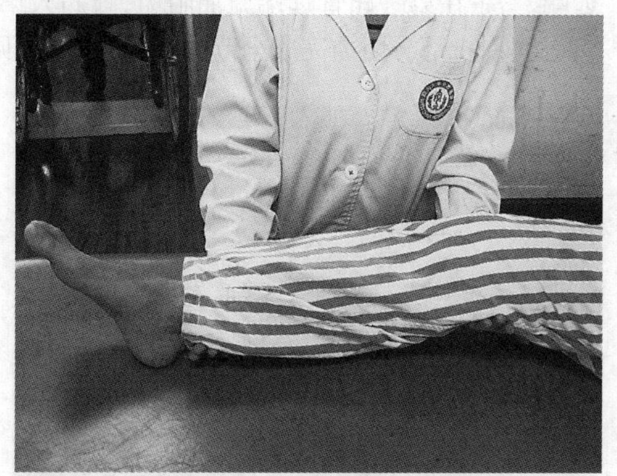

图 17-30　3 级踝背伸肌力检查

评分：4 或 5

病人髋关节处于内收 / 外展、旋转中立位，屈髋屈膝 15°，踝关节跖屈。检查者一手固定病人小腿远端，足背施加阻力，嘱病人踝关节伸展，可对抗充分阻力完成全范围运动为 5 级，可对抗部分阻力完成全范围运动为 4 级，见图 17-31。

评分：2

病人髋关节外旋、屈曲 45°，处于重力消除位，膝关节屈曲 90°，踝关节跖屈。检查者一手托住病人下肢，嘱病人踝关节伸展，可完成全范围运动为 2 级，见图 17-32。

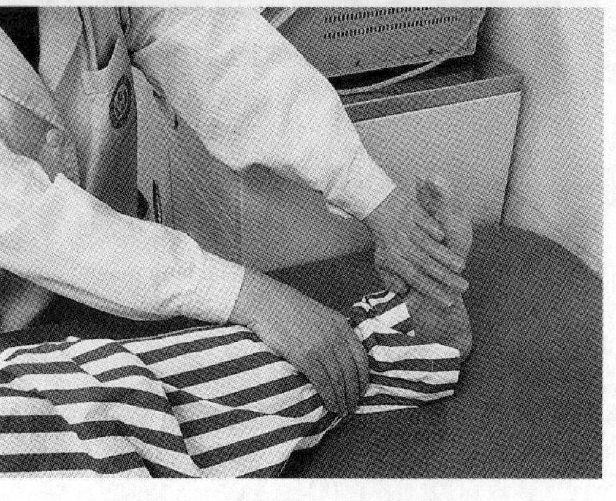

图 17-31　4 级踝背伸肌力检查

评分：1 或 0

病人髋关节处于内收 / 外展、旋转中立位，屈髋屈膝 15°，踝关节跖屈。检查者一手固定病人小腿远端，嘱病人踝关节伸展，另一手可触及胫骨前肌收缩为 1 级，不可触及胫骨前肌收缩为 0 级，见图 17-33。

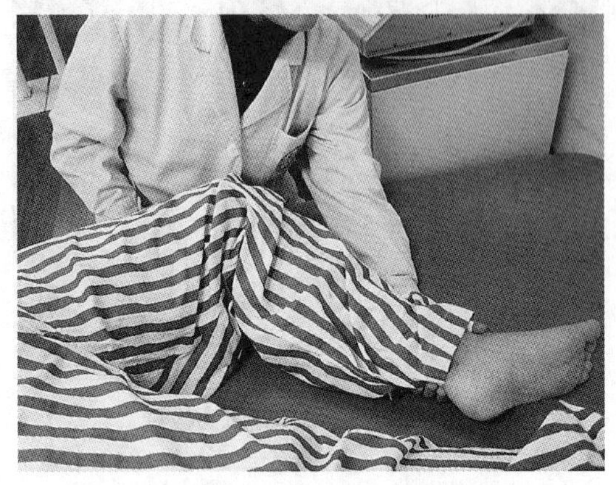

图 17-32　2 级踝背伸肌力检查

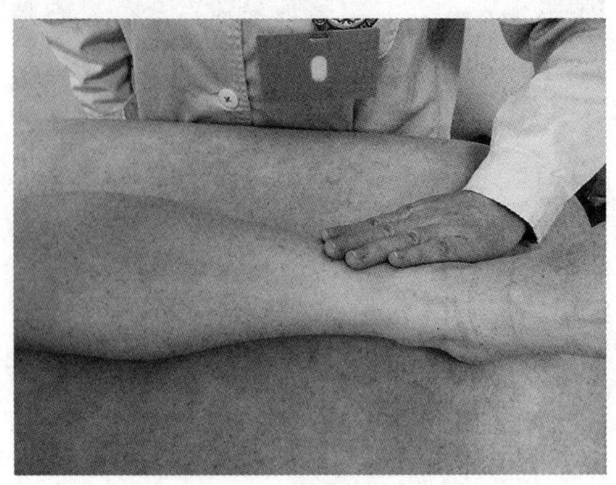

图 17-33　0 级踝背伸肌力检查

9) L_5 关键肌：趾背屈（趾伸肌）

评分：3

病人髋关节处于内收 / 外展、旋转中立位，屈髋屈膝 15°，踝跖屈。检查者一手固定足跟，嘱病人第一跖趾关节伸展，可对抗重力完成全范围运动为 3 级，见图 17-34。

评分：4 或 5

病人髋关节处于内收 / 外展、旋转中立位，屈髋屈膝 15°，踝趾关节屈曲。检查者一手固定小腿远端，一手在第一跖骨远端施加阻力，嘱病人第一跖趾关节伸展，可对抗充分阻力完成全范围运动为 5 级，可对抗部分阻力完成全范围运动为 4 级，见图 17-35。

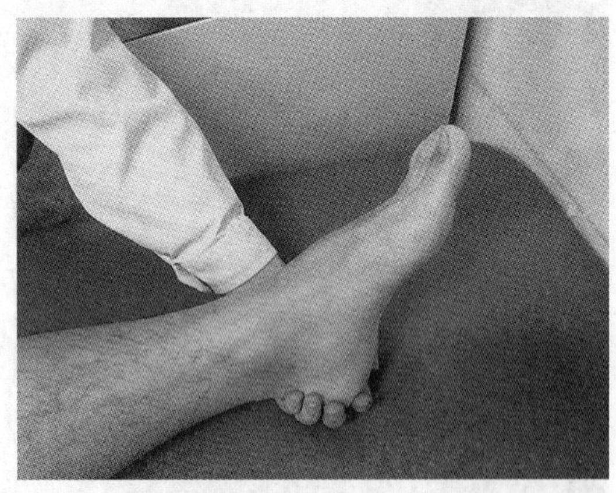

图 17-34　3 级伸趾肌力检查

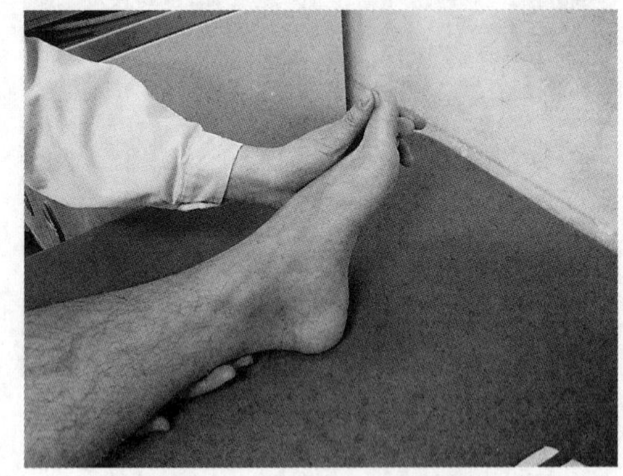

图 17-35　4 级伸趾肌力检查

评分：2

病人髋关节外旋、屈曲 45°，处于重力消除位，膝关节屈曲 90°，踝关节跖屈内翻，检查者一手固定小腿远端，另一手固定膝关节，嘱病人第一跖趾关节伸展，可完成全范围运动为 2 级，见图 17-36。

评分：1 或 0

病人髋关节处于内收 / 外展、旋转中立位，屈髋屈膝 15°，踝趾关节屈曲。检查者一手放置在病人第一跖骨远端，嘱病人第一跖趾关节伸展，可触及伸肌腱收缩为 1 级，不可触及趾伸肌腱收缩为 0 级，见图 17-37。

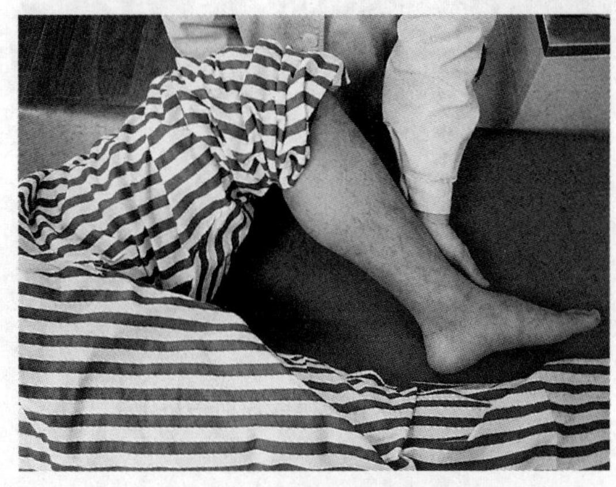
图 17-36　2 级伸趾肌力检查

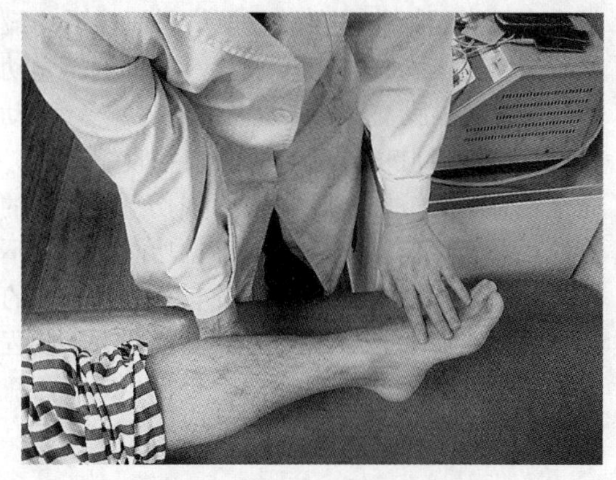
图 17-37　0 级伸趾肌力检查

10) S_1 关键肌：踝跖屈（小腿三头肌）

评分：3

病人髋关节处于内收 / 外展、旋转中立位，屈髋屈膝 15°，踝伸展。检查者一手固定病人踝关节近端，一手放在足底，嘱病人踝关节屈曲，可对抗重力完成全范围运动为 3 级，见图 17-38。

评分：4 或 5

病人髋关节处于内收 / 外展、旋转中立位，屈髋屈膝 15°，踝伸展。检查者一手固定病人踝关节近端，一手在足底向上施加阻力，嘱病人踝关节屈曲，可对抗充分阻力完成全范围运动为 5 级，可对抗部分阻力完成全范围运动为 4 级，见图 17-39。

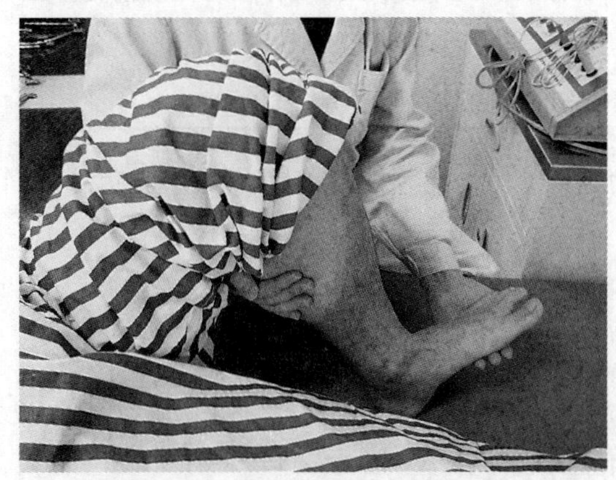
图 17-38　3 级踝跖屈肌力检查

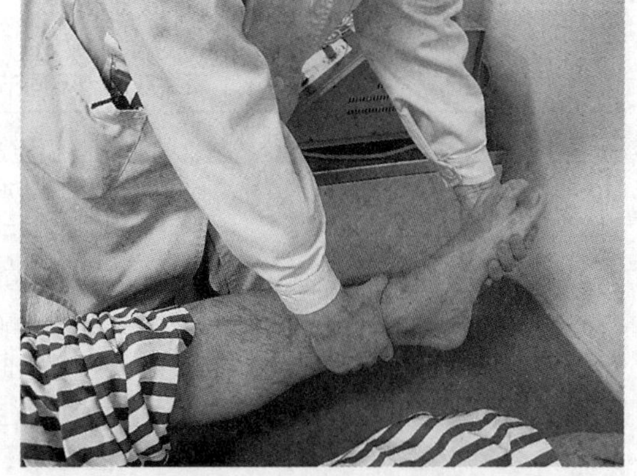
图 17-39　4 级踝跖屈肌力检查

评分：2

病人髋关节外旋、屈曲 45°，处于重力消除位，膝关节屈曲 90°，踝关节伸展，检查者一手托住病人下肢，嘱病人踝关节屈曲，可完成全范围运动为 2 级，见图 17-40。

评分：1 或 0

病人髋关节外旋、屈曲 45°，处于重力消除位，膝关节屈曲 90°，踝关节伸展，检查者一手托住病人下肢，嘱病人踝关节屈曲，一手在小腿，可触及小腿三头肌腹收缩为 1 级，不可触及肌腹收缩为 0 级，见图 17-41。

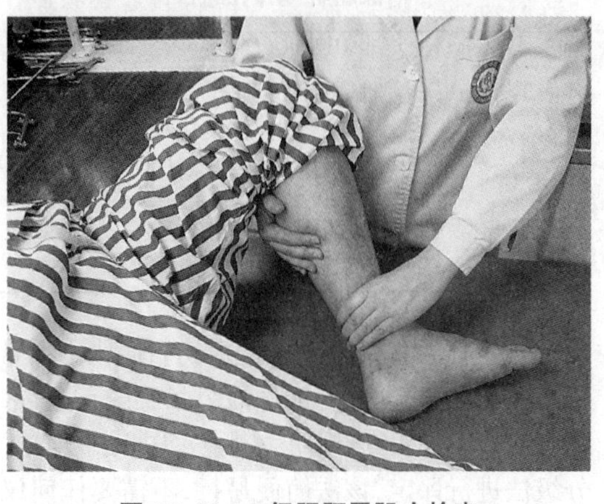
图 17-40　2 级踝跖屈肌力检查

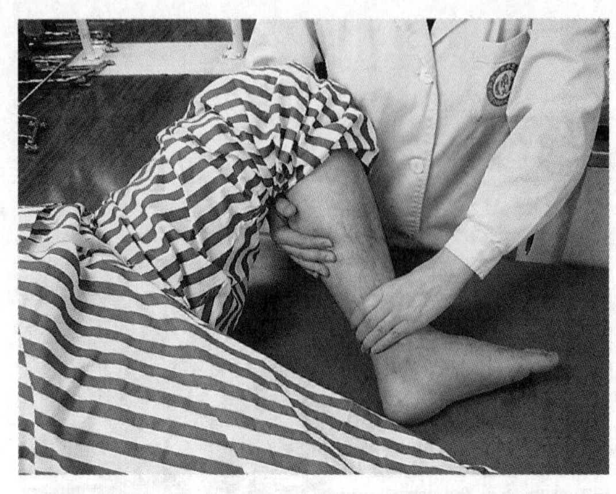
图 17-41 0 级踝跖屈肌力检查

2. 损伤程度 脊髓损伤程度的评定即完全性损伤和不完全性损伤的诊断,具有重要的临床意义:①完全性脊髓损伤是在脊髓损伤平面以下的最低位骶段的感觉、运动功能完全丧失。骶部的感觉功能包括肛门皮肤黏膜交界处感觉及肛门深感觉,运动功能是肛门指检时肛门外括约肌的自主收缩功能。②不完全性脊髓损伤是脊髓损伤后,损伤平面以下的最低位骶段(S_{4-5})仍有运动和/或感觉功能存留。不完全性脊髓损伤提示脊髓损伤平面未发生完全性的横贯性损害。在临床上,不完全性脊髓损伤有不同程度恢复的可能。美国脊髓损伤协会提出 ASIA 脊髓损伤程度分级标准,具体内容见表 17-15、图 17-1。

表 17-15 ASIA 脊髓损伤程度分级标准

级别		指标
A	完全损伤	骶段 S_{4-5} 无任何运动、感觉功能保留
B	不完全损伤	损伤平面以下至骶段 S_{4-5} 无运动功能但有感觉功能的残留
C	不完全损伤	损伤平面以下有运动功能保留,但 1/2 以上关键肌肌力 <3 级
D	不完全损伤	损伤平面以下有运动功能保留,且至少 1/2 关键肌肌力 ≥ 3 级
E	正常	运动、感觉功能正常

3. 脊髓损伤功能预后评定 脊髓损伤平面与功能预后直接相关。对于完全性脊髓损伤,确定脊髓损伤水平后,康复目标也可以基本确定。对于不完全性脊髓损伤,则需根据残存肌力功能情况修正康复目标,具体内容见表 17-16。

表 17-16 不同节段脊髓损伤的功能预后

神经平面	最低功能肌肉	活动能力	生活能力
C_{1-4}	颈肌	依赖膈肌起搏维持呼吸,可用声控方式操纵某些活动	完全依赖
C_4	膈肌、斜方肌	使用电动高靠背轮椅,有时需要辅助呼吸	高度依赖
C_5	三角肌、肱二头肌	可用手在平坦路面上驱动高靠背轮椅,需要上肢辅助具及特殊推轮	大部依赖
C_6	胸大肌、桡侧伸腕肌	可用手驱动轮椅,独立穿上衣,基本独立完成转移,可驾驶特殊改装汽车	中度依赖
C_{7-8}	肱三头肌、桡侧屈腕肌、指深屈肌、手内部肌	轮椅实用,可独立完成床/轮椅/厕所/浴室转移	大部自理
T_{1-6}	上部肋间肌、背肌	轮椅独立,长下肢矫形器扶拐短距离步行	大部自理
T_{6-12}	腹肌、胸肌、背肌	长下肢矫形器扶拐步行,长距离行动需要轮椅	基本自理
L_4	股四头肌	短下肢矫形器扶手杖步行,不需要轮椅	基本自理
$L_5 \sim S_1$	无拐足托功能步行及驾驶汽车	足托或短下肢支具	基本自理

4. 肌张力的评定 脊髓损伤后肌张力异常表现为增高、降低及障碍 3 种形式。①肌张力增高:主要形式为痉挛,即速度依赖的牵张反射亢进,常见于颈、胸及上腰段脊髓神经元及传导束损伤,临床表现为双髋内收肌、腘绳肌、小腿三头肌张力增高,腱反射增强,呈痉挛性瘫痪。目前采用改良 Ashworth 分级法进行评定,该法简便易行,不需要任何仪器。②肌张力降低:常见于下腰段脊髓神经元、脊髓圆

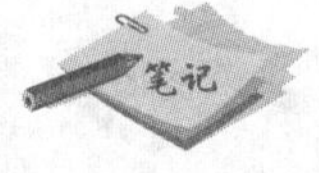

锥及马尾等损伤，临床表现为双下肢松弛性瘫痪，腱反射减弱等。③肌张力障碍：主要形式为阵发性震颤，即不自主地双下肢抖动。

5. 关节活动度评定　目前国内统一标准为关节活动度测量法，该方法通过测量工具可以获得精确的结果，但较费时烦琐，可采用徒手评定法，对病人双侧肢体主要关节进行全范围被动活动，记录各关节活动度，进行结果分析，注意区别痉挛与挛缩。具体检查方法参见本书第九章第二节主要关节活动度的评定方法。

6. 平衡功能评定　脊髓损伤病人的平衡功能障碍主要表现为长坐位、端坐位及站位平衡的受限。目前国内采用三级平衡检测法，该法临床常用，简便快速。①Ⅰ级：在静态下不借助外力，病人可以独立保持长坐位、端坐位或站位平衡至少 5min，躯干及四肢应处于正常姿势体位，且不需要靠背或助手支持；②Ⅱ级：在支撑面不动（长坐位、端坐位或站立位）进行某些功能活动时可以保持平衡，要求该活动完成是随意可控制的，且达到稳定极限，如伸手够物；③Ⅲ级：病人在外力作用下仍能保持长坐位、端坐位或站立位平衡，要求检查者外力作用必须使病人姿势改变达到稳定极限，但可迅速回到原位，如从前方、侧方、后方轻推。

7. 呼吸功能评定　人体呼吸运动的主动肌是膈肌，脊髓节段为 C_4，副动肌是肋间外肌和肋间内肌，脊髓节段 $T_{2\sim11}$；而脊髓损伤常见的部位分别是 $C_{4\sim6}$ 和 $T_{12}\sim L_1$，前者可导致四肢瘫，后者则出现截瘫，伤后早期都处于卧床治疗阶段，易引起呼吸道感染，甚至呼吸衰竭，故有必要进行呼吸功能评定。目前国内较为常用的评估方法是肺通气功能分级测定。该法是通过专门的呼吸功能测定仪来完成的，同时在评定前还需要对病人病史和肺部体征进行全面详细了解，排除呼吸道本身疾病等。具体评价内容见表 17-17。

表 17-17　呼吸功能评价

级别	肺活量或最大通气量实测（预计）/%	第一秒用力呼气量（用力肺活量）/%
基本正常	>80	>70
轻度减退	80~71	70~61
显著减退	70~51	60~41
严重减退	50~21	≤ 40
呼吸衰竭	≤ 20	

8. 小便功能评定　脊髓损伤常引起排尿功能异常。对神经源性排尿异常，临床常用的评定方法有尿动力学提问、实验室检查和尿动力学分析。

(1) 尿动力学问诊：主要围绕尿潴留、尿失禁和排尿症状进行提问。如："在你咳嗽、打喷嚏、锻炼、举重物时是否有尿液漏出"（提示压力性尿失禁）；"当你感到尿意后是否曾因过长时间到达厕所而漏出"（提示急迫性尿失禁）；"睡眠时是否曾漏出尿液浸湿床单和睡衣"（夜间遗尿）等。

(2) 尿失禁分级：是确定病情严重程度的具体标准，需具体分析尿失禁出现频率和严重程度。如病人使用了尿垫还需了解尿垫大小、数量和浸湿程度。1 级：滴沥弄湿内裤；2 级：流尿，流在地上；3 级：流尿，弄湿外裤。

(3) 排尿症状的问诊：包括尿等待、尿流减小、排尿用力、尿痛等相关问题。

9. 大便功能评定　脊髓损伤常引起排便功能异常。对神经源性排便异常，临床常用的评定方法有肛门直肠指诊、肛肠测压、盆底肌电图检查、纤维结肠镜、肛门自制功能试验、便秘得分、自我观察日记、磁共振成像技术等。评定内容包括排便次数、排便量、粪便性状、每次大便消耗时间和括约肌功能。

10. 压疮评定　目前国内一般采用美国压疮协会压疮分级法：①Ⅰ级，局部皮肤有红斑但皮肤完整；②Ⅱ级，损害累及皮肤层或真皮层，可见皮损或水疱；③Ⅲ级，损害累及皮肤全层及皮下脂肪交界处，可见较深创面；④Ⅳ级，损害累及肌肉、骨骼或结缔组织（肌腱、关节、关节囊等）。

11. 疼痛评定　目前国内临床多采用视觉模拟 / 数字评分法（VAS/NPRS），具体评价内容参见本教材第二十一章第二节疼痛评定。

12. 心理功能评定　脊髓损伤后病人会引起一系列心理变化，而心理变化通常是通过情绪反映出

来的，通常表现为抑郁和焦虑。具体评价内容参见本教材第四章第六节。

(四) 个体活动评定

截瘫和四肢瘫病人个体活动能力，目前可以用改良 Barthel 指数评定 ADL 能力，用步态分析评定其行走功能，以及 FIM(功能独立性)评定、性功能障碍评定等。

(五) 社会参与评定

截瘫和四肢瘫病人可以出现工作、学习、社会交往等方面的障碍，可以进行社会生活能力评定、就业能力以及生活质量能力等方面的评定。

(六) 个体与环境因素评定

截瘫和四肢瘫病人在早期创伤后的心理变化很大，表现为紧张、萎靡不振、抑郁等，对个人生活、婚姻、工作、前途等会有许多考虑，环境的改造对于病人利用设备在住所和其他建筑物外到处移动，重建失去了的独立生活活动能力，参与社会是非常必要的。因此，要针对病人的情况进行心理评定以及环境的评定与改造。

四肢瘫和截瘫病人进行康复评定的主要目的是了解病人的功能障碍情况，从而制定相应的康复目标和康复治疗计划，具体可参考表 17-18。

表 17-18 脊髓损伤病人康复计划表

脊髓损伤病人的康复计划
一般情况 姓名：　　性别：　　年龄：　　职业：　　病历号： 联系电话：　　家人或代理人联系电话： 入院时间：　　家庭地址：
主要诊断
入院时相关资料 既往病史： 脊髓损伤方式：①创伤性　②非创伤性 距离损伤时间： ① 1 个月内　② 1~3 个月　③大于 3 个月 是否手术：①否　②是，具体(手术时间及名称)： 脊髓损伤平面： 瘫痪类型：①四肢瘫　②截瘫 脊髓损伤分级：① ASIA A　② ASIA B　③ ASIA C　④ ASIA D　⑤ ASIA E 卧床时间：① 1 个月内　② 1~3 个月　③大于 3 个月 是否有合并伤：①否　②有，具体：
主要功能障碍及康复评定结果
康复目标 近期目标： 远期目标：
康复方案 ☐ 日常生活动作训练　☐ 肢体运动功能训练　☐ 手功能训练 ☐ 作业职业训练　☐ 呼吸训练　☐ 减重训练 ☐ 吞咽功能训练　☐ 站立及行走训练　☐ 转移训练 ☐ 轮椅训练　☐ 膀胱功能训练　☐ 功能性电刺激 ☐ 经颅磁刺激　☐ 生物反馈　☐ 其他
注意事项

第三节　周围神经病损评定技术

周围神经病损会出现不同程度的运动、感觉等身体结构和功能损伤以及个体活动与社会参与方面的障碍。周围神经病损的评定技术对了解病人的功能障碍情况、制定康复计划，评价治疗效果，重返家庭或就业有十分重要的意义。

一、概述

周围神经病损是指因外伤、缺血、感染、代谢障碍、营养不良以及先天性原因等引起的周围神经系统的结构和功能障碍。通常情况下，将炎症性质的损伤称为周围神经炎，将外力作用的损伤称为周围神经损伤，将营养、代谢、中毒、缺血等导致的损伤称为周围神经病。

（一）病因

最常见的是开放性损伤、牵拉伤、骨折脱位造成的损伤。

1. 切割伤　如刀、电锯、玻璃割伤。

2. 压迫性损伤　如骨折脱位造成的损伤。

3. 牵拉伤　如产伤所致的臂丛损伤。

4. 缺血性损伤　肢体缺血挛缩，累及神经。

5. 火器伤　枪弹所致伤。

6. 其他　高压电所致电烧伤、注射及手术所致的医院性损伤、放射性损伤、中毒、代谢性疾病如糖尿病、结缔组织病等。

（二）解剖与病理

周围神经多为混合神经，由运动、感觉和自主神经组成，其组织结构由神经细胞、施万细胞（Schwann cell）、结缔组织、血管、淋巴管以及特殊的支持细胞组成。神经细胞由细胞体和突起构成，细胞突起是细胞体延伸出来的细长部分，又分为树突和轴突。施万细胞包绕轴突形成神经纤维，它的末端的细小分支称为神经末梢。

周围神经主要病理变化是病损造成神经断裂、远端轴索和髓鞘自近及远地变性、碎裂，其后为神经膜细胞和巨噬细胞吞噬，2 周内变性过程完成，神经的兴奋和传导功能丧失。如果神经膜完好，轴索变性后逐渐形成空管，随后从近端轴索形成轴芽，沿神经膜管逐渐向远端延伸，再生速度为每天 1~2mm。如果再生受阻，半年后神经膜管会因为周围组织压迫而萎缩，再生无望。

（三）分类

根据周围神经内部结构损伤程度可将其分为 3 类。

1. 神经失用　神经失用指神经纤维传导功能暂时丧失，轴索和结缔组织完整，神经纤维不发生明显的结构和形态改变。数日或数周内功能可自行恢复，不留后遗症。

2. 轴索断伤　轴索断伤指轴索的连续性部分或大部分中断，远端出现瓦勒变性，但内膜完整，轴索可沿施万鞘管长入末梢。主要表现为运动、感觉功能丧失；神经功能可恢复正常，但因神经生长速度为 1~2mm/d，故需时较久。

3. 神经断伤　神经断伤指神经的连续性完全中断，功能完全丧失，通常需要手术才能恢复或部分恢复神经功能。

（四）临床表现

图片：弛缓性瘫痪

1. 感觉功能障碍　病人在无任何刺激的情况下出现感觉异常、自发疼痛、幻痛等。检查可见感觉丧失、感觉减退、感觉过敏、感觉过度、感觉倒错等。

2. 运动功能障碍　开始表现为肌力减退甚至完全消失，肌张力低下，呈弛缓性瘫痪；进而肌肉萎缩，外观畸形。

3. 自主神经功能障碍　主要表现为神经营养障碍，自主神经损伤早期时可见皮肤发红、温度升高、干燥无汗等；自主神经损伤后期时可见皮肤苍白，皮温降低；指甲增厚，出现纵嵴，生长缓慢，弯曲，

指(趾)腹变扁等。

4. 反射减弱或消失　周围神经病损后，其所支配区域的深浅反射均减弱或消失。

(五) 辅助检查

神经损伤最重要的检查手段是肌电图和神经传导速度的测定。

(六) 诊断与鉴别诊断

神经损伤诊断依据病史、临床症状、体征、神经电生理检查如肌电图及体感诱发电位等的测定结果，不难确诊。重要的是能够客观准确地判断神经损伤的程度和分类，同时注意根据临床表现和辅助检查特点鉴别根性、丛和神经干的损伤及病因，为合理有效地治疗提供依据。

二、康复评定技术

根据2001年10月世界卫生组织颁布的《国际功能、残疾和健康分类》(International Classification of Functioning、Disability and Health，ICF)，周围神经损伤可造成病人身体结构功能损伤，个体活动与社会参与限制3个层次的障碍。因此，我们从"损伤"-"活动"-"参与"3个不同的水平，结合周围神经的解剖生理病理特点，使用国际统一的评定标准进行评定。

(一) 病史采集

1. 主诉与现病史　对于急性外伤导致的周围神经不同程度的损伤，需要询问病人的受伤机制、神经症状与体征的表现特点、诊疗方式及目前病情等。对于慢性劳损导致的周围神经不同程度的损伤，需要询问病人的发作诱因、主症部位、持续时间、严重程度及缓解因素等。

2. 个人因素　①个人平素健康状况：是否存在糖尿病、营养不良、肿瘤、类风湿关节炎、血管炎、感染等可能导致周围神经病变的基础性疾病，是否存在过敏史、外伤史、手术史、药物史、家族史等；②个人一般情况：平素情绪控制能力，是否长期从事手工劳作、文秘工作，是否爱好打网球、玩电脑，是否有吸烟饮酒等嗜好，是否存在废用的习惯，是否遵照医嘱执行等情况。

3. 环境因素　①家居环境：家住农村或城市、平房或楼房、室内地板为水泥或木制、室内陈设是否适宜、大小便为马桶或蹲式、沐浴为淋浴或坐浴等情况；②社会环境：周边环境是否适宜生活工作，工作中有无长期接触重金属、放射性物质以及社会福利支持等情况。

(二) 体格检查及辅助检查

1. 视诊　①皮肤色泽：在外伤后急性期支配区域皮肤颜色红润、有光泽，慢性期或慢性嵌压可见皮肤暗淡、无光泽、指甲发白脱落等；②肌肉容积：在外伤后急性期支配区域软组织肿胀明显、肌容积增大，慢性期或慢性嵌压可见肌肉萎缩、肌容积变小。可用肢体周径或容积法测量其变化；③外形异常：表现为周围神经损伤后，其支配的肢体逐渐发生不同程度畸形。

2. 触诊　①皮温及血管反应速度：外伤后急性期表现为支配区域皮温偏高，毛细血管反应速度快，慢性期或慢性嵌压表现为支配区域皮温偏低，毛细血管反应速度慢；②局部病变体征：慢性嵌压伤常常触及局部疼痛点，局部韧带筋膜硬结明显，肌腱紧张度高，且病人可感沿病变神经支配区域产生一过性放电或麻木等。外伤则需注意检查时尽量不要直接触及损伤神经，以免病情加重。

3. 叩诊　①神经干叩击试验(Tinel征)：检查者用叩诊锤沿病变神经走行区域从近端至远端轻叩，到达神经轴突再生的前沿时，即可出现放射性疼痛，通过此实验可以了解神经再生进度；②腱反射：检查者用叩诊锤叩击周围神经支配的相应肌肉，可出现腱反射减弱或消失，一般周围神经损伤后不存在腱反射亢进。一般检查的反射有肱二头肌、肱三头肌、膝腱反射及跟腱反射等，需双侧对比。

4. 神经电生理评定　可进行肌电图、神经传导速度、诱发电位、强度-时间曲线、直流感应电测定。

(三) 功能受限评定

1. 感觉功能评定　被检查者病变部位与正常区域感觉一致时表示正常，不一致时表示异常，无反应时表示消失。具体检查方法大致分为3类。

(1) 浅感觉：应在闭目情况下测试，并且注意两侧对比。

1) 温度觉：用盛有热水(40~45℃)及冷水(5~10℃)的试管交替接触病人皮肤，让病人回答自己的感受(冷或热)。测试试管直径要小，与皮肤接触面不要过大，时间以2~3s为宜。

2) 轻触觉：检查者分别在被检神经支配的相应区域与身体正常区域给予棉花或者毛笔轻触皮肤，

被检查者若告知两部位感觉相同为正常，不能明确为异常，无法感知为消失；刺激动作要轻，刺激不可过频。有条件可作单丝皮肤阈值测验，通过不同直径的细丝与皮肤接触，测试皮肤对不同压力的反应与敏感度，区分对不同压力之间的感觉差别。

3）针刺觉：检查者分别在被检查者神经支配的相应区域与身体正常区域给予大头针针尖轻刺，被检查者能区别锐觉和钝觉，并能告知两部位感觉相同为正常，不能区别及明确为异常，无法感知为消失。检查时对感觉麻木者要从障碍部位向正常部位逐渐移行；感觉过敏者要从正常部位向障碍部位逐渐移行。

(2)深感觉

1）运动觉：被检查者闭目，检查者活动被检查者肢体，被检查者能够明确告知运动方向或者另一侧肢体可模仿相同运动时表示正常，无法明确运动方向为减退，完全无法感知为消失；可检查被检查者足趾或手指，感觉不清楚时可加大活动幅度或测试较大关节。

2）位置觉：被检查者闭目，检查者将其肢体放置于某一位置上，被检查者能够明确定位或者另一侧肢体可模仿放置于相同位置时表示正常，无法明确定位为减退，完全无法感知为消失。

3）振动觉：检查者一手振动音叉放置于肢体骨隆突处，被检查者可感知振动强弱时表示正常，无法明确振动强弱为减退，完全无法感知为消失。

(3)复合觉

1)两点辨别觉：用分开的两脚规或专用两点辨别觉测试工具刺激两点皮肤，若被检者有两点感觉，则缩小两点间距离再刺激两点皮肤，直至被检者感觉为一点为止，测出两点间最小距离。身体各部位对两点辨别感觉灵敏度不同，舌尖、鼻端、手指最明显，四肢近端和躯干最差。若指端能辨别2~5mm为正常，能辨别6~10mm为中等，辨别在11~15mm时感觉功能较差。

2）图形觉：被检者的闭目，检查者在被检查者手掌心勾画不同图形（如圆形、三角形、方形等），被检查者可告知或者画出该图形表示正常，不能准确描述为异常，无法感知为丧失 .

3)实体觉：被检查者闭目，手握物品，抚摸后可告知检查者该物品质地、大小、形状、重量表示正常，不能准确描述为异常，无法感知为丧失。检查时先检查患侧。

2. 运动功能评定　根据病史、症状、体征以及运动功能可进行关节活动度、肌力和运动功能恢复情况的评定。

(1)关节活动度评定：使用关节角度尺测量关节活动角度，一般周围神经损伤后主动关节活动度减小甚至丧失，而被动关节活动度通常增大。因肌肉失去神经支配，若治疗、预防不到位，会引起关节及附着的软组织粘连甚至僵硬，主、被动关节活动度都会减小，测量时注意鉴别关节与软组织病变的不同点。

(2)肌力评定：目前采用徒手肌力6级评定法，注意从3级开始，双侧对比。

(3)运动功能恢复情况评定：英国医学研究院神经外伤学会将神经损伤后的运动功能恢复情况分为6级。0级为肌肉无收缩，1级可见近端肌肉收缩，2级可见近端、远端肌肉收缩，3级可见所有重要肌肉能抗阻收缩，4级可见肌肉能进行所有独立或协同运动，5级肌肉完全正常。

(四) 个体活动评定

1. 上肢ADL能力评定　对于臂丛及分支损伤的病人，有必要进行日常生活活动能力评定，目前国内多采用改良Barthel指数（MBI）评定方法。

2. 下肢ADL能力评定　对于下肢周围神经损伤病人，行走功能显得十分重要，常用步态分析的方法大体评估下肢周围神经损伤后步态中存在的问题，同时要注意不同周围神经损伤带来的关节异常运动情况及相应关节代偿情况，如臀上神经损伤导致臀中肌无力，若为双侧则出现鸭步，腓总神经损伤导致胫前肌群无力导致足下垂内翻畸形出现跨栏步态等。

(五) 社会参与评定

1. 社会生活能力评定　社会生活能力评定病人参与各种社会活动的情况，包括工作、社交以及参与各种娱乐活动等。目前国内较为常用的评定方法是社会生活能力概况评定，包括5项内容，所得总分最低为0分，最高为60分。根据评分结果，可将社会生活能力分为以下级别：60分为完全正常，20~40分为轻度障碍，≤20分为中度障碍，0分为重度障碍。具体内容见表17-19。

表 17-19 社会生活能力概况评定内容与评分标准

社会生活能力概况评定内容	分值		
上学或上班情况与伤病前大致相同（否 / 是）	0		20
参加社交活动（探亲访友等）	0	5	10
参加社团活动（工会、联谊会、学会等）	0	5	10
与别人进行文体活动（打扑克、打球、看球赛、旅行等）	0	5	10
与别人进行业余消遣活动（看电视、谈话、听音乐、散步、购物等）	0	5	10

注：0 分为否或从不参加，5 分为极少参加，10 分为较多参加，20 分为正常参加。

2. 就业能力评定　就业能力评定的内容包括心理状况、身体素质、能力限度、技术水平等。评定可在职业训练前、训练中、训练后根据不同目的选择评定项目进行评定，确定就业目标。目前国内较为常用的是微塔法。

3. 生活质量评定　生活质量评定量表评定内容大概可以分为普适性量表、疾病专用量表和领域专用量表。可通过访谈、观察、量表等方法，了解病人对目前生活状态的满意度、自然环境和社会环境的适应度等方面的内容。

（六）个体与环境因素评定

1. 个体因素评定　在 ICF 的标准中，未详细介绍个体因素的内容，根据目前国际相关的评定量表，可大体将个体因素的评定分为运动、活动能力、社会功能、心理、认知、感觉等功能的客观评定和个体对自身状况满意度的主观评估。

2. 环境因素评定　环境是指围绕着人群的空间及其中可以直接、间接影响人类生活和发展的各种自然要素和社会要素的总体，由各种自然环境要素和社会环境要素所构成。根据 ICF 观点，残疾人所遇到的活动受限和参与限制是残疾人的损伤和环境障碍交互作用的结果，对环境在残疾人康复过程中所起的作用给予充分肯定。当病人的某些损伤无法改变时，就需要通过改变环境来适应残疾人的损伤。所以环境评估就显得尤为重要，环境评定是指按照残疾人自身的功能水平，对其即将回归的环境进行实地考察、分析，找出影响其日常生活活动的因素，并提出修改方案，最大限度地提高其独立性。

（七）评定技术的具体应用

每条周围神经损伤均可以结合解剖生理特征，根据上述评定标准，结构异常评估时运用观察法，双侧对比最容易发现肌肉萎缩的部位、肢体畸形及肢端血运变化；运用触诊法，触及神经卡压疼痛点与局部软组织病变情况。运动评估时，选择仅受一条神经单独支配的肌肉，运用徒手肌力评定法，测定其主动运动功能，健患侧对比；运用关节活动度观察关节活动情况。感觉评估时，选择仅受一条神经单独支配的区域，测定浅感觉，手部可增加两点辨别觉，健患侧对比。特殊试验（Tinel 征）和电生理检查等评定项目，可快速明确问题。

1. 桡神经损伤　桡神经自臂丛神经后束（C_5~T_1）发出，在肱骨中下 1/3 处进入桡神经沟，此处肱骨骨折时桡神经易受损伤，骨痂生长过多和桡骨头前脱位可压迫桡神经，手术或前臂伸侧直接外伤也可导致桡神经损伤。

（1）临床表现：上臂桡神经损伤时，肱三头肌、肱桡肌、桡侧腕长短伸肌、旋后肌、伸指总肌、尺侧腕伸肌及示指、小指固有伸肌均瘫痪。表现为腕下垂，拇指及各手指下垂，不能伸掌指关节，前臂有旋前畸形，不能旋后，拇指内收畸形。检查肱三头肌、伸腕肌时，均应在反地心引力方向进行。拇指失去外展作用，不能稳定掌指关节，拇指功能严重障碍。尺侧腕伸肌与桡侧伸腕长、短肌瘫痪，腕部向两侧活动困难。前臂背侧肌肉萎缩明显。在前臂背侧桡神经伤多为骨间背神经损伤，感觉、肱三头肌及肘后肌不受影响，桡侧腕长伸肌良好，其他伸肌均瘫痪。桡神经损伤后，上臂远端及前臂伸侧、手背桡侧两个半指感觉障碍。

（2）诊断与鉴别诊断：根据外伤史、桡神经损伤的表现和肌电图检查可以明确诊断。①尺神经损伤，除手部尺侧皮肤感觉消失外，环、小指掌指关节过伸，指间关节屈曲呈爪形，拇指不能内收，其他四指不能外展及内收；②正中神经损伤，肱骨髁上骨折偶可引起正中神经挤压性损伤，受伤后可出现拇、

示、中指不能屈曲，拇指不能外展和对掌，手掌桡侧三个半手指感觉障碍。

2. 坐骨神经损伤 坐骨神经是全身最粗大的神经，由 $L_{4\sim5}$ 前支组成腰骶干，再与 $S_{1\sim3}$ 的前支两部分相合包于一个总鞘内。一般坐骨神经分为 3 段，梨状肌上缘以上为盆段，梨状肌覆盖至该肌下缘为梨状肌段，梨状肌下缘至臀大肌下缘为臀段。坐骨神经自梨状肌下孔出盆腔后，在臀大肌深面，经坐骨结节与股骨大转子连线中点下行至腘窝，于腘窝上角分支，内侧支为胫神经，外侧支为腓总神经。

(1) 临床表现：坐骨神经损伤后功能障碍取决于损伤部位，坐骨神经上部损伤可见股后群肌、小腿前群肌、外侧肌、后群肌和足底肌肉全部麻痹，致使小腿不能屈曲，足部运动完全丧失，足下垂。股四头肌正常，尚能步行，但为跨阈步态。胫神经损伤可见足和足趾不能跖屈，足尖行走困难，足内翻力弱，足底感觉障碍。腓总神经损伤可见足和足趾不能背屈，足下垂，足跟行走困难，小腿前外侧和足背感觉障碍。

(2) 诊断与鉴别诊断：根据外伤史、坐骨神经损伤的表现和肌电图检查可以明确诊断。吉兰 - 巴雷综合征是突然出现剧烈神经根疼痛，由下肢开始逐渐波及躯干、双上肢，并有呼吸道感染或疫苗接种史。

(3) 康复评定：通过测量周径，了解肌肉萎缩程度。通过测量伸膝、屈膝、屈伸踝关节等运动和张力变化了解运动功能。通过测量坐骨神经支配区的触觉和痛觉变化了解感觉功能。沿坐骨神经走行叩击，观察其神经支配区域的感觉变化，出现该神经分布区域放射性麻痛即为 Tinel 征阳性。肌电图和神经传导速度检查能明确坐骨神经损伤的范围、程度以及受累肌群的肌力变化。

周围神经病损病人进行康复评定的主要目的是了解病人的功能障碍情况，从而制定相应的康复目标和康复治疗计划，具体可参考表 17-20。

表 17-20 周围神经病损病人康复计划表

周围神经病损病人的康复计划
一般情况 姓名： 性别： 年龄： 职业： 病历号： 联系电话： 家人或代理人联系电话： 入院时间： 家庭地址： **主要诊断** **入院时相关资料** 既往病史： 周围神经病损的损伤原因：①外伤 ②疾病 距离损伤时间： ① 1 个月内 ② 1~3 个月 ③大于 3 个月 是否手术：①否 ②是，具体（手术时间及名称）： 周围神经病损的损伤程度：①完全性 ②不完全性 是否卧床：①否 ②是，卧床时间：① 1 个月内 ② 1~3 个月 ③大于 3 个月 是否有合并伤： ①否 ②有， 具体： **主要功能障碍及康复评定结果** **康复目标** 近期目标： 远期目标： **康复方案** ☐ 日常生活动作训练 ☐ 肢体运动功能训练 ☐ 手功能训练 ☐ 作业职业训练 ☐ 站立及行走训练 ☐ 减重训练 ☐ 转移训练 ☐ 轮椅训练 ☐ 功能性电刺激 ☐ 经颅磁刺激 ☐ 生物反馈 ☐ 其他 **注意事项**

笔记

本章小结

本章讲解了偏瘫、截瘫和四肢瘫及周围神经病损的概念、病因、解剖病理、临床表现以及诊断方法和相关的评定技术。在偏瘫技术章节中重点掌握偏瘫病人 Brunnstrom 评定方法，熟悉偏瘫病人 Bobath 运动功能评定法、简式 Fugl-Meyer 评定方法及 MAS，有精力的同学还可以上网查资料了解 Fugl-Meyer 非简化版的相关内容以及偏瘫手功能的评定内容；在截瘫及四肢瘫评定技术章节中重点掌握截瘫病人运动平面和感觉平面的评定方法，尤其是 28 个关键点和 10 个关键肌，熟悉截瘫病人损伤程度及预后的评定，自学并归纳总结其并发症的评定方法；在周围神经病损评定技术章节中应该回顾复习周围神经的解剖知识，熟悉周围神经病损的分类，了解桡神经和坐骨神经的评定方法，并能够以此类推，自学正中神经、尺神经、腓总神经、胫神经损伤的评定技术。

（罗　萍）

思考题

病人，男，34 岁，从三楼跌落 10 天入院。查体：神清，MMT 检查髂腰肌肌力右侧 5 级，左侧 4 级，股四头肌肌力右侧 4 级，左侧 3 级，胫前肌肌力右侧 2 级，左侧 1 级，趾长伸肌肌力双侧 0 级。肛门括约肌无张力。感觉检查全部正常。

1. 由以上检查可定位该病人脊髓损伤平面是哪一节段？
2. 根据 ASIA 损伤分级，病人的脊髓损伤程度属于哪一级？

扫一扫，测一测

思路解析

笔记

第十八章　常见心肺疾病评定技术

学习目标

1. 掌握　心力衰竭、冠状动脉粥样硬化性心脏病、慢性阻塞性肺疾病和睡眠呼吸暂停综合征的常用康复评定技术。

2. 熟悉　心力衰竭、冠状动脉粥样硬化性心脏病、慢性阻塞性肺疾病和睡眠呼吸暂停综合征的临床特点及常见功能障碍诊断。

3. 了解　心力衰竭、冠状动脉粥样硬化性心脏病、慢性阻塞性肺疾病和睡眠呼吸暂停综合征的病因、病理生理变化及评定技术的新进展。

第一节　心力衰竭评定

心力衰竭(heart failure,HF)简称心衰,是大多数心血管疾病的最终发展结局,也是最主要的死亡原因。根据我国 2003 年的研究显示,我国成人心衰患病率为 0.9%。据美国心脏协会 2005 年的统计报告显示,全美约有 500 万心衰病人,心衰病人的年增长数为 55 万。引起心衰的病因比较清楚,可由多种心血管疾病引起,如高血压、冠心病、瓣膜性心脏病、心肌病及先天性心脏病,且近几年高血压、冠心病所致的心衰较瓣膜性心脏病所致的心衰更多见。

自 1979 年 Lee 等报道了“运动康复治疗对心衰病人是安全的”以来,大量临床研究显示,运动康复可以延缓病情发展,显著提高病人的生活质量、延长预期寿命。慢性心衰是大多心血管疾病的终末阶段,本节重点介绍慢性心衰的评定技术。

一、概述

心力衰竭是指各种心脏结构性或功能性疾病导致心室收缩功能受损和 / 或心室舒张功能障碍而引起的一组临床综合征。由于心室收缩功能受损引起射血能力下降,心排血量不能满足机体代谢需求,导致组织、器官血液灌注不足;同时,心排血量的减少阻碍了血液回流,导致肺循环和体循环淤血。临床表现主要为呼吸困难、乏力、水肿以及不同程度的体力活动受限。

心衰是一种不断发展的疾病。一旦发展为心衰即使心脏没有新的损害,在各种病理生理变化的影响下,心功能将不断恶化进展。心衰的病理生理变化十分复杂,当基础心脏病累及心功能时,机体首先通过多种代偿机制使得心功能在一段时间内维持在相对正常的水平,但这些代偿机制也均有其负性的效应。当代偿失效而出现心衰时,病理生理的变化则更为复杂。首先,在代偿机制中,当心肌收缩力减弱时,为了维持正常的心排血量,机体通过 Frank-Starling 机制、神经体液的代偿机制和心肌

肥厚进行代偿。其次，当心衰发生时各种体液因子也发生了改变，如心房钠尿肽、脑钠肽、精氨酸加压素和内皮素等。再者，心衰发生时的病理生理变化还包括心脏舒张功能不全、心肌损害和心室重塑。

（一）临床特征

1. 病因　心脏或大血管疾病常因原发性心肌损害和／或长期心脏负荷过重而引起心衰。

(1)原发性心肌损害

1）缺血性心肌损害：冠心病心肌缺血或心肌梗死是引起心衰的最常见原因之一。

2）心肌炎和心肌病：各种类型的心肌炎、心肌病均可引起心衰，其中病毒性心肌炎和原发性扩张型心肌病最多见。

3）心肌代谢障碍性疾病：以糖尿病性心肌病最为多见。

(2)心脏负荷过重

1）压力负荷过重：为克服增高的阻力，心肌代偿性肥厚以保障心排血量，久之终致心肌结构、功能发生改变而失代偿，如高血压、主动脉瓣或肺动脉瓣狭窄、肺动脉高压等，以高血压最多见。

2）容量负荷过重：为了适应容量负荷的增加，心室腔发生代偿性扩大，超过一定限度后即出现失代偿表现，如心脏瓣膜关闭不全、房室间隔缺损、动脉导管未闭、全身血容量增多或循环血量增加的疾病等。

心衰的常见诱因多为感染、心律失常、血容量增多、过度体力劳累或情绪激动、治疗不当或原有心脏疾病的加重等。

2. 心衰分类

(1)按照发病的缓急：分为急性心衰和慢性心衰。急性心衰多因急性、严重的心肌损害或突发心脏负荷加重所致，临床上以急性左心衰常见，主要表现为急性肺水肿或心源性休克。慢性心衰则因心肌损害或心脏负荷加重经过了心肌肥厚或心脏腔室扩大的代偿性机制参与发展而来，临床以左心衰多见，主要表现为不同程度的呼吸困难、乏力倦怠等。

(2)按照受累心室：分为左心衰、右心衰和全心衰。左心衰临床最常见，其次为全心衰，而单纯的右心衰较少见。左心衰是由于左心室代偿功能不全所致，临床以肺循环淤血为特征；全心衰多是由左心衰发展而来，亦可由左右心同时受损而同时发生左右心衰所致；单纯的右心衰则多由肺源性心脏病或某些先天性心脏病所致，临床以体循环淤血为特征。

(3)按照心脏收缩、舒张功能障碍：收缩性心衰和舒张性心衰。收缩性心衰是指由心室收缩功能障碍引起射血减少所致心排血量下降的心衰，也是临床常见的心衰。舒张性心衰是指由于心室舒张功能障碍引起血液回流受阻所致心排血量下降的心衰。

3. 临床表现

(1)左心衰：临床表现以肺淤血、心排血量降低为主。

1）症状

①不同程度的呼吸困难：劳力性呼吸困难是左心衰最早出现的症状；端坐呼吸，病人呈高枕卧位、半卧位或端坐体位；夜间阵发性呼吸困难，病人入睡后突然因憋气而惊醒并被迫采取坐位休息后可自行缓解。

②咳嗽、咳痰、咯血，疲乏无力、头晕、心慌，少尿或夜尿增多。

2）体征：肺部湿啰音、心脏扩大、舒张期奔马律。

(2)右心衰：临床表现以体循环淤血为主。

1）症状

①消化道症状：腹胀、食欲不振、恶心、呕吐等胃肠道和肝脏淤血表现，是右心衰最常见的症状。

②呼吸困难、肝区疼痛、夜尿增多等。

2）体征

①水肿：表现为身体最低部位的对称性、凹陷性水肿或出现胸腔积液。

②颈静脉征：颈静脉搏动增强、充盈、怒张是右心衰的主要体征，肝颈静脉反流征阳性是右心衰的特征性体征。

③肝脏增大：肝脏淤血肿大并伴有压痛，重者可出现黄疸、肝功能受损、腹水。

④除基础心脏病相应体征外，可因右心室显著扩大而出现三尖瓣关闭不全的反流性杂音。

（二）功能障碍

心衰病人由于收缩功能或舒张功能障碍，引起心排血量减少和/或静脉淤血，导致组织器官血供不足，使得病人的运动功能、日常生活活动能力、生活质量、工作能力等下降。

1. 身体机构与生理功能障碍

(1) 心功能障碍：各种心脏结构性或功能性疾病导致心脏的收缩功能和/或舒张功能发生障碍，不能将静脉回心血量充分排出心脏，引起动脉系统血液灌注不足和静脉系统血液淤积，心脏泵血功能受损。

(2) 运动功能障碍：心衰病人由于心排血量下降和缺乏运动，导致机体摄氧能力减退、肌肉萎缩和氧化代谢能力降低，从而使得全身的运动耐力和耐受的运动强度不同程度减低。

(3) 呼吸功能障碍：心衰病人可因肺循环淤血而导致肺脏的通气功能和换气功能受损，摄氧能力下降，静脉血氧合功能障碍，诱发或加重缺氧症状。

2. 日常生活活动受限　心衰病人常伴有呼吸困难、乏力、水肿等，这些症状不同程度影响病人的行走、穿衣、进食、洗漱、如厕、洗衣或购物等日常生活活动，甚至因丧失家务劳动能力而无法承担病人在家庭中的角色。

3. 参与局限　随着心衰病人病情不可逆的发展，不仅严重影响病人的日常生活活动能力，病情的反复和多次住院治疗也使病人逐渐丧失了劳动、就业和社会交往能力。

4. 心理功能障碍　心衰常常出现呼吸困难、疲乏无力、水肿等症状，不仅影响病人的运动耐力，更影响其情绪和生活质量，以及病情的加重使得病人产生对死亡的恐惧和对生命的渴望，加之对疾病知识的缺乏可导致病人常表现出抑郁、焦虑、沮丧甚至绝望等心理改变。临床将慢性心衰病人合并焦虑、抑郁、惊恐等心理障碍的病人称为“双心”病人。研究表明心衰病人中，焦虑发生率为 20.03%，抑郁为 23.39%，女性总体高于男性、文化程度低的病人高于文化程度高的病人、纽约心功能分级高的病人抑郁发生率高于分级低的病人、合并心律失常的住院心力衰竭病人抑郁的发生率明显高于未合并心律失常的心力衰竭病人。

二、心力衰竭评定技术

心衰病人的评定内容主要包括病史采集、实验室检查、心功能评定、日常生活活动能力评定及生活质量评估等。

（一）身体结构与功能评定

1. 心衰分期和分级

(1) 心衰分期：根据 2010 年美国心脏协会（AHA）成人慢性心衰指南中给出的心衰分期为：

A 期：心衰高危期，尚无器质性心脏（心肌）病或心衰症状，可发展为心脏病的高危因素。

B 期：已有器质性心脏病，如左心室肥厚，左心室射血分数下降，但无心衰症状。

C 期：器质性心脏病，既往或目前有心衰症状。

D 期：需要特殊干预治疗的难治性心衰。

心衰的分期对每位病人而言只能是停留在某一期，或向前进展而不可能逆转。因此，只有在 A 期对各种高危因素进行有效的治疗，或在 B 期进行有效的干预，才能有效减少或延缓进入到有症状的临床心衰。

(2) 心衰分级：1928 年美国纽约心脏病学会（NYHA）的心功能分级是按照诱发心衰症状的活动程度将心功能的受损情况分为四级，其在心衰康复评定中是最实用、最有应用价值的方法。

Ⅰ级：患有心脏病，但日常活动量不受限制，一般活动不引起疲乏、心悸、呼吸困难等心衰症状。

Ⅱ级：心脏病病人的体力活动受到轻度限制，休息时无自觉症状，但一般活动下可出现心衰症状。

Ⅲ级：心脏病病人体力活动明显受限，小于一般活动即引起心衰症状。

Ⅳ级：心脏病病人不能从事任何体力活动，休息状态下也出现心衰症状，体力活动后加重。

这种分级方案简便易行，但仅凭病人的主观陈述进行分级，个体之间差异也较大，有时症状和客

观检查有很大差距，因此临床应用时要加以注意。当病人心功能处于不同状态时，所对应的代谢当量（METs）亦有所不同，见表 18-1。

表 18-1　心功能各级对应的代谢当量水平

心功能分级	代谢当量水平 /METs
Ⅰ级	≥ 7
Ⅱ级	5~7
Ⅲ级	2~5
Ⅳ级	<2

2. 心衰的诊断　心衰的诊断是综合病因、病史、临床表现及客观的实验室检查而得出的，其中是否存在器质性心脏病是诊断的基础，心衰的症状和体征是诊断的重要依据，客观的实验室检查是诊断的重要参考。

（1）X 线检查：用于判断心脏大小、外形及肺部淤血的重要方法。心衰病人的 X 线表现多为心影增大、肺门血管影增强、右下肺动脉增宽、肺野模糊、可见 Kerley B 线等。

（2）超声心动图：可以更准确的判断心脏各腔室大小、瓣膜结构和心功能状况，尤其可以较准确地反映心脏的收缩功能和舒张功能。如左心室射血分数（LVEF）主要反映左心室的收缩功能，它是心室收缩末及舒张末的容量差，正常值 >50%，当 LVEF ≤ 40% 时是收缩期心衰的诊断标准。再如 E/A 值反映心室的舒张功能，它是舒张早期心室充盈速度最大值（E）与舒张晚期心室充盈速度最大值（A）的比值，正常人不应低于 1.2，当舒张功能不全时，E 值下降而 A 值增高，E/A 值降低。

（3）放射性核素：是放射性核素心血池显影，有助于判断心室腔大小和心室的收缩功能及舒张功能。

（4）有创性血流动力学检测：通过颈静脉插管至肺小动脉，测定各部位的压力和血液含氧量，计算心脏指数（cardiac index，CI）和肺小动脉楔压（pulmonary capillary wedge pressure，PCWP），直接反映左心功能。正常时 CI>2.5L/（min·m^2），PCWP<12mmHg。

3. 心功能评定　心功能评定可以更具体了解心功能状态、心脏功能储备和适应能力，为制定康复治疗计划及预后判断提供重要的依据，并为康复训练的有效性和安全性提供保障。对于心衰病人常用的心功能评定方法包括心功能分级、心脏负荷试验、主观自觉用力程度分级、呼吸气分析等。

（1）心脏负荷试验：临床常用心脏负荷运动试验包括心电运动试验、6 分钟步行试验、超声心动图运动试验等，其中心电运动试验最常用。对于心衰病人，心电运动试验一般采用低水平运动试验或改良的 Bruce 方案、Balke 方案，病情不稳定心衰病人禁忌进行心电运动试验。6 分钟步行试验具有简便易行、安全、方便的优点，此试验可以较好地反映心衰病人的运动耐力和心功能不全的程度。即 6min 步行距离小于 150m，则提示病人心功能不全为重度；如距离为 150~425m 之间，则心功能不全为中度；如距离为 425~550m 之间，则心功能不全为轻度。心电运动试验和 6 分钟步行试验的禁忌证、适应证、具体评定技术参考本教材第三章心肺功能评定技术。

（2）主观自觉用力程度分级（rating of perceived exertion，RPE）：根据运动中的自我感觉来衡量运动强度的半定量指标，其优点是简便易行、实用，在 6~20 级中每一单数级各有不同的运动感觉特征，且与心率和耗氧量具有高度相关性，具体评定技术参考本教材第三章心肺功能评定技术。

（3）呼吸气分析：在运动负荷增加的过程中，通过测量最大摄氧量（VO_2max）和无氧代谢阈值（AT）来反映病人心功能状态。心功能正常时 VO_2max>20ml/（kg·min），轻度到中度心功能不全时此值为 16~20ml/（kg·min），中度到重度心功能不全时为 10~15ml/（kg·min），极重度心功能不全时则 <10ml/（kg·min）。AT 的正常值应大于 VO_2max 的 40%，此值越低则提示心功能越差。

（二）日常生活活动能力评定

对于慢性心衰病人，由于心功能下降而不同程度影响了病人的日常生活活动能力，目前临床上对慢性心衰病人进行日常生活活动能力的评估方法中最常用的是 Barthel 指数，具体参考本教材第十三章第二节日常生活活动能力评定技术。

（三）参与能力评定

慢性心衰病人由于心功能下降、日常生活活动能力不同程度下降，甚至无法胜任职业岗位，导致病人出现生活质量的下降。目前，国际上用于慢性心力衰竭病人生活质量评价最为常用的是明尼苏达心力衰竭生活质量问卷（Minnesota Living with Heart Failure Questionnaire，MLHFQ），见表 18-2。

表 18-2　明尼苏达心力衰竭生活质量问卷

	在最近的 1 个月内，您的心力衰竭对您的生活的影响	无	很少				很多
1	您的踝关节或腿出现肿胀？	0	1	2	3	4	5
2	使您在白天被迫坐下或躺下休息？	0	1	2	3	4	5
3	使您在步行或上楼梯困难？	0	1	2	3	4	5
4	使您在家中或院子里工作困难？	0	1	2	3	4	5
5	使您离开家出门困难？	0	1	2	3	4	5
6	使您晚上入睡困难？	0	1	2	3	4	5
7	使您和您的朋友或家人一起做事困难？	0	1	2	3	4	5
8	使您做获得收入的工作困难？	0	1	2	3	4	5
9	使您做娱乐、体育活动或喜好的事情困难？	0	1	2	3	4	5
10	使您的性生活困难？	0	1	2	3	4	5
11	使您对您喜欢的食物也吃得很少？	0	1	2	3	4	5
12	使您有呼吸困难？	0	1	2	3	4	5
13	使您疲劳、乏力或没有精力？	0	1	2	3	4	5
14	使您在医院住院？	0	1	2	3	4	5
15	使您因就医花钱？	0	1	2	3	4	5
16	使您因为治疗出现了副作用？	0	1	2	3	4	5
17	使您觉得自己是家人或朋友的负担？	0	1	2	3	4	5
18	使您觉得不能控制自己的生活？	0	1	2	3	4	5
19	使得您焦虑？	0	1	2	3	4	5
20	使您不能集中注意力或记忆力下降？	0	1	2	3	4	5
21	使您情绪低落？	0	1	2	3	4	5

（四）心理功能评定

临床研究显示，慢性心衰病人精神心理障碍发生率较高，临床常用的评估量表为焦虑自评量表（Self-Rating Anxiety Scale，SAS）和抑郁自评量表（Self-Rating Depression Scale，SDS），具体评估方法参考本教材第五章第六节焦虑和抑郁的评定方法。

第二节　冠状动脉粥样硬化性心脏病评定

冠状动脉粥样硬化性心脏病即冠心病（coronary heart disease，CHD），是心脏疾病中最常见的类型，是全球死亡率最高的疾病之一，是严重危害中老年人身心健康的常见病。根据世界卫生组织 2011 年的报告，中国的冠心病死亡人数已列世界第二位。

一、概述

冠心病是冠状动脉血管壁由于脂质沉积形成粥样硬化病变，引起血管腔狭窄或阻塞或 / 和冠状动

脉功能性改变(痉挛),导致血流受阻造成心肌血流供求失衡,临床以心肌缺血、缺氧或坏死为特征的心脏疾病。

冠心病的危险因素分为不可变因素和可变因素。不可变因素包括年龄、性别和家族史;可变因素包括吸烟、高血压、高胆固醇血症、肥胖、糖尿病、胰岛素抵抗和缺乏体力活动等。

(一) 临床特征

1. 临床分型　分为以下五个类型:

(1)隐匿型:病人有冠状动脉粥样硬化致心肌供血不足的病理改变,即心电图、运动试验或冠脉造影等检查有心肌缺血或冠状动脉病变的证据,但病变较轻或有较好的侧支循环,或病人痛阈较高,因而无心前区及其他放射部位疼痛的症状。

(2)心绞痛型(angina pectoris):是冠心病常见的类型。在冠状动脉病变的基础上,由于心肌负荷的增加引起心肌急剧、短暂的缺血与缺氧的临床综合征。根据发作的频率、严重的程度及是否易缓解可分为稳定型和不稳定型心绞痛。

(3)心肌梗死型(myocardial infarction):在冠状动脉病变的基础上,发生冠状动脉供血急剧减少或中断,引起相应的心肌严重而持久的急性缺血导致心肌坏死。多表现为典型的心绞痛症状,但持续时间更长且含服硝酸甘油后无缓解。

(4)心力衰竭型:心肌血供长期不足,心肌组织发生营养障碍和萎缩,或大面积心肌梗死后,纤维组织增生致广泛纤维化,导致缺血性心肌病。部分病人可无心绞痛发作而直接出现心功能衰竭的表现。

(5)猝死型:在急性症状出现后6h内发生心搏骤停所致。心搏骤停的发生是在动脉粥样硬化的基础上,发生冠状动脉痉挛或栓塞,导致心肌急性缺血,造成局部心肌细胞的电生理紊乱,引起严重心律失常所致。

急性冠脉综合征(acute coronary syndrome,ACS)是一组由急性心肌缺血引起的临床综合征,包括急性心肌梗死和不稳定型心绞痛。冠状动脉粥样硬化斑块破裂后,使血管内皮下胶原组织暴露,随之发生血小板黏附聚集和血栓形成,造成冠状动脉阻塞。由于阻塞程度和机体代偿的差异产生不同的后果。如冠状动脉不完全阻塞时,引起不稳定型心绞痛;冠状动脉完全阻塞或几乎完全阻塞时,会引起心肌梗死。

2. 临床表现　冠心病病人的主要临床表现为心绞痛,疼痛的特点为:

(1)疼痛部位:常见部位为心前区或胸骨后,呈手掌大小范围,疼痛可放射至左侧肩部、左臂尺侧至小指和环指,部分病人可放射至颈部、下颌、咽喉部、腹部、背部等。

(2)疼痛性质:疼痛常呈绞痛、压榨样痛或烧灼样痛,通常不会出现针刺样痛或刀割样痛。

(3)持续时间:疼痛多持续3~5min,若持续30min以上应排除心肌梗死。

(4)伴随症状:可伴有发热、出汗、惊恐、恶心、呕吐等症状。

(5)缓解方式:休息或舌下含化硝酸甘油常可缓解。

(6)诱因:体力劳动、情绪激动、便秘、受寒、饱餐为多见的诱发因素,夜间或安静状态下发作应考虑不稳定型心绞痛。

3. 心绞痛分型　心绞痛可分为稳定型心绞痛和不稳定型心绞痛。

(1)稳定型心绞痛(stable angina pectoris):每日或每周疼痛发作次数大致相同,诱发疼痛的劳力和情绪激动程度相似,每次发作疼痛的性质、部位常无改变,疼痛持续的时间相仿,休息或舌下含化硝酸甘油后在大致相同时间内缓解。

(2)不稳定型心绞痛(unstable angina pectoris):心绞痛发作的诱因可有可无,可以劳力性诱发,也可以在安静状态或夜间自发性疼痛;发作的频度不同;疼痛的部位和性质呈多样,但疼痛的强度更剧烈;发作持续的时间更长,可达到或超过30min;不稳定型心绞痛常为急性心肌梗死的前驱表现。

(二) 功能障碍

冠状动脉血管的病变导致心肌供血不足,引起心功能障碍、运动功能障碍,进而引起病人日常生活活动能力、生活质量、劳动能力、社会交往能力及工作能力的下降。

1. 身体结构与生理功能障碍

(1)心功能障碍:冠心病病人往往通过限制体力活动来避免症状的复发,因而导致心功能的适应性下降;合并严重心律失常或大面积心肌梗死病人则因电生理紊乱和心肌收缩力下降而致心输出量下降,心功能衰竭。

(2)运动功能障碍：由于心功能受限及长期缺乏运动，引起肌肉萎缩、有氧代谢能力下降，导致机体有氧运动能力减退和全身运动耐力下降。

2. 日常生活活动受限　由于体力劳动可诱发心绞痛而引起病人活动受限，加之病人心功能受限导致全身运动耐力下降，因此影响病人上下楼梯、购物、家务劳动等日常生活活动能力。

3. 参与局限　运动功能障碍、生活自理能力下降导致病人生活质量受到显著影响，甚至丧失劳动、就业和社会交往等能力。

4. 心理功能障碍　由于对死亡的恐惧、生命的渴望及疾病知识的缺乏，冠心病病人常伴有焦虑、抑郁等心理障碍。对老年冠心病病人的研究表明，18% 的病人合并抑郁症，且抑郁和社会交往孤独可增加病人复发和死亡的危险性。另有研究发现，合并抑郁症的病人比无抑郁症者往往有更低的运动能力和生活质量。

二、冠状动脉粥样硬化性心脏病评定技术

冠心病的评定内容主要包括病史采集、实验室检查、心功能评定、日常生活活动能力评定、生活质量评定及行为类型评定等。

1. 心绞痛的分级　国际上一般采用加拿大心血管协会(CCS)分级法。

Ⅰ级：一般日常活动不引起心绞痛，费力、速度快、长时间的体力活动可引起心绞痛发作。

Ⅱ级：日常体力活动稍受限制，在饭后、情绪激动时受限制更明显。

Ⅲ级：日常体力活动明显受限制，以一般速度在一般条件下平地步行 200m 内或上一层楼即可引起心绞痛发作。

Ⅳ级：轻微活动或休息时即可引起心绞痛。

2. 心肌梗死的诊断　心肌梗死又分为急性心肌梗死和陈旧性心肌梗死。WHO 诊断急性心肌梗死的标准包括三要素：病史与症状、心电图(ECG)表现和心肌损伤标志物。

(1)病史与症状：不稳定型心绞痛病史，心绞痛症状持续 30min 以上，疼痛更剧烈，呈压榨性或窒息性，休息和舌下含化硝酸甘油多不能缓解，常伴有发热、血压下降、濒死感等；

(2) ECG 表现：ECG 检查是冠心病诊断中最早、最常用、最经济和最基本的诊断方法，与其他诊断方法相比，ECG 使用方便，易于普及。ECG 检查不仅可以发现心肌缺血的征象，如 T 波倒置、ST 段压低，而且在心肌梗死的诊断中有重要应用价值：①诊断心肌梗死，尤其是早期临床症状不典型的心肌梗死；②判断心肌梗死的病程、部位、范围；③反映左心功能状况及合并的心律失常；④估计心肌梗死的预后 ECG 检查是冠心病诊断中最早、最常用、最经济和最基本的诊断方法，与其他诊断方法相比，ECG 使用方便，易于普及。ECG 检查不仅可以发现心肌缺血的征象，如 T 波倒置、ST 段压低。

ECG 特征：分为 ST 段抬高和非 ST 段抬高型心肌梗死。ST 段抬高型心肌梗死的心电图表现为：① ST 段弓背向上型抬高；②病理性 Q 波；③倒置的 T 波。非 ST 段抬高型心肌梗死的心电图表现为：①无病理性 Q 波，ST 段普遍压低，T 波倒置；②仅有 T 波倒置。

(3)心肌损伤标志物：①肌红蛋白升高在急性心肌梗死后出现最早，敏感但特异性不够强；②肌钙蛋白 I(cTnI)和 T(cTnT)升高出现稍迟，特异性很强，持续时间较长；③肌酸激酶同工酶(CK-MB)敏感性不如 cTnI 和 cTnT，但对早期诊断有重要意义。

3. 血压的检测　冠心病病人常合并高血压，高血压促进动脉粥样硬化和增加心脏负荷，导致心功能障碍；降压治疗过程中，如血压过低导致冠脉灌注不足而引起心肌供血不足。冠心病病人康复训练过程中需监测血压情况，血压过高或过低都应及时终止运动训练。世界卫生组织、国际高血压学会(WHO/ISH)确定的高血压诊断及分级标准见表 18-3。

表 18-3　WHO/ISH 的高血压诊断及分级标准　　单位：mmHg

	收缩压	舒张压
理想血压	<120	<80
正常血压	<130	<85

续表

	收缩压	舒张压
正常高限血压	130~139	85~89
1 级高血压(轻度)	140~159	90~99
亚组:临界高血压	140~149	90~94
2 级高血压(中度)	160~179	100~109
3 级高血压(重度)	≥ 180	≥ 110
单纯收缩期高血压	≥ 140	<90
亚组:临界收缩期高血压	140~149	<90

4. 心功能评定

(1)心脏超声:大部分心绞痛病人的静息超声心动图无异常表现,进行该项检查的主要目的在于评估心脏功能状态,判断 AMI 病人是否合并室壁瘤和乳头肌功能失调以及发现其他类型心脏病,有助于鉴别诊断。

(2)冠状动脉 CT:冠状动脉 CT 是近几年刚刚广泛用于诊断冠心病的方法,需要应用对比剂显像。可以直接显示冠状动脉血管壁和腔内的情况,准确性稍差于冠状动脉造影。适合于临床症状不典型的冠心病诊断,或需要判断冠状动脉病变程度的病人,被认为是一项最准确的无创性检查手段。

(3)冠状动脉造影:冠状动脉造影是临床上确定冠状动脉病变部位和程度最可靠的方法,是目前公认的“金标准”。通常应用于上述方法不能确诊或诊断明确需要介入治疗的病人。

(4)运动试验:临床常用活动平板试验、功率车试验、坐位踏阶试验以及 6 分钟步行试验等评估病人的心功能状态。其中,活动平板试验为首选,坐位踏阶试验是专门为不能耐受活动平板试验和功率车试验的老年、体弱病人所设计。最常应用的试验方案为 Bruce 方案,运动试验的适应证、禁忌证、具体评定技术以及心功能分级标准参考本教材第三章心肺功能评定技术。

(一) 日常生活活动能力评定

评估冠心病病人日常生活活动能力可了解病人生活自理能力,为促进病人向生活自理和正常社会活动的康复训练提供依据以及评价康复疗效。临床常用的评定技术包括:侧重基础性日常生活活动(BADL)评定的方法如 Barthel 指数、PULSES、Katz 指数等,侧重工具性日常生活活动(IADL)评定的方法如功能活动问卷(FAQ)以及功能独立性评定(FIM),具体参考本教材第十三章第二节日常生活活动能力评定。

(二) 参与能力评定

冠心病病人的社会交往能力、参与娱乐活动能力、社区活动能力、职业年龄病人回归岗位的劳动能力或就业能力等社会参与能力是评价康复治疗效果的重要指标。临床常用的评价方法包括:世界卫生组织生活质量测量简表(WHO/QOF-BRIEF)、健康状况调查问卷(SF-36)及生存质量指数(quality of life index,QOLI),具体内容参考本教材第十四章第四节生活质量评定量表。

(三) 心理功能评定

冠心病病人的心理功能障碍主要表现为急性发作后的恐惧、焦虑和抑郁,其中抑郁的发生率最高,对病人的影响也最突出,而且抑郁的存在直接影响着疾病的康复及预后,是冠心病病人康复训练过程中必须重视的负性情绪。因此,对于冠心病病人有必要应用有效和易于操作的焦虑和抑郁筛查试验和评定量表。临床常用的评定量表包括:贝克抑郁量表、抑郁流行病学研究中心量表、医院焦虑抑郁量表、病人健康问卷表、贝克焦虑量表、Zung 焦虑自评量表、汉密尔顿焦虑量表等。

(四) 行为类型评定

A 型行为是美国著名心脏病学家弗里德曼(Friedman M)和罗森曼(Roseman RH)于 20 世纪 50 年代首次提出的概念。他们发现许多冠心病病人都表现出一些典型而共同的特点,如雄心勃勃、争强好胜、沉迷于工作但缺乏耐心、容易产生敌意情绪、常有时间紧迫。他们把这类人的行为表现特点称之为 A 型行为类型(TABP),而相对缺乏这类特点的行为,如表现为平易近人、耐心、无时间紧迫感、无

过度竞争性等称之为B型行为(TBBP)。A型性格被认为是一种冠心病的易患行为模式,而且A型性格的冠心病人复发率高,预后较差。因此,冠心病病人进行行为类型评定对行为干预和判断预后有重要的指导意义。A型行为类型评定量表见表18-4,结果分析:37~50分为典型A型人格;29~36分为偏A型人格;27~28分为中间型;19~26分为B型人格。

表18-4　A型行为类型评定量表

问题	是	否
1. 无论做什么事,即使看着别人做不好我也不想拿来替他做		
2. 即使有人冤枉了我,我也能够忍受		
3. 尽管时间很宽裕,我吃饭也快		
4. 每天的事都使我的神经高度紧张		
5. 必须等待什么的时候,我总是心急如焚,像热锅上的蚂蚁		
6. 遇到买东西排长队时,我宁愿不买		
7. 我常常力图说服别人同意我的观点		
8. 即使受工作能力和水平很差的人所领导,我也无所谓		
9. 有些工作我根本安排不下,只是临时挤时间去做		
10. 我常常感到时间晚了,可一看表还早呢		
11. 我做事喜欢慢慢来,而且总是思前想后		
12. 人们认为我是一个干脆、利落、高效率的人		
13. 即使没有什么要紧事,我走路也很快		
14. 即使跟别人合作,我也总想单独完成一些更重要的部分		
15. 坐公共汽车时,我总觉得司机开车太慢		
16. 听人讲话或报告时我常替讲话人着急,我想还不如我来讲		
17. 有时我也会说人家的闲话		
18. 我有时会把今天该做的事拖到明天去做		
19. 我觉得世界上值得我信任的人实在不多		
20. 我做事总是匆匆忙忙的,力图用最少的时间做尽量多的事情		
21. 无论做什么事,即使比别人差,我也无所谓		
22. 我常常为工作没做完,一天又过去而忧虑		
23. 排队买东西,要是有人加塞,我就忍不住指责他或出来干涉		
24. 约会或乘车、船,我从不迟到,如果对方耽误了,我就恼火		
25. 聊天时,我也总是急于说出自己的想法,甚至打断别人的话		
26. 我经常感到应该做的事情很多,有压力		
27. 有时我简直忙得透不过气来,因为该做的事情太多了		
28. 对别人的缺点和毛病,我常常不能宽容		
29. 人家说我是个厉害的暴性子的人		
30. 在公园里赏花、观鱼等,我总是先看完,等着同来的人		
31. 当我正在做事,谁要是打扰我,不管有意无意,我都非常恼火		
32. 我从来没想过要按照自己的想法办事		
33. 听到别人发表不正确见解,我总想立即纠正他		
34. 我觉得别人对我的话理解太慢,甚至理解不了我的意思似的		
35. 我总看不惯那些慢条斯理、不紧不慢的人		

续表

问题	是	否
36. 我觉得自己是一个无忧无虑、逍遥自在的人		
37. 我常常因为一些事大发脾气或与人争吵		
38. 人们认为我是一个相当安静、沉着的人		
39. 人们认为我做事很有耐性，干什么都不会着急		
40. 许多事本来可以大家分担，可我喜欢一人去干		
41. 别人托我办的事，只要答应了，我从不拖延		
42. 如果犯有错误，我每次全都愿意承认		
43. 有时我真想骂人		
44. 在我所认识的人里，个个我都喜欢		
45. 我常常比较容易看到别人的缺点而不容易看到别人的优点		
46. 我觉得我有能力把一切事情办好		
47. 有时我会想到一些坏得说不出口的事		
48. 假如我可以不买票白看电影，而且不会被发现，我可能会这样做		
49. 我总不能像有些人那样，做事不紧不慢		
50. 有人对我或我的工作吹毛求疵时，很容易挫伤我的积极性		
51. 当事情不顺利时我就想放弃，因为我觉得自己能力不够		
52. 我上班或赴约会时，从来不迟到		
53. 很多事如果由我来负责，情况要比现在好得多		
54. 当别人对我无礼时，我会立即以牙还牙		
55. 有时连我自己都觉得，我所操心的事远远超过我应该操心的范围		
56. 我每天都看电影，不然心里就不舒服		
57. 无论做什么事，我都比别人快一些		
58. 我觉得我一个非常敏感的人		
59. 对未来我有许多想法，并总想一下子都能实现		
60. 即使是决定了的事别人也很容易使我改变主意		

（五）康复治疗危险程度评定

根据美国心脏病学会制定的冠心病危险分层标准，来判定病人进行康复治疗危险性的参考意义重大。冠心病的危险分层为：

A 级：状似健康人，运动无危险性。

B 级：心脏病情稳定，参与剧烈运动的危险性较低，但高于 A 级病人。

C 级：心脏病情稳定，参加剧烈活动危险性低，但不能自我调节运动或不能按照医生建议控制运动水平。

D 级：运动时有中到重度心脏并发症的病人，参加剧烈活动有一定的危险性。

E 级：活动受限的不稳定性心脏病病人，不能参加任何剧烈活动。

（六）疗效评定标准

冠心病的疗效评定标准主要包括两个方面：

1. 心绞痛疗效评定标准　主要根据心绞痛发作次数和硝酸甘油的日消耗量来进行评定。

（1）显效：同等劳累程度不引起心绞痛，或心绞痛发作次数减少 80% 以上，硝酸甘油日消耗量减少 80% 以上。

（2）有效：心绞痛发作次数和硝酸甘油用量减少 50%~80%。

（3）无效：心绞痛发作次数及硝酸甘油日消耗量减少不到 50%。

2. 心电图疗效评定标准　主要根据病人心电图中反应心肌缺血的ST段和T波变化来进行评定。

(1)显效：静息心电图缺血性改变恢复正常，次极量运动试验有阳性转为阴性。

(2)有效：心电图缺血性ST段下降回升1.0mm以上，但未达到正常水平；或主要导联的倒置T波变化达50%以上，或T波由平坦变为直立。

(3)无效：ST段和T波达不到上述改变。

第三节　慢性阻塞性肺疾病评定

慢性阻塞性肺疾病(chronic obstructive pulmonary disease，COPD)是一组呼吸道病症，主要包括以气流受阻为特征并呈进行性发展的慢性支气管炎及合并的肺气肿。2011年“全球关于COPD的诊断和防治策略”所给出的定义为：是一种可以预防和可以治疗的常见疾病，其特征是持续存在的气流受限，气流受限呈进行性发展，并伴有气道和肺因有害颗粒或气体所致慢性炎症反应的增加，急性加重与合并症影响病人整体疾病的严重程度。

一、概述

长期吸烟及其他有害颗粒的吸入引起肺部炎症反应，是导致COPD的重要原因。肺部的慢性炎症性反应诱发肺实质的破坏，引起气道狭窄、塌陷或阻塞，导致阻塞性肺通气功能障碍，使得肺泡膨胀、弹性下降，肺泡内残气量增多；支气管周围及肺泡间血管增生、纤维化、管腔狭窄，引起肺动脉高压及肺换气功能下降；慢性炎症反应引起的蛋白酶/抗蛋白酶失衡与氧化应激是导致COPD的重要机制。这些病理学改变引起呼气的驱动力下降、呼气阻力增加，导致呼气气流受阻。呼气气流受阻是COPD诊断的关键和标志，也是诱发呼吸困难和COPD的其他症状的重要原因。

据预测，2020年COPD在全球主要疾病引起的死亡率将由1990年的第6位上升至第3位，中国40岁以上的居民COPD患病率高达8.2%，其在主要致死性疾病排名中仅次于肿瘤和脑血管疾病，位居第三。COPD不仅死亡率高，而且致残率高，严重影响病人的生活质量。

(一)临床特征

1. 病史特征　COPD病人的病程中应有以下特征：

(1)吸烟史：多有长期、大量吸烟史。许多研究表明，吸烟是COPD的主要危险因素之一。在西方国家，吸烟约占COPD病因组成的80%~90%；同时，吸烟也是COPD发病的重要启动因素；COPD病人中，吸烟者较不吸烟者死亡率明显升高。

(2)职业性粉尘或有害物质接触史：如煤矿工人、开凿工人、水泥生产工人等长期吸入大量粉尘者；室内、外空气污染导致有害颗粒物质或有害化学气体的吸入者。

(3)家族史：COPD有家族聚集倾向。流行病学研究结果提示，COPD易患性与基因有关，它不是一种单基因疾病，而是涉及多个基因。

(4)发病年龄及好发季节：中年以后发病率增高，多在秋冬季节发生或复发，常伴有反复呼吸道感染及急性加重病史。随病情进展，复发及急性加重越来越频繁。

(5)慢性肺源性心脏病史：COPD后期出现低氧血症和/或高碳酸血症，可并发慢性肺源性心脏病及右心功能衰竭。

2. 临床症状　主要临床症状包括咳嗽、咳痰、喘息及呼吸困难。

(1)慢性咳嗽：常为首发症状。早期咳嗽呈间歇性，以晨起较重，随病情的发展，可表现为持续性咳嗽，但夜间咳嗽相对较轻。

(2)咳痰：咳嗽后常伴有少量白色黏液性痰，部分病人在清晨较多；如合并感染时痰量明显增多，呈黄色脓性痰。

(3)喘息和胸闷：不是COPD的特异性症状。部分重症及伴有支气管哮喘或哮喘性支气管炎病人有喘息症状，胸闷多发生于体力活动后。

(4)呼吸困难：是COPD病人最具特征性的症状，主要表现为气促和呼气困难。早期多发生于体

力活动时，如上楼、快步走、拖地等；随着病情加重，在日常生活活动，如说话、穿衣、洗漱或漫步走，甚至休息状态也出现气促和呼吸困难的症状。

(5) 全身性症状：在疾病的临床过程中，尤其是重症病人可能会出现全身性症状，如体重下降、食欲减退、外周肌肉萎缩、精神抑郁和 / 或焦虑等，若合并感染还可能出现咳血痰或咯血。

（二）功能障碍

由于心脏和肺脏的病理、生理变化，导致心功能和肺功能障碍，进而引起病人运动功能、日常生活活动能力及劳动能力下降，重症者还可出现社会交往能力及就业能力障碍，甚至病人出现焦虑、抑郁等心理功能障碍。

1. 身体结构与生理功能障碍

(1) 呼吸功能障碍：由于气流受阻、肺泡壁弹性下降、呼吸肌肌力和耐力下降、感染时气道内分泌物的增加等原因造成肺通气功能下降；肺泡内残气量的增加、感染时肺泡腔内炎性分泌物的聚集、肺动脉及肺泡壁毛细血管病变等因素导致肺换气功能下降。肺通气功能与肺换气功能的下降，导致动脉血氧分压的下降和二氧化碳分压的增高，使病人出现气短、气促、胸闷及呼吸困难等缺氧症状。

(2) 心功能障碍：由于肺动脉高压导致右心后负荷过重，持续的病变引起右心心肌肥厚、心腔增大，久而久之导致心肌收缩力下降，病人出现体循环淤血如颈静脉怒张、肝脏增大、肝颈静脉反流征阳性、肢端肿胀、肢冷、杵状指等右心功能衰竭的症状和体征。

2. 日常生活活动受限　由于心肺功能受限，病人体力活动能力显著受限。随着病情发展及长期体力活动的缺乏，日常生活活动能力逐渐下降，直至病程晚期和重症病人完全丧失生活自理能力。此外，由于呼吸困难时一些与上肢运动相关联的辅助呼吸肌参与并协助呼吸运动，因此严重限制了上肢运动。

3. 参与局限　随着病人体力活动和日常生活活动能力的受限，使病人的职业能力受到不同程度限制，甚至丧失劳动能力；对于日常生活活动能力受限的病人，则社会交往、社区活动或休闲娱乐活动等也都受到不同程度的制约，使生活质量显著下降。

4. 心理功能障碍　由于喘息、胸闷和呼吸困难等症状造成病人产生焦虑，加之对疾病知识的缺乏，导致恐惧和抑郁等不良心理。随着病情的加重，体力活动日渐受限，生活自理能力逐渐下降，长期患病和多次入院等因素使病人产生极大的心理压力和精神负担，出现烦躁不安、精神紧张、睡眠障碍、抑郁乃至绝望等心理障碍的症状。

二、慢性阻塞性肺疾病评定技术

COPD 的康复评定主要包括症状评估、心功能评定、肺功能评定、呼吸肌肌力评定、COPD 的综合评估、日常生活活动能力评定及生活质量评定等。

（一）身体结构与功能评定

COPD 病人的此项评定主要包括症状评估、肺功能评定、心功能评定、呼吸肌肌力评定、急性加重风险评定、合并症评定和 COPD 的综合评估。

1. 症状评估　评估症状采用改良英国 MRC 呼吸困难指数（modified british medical research council，mMRC）或 COPD 评估测试（COPD assessment test，CAT）。

(1) mMRC：COPD 全球策略推荐采用改良英国 MRC 呼吸困难指数进行呼吸困难的评定，见表 18-5。

表 18-5　改良英国 mMRC 呼吸困难指数

分级	主要表现
0 级	仅在费力运动时出现呼吸困难
1 级	平地快步行走或步行爬小坡时出现气短
2 级	由于气短，平地行走时比同龄人慢或者需要停下来休息
3 级	在平地行走 100m 左右或数分钟后需要停下来喘气
4 级	因严重呼吸困难以至于不能离开家，或在穿衣服、脱衣服时出现呼吸困难

(2) 主观呼吸困难评级和气短、气急分级法：具体见本教材第三章第二节肺功能评定。

(3) CAT：是 Jones 等在 2009 年开发的一种由病人本人完成的测试问卷，主要用于对 COPD 健康状况进行简便和可靠的评价，不仅简单快捷，而且包含了症状、活动能力等其他各方面信息，便于医生和病人更快捷全面地了解病情，指导和监督治疗。尽管 CAT 问卷中只有 8 个问题(表 18-6)，但涵盖了症状、活动能力、心理、睡眠和社会影响各方面问题，分数计算也极其简单，每个问题分数为 1~5 分，总分为 8~40 分，分值越高则疾病越严重。

表 18-6 CAT 评估测试问卷

问题	分值					问题
从不咳嗽	1	2	3	4	5	一直在咳嗽
一点痰也没有	1	2	3	4	5	有很多很多痰
一点也没有胸闷的感觉	1	2	3	4	5	有很重胸闷的感觉
爬坡或爬一层楼时，不感喘不过气来	1	2	3	4	5	爬坡或爬一层楼时，感到非常喘不过气来
在家任何劳动都不受 COPD 影响	1	2	3	4	5	在家任何活动都很受 COPD 影响
每当外出时就能外出	1	2	3	4	5	因为 COPD 从未外出过
睡眠非常好	1	2	3	4	5	因为 COPD，睡眠非常不好
精力旺盛	1	2	3	4	5	一点精力都没有

2. 肺功能评定 该项评定对 COPD 病人的疾病诊断、病情严重程度评估、疾病进展、预后以及治疗效果评价等有重要意义。临床常用的评定方法包括：第 1 秒用力呼气量(FEV_1)占预计值的百分比、肺活量、肺总量、功能残气量、残气容积、呼气峰流速、最大呼气流量 / 容积曲线等。

(1) 第 1 秒用力呼气量(FEV_1)占预计值的百分比：是 COPD 的一项敏感指标，不仅可以检出轻度呼气气流受限，也是反映中度和重度呼气气流受限的良好指标，操作简单、变异率低。呼气气流受阻是 COPD 诊断的关键和标志，也是诱发呼吸困难和 COPD 的其他症状的重要原因。临床应用支气管扩张剂后测定 FEV_1，将 FEV_1 与时间肺活量(FVC)的比值，即 $FEV_1/FVC<70\%$ 定义为呼气气流受限。在此基础上，再根据 FEV_1 占预计值的百分比将 COPD 病人呼气气流受限进行分级，见表 18-7。

表 18-7 COPD 病人气流受限分级

分级	FEV_1 占预计值的百分比
轻度	FEV_1/ 预计值 ≥ 80%
中度	50% ≤ FEV_1/ 预计值 <80%
重度	30% ≤ FEV_1/ 预计值 <50%
非常重度	FEV_1/ 预计值 <30%

(2) 肺活量(VC)、肺总量(TLC)、功能残气量(FRC)、残气容积(RV)测定：COPD 病人由于呼气气流受阻，导致肺泡过度充气，因此会出现肺活量下降，而肺总量、功能残气量、残气容积增高。

(3) 呼吸肌功能评定 COPD 病人气流受阻，肺泡过度充气，增加呼吸肌的负荷；心肺功能下降导致呼吸肌血供不足；异常呼吸模式导致呼吸肌耗能增加。因此，COPD 病人容易出现呼吸肌肌力和耐力下降，这也是导致病人出现或加重呼吸困难的原因。呼吸肌肌力和耐力评定不仅能够反映病人的肺功能，也是呼吸功能训练疗效评价的重要指标。

1) 呼吸肌肌力测定(RMS)：常用的测定指标包括：最大吸气压(maximum inspiratory pressure，MIP)、最大呼气压(maximum inhalation pressure，MEP)、跨膈压(transdiaphragmatic pressure，Pdi)和最大跨膈压(maximum transdiaphragmatic pressure，Pdimax)。

① MIP：是指在功能残气量位，气流阻断状态下，用最大努力吸气能产生的最大吸气口腔压，它反映全部吸气肌的综合吸气力量。正常值：男性为(11.8 ± 3.63) kPa 或 143−0.55 × 年龄，女性为(8.00 ± 2.94) kPa 或 104−0.51 × 年龄。一般认为当 MIP 小于正常预计值 30% 时，易出现呼吸衰竭。

② MEP：是指在肺总量位，气管阻断条件下，用最大努力呼气能产生的最大口腔压，它反映全部呼气肌的综合呼气力量，也用于评价病人的咳嗽及排痰能力。正常值：男性为（13.2 ± 2.94）kPa 或 268–1.03 × 年龄；女性为（9.11 ± 1.96）kPa 或 170–0.53 × 年龄。

③ Pdi：为腹内压与胸内压的差值，在实际测定中，常用胃内压来代表腹内压，用食管压来代表胸内压。

④ Pdimax：是指在功能残气位、气管阻断状态下，以最大努力吸气时产生的 Pdi 最大值，正常人 Pdimax 为 90~215cmH_2O。Pdi 和 Pdimax 均明显下降时，提示有膈肌疲劳。

2）呼吸肌耐力测定（RME）：常用的测定指标包括：最大自主通气（maximal voluntary ventilation，MVV）、最大维持通气量（maximal sustained ventilatory capacity，MSVC）、膈肌肌电图（diaphragmatic electromyogram，DEMG）、膈肌张力 - 时间指数（diaphragmatic tension-time index，TTdi）、呼吸肌耐受时间（Tlim）等。

① MVV：是指在单位时间内以最快的速度和尽可能深的幅度重复最大自主努力呼吸所得的通气量。正常值：男性约 104L，女性约 82L，MVV 实测值占预计值之 80% 以上为正常。

② MSVC：是指能维持 15min 60%MVV 动作时的通气量。

③膈肌肌电图(EMG)：多采用食管电极进行检测，根据频率分布规律的变化可发现早期膈肌疲劳，此改变先于肌力的下降。

④ TTdi：吸气时产生的跨膈压与其收缩持续时间的乘积等于膈肌所做的功。膈肌收缩强度以 Pdi 和 Pdimax 的比值来表示，持续时间以吸气时间（Ti）与呼吸周期总时间（Ttot）的比值来表示，即 TTdi=（Pdi/Pdimax）×（Ti/Ttot）。正常人平静呼吸时的 TTdi 约为 0.02；当 TTdi 值小于 0.15 时，不容易出现膈肌疲劳。TTdi 越大，膈肌疲劳发生的速度就越快。

⑤ Tlim：是指膈肌在特定强度的吸气阻力负荷下收缩，能维持肌力而不发生疲劳的时间，Tlim（分）= 0.1 ×（TTdi）–3.6。正常人膈肌收缩使 Pdi 超过 Pdimax 的 40% 时，其 Tlim 不超过 60min。

3. 心功能评定　COPD 病人病程的中、晚期，常伴有不同程度的心功能衰竭，主要表现为右心功能衰竭。在肺功能障碍的基础上合并心功能衰竭，导致病人的运动功能显著受限。因此，运动功能的评定可以反映病人的心肺功能，同时也为制订安全、个体化运动训练方案提供依据。主要评定内容包括：美国纽约心脏病学会心功能分级、6 分钟步行试验、活动平板、功率自行车运动试验等，具体见本教材第三章心肺功能评定技术。

4. 急性加重风险评定　采用急性加重病史和肺功能来评定急性加重的风险，前一年发生 2 次或以上的急性加重或 FEV_1 占预计值 <50% 常提示急性加重风险增加。

5. 合并症评定　COPD 病人常常伴有合并症，包括心血管疾病、骨质疏松、抑郁、肺癌、感染、代谢综合征和糖尿病等。最常见的合并症是心血管疾病、抑郁和骨质疏松。这些合并症可发生在轻度、中度、重度和严重气流受限的病人中，并且影响病人的住院天数和死亡，应该及时发现病人的合并症并给予适当的治疗。

6. COPD 的综合评估　为了解 COPD 病情对病人本人的影响，应将症状评估、肺功能评定以及急性加重风险评定进行综合评估（表 18-8）。通过综合评估，达到改善 COPD 疾病管理的目的。

表 18-8　COPD 的综合评估

分组	特征	气流受阻分级	每年急性加重次数	mMRC	CAT
A 组	低风险，症状少	轻度至中度	≤ 1	0~1	<10
B 组	低风险，症状多	轻度至中度	≤ 1	≥ 2	≥ 10
C 组	高风险，症状少	重度至非常重度	≥ 2	0~1	<10
D 组	高风险，症状多	重度至非常重度	≥ 2	≥ 2	≥ 10

（二）日常生活活动能力评定

对存在呼吸功能障碍的病人，根据日常生活活动受限的程度将日常生活活动能力分为六级，见表 18-9。

表 18-9　COPD 病人日常生活活动能力分级

分级	主要表现
0 级	虽存在不同程度肺气肿，但活动如常人，对日常生活无影响、无气短
1 级	一般劳动时出现气短
2 级	平地步行无气短，速度较快或上楼、上坡时，同行的同龄健康人不觉气短而自己感觉气短
3 级	慢走不到百步即有气短
4 级	讲话或穿衣等轻微活动时亦有气短
5 级	安静时出现气短，无法平卧

（三）参与能力评定

COPD 病人由于心肺功能障碍、活动能力受限及日常生活活动能力的下降，常导致生活质量的下降和无法胜任原有的职业岗位。用于 COPD 病人生活质量评价的量表很多，其中最常用的是圣乔治呼吸问卷（St.George's respiratory questionnaire，SGRQ），主要用于评价慢性气流受限疾病对生活质量的影响程度。问卷内容包括症状、活动能力以及疾病对日常生活的影响三个部分，共 50 个项目，以 0~100 分来表示，得分越高表明疾病对生活质量的影响程度越大。

SGRQ 用于 COPD 病人的评价，不仅能敏感地反映病人接受治疗前后生活质量的变化。此外，近年的研究还发现 SGRQ 可单独用于预测病人的死亡风险，而与病人年龄、体重指数及 FEV_1 无关。因此 SGRQ 可作为一独立指标或辅助性指标用于评价 COPD 病人治疗或干预的效果。

（四）心理功能评定

焦虑和抑郁是 COPD 病人最常见的心理障碍，因此焦虑和抑郁的评定是 COPD 病人心理功能评定的主要内容，参考本教材第四章第六节焦虑和抑郁的评定方法。

第四节　睡眠呼吸暂停综合征评定

睡眠呼吸暂停综合征在呼吸睡眠障碍性疾病中最常见，也是具有潜在危险性的呼吸睡眠障碍性疾病，严重影响病人的生活质量和寿命，并作为高血压病、冠心病、糖尿病等多种疾病的危险因素而受到医学界及公共卫生部门的关注。

一、概述

睡眠呼吸暂停综合征（sleep apnea syndrome，SAS）是指各种原因导致睡眠状态下反复出现呼吸暂停和 / 或低通气，引起低氧血症和高碳酸血症，进而使组织器官发生一系列病理、生理变化的临床综合征。又分为：阻塞性睡眠呼吸暂停（obstructive sleep apnea-hypopnea syndrome，OSAHS）、中枢性睡眠呼吸暂停（central sleep apnea syndrome，CSAS）和混合性睡眠呼吸暂停（mixed sleep apnea syndrome，MSAS），其中阻塞性睡眠呼吸暂停最常见。

（一）临床特征

睡眠呼吸暂停综合征的病因及发病机制目前尚不十分清楚。

1. 病因　公认常见的病因包括：①鼻咽部疾病或解剖结构异常，如扁桃体、腺样体肥大等，此类病因常见于儿童病人；②多见于中老年人群，且随年龄的增加发病率增高，男性多于女性，尤以肥胖者多见，且肥胖是成年病人的主要原因；③多有 SAS 家族史或不良生活习惯，如长期吸烟、大量饮酒等；④长期服用镇静催眠药物、肌肉松弛药物或存在某些基础病变，如肢端肥大症、甲状腺功能低下等。

2. 临床表现　打鼾是 OSAHS 的特征性表现，睡眠时高调、不规则的鼾声常常影响他人的休息，睡眠中反复憋醒，夜尿增多或遗尿；早起时常有头晕、头痛，日间倦怠、嗜睡、注意力不集中、工作效率低下、记忆力减退、学习工作能力下降及性功能障碍等。

3. 并发症　长期发作的重症病人常并发高血压、冠心病、糖尿病和脑血管疾病等。

(二) 功能障碍

1. 身体结构与生理功能障碍

(1)脑功能减退:长期发作的 SAS 病人多有脑功能减退的表现,如记忆力下降、注意力不集中、反应迟钝、学习能力下降及智力水平下降,且脑血管疾病和老年性痴呆的发病风险上升。

(2)心肺功能障碍:长期发作病人多有心律失常、高血压、冠心病及低氧血症、高碳酸血症及肺动脉高压等心肺功能障碍的临床症状。

(3)内分泌功能障碍:相关研究表明 SAS 病人可出现促甲状腺激素、瘦素分泌异常及糖代谢异常等,从而引起或促发甲状腺功能减退、肥胖及 2 型糖尿病的发生和发展。

(4)性功能障碍:长期发作且未得到治疗的 SAS 病人,多有性欲减退、阳痿等性功能减退的症状。

2. 日常生活活动受限　由于病人长期睡眠质量下降、心肺功能障碍、内分泌功能下降及脑功能减退,导致病人运动功能障碍,重者生活自理能力下降。

3. 参与局限　脑功能减退严重影响着病人的生活、学习和工作,引起学习能力和职业能力障碍,严重影响着病人的生活质量。对于并发脑卒中或老年性痴呆的老年病人,更是因病而丧失劳动、社会交往和就业能力。

4. 心理功能障碍　长期睡眠质量下降可引起病人急躁、易怒等,工作和学习能力的下降、社会交往活动受限、与家庭成员和朋友情感逐渐疏远,可致病人在上述不良情绪反应的基础上出现焦虑、抑郁、偏执等心理障碍,尤以抑郁最多见,且临床症状越重,抑郁症状越明显。

二、睡眠呼吸暂停综合征评定技术

SAS 的康复评定内容主要包括身体结构与功能评定、日常生活活动能力评定、参与能力评定、心理功能评定及疗效评价。

(一) 身体结构与功能评定

身体结构与功能评定包括病史采集、临床症状、多导睡眠监测、嗜睡程度及打鼾程度评价等。

1. 病史采集　SAS 病人要询问家族史、吸烟和饮酒史、上呼吸道疾病史、镇静安眠药物的服药史等。重点询问夜间有无打鼾、睡眠质量、有无憋醒、夜尿多少,白天精神状态及学习、工作效率,有无性欲下降或阳痿、早泄等症状。

2. 多导睡眠图(polysomnogram,PSG)监测　PSG 监测包括脑电图、心电图、肌电图、眼动图、胸式和腹式呼吸张力图、血氧饱和度、鼻及口通气量等 10 余个通道的生理信号,是诊断 SAS 的金指标,同时可确定临床类型和进行病情分类。

结合临床症状和 PSG 的监测,SAS 的诊断标准为:日间嗜睡明显者,呼吸暂停和低通气指数(AHI)≥ 5 次 /h;或日间嗜睡不明显者,AHI ≥ 10 次 /h 或 AHI ≥ 5 次 /h 且存在认知功能障碍、高血压、冠心病、脑血管疾病、糖尿病 1 项或 1 项以上。

呼吸暂停的指标为夜间睡眠 7h 内,口、鼻腔呼吸气流消失或明显减弱(较基线幅度下降≥ 90%)持续时间≥ 10s,并反复发作超过 30 次。低通气标准为睡眠过程中口、鼻腔气流较基线水平下降≥ 30% 并伴有血氧饱和度下降≥ 4%,持续时间≥ 10s;或口、鼻腔气流较基线水平下降≥ 50% 并伴有血氧饱和度下降≥ 3%,持续时间≥ 10s。

依据 PSG 监测将 SAS 分为 3 型,即中枢型、阻塞型和混合型。中枢性特征为无呼吸运动,口、鼻腔无气流通过;阻塞性特征为呼吸运动存在,口、鼻腔无气流通过;混合性则为中枢性和阻塞性交替出现。

根据 AHI 和夜间最低血氧饱和度将 SAS 病人病情分为轻度、中度、重度。其中以 AHI 作为主要指标,夜间最低血氧饱和度作为参考,见表 18-10。

表 18-10　成人 OSAHS 病情分度

程度	AHI/(次·h^{-1})	夜间最低 SaO_2
轻度	5~15	85%~90%
中度	>15~30	80%~85%
重度	>30	<80%

3. 嗜睡程度评价　嗜睡程度评价包括主观和客观评价两个项目。

(1) 主观评价：常用 Epworth 嗜睡量表（Epworth sleeping scale，ESS）和斯坦福嗜睡量表（Stanford sleeping scale，SSS），临床多应用 ESS，见表 18-11。

表 18-11　Epworth 嗜睡量表

以下情况有无瞌睡的可能	从不 0 分	很少 1 分	有时 2 分	经常 3 分
坐着阅读时				
看电视时				
在公共场所坐着不动时（剧场或会场）				
长时间坐车时不休息（超过 1h）				
坐着与人谈话时				
饭后休息时（未饮酒）				
开车等红绿灯时				
下午静卧休息时				

结果分析：最高分值为 24 分，>6 分为瞌睡，>11 分为过度瞌睡，>16 分为有危险性的瞌睡。在 OSAHS 疾病诊断中，如分值≥ 9 分即判定有日间嗜睡。

(2) 客观评价：临床采用多次睡眠潜伏期实验（multiple sleeping latency test，MSLT），是通过让病人白天进行一系列小睡来客观判断其白天嗜睡程度的检查方法。

具体方法为：每 2h 测试 1 次，每次测试让病人持续小睡 30min，计算病人入睡的平均潜伏时间及异常快速动眼睡眠出现的次数。

结果分析：睡眠潜伏时间 <5min 者为嗜睡，5~10min 为可疑嗜睡，>10min 者为正常。

4. 打鼾程度评价　打鼾是 OSAHS 特征性临床表现，其严重程度往往与并发症的发生及可能的预后相关，在没有条件进行多导睡眠图监测的情况下对疾病的诊断有重大意义。具体评价见表 18-12。

表 18-12　打鼾程度评价

程度	评价标准
轻度	较正常人呼吸声音粗重
中度	鼾声响亮程度超过普通人说话声音
重度	鼾声响亮以致同处一室的人无法入睡

5. 匹兹堡睡眠质量指数（PSQI）　PSQI 是用于评估病人最近 1 个月的主观自我睡眠质量的评定量表。量表由 19 个自评和 5 个他评条目组成，其中第 19 个自评条目和 5 个他评条目不参与计分。18 个自评计分条目又分为 7 个部分，每个部分的分值为 0~3 分。7 个部分累积分为总分，即总分范围为 0~21 分。分值越高反映睡眠质量越差，即 0~5 分为睡眠质量很好，6~10 分为睡眠质量还行，11~15 分为睡眠质量一般，16~21 分为睡眠质量很差。测试过程中要求受测者在 5~10min 内完成。

（二）日常生活活动能力及参与能力评定

针对睡眠呼吸暂停综合征病人生活质量评定临床多用 36 项问卷简表（SF-36）和 Calgary 睡眠呼吸暂停生活质量指数量表（Sleep Apnea Quality of Life Index，SAQLI）。SAQLI 是最早一个专为睡眠呼吸暂停综合征病人设计的特异性生活质量量表。量表共 35 个条目，包括 4 个维度：日常活动、社会交往、情感功能和症状。该问卷主要针对病人最近 4 周内的感觉进行提问，每道问题有 7 个备选答案，即从 1~7 分记录病人对每个条目的影响程度，评分越低说明对生活质量影响越重。量表的总分为 4 个维度的平均分，分值越高反映生活质量越高。

（三）心理功能评定

针对 SAS 病人心理功能障碍临床常用评定量表有：症状自评量表（SCL-90）、汉密尔顿焦虑量表

(HAMA)、汉密尔顿抑郁量表(HRSD)和贝克抑郁问卷等。其中,贝克抑郁问卷(BDI)在欧美国家多用于评估睡眠和情绪障碍病人的抑郁症状。问卷内容包括21个问题,每个问题分值从0~3分。分值越高反映抑郁症状越重,即0~13分为无抑郁,14~19分为轻度抑郁,20~28分为中度抑郁,29~63分为严重抑郁。

(四) 疗效评价

治疗后随访时间为6个月以上,多导睡眠图监测后根据AHI、SaO_2和症状将疗效分为治愈、显效、有效和无效。AHI<5次/h,SaO_2>90%,症状基本消失为治愈;AHI<20次/h或下降≥50%,症状明显减轻为显效;AHI下降≥25%,症状减轻为有效;AHI下降<25%,症状无明显变化为无效。

本章小结

在已经学习的国际残疾分类以及心力衰竭、冠状动脉粥样硬化性心脏病、慢性阻塞性肺疾病和睡眠呼吸暂停综合征的临床诊断与治疗基础之上,通过本章节的学习,掌握心力衰竭、冠状动脉粥样硬化性心脏病、慢性阻塞性肺疾病和睡眠呼吸暂停综合征的常用康复评定技术,熟悉这些疾病的临床特点及常见功能障碍诊断,了解这些疾病的病因、病理生理变化及评定技术的新进展,培养在ICF框架下对心力衰竭、冠状动脉粥样硬化性心脏病、慢性阻塞性肺疾病和睡眠呼吸暂停综合征病人进行功能障碍评定的临床逻辑思维能力,以及综合运用各项康复评定技术的能力,为后期学习各项康复治疗技术及疾病康复打下基础。

(沈维青)

思考题

1. 王某,男,65岁,有高血压病史20年。因体力活动后心悸、胸闷、呼吸困难5年,夜间阵发性呼吸困难1个多月,端坐呼吸2天入院。入院时体检:血压125/75mmHg,呼吸频率26次/min,心率106次/min,心界增大,存在舒张期奔马律、肺部湿啰音。辅助检查:超声心动图检查左心室射血分数35%;X线检查显示心影增大,肺门血管影增强,可见Kerley B线。

请问:该病人的疾病诊断是什么?心功能状态如何?

2. 杨某,女,61岁,有糖尿病病史15年。因运动后心前区疼痛8年,加重伴舌下含服硝酸甘油不缓解3h入院。近1个月以来,病人无法独立上一层楼房或以一般速度行走1km,否则诱发心前区疼痛。入院时体检:血压145/85mmHg,呼吸频率18次/min,心率86次/min。辅助检查:心电图检查显示Ⅱ、Ⅲ、aVF导联ST段弓背抬高,T波倒置,频发室性早搏;肌红蛋白为140μg/L,明显升高。

请问:该病人的疾病诊断是什么?在ICF的框架下需要对该病人进行哪些项目的评估?

3. 李某,男,63岁,有大量吸烟史45年,慢性支气管炎病史18年。病人因慢性咳嗽、咳痰伴喘息18年,加重伴气短、气促、呼吸困难2天入院。入院时体检:体温39.2℃,呼吸频率20次/min,心率125次/min,血压135/90mmHg,呼气性呼吸困难,桶状胸,肺部可闻及散在的干湿啰音。

请问:该病人的疾病诊断是什么?为明确病人肺功能,需要进行哪些项目评定?

4. 孙某,男,46岁,有高血压病史7年。因夜间睡眠反复憋醒2年,加重伴日间嗜睡1周入院。入院时体检:身高160cm,体重123kg,呼吸频率20次/min,心率92次/min,血压155/95mmHg。多导睡眠图显示低通气指数11次/h,夜间最低血氧饱和度为87%。

请问:该病人的疾病诊断是什么?如何评价病人睡眠质量?

扫一扫,测一测

思路解析

第十九章　儿童疾病评定技术

学习目标

1. 掌握　脑性瘫痪的定义、临床分型、临床表现、诊断和康复评定；智力落后的定义、诊断和康复评定；感觉统合失调的定义、常见异常行为表现和康复评定；孤独症的定义、典型症状和康复评定。

2. 熟悉　脑性瘫痪的病因和脑部病理改变；智力落后的病因；感觉统合失调的病因；孤独症的诊断。

3. 了解　脑性瘫痪高危儿的评定和辅助检查；智力落后的临床表现；孤独症的病因。

第一节　脑性瘫痪评定

一、概述

(一) 定义

脑性瘫痪(cerebral palsy，CP)简称“脑瘫”，是一组持续存在的中枢性运动和姿势发育障碍、活动受限症候群，这种症候群是由于发育中的胎儿或婴幼儿脑部非进行性损伤所致。脑性瘫痪的运动障碍常伴有感觉、知觉、认知、交流和行为障碍，以及癫痫和继发性肌肉、骨骼问题。脑瘫的核心表现是运动发育和姿势异常，本质特征是发育。脑瘫患儿 70% 有其他伴随症状及共患病，包括智力发育障碍(52%)、癫痫(45%)、语言障碍(38%)、视觉障碍(28%)、严重视觉障碍(8%)、听力障碍(12%)和吞咽障碍等。

脑瘫的定义强调：

1. 运动和姿势(movement and posture)　指异常的运动模式和姿势，运动失调及肌张力异常。异常的运动控制是脑瘫的核心表现，其他不是主要影响到运动模式和姿势异常的神经发育障碍不能诊断为脑瘫。

2. 发育(development)是脑瘫定义中的关键特征，脑瘫的发育本质决定了干预的理论基础和方法。运动损害的症状一般在 18 个月以前表现出来。

3. 胎儿和婴幼儿(fetuses and infants)，脑损伤是发生在脑发育早期，出生后 2~3 岁，早于运动异常表现出来的时间。

4. 脑部(brain)指大脑、小脑、脑干，除外脊髓、周围神经、肌肉病变引起的运动异常。

5. 非进行性(non-progress)指导致脑部病理改变的事件不再进展，但是这种损害引起的临床表现会随着不同的发育进程而有所改变。脑部进行性病变引起的运动异常不归入脑瘫诊断。

6. 损伤(lesion)是指通过一些途径损害、妨碍和影响脑部正常发育的进程或事件,包括脑发育不良,导致脑部的永久(非进行性的)损害。

7. 继发性肌肉、骨骼问题(secondary musculoskeletal problems),如肌肉/跟腱挛缩、躯干扭转、髋脱位和脊柱畸形等。很多问题会终身存在,与生长、肌肉痉挛以及年龄增大等因素相关。

(二) 病因和脑部病理改变

脑瘫由发育不成熟的大脑(产前、产时或产后)先天性发育缺陷(畸形、宫内感染)或获得性(早产、低出生体重、窒息、缺氧缺血性脑病、核黄疸、外伤、感染)等非进行性脑损伤所致,患病率约为每1 000个活产儿中有2.0~3.5个。脑瘫的脑部病理改变主要是由脑白质损伤、脑部发育异常、颅内出血、脑部缺氧引起的脑损伤等。

(三) 临床分型和临床分级

1. 临床分型 因导致脑瘫的原因、病理改变和临床表现复杂、多变,难以从单一的角度确定脑瘫的类型,临床上主要以运动功能障碍和瘫痪部位为依据进行分型:痉挛型四肢瘫(spastic quadriplegia)、痉挛型双瘫(spastic diplegia)、痉挛型偏瘫(spastic hemiplegia)、不随意运动(dyskinetic)型、共济失调(ataxia)型和混合型(mixed types),见表19-1。

表19-1 不同类型的脑性瘫痪的典型临床表现、体征和脑损伤部位

分型	典型临床表现	体征	脑损伤部位
痉挛型四肢瘫	四肢肌张力增高; 上肢背伸、内收、内旋,拇指内收,躯干前屈; 下肢内收、内旋、交叉、膝关节屈曲、剪刀步、尖足、足内外翻,拱背坐	牵张反射亢进是本型的特征,包括腱反射亢进、锥体束征、踝阵挛、折刀征	锥体系受损为主,包括皮质运动区
痉挛型双瘫	症状同痉挛型四肢瘫,双下肢痉挛及功能障碍重于双上肢	同上	同上
痉挛型偏瘫	症状同痉挛型四肢瘫,表现在一侧肢体	同上	同上
不随意运动型	包括舞蹈样手足徐动和肌张力障碍; 非对称姿势,头部和四肢出现不随意运动; 静止时肌张力低下,随意运动时增强,对刺激敏感,表情奇特,挤眉弄眼,颈部不稳定,构音与发音障碍,流涎、摄食困难,婴儿期多表现为肌张力低下	腱反射正常、锥体外系征、紧张性迷路反射(+)、非对称性紧张性颈反射(+)	锥体外系受损为主
共济失调型	运动感觉和平衡感觉障碍造成不协调运动,运动笨拙、不协调,可有意向性震颤及眼球震颤,平衡障碍、站立时重心在足跟部、基底宽、醉汉步态、方向性差、身体僵硬、运动速度慢、头部活动少、分离动作差	腱反射正常、闭目难立(+)、指鼻试验(+)	以小脑受损为主,以及锥体系、锥体外系损伤
混合型	有两种以上类型的临床表现		

2. 临床分级 多采用粗大运动功能分级系统(gross motor function classification system,GMFCS)。GMFCS是根据脑瘫患儿运动功能受限随年龄变化的规律所设计的一套分级系统,完整的GMFCS分级系统将脑瘫患儿分为5个年龄组(0~2岁、2~4岁、4~6岁、6~12岁和12~18岁),每个年龄组根据患儿运动功能从高至低分为5个级别(Ⅰ级、Ⅱ级、Ⅲ级、Ⅳ级和Ⅴ级)。欧洲小儿脑瘫监测组织树状分型法(决策树)现在也被广泛采用。

图片:头部CT

(四) 辅助检查

1. 直接相关检查

头颅影像学检查(MRI、CT和B超):是脑瘫诊断有力的支持,MRI在病因学诊断上优于CT。

2. 伴随症状及共患病的相关检查

(1)脑电图:合并有癫痫发作时,脑电图背景波可帮助判断脑发育情况,但不作为脑瘫病因学诊断的常规检查项目。

笔记

(2)肌电图：区分肌源性或神经源性瘫痪，特别是对上运动神经元损伤还是下运动神经元损伤具有鉴别意义。

(3)脑干听、视觉诱发电位：怀疑有听觉损害者，行脑干听觉诱发电位检查；怀疑有视觉损害者，行脑干视觉诱发电位检查。

(4)智力及语言等相关检查：有智力发育、语言、营养、生长和吞咽等障碍者进行智商/发育商及语言量表测试等相关检查。

(5)遗传代谢病的检查：有脑畸形和不能确定某一特定疾病的结构异常，或有面容异常时应高度怀疑遗传代谢病，可考虑遗传代谢方面的检查。

（五）诊断和鉴别诊断

1. 诊断的必备条件

(1)中枢性运动障碍持续存在：发生抬头、翻身、坐、爬、站和走等粗大运动功能和精细运动功能障碍，或明显发育落后。功能障碍轻症可逐渐缓解，重症可逐渐加重，最后可致肌肉、关节的继发性损伤。

(2)运动和姿势发育异常：出现运动模式的异常及俯卧位、仰卧位、坐位和立位时的姿势异常。

(3)反射发育异常：原始反射延缓消失，正常反射，如立直反射和平衡反应出现延迟或不出现，可存在病理反射阳性。

(4)肌张力及肌力异常：痉挛型脑瘫肌张力增高、不随意运动型脑瘫肌张力在兴奋或运动时增高，安静时减低。可通过检查腱反射、静止性肌张力、姿势性肌张力和运动性肌张力来判断。

2. 诊断的参考条件

(1)有引起脑瘫的病因学依据。

(2)有头颅影像学佐证(52%~92%)。

3. 鉴别诊断　脑瘫需与发育指标/里程碑延迟(包括单纯的运动发育落后、语言发育落后或认知发育落后)、全面性发育落后、发育协调障碍、孤独症谱系障碍、发育性先天性髋关节脱臼、先天性韧带松弛症、小婴儿脊髓灰质炎和脊髓炎遗留的下肢瘫痪、先天性甲状腺功能减退症等进行鉴别。

二、脑性瘫痪评定技术

（一）高危儿评定

1. 围生期高危因素　脑瘫的发病与母亲妊娠、分娩过程及出生后疾病等多个环节的高危因素有关。脑瘫发生的直接原因是严重的脑损伤和脑发育异常。围生期脑损伤主要包括早产儿脑损伤和足月儿脑损伤。

在早产儿脑损伤中，脑室周围-脑室内出血尤其是Ⅲ度、Ⅳ度的严重出血，特别是出血继发的脑室增宽、脑积水、出血性脑梗死，与脑瘫有更密切的关联；另外，脑白质损伤(white matter injury，WMI)，特别是多灶性脑室旁白质软化(periventricular leukomalacia，PVL)最容易引发痉挛性脑瘫，而弥漫性脑白质损伤(diffuse white matter injury)在发生脑瘫的同时，会出现明显的认知障碍。与脑瘫相关的足月儿脑损伤主要包括缺氧缺血性脑病(hypoxic-ischemia encephalopathy，HIE)，还包括脑实质出血、脑梗死、炎症性脑损伤、低血糖脑损伤、胆红素脑病、代谢性脑病等。

2. 全身运动评估　全身运动(general movement，GM)评估是一种观察胎儿至4~5月龄婴儿的自发运动以预测其神经发育结局的评估方法。GMs评估的基本方法是拍摄一段适龄婴儿的运动录像，再由具有资质的评估人员对录像进行评估得出结论，作为一种无创的、观察性的早期神经发育检查工具，其安全性和有效性已得到公认。运用GMs评估在早期就可以识别出特异性的神经学症候，对于脑瘫的预测具有较高的敏感度和特异度。脑瘫高危因素的新生儿应在纠正月龄4月龄内接受两次GMs评估(第一次在纠正1月龄内，第二次在纠正3月龄左右，以了解有无后期严重神经发育异常的可能性。

3. 新生儿神经行为测定　新生儿神经行为测定(neonatal behavioral neurological assessment，NBNA)应用于缺氧缺血性脑病、早产儿、低出生体重儿、足月小样儿、孕期母亲合并妊娠高血压综合征和高胆红素血症等脑损伤高危儿的疾病监测和预后评价，可较全面反应大脑的功能状态。该方法项目少，评分易掌握，是一种信度、效度可靠的新生儿临床检查方法，对于高危儿的预后预测有较好的特异性和敏感性。

4. Alberta 婴儿运动量表　Alberta 婴儿运动量表(Alberta infant motor scale,AIMS)在评测高危儿的粗大运动功能发育时,可以较早且敏感地发现高危儿与正常婴儿运动发育速度的不同,早产儿在矫正月龄 4 个月时,如果运动发育异于足月正常儿,应用 AIMS 进行评估即可敏感地发现其运动模式的异常特点。AIMS 可用于高危儿运动功能发育水平及运动质量的监测,但不建议使用 AIMS 对粗大运动进行远期预后的判断。

5. 颅脑超声检查　重度颅内出血及出血后继发性病变的高危儿在后期均有可能发展为不同程度的脑瘫。颅脑超声对早产儿脑损伤中的脑室周围 - 脑室内出血具有特异性诊断价值,还可以对重度出血的继发性病变,如出血后脑室扩大及出血后脑积水、严重脑室周围 - 脑室内出血后很快伴发的出血性脑梗死做出诊断。

与脑瘫直接相关的脑白质损伤为 PVL。严重的脑白质损伤主要发生在≤ 34 周的早产儿中,B 超对此类损伤诊断的敏感性及特异性均较高。颅脑超声也可以用于检查各种原因所致的新生儿脑病,如新生儿缺氧缺血性脑病、低血糖脑损伤、炎症性脑损伤、代谢性脑损伤导致的足月儿广泛性脑损伤和由于脑梗死导致的单侧脑损伤。

因此,对于高危儿,应在生后尽早实施颅脑超声筛查。有异常者应酌情复查,观察病变结局;对≤ 34 周的早产儿,应常规性筛查颅脑超声,并在住院期间建议每 1~2 周进行复查,但鉴于超声技术特点的限制,必要时应结合其他影像学检查做出更全面的诊断。

6. 头颅 MRI 检查　脑室周围白质软化、非囊性白质损伤等是早期脑损伤导致运动迟缓的主要头颅影像学表现,特别是弥散张量成像(diffusion tensor imaging,DTI)和弥散张量纤维束成像(diffusion tensor tractography,DTT)相对于颅脑超声能更敏锐地发现神经传导束的病变且对于患儿认知、行为能力等神经发育情况具有更好的预测价值。美国神经学会新生儿神经影像指南提出,MRI 包括 MRI 定量技术对诊断新生儿颅内病变较其他影像技术拥有更好的前途。因此,对脑损伤高危儿宜首选颅脑超声检查,结果异常者推荐头颅 MRI 检查。

7. 高危儿早期康复干预指征　脑瘫确诊前患儿通常已出现异常临床表现。依据脑的可塑性和多系统发育理论,对已出现临床异常表现的高危儿进行早期康复干预可以改善姿势和运动模式,促进发育,避免或减轻继发性残损的发生,从而降低脑瘫功能障碍程度。早期干预还可以增进家长和照顾者的信心,降低他们的焦虑感,为康复治疗奠定基础。

具有高危病史的婴儿中只有少部分遗留脑瘫等发育障碍,为了避免过度医疗以及加重家长心理和经济上的负担,对高危儿进行医疗性早期康复干预应有临床表现异常指征。高危儿的早期康复干预指征为:①存在脑损伤和神经发育不良的高危因素;②神经系统检查异常,如肌张力异常、姿势异常、反射异常;③发育量表评测结果为边缘或落后;④ GMs 评估为痉挛同步性或不安运动缺乏;⑤ AIMS 评估结果为小于 5% 的百分位。符合其中两条或以上者,建议在专业康复医师或康复治疗师指导下进行早期康复干预。

高危儿评定的重要性

研究发现,70%~80% 的脑瘫与产前因素有关,出生窒息所造成的脑瘫仅占 10% 左右。在产前、产时及产后早期抢救高危儿的过程中,多种高危因素与后期发生脑瘫有关,包括早产、多胎妊娠、通过人工助孕技术分娩的高危儿、感染、母亲并发症及分娩过程异常、影响胎儿及新生儿脑血流动力学的因素、脑发育异常、家族遗传因素和社会因素。高危儿是指在胎儿期、分娩时和新生儿期具有各种可能导致脑损伤高危因素的婴儿。高危儿发生功能障碍后遗症或发育落后的风险较没有高危因素的婴儿高,因此,对这一特殊群体的早期监测、随访管理、必要时给予早期干预十分重要。

(二) 身体功能与结构评定

1. 精神功能

(1)智力功能评定:正常婴儿发育量表可以用于评定儿童的发育水平和治疗效果,方法简单易行,

可初步了解患儿的发育状况。《中国比内测验》对于儿童认知与智力具有较好的评定价值,其《中国比内测验简编》适用年龄为 2~18 岁,可用于对儿童智商的粗略估计。韦氏智力量表是临床工作中最常用的智力测验量表,包括韦氏幼儿智力量表(适用年龄为 3~6 岁)和韦氏儿童智力量表(适用年龄为 6~16 岁)。贝利婴幼儿发展量表(适用于初生 ~30 月龄的婴幼儿)包括运动量表、智力量表和行为记录三部分,运动量表得分称"心理运动发展指数",智力量表得分称"智力发展指数",其得分相当于离差智商,也常被用做评定脑瘫治疗效果的指标。

(2)气质和人格功能评定:睡眠障碍评定量表可以对失眠的严重度进行总体评定,也可以对失眠的不同临床表现形式进行概括描述,能快速对符合中国精神疾病诊断标准的失眠症进行量化评定,是较好的失眠严重程度量化评定工具,具有较好的信度和效度,可应用于存在睡眠障碍的脑瘫患儿。少儿气质性格量表共有 240 个条目,每一个问题陈述一种个人行为与感受,每个条目分为 1~5 级评分,可应用于脑瘫患儿气质性格的评定。

2. 感觉功能和疼痛

(1)视功能评定:用儿童神经系统检查方法、视觉诱发电位和眼科检查方法可以评定视觉感觉功能,如感受存在的光线和感受视野刺激的形式、大小、形状和颜色等方面的障碍及程度。

(2)辅助感觉功能评定:儿童感觉统合发展评定量表适用于 3 岁以上儿童的前庭功能、本体感觉功能和触觉功能等评定,可以敏感地反映出儿童的辅助感觉功能障碍。儿童神经系统检查方法也可评定上述功能。

(3)痛觉评定:儿童疼痛行为量表主要应用于 2 个月 ~7 岁儿童,根据小儿哭闹和体态动作等判断疼痛的存在。儿童神经系统检查方法也可进行痛觉评定。

3. 发声和语言功能评定

(1)语言精神功能评定:儿童语言精神发育里程碑的指标可对脑瘫患儿进行评定。汉语版《S-S 语言发育迟缓评定法》的评定结果与正常儿童年龄水平相比较,可发现脑瘫患儿是否存在语言发育迟缓。

(2)言语功能评定:儿童言语功能发育里程碑的指标和构音障碍评定法可对脑瘫患儿的构音障碍进行评定。汉语沟通发展评定量表不仅可用于 8~30 个月儿童的语言发育评定,也可对语言发育落后的年长儿童进行评定,并可对语言干预效果进行评定。Peabody 图片词汇测验用于评定 2 岁半 ~18 岁儿童和青少年的词汇能力,并可以预测智力水平,也可用于正常、智力落后、情绪失调或生理上有障碍的儿童智力评定。

4. 神经肌肉骨骼和运动有关功能的评定

(1)关节和骨骼功能评定:根据患儿情况,选择应用量角器、运动解剖学相关知识和 X 线检查进行关节活动范围、关节稳定和骨骼活动功能的评定。

(2)肌肉功能评定:根据患儿情况,选择应用徒手肌力评定或器械肌力评定肌力;被动性检查、伸展性检查和肌肉硬度检查方法进行肌张力评定,见表 19-2;痉挛评定量表(改良 Ashworth 量表)用于评定屈腕肌、屈肘肌和股四头肌具有较高的临床应用价值;综合痉挛量表根据检查跟腱反射、踝跖屈肌群张力和踝阵挛的情况判定痉挛程度;运动性肌肉疲劳度测定、身体疲劳度测定、负重抗阻强度测定和动作重复次数测定进行肌耐力的功能评定。

表 19-2 不同月龄小儿下肢肌张力的正常范围

检查方法	1~3 个月	4~6 个月	7~9 个月	10~12 个月
内收肌角(外展角)	40°~80°	70°~110°	100°~140°	130°~150°
腘窝角	80°~100°	90°~120°	110°~160°	150°~170°
足背屈角	60°~70°	60°~70°	60°~70°	60°~70°
足跟耳试验	80°~100°	90°~130°	120°~150°	140°~170°

5. 运动功能评定

(1)运动反射功能评定:根据患儿情况,选择进行深反射(包括肱二头肌反射、肱三头肌反射、桡骨

膜反射、膝腱反射、跟腱反射、髌阵挛和踝阵挛)、由不良刺激引起的反射(包括逃避反射、腹壁反射和提睾反射)、原始反射(包括阳性支持反射、自动步行反射、侧弯反射、手握持反射、足握持反射和拥抱反射等)及病理反射(包括 Babinski 征、Oppenheim 征、Gordon 征和 Hoffmann 征等)评定。

(2)不随意运动反应功能评定:根据患儿情况,选择应用姿势反射(包括非对称性紧张性颈反射、对称性紧张性颈反射和紧张性迷路反射)、矫正反射(包括颈矫正反射、身体 - 头部矫正反射、身体 - 身体矫正反射、视性矫正反射和迷路性矫正反射)、保护性伸展反射(包括降落伞反射、坐位等各体位、各方向的保护伸展反射)及平衡反应(包括倾斜反应和立位平衡反应)进行评定。常见发育反射的出现与消退的意义,见表 19-3。

表 19-3　常见反射的出现与消退的意义

反射类型	存在时间	持续阳性意义	过早阴性意义
惊吓反射	0~6 个月	大脑损伤	早产儿阴性
手握持反射	0~6 个月	痉挛型脑瘫	重度脑、脊髓损伤皮质功能障碍标志
侧弯反射	0~2 个月	脑损伤	
足抓握反射	会走路以前	脑损伤	
交叉性伸展反射	1~4 个月	脊髓高位	
非对称性紧张型颈反射	2~4 个月	锥体束、锥体外系病变	脑瘫
对称性紧张性颈反射	5~8 个月	锥体束、锥体外系病变	
足底反射	0~16 个月	锥体束损伤	
放置反应	0~2 个月	脑瘫左右有差别	
倾斜反应	6 个月以内	正常	异常(脑损伤)
坐位平衡反应	7 个月以内	正常	异常(脑损伤)
立位平衡反应	12~21 个月以内	正常	异常(脑损伤)
Landau 反应	6 个月至 2 年	发育迟滞	
降落伞反应	6 个月以后	正常	
自动步行反应	<3 个月	痉挛型脑瘫	脑瘫肌张力低下

(3)随意运动控制功能评定:根据患儿情况,选择应用简易评定法(评定静态平衡和动态平衡)、Fugl-Meyer 平衡功能评定法(对偏瘫病人进行检查)、Carr-Shepherd 平衡评定(包括坐位和坐位 - 立位的平衡功能评定)、Semans 平衡障碍分级(主要应用于小儿脑瘫及脑卒中后偏瘫病人的平衡评定)和人体平衡测试仪(可以评定平衡功能障碍或病变的部位和程度)评定平衡功能。观察法(观察受试者各种体位和姿势下启动和停止动作是否准确和运动是否平滑、顺畅,有无震颤)及协调性试验方法(平衡性协调试验和非平衡性协调试验)进行协调功能评定。

(4)自发运动功能评定:脑瘫患儿存在整体和个别的身体部位运动的频率、流畅性和复杂性相关功能障碍,可采用神经系统检查方法和全身运动方法进行评定。

(5)不随意运动功能评定:某些类型脑瘫患儿存在肌肉与肌群无意识、无目的或目的不明确的不随意收缩功能。肌肉不随意收缩包括不随意运动、手足徐动症和肌张力障碍。震颤包括眼球震颤和意向性震颤等,可应用儿童神经系统检查方法进行评定。

(6)步态功能:采用观测脑瘫患儿是否存在痉挛步态、偏瘫步态、臀大肌步态、臀中肌步态和不对称步态等异常步态;采用目测观察方法对行走过程进行定性分析;应用足印法、足开关、电子步态垫和三维步态分析系统进行步长、步长时间、步幅、步行周期、步频、步速、步宽和足偏角等的定量评定。

(7)感觉功能评定:对大龄脑瘫患儿应用儿童神经系统检查方法评定与肌肉或肌群运动相关的感觉功能,如肌肉僵硬或痉挛的感觉。

6. 结构评定

(1)发声和言语结构评定:应用构音障碍评定法和解剖学知识评定脑瘫患儿存在的与发声和进食有关的口腔、咽和喉的结构方面的功能。

(2)与运动功能有关的结构:身体各部位的异常姿势和异常运动是脑瘫的主要临床症状和体征,它可以导致运动障碍和继发畸形并加重运动障碍。应用运动学和运动解剖学知识并根据临床表现评定与运动有关的附属肌肉与骨骼的结构。

(三)活动与参与的评定

1. 交流能力评定

(1)理解能力评定:选择格塞尔发育诊断量表(适用年龄 0~6 岁)、贝利婴儿发展量表中的智力量表、S-S 语言发育迟缓评定和构音障碍评定法进行评定。格塞尔发育诊断量表不仅适用于测量幼儿的发展水平,而且比其他量表更适用于伤残儿,被认为是婴幼儿智能测试的经典方法,广泛应用于儿童心理学及医学的儿科研究等实践领域。

(2)表达能力评定:应用 S-S 语言发育迟缓评定法、构音障碍评定法和格塞尔发育诊断量表评定表达能力。

2. 粗大运动功能评定

(1)评定内容:①评定体位转换和摆出各种姿势的基本姿势功能,以及评定在特定环境下保持同一身体姿势的能力;②评定在不改变身体姿势的前提下从一处表面移动到另一处的运动功能;③评定举起、搬运、用手臂抱起和放下物体等上肢的粗大运动功能;④评定完成协调性动作的功能,用脚或腿移动物体等用下肢移动物体的功能;⑤评定靠脚在地面上一步步走动的活动能力,包括不同距离和绕障碍物走;⑥评定爬行、跑、跳跃等活动能力;⑦评定在住所内外及其他建筑物内外到处移动的活动能力。

(2)评定方法:包括粗大运动发育里程碑、粗大运动功能分级系统(gross motor function classification system,GMFCS)、粗大运动功能评定量表(gross motor function measure,GMFM)、Peabody 运动发育评定量表粗大运动部分、Alberta 测试量表、格塞尔量表和贝利婴儿发展量表。粗大运动功能评定量表是公认的、使用最广泛的评定脑瘫儿童粗大运动功能的量表。

3. 精细运动功能评定

(1)脑瘫患儿存在的精细运动功能障碍:①评定用单手、手指和拇指完成拾起、抓住、操纵和释放物体的协调动作等手的精细运动功能;②评定拉起或推物体、伸、转动或旋转手或手臂,抛出、抓住等上肢精细运动功能;③评定用脚和脚趾完成移动和操纵物体的协调动作等精巧脚的使用。

(2)评定方法:包括精细运动发育里程碑、Peabody 运动发育评定量表精细运动部分及操作部分、脑瘫患儿手功能分级系统、精细运动功能评定量表、上肢技能质量评定量表、精细运动分级、墨尔本单侧上肢功能评定量表、House 上肢实用功能分级法和格塞尔量表。

4. 日常生活活动功能评定

(1)日常生活活动发育里程碑评定:应用正常儿童在各项日常生活活动发育里程碑可以进行日常生活活动能力。儿童日常活动情况与成年人有别,国外采用儿童功能独立性评定量表,目前国内主要采用中国康复研究中心制定的脑瘫患儿日常生活活动能力评定量表,见表 19-4。

(2)残疾儿童能力评定量表中文版:该量表适用于 6 个月 ~15 岁的儿童及能力低于 15 岁水平的儿童,评定其自理能力、移动能力和社会功能 3 方面活动受限情况和程度以及功能变化与年龄间的关系,在评定早期或轻度功能受限情况更具优势,而且包含了看护人员的评分,能有效地评定残疾儿童每个领域的损伤情况、判断康复疗效、制定康复计划和指导康复训练。

(3)儿童功能独立性评定量表:该量表从实用角度对在独立生活中反复进行的最必要的基本活动进行评定,是对患儿综合活动能力的测试,可评定躯体、言语、认知和社会功能,对残疾儿童的功能评定、协助制定康复计划和判断疗效都有重要作用。

5. 主要生活领域评定

(1)教育评定:通过询问家长和对患儿进行文化知识测试评定非正规教育、学龄前教育、学龄前生活和相关活动以及学校教育等患儿受教育的情况,通过评定了解受教育情况,给予相应的教育

条件。

表 19-4　脑瘫患儿日常生活活动能力评定表

项目	得分	项目	得分
个人卫生动作		1. 大小便会示意	
1. 洗脸、洗手		2. 会招手打招呼	
2. 刷牙		3. 能简单回答问题	
3. 梳头		4. 能表达意愿	
4. 使用手绢		认识交流动作(7 岁后)	
5. 洗脚		1. 书写	
进食动作		2. 与人交谈	
1. 奶瓶吸吮		3. 翻书页	
2. 用手进食		4. 注意力集中	
3. 用吸管吸吮		床上运动	
4. 用勺、叉进食		1. 翻身	
5. 端碗		2. 仰卧位—坐位	
6. 用茶杯饮水		3. 坐位—膝立位	
7. 水果剥皮		4. 独立坐位	
更衣动作		5. 爬	
1. 脱上衣		6. 物品料理	
2. 脱裤子		转移动作	
3. 穿上衣		1. 床—轮椅或步行器	
4. 穿裤子		2. 轮椅—椅子或便器	
5. 穿脱袜子		3. 操作轮椅手闸	
6. 穿脱鞋		4. 乘轮椅开关门	
7. 系鞋带、扣子、拉链		5. 移动前进轮椅	
排便动作		6. 移动后退轮椅	
1. 能控制大小便		步行动作(包括辅助器)	
2. 小便自我处理		1. 扶站	
3. 大便自我处理		2. 扶物或步行器行走	
器具使用		3. 独站	
1. 电器插销使用		4. 单脚站	
2. 电器开关使用		5. 独行 5m	
3. 开、关水龙头		6. 蹲起	
4. 剪刀的使用		7. 能上下台阶	
认识交流动作(7 岁前)		8. 独行 5m 以上	

评分标准:50 项,满分 100 分。能独立完成,每项 2 分;能独立完成,但较长时间,每项 1.5 分;能完成,但需他人辅助,每项 1 分;2 项中完成 1 项或即便辅助也很困难,每项 1 分;不能完成,每项 0 分。轻度障碍 75~100 分,中度障碍 50~74 分,重度障碍 0~49 分。

(2) 经济生活评定：主要对游戏能力评定，评定独自或同他人一起，有目的、持续地参与活动，使用物品、玩具、材料或游戏程序的能力，包括：①象征性游戏测试可反映幼儿的早期概念形成及象征性思维能力水平，有助于反映幼儿的智力和语言发育潜能；②游戏测试评定适用于运动障碍患儿、孤独症患儿、注意缺陷多动障碍患儿和 6~18 个月正常儿童，描述了内在动机、内部控制、暂停现实以及在游戏互动中读懂和给予暗示的能力，这 4 种因素定义了游戏行为的玩兴程度，可应用于评定脑瘫儿童的游戏能力。

(四) 环境评定

1. 产品和技术评定　通过询问家长和对患儿的观察，评定病人可能进食的食品，了解进食和营养情况，以利于指导。

2. 矫形器和辅助用具评定　矫形器和辅助用具是儿童康复治疗的重要辅助手段，通过询问家长和对患儿的观察评定患儿所应用的各类矫形器和辅助用具的适应性、适合程度和应用后的效果。

3. 支持和相互联系情况评定

(1) 家庭对病人支持情况：通过询问家长、自制调查问卷等方式评定康复治疗的认识、家庭中康复情况，在家庭中应用在康复机构训练成果的情况，家庭中无障碍设施情况和自制辅具等情况。

(2) 卫生专业人员情况：通过询问家长、卫生专业技术人员，以及观察家长和卫生专业技术人员对患儿的支持情况、治疗技术等评定治疗团队成员对病人支持和联系情况。

4. 亲属态度评定　通过询问家长和观察进行评定直系亲属家庭成员对病人疾病的认识、对治疗目标的要求和对治疗的积极或消极影响等。

ICF-CY 框架下的脑性瘫痪评定

《国际功能、残疾和健康分类》(International Classification of Functioning, Disability and Health, ICF) 是有关健康及与健康相关因素的分类体系，强调疾病、功能、个人和环境间的交互作用，并从正向的观点描述个人的健康状况。鉴于脑瘫涉及的功能复杂性，以 ICF 儿童和青少年版 (ICF-CY) 为工具对儿童进行全面功能分析，并运用结构化的 ICF 核心分类集，从身体水平、个体水平和社会水平对脑瘫儿童的功能进行全面评价非常必要。ICF-CY 脑瘫核心分类集更关注脑瘫儿童面临的发展、参与困难，以及家庭环境等对儿童成长和发展的影响，能够对脑瘫儿童的典型功能作出系统性分析。

来源：杨桃，王国祥，邱卓英，等. 脑性瘫痪儿童功能特点分析与个别化康复策略设计 - 基于 ICF-CY 理论与方法[J]. 中国康复理论与实践，2017，23 (10)：1117-1122.

三、脑性瘫痪康复计划

康复计划是病人、家属、治疗师及其他专业人员检验预后和预期结果的工具，见表 19-5。

表 19-5　脑性瘫痪患儿康复计划表

<table>
<tr><td colspan="2">脑性瘫痪患儿的康复计划</td></tr>
<tr><td colspan="2">一般情况</td></tr>
<tr><td colspan="2">姓名：　性别：　年龄：　职业：　病历号：</td></tr>
<tr><td>联系电话：
入院时间：</td><td>家人或代理人联系电话：
家庭地址：</td></tr>
<tr><td colspan="2">主要诊断</td></tr>
<tr><td colspan="2"></td></tr>
</table>

续表

入院时相关资料
既往病史：
病理改变：①脑白质损伤　②脑部发育异常　③颅内出血　④脑部缺氧　⑤其他： 临床分型：①痉挛型四肢瘫　②痉挛型双瘫　③痉挛型偏瘫　④不随意运动型　⑤共济失调型　⑥混合型 临床分级：① GMFCS　Ⅰ级　② GMFCS　Ⅱ级　③ GMFCS　Ⅲ级　④ GMFCS　Ⅳ级　⑤ GMFCS　Ⅴ级 是否伴有：①感觉　②知觉　③认知　④交流　⑤行为障碍　⑥癫痫　⑦继发性肌肉、骨骼问题，具体：
主要功能障碍及康复评定结果
康复目标
近期目标： 远期目标：
康复方案
□ 神经易化技术　□ 基本康复技术　□ 物理因子治疗 □ 辅助器具　□ 作业治疗　□ 言语治疗 □ 引导式教育　□ 推拿　□ 针刺 □ 灸法　□ 中药熏洗　□ 药物治疗 □ 手术治疗　□ 伴随障碍的治疗　□ 其他
注意事项

第二节　智力发育障碍评定

一、概述

(一) 定义

智力落后(mental retardation，MR)又称智力障碍、智力残疾、精神发育迟滞、智力低下和智能障碍等，是指儿童在生长发育期，智力发育明显低于同龄儿童的平均水平，同时伴有明显的社会生活适应能力困难。调查发现发病率男童高于女童，农村高于城市。

(二) 病因和发病机制

1. 感染和中毒　感染指出生前、后的脑部感染，如风疹病毒、巨细胞病毒、马形体病毒、单纯疱疹病毒及其他多种病毒感染。中毒包括高胆红素血症、毒血症、铅中毒、酒精中毒以及长期服用过量的苯妥英钠或苯巴比妥等药物。

2. 脑的机械损伤和缺氧　出生前、后及分娩时都可因物理或机械因素造成脑损伤，如产伤、颅脑外伤。围生期或出生后缺血缺氧也可损害脑组织，如孕妇严重失血、贫血、心力衰竭、肺部疾患和新生儿窒息、颅内出血等，以及溺水、麻醉意外、癫痫持续发作后的脑缺氧。

3. 代谢、营养和内分泌疾患　体内氨基酸、碳水化合物、脂肪、黏多糖、嘌呤等物质代谢出现障碍都可影响神经细胞的发育及功能，如苯丙酮尿症、半乳糖血症。生前、生后营养不足特别是蛋白质、铁等物质缺乏将会使胎儿、婴儿的脑细胞数目形成减少或功能低下。内分泌疾患也会影响智力发育，如甲状腺功能低下。

4. 脑部疾病　包括肿瘤、不明原因的变性疾病、神经皮肤综合征、脑血管病等。

5. 脑的先天畸形或遗传性综合征　先天畸形包括脑积水、小头畸形、神经管闭合不全、脑畸形等。遗传性综合征如肾上腺脑白质营养不良等。

6. 染色体畸变　染色体畸变包括常染色体或性染色体的数目或结构改变，如先天愚型、18 三体综

合征、猫叫综合征、脆性X综合征、先天性睾丸发育不全综合征、先天性卵巢发育不全综合征等。

7. 围生期其他因素　包括早产儿、低体重儿、胎儿宫内生长发育迟缓、母亲营养疾病、妊娠高血压综合征等。

8. 作发于精神病　如婴儿孤独症、儿童期精神分裂症。

9. 社会心理因素　此类患儿没有脑的器质性病变，主要由精神心理损害和感觉剥夺等不良环境因素造成，如严重缺乏早期合适刺激和教育。

10. 特殊感官缺陷　包括聋、哑、盲等特殊感官缺陷。

11. 病因不明　经过详细检查后找不到任何病因，即为病因不明。

（三）临床表现

1. 轻度智力落后　智商（intelligence quotient，IQ）为50~70，适应性行为轻度缺陷，早期发育较正常儿略迟缓，不像正常儿那样活泼，对周围事物缺乏兴趣。做事或循规蹈矩，或动作粗暴。言语发育略迟，抽象性词汇掌握少。分析能力差，认识问题肤浅。学习成绩较一般儿童差，能背诵课文，但不能正确运用，算术应用题完成困难。通过特殊教育可获得实践技巧和实用的阅读能力。长大后可做一般性家务劳动和简单的具体工作。遇事缺乏主见，依赖性强，不善于应付外界变化，易受他人的影响和支配，能在指导下适应社会。

2. 中度智力落后　IQ为35~49，适应性行为中度缺陷，整个发育较正常儿迟缓。语言功能发育不全，吐字不清，词汇贫乏，只能进行简单的具体思维，抽象概念不易建立。对周围环境辨别能力差，只能认识事物的表面和片段现象。阅读和计算方面不能取得进步。经过长期教育和训练，可以学会简单的人际交往、基本卫生习惯、安全习惯和简单的手工技巧。

3. 重度智力落后　IQ为20~34，适应性行为重度缺陷，早期各方面发育迟缓。发音含糊，言语极少，自我表达能力极差。抽象概念缺乏，理解能力低下，情感幼稚。动作十分笨拙，有一定的防卫能力，能躲避明显的危险。经过系统的习惯训练，可养成简单的生活和卫生习惯，但生活需要他人照顾。长大以后，可在监督之下做些固定和最简单的体力劳动。

4. 极重度智力落后　IQ低于20，适应性行为极度缺陷，对周围一切不理解。缺乏语言功能，最多会喊“爸”“妈”等，但并不能真正辨认爸、妈，常为无意识的嚎叫。缺乏自我保护的本能，不知躲避明显的危险。情感反应原始，感觉和知觉明显减退。运动功能障碍，手脚不灵活或终生不能行走。常有多种残疾和癫痫反复发作。个人生活不能处理，多数早年夭折，幸存者对手脚的技巧训练可以有反应。

（四）诊断

在诊断过程中，应详细收集儿童的生长发育史，全面进行体格和神经精神检查，将不同年龄儿童在不同发育阶段的生长发育指标与正常同龄儿童进行对照和比较，判定其智力水平和适应能力，作出临床判断。同时，配合适宜的智力测验方法，即可作出诊断并确定本病的严重程度。智力落后的诊断标准应具备：①智力明显低于平均水平，一般IQ在70（或75）以下；②出现在生长发育期，一般指18岁以下；③适应性行为缺陷，主要是指个人生活能力和履行社会职责有明显缺陷。

二、智力落后评定技术

（一）智力落后儿童筛查量表

运用尽可能简便的方法，以获得被查儿童在智力发育方面的信息，并据此确定所测儿童是否需要作进一步诊断性测验和评价。包括丹佛发育筛查测验、画人测验、瑞文测验和团体儿童智力测验等。

（二）智力测验

智力测验包括比纳 - 西蒙智力量表与智力年龄、斯坦福 - 比纳智力量表与比率智商、韦克斯勒智力量表与离差智商等，其中韦克斯勒儿童智力量表是当今世界上应用最为广泛的儿童智力量表。

1. 韦克斯勒学龄前儿童智力量表　该表适合4~6.5岁儿童。WPPSI共有11个分测验，计算智商只用10个分测验。每套测验分为言语测验和操作测验两大部分。

2. 韦克斯勒学龄儿童智力量表　该表适合6~16岁儿童，量表分为言语测验和操作测验两大部分，每部分包括6个分测验。实施顺序是先做个言语分测验，再做一个操作分测验，交替进行以维持儿童的兴趣，避免疲劳和厌倦，这个过程需要1.5h。测验按照完成答题的速度和作业的正确性来评分，

并依据原始分数和年龄查到量表分再查到智商，可分别得出言语智商、操作智商和总智商。

3. 适应行为评定量表 包括婴儿-初中学生社会生活能力量表、适应行为诊断量表、儿童适应行为评定量表、3~7 岁儿童社会适应行为评定量表等。

三、智力落后康复计划

康复计划不是一成不变的，应根据康复目标的完成情况进行动态的变化，见表 19-6。

表 19-6 智力落后患儿康复计划表

智力落后患儿的康复计划
一般情况
姓名： 性别： 年龄： 职业： 病历号： 联系电话： 家人或代理人联系电话： 入院时间： 家庭地址：
主要诊断
入院时相关资料
既往病史： 核心表现：①智力明显低于平均水平 ②出现在生长发育期 ③适应性行为缺陷 临床表现：①轻度智力低下 ②中度智力低下 ③重度智力低下 ④极重度智力低下
主要功能障碍及康复评定结果
康复目标
近期目标： 远期目标：
康复方案
□ 生活指导 □ 物理疗法 □ 作业疗法 □ 言语疗法 □ 社会康复 □ 教育 □ 其他
注意事项

第三节 感觉统合失调症评定

一、概述

（一）定义

感觉统合（sensory integration，SI）是一个信息加工过程，是指大脑将从各种感觉器官传来的信息进行多次组织分析、综合处理，作出适当的反应，使机体和谐有效地生活、学习。感觉统合是儿童发育的重要基础。感觉统合发育的关键期在 7 岁以前。

感觉统合失调（sensory integration dysfunction，SID）是指大脑不能有效组织处理从身体各感觉器官传来的信息，导致机体不能和谐的运作，最终影响身心健康，出现一系列行为和功能障碍。所有感觉系统都可以发生感觉统合失调。

（二）病因

1. 生物学因素 发育中的大脑容易受多方面生物学因素的影响而导致不同程度的脑功能障碍，

包括源于遗传、胎儿、孕妇和环境的因素。如唐氏综合征、X 脆性综合征、遗传代谢病和小头畸形等遗传因素；胎儿存在胎位不正、宫内感染、胎盘老化和脐带绕颈等；孕妇为高龄妊娠，患妊娠高血压，存在吸烟嗜酒等不良生活习惯或情绪低落抑郁，长期生活在污染的环境中等；以及存在早产、剖宫产、脐带脱垂、核黄疸、脑损伤和营养不良等情况。

2. 社会心理因素　独生子女被溺爱，过度保护，抱得过多，缺少运动和爬行，缺少同伴玩耍，缺乏主动探索环境的机会。特殊家庭的子女被忽视甚至被虐待，与社会严重隔离、缺乏教育和良性环境刺激机会。

（三）临床分型

1. 感觉调节障碍（sensory modulation dysfunction，SMD）　是因机体不能对所接收的感觉信息进行正确的调节组织，因而表现出害怕、焦虑、负面固执行为、自我刺激、自伤等不恰当的行为反应。

（1）感觉反应过高（sensory overresponsibility，SOR）：为感觉防御，是指机体对同一感觉刺激的反应明显较一般人快速、强烈或持久，逃避刺激。

（2）感觉反应低下（sensory underresponsibility，SUR）：为感觉迟钝，是指机体对同一感觉刺激的反应明显较一般人低下和缓慢，需要更大强度和更长时间的刺激才能发生行为反应。

（3）感觉寻求（sensory seeking，SS）：是指机体因不能满足感觉需求而不断地寻求更强或更长时间的感觉经验，表现为动个不停、爬高、爬低和故意跌倒等。

2. 感觉辨别障碍（sensory discrimination disorder，SDD）　是因大脑不能正确地诠释所接收的感觉信息，或者信息处理时间过长，影响了机体对环境的反应。躯体感觉（触觉、本体觉和前庭觉）辨别障碍者无法完成分级、平滑、协调的运动。视、听觉辨别障碍者看不明、听不懂。

3. 感觉基础性运动障碍（sensory-based dyspraxia）　是因个体不能正确地处理与运动计划相关的感觉信息，在行动的计划和安排上存在缺陷，包括动作运用障碍和姿势控制障碍两种类型。儿童或者不能形成动作概念（缺乏活动动机）；或者不能计划动作（想做而做不到）；或者无法有效执行动作指令（适应性反应），导致个体学习技巧性活动困难、动作笨拙、动作不连贯、不会玩新游戏、不会做新的手工活动、眼 - 手协调性差、球类技能差、进食技能发育不完善、言语障碍和不会正确使用表情等。

（四）常见异常行为表现

1. 日常生活活动中的表现

（1）穿戴方面：穿脱衣裤、扣纽扣、戴手套、坐着脱穿鞋、系鞋带等动作过慢或笨拙；避免接触某些衣服，不肯穿袜，拒绝穿衣，或坚持穿长袖长裤以免暴露皮肤，从凳上跌落等。

（2）饮食方面：喂养困难，拒绝含橡胶乳头甚至母亲乳头，易诱发恶心、呕吐；掉饭粒、筷子用得不好、将水倒入杯中困难、打翻杯碗、整理餐盒或餐具困难等；添加辅食困难，严重偏食、挑食，不愿吃某些质地的食物等；经常口含食物不吞，喜欢刺激性强的食物等。

（3）感觉方面：儿童不喜欢被人触摸、拥抱和亲吻；害怕手部接触黏性的胶带、胶水和颜料等；不易察觉别人的触摸，对于碰触分辨不清位置，需要用力拍打才能取得注意；过分喜欢别人的触摸及用力地触摸别人；喜欢扭动嘴唇、扯头发、咬指甲、铅笔、橡皮擦和衣服等。

（4）修饰方面：不喜欢洗头、洗脸、洗手、剪指甲；拒绝触摸脸、口周，特别是口腔内；洗漱、上厕所等动作过慢等。

（5）出行方面：抗拒乘电梯，上下车、移动坐位、上下斜坡及楼梯等动作非常缓慢；上下楼梯困难或用足击打台阶；方向感差，容易迷路、走失；闭上眼睛容易摔倒；过分怕黑等。

（6）社交方面：过度依赖家长，常惹事等。

2. 游戏时的表现

（1）协调活动能力差：动作僵硬，不会抛接球，不会在跑动中踢球，不能与同伴一起进行踢球等动作快速连续的活动。

（2）不能进行合作性游戏：不能与同龄儿一起玩游戏，如跳绳、跳格子、踢球和拍球等。

（3）不喜欢悬空、移动和旋转性游戏：害怕双脚离开地面，在高处时特别恐慌，不喜欢玩举高高类的游戏；不愿尝试移动性游戏，如秋千、旋转木马、摇篮，旋转时特别恐慌甚至呕吐；厌恶低头、倒立、翻跟头、打滚和旋转等动作或游戏。

3. 学习困难

(1)读写异常、数字排列异常等。

(2)身体动作幅度大,力度控制不良,执笔忽重忽轻,书写困难,容易折断铅笔,字迹浓淡不均,字体大小不一,字体混乱等。

(3)视物易疲劳,抱怨字体模糊或有双重影像,厌恶阅读,经常跳读漏读。

(4)写字偏旁部首颠倒,数字容易写成反向,不能整齐地写在格子内,完成作业困难。

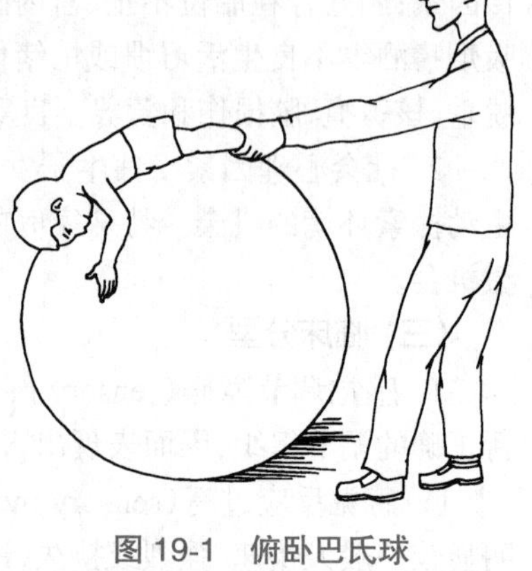

图 19-1　俯卧巴氏球

二、感觉统合失调症评定技术

(一) 器具评估

1. 小滑板　儿童对小滑板滑行方向的控制、操作滑板时手的灵活性以及在滑板上的情绪表现等都有助于判断是否存在问题。

2. 巴氏球　巴氏球是测试儿童前庭平衡能力和重力安全感的重要器具。

(1)俯卧巴氏球:如果儿童的头不能抬起,双手紧紧扶住球体或不知所措,全身紧张僵硬,则表示身体和地心引力的协调不良(图 19-1)。

(2)仰卧巴氏球:如果儿童的头部不能稳定在正中位置,容易左倾或右倾,便会使身体向同一方向滑落,提示儿童的前庭平衡能力发展不足。

3. 跳袋或袋鼠跳　身体平衡能力差、手脚协调不良的儿童往往出现身体向前倾、双脚跟不上导致摔倒的情况。

4. 旋转浴盆　可以用来测试儿童的平衡能力及运动计划能力的成熟程度。

(二) 标准化量表评估

1. 儿童感觉统合能力发展评估量表　此量表是目前国内标准化的评估量表,由父母填写,按"从不、很少、有时候、常常、总是如此"5 级评分;"从不"为最高分,"总是如此"为最低分。量表由 58 个问题组成,分为前庭失衡、触觉功能不良、本体感失调、学习能力发展不足、大年龄儿童的问题 5 项。适用年龄为 3~12 岁。通过量表评估,可以准确判定孩子有无感觉统合失调及其失调的程度和类型,并根据评估结果制定出感觉统合训练方案。

(1)前庭失衡:主要涉及身体的大运动能力和前庭平衡能力评估,包括"手脚笨拙"等 14 个问题。

(2)触觉功能不良:主要对情绪的稳定性及过分防御行为进行评估,包括"害羞、不安、喜欢孤独、不爱和别人玩"等 21 个问题。

(3)本体感失调:主要涉及身体的本体感及平衡协调能力,包括"穿脱衣服、系鞋带动作缓慢"等 12 个问题。

(4)学习能力发展不足:主要涉及由于感觉统合不良所造成的学习能力不足,包括"阅读常跳字、抄写常漏字或写字笔画常颠倒"等 8 个问题。评估 6 岁以上儿童。

(5)年龄较大儿童的问题:对使用工具及做家务的评估,主要评估 10 岁以上儿童,有 3 个问题。

各项的原始分得到后,根据儿童的年龄查表,得出标准 T 分,低于 40 分说明存在感觉统合失调。30~40 分为轻度感觉统合失调,20~30 分为中度感觉统合失调,低于 20 分为重度感觉统合失调。

2. 婴幼儿感觉功能测试量表(test of sensory function in infant,TSFI)　适用于 4~18 个月婴幼儿,有较好的信度和效度,但个别项目与评估者经验关系较大。

3. 感觉问卷(sensory profile,SP)　适用于从出生到青少年和成年。不同年龄段有不同的量表,用于评估感觉调节功能。由于由家长填写的量表,结果可能与实际情况有出入,需进一步对儿童进行观察,并结合其他测试结果做出客观的评估。

三、感觉统合失调症康复计划

在治疗过程中可产生和确定新的目标,也可删除一些无关紧要和不可能实现的目标,见表 19-7。

表 19-7　感觉统合失调症患儿康复计划表

感觉统合失调症患儿的康复计划
一般情况 姓名：　　性别：　　年龄：　　职业：　　病历号： 联系电话：　　家人或代理人联系电话： 入院时间：　　家庭地址：
主要诊断
入院时相关资料 既往病史： 临床分型：①感觉调节障碍　②感觉辨别障碍　③感觉基础性运动障碍 异常表现：① ADL 动作笨拙　②进食困难　③接触困难　④抗拒乘坐交通工具　⑤过度依赖家长　⑥协调性活动能力差　⑦不能与同龄儿童一起玩游戏　⑧读写异常　⑨阅读困难　⑩其他
主要功能障碍及康复评定结果
康复目标 近期目标： 远期目标：
康复方案 □ 被动多感觉输入　□ 触觉活动　□ 前庭平衡觉活动 □ 本体觉活动　□ 视觉活动　□ 听觉活动 □ 动作计划活动　□ 两侧协调活动　□ 手眼协调活动 □ 精细协调性活动　□ 感觉餐单　□ Wilbarger 治疗法 □ 水疗　□ 眼动控制　□ 口面部感觉运动治疗 □ 其他
注意事项

第四节　孤独症评定

一、概述

(一) 定义

孤独症(autism)又称自闭症或孤独性障碍(autistic disorder)等，属于孤独症谱系障碍(autism spectrum disorder，ASD)，以严重的、广泛的社会相互影响和沟通技能的损害以及刻板的行为兴趣和活动为特征的广泛性、弥漫性脑组织损伤性疾病。2013 年 5 月 18 日美国精神病学会正式推出《美国精神障碍诊断统计手册》第 5 版(Diagnostic and Statistical Manual of Mental Disorders，DSM-Ⅴ)，文中将广泛性发育障碍改为孤独症谱系障碍，把孤独症、阿斯伯格综合征、儿童瓦解性障碍以及未分类的广泛性发育障碍统称为孤独症谱系障碍，同时将雷特(Rett)综合征从孤独症谱系中去除。

孤独症是一个症状学疾患，临床上主要依赖医师对患儿孤独症特征行为观察和家长对行为的描述进行诊断，50% 的孤独症患儿父母在孩子 1 岁左右发现问题，12%~76% 的父母报告孩子在 1 岁存在孤独症症状，但通常 3~4 岁才获得诊断。近 20 多年来的流行病学调查数据显示，全球范围内孤独症患病率均出现上升趋势，估计全球患病率在 1% 左右。儿童孤独症以男孩多见，男女比例约为 4∶1，

有研究认为，女孩症状一般较男孩严重，且有认知障碍家族史者偏多。

（二）病因

1. 遗传因素　孤独症同胞及双亲存在类似的认知功能缺陷和特定的人格特征，这些都表明孤独症的发病存在遗传学基础。1991 年 Folstein 和 Piven 报道孤独症的单卵双生子同病率为 82%，双卵双生子同病率为 10%。研究表明孤独症患儿的家庭的二孩再患率约为 20%。进一步研究发现孤独症不符合单基因遗传的特征，多基因遗传的可能性较大。

2. 神经系统异常　通过神经解剖学和神经影像学研究，发现孤独症儿童存在小脑异常，包括小脑体积减小、浦肯野细胞数量减少，其他异常包括海马回、基底节、颞叶、大脑皮质以及相关皮质的异常；fMRI 技术研究孤独症病人的脑功能有异于正常儿童，主要包括杏仁核、海马回的大脑边缘系统、额叶、颞叶等部位。

3. 心理学研究　Baron-Cohen 等 1985 年提出了心理理论（theory of mind）假说，认为孤独症个体缺乏理解心理状态的能力，即缺乏心理理论。这一假说很好地解释了孤独症的社交障碍。也有研究者认为孤独症的核心病因是由于执行功能的障碍和中枢集合功能缺陷。

4. 感染和免疫因素　一些学者研究了免疫和感染因素在孤独症病因中发挥的作用，在感染方面，先天性风疹病毒感染、巨细胞病毒感染被认为可能与孤独症发病有关，双生子研究发现，孤独症双生子的先天性微小异常发生率要高于非孤独症双生子，而这些异常与先天性感染有关。由于在孤独症儿童中自身免疫性疾病发生率较高，T 淋巴细胞亚群也与正常人群有差别，提示孤独症与免疫系统异常有关。但是研究结果不一，在孤独症病因学中的意义尚不明确。

5. 其他　有精神分裂、情绪障碍或其他精神及行为问题家族史者。

（三）临床表现

孤独症起病于 3 岁前，其中约 2/3 的患儿出生后逐渐起病，约 1/3 的患儿经历了 1~2 年正常发育后退行性起病。

1. 早期行为标志　孤独症社交不足行为和部分刻板行为在早期即可出现，2 岁或 2 岁前早期诊断可靠。孤独症早期识别的 5 种行为标记，简称“五不”行为。

(1) 不看 / 少看：指目光接触异常，孤独症患儿早期即开始表现出对有意义的社交刺激的视觉注视缺乏或减少，对人尤其是人眼部的注视减少，有研究表明最终诊断为孤独症的患儿在 24 月龄时对于人眼部的注视时间仅为正常儿童的 1/2。有些孤独症患儿即使可以对话，但是面对面注视仍然不正常。

(2) 不应 / 少应：包括叫名反应和共同注意。幼儿对父母的呼唤声充耳不闻，叫名反应不敏感通常是家长较早发现的孤独症表现之一，也有证据表明叫名反应不敏感不仅可以从正常儿童中识别出孤独症，也可较好地分辨孤独症与其他发育问题的儿童。共同注意是幼儿早期社会认知发展中的一种协调性注意能力，是指个体借助手指指向、眼神等与他人共同关注二者之外的某一物体或者事件。在对孤独症患儿的前瞻性研究中发现，在 14~15 月龄即表现出较低与共同注意相关的沟通水平下降。

(3) 不指 / 少指：缺乏恰当的肢体动作，无法对感兴趣的东西提出请求。孤独症患儿可能早在 12 月龄时就表现出肢体动作的使用频率下降，如不会点头表示需要、摇头表示不要、有目的的指向、手势比划等。

(4) 不语 / 少语：多数孤独症患儿存在语言出现延迟，也是家长最多关注的问题。

(5) 不当：指不恰当的物品使用及相关的感知觉异常。孤独症患儿对于物品的不恰当使用包括旋转、排列以及对物品的持续视觉探索。言语不当表现为正常语言出现后言语的倒退，出现难以听懂、重复、无意义的语言。

2. 典型症状　孤独症症状复杂，但主要表现是以社交沟通及社会互动上的缺损和固定的兴趣及重复的行为为典型症状。

(1) 社会互动上的缺损：孤独症患儿在社会交往方面存在质的缺陷。在婴儿期，患儿回避目光接触，对人的声音缺乏兴趣和反应，没有期待被抱起的姿势，或抱起时身体僵硬、不愿与人贴近。在幼儿期，患儿仍回避目光接触，呼之常无反应，对父母不产生依恋，缺乏与同龄儿童交往或玩耍的兴趣，不会以适当的方式与同龄儿童交往，不能与同龄儿童建立伙伴关系，不会与他人分享快乐，遇到不愉快或受到伤害时也不会向他人寻求安慰。学龄期后，随着年龄增长及病情改善，患儿对父母、同胞可能变得友好而有感情，但仍明显缺乏主动与人交往的兴趣和行为。虽然部分患儿愿意与人交往，但交往方

式仍存在问题，他们对社交常情缺乏理解，对他人情绪缺乏反应，不能根据社交场合调整自己的行为。成年后，患儿仍缺乏交往的兴趣和社交的技能，不能建立恋爱关系和结婚。

(2)固定的兴趣及重复的行为：患儿对一般儿童所喜爱的玩具和游戏缺乏兴趣，而对一些通常不作为玩具的物品却特别感兴趣，如车轮、瓶盖等圆的可旋转的东西。有些患儿还对塑料瓶、木棍等非生命物体产生依恋行为。患儿行为方式也常常很刻板，如常用同一种方式做事或玩玩具，要求物品放在固定位置，出门非要走同一条路线，长时间内只吃少数几种食物等。并常会出现刻板重复的动作和奇特怪异的行为，如重复蹦跳、将手放在眼前凝视或用脚尖走路等。

(3)其他症状：部分孤独症患儿的智力和感知觉方面存在障碍，约3/4患儿存在精神发育迟滞、1/4~1/3患儿合并癫痫，部分患儿在智力落后的同时可出现"孤独症才能"，如在音乐、计算、推算日期、机械记忆和背诵等方面呈现超常表现。

(四)诊断

1.《美国精神障碍诊断手册》第5版(DSM-V)孤独症谱系障碍诊断标准

(1)持续存在社交沟通和社会互动缺陷

1)社交-情绪的互动功能存在缺损：社交互动异常，无法维持双向交谈，在沟通上较少回应，也较少有兴趣、情绪、情感的分享，到无法起始社交的互动。

2)社会互动中非语言沟通行为的缺损：贫乏的语言整合和非语言沟通；眼神对视和肢体语言异常，理解和使用非语言沟通能力的缺陷；完全缺乏面部表情和手势。

3)发展与维持人际关系的缺损：难以调整行为去适应不同的社会环境；在分享想象性游戏或交朋友方面有困难，对人完全缺乏兴趣。

现有的严重程度是根据社交障碍和兴趣狭窄及重复的行为模式判定的。

(2)局限、重复的行为、兴趣及活动，目前或既往表现出以下至少2项：

1)物品的使用或言语方面存在刻板或重复的运动动作：刻板的简单运动、排列玩具或翻转物品、模仿言语、特异的短语。

2)过度坚持常规，仪式化地使用语言或非语言的行为：极度对抗改变，转变困难，僵化的思维模式和问候礼仪，坚持走同样的路线或每天吃同样的食物。

3)非常局限及固定的兴趣，对于兴趣极度专注：强烈的依恋或着迷于不寻常之物，兴趣严重局限和刻板。

4)对感觉输入方面过敏或迟钝，或对环境中的感官因素有异常的兴趣：对疼痛/温度的明显冷漠，对特定的声音或质地有不良反应，过度嗅闻或触摸物体，对灯光或运动的视觉迷恋。

现有的严重程度是根据社交沟通和固定兴趣，重复行为模式判定，见表19-8。

表19-8 孤独症谱系障碍严重程度

严重程度	社交沟通	固定兴趣，重复行为
LEVEL3 非常需要 实质性支持	严重缺少语言和非语言社交能力造成严重的功能障碍，很少发起与他人的互动，对于来自他人的交往请求给予很少的回应	行为刻板，应对变化极端困难，或其他有限的重复性行为，各方面表现出明显的功能性障碍。非常痛苦或困难地改变特定的兴趣和行为
LEVEL2 需要 实质性支持	明显缺少语言、非语言社交沟通能力，在有支持的情况下仍有明显的交往障碍，很少主动发起互动，对于来自他人的提议不回应或者非正常回应	行为刻板，应对变化困难或其他有限的重复性行为频繁出现，明显不同于一般的观察者，并且在各种环境下具有功能障碍
LEVEL1 需要支持	没有支持的情况下，缺少社交沟通造成明显的障碍。难于主动发起交往互动，并且对于他人的交往诉求表现出明显的非常规的和失败的反应。可能表现出对社交互动不感兴趣	行为刻板造成明显的功能性干扰。在不同活动之间的转换困难，组织和计划问题妨碍了独立性

注：在社交沟通方面有明显的缺陷，但其症状并不符合孤独症谱系障碍标准的个人，应对其进行社交(实际的)沟通障碍的评估。

(3) 儿童早期出现症状:但症状可能不会完全显现,直到环境或情境中的社交要求超出小朋友的能力,也可能被后来在生活中习得的策略所掩盖。

(4) 症状导致在社交、职业或其他重要领域上的缺损明显。

(5) 这些失调都不能准确地用智力残疾(智力发育障碍)或整体发育迟缓来解释,智力残疾和孤独症谱系障碍经常同时发生;诊断孤独症谱系障碍和智力残疾的合并症,对社会沟通的预期应低于一般发展水平。

2.《中国精神障碍分类与诊断标准》第 3 版(CCMD-3)

(1) 在下列"1)、2) 和 3)"项中,至少存在 7 条。

1) 人际交往存在质的损害,至少存在 2 条:①对集体游戏缺乏兴趣,孤独,不能对集体的欢乐产生共鸣;②缺乏与他人进行交往的技巧,不能以适合其智龄的方式与同龄人建立伙伴关系,如仅以拉人、推人、搂抱作为与同伴的交往方式;③自娱自乐,与周围环境缺少交往,缺乏相应的观察和应有的情感反应(包括对父母的存在与否亦无相应反应);④不会恰当地运用眼对眼的注视以及用面部表情、手势、姿势与他人交流;⑤不会做扮演性游戏和模仿社会的游戏;⑥当身体不适或不愉快时,不会寻求同情和安慰;⑦对别人的身体不适或不愉快也不会表示关心和安慰。

2) 言语交流存在质的损害,主要为语言运用功能的损害,至少存在 1 条:①口语发育延迟或不会使用语言表达,也不会用手势、模仿等与他人沟通;②语言理解能力明显受损,常听不懂指令,不会表达自己的需要和痛苦,很少提问,对别人的话也缺乏反应;③学习语言有困难,但常有无意义的模仿言语或反响式言语,应用代词混乱;④经常重复使用与环境无关的言词或不时发出怪声;⑤有言语能力的患儿,不能主动与人交谈、维持交谈及应对简单;⑥言语的声调、重音、速度、节奏等方面异常,如说话缺乏抑扬顿挫,言语刻板。

3) 兴趣狭窄和活动刻板、坚持生活环境和生活方式不变,下列中至少存在 1 条:①兴趣局限,常专注于某种或多种模式,如旋转的电扇、固定的乐曲、广告词、天气预报等;②活动过度、来回踱步、奔跑、转圈等;③拒绝改变刻板重复的动作或姿势,否则会出现明显的烦躁和不安;④过分依恋某些气味、物品或玩具的一部分,如特殊的气味、一张纸片、光滑的衣料、汽车玩具的轮子等,并从中得到满足;⑤强迫性地固着于特殊而无用的常规性或仪式性动作或活动。

(2) 通常起病于 3 岁以前。

(3) 排除 Asperger 综合征、Heller 综合征(童年瓦解性精神障碍)、Rett 综合征、特定感受性语言障碍、儿童分裂症。

CCMD-3 还指出,若患儿症状不典型(只能部分满足上述孤独症症状标准),或发病年龄不典型(如在 3 岁后才出现症状),则可考虑诊断为不典型孤独症。

二、孤独症评定技术

孤独症的康复评定主要通过病史询问、体格检查、相关基因以及听觉、视力、脑电图、脑影像、脑功能等检查以及儿童行为观察和量表评定。对孤独症儿童的评估工具可分为直接评估工具和间接评估工具,直接评估只有熟悉儿童的家长、教师等根据其对儿童的观察和了解做出评分;间接评估是根据各种诊断工具来诊断。常用的评估量表有婴幼儿孤独症筛查量表(checklist for autism in toddlers, CHAT)、孤独症行为评定量表(autism behavior checklist, ABC)、儿童孤独症评定量表(childhood autism rating scale, CARS)等。

(一) 婴幼儿孤独症筛查量表

婴幼儿孤独症筛查表(CHAT)是英国学者综合先前研究发展出的一种早期评估工具,用于 18 月龄以上的婴幼儿进行筛查,完成需 5~10min。主要检测项目有联合注意和假装游戏,前者包括原陈述指向和盯视监控。原陈述指向表示幼儿能够引导另一个人去注意他所感兴趣的物体;盯视监控是指顺着另一个注视的方向去看。研究者认为孤独症幼儿 18 月龄时,如果在这 3 方面有一项或两项失败,将来就有患孤独症的可能。评估分两部分进行:A 部分通过咨询父母完成,有 9 个项目;B 部分是观察,含 5 个项目。诊断者通过简要观察,结合患儿的反应进行简短的访谈后作出判断,见表 19-9。

表 19-9 婴幼儿孤独症筛查量表

A 部分:询问父母		
1. 孩子喜欢被抱起来摇晃、旋转或在您的腿上上下跳吗	是	否
2. 您的孩子对别的小朋友感兴趣吗	是	否
3. 孩子喜欢攀爬物体,例如桌子、柜子吗	是	否
4. 您的孩子喜欢玩“躲猫猫”游戏吗	是	否
5. 孩子曾经玩过“假装”的游戏吗?例如用玩具茶杯假装喝茶	是	否
6. 孩子曾经用自己的手指指,表示要什么东西	是	否
7. 孩子曾经用自己的手指指,表示对什么东西感兴趣	是	否
8. 孩子是否会有目的地玩小玩具,例如小汽车、小积木,而不是嘴咬、乱拨或乱扔这些东西	是	否
9. 您的孩子曾经拿过东西给您或向您显示什么东西吗	是	否
B 部分:观察		
1. 在指的时候,孩子和您的目光有对视吗	是	否
2. 吸引孩子的注意,然后指房间的另一边,说:“看,有一个(玩具名称)。”观察孩子是否看您所指的东西	是	否
3. 吸引孩子的注意,然后给孩子小玩具茶杯和茶壶,说:“你能倒一杯茶吗?”观察孩子是否假装倒茶,喝下去等	是	否
4. 对孩子说:“电灯在哪里?”或“给我指电灯。”观察孩子是否用示指指电灯	是	否
5. 孩子能用积木搭一座塔吗(如果能,用几块?)	是	否

注:* 在其他一些游戏中能诱发假装的例子,这个项目记录“是”;

** 如果孩子没有理解“电灯”这个词,替换说:“玩具熊在哪里?”或其他一些拿不到的物体。孩子能做到,这个项目记录“是”。孩子在你指的时候必须看你的眼睛;

*** 确信孩子没有看你的手,而是看你指的物品,这个项目记录“是”。

(二) 孤独症行为量表

孤独症行为量表(ABC)是 1978 年由 Krug 编制,是国内外普遍使用的孤独症诊断量表,稳定性好,阳性符合率可达 85%。本量表涉及了感觉、行为、情绪、语言等方面的异常表现,可归纳为生活自理(S)、语言(L)、躯体运动(B)、感觉(S)和交往(R)5 个因子的 57 个症状表现来评估,为家长评定量表,共 57 个项目。每项的评分是根据它在孤独症诊断时的重要性决定的,分别给予 1,2,3,4 级评分(如第 1 项的症状对诊断该病非常重要,故定为 4 分,而第 4 项在诊断该病时特异性不强,故为 1 分),见表 19-10。

各项分相加即为总量表分,全量表总分 158 分,57 分为疑诊,67 为确诊。填表须由养育人认真阅读下列 57 个问题,并按实际情况回答。有则给予每项后面的分值。

表 19-10 孤独症行为量表

项目	评分				
	S	R	B	L	S
1. 喜欢长时间的自身旋转			4		
2. 学会做一件简单的事,但是很快就会“忘记”					2
3. 经常没有接触环境或进行交往的要求		4			
4. 往往不能接受简单的指令(如坐下、来这等)				1	
5. 不会玩玩具(如没完没了地转动或乱扔、揉等)			2		
6. 视觉辨别能力差[如对一种物体的体征(大小、颜色或位置等)的辨别能力差]	2				
7. 无交往性微笑(如无社交性微笑,即不会与人点头、招呼、微笑)		2			
8. 代词运用的颠倒或混乱(如把“你”或说成“我”等)				3	

续表

项目	评分				
	S	R	B	L	S
9. 长时间地拿着某件东西			3		
10. 似乎不在听人说话，以致怀疑他（她）有听力问题		3			
11. 说话不合音调，无节奏				4	
12. 长时间地摇摆身体			4		
13. 要去拿什么东西，但又不是身体所能达到的地方（对自身与物体距离估计不足）		2			
14. 对环境和日常生活规律的改变产生强烈反应					3
15. 当和其他人在一起时，呼唤他的名字，对自己的名字无反应				2	
16. 经常做出前冲、旋转、脚尖行走、手指轻掐轻弹等动作			4		
17. 对其他人的面部表情或感情没有反应		3			
18. 说话时很少用“是”或“我”等词				2	
19. 有某一方面的特殊能力，似乎与智力落后不相符合					4
20. 不能执行简单的含有介词语句的指令（如把球放在盒子上或把球放在盒子里）				1	
21. 有时对很大的声音不产生吃惊的反应（可能让人认为该儿童是聋子）	3				
22. 经常拍打手		4			
23. 发大脾气或经常发点脾气					3
24. 主动回避与别人的眼光进行接触		4			
25. 拒绝与别人接触或拥抱		4			
26. 有时对很痛苦的刺激和摔伤、割破或注射等不引起反应	3				
27. 身体表现很僵硬，很难抱住		3			
28. 当被抱着时，让人感到肌肉松弛（不紧贴着抱他的人）		2			
29. 以姿势、手势表示所渴望得到的东西，而不倾向用语言表示				2	
30. 常用脚尖走路			2		
31. 用咬人、撞人、踢人等来伤害他人					2
32. 不断地重复短句				3	
33. 游戏时不模仿其他儿童		3			
34. 当强光直接照射眼睛时，常常不眨眼	1				
35. 采用撞头、咬手等行为自伤			2		
36. 想要什么东西不能等待（一想要什么就马上要得到什么）					2
37. 不能指出 5 种以上物体的名称				1	
38. 不能发展任何友谊（不会和小朋友来往交朋友）		4			
39. 有许多声音的时候常常捂着耳朵	4				
40. 经常旋转碰撞物体			4		
41. 在训练大小便方面有困难（不会控制大小便）					1
42. 一日只能提出 5 个以内的要求				2	
43. 经常受到惊吓，或非常焦虑、不安		3			
44. 在正常光线下斜眼、闭眼、皱眉	3				

续表

项目	评分				
	S	R	B	L	S
45. 如没有别人的经常帮助，就不会自己给自己穿衣					1
46. 一遍一遍地重复一些声音或词				3	
47. 瞪着眼看人，好像要“看穿”似的		4			
48. 重复别人的问话或回答				4	
49. 经常不能意识所处的环境，并且可能对危险的情况不在意					2
50. 特别喜欢摆弄某种单调的东西，或着迷于某种游戏、活动等（如来回走或跑，没完没了地蹦、跳、拍、敲）					4
51. 对周围东西喜欢触摸、嗅和 / 或尝			3		
52. 对生人常无视觉反应（对来人不看）	3				
53. 纠缠在一些复杂的仪式行为上，就像缠在魔圈内（如走路一定要走一定的路线，饭前或睡前或干什么以前一定要把什么东西摆在什么地方或做什么动作，否则就不睡、不吃等）			4		
54. 经常毁坏东西（如玩具、家里的一切用具很快就弄破了）			2		
55. 在两岁半以前就发现该儿童发育延迟					1
56. 在日常生活中至少会用 15 个但又不超过 30 个短句来进行交往				3	
57. 长期凝视一个地方（呆呆地看一处）			4		

（三）儿童孤独症评定量表

儿童孤独症评定量表（childhood autism rating scale，CARS）由 E.Schopler、R.J.Reichler 和 B.R.Renner 于 1980 年编制，是目前使用最广的孤独症测试量表之一，适用于 2 岁以上儿童。儿童孤独症评定量表信度、效度较好，不仅能区分弱智和孤独症，也能对孤独症的较重程度加以判断，因此具有较大的适用性。在临床操作中，评估人员应通过直接观察、与家长访谈、分析已有的病历记录等多种方式收集资料，自此基础上再做出评定。

儿童孤独症评定量表包括 15 个评定项目。每一项目都附加有说明，指出检查要点，让评定者有统一的观察重点与操作方法。量表是按 1、2、3、4 的四级评分标准。每级评分依次为“与年龄相当的行为表现”“轻度异常”“中度异常”“严重异常”。每一级评分都有具体的描述性说明。量表总分 60 分，总分低于 30 分，可初步判断为非孤独症；30~60 分为有孤独症，其中 30~37 分为轻到中度，37~60 分为重度。

文档：儿童孤独症评定量表

（四）孤独症的康复预后

孤独症为慢性病程，预后较差，约 2/3 患儿成年后无法独立生活，需要终生照顾和养护。影响预后的因素主要包括：智商、5 岁时有无交流性语言、教育训练情况。如能早期进行有计划的医疗和矫治教育并能长期坚持，有助于改善预后。

目前研究表明，早发现、早诊断、早干预与儿童孤独症的预后效果成正相关。充分了解影响患儿预后的因素，积极采取治疗措施，对改善患儿病情，促进患儿发展具有重要的意义。

三、孤独症康复计划

具体康复方案的制订可由康复医师或治疗师主持，也可以由康复协作组交流后共同制订，见表 19-11。

表 19-11　孤独症患儿康复计划表

<table>
<tr><td>孤独症患儿的康复计划</td></tr>
<tr><td>一般情况</td></tr>
<tr><td>姓名：　　性别：　　年龄：　　职业：　　病历号：
联系电话：　　家人或代理人联系电话：
入院时间：　　家庭地址：</td></tr>
<tr><td>主要诊断</td></tr>
<tr><td></td></tr>
<tr><td>入院时相关资料</td></tr>
<tr><td>既往病史：
早期表现：①不看 / 少看　②不应 / 少应　③不指 / 少指　④不语 / 少语　⑤不当
典型表现：①社会互动上的缺损　②固定的兴趣及重复的行为　③其他：</td></tr>
<tr><td>主要功能障碍及康复评定结果</td></tr>
<tr><td></td></tr>
<tr><td>康复目标</td></tr>
<tr><td>近期目标：
远期目标：</td></tr>
<tr><td>康复方案</td></tr>
<tr><td>□ 特殊教育　□ 强化训练　□ 行为治疗
□ 感觉统合治疗　□ 药物治疗　□ 其他</td></tr>
<tr><td>注意事项</td></tr>
<tr><td></td></tr>
</table>

（宋锐）

思考题

1. 简述脑瘫临床表现和康复评定的主要内容。
2. 简述智力落后的诊断和康复评定的主要内容。
3. 简述感觉统合失调的临床表现和康复评定的主要内容。
4. 简述孤独症的典型症状和康复评定的主要内容。

扫一扫，测一测

思路解析

第二十章　常见老年疾病评定技术

学习目标

1. 掌握　老年性痴呆、帕金森病、糖尿病、肥胖症、癌症评定的主要内容和常用的评定量表。
2. 熟悉　老年性痴呆、帕金森病、糖尿病、肥胖症、癌症的临床表现、诊断、评定检查技术。
3. 了解　老年性痴呆、帕金森病、糖尿病、肥胖症、癌症的定义、病因、预防及健康教育、康复计划。
4. 能正确运用检查技术进行康复评定、制定康复计划。
5. 具有尊重病人、保护病人隐私的意识。

第一节　老年性痴呆评定技术

老年性痴呆（senile dementia）是指老年老化程度超过生理性老化，或过早老化，致使脑功能障碍，引起获得性、持续性智能障碍。在无意识障碍的情况下，有记忆和认知功能障碍，伴有言语、视空间技能、情感或人格改变，并影响其社会活动。由于无有效的治疗药物和治疗手段，老年性痴呆逐日加重，最终因躯体合并症而危及生命。起病隐匿，早期症状是近记忆力减退，人格改变，智能有所下降，空间定向不良，常有走丢、不识归途或主动性减少，情感不稳，但日常生活尚能保持。进一步发展则认知功能减退、出现失语、失认、有时有意识障碍。可出现神经系统的定位体征，生活起居已不能自理，常有不耻行为、伦理道德行为均可有改变，甚至出现幻听、幻视、妄想、躁狂或抑郁的症状。晚期则全面智能障碍，卧床、无自主运动。缄默无语或言语支离破碎，生活完全不能自理，最终因并发症导致死亡。

一、概述

（一）定义

老年性痴呆即老年认知症，前者因含有歧视，故近来渐被老年认知症所取代。它是以智能减退为主要临床表现的一种疾病，亦是多种疾病的一个症状，是由于慢性或进行性脑部器质性疾病引起的脑功能障碍而产生的获得性和持续性智能障碍综合征。智能障碍可表现为不同程度的记忆、言语、视空间技能、人格异常及认知（概括、计算、判断、综合和解决问题）能力的降低，病人常常伴有行为和情感的异常，这些功能障碍导致病人日常独立生活、社会交往和工作能力的明显减退甚至丧失。

（二）病因

年龄与痴呆的患病率存在肯定关系，痴呆的发病率和患病率随年龄增高而增加。国外调查资料显示，痴呆患病率在60岁以上人群中为1%，老年人每增龄5.1岁，痴呆患病率增加1倍，在85岁以上

人群中患病率达 40% 以上；据报道我国痴呆患病率在 60 岁以上人群中为 0.75%~4.69%。随着全球人口的老龄化，痴呆的患病率还将快速上升。由于本病的患病率和致残率高、病程长和治疗开支大等，给病人的家庭和社会都会带来巨大负担和影响。

通常引起痴呆的原因包括变性病性和非变性病性，前者主要包括 Alzheimer 病、路易体痴呆、Pick 病和额颞痴呆等；后者包括血管性痴呆、感染性痴呆、代谢性或中毒性脑病等。其中 Alzheimer 病、血管性痴呆是引起老年痴呆症的最常见原因，在此主要介绍这两种病症。

1. Alzheimer 病

（1）阿尔茨海默病（Alzheimer disease，AD）是老年人最常见的神经变性疾病，在 1907 年由德国精神病学家和神经解剖学家 Alois Alzheimer 描述并命名的，它是以进行性痴呆为特征的大脑退行性变性疾病。其病因及发病机制目前尚不清楚，但年龄的增高是重要发病因素。

（2）AD 的发病率随年龄增高；65 岁以上患病率约为 5%，85 岁以上为 20% 或更高，妇女患病率 3 倍于男性。

（3）Alzheimer 病通常散在发病，家族性 Alzheimer 病（FAD）约占 AD 病人的 10% 以下，为常染色体显性遗传，若家族中有先证病人，一级亲属尤其女性具有更高发病风险性。发病一般认为可能与遗传和环境因素有关，代谢异常和 β- 淀粉样蛋白沉积亦与发病有关。

2. 血管性痴呆

（1）血管性痴呆（vascular dementia，VD）是指因脑血管疾病所致的智能及认知功能障碍的临床综合征。

（2）西方国家血管性痴呆占所有痴呆的 15%~20%，我国及日本所占比例较高，是仅次于 Alzheimer 病的第 2 位常见的痴呆。

视频：语义理解障碍

（3）VD 与 AD 相比，多有卒中史，常表现波动性病程或阶梯式恶化，疗效及预后较好，尤其 VD 早期病情不严重时，故 VD 的早期诊断和早期治疗具有很大意义。

（4）血管性痴呆的病因涉及两个方面，脑血管病和危险因素。

1）大脑特定部位如额叶、颞叶及边缘系统的血管源性损害可能导致痴呆，造成痴呆的主要病因是动脉粥样硬化、动脉狭窄和脑梗死，当梗死脑组织容积超过 80~150ml 时，临床即可出现痴呆表现。

2）脑血管病变并非是大多数血管性痴呆病人致病的唯一因素，目前血管性痴呆的危险因素主要包括脑血管病的危险因素（如“三高”人群、心脏病、普遍性动脉硬化及吸烟等）、既往卒中史、卒中病灶部位及大小、缺血性白质病变、高龄及文化程度低等。

（三）分类

AD 常无确切起病时间和起病症状，早期往往不易被发现，一旦发生，即呈不可逆的缓慢进展。AD 病人具有认知功能减退、精神行为症状和社会生活功能减退等，符合痴呆的一般规律。可参照病人的认知损害、生活功能水平和神经心理测验结果做出疾病严重程度的判断。临床上也常以轻度、中度或重度来区分。

1. 轻度 AD　记忆力逐渐减退，其中近期记忆力障碍明显，而远期记忆力可保留，注意力下降，运动系统正常。学习能力下降，语言能力受损。不能合理地理财、购物，基本生活尚能自理。早期可见抑郁、焦虑和淡漠等症状。经常失落物品，记不住新认识人的姓名、电话，忘记承诺的事及重要的约会等。常有定向障碍，突出表现为记不清具体的年、月、日；在陌生的环境可迷路；计算能力减退，100 减 7、再减 7 的连续运算很难完成，反应迟钝，思考问题困难。

视频：计算能力测试

2. 中度 AD　近期记忆障碍加剧，远期记忆也受损。出现智能下降，语言功能明显损害，表现为判断力及理解力下降，计算力丧失。出现独立生活困难，生活需协助料理，可出现大小便失禁。主要表现为日常用品丢三落四，甚至遗失贵重物品；忘记自己的家庭住址及亲友的姓名。不能回忆自己的工作经历，甚至忘记自己的生日。定向障碍加重，在熟悉的环境也常迷失方向，如找不到自己的房间、床铺。言语功能障碍明显，讲话无序，内容空洞，找词费力。此期病人的精神行为症状较突出，以激越、攻击行为、幻觉和妄想为主。

3. 重度 AD　各项功能均严重受损，活动能力减退，逐渐卧床，大小便失禁，饮食困难，生活完全依赖护理。病人多营养不良，可出现压疮、肺炎等并发症。此时精神行为症状可以减轻或消失。

(四) 临床表现

1. Alzheimer 病

(1) 记忆障碍(memory impairment):记忆障碍是 AD 早期症状,既有遗忘又有健忘。病人多为隐匿起病,早期不易被病人及家人察觉,主要表现为逐渐发生的记忆障碍,当天发生的事不能记忆,经常记不起刚刚做过的事或说过的话,同一问题反复提问,熟悉的人名记不起来,忘记约会,忘记贵重物品放何处,词汇减少。早期出现经常性遗忘主要表现近事记忆力受损,随后远事记忆力也受损,使日常生活受到影响。

(2) 认知障碍(cognitive impairment):认知障碍是指掌握和运用知识的能力,包括语言和非语言技能、记住新知识的能力和从丰富的知识库中追忆知识的能力出现障碍。认知障碍是 Alzheimer 病特征性的临床表现,随着病情进展而逐渐出现,表现为掌握新知识、熟练运用及社交能力下降,并随时间的推移而逐渐加重。严重时出现时空定向力障碍,穿外套时手伸不进袖子,铺台布不能把台布的角和桌角对齐,迷路或不认家门,不能画最简单的几何图形,不会使用最常用的物品如筷子、汤匙等,但仍可保留运动的肌力和协调。随着病情加重还会渐渐出现计算力障碍,常表现算错账,付错钱,最后连最简单的计算也不能进行。认知功能障碍对诊断痴呆有决定意义。

视频:认知功能训练

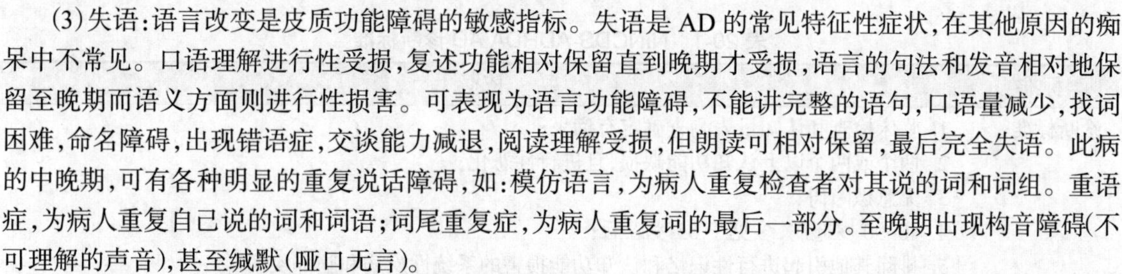

(3) 失语:语言改变是皮质功能障碍的敏感指标。失语是 AD 的常见特征性症状,在其他原因的痴呆中不常见。口语理解进行性受损,复述功能相对保留直到晚期才受损,语言的句法和发音相对地保留至晚期而语义方面则进行性损害。可表现为语言功能障碍,不能讲完整的语句,口语量减少,找词困难,命名障碍,出现错语症,交谈能力减退,阅读理解受损,但朗读可相对保留,最后完全失语。此病的中晚期,可有各种明显的重复说话障碍,如:模仿语言,为病人重复检查者对其说的词和词组。重语症,为病人重复自己说的词和词语;词尾重复症,为病人重复词的最后一部分。至晚期出现构音障碍(不可理解的声音),甚至缄默(哑口无言)。

(4) 视空间技能障碍、失认及失用:在 AD 的早期视空间技能即受损,比其他类型痴呆的视空间障碍严重。如不能临摹图形、不能做结构性作业、连线测验和摆积木、拼图等。近 1/3 的 AD 病人有视觉失认、面貌失认、体像障碍、视空间失认、地理失定向等,并随病情进展而加重。AD 病人可出现多种失用,即结构失用、穿衣失用、意念运动性失用、意念性失用、步行失用、失用性失写等。

(5) 精神症状:伴随的思维、心境、行为等精神障碍往往是病人就医的原因。处于疾病早期的病人精神症状包括抑郁、情感淡漠或失控、焦躁不安、兴奋和欣快等,主动性减少,注意力涣散,白天自言自语或大声说话,恐惧害怕单独留在家里。随后部分病人开始出现人格障碍和精神症状,如片段妄想、幻觉状态和攻击倾向等,有的怀疑自己年老的配偶有外遇;妄想和古怪行为,如怀疑子女偷他的钱物,把不值钱的东西也当作财宝藏匿起来;可忽略进食或贪食;多数病人有失眠或夜间谵妄。

(6) 其他:检查时可发现病人坐立不安、易激动、少动、不修边幅、个人卫生不佳。一般视力、视野保持相对完整,无锥体束征和感觉障碍等;步态一般正常,后期可出现小步,平衡障碍等。5% 的病人可出现癫痫发作和帕金森综合征。

2. 血管性痴呆(vascular dementia,VD)　由于 VD 是脑血管病变所致的痴呆,故其临床表现分为认知功能障碍和相关原发脑血管病的神经功能障碍两个方面。VD 具有卒中病史、痴呆呈突发性、阶梯式进展、病程呈波动性或慢性等临床特点。临床对 VD 的分类比较多,如皮质性(多梗死性)、关键部位梗死性、皮质下血管性、低灌注性、遗传血管性等多种类型。下面只介绍前 3 类的临床表现。

(1) 多梗死性痴呆(multi-infarct dementia,MID):为 VD 最常见的类型,主要是由于皮质和皮质下血管区多发梗死所致的痴呆。病人有反复多次缺血性脑血管事件发作的病史,由于每次发作后会遗留或多或少的精神和神经症状,最终发展成为全面严重的智力衰退。典型临床表现为一侧的运动和感觉功能障碍,突发的认知功能损害。记忆障碍出现较早但较轻,同时伴随一定程度的执行能力受损,例如目标性缺乏,计划性、主动性、组织能力减退和抽象思维能力差等。

(2) 关键部位梗死性痴呆(strategic infarct dementia):是指与高级皮质功能有关的关键部位缺血梗死所致的痴呆。病变部位位于皮质或皮质下,如海马、角回、丘脑、基底节等。可出现记忆障碍、表情淡漠、主动性减退、发音困难、意识障碍等。

(3) 皮质下血管性痴呆(subcortical vascular dementia):多发生于前额皮质下区域,包括腔隙状态和 Bingswanger 病,与小血管病变有关,以腔隙性梗死、局灶和弥散的缺血性白质病变和不完全性缺血损

伤为特征。皮质下血管性痴呆主要临床表现是皮质下综合征，如纯运动性偏瘫、延髓体征、构音障碍和认知综合征。

（五）诊断

阿尔茨海默病的临床诊断是根据病人及家属提供的详细病史、神经科查体和神经心理功能检查而做出，应进行其他检查包括血液学、CT 和 MRI 等检查排除痴呆的其他病因。临床诊断的准确性可达 85%~90%。最后确诊依赖于病理性检查。常用的诊断标准包括：世界卫生组织的国际疾病分类第 10 版（ICD-10）、美国精神病诊断和统计手册修订第 4 版（DSM- Ⅳ-R）、美国国立神经病语言障碍卒中研究所和 AD 及相关疾病协会（NINCDS-ADRDA）等标准及中国精神疾病分类与诊断标准第 3 版（CCMD-3）等。

1. NINCDS-ADRDA AD 诊断标准　被称为 AD 病人诊断的“金”标准，在 20 世纪 80 年代提出。该标准经过多年临床实践，与病理结果有很好的一致性。但该标准强调“认知功能损害程度一定要影响病人日常生活能力和社会活动功能，AD 的诊断才能成立”，给 AD 病人的早识别、早诊断带来困难。《NINCDS-ADRDA AD 诊断标准》见表 20-1。

表 20-1　NINCDS-ADRDA AD 诊断标准

标准	依据
诊断标准	1. 临床检查和认知量表测查确定有痴呆； 2. 两个或两个以上认知功能缺损，且进行性恶化； 3. 无意识障碍； 4. 40~90 岁起病，多见于 65 岁以后； 5. 排除其他引起进行性记忆和认知功能损害的系统性疾病和脑部疾病
支持标准	1. 特殊性认知功能如言语（失语症）、运动技能（失用症）、知觉（失认症）的进行性损害； 2. 日常生活功能损害或行为方式的改变； 3. 家庭中有类似疾病史，特别是有神经病理学或实验室证据者； 4. 实验室检查腰穿压力正常； 5. 脑电图正常或无特殊性的改变，如慢波增加； 6. CT 或 MRI 证实有脑萎缩，且随诊检查有进行性加重
排除标准	1. 突然起病或卒中样发作； 2. 早期有局灶性神经系统体征：偏瘫、感觉丧失、视野缺损、共济失调； 3. 起病或疾病早期有癫痫发作或步态异常

2. 2007 年修订的 NINCDS-ADRDA　供临床研究使用，首次纳入了客观标志物如 MRI、脑脊液、PET 等检查结果，此诊断标准提高了 AD 诊断的特异性和敏感性，对早期诊断帮助较大。2007 年修订的 NINCDS-ADRDA AD 诊断标准见表 20-2。

表 20-2　2007 年修订的 NINCDS-ADRDA AD 诊断标准

标准	依据
诊断标准	符合核心标准，并满足一项以上支持表现
核心标准	早期、显著的情景记忆障碍
支持标准	1. 内颞叶萎缩：MRI 显示海马、内嗅皮质、杏仁核体积缩小（与同年龄人群比较）； 2. 脑脊液生物标记异常：Aβ42 降低、总 tau 或磷酸化 tau 蛋白增高，或三者同时存在； 3. PET 的特殊表现：如双侧颞叶糖代谢减低，显像剂 ^{18}F–FDDNP* 显示 AD 病理的改变等； 4. 直系亲属中有已证实的常染色体显性遗传导致的 AD
排除标准	1. 突然起病，早期出现步态不稳、癫痫、行为异常； 2. 局灶性神经系统症状体征：偏瘫、感觉缺失、视野损害、早期的锥体外系体征； 3. 非 AD 痴呆、严重的抑郁、脑血管病、中毒或代谢异常（要求特殊检查证实）、MRI 的 FLAIR 或 T_2 加权相内颞叶信号异常与感染或血管损害一致

注：*FDDNP：非甾体抗炎药物甲氧萘普酸的类似物，在体外证实其与老年斑有很强的亲和力。

3. NIA-AA 诊断标准　2011 年美国国家衰老研究所（NIA）和阿尔茨海默病学会（AA）发布了阿尔茨海默病最新诊断标准，简称为 NIA-AA 诊断标准。新标准保留了“NINCDS-ADRDA 标准”很可能 AD 的大体框架，吸收了过去的临床应用经验，其最大亮点是将 AD 视为一个包括轻度认知损害（mild cognitive impairment，MCI）在内的连续的疾病过程，并将生物标志纳入到 AD 痴呆的诊断标准中。本诊断旨在早期识别、诊断和干预，推荐了 AD 型痴呆 -AD 型 MCI- 临床前期 AD 的研究转向。

（六）鉴别诊断

1. 正常衰老　25%~30% 老年人有轻度记忆障碍的主诉，多为良性老年性健忘症（benign senile forgetfulness），也称增龄性记忆损害。这类记忆障碍进展缓慢，通过提示可以改善，借助一些弥补措施一般不影响生活。良性健忘的诊断应慎重，研究发现部分病例随访后实为病理性，如 AD 早期。早期 AD 病人也常表现为记忆障碍，此时须结合临床、影像学、神经心理测验予以鉴别，鉴别有困难时须密切随访。

2. 轻度认知功能损害（MCI）　MCI 是一组复杂的临床综合征，目前多认为 MCI 尤其是记忆型 MCI 实质上是 AD 的前期表现，两者之间只是严重程度不同，而无本质区别。在目前仍保留 MCI 概念的前提下，鉴别应注意 MCI 病人表现为主观或客观（如知情者提供病史，神经心理测验发现）记忆下降，一个或多个认知功能域的损害，但并不因此明显影响日常生活功能，生活功能损害较轻是鉴别的要点。

3. 路易体痴呆（dementia with Lewy body，LBD）　典型的 LBD 病人发病较急、进展快，具有波动性病程，视幻觉和自发的帕金森综合征多见，常在病程的早期出现谵妄。使用抗精神病药物很容易出现锥体外系不良反应。肯定的 LBD 诊断须依赖病理，目前临床诊断率较低。

4. 额颞叶痴呆（frontotemporal dementia，FTD）　FTD 病人一般在 50~60 岁年龄段发病。早期即可出现执行功能障碍、明显的人格改变和行为异常，表现脱抑制行为和情感反应迟钝等，可有明显违反伦理、道德的行为。病人的记忆损害一般并不严重，这点与 AD 明显不同。匹克（Pick）病是一种特殊类型的 FTD，表现为额叶和 / 或颞叶皮质的明显萎缩，病理发现特征性的匹克包涵体。

二、康复评定技术

认知功能属于大脑皮质的高级活动范畴，包括感觉、知觉、注意、理解、记忆和智能等。老年人认知障碍问题常被漏诊。有的病人认知状态若不仔细观察发现不出障碍，常常误认为正常。特别是轻型痴呆更易被忽视，延误最佳治疗。所以对于老年痴呆的正确判断，需常规收集病史、进行体格检查，并联合认知功能评定等。

（一）临床依据

1. 满足痴呆（神经认知障碍）诊断标准

（1）一个或多个认知域（复合性注意、执行能力、学习与记忆、语言、感知觉和社会认知）与个人以往相比明显减退。

（2）影响日常生活独立性（如工具性生活能力：付账）。

（3）排除谵妄期，认知损害发生不是在谵妄期。

（4）上述损害不能用其他精神及情感性疾病来解释（如抑郁症、精神分裂症等）。

2. 临床表现　晚发型好发于 80~90 岁，早发型好发于 50~60 岁，隐匿起病，渐进发展，无长时间平台期，一个或多个认知领域受损，典型表现为遗忘，主要为情景记忆障碍，非典型表现包括：

（1）双侧顶叶变异型，为视空间能力显著受损伴有 Gerstman 综合征、肢体失用 / 忽视。

（2）少词变异型 AD 中的少词型原发进行性失语，为进行性单个词语提取和句子重复障碍，而语义、语法、语言能力正常。

（3）额叶变异型 AD 以行为变异型额颞叶痴呆的表现为特征，包括进行性淡漠、抑制、刻板行为、执行功能减退。

（4）唐氏综合征变异型 AD 多伴早期行为改变、执行功能障碍。可伴有精神行为症状，早期常表现为淡漠和抑郁，晚期多为易怒、易激惹、好斗、精神恍惚等表现，疾病末期可出现步态异常，吞咽困难，失禁、肌阵挛和癫痫。

3. 生物标记物

(1)结构磁共振:主要表现为内侧颞叶萎缩(包括海马、内嗅皮层、杏仁核等),尤其是海马萎缩。

(2)FDG-PET:局部脑区低代谢,以记忆受损为主要表现的AD病人通常表现为颞顶联合区、楔前叶、扣带回后部低代谢,而以局灶性功能受损为表现的AD病人(语言、视空间等)表现为相应新皮层的低代谢。

(3)PIB-PET:阳性,滞留增加。

(4)脑脊液:Aβ1-42下降,Aβ1-42/Aβ1-40下降,t-tau升高,p-tau升高,2014版诊断指南提出单一的Aβ1-42不能单独作为诊断标记物,需结合t-tau或p-tau。其中p-tau181是鉴别AD痴呆和非AD痴呆的最佳指标。目前诊断阈值尚未统一。

(5)基因:家族性遗传基因包括PSEN1,PSEN2,APP,可据此诊断很可能AD,早发型AD;散发型基因ApoE ε4,仅为危险因素,不能单独作为诊断标记物。2014版诊断标准将生物标记物分为诊断标记物和进展标记物,其中FDG-PET和结构磁共振为进展标记物,可以用来预测MCI向AD的转化。目前临床诊断以临床表现及神经心理学量表检查为主。

4. 排除标准

(1)病史:急性起病。

(2)早期出现以下症状:步态异常、癫痫、重度行为改变。

(3)临床特点:局灶神经症状,早期出现锥体外系表现与幻觉,认知水平波动。

(4)其他情况导致的记忆及相关症状:非AD痴呆,重度抑郁、脑血管疾病、中毒、炎症、代谢障碍、内侧颞叶MRI FLAIR或T_2信号与传染或血管损害一致。

5. 危险因素

(1)头颅外伤、年龄、性别、易感基因、唐氏综合征病人。

(2)多种血管危险因素(高血压、高血脂、动脉硬化、冠心病、肥胖、糖尿病),脑血管病,高半胱氨酸血症。

(3)教育程度低,缺乏运动的生活方式及不良的饮食习惯,易感性格。

(4)接触有毒物质。

(二)痴呆筛选量表

1. 简易智力状况检查法(mini-mental state examination,MMSE)　该量表内容简练,测定时间短,易被老人接受,是目前临床上测查本病智能损害程度最常见的量表。对认知功能可以进行全面、快速检测。该量表总分值数与文化教育程度有关,若文盲≤17分;小学程度≤20分;中学程度≤22分;大学程度≤23分,则说明存在认知功能损害。应进一步进行详细神经心理学测验包括记忆力、执行功能、语言、运用和视空间能力等各项认知功能的评估。如AD评定量表认知部分(ADAS-cog)是一个包含11个项目的认知能力成套测验,专门用于检测AD严重程度的变化,但主要用于临床试验。

2. 认知功能甄别检查法(cognitive capacity screening examination,CCSE)　该量表内容与MMSE类似,但增加了倒背数字、物体分类、类比和反义词等测查内容,这在短小的量表中比较有特点。

3. 长谷川痴呆量表(Hasegama dementia scale,HDS)　该量表评分简单,受文化程度影响相对较小,也是筛查老年性痴呆的较理想工具。该量表共9项,每项包括若干小题,回答正确计1分,总分为30分。划界分为22分,参见本教材第四章认知功能评定技术。

4. 蒙特利尔认知评估量表(Montreal Cognitive Assessment,MoCA)　是一个用来对轻度认知功能异常进行快速筛查的评定工具。它评定了许多不同的认知领域,包括注意与集中、执行功能、记忆、语言、视空间技能、抽象思维、计算和定向力。完成MoCA检查大约需10min。本量表总分30分,如果受教育年限≤12年则加1分,≥26分属于正常。

5. 7min神经认知筛查量表　该量表由线索会议、类聚流畅性、时间定向及画钟测验组成,耗时约7min,诊断老年痴呆症具有较强的敏感性及特异性。

(三)记忆功能评定

记忆是人对过去经历过的事物的一种反映,可分为长时记忆、短时记忆和瞬时记忆3种。记忆功能是人脑的基本认知功能之一,在很大程度上反映心理状态及认知功能的现有水平。脑损伤或情绪

视频：记忆训练

及人格障碍病人常出现记忆功能障碍，记忆力测验则能衡量记忆等级水平、鉴别不同类型的记忆障碍，对病人的记忆力状况进行客观地评定，可用于脑损伤、老年性痴呆、智力低下等的研究，参见本教材相关章节内容。

（四）注意力评定

注意是对事物的一种选择性反应。根据参与器官的不同可分为听觉注意、视觉注意等。下面介绍几种视觉和听觉注意测试方法，可根据临床需要搭配使用。

1. 视跟踪和辨认测试

(1) 视跟踪：要求受试者目光跟随光源作左、右、上、下移动。每一个方向计 1 分，正常为 4 分。

(2) 形态辨认：要求受试者临摹画出垂线、圆形、正方形和 A 字各一。每项计 1 分，正常为 4 分。

(3) 划消字母测试：要求受试者用铅笔以最快速度划去事先编排好的字母列中的 C 和 E（也可以是其他字母如 A，实测字幕大小应按规格）。100s 内划错多于 1 个即视为注意有缺陷。

划消字母测试样例：

ASSDHFJJGKLLMMZBBBBSHAJDFFKKFKFKFKFKFJFJAHGKHKHHKHKI
SNXMCVUEUROFJGKPRTLCMFDJVANVNVNVJGKGITITKGKFJDDHSHAK
SKDIIERUHEFCKASDFEIFHSKFKDFHSKFBSKAFGDKFAHSKFHSKFHDF
PQEIWRJEAHFEFHIEGHDHGAFGHFEKDAKLDHHWSKDEFEJFELKGLRJV
KDJNWIERDIEHFRAFJRJTGHEFDJWEEDJWLEJWJDWOKREFKEOTKRLA

2. 数或词的辨别注意测试

(1) 听认字母测试：在 60s 内以每秒 1 个的速度念无规则排列的字母给受试者听，其中有 10 个为指定同一字母，要求听到此字母时举手，举手 10 次为正常。

(2) 背诵数字：以每秒 1 个的速度念一列数字给受试者听，要求立即背诵。以两位数开始至不能背诵为止。背诵少于 5 位数为不正常。

(3) 注意力测试：100 − 7，99 − 7，98 − 7，依次连减 5 次，减对 1 次，得 1 分，正常为 4 分。

(4) 词辨认：向受试者放送一段短文录音，其中有 10 个为指定的同一词，要求听到此词时举手，举手 10 次为正常。

3. 声辨认

(1) 声辨认：向受试者放送一段有嗡嗡声、电话铃声、钟表声和号角声等日常常见且有特色声音的录音，要求听到号角声时举手。号角声出现 5 次，举手少于 5 次的为不正常。

(2) 在杂音背景中辨认词：测验内容、形式及要求同上面“词辨认”，但录音中有喧闹集市背景等。举手少于 8 次为不正常。

（五）知觉障碍的相关评定

1. 言语流畅性检查　用于检查前额叶皮质的启动功能。要求病人在 1min 内尽可能多地列举出以“M”开头的单词。人名、地点和衍生词（如高兴的衍生词高兴的、高兴地、不高兴的等）不允许使用。高中毕业文化水平以上的正常人 1min 内至少可以说出 8~9 个单词。对于痴呆伴有失语症病人，可以设计卡片供其挑选。

2. 反应 - 抑制和变换能力检查

(1) 做 - 不做测验（go，no go task）：当检查者举起两个手指时，要求病人举起一个手指；当检查者举起一个手指时，要求病人举起两个手指。另外一种检查方法是，检查者敲击一下桌底面（以避免视觉提示），病人举起一个手指；敲击两下，病人不动。亦可以共做 10 遍。检查时要确认病人理解检查要求。完全模仿检查者的动作或反复持续一个动作均提示病人缺乏适当的反应抑制，不能按不同的刺激来变换应答是额叶损伤的特征性表现。

(2) 序列运动（动作）检查

1) Luria 三步连续动作：Luria 的三步动作要求病人连续做三个动作，即依次握拳、手的尺侧缘放在桌面上和手掌朝下平放在桌面上（握拳—切—拍）。

2) 手的交替运动：检查者示范动作要求，首先同时完成一手（如左手）握拳，另一只手（如右手）五指伸展的动作，然后将动作颠倒即左手伸展，右手握拳。要求病人交替连续完成这组动作。

(3) ADL 检查:要求病人实际演示刷牙、梳头、吃饭等动作。观察病人是否存在反复进行片段动作的现象。如日常生活能力评估(ADL)量表可用于评定病人日常生活功能损害程度。该量表内容有两部分:一是躯体生活自理能力量表,即测定病人照顾自己生活的能力(如穿衣、脱衣、梳头和刷牙等);二是工具使用能力量表,即测定病人使用日常生活工具的能力(如打电话、乘公共汽车、自己做饭等)。后者更易受疾病早期认知功能下降的影响。

持续状态和不能完成序列运动均为异常反应。肢体运动障碍病人在进行该类检查时也可以表现异常。因此,确定反应异常之前应首先排除运动障碍对测验的干扰。

3. 问题解决能力的检查

(1)谚语解释:谚语解释测验是为了检查病人抽象概括能力,考察病人理解口头隐喻的能力。谚语是在民间流传的固定语句,是用简单通俗的话来反映出深刻的道理。因此谚语常做具体的解释,而不是运用抽象思维。检查者提出谚语,如"过河拆桥",若病人仅直接简单解释为"过了河就把桥拆了",表明病人在认识和选择事物的主要和共同特征方面存在缺陷。表 20-3 举例说明用评分的方法判断病人解释谚语的情况:具体解释为 0 分;半抽象的解释为 1 分;抽象的解释为 2 分。具体的回答或简单重复谚语的意思均提示存在障碍。病人的回答不仅与认知力完整程度有关,而且和受教育水平、文化背景以及过去对谚语的熟悉程度有关,在检查时应了解这方面的情况。谚语解释必须与其他检查所见一致,谚语解释及评分标准见表 20-3。

表 20-3 谚语解释及评分标准

谚语	谚语解释	评分标准
罗马非一天之内建成	1. 要花很长时间才能建成罗马,不可能在一个晚上建成一座城市;	0 分,具体
	2. 做事必须要有耐心,不可能在一天之内学会所有的东西;	1 分,半抽象
	3. 伟业非一夜之功,坚持必成	2 分,抽象
溺水人捞救命稻草	1. 落水时要紧紧抓住手中的稻草,这个人要抓住所有的事情;	0 分,具体
	2. 自我保护是重要的,没人想死;	1 分,半抽象
	3. 一个极度绝望之人会做各种努力,依靠完全靠不住的东西	2 分,抽象

(2)类比测验

1)相似性测验:通过检查病人识别一对事物或物品在概念上的相同之处的表现,考察其对比和分类、抽象与概括的心智操作能力。如向病人出示成对词组"西红柿—白菜",要求病人通过比较上述两种事物或物品指出其在概念上的相似之处。

2)差异性测验:检查方法与相似性检查相同。给病人出示成对词组,要求病人在比较之后,指出两者的区别。

推理测验:在解决某些问题时,要在所提供的条件中,通过推理去寻找规律并验证这种规律。因此,推理测验是评定问题解决能力的一个重要部分。推理测验可选择言语推理和非言语推理内容。

(3)判断力测验:要求病人根据自己的估计回答问题。例如,中国男人平均身高是多少? 1kg 鸡蛋大约有几个? 所提问题不能从一般性知识中直接提取,而是需要经过推理、与自身知识库中的信息进行比较后得出。

(4)实际问题解决能力测验:问题解决能力或行为是思维的一种形式,是抽象概念形成能力的具体表现。问题解决的操作过程分为对实际情况(问题)的分析,选择解决方案并实施方案及评估所用方法 3 个阶段。判断病人在实际情境中的表现也应当围绕这三个阶段进行。

1)简单问题:简单问题指问题清楚、显而易见。分析问题时提供所有的相关信息,而无关信息少。解决问题的方法通常仅需要 1~3 个步骤即可完成。例如,有 9 个球,其中 1 个质量较其他球轻。要求被检查者用天平称两次,将其找出。

2)功能性检查:可以向病人提出各种突发事件应如何处理的问题。假如你流落在香山,但是口袋里只有一角钱,你会怎样做?假如你丢了钱包怎么办?病人在每天实际生活中的实际表现也还需要从家属或住院期间从医务人员处了解。

(六) 行为和精神症状(BPSD)的评定

神经心理学测验　行为和精神症状(BPSD)的评定包括阿尔茨海默病行为病理评定量表(BEHAVE-AD)、神经精神症状问卷(NPI)和Cohen-Mansfield激越问卷(CMAI)等,常需要根据知情者提供的信息基线评测,不仅发现症状的有无,还能够评价症状频率、严重程度、对照料者造成的负担,重复评估还能监测治疗效果。Cornell痴呆抑郁量表(CSDD)侧重评价痴呆的抑郁表现,15项老年抑郁量表可用于AD抑郁症状评价。而CSDD灵敏度和特异性更高,但与痴呆的严重程度无关。

三、预防与预后

1. 加强身体锻炼,积极治疗和预防高血压、糖尿病、高血脂等与AD的发病有关的慢性疾病,及时干预老年抑郁症和应激等精神卫生问题。

2. AD作为进展性疾病,目前缺乏根本的治疗,预后不佳。平均病程为7~10年,生存期受发病年龄、躯体疾病,以及治疗、护理水平等因素的影响。

四、健康教育

1. 保持老人基本日常生活习惯。如督促老人每天按时自行洗漱、梳头、刮胡须、如厕、洗脚等。帮助老人忌酒、忌烟,还要防止足以引起老人情绪波动的精神刺激。

2. 尽量维持其生活自理能力,以延缓衰退速度。应注意对有精神、认知功能、视空间功能障碍、行动困难的病人提供必要的照顾,以防意外。

3. 鼓励家庭和社会对病人多予照顾和帮助,进行康复治疗和运动训练。如慢步、太极拳等。

4. 在药物治疗的基础上补充进行心理社会治疗。

5. 多参与社会活动,使老人尽量接触社会,多参加老年人活动,与社会保持经常联系。

6. 病人如外出活动无人陪同时需要随身携带身份证明或联系方式,以防走失。

7. 预防合并症。注意保持清洁卫生和充分的营养,特别要预防肺炎、重感冒和因跌倒引起的外伤等。有脑血管疾病时,要进行及时的治疗,定时监测血压,并要预防脑血管意外的发生。

五、康复计划

《老年性痴呆病人康复计划表》见表20-4。

表20-4　老年性痴呆病人康复计划表

老年性痴呆病人的康复计划
一般情况
姓名:　　性别:　　年龄:　　职业:　　病历号: 联系电话:　　家人或代理人联系电话: 入院时间:　　家庭地址:
主要诊断
入院时相关资料
既往病史: 遗传史: 临床表现:①记忆障碍　②认知障碍　③失语 ④视空间技能障碍、失认及失用　⑤精神障碍　⑥其他

续表

发病时间：①3个月内　②3~6个月　③大于6个月 临床检查：①功能障碍　②实验室检查　③脑电图、CT、结构磁共振 　　　　　④脑脊液　⑤其他 痴呆类型：①Alzheimer病　②血管性痴呆　③路易体痴呆　④额颞痴呆 痴呆程度：①轻度　②中度　③重度 生活不能自理时间：①1年内　②1~3年　③大于3年
主要功能障碍及康复评定结果
康复目标
近期目标：通过综合康复治疗，维持或改善记忆力、认知、言语等功能。 远期目标：1. 延缓病情发展。 　　　　　2. 维持或提高日常生活活动能力，促进病人回归家庭和社会。
康复方案
□ 日常生活动作训练　□ 记忆训练　□ 肢体运动功能训练 □ 手功能训练　□ 作业训练　□ 言语训练　□ 智力训练 □ 思维训练　□ 常识训练　□ 注意力训练　□ 定向能力训练 □ 社会适应能力训练　□ 医疗器械治疗　□ 心理治疗 □ 经颅磁刺激　□ 社会活动　□ 其他
注意事项

（丁建红）

第二节　帕金森病评定技术

一、概述

（一）定义

帕金森病（Parkinson disease，PD）由英国医师詹姆士·帕金森（James Parkinson）于1817年首先报道并系统描述，是一种常见的神经系统退行性疾病。主要病理变化是黑质多巴胺能神经元进行性退变和路易小体形成为病理变化，生化改变为纹状体区多巴胺递质降低，多巴胺与乙酰胆碱递质失平衡，临床表现为震颤、肌强直、动作迟缓、姿势平衡障碍、嗅觉减退、便秘、睡眠异常和抑郁等。

（二）病因

帕金森病在我国65岁以上人群总体患病率为1 700/10万，与欧美国家相似，患病率随年龄增长而升高，男性稍高于女性，给家庭和社会都带来了沉重的负担。主要病理改变为黑质多巴胺（DA）能神经元变性死亡，但为何会引起黑质多巴胺能神经元变性死亡目前尚未完全明了，可能与下列因素有关。

1. 环境因素　20世纪80年代初发现一种嗜神经毒1-甲基-4苯基-1，2，3，6-四氢吡啶（MPTP）在人和灵长类均可诱发典型的帕金森综合征，其临床、病理、生化及对多巴胺替代治疗的反应等特点均与人类帕金森病甚为相似，目前已经有研究证实许多植物、食物或农药杀虫剂中含有类似于MPTP等可以引起多巴胺能神经元死亡的物质。

2. 遗传因素　20世纪90年代后期出现在意大利、希腊和德国的个别家族性帕金森病病人中有的α-突触核蛋白（α-synuclein）基因突变，呈常染色体显性遗传，其表达产物是路易小体的主要成分。目前认为约10%的病人有家族史，绝大多数病人为散发性。

3. 年龄因素 帕金森病主要发生于中老年人，40 岁以前发病少见，提示神经系统老化与发病相关。有资料显示 30 岁以后，随着年龄增长，黑质多巴胺能神经元始呈退行性变，多巴胺能神经元渐进性减少。尽管如此，但其程度并不足以导致发病，老年人群中患病者也只是少数，所以神经系统老化只是帕金森病的促发因素。

4. 多因素 交互作用目前认为帕金森病并非单因素所致，而是多因素交互作用下发病。除基因突变导致少数病人发病外，基因易感性可使患病概率增加，但并不一定发病，只有在环境因素、神经系统老化等因素的共同作用下，通过氧化应激、线粒体功能紊乱等机制导致黑质多巴胺能神经元大量变性、丢失，才会导致发病。

从脑外观来看，无明显改变，切面上主要改变是中脑黑质、脑桥的蓝斑及迷走神经背核等处脱色，其中尤以黑质最为显著，外观颜色变浅或完全无色。

（三）临床表现

发病年龄平均约 55 岁，多见于 60 岁以后，40 岁以前相对少见。男性略多于女性。隐匿起病，缓慢进展。初发症状以震颤最多(60%~70%)，其次为步行障碍(12%)、肌强直(10%)和运动迟缓(10%)。

1. 运动症状 常始于一侧上肢，逐渐累及同侧下肢，再波及对侧上肢及下肢。

(1)静止性震颤：常为首发症状，多始于一侧上肢远端，静止位时出现或明显，随意运动时减轻或停止，紧张或激动时加剧，入睡后消失。典型表现是拇指与示指呈“搓丸样”动作，频率为 4~6Hz。令病人一侧肢体运动如握拳或松拳，可使另一侧肢体震颤更明显，该试验有助于发现早期轻微震颤。少数病人可不出现震颤，部分病人可合并轻度姿势性震颤。

(2)肌强直：被动运动关节时阻力增高，且呈一致性，类似弯曲软铅管的感觉，故称铅管样强直；在有静止性震颤的病人中可感到在均匀的阻力中出现断续停顿，如同转动齿轮，称为齿轮样强直。四肢、躯干、颈部肌强直可使病人出现特殊的屈曲体姿，表现为头部前倾，躯干俯屈，肘关节屈曲，腕关节伸直，前臂内收，髋及膝关节略为弯曲。

(3)运动迟缓：随意运动减少，动作缓慢、笨拙。早期以手指精细动作如解或扣纽扣、系鞋带等动作缓慢，逐渐发展成全面性随意运动减少、迟钝，晚期因合并肌张力增高，导致起床、翻身均有困难。体检见面容呆板，双眼凝视，瞬目减少，酷似面具脸；口、咽、腭肌运动徐缓时，表现语速变慢，语音低调；书写字体越写越小，呈现“小字征”；做快速重复性动作如拇、示指对指时运动速度缓慢和幅度减小。

(4)姿势步态异常：由于四肢、躯干和颈部肌肉强直，站立时呈“屈曲体姿”，病人表现为头前倾，躯干俯屈、肘关节屈曲、腕关节伸直、前臂内收、髋和膝关节略弯曲。步态异常尤为突出。疾病早期表现为走路时下肢拖曳，随病情进展呈小步态，步伐逐渐变小变慢，启动困难，行走时上肢的前后摆动减少或完全消失；转弯时，平衡障碍特别明显，此时因躯干僵硬，而采取连续原地小步行走，使躯干和头部一起转弯。晚期病人自坐位、卧位起立困难，迈步后即以极小的步伐向前冲去，越走越快，不能及时停步或转弯，称“慌张步态”，是帕金森病病人特有的体征。

2. 非运动症状 也是常见和重要的临床征象，而且有的可先于运动症状而发生。

(1)感觉障碍：疾病早期即可出现嗅觉减退或睡眠障碍，尤其是快速眼动期睡眠行为异常。中、晚期常有肢体麻木、疼痛。有些病人可伴有不安腿综合征。

(2)自主神经功能障碍：临床常见，如便秘、多汗、溢脂性皮炎等。吞咽活动减少可导致流涎。疾病后期也可出现性功能减退、排尿障碍或直立性低血压。

(3)精神障碍：近半数病人伴有抑郁，并常伴有焦虑。15%~30% 的病人在疾病晚期发生认知障碍乃至痴呆甚至幻觉，其中视幻觉多见。

（四）辅助检查

1. 血、脑脊液常规检查均无异常，脑脊液中的高香草酸(HVA)含量可降低。

2. 影像学 CT、MRI 检查无特征性改变，PET 或 SPECT 检查有辅助诊断价值。

3. 嗅觉测试可发现早期病人的嗅觉减退，经颅超声可通过耳前的听骨窗探测黑质回声，可以发现大多数 PD 病人的黑质回声增强。

（五）诊断

我国帕金森病及运动障碍学组在英国脑库帕金森病诊断标准基础上制定的中国帕金森病诊断标

准主要是依据中老年发病，缓慢进展性病程，必备运动迟缓及至少具备静止性震颤、肌强直或姿势平衡障碍中的一项，偏侧起病，对左旋多巴治疗敏感即可作出临床诊断。中国帕金森病的诊断标准见表20-5。

表 20-5　中国帕金森病的诊断标准

诊断标准（必备标准）	1. 运动减少，启动随意运动的速度缓慢。疾病进展后，重复性动作的运动速度及幅度均降低； 2. 至少存在下列 1 项特征：①肌肉僵直；②静止性震颤 4~6Hz；③姿势不稳（非原发性视觉、前庭、小脑及本体感受功能障碍造成）
支持标准（必须具备 3 项或 3 项以上特征）	1. 单侧起病； 2. 静止性震颤； 3. 逐渐进展； 4. 发病后多为持续性的不对称性受累； 5. 对左旋多巴的治疗反应良好（70%~100%）； 6. 左旋多巴导致的严重的异动症； 7. 左旋多巴的治疗效果持续 5 年或 5 年以上； 8. 临床病程 10 年或 10 年以上
排除标准（不应存在的情况）	1. 反复的脑卒中发作史，伴帕金森病特征的阶梯状进展； 2. 反复的脑损伤史； 3. 明确的脑炎史和 / 或非药物所致动眼危象； 4. 在症状出现时，正在应用抗精神病药物和 / 或多巴胺耗竭剂； 5. 1 个以上的亲属患病； 6. CT 扫描可见颅内肿瘤或交通性脑积水； 7. 接触已知的神经毒物； 8. 病情持续缓解或发展迅速； 9. 用大剂量左旋多巴治疗无效（除外吸收障碍）； 10. 发病 3 年后，仍是严格的单侧受累； 11. 出现其他神经系统症状和体征，如垂直凝视麻痹、共济失调，早期即有严重的自主神经受累，严重的痴呆，伴有记忆力、言语和执行功能障碍，锥体束征阳性等

二、康复评定技术

目前帕金森病的治疗只能改善病人的症状，并不能阻止病情的进展，更无法治愈，因此帕金森病的致残率较高，早期康复治疗意义重大。帕金森病不是单一的病种，对其各种功能障碍的正确评定，对康复治疗有积极的指导意义。

（一）临床分级

1. 统一帕金森病评分量表（UPDRS）　统一帕金森病评分量表是由 Fahn 等人在 1987 年制定的，现已广泛应用于临床评估中。帕金森病统一评定量表包括 6 个分量表，第 1 分量表用于判断病人的精神活动和情感障碍；第 2 分量表用于判断病人在“开”时相和“关”时相的日常生活能力；第 3 分量表用于判断病人的运动功能；第 4 分量表用于判断病人治疗的并发症；第 5 分量表用于判断病人病程中的疾病发展程度；第 6 分量表用于判断病人的日常活动能力。每部分分为 5 级指数，从 0~4 级。

0 是正常，4 是最严重。通过该量表的评定，可对病人的运动功能、日常生活能力、病程发展程度、治疗后的状态、治疗的不良反应和并发症等方面做出客观的评定。统一帕金森病评分量表（UPDRS）见表 20-6。

表 20-6　统一帕金森病评分量表（UPDRS）

Ⅰ. 精神、行为和情绪

1. 智能损害

0= 正常

1= 轻度记忆力下降，无其他智能障碍

2= 中度记忆力下降，伴有定向障碍。中等程度处理复杂问题的能力下降。轻度自理能力下降，有时需别人提示

3 = 严重记忆力下降，伴时间和地点定向障碍，处理问题的能力严重受损

4 = 严重记忆力损害，仅保留对自身的判断能力。不能自行判断和处理问题。个人生活需他人照料，不能单独生活

2. 思维障碍（痴呆和药物中毒）

0 = 无思维障碍

1 = 有生动的梦境

2 = 有不严重的幻觉，但洞察力保留

3 = 幻觉或妄想，缺乏洞察力，可能影响日常生活

4 = 持续性的幻觉、妄想或明显精神障碍，不能自理

3. 抑郁

0 = 无抑郁

1 = 经常悲伤或内疚，但持续时间短

2 = 持续性抑郁，可持续 1 周或更长时间

3 = 持续性的抑郁和自主神经症状（失眠、厌食、体重下降、缺乏兴趣）

4 = 持续性的抑郁和自主神经症状，有自杀意图或倾向

4. 主动性

0 = 正常

1 = 与正常比缺乏主见，显得被动

2 = 缺乏主动性，对某些活动缺乏兴趣

3 = 缺乏主动性，对日常活动缺乏兴趣

4 = 完全没有兴趣，退缩

Ⅱ. 日常生活能力（“关”和“开”期）

5. 语言

0 = 正常

1 = 轻度受影响，但理解无困难

2 = 中度受影响，有时需要重复表达

3 = 严重受影响，经常需要重复表达

4 = 大多数时候听不懂

6. 流涎

0 = 正常

续表

1＝轻度，口水多，可能有夜间流涎

2＝中度，口水多，少量流涎

3＝明显，口水很多，中量流涎

4＝严重流涎，需不断用纸或手帕揩拭

7. 吞咽

0＝正常

1＝很少呛咳

2＝有时呛咳

3＝需要进软食

4＝需留置胃管或胃造瘘喂食

8. 书写和笔迹

0＝正常

1＝轻度缓慢或字迹变小

2＝中度缓慢或字迹变小，但各字均可辨认

3＝严重影响，字迹中并非所有字都可辨认

4＝大多数字不能辨认

9. 刀切食物和使用餐具

0＝正常

1＝有点缓慢和笨拙，但不需帮助

2＝虽然缓慢而笨拙，但能切大多数食物，需一些帮助

3＝需别人切食物、夹菜，但能缓慢进食

4＝需要喂食

10. 穿衣

0＝正常

1＝有些缓慢，但不需要帮助

2＝偶尔需要帮助其系纽扣或将手臂放入衣袖

3＝需要相当多的帮助，仅能单独完成少数动作

4＝完全需要帮助

11. 卫生

0＝正常

1＝有些慢，但不需帮助

2＝淋浴或坐浴需人帮助，或在帮助下缓慢完成

3＝洗面、刷牙、梳头或去洗手间均需人帮助

4＝需用导尿管及其他便器

12. 床上翻身和盖被褥

0＝正常

1＝有些缓慢和笨拙，但不需要帮助

2＝能独自翻身或盖好被褥，但有很大困难

续表

3＝有翻身和盖被褥的动作，但不能独立完成

4＝完全不能

13. 跌倒(与僵住无关)

0＝无

1＝偶尔跌倒

2＝有时跌倒，少于1次/d

3＝平均每天跌倒1次

4＝平均每天跌倒1次以上

14. 行走时被僵住

0＝无

1＝偶尔出现步行中僵住，仅在起步时呈犹豫状态(起步难或十分缓慢)

2＝偶尔行走中出现僵住，每天少于1次

3＝常有僵住，偶尔因僵住而跌倒

4＝经常因僵住而跌倒

15. 步行

0＝正常

1＝轻度困难，无手臂摆动或拖步

2＝中度困难，很少需要帮助或不需要支撑物

3＝严重行走困难，需支撑物

4＝即使有支撑物也不能步行

16. 震颤(身体任何部位的震颤)

0＝无

1＝轻度，不经常出现

2＝中度，给病人造成麻烦

3＝重度，干扰很多活动

4＝极显著，大多数活动受干扰

17. 与帕金森综合征有关的感觉主诉

0＝无

1＝偶尔有麻、刺或轻度疼痛

2＝常有麻、刺或痛，病人不觉痛苦

3＝频繁疼痛

4＝剧烈疼痛

Ⅲ. 运动检查

18. 言语

0＝正常

1＝轻度的言语表达障碍，发音或声调异常

2＝中度障碍，语音单调，含糊不清，能被理解

3＝重度障碍，难以听懂

续表

4＝根本不能理解

19. 面部表情

0＝正常

1＝极轻微的表情异常

2＝轻度而肯定的表情呆板

3＝中度的面部表情损害，仍能张口

4＝呈面具脸，面部表情严重或完全消失，张口时双唇仅分开 0.5cm 左右

20. 静止性震颤（头、上肢、下肢）

0＝无

1＝偶尔有轻度震颤

2＝持久存在较小振幅的震颤或间断出现中等振幅的震颤

3＝经常出现中等振幅的震颤

4＝持续的大幅度震颤

21. 双手动作性或位置性震颤

0＝无

1＝轻度动作性震颤

2＝等幅度的动作性震颤

3＝中等幅度的震颤，做某个动作和特定姿势时均出现

4＝重度震颤，影响进食

22. 僵硬（坐位放松状态下检查肢体大关节的被动动作，不注重齿轮样感觉）

0＝无

1＝轻微僵硬

2＝轻到中度升高

3＝明显升高，但最大关节活动可以轻易地完成

4＝严重增高，最大关节活动完成很困难

23. 手指捏合（拇指和示指最大幅度、最快频率地捏合）

0＝正常（≥ 15 次 /5s）

1＝11~14 次 /5s，速度轻度减慢，幅度轻度变小

2＝7~10 次 /5s，中度损害，幅度越来越小，偶尔可有停顿

3＝3~6 次 /5s，严重损害，运动开始时犹豫或动作进行中有暂停现象

4＝0~2 次 /5s，几乎不能完成上述动作

24. 手部运动（单手最大幅度快速握拳、张开交替运动）

0＝正常

1＝动作轻度减慢，幅度轻度减小

2＝中度损害，幅度越来越小，似疲劳状，运动中偶尔有暂停

3＝严重损害，动作开始时犹豫，动作进行中有暂停现象

4＝几乎不能完成测试

25. 双手快速轮替动作（双手同时旋前—旋后、垂直—水平运动，幅度尽可能大）

续表

0 = 正常

1 = 轻度减慢或幅度轻度变小

2 = 明显受累，幅度越来越小，偶尔有停顿状态

3 = 严重受累，动作开始时犹豫或动作进行中有暂停现象

4 = 几乎不能完成测试

26. 下肢灵活度（快速反复踮起足跟使腿抬起，足跟抬高至少 6cm）

0 = 正常

1 = 动作轻度减慢或幅度轻度变小

2 = 中度损害，幅度减小，易于疲劳，动作中偶尔有暂停

3 = 严重损害，动作开始时犹豫，动作进行中有暂停现象

4 = 几乎不能完成测试

27. 坐椅起立（双手交叉抱在胸前，从靠背椅中起立）

0 = 正常

1 = 缓慢，可能需尝试 1 次以上才能完成

2 = 需撑椅子把手才能起立

3 = 易跌回椅中，需尝试 1 次以上，没有他人帮助时，努力撑才能站起

4 = 无他人帮助不能站起

28. 姿势

0 = 正常

1 = 不完全立直，轻度前倾，犹如同老年人状态

2 = 中度前倾姿势，显得异常；也可轻微向一侧倾斜

3 = 严重前倾、弯背，也可中度向一侧歪斜

4 = 躯体明显弯曲，姿势极度异常

29. 步态

0 = 正常

1 = 行走缓慢，可小步曳行，但无慌张或前冲步态

2 = 行走困难，但很少或不需扶持，可有一定程度的慌张、小步或前冲

3 = 严重步态障碍，需扶助

4 = 无法行走，甚至扶助时也无法行走

30. 姿势平衡（睁眼直立、双足稍分开，做好准备，检查者自身后突然拉动肩部）

0 = 正常

1 = 后仰，但不需要帮助而恢复直立位

2 = 姿势反应消失。如检查者不扶住病人可跌倒

3 = 非常不稳，有自发失去平衡的倾向

4 = 无人扶助不能站立

31. 身体运动迟缓和减少（包括协同缓慢、犹豫状态、手臂摆动减少，全身运动幅度小而慢）

0 = 无

1 = 动作轻微减慢，可能伴摆动幅度减小。对某些人来说可能属正常

续表

2=动作轻度减慢,肯定的动作减少,可有动作幅度减小

3=动作中度减慢,动作幅度减小

4=动作明显减慢,动作幅度减小或消失

Ⅳ.治疗的并发症(记录过去1周的情况)

异动症:

32. 持续时间:异动症状占1日觉醒时间的比率

0=无

1=1%~25%

2=26%~50%

3=51%~75%

4=76%~100%

33. 功能障碍:异动症所致的功能障碍的程度

0=无功能障碍

1=轻度功能障碍

2=中度功能障碍

3=重度功能障碍

4=功能完全丧失

34. 痛性异动症:异动症的疼痛程度

0=无痛性异动症

1=轻度

2=中度

3=重度

4=极重

35. 清晨出现的肌张力障碍

0=无

1=有

3=症状波动

36. "关"期是否可以根据服药时间来预测

0=不可预测

1=可以预测

37. "关"期是否不能根据服药时间来预测

0=可预测

1=不可预测

38. "关"期是否均突然发生(几秒钟内)

0=不是

1=是

39. "关"期所占1日觉醒时间的比率

0=无

续表

1 = 1%~25%

2 = 26%~50%

3 = 51%~75%

4 = 76%~100%

40. 厌食、恶心或呕吐

0 = 无

1 = 有

41. 是否存在睡眠障碍，如失眠或嗜睡

0 = 无

1 = 有

42. 站立时是否有低血压或感觉头晕

0 = 无

1 = 有

Ⅴ. 修订的 HOEHN & YAHR 分级

0 级 = 无疾病体征

1 级 = 单侧肢体症状

1.5 级 = 单侧肢体 + 躯干症状

2 级 = 双侧肢体症状，无平衡障碍

2.5 级 = 轻度双侧肢体症状，后拉试验可恢复

3 级 = 轻至中度双侧肢体症状，平衡障碍，保留独立能力

4 级 = 严重障碍，在无协助的情况下仍能行走或站立

5 级 = 病人限制在轮椅或床上，需人照料

Ⅵ. SCHWAB & ENGLAND 日常活动能力量表

100%= 完全独立，能做各种家务，速度不慢，毫无困难

90%= 完全独立，能做各种家务，速度稍慢、感觉有些困难

80%= 能独立完成大部分家务，感到吃力、速度缓慢

70%= 不能完全独立，做某些家务较困难，需 3~4 倍的时间，需用 1 天的大部分时间完成家务

60%= 轻度依赖，能做大部分家务，但极为缓慢和费力，出错误，某些家务不能完成

50%= 更多地依赖他人，半数活动需要帮助，任何事情均感困难

40%= 极需依赖他人，在帮助下做各种家务，但很少能独立完成

30%= 费力，偶尔一些家务可独立完成或只能完成开始一部分，需要更多的帮助

20%= 不能独立完成任何事情，对少数家务能帮些忙，严重残疾

10%= 完全依赖他人，不能自理，完全残疾

0 = 吞咽障碍，大小便失禁，卧床不起

2. 韦氏帕金森病评定法　评定标准为 0~3 分，0 为正常，1 为轻度，2 为中度，3 为重度，每项累加得出评估总分，1~9 分为早期，10~18 分为中度残损，19~27 分为严重进展阶段。韦氏综合评定量表见表 20-7。

表 20-7　韦氏综合评定量表

临床表现	生活能力	计分
1. 手动作	不受影响	0
	精细动作减慢,取物、扣纽扣、书写不灵活	1
	动作中度减慢、单侧或双侧各动作中度障碍,书写明显受影响,有写字过小征	2
	动作严重减慢,不能书写,扣纽扣、取物明显困难	3
2. 强直	未出现	0
	颈、肩部有强直,激发症阳性,单侧或双侧腿有静止性强直	1
	颈、肩部中度强直,不服药时有静止性强直	2
	颈、肩部严重强直,服药仍有静止性强直	3
3. 姿势	正常、头部前屈 <10cm	0
	脊柱开始出现强直,头前屈达 12cm	1
	臀部开始屈曲,头前屈达 15cm,双侧手上抬,但低于腰部	2
	头前屈 >15cm,单、双侧手上抬高于腰部,手显著屈曲、指关节伸直、膝开始屈曲	3
4. 上肢协调	双侧摆动自如	0
	一侧摆动幅度减小	1
	一侧不能摆动	2
	双侧不能摆动	3
5. 步态	跨步正常	0
	步幅 44~75cm,转弯慢,分几步才能完成,一侧足跟开始重踏	1
	步幅 15~30cm,两侧足跟开始重踏	2
	步幅 <7.5cm,出现顿挫步,靠足尖走路转弯很慢	3
6. 震颤	未见	0
	震颤幅度 <2.5cm,见于静止时的头部、肢体、行走或指鼻时有震颤	1
	震颤幅度 <10cm,明显不固定,手仍能保持一定控制能力	2
	震颤幅度 >10cm,经常存在,醒时即有,不能自己进食和书写	3
7. 面容	表情丰富,无瞪眼	0
	表情有些刻板,口常闭,开始有焦虑、抑郁	1
	表情中度刻板,情绪动作时现,激动阈值明显升高,流涎,口唇有时分开,张开 >0.6cm	2
	面具脸,口唇张开 >0.6cm,有严重流涎	3
8. 言语	清晰、易懂、响亮	0
	轻度嘶哑、音调平、音量可、能听懂	1
	中度嘶哑、单调、音量小、乏力口吃、口吃不易听懂	2
	重度嘶哑、音量小、呐吃、口吃严重、很难听懂	3
9. 生活自理能力	能完全自理	0
	能独立自理,但穿衣速度明显减慢	1
	能部分自理,需部分帮助	2
	完全依赖照顾,不能自己进食、洗漱、起立行走,只能卧床或坐轮椅	3
10. 总分	1~9 分为早期残损,10~18 分为中度残损,19~27 分为重度残损	

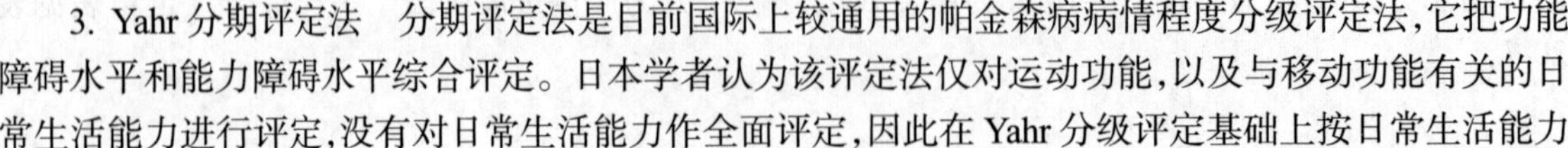
3. Yahr 分期评定法　分期评定法是目前国际上较通用的帕金森病病情程度分级评定法,它把功能障碍水平和能力障碍水平综合评定。日本学者认为该评定法仅对运动功能,以及与移动功能有关的日常生活能力进行评定,没有对日常生活能力作全面评定,因此在 Yahr 分级评定基础上按日常生活能力

分为三期，即把 Yahr Ⅰ、Ⅱ级为日常生活能力一期，日常生活无需帮助；Yahr Ⅲ、Ⅳ级为日常生活能力二期，日常生活需部分帮助；Yahr Ⅴ级为日常生活能力三期，需全面帮助。Yahr 分期评定法见表 20-8。

表 20-8 Yahr 分期评定法

分期	日常生活能力	分级	临床表现
一期	正常生活不需帮助	Ⅰ级	仅一侧障碍，障碍不明显。
		Ⅱ级	两侧肢体或躯干障碍，但无平衡障碍。
二期	日常生活需部分帮助	Ⅲ级	出现姿势反射障碍的早期症状，身体功能稍受限，仍能从事某种程度工作，日常生活有轻中度障碍。
		Ⅳ级	病情全面发展，功能障碍严重，虽能勉强行走，站立，但日常生活有严重障碍。
三期	需全面帮助	Ⅴ级	障碍严重，不能穿衣、进食、站立、行走，无人帮助则卧床，或在轮椅上生活

（二）单项评定

1. 关节活动范围测量 指关节运动时所通过的运动弧，包括主动活动范围和被动活动范围。主动的关节活动范围指作用于关节的肌肉随意收缩使关节产生运动时所通过的运动弧；被动的关节活动范围指由外力使关节运动时所通过的运动弧。具体评定内容参见本教材第九章第二节主要关节活动度的评定方法。

2. 肌力评定 肌肉功能评定的重要方法，常用的肌力评定方法是徒手肌力评定、等速肌力测试、等长肌力测试等。具体参见本教材第八章第三节主要肌肉的手法检查方法。

3. 肌张力测定 多采用 Ashworth 痉挛量表或改良 Ashworth 痉挛量表进行评定。

4. 平衡能力评定 常用的平衡量表主要有 Berg 平衡量表、Tinetti 量表、“站起—走”计时测试、Fugl-Meyer 量表等。此外也可以使用平衡测试仪进行测定。

5. 步行能力评定 包括定性分析和定量分析两种方法。步态的定性分析常用量表有 Hoffer 步行能力分级和 Holden 步行功能分类。步态的定量分析是通过器械（如卷尺、秒表、量角器等）或专门的设备（如肌电图、高速摄影、步态分析仪等）获得的客观数据对步态进行分析的方法，包括运动学和动力学分析。运动学分析是对病人步行时步长、步行时间、步隔、步幅、步频、步行速度、步宽、足偏角度等参数进行分析判断的方法；动力学分析是指对步行时作用力、反作用力的强度、方向和时间进行分析的方法，通过动力学分析可以揭示特异性步态形成或产生的原因。

6. 吞咽功能评定

(1) 反复唾液吞咽测试：是吞咽障碍的筛查方法之一，用于评定吞咽反射能否诱导吞咽功能。操作方法为被检查者采取放松体位，检查者将手指放在被检查者的喉结及舌骨处，让其尽量快速反复吞咽，观察 30s 内喉结及舌骨随着吞咽运动越过手指，向前上方移动再复位的次数。健康成人在规定时间内至少完成 5~8 次，若少于 3 次，则提示需要做进一步检查。

(2) 洼田饮水试验：嘱病人取坐位，将 30ml 温水一口咽下，记录饮水情况，并对其进行分级及诊断，见表 20-9。

表 20-9 饮水试验分级及诊断

分级	诊断
Ⅰ. 可一口喝完，无呛咳	5s 内喝完为正常，超过 5s 则可疑吞咽障碍
Ⅱ. 分两次以上喝完，无呛咳	可疑吞咽障碍
Ⅲ. 能一次喝完，但有呛咳	确定有吞咽障碍
Ⅳ. 分两次以上喝完，且有呛咳	确定有吞咽障碍
Ⅴ. 常常呛咳，难以全部喝完	确定有吞咽障碍

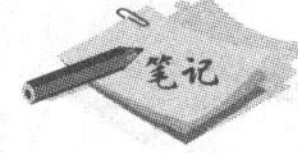

7. 言语功能评定

(1) Frenchay 构音障碍评价法：是目前常用的构音器官功能检查法，包括 8 个项目 29 个测验内容，配合器械检查可进一步明确某一言语组成部分解剖结构与生理功能受损的严重程度，以便确定治疗重点，两者可以相辅相成。

(2) 中康汉语构音障碍评定法：此评定法不仅可以检查出病人是否患有运动性构音障碍及其程度，还可用于器质性构音障碍和功能性构音障碍的评定。同时，此方法对治疗计划的制订具有明显的指导作用。

8. 呼吸功能评定　主观症状：按日常生活中出现气短，气促症状的强弱，分成 6 级。客观评估：肺容量包括潮气量、补吸气量、深吸气量、肺活量、残气量、功能残气量和肺总量等，其中以肺活量最常用。常规肺活量测定：在深吸气后，口对准气量筒进口大力将气吹至肺量筒内，可重复数次，取其最高值。其正常值可根据身高和年龄进行推算：男性 =[27.63 —(0.112 × 年龄)] × 身高(cm)；女性 =[21.78 —(0.101 × 年龄)] × 身高(cm)。主观症状 6 级制见表 20-10。

表 20-10 主观症状 6 级制

级别	主观症状
0 级	虽存在有不同程度的呼吸功能减退，但活动如常人。对日常生活能力不产生影响，即和常人一样，并不过早地出现气短、气促
1 级	一般劳动时出现气短，但平时不出现气短
2 级	平地步行不气短，速度较快或登楼、上坡时，同行的同龄健康人不感到气短而自己有气短
3 级	慢走不及百步出现气短
4 级	讲话或穿衣等轻微动作时有气短
5 级	安静时也有气短，无法平卧

9. 认知功能评定

(1) 神经行为认知障碍测试(neurobehavioral cognitive status examination，NCSE)：是全面性的标准认知评估，可按病人的认知状况做初步的筛选和评估。

(2) Rivermead 行为记忆能力测验：主要检测病人对具体行为的记忆能力。病人在此项行为记忆能力测验中的表现可帮助治疗师了解病人在日常生活中因记忆力损伤所带来的影响。

10. 心理功能评定

(1) 常用的抑郁评定量表有 Beck 抑郁问卷(BDI)、抑郁自评量表(SDS)、抑郁状态问卷(DSI)及汉密尔顿抑郁量表(HRSD)。

(2) 常用的焦虑评定量表有焦虑自评量表(SAS)、汉密尔顿焦虑量表(HAMA)。

三、康复评定计划表

帕金森病病人康复计划表见表 20-11。

表 20-11 帕金森病病人康复计划表

帕金森病病人的康复计划				
一般情况				
姓名：	性别：	年龄：	职业：	病历号：
联系电话：		家人或代理人联系电话：		
入院时间：		家庭地址：		
主要诊断				

续表

入院时相关资料
既往病史： 遗传史： 临床表现：①静止性震颤　②肌强直　③运动迟缓 ④姿势步态异常　⑤感觉障碍　⑥自主神经功能障碍 ⑦精神障碍　⑧其他 发病时间：①半年内　②半年至1年　③大于1年 临床检查：①血常规、尿常规、凝血功能、生化、脑脊液检查 ②影像学检查：CT、MRI
主要功能障碍及康复评定结果
康复目标
近期目标：通过综合康复治疗，降低肌张力、改善震颤、提高肢体运动功能。 远期目标：1. 延缓病情进展。 2. 维持或提高日常生活能力，促进病人回归家庭和社会。
康复方案
□ 日常生活动作训练　□ 肢体运动功能训练　□ 手功能训练 □ 作业训练　□ 言语训练　□ 吞咽训练　□ 步态训练 □ 水疗　□ 社会适应能力训练　□ 医疗器械治疗 □ 心理治疗　□ 经颅磁刺激　□ 社会活动　□ 其他
注意事项

（周建瑞）

第三节　糖尿病评定技术

糖尿病（diabetes mellitus，DM）是由于环境因素、遗传和自身免疫等相互作用，引起胰岛素分泌绝对或相对不足以及靶细胞对胰岛素敏感性降低，而致蛋白质、脂肪、糖类、水和电解质等代谢紊乱，以血糖升高为特征的临床综合征。持续高血糖与长期代谢紊乱等可导致全身组织器官，特别是眼、肾、心血管及神经系统的损害及其功能障碍和衰竭。严重者可引起失水，电解质紊乱和酸碱平衡失调等急性并发症酮症酸中毒和高渗昏迷。

一、概述

据国际糖尿病联盟（IDF）的最新统计数据，2013年全球20~79岁成年人的糖尿病患病率为8.3%，病人人数已达3.82亿，估计到2035年，全球将有近5.92亿人患糖尿病。我国最新医学研究表明，根据2010年美国糖尿病协会（ADA）诊断标准，中国18岁以上成年糖尿病病人已达1.139亿，患病率达11.6%，占全球的1/3左右，随着人口老龄化的趋势，糖尿病病人人数仍有不断攀升的势头，并已成为继心血管病和肿瘤之后第三大疾病。世界卫生组织（WHO）预测，2030年糖尿病将成为第七位主要死因，且超过80%的糖尿病病人的死亡发生在低收入和中等收入国家。引起糖尿病病人死亡或致残的主要原因是由于血糖控制的不理想而导致心、脑、肾、眼、周围神经和血管等器官和组织的并发症。据ADA统计数据显示：3年以上的糖尿病病人出现并发症的概率在46%以上，5年以上的糖尿病病人出现并发症的概率在61%以上，10年以上的糖尿病病人，出现并发症的概率高达98%。糖尿病已经成为发

达国家继心血管病和肿瘤之后的第三大非传染病，严重威胁人类的健康。1991 年 WHO 和国际糖尿病联盟(IDF)将每年的 11 月 14 日定为世界防治糖尿病日。

(一) 病因

1. 与 1 型糖尿病有关的因素

(1) 自身免疫系统缺陷：因为在 1 型糖尿病病人的血液中可查出多种自身免疫抗体，如谷氨酸脱羧酶抗体(GAD 抗体)、胰岛细胞抗体(ICA 抗体)等。这些异常的自身抗体可以损伤人体胰岛分泌胰岛素的 B 细胞，使之不能正常分泌胰岛素。

(2) 遗传因素：目前研究提示遗传缺陷是 1 型糖尿病的发病基础，这种遗传缺陷表现在人第 6 对染色体的 HLA 抗原异常上。科学家的研究提示：1 型糖尿病有家族性发病的特点——如果你父母患有糖尿病，那么与无此家族史的人相比，你更易患上此病。

(3) 病毒感染可能是诱因：也许令你惊奇，许多科学家怀疑病毒也能引起 1 型糖尿病。这是因为 1 型糖尿病病人发病之前的一段时间内常感染过病毒，而且 1 型糖尿病的"流行"，往往出现在病毒流行之后。病毒，如那些引起流行性腮腺炎和风疹的病毒，以及能引起脊髓灰质炎的柯萨奇病毒家族，都可以在 1 型糖尿病中起作用。

(4) 其他因素：如牛奶、氧自由基、一些灭鼠药等，这些因素是否可以引起糖尿病，科学家正在研究之中。

2. 与 2 型糖尿病有关的因素

(1) 遗传因素：和 1 型糖尿病类似，2 型糖尿病也有家族发病的特点。因此很可能与基因遗传有关。这种遗传特性 2 型糖尿病比 1 型糖尿病更为明显。例如：双胞胎中的一个患了 1 型糖尿病，另一个有 40% 的机会患上此病；但如果是 2 型糖尿病，则另一个就有 70% 的机会患上 2 型糖尿病。

(2) 肥胖：2 型糖尿病的一个重要因素可能就是肥胖症。遗传原因可引起肥胖，同样也可引起 2 型糖尿病。身体中心型肥胖病人的多余脂肪集中在腹部，他们比那些脂肪集中在臀部与大腿上的人更容易发生 2 型糖尿病。

(3) 年龄：年龄也是 2 型糖尿病的发病因素。有一半的 2 型糖尿病病人多在 55 岁以后发病。高龄病人容易出现糖尿病也与年纪大的人容易超重有关。

(4) 现代的生活方式：吃高热量的食物和运动量减少也能引起糖尿病，有人认为这也是由于肥胖引起的。肥胖症和 2 型糖尿病一样，在那些饮食和活动习惯均已"西化"的美籍亚裔和拉丁美洲商人中更为普遍。

3. 与妊娠期糖尿病有关的因素

(1) 激素异常：妊娠时胎盘会产生多种供胎儿发育生长的激素，这些激素对胎儿的健康成长非常重要，但却可以阻断母亲体内的胰岛素作用，因此引发糖尿病。妊娠第 24 周到 28 周期是这些激素的高峰时期，也是妊娠型糖尿病的常发时间。

(2) 遗传基础：发生妊娠糖尿病的病人将来出现 2 型糖尿病的危险很大(但与 1 型糖尿病无关)。因此有人认为引起妊娠糖尿病的基因与引起 2 型糖尿病的基因可能彼此相关。

(3) 肥胖症：肥胖症不仅容易引起 2 型糖尿病，同样也可引起妊娠糖尿病。

4. 其他

(1) 高血糖症：引发糖尿病的原因，糖尿病肾病发生与高血糖密切相关，血糖控制不佳可加速糖尿病肾病发生发展，良好的血糖控制可明显延缓其发展。高血糖及糖基化终产物生成增多后引起系膜细胞增生，细胞外基质增多，系膜扩张，肾小球基底膜增厚等。

(2) 甲亢引起糖尿病：甲状腺激素可以拮抗胰岛素的作用。甲亢时超生理量的甲状腺激素水平拮抗胰岛素的作用更强，并且可以促进肠葡萄糖的吸收及促进糖原异生，因此引起血糖升高，导致糖尿病。这种糖尿病是由于甲亢引起，故可称为继生性糖尿病。甲亢引起的糖尿病在甲亢病情控制后，不予降血糖药物治疗，血糖即可完全恢复正常。

(3) 甲亢和糖尿病并存：甲亢和糖尿病都与家族性遗传有一定的关系。这两种病的基因缺陷往往发生在同一对染色体上，因此可能会连锁在一起遗传给后代。在临床上，两种病同时发生在一个病人身上的病例并不少见。这种糖尿病属于原发性，不是继发于甲亢。在甲亢病情控制后，糖尿病依然存

在，不给予降血糖药物治疗，血糖不能降至正常。但是，甲亢可以加重糖尿病，使血糖进一步增高，故控制甲亢对减轻糖尿病也很重要。

（二）分型及临床特征

世界卫生组织将糖尿病分为四型，即1型糖尿病、2型糖尿病、妊娠期糖尿病和其他特殊类型糖尿病。

1. 1型糖尿病　由于胰岛β细胞受到细胞介导的自身免疫性破坏，自身不能合成并分泌胰岛素，而导致胰岛素绝对性缺乏，因此又称为胰岛素依赖型糖尿病。该型约占糖尿病病人总数的10%，常发生于儿童和青少年。临床“三多一少”症状明显，即多饮、多食、多尿、体重下降，容易发生酮症酸中毒。

2. 2型糖尿病　此型糖尿病病人体内的胰岛素水平可以高，可以低，也可以正常，而胰岛素靶细胞上的胰岛素受体或受体后缺陷，导致胰岛素相对不足，又称为非胰岛素依赖型糖尿病。该型约占糖尿病病人总数的90%，常发生于成年人，尤其多见于超重或肥胖者。发病隐匿，病程缓慢，临床症状不典型，首诊或确诊时常已合并心、脑、肾、眼、周围神经或血管等器官组织损害。

3. 妊娠期糖尿病　非糖尿病女性在妊娠中期以后，由于胎盘分泌多种对抗胰岛素的激素和靶细胞膜上胰岛素受体数量减少而导致的糖尿病。分娩后大部分病人糖代谢又可恢复正常，部分可转变为2型糖尿病，极个别转变为1型糖尿病。

4. 其他特殊类型糖尿病　由于β细胞功能基因缺陷、胰岛素作用的基因异常、胰腺外分泌疾病、内分泌疾病、药物或化学制剂等原因所致的糖尿病。

糖尿病常见的并发症可分为急性并发症和慢性并发症。急性并发症包括：酮症酸中毒、低血糖昏迷、乳酸酸中毒、高渗性非酮症糖尿病昏迷等；慢性并发症主要包括：冠心病、脑梗死、糖尿病性肾病、视网膜病变、周围神经病变和糖尿病足等。

（三）功能障碍

1. 身体结构与生理功能障碍　糖尿病病人病程漫长，由于长期血糖控制不理想，可引起心、脑、肾、眼、神经和血管等病变，导致相应器官和组织功能障碍的发生。

(1) 糖尿病性心血管病变：心血管并发症是引起糖尿病病人死亡的首要原因，其中冠心病是糖尿病病人最常见的心血管并发症。临床可表现为心绞痛，易发生心肌梗死，严重者可致病人死亡。

(2) 糖尿病性脑血管病变：脑血管并发症是糖尿病病人致死、致残的主要原因之一，临床以脑梗死最多见，可导致病人运动功能、认知功能及言语功能障碍等。

(3) 糖尿病性肾脏病变：由于肾脏的微血管病变所致，临床以蛋白尿、高血压、水肿为主要表现，渐进性发展为肾功能衰竭，成为糖尿病病人继心、脑血管并发症之后的主要死亡原因之一。

(4) 糖尿病性眼部病变：包括视网膜病变、白内障、青光眼、视神经病变等，最常见的是糖尿病视网膜病变，由于视网膜微血管病变所致。病程超过10年的病人大多并发不同程度的视网膜病变，是引起糖尿病病人视力障碍乃至失明的主要原因。病人可出现视物模糊、视力下降、眼前黑影、视物变形等，以及头痛、眼痛、眼胀等高眼压症状。

(5) 糖尿病性神经病变：病变可累及周围神经、自主神经、脑神经、脑和脊髓，其中以周围神经病变最常见。感觉神经易受累，表现为对称性感觉异常，下肢较上肢严重。随病变的发展，可致运动神经受累，出现肌力下降和肌张力异常，严重出现肌肉萎缩或瘫痪。

图片：残端溃疡

(6) 糖尿病足：由于下肢血管以及肢端神经病变，从而引发踝关节以下部位水肿、皮肤溃疡、坏疽或感染，是糖尿病病人截肢致残的主要原因。分为湿性坏疽、干性坏疽和混合性坏疽。早期表现为局部感觉异常，进而发展为不同程度疼痛，出现异常步态，晚期由于溃疡和坏疽而导致步行功能障碍。目前通用的美国Texas大学糖尿病足分级标准为：0级，有足溃疡病史，无感觉和缺血；1级，下肢表浅溃疡，合并感染；2级，下肢溃疡深达肌腱，合并缺血；3级，坏疽影响下肢骨、关节，合并感染和缺血。

2. 日常生活活动受限　疾病早期未出现并发症的病人，日常生活活动能力受限不明显或轻度受限，随着病程的延长和病情的发展，一旦出现心、脑、肾、眼、血管和神经等器官和组织病变，即心功能、脑功能、肾功能、视力、感觉或运动等功能异常，病人的日常生活活动能力则严重受限。

3. 参与局限　糖尿病病人随着病情的进展，并发症陆续出现，各种器官及组织的生理功能障碍及日常生活活动能力的受限困扰着病人，不同程度影响着病人的生活质量、学习、工作和社会交往能力，乃至加重心理功能障碍，使之可能进入恶性循环。

4. 心理功能障碍 由于漫长的病程和不断发展的病情变化,加之长期药物治疗、饮食控制、血糖监测等不但给病人带来诸多不便,随着劳动能力的丧失更伴随着严重的经济负担。此外,并发症的发生给病人带来的各种生理功能障碍和日常生活活动能力障碍,破灭老年病人对长寿的期望,以及对疾病相关知识的缺乏,导致烦躁、焦虑、抑郁等心理功能障碍的相应症状。

二、康复评定技术

糖尿病评定主要包括胰岛功能评定、并发症评定、日常生活活动能力评定及生活质量评定等。评定流程包括病人血糖控制水平、自身糖调节能力、病人其他代谢异常情况、糖尿病并发症及脏器功能、自我管理水平。

(一) 身体结构与生理功能评定

1. 胰岛功能评定 通过血糖、尿糖、糖耐量试验、糖化血红蛋白测定、胰岛素及血脂等的实验室检查反应胰岛 β 细胞的功能。临床常用的实验室检查如下:

(1) 血糖测定:是糖尿病诊断标准的重要实验室检查项目之一。如检测者具有典型症状,空腹血糖≥ 7.0mmol/L 或随机血糖≥ 11.1mmol/L,可以确诊糖尿病;若无典型症状,而空腹血糖或随机血糖达到上述标准,应不同时间重复检测一次,如仍达以上数值者可以确诊为糖尿病。如空腹血糖在 6.0~7.0mmol/L 之间为空腹血糖调节受损(impaired fasting glucose,IFG);随机血糖在 7.8~11.1mmol/L 之间为糖耐量减低(impaired glucose tolerance,IGT)。

(2) 糖化血红蛋白测定(HbA1c):血糖和血红蛋白的结合生成糖化血红蛋白,与一段时间内血糖浓度水平成正比,因此糖化血红蛋白检测可以反映病人近 8~12 周的血糖控制情况。目前我国将糖尿病病人糖化血红蛋白的控制标准定为 6.5% 以下;4%~6% 为血糖控制正常;6%~7% 为血糖控制比较理想;7%~8% 为血糖控制一般;8%~9% 为控制不理想。

(3) 口服糖耐量试验(oral glucose tolerance test,OGTT):如检测者空腹血糖或随机血糖异常且未达到糖尿病的诊断标准,需要进行 OGTT。口服葡萄糖 2h 后血糖测定,如 <7.8mmol/L 者为正常;7.8~11.1mmol/L 之间者为糖耐量减低;≥ 11.1mmol/L 者可诊断为糖尿病。

(4) 尿糖检测:尿糖阳性是诊断糖尿病的重要线索,但尿糖阳性只是提示血糖值超过肾糖阈,因而尿糖阴性不能排除糖尿病可能。如糖尿病病人合并肾脏病变时,肾糖阈升高,血糖虽高于正常但尿糖可能为阴性。尿糖检测也是简便易行、经济价廉的监测糖尿病控制状况的方法,如尿糖试纸法,是半定量检测方法。

2. 糖尿病慢性并发症的评定

(1) 糖尿病足:按照病变性质分为神经性足病、缺血性足病和混合型足病。依据糖尿病足的病情严重程度,目前存在许多糖尿病足的分级系统,其中包括 Wagner 分级系统、Texas 分级系统、简单分级系统、糖尿病足溃疡严重程度评分(diabetic ulcer severity score,DUSS)系统等。Wagner 分级系统为常用经典的分级方法,描述了糖尿病足的范围程度,但没有体现糖尿病足的自然病程,很难区别坏疽是由于缺血还是感染造成,而缺血还是感染其治疗及预后是有区别的。糖尿病足检查主要包括周围血管、神经功能和 X 线检查。

1) 周围血管检查:常用的检查方法包括:踝动脉 - 肱动脉血压比值(ankle/brachial index,ABI)、下肢体位试验、彩色超声多普勒检查、跨皮氧分压测定、动脉造影等。① ABI:为下肢血压与上肢血压之比,可反映下肢血压和血管的状态。正常人的下肢血压要高于上肢血压 20~30mmHg,所以 ABI 值应该在 0.9 以上。正常人为 1~1.4,0.7~0.9 提示下肢有轻度供血不足,0.5~0.7 为中度供血不足,病人可有间歇性跛行,0.3~0.5 为重度供血不足,可有静息痛,<0.3 为坏疽性缺血,随时可发生坏疽。②下肢体位试验:通过了解下肢静脉充盈时间的长短,反映下肢血液供应情况。具体操作为:抬高下肢 45°,一般在 30~60s 内可见足部皮肤明显苍白,然后将下肢处于下垂体位观察静脉充盈时间。正常人充盈时间 <15s,如 >15s,说明该下肢供血明显不足,检查时要注意对照。③腘动脉、足背动脉触诊:扪及腘动脉和足背动脉搏动来了解足部大血管病变,是简便、传统有临床价值的检查方法。如出现明显的搏动减弱或消失,提示糖尿病病人存在下肢血管病变并发生糖尿病足的可能显著增高。

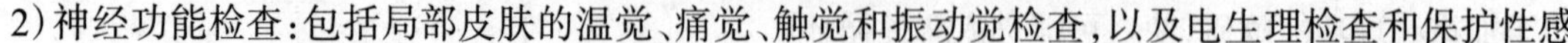

2) 神经功能检查:包括局部皮肤的温觉、痛觉、触觉和振动觉检查,以及电生理检查和保护性感

觉的测定。①保护性感觉的测定：可用 S-W 尼龙丝（Semmes-Weinstein monofilament）压力 10g，垂直放置于足部皮肤表面，沿着足周边接触，检测者能够确切感受到接触的尼龙丝并能正确回答 3 个问题中的 2 个，可认为保护性感觉正常；相反则判定为保护性感觉丧失，应及时给予必要的预防治疗。振动觉检查：用分度音叉在踇趾末关节处测 3 次，3 次共有 2 次答错，示音叉感觉缺失。②电生理检查：通过传导速度的检查，如运动神经和感觉神经传导速度减慢 15%~30%，对早期发现糖尿病病人的周围神经病变有重要意义。③皮肤的温觉、痛觉、触觉的检查参照本教材第六章第二节感觉功能评定。

3）X 线检查：可发现有无肢端骨质疏松、骨质破坏、骨髓炎、骨关节病变以及动脉钙化，还可发现气性坏疽感染后有无肢端软组织的变化，对诊断肢端坏疽及坏疽严重程度的判断有重要意义，一般作为常规检查。

(2) 周围神经病变：常用的评定技术包括感觉神经、运动神经和自主神经功能的检查和电生理检查。

(3) 视网膜病变：常用的评定技术包括测定眼压、屈光检查、检眼镜检查、裂隙灯检查、彩色眼底照相、眼底荧光素血管造影（FFA）和视网膜电图（ERG）等。根据眼底改变，可将视网膜病变分为非增殖型、增殖型和糖尿病性黄斑水肿。非增殖型为早期病变，又可分为轻、中、重度；增殖型为进展型病变；黄斑水肿则可与上述两型同时存在。

视网膜电图：早期视网膜病变，甚至在眼底未出现视网膜病变之前即可出现振荡电位 OPs 选择性的降低或消失，是早期视网膜病变最敏感的指标；晚期视网膜病变的异常表现为 a 波、b 波幅值可显著降低甚至呈熄灭型。

(4) 心血管病变：常见的心血管病变为冠心病，具体内容参照本教材第十八章常见心肺疾病评定技术。

(5) 脑血管病变：常见的脑血管病变为脑卒中，主要评定技术包括运动功能、言语功能和认知功能等评定，具体内容参考本教材第十七章第一节偏瘫评定。

(6) 糖尿病肾病：常用的检测包括微量尿白蛋白、内生肌酐清除率、尿素氮等检测。

1）尿微量白蛋白测定：6 个月内连续尿液检测有 2 次微量白蛋白排泄率在 20~200μg/min 之间（即 30~300mg/24h），同时可排除其他可能引起其增加的原因，则可以认为有早期糖尿病性肾病。

2）内生肌酐清除率（endogenous creatinine clearance rate，Ccr）：是目前临床上最常用并能反映肾实质损害程度的定量试验。内生肌酐清除率的计算公式为：Ccr =（140- 年龄）× 体重（kg）/［72 × 肌酐（mg/dl）］或 Ccr =［（140- 年龄）× 体重（kg）］/［0.818 × 肌酐（μmol/L）］，如为女性则上述公式计算结果 × 0.85 所得数值，成人正常值为 80~120ml/min。若降到正常值的 80%，提示肾小球滤过功能减退；51~70ml/min 提示轻度肾功能损害；31~50ml/min 提示中度肾功能损害；< 30ml/min 为肾功能重度损害；11~20ml/min 为早期肾功能不全；6~10ml/min 为晚期肾功能不全；< 5ml/min 为肾功能不全终末期。

3）尿素氮（BUN）：是反映肾功能的重要指标之一，在肾功能受损的早期可在正常范围，当 Ccr 下降到正常的 50%BUN 才明显升高。特别是对尿毒症的诊断有特殊价值，其上升程度与病情严重性成正比。正常成人空腹 BUN 为 3.2~7.1mmol/L（9~20mg/dl），当 >20mmol/L 则为肾功能不全尿毒症期。

（二）日常生活活动能力评定

随着糖尿病病人漫长的病程和病情的发展，引起不同程度身体结构的异常与生理功能的障碍，必然影响病人的日常生活活动能力。临床上常用的评定技术包括 Barthel 指数评定和功能独立性评定（FIM）等，具体内容参考本教材第十三章第二节日常生活活动能力评定方法。

（三）参与能力评定

糖尿病病人出现不同程度身体结构异常及生理功能障碍时，不仅日常生活活动能力受限，还将随着日常生活活动能力的受限而导致生活质量下降、学习、工作和劳动能力的局限。常用的评定技术包括生活质量评定、劳动力评定和职业评定等，具体参考本教材第十四章生活质量和社会功能评定技术。

（四）心理功能评定

糖尿病病人常出现烦躁、焦虑、抑郁等心理功能障碍，针对不同病人临床常用的评定量表包括 Hamilton 焦虑量表（HAMA）、焦虑自评量表（SAS）、Hamilton 抑郁量表（HAMD）、症状自评量表（SCL-90）

等，具体参考本教材第四章第六节焦虑和抑郁评定方法。

（五）康复疗效评定

根据血糖、糖化血红蛋白、尿糖、胆固醇、血压及体重指数将肥胖症疗效分为满意、良好、尚可、较差四个等级。

满意标准：空腹血糖 < 6.1mmol/L，餐后 2h 血糖 < 7.8mmol/L，糖化血红蛋白 4%~6%，尿糖为 0~100ml，血压低于 130/85mmHg。

良好标准：空腹血糖在 6.1~7.2mmol/L 之间，餐后 2h 血糖在 7.8~8.9mmol/L 之间，糖化血红蛋白在 6%~7% 之间，尿糖 0g/100ml，总胆固醇 < 200mg/dl，高密度脂蛋白胆固醇 >40mg/dl，甘油三酯 <150mg/dl，血压 <140/90mmHg，体重指数为男性 < 25，女性 <24。

尚可标准：空腹血糖在 7.2~8.8mmol/L 之间，餐后 2h 血糖在 8.8~11.1mmol/L 之间，糖化血红蛋白在 7%~8% 之间，尿糖在 0~0.5g/100ml 之间，总胆固醇在 200~250mg/dl，高密度脂蛋白胆固醇在 35~40mg/dl 之间，甘油三酯在 150~200mg/dl 之间，血压在 140~160/90~95mmHg 之间，体重指数为男性 25~27，女性 24~26 之间。

较差标准：空腹血糖 > 8.8mmol/L，餐后 2h 血糖 > 11.1mmol/L，糖化血红蛋白 > 8%，尿糖 > 0.5g/100ml，总胆固醇 > 250mg/dl，高密度脂蛋白胆固醇 < 35mg/dl，甘油三酯 > 200mg/dl，血压 >160/95mmHg，体重指数为男性 > 27，女性 >26。

（六）运动耐力评定

糖尿病病人在进行康复治疗前，糖尿病病人在进行康复治疗前，应充分询问病史，结合体检，对其运动耐力进行评定。运动耐力试验的目的是确定糖尿病病人的心脏负荷能力及身体运动耐力，以保证康复治疗的有效性和安全性。年龄超过 40 岁的糖尿病病人，尤其有 10 年以上糖尿病病史或有高血压、冠心病及脑血管病的症状和体征者，都应进行运动耐力试验。

运动试验的方式多采用运动平板和功率自行车，合并感觉异常、下肢溃疡、足部畸形等可改用上肢功量计。还应在运动耐受性试验或运动疗法前后检查血糖，注意低血糖的发生。运动试验的具体方法参见本教材第三章心肺功能评定技术。

三、饮食疗法与运动疗法

国际糖尿病联盟（IDF）提出：糖尿病现代治疗的 5 个要点，即饮食控制、运动疗法、血糖监测、药物治疗和糖尿病教育。以饮食治疗与合适的体育锻炼为基础，根据病情选用药物治疗。

糖尿病的康复治疗主要包括饮食疗法、运动疗法、药物治疗、糖尿病健康教育、自我监测血糖及心理治疗。其中起直接作用的是饮食疗法、运动疗法和药物治疗三方面，而糖尿病教育和自我血糖监测则是保证这三种治疗方法正确发挥作用的必要手段。目前外科手术也逐步用于治疗糖尿病，主要用于 2 型糖尿病伴重度肥胖的病人。

视频：糖尿病康复治疗

1. 饮食疗法　是糖尿病的基本治疗措施之一。其目的在于控制热量的摄入，减轻胰岛的负担，控制血糖升高以减轻症状和减缓并发症的发生与发展；维持合理的体重，特别是儿童得到正常的生长和发育，保持病人基本的营养需求，使病人身心处于最佳状态。因此，无论是 1 型糖尿病还是 2 型糖尿病都应重视饮食治疗，并应严格和长期执行。

（1）制定每天摄入的总热量：首先按病人身高计算出理想体重，理想体重（kg）=［身高（cm）-100］× 0.9，然后根据理想体重和工作性质，参考原来的生活习惯等因素，计算每天所需的总热量。青少年、孕妇、哺乳期妇女、营养不良和消瘦及伴有消耗性疾病者应酌情增加，肥胖者酌减。通过调整总热量的摄入量，使病人的体重逐渐控制在理想体重的 ±5% 范围内。

（2）营养素的热量分配：根据病人的病情、饮食习惯、生活方式的调整营养素的热量分配，做到比例合理和个体化。健康状况良好且膳食多样化的糖尿病病人很少发生维生素与矿物质等微量元素缺乏，食物纤维不被小肠消化吸收，但能带来饱腹感，有助于减食减重，并能延缓糖和脂肪的吸收。可溶性食物纤维（谷物、麦片、豆类中含量较多）能吸附肠道内的胆固醇，延缓碳水化合物的吸收，有助于降低血糖和胆固醇水平。

（3）制定食谱：每天总热量及营养素的组成确定后，根据各种食物的热量确定食谱。

(4)其他:糖尿病病人每天的食盐摄入量不应超过7g,合并肾病者应少于6g,有高血压者应少于3g。糖尿病病人应忌酒,饮酒可干扰血糖控制和饮食治疗计划的执行,大量饮酒可诱发酮症酸中毒,长期饮酒可引起酒精性肝硬化、胰腺炎等。

(5)饮食疗法注意事项

1)不同类型饮食方法不同:肥胖2型糖尿病病人的重点是控制热量的摄入,以减轻体重。1型糖尿病用胰岛素或口服降糖药的2型糖尿病病人,若同时进行运动疗法,在降低血糖的同时应注意防止低血糖,饮食管理的要求更为严格,必须做到定时定量,增加餐次,并注意根据活动量或运动量的变化调整饮食量。

2)饮食处方前应进行饮食营养调查:结合病人平时的食量、心理特点、平日活动量等确定饮食摄入量,不宜单纯应用理论计算的数据而不考虑个体差异。要充分尊重病人个人的饮食习惯、经济条件和市场条件,尽力争取病人能与家属一起进餐。

3)有并发症的病人应个别指导:阻止或减轻相应脏器的功能损害,如合并糖尿病肾病时,饮食疗法指导的原则是低蛋白高热量饮食。合并高脂血症病人的饮食疗法指导原则是高胆固醇血症者以低胆固醇饮食为主;高甘油三酯血症者以限制糖类为主的饮食疗法。

2. 运动治疗

(1)适应证和禁忌证

适应证:主要适用于轻度和中度2型糖尿病病人,尤其是肥胖者。病情稳定的1型糖尿病病人也可进行运动锻炼。

禁忌证:①急性并发症如酮症、酮症酸中毒及高渗状态;②空腹血糖>15.0mmol/L或有严重的低血糖倾向;③感染;④心力衰竭或心律失常;⑤严重糖尿病肾病;⑥严重糖尿病视网膜病变;⑦严重糖尿病足;⑧新近发生的血栓。

(2)运动处方

1)运动方式:适用于糖尿病病人的训练是低至中等强度的有氧运动,常采用有较多肌群参加的持续性周期性运动。一般选择病人感兴趣、简单、易坚持的项目,如步行、慢跑、登楼、游泳、划船、有氧体操、球类等活动,也可利用活动平板、功率自行车等器械来进行,运动方式因人而异。

2)运动强度:运动量是运动方案的核心,运动量的大小由运动强度、运动持续时间和运动频率三个因素决定。在制定和实施运动计划的过程中,必须根据个体化差异、肥胖程度、糖尿病的类型和并发症的不同,给病人制定出能将风险降低至最低的个体化运动处方。运动量是否合适,应以病人运动后的反应作为评判标准。运动后精力充沛,不感疲劳,心率常在运动后10min内恢复至安静时心率说明运动量合适。运动强度决定了运动治疗的效果,一般以运动中的心率作为评定运动强度的指标。临床上将能获得较好运动效果并能确定安全的运动心率称为靶心率(THR)。

3)运动时间:运动时间是准备活动、运动训练和放松活动三部分时间的总和。每次运动一般为40min,其中达到靶心率的运动训练时间以20~30min为宜,因为运动时间过短达不到体内代谢效应,而如果运动时间过长或运动强度过大,易产生疲劳、诱发酮症,加重病情。训练一般可从10min开始,适应后逐渐增加至30~40min,其中可穿插必要的休息。

4)运动频率:一般每周运动3到4次或每天。次数过少,运动间歇超过3~4天,则运动训练的效果及运动蓄积效应将降低,已获得改善的胰岛素敏感性将会消失,这样就难以达到运动的效果。

(3)运动注意事项

1)制定运动方案前应对病人进行全面检查,详细询问病史,并进行血糖,血脂血酮体,肝脏功能,血压,心电图运动,负荷试验、关节和足的检查。

2)运动实施前后必须要有热身活动和放松运动,以避免心脑血管意外发生或肌肉关节损伤。

3)避免空腹运动,在餐后进行运动时应注意避开药物作用的高峰期或适当减少口服降糖药或胰岛素的剂量,以免发生低血糖。

4)定期测量体重,血糖和血脂等代谢指标已用于评价运动治疗的效果。

四、健康教育

健康教育被公认为是治疗成败的关键，是贯穿糖尿病治疗始终的一条极其重要的措施。良好的健康教育可充分调动病人的主观能动性，积极配合治疗，有利于疾病控制，防止各种并发症的发生和发展，降低经济耗费和负担，使病人和国家均受益。健康教育的对象包括糖尿病防治专业人员、医务人员、病人及其家属和公众卫生保健人员。健康教育的主要内容包括：

1. 加强对疾病的认识，如各种急慢性并发症的发生率及危害性。

2. 饮食调控是糖尿病的基础治疗方式，是控制血糖和防止低血糖、改善脂代谢紊乱、减少症状的重要途径。通过宣教让病人及家属认识到日常生活中饮食控制的重要性，指导病人及家属饮食治疗的具体方案。

3. 加强运动疗法指导，包括运动治疗在糖尿病治疗中的意义、方法和运动中的注意事项。

4. 药物指导，如口服降糖药的种类、适应证、作用、不良反应和服用方法；胰岛素的种类、使用方法和自我注射技术指导。

5. 血糖的自我监测。

6. 糖尿病日记，主要观察和记录每天饮食、精神状态、体力活动、胰岛素注射以及血糖、尿糖、尿酮的检查结果等。

7. 在临床工作中不但要做好医疗工作，同时要关注病人的心理状况，做好心理疏导工作，让病人正确认识疾病，树立战胜疾病的信心。

8. 其他方面，如介绍如何进行皮肤护理、足护理以及应急情况的处理，如低血糖。

通过健康教育使病人自觉的执行康复治疗方案，改变不健康的生活习惯(如吸烟、酗酒、食盐过多、过于肥胖、体力活动太少等)，控制危险因素和疾病的进一步发展。

五、康复计划

《糖尿病病人康复计划表》见表 20-12。

表 20-12　糖尿病病人康复计划表

糖尿病病人的康复计划
一般情况
姓名：　　性别：　　年龄：　　职业：　　病历号： 联系电话：　　家人或代理人联系电话： 入院时间：　　家庭地址：
主要诊断
入院时相关资料
既往病史： 遗传史： 临床表现：①糖尿病性心血管病变　②糖尿病性脑血管病变　③糖尿病性肾脏病变 ④糖尿病性眼部病变　⑤糖尿病性神经病变　⑥糖尿病足 发病时间：①1个月内　②1~6个月　③大于6个月 临床检查：①功能障碍　②实验室检查[血糖测定、尿糖测定、糖化血红蛋白测定(HbA1c)、口服糖耐量试验(OGTT)等]　③眼底、视力　④X线　⑤其他 糖尿病类型：①1型糖尿病　②2型糖尿病　③其他特殊类型糖尿病 是否使用降糖药：①是　②否　目前使用降糖药物为： 是否使用胰岛素：①是　②否　目前胰岛素用量：　　胰岛素分泌水平： 是否有糖尿病眼部病变：①是　②否　目前患有： 是否有糖尿病足：①是　②否　目前糖尿病足的级别：

续表

主要功能障碍及康复评定结果
康复目标
近期目标：1. 通过综合治疗，维持空腹血糖和餐后血糖在合理范围内。 2. 防止出现酮症酸中毒，指导饮食疗法，提高生活质量。 远期目标：1. 预防和减少糖尿病慢性合并症的发生，积极进行运动治疗。 2. 帮助病人和家属调整心理状态，促进病人回归家庭和社会。
康复方案
□ 日常生活动作训练　□ 肢体运动功能训练　□ 作业训练 □ 饮食指导　□ 减重训练　□ 运动能力训练　□ 社会适应能力训练 □ 医疗器械治疗　□ 心理治疗　□ 社会活动　□ 其他
注意事项

（丁建红）

第四节　肥胖症评定技术

体型匀称是现代人体美的重要特征之一，构成体型的生物学基础是骨骼、肌肉的形态和脂肪的积累程度这三大因素，三者比例协调是体型匀称的基础。肥胖是指人体脂肪的过量储存，表现为脂肪细胞的增多和细胞体积的增大，即全身脂肪组织块增大，与其他组织失去正常比例的一种状态，常表现为体重增加，超过了相应身高所确定的标准体重。

肥胖症的发生是由于机体能量代谢失衡所引起，当机体摄入的热量超出消耗的热量时，多余的热量以脂肪的形式储存在体内，积累到一定程度即发展为肥胖症。正常男性成人脂肪组织重量占体重的 15%~18%，女性占 20%~25%。随着年龄增长，体内脂肪所占比例相应增加。因体内脂肪增加使体重超过标准体重 20% 或体重指数（body mass index，BMI）大于 28 者称为肥胖症。

一、概述

（一）定义

肥胖症（obesity）是指当人体摄入热量多于消耗热量时，多余热量以脂肪形式储存于体内，其量超过正常生理需要量，逐渐演变为一组能量过剩状态的代谢综合征。

（二）分类

肥胖症根据病因可分为原发性肥胖和继发性肥胖。

1. 原发性肥胖　以单纯性肥胖为多见，此类型占肥胖症的 95%，无明确的病因，多有明显的家族遗传倾向以及热量摄入过多、运动过少等原因。

2. 继发性肥胖　多继发于内分泌系统疾病，如库欣综合征、甲状腺功能减退症、垂体和下丘脑病变等。此类型的肥胖只是原发病的表现之一，非原发病的主要表现，更不是原发病的唯一表现，通过

对原发病的治疗，肥胖多可显著缓解。

3. 医源性肥胖　即有些病人的肥胖是服用了某些药物引起的，一般把这种肥胖称为医源性肥胖。能够引起医源性肥胖的药物包括糖皮质激素（可的松、氢化可的松和地塞米松）、吩噻嗪、三环类抗抑郁药、胰岛素等。另外，如果颅脑手术损伤到下丘脑也可以引起肥胖。由于医源性肥胖的病因很明确，所以有人把医源性肥胖也归入继发性肥胖之内。

据2006年统计数据显示，我国超重者超过9千万人，专家预测，在未来十年中国肥胖人群将超过2亿。最近40年来，肥胖人数呈迅速增加的趋势：从1975年的1.05亿增加到2014年的6.41亿。这就意味着，目前在全球接近73亿人口当中，有6亿多人肥胖。其中，中国和美国是全世界肥胖人数最多的国家。而且近十年中国肥胖者增长率已接近美国过去五十年的肥胖者增长率。但是截至2017年1月，中国的肥胖人口数量已经赶超美国，中国肥胖率已经高达12%。肥胖可以引发多种疾病，如高血压、冠心病、心绞痛、脑血管疾病、糖尿病、高脂血症、高尿酸血症、女性月经不调等，还能增加人们患恶性肿瘤的概率。儿童肥胖症病人的呼吸道疾病、脂肪肝、糖尿病和性早熟等发生率明显高于体重正常儿童。

（三）临床表现

1. 一般表现　单纯性肥胖可见于任何年龄，约1/2成年肥胖者有幼年肥胖史。体内脂肪堆积呈全身性分布，但男性脂肪分布以颈项部、躯干部和头面部为主，而女性则以腹部、胸部及臀部为主。

肥胖症的体貌特征是身材矮胖、浑圆，颈短粗，胸廓浑圆、双乳增大，腹部前凸、脐窝深凹，下腹部两侧、大腿和上臂内侧以及臀部外侧可见紫纹或白纹，手指、足趾短粗，手背掌指关节处皮肤凹陷。儿童肥胖者外生殖器埋于会阴皮下脂肪中而使阴茎显得细小而短。

轻者多无明显自觉症状，中度和重度肥胖者可表现为乏力、怕热、出汗，动则气短、心悸，以及便秘、性功能减退、女性月经不调等症状。此外，还可合并心血管、呼吸、代谢、内分泌、运动系统的功能障碍。

2. 合并症表现

（1）心血管系统：肥胖症病人合并高血压、冠心病的概率明显高于非肥胖者，其发生率一般5~10倍于非肥胖者，尤其腰臀比值高的肥胖症病人。病人可出现头晕、头痛、心悸、胸闷、心前区不适或疼痛等。

（2）呼吸系统：肥胖症病人肺活量降低且肺的顺应性下降，可导致多种肺功能异常，临床表现为嗜睡和阻塞性睡眠呼吸困难。严重者可致肥胖性肺心综合征（Pickwickian syndrome），由于腹腔和胸壁脂肪组织堆积增厚，膈肌升高而降低肺活量，肺通气不良，表现为不能平卧、心悸、口唇发绀、全身水肿、呼吸困难的症状，甚至出现睡眠窒息。

（3）糖、脂代谢：肥胖症病人的脂肪代谢更加活跃，糖代谢受到抑制，形成胰岛素抵抗，表现为糖耐量异常甚至出现临床糖尿病症状，尤其腰臀比值高的肥胖者患糖尿病的危险度显著增加。脂肪代谢活跃的同时多伴有代谢紊乱，引起高甘油三酯血症、高胆固醇血症、高脂蛋白血症等，易导致动脉粥样硬化。

（4）运动系统：由于长期过度负重，造成关节软骨面发生改变，导致关节炎，尤以膝关节的骨性关节炎最多见。此外，肥胖症病人中约有10%合并有高尿酸血症，而引起痛风结节的形成，出现病变部位显著疼痛。

（5）内分泌系统：肥胖可导致生长激素释放降低，对刺激生长激素释放的因素不敏感，因此肥胖症患儿的体格生长发育不充分。肥胖症病人垂体促性腺激素减少，睾酮对促性腺激素的反应降低，肥胖者多伴有性腺功能减退。脂肪组织可以分泌雌激素，肥胖女孩常出现月经初潮提前；而成年女性肥胖症病人常有月经紊乱、无排卵性月经或闭经，不育症的发生率增加，并且与雌激素相关肿瘤的发病率明显升高。

3. 心理表现　肥胖者往往因为自己肥胖自惭形秽，甚至产生自我厌弃的感觉，因而可以导致焦虑、抑郁、负疚感等不良心态，甚至产生对他人的敌意。有些肥胖者的心理负担可能表现为某些躯体症状，如头痛、胃痛、失眠等，但实际上他们并没有神经或身体上的疾病。

（四）功能障碍

肥胖症病人常伴有心功能障碍、肺功能障碍及运动能力下降，中度到重度肥胖病人还会出现日常生活活动能力下降，部分病人可出现焦虑、抑郁等心理功能障碍，并因此可能出现社会交往能力受限。

1. 身体结构与生理功能障碍

(1) 心肺功能障碍：由于中度和重度肥胖症病人常存在心血管和呼吸系统合并症，如高血压、冠心病、肥胖性肺心综合征等，引起心脏负荷加重、腔室增大、室壁增厚、舒张末期压力升高等，重者导致心功能衰竭；呼吸运动受限，使肺通气和换气不足，二氧化碳潴留、氧分压下降，引起呼吸困难，重者出现窒息而危及生命。

(2) 运动功能障碍：由于合并下肢膝关节、踝关节的骨性关节炎或痛风发作，加之病人心肺功能障碍，导致肥胖症病人的运动功能常有不同程度受限。

(3) 生殖功能障碍：由于肥胖症病人内分泌功能紊乱，导致病人常伴有性欲低下、月经紊乱等症状，或伴有婚后不孕的困扰，严重者因合并生殖器肿瘤而危及生命。

2. 日常生活活动受限　因不同程度的心肺功能障碍及运动功能受限，中、重度肥胖症病人的日常生活活动能力受到影响，如转移和移动能力的受限，随着病情的加重，也会出现如厕、洗漱等清洁个人卫生能力的下降，重症病人甚至丧失生活自理能力。

3. 参与局限　由于运动能力受限及心理功能障碍，不仅影响到病人的社会交往、人际关系的建立和社区活动的参与，甚至影响病人的择业与就业。重症病人因日常生活活动能力的受限，不但严重影响生活质量，甚至丧失劳动能力和就业机会。

4. 心理功能障碍　肥胖症病人常伴有各种消极的心理障碍，如自卑、情绪紊乱、焦虑、抑郁等，甚至可引起异常摄食、社会退缩等行为异常。

二、康复评定技术

肥胖症的康复评定内容包括肥胖度评定、心功能评定、肺功能评定及日常生活活动能力评定等。

（一）身体结构与功能评定

1. 肥胖度评定

(1) 肥胖度为（实际体重 − 标准体重）÷ 标准体重 × ±100%。

(2) 标准体重（理想体重，IBW）的计算方法

1) Broca 法：标准体重（kg）=［身高（cm）−100］，男性 ×0.9，女性 ×0.85。

2) 简易计算法：标准体重（kg）= 身高（cm）−105（cm）

一般实测体重低于标准体重 10%，为消瘦；肥胖度在 ±10% 之内，称之为正常；肥胖度超过 10%，称之为超重；肥胖度超过 20%~30%，称之为轻度肥胖；肥胖度超过 30%~50%，称之为中度肥胖；肥胖度超过 50%，称之为重度肥胖。

2. 体重指数

(1) 体重指数（body mass index，BMI），是用体重公斤数除以身高米数平方得出的数字，是目前国际上常用的衡量人体胖瘦程度以及是否健康的一个标准。主要用于统计用途，当我们需要比较及分析一个人的体重对于不同高度的人所带来的健康影响时，BMI 值是一个中立而可靠的指标。

(2) BMI 是与体内脂肪总量密切相关的指标，该指标考虑了体重和身高两个因素。BMI 简单、实用、可反映全身性超重和肥胖。在测量身体因超重而面临心脏病、高血压等风险时，比单纯的以体重来认定，更具准确性。

(3) BMI 与身体脂肪的百分含量有明显的相关性，能较好地反映机体的肥胖程度，是目前国际通用的反映肥胖程度的指标之一。BMI 是目前世界公认的一种评定肥胖程度的分级方法，世界卫生组织（WHO）也是凭此定义肥胖或超重。具体计算方法是以体重（kg）除以身高（m）的平方，即 BMI = 体重 / 身高^2（kg/m^2）。根据世界卫生组织公布的标准：正常人的 BMI 为 18.5~24.9，BMI ≥ 25kg/m^2 为超重；BMI ≥ 30 kg/m^2 为肥胖。而我国常用的 BMI 标准为：BMI 的正常范围是 18.5~22.9，BMI ≥ 24kg/m^2 为超重；BMI ≥ 28kg/m^2 为肥胖；BMI ≥ 32kg/m^2 为非常肥胖，见表 20-13。

表 20-13　成人超重和肥胖的体重指数　　单位：kg/m^2

分类	世界卫生组织标准	中国常用标准
体重过轻	<18.5	<18.5
体重正常	18.5~24.9	18.5~22.9
超重	≥ 25	≥ 24
肥胖	≥ 30	≥ 28
非常肥胖		≥ 32

检查过程：先测量身高和体重，再通过计算得出体重指数。

例如：一个人的身高为 1.75m，体重为 68kg，他的 BMI=68kg/1.75^2m^2=22.2（kg/m^2）当 BMI 为 18.5~23.9 kg/m^2 时属于正常。

不宜人群：并不是每个人都适用 BMI 的，如：①未满 18 岁；②运动员；③正在做重量训练；④怀孕或哺乳中；⑤身体虚弱或久坐不动的老人。

体重指数升高，冠心病和脑卒中发病率也会随之上升，超重和肥胖是冠心病和脑卒中发病的独立危险因素。体重指数每增加 $2kg/m^2$，冠心病、脑卒中、缺血性脑卒中的相对危险分别增加 15.4%、6.1% 和 18.8%。一旦体重指数达到或超过 $24kg/m^2$ 时，患高血压、糖尿病、冠心病和血脂异常等严重危害健康的疾病的概率会显著增加。

3. 腰围（WC）及腰髋周径比（WHR）

（1）腰围是衡量腹部肥胖的重要指标，《中国成人超重和肥胖症预防与控制指南》将腰围的测量方法规定为：让受试者直立，两脚分开 30~40cm，用一根没有弹性、最小刻度为 1mm 的软尺，放在右腋中线胯骨上缘与第 12 肋下缘连线的中点（通常是腰部的天然最窄部位），沿水平方向环绕腹部一周，紧贴而不压迫皮肤，在正常呼吸末测量腰围的长度，读数准确至 1mm。

（2）WHO 规定亚太地区，男性腰围≥ 90cm（2 尺 7 寸），女性腰围≥ 80cm（2 尺 4 寸）即为肥胖。

（3）髋部周径是指臀部最大周径，腰髋周径比（WHR）男性 >0.9，女性 >0.85 即定为中心型肥胖又名内脏型肥胖。

（4）平卧时腹部的高度超过了胸骨的高度也可诊为肥胖。

4. 体脂肪率

（1）体脂肪率是将脂肪含量用其占总体重百分比的形式表示。

（2）正常成人男性脂肪组织重量约占体重的 15%~18%，女性占 20%~25%。随着年龄增长，体脂所占比例相应增加。一般认为男性体脂 >25%，女性 >33% 是诊断肥胖的标准。

（3）体脂肪率计算公式：体脂 %=1.2 × BMI+0.23 × 年龄 –5.4–10.8 × 性别（其中男性取值为 1，女性取值为 0）。该公式的优点是考虑到：①具有相等 BMI 男性和女性，前者体脂含量比后者低 10%；②即使体重仍维持在相同的水平，随着年龄的增长，其体脂率也有所增长。

5. 皮肤褶厚度测定

（1）测定特定部位皮下脂肪的厚度，一定程度上可以反映身体脂肪含量，是较为简单但精确度稍差的方法。

（2）被测试者自然站立，测试者用拇指和示指将其皮肤和皮下脂肪捏起测定皮下脂肪厚度，用卡尺或皮脂厚度计来测量。也可直接采用脂肪厚度测量计测量，测量单位为 mm。

（3）常用测定部位为肱三头肌和右肩胛角下肌部位，两者之和大于 51mm（男性）/70mm（女性）可认为是肥胖。

6. 合并症评估　由于肥胖症病人常合并循环系统、呼吸系统及代谢等功能障碍，因此常需要相应的实验室检测或评定技术对合并症进行评估。

（1）心功能评定：除需要进行血压监测、心电图或心脏超声等常规检查外，常需要进行运动试验对病人心肺功能状态、是否合并冠心病进行评定，此外为病人康复训练运动量的确定和康复治疗的效果进行评价。亚极量运动试验或症状限制性运动试验较适用于肥胖症病人心功能评定。

（2）肺功能评定：通过测定肺活量、潮气量、最大自主通气量等指标反映肺的通气功能；测定血中二

氧化碳和氧分压等指标反映肺换气功能。

(3) 糖、脂肪代谢评估：通过测定血糖、尿糖、糖耐量、酮体、甘油三酯、胆固醇、高密度脂蛋白、低密度脂蛋白等了解糖、脂肪的代谢紊乱程度。

(二) 日常生活活动能力评定

临床多应用改良 Barthel 指数或功能独立性评定量表(FIM)对病人日常生活活动能力进行评定，具体参考本教材第十三章第二节日常生活活动能力评定。

(三) 参与能力评定

病人参与能力的评定主要内容包括生活质量评定、劳动能力评定和职业能力评定，具体参考本教材第十四章生活质量和社会功能评定技术相应章节。

(四) 心理功能评定

肥胖症病人常伴焦虑和抑郁等心理问题，故临床多针对此心理问题选用相应的评定量表进行评估。

(五) 疗效评价标准

参照全国肥胖病研究学术会议制订的《单纯性肥胖病诊断及疗效评定标准》为：

痊愈：临床症状消失或基本消失，体重下降大于 80%，或体脂百分率(F%)小于 26%(男)或 30%(女)，或 BMI 为 26~27kg/m^2。

显效：临床症状大部分消失或基本消失，体重下降 30%~80%，或 F% 下降 ≥ 5%，或 BMI 下降 ≥ 4kg/m^2。

有效：临床症状明显减轻，体重下降 25%~30%，或 F% 下降 3%~5%，或 BMI 下降 ≥ 2~<4kg/m^2。

无效：临床症状无明显改善，体重下降未达到 25%，或 F% 下降 <3%，或 BMI 下降 < 2kg/m^2。

三、预防及措施

(一) 预防

大量实践证明，肥胖症的预防比治疗更易奏效，更有实际意义。肥胖症的预防包括以下三个方面：

1. 普遍性预防　普遍性预防针对整个群体，其目的是稳定群体的肥胖水平，减少肥胖症的发生率，最终降低肥胖症的患病率。通过生活方式的改善，包括健康饮食、适当体力活动、减少饮酒，以减少与肥胖相关的疾病。

2. 选择性预防　选择性预防是指对具有高危因子的人群亚组进行相关的教育，使他们能有效地处理这些危险因素，预防措施教育可在那些易于接近高危人群的地方进行，诸如学校、社区中心、初级卫生保健中心等。

3. 针对性预防　针对性预防是面对那些可能发展为肥胖症或肥胖症相关疾病的高危人群，即那些已经超重而未达肥胖症的个体，应防止他们的体重继续增加，减少体重相关性疾病。已有心血管疾病或 2 型糖尿病等个体应成为针对性预防的主要对象。

(二) 预防措施

1. 提高对健康的认识　充分认识肥胖对人体的危害，了解人在婴幼儿期、青春期、妊娠前后、更年期、老年期各年龄阶段容易发胖的知识及预防方法。父母要协助小孩控制体重，慎防日后发生肥胖。

2. 饮食平衡合理　采用合理的饮食方法，做到每天三餐定时定量，科学安排每天饮食，如饮食不过油腻、不过甜和不过多，宜适当增加摄入蔬菜和粗粮，少食肥甘厚味、多素食、少零食。

3. 加强运动锻炼　经常参加慢跑、爬山、打球等户外活动，既能增强体质，使形体健美，又能预防肥胖的发生。

4. 减肥的人群要注意减肥速度　轻度肥胖者可每月减重 0.5~1.0kg，中度以上肥胖可每周减重 0.5~1.0kg。

5. 生活规律　保持良好的生活习惯，根据年龄不同合理安排自己的睡眠时间，既要满足生理需要，又不能睡眠太多。

6. 保持心情舒畅　良好的情绪能使体内各系统的生理功能保持正常运行，对预防肥胖能起一定作用。

四、康复计划

肥胖症病人康复计划表见表 20-14。

表 20-14　肥胖症病人康复计划表

肥胖症病人的康复计划
一般情况
姓名：　性别：　年龄：　职业：　病历号： 联系电话：　家人或代理人联系电话： 入院时间：　家庭地址：
主要诊断
入院时相关资料
既往病史： 遗传史： 临床表现：①原发性肥胖　②继发性肥胖　③医源性肥胖 发病时间：① 1~6 个月　② 6 个月 ~1 年　③ 1 年以上 临床检查：①功能障碍　②肥胖度　③ BMI　④腰围及腰髋周径比　⑤体脂肪率　⑥其他 肥胖症类型：①超重　②轻度　③中度　④重度 是否使用减肥药：①是　②否　曾使用减肥药物为： 是否使用减肥训练（运动）：①是　②否　持续时间： 是否有糖尿病：①是　②否　目前糖尿病类型为： 是否有心肺疾病：①是　②否　目前患有： 是否有关节疾病或痛风：①是　②否　目前患有： 生活不能自理时间：① 1 个月内　② 1~6 个月　③大于 6 个月
主要功能障碍及康复评定结果
康复目标
近期目标：1. 通过综合康复治疗，减轻病人体重。 2. 防止出现合并症，指导饮食疗法，提高生活质量。 远期目标：1. 预防和减少肥胖症合并症的发生，积极进行运动治疗。 2. 维持体重指数（BMI）在健康合理范围内，促进病人回归家庭和社会。
康复方案
□日常生活动作训练　□肢体运动功能训练　□心肺功能训练 □作业训练　□减重训练　□器械训练　□针灸、推拿 □饮食疗法　□运动疗法　□社会适应能力训练 □心理治疗　□社会活动　□其他
注意事项

（丁建红）

第五节　癌症评定技术

一、概述

(一) 定义

癌症(cancer)泛指所有的恶性肿瘤,其中癌是指起源于上皮组织的恶性肿瘤,是恶性肿瘤中最常见的一类,起源于间叶组织的恶性肿瘤统称为肉瘤。癌症具有细胞分化和增殖异常、生长失去控制、浸润性和转移性等生物学特征,其发生是一个多因子、多步骤的复杂过程,分为致癌、促癌、演进三个过程。

恶性肿瘤是威胁人类健康的重要疾病之一。目前癌症已处于全世界死因第二位,每年新发病例约 1 410 万,死亡 820 万,有研究者预计未来 20 年全球每年新发病例会上升到 2 200 万,死亡数将达每年 1 300 万。恶性肿瘤已经成为我国主要公共卫生问题,自 2010 年来,恶性肿瘤已经超过脑血管疾病,成为中国人群第一大死因。随着人口老龄化加速,同时伴随着环境和生活方式的转变,预计在未来几十年内,我国恶性肿瘤的发病和死亡人数将继续呈上升趋势。恶性肿瘤已经成为我国人民群众生命健康的重要威胁,同时也给社会带来了沉重的疾病负担。

2013 年中国主要癌症发病顺位和死因顺位排第一的均是肺癌,发病顺位前五名分别是肺癌、胃癌、肝癌、结直肠癌和乳腺癌,其中男性发病前五位是肺癌、胃癌、肝癌、结直肠癌和食管癌,女性发病前五名分别是乳腺癌、肺癌、结直肠癌、子宫癌和胃癌;死因顺位前五名分别是肺癌、肝癌、胃癌、食管癌和结直肠癌,其中男性死亡原因前五位是肺癌、肝癌、胃癌、食管癌和结直肠癌,女性分别是肺癌、胃癌、肝癌、结直肠癌和乳腺癌。

(二) 发病原因

目前恶性肿瘤的发病原因尚未完全清楚,但普遍认为恶性肿瘤是外源性因素与细胞的遗传物质相互作用引起的。

1. 生活习惯　如吸烟是肺癌的主要危险因素;高能量高脂肪食物可增加结肠癌、前列腺癌等的发病率;食用霉变食物可诱发肝癌、食管癌、胃癌。

2. 环境污染　空气、饮水、食物的污染均可提高癌症的发病率;与环境有关的致癌物质有砷、石棉、煤焦油、矿物油等。

3. 生物因素　主要为病毒,致癌病毒可分为 DNA 病毒(如 EB 病毒)和(如淋巴瘤病毒)RNA 病毒两大类。此外,细菌、寄生虫、真菌在一定条件下也可致癌,如幽门螺杆菌感染与胃癌的发生有关。

4. 医源性因素　X 线、放射性核素可引起皮肤癌、白血病;细胞毒药物、免疫抑制剂等均有致癌的可能性。

5. 遗传因素　在大多数肿瘤发生中的作用是增加了机体发生肿瘤的倾向性和对致癌因子的易感性。

6. 免疫因素　先天性免疫缺陷和后天性免疫缺陷均易发生恶性肿瘤,如丙种蛋白缺乏症病人易患白血病和淋巴造血系统肿瘤。

7. 内分泌因素　体内激素水平异常是肿瘤的诱发因素之一,如雌激素和催乳素与乳腺癌有关。

(三) 临床表现

癌症的临床表现分为局部症状和全身症状两方面。

1. 局部症状

(1)肿块:可用手在体表或深部触摸到,如甲状腺癌可触摸到明显肿块。

(2)溃疡:如部分乳腺癌可在乳房处出现菜花样溃疡。

(3)出血:胃癌、食管癌、结肠癌可出现呕血或便血;泌尿道肿瘤可出现血尿。

(4)梗阻:食管癌可引起食管梗阻出现吞咽困难;胆道部位的癌可阻塞胆总管发生黄疸。

(5)疼痛:肿瘤生长可刺激或压迫神经引起疼痛。出现疼痛往往提示癌症已进入中、晚期,尤以夜

间疼痛更明显。

2. 全身症状　早期恶性肿瘤多无明显全身症状。部分病人可出现体重减轻、食欲不振、恶病质、贫血、乏力等非特异症状。

3. 肿瘤的转移　癌细胞可通过直接蔓延、淋巴、血行和种植四种方式转移至邻近或远处组织器官。

（四）辅助检查

1. 肿瘤标志物　在辅助诊断和判断预后方面有一定价值，如甲胎蛋白（AFP）在肝癌和恶性畸胎瘤中可增高；癌胚抗原（CEA）在胃肠道肿瘤、肺癌、乳腺癌中可增高。

2. 基因检测　包括基因表达产物的检测、基因扩增检测和基因突变检测，可确定是否有肿瘤或癌变的特定基因存在。

3. 影像学检查　超声可用于肝、胆、胰、甲状腺、乳腺等部位的检查；CT 常用于实质性脏器肿瘤、实质性肿块和淋巴结的诊断和鉴别诊断；磁共振（MRI）是中枢神经系统肿瘤的首选方法；PET/CT 对实体肿瘤的定性诊断和转移灶的检查准确率较高。

4. 内镜检查　可直接观察空腔脏器和体腔内的肿瘤，并可取组织或细胞进行病理学检测，常用的有胃镜、肠镜、支气管镜、胸腔镜等。

5. 病理学检测　是目前最具有确诊意义的检查手段。

（五）诊断

一般根据肿瘤发生的不同部位和性质，根据病人的临床表现和体征进行综合分析，结合实验室检查、影像学、病理学检查可做出明确诊断。但目前仍缺乏理想的特异性强的早期诊断方法，尤其是对深部肿瘤的早期诊断更为困难。

二、康复评定技术

（一）癌性疼痛评定

癌性疼痛的原因包括肿瘤直接引起的疼痛、癌症治疗引起的疼痛、肿瘤间接引起的疼痛。癌性疼痛是造成癌症中晚期病人主要痛苦的原因之一。

1. 疼痛强度的评定　适用于需要对疼痛的强度及强度变化（如治疗前后的对比）进行评定的病人。常用的方法有视觉模拟评分（VAS）、口述分级评分法（VRS）、数字评分法（NRS）。

2. 疼痛特性评定　适用于需要对疼痛特性进行评定的病人、合并存在疼痛心理问题者。常采用多因素疼痛调查问卷评分法。疼痛问卷表是根据疼痛的生理感觉、病人的情感因素和认识成分等多方面因素设计而成，因此能较准确地评价疼痛的性质与强度。其中，McGill 疼痛问卷（SF-MPQ）较为常用。该问卷由 11 个感觉类和 4 个情感类对疼痛的描述词以及现时疼痛强度（present pain intensity，PPI）和 VAS 组成。所有描述词可根据个人感受选择“无痛”“轻度痛”“中度痛”和“重度痛”。

3. 疼痛发展过程评定　可采用疼痛日记评定法（PDS）。PDS 适用于需要连续记录疼痛相关结果范围（如疼痛严重程度、疼痛发作频度、持续疼痛时间、药物用法和日常活动对疼痛的效应等，以及了解病人行为与疼痛、疼痛与药物用量之间关系），以日或小时为时间段，记录与疼痛有关的活动、使用药物名称、剂量、疼痛的强度等。该评分法无特殊禁忌证，特别适用于癌性疼痛病人镇痛治疗时。

（二）睡眠功能评定

对于恶性肿瘤病人，无论是在治疗期间还是恢复期，拥有良好的睡眠可以帮助提高机体免疫力，促进机体自我恢复能力，因此睡眠功能的评定具有重要的意义。

1. 临床问诊　失眠可有入睡困难、睡而不实（觉醒过多过久）、睡眠表浅（缺少深睡）、早醒和睡眠不足等多种表现形式，其中以入睡困难、易醒和早醒最为多见，临床上通常可询问以下问题来了解睡眠情况。

（1）失眠发生有多长时间，了解是一过性失眠、短期失眠还是慢性失眠，如系慢性失眠，有无好转时候，好转或加重的原因。

（2）失眠的表现，可以询问下列问题来了解睡眠的早、中、末端情况，以判断睡眠量有无不足。

1）晚上上床时间，上床后多久能入睡，1 周有多少次入睡困难（超过 30min）。

2)入睡后有无经常觉醒或惊醒,一晚醒几次,醒后能否入睡或多久才能入睡。

3)早晨几点醒来,比正常情况下要提前多长时间,早醒后能否再入睡。

4)每夜总的睡眠时间有多少,有关睡眠的质量,可询问:睡眠是否表浅,有无多梦或常有噩梦,是否认为这是睡眠不好的原因,有关睡眠的白天后果,可询问白天有什么不适感觉,是否头昏脑涨,精神状态怎样等。

2. 睡眠自评

(1)睡眠日记:使用睡眠日记检测是评估失眠的主要方法之一。睡眠日记包括上床时间、起床时间、睡眠潜伏期、夜间醒来次数和持续时间、是否有打鼾声、使用帮助睡眠的物质或药物、各种睡眠质量指数和白天的功能状况。睡眠日记是反映病人睡眠紊乱主观感受的最好指标。

(2)睡眠问卷:睡眠问卷主要用于全面评估睡眠质量、某些睡眠特征和行为,以及与睡眠相关的症状和态度。目前较常使用的问卷有 SPIEGEL 量表、匹兹堡睡眠质量指数量表、睡眠损害量表、里兹睡眠评估问卷等。

(三) 生存质量评定

癌症是严重影响病人生活质量的疾病,因此对病人的生活质量进行评定具有重要的意义。

1. Karnofsky 功能状态评分量表(卡氏、KPS、百分法)　此量表是最早用于评定癌症病人生存质量的量表(表 20-15)。1949 年 Karnofsky 等用问卷行为状态量表对癌症病人进行了身体状况的测量,用以评定化疗对病人生存质量的影响及疗效,该量表主要涉及病人行为状态的自理能力和活动情况,分 10 个等级,评分范围为 0~100 分,分值越高,表示病人的功能状态越好,越能忍受治疗给身体带来的不良反应,因而也就有可能接受彻底的治疗。得分越低,健康状况越差,若低于 60 分,许多有效的抗肿瘤治疗就无法实施。

表 20-15　Karnofsky 功能状态评分标准

评分	功能状态
100	正常,无症状和体征
90	能进行正常活动,有轻微症状和体征
80	勉强可进行正常活动,有一些症状或体征
70	生活可自理,但不能维持正常生活工作
60	生活大部分能自理,但偶尔需要别人帮助
50	常需人照料
40	生活不能自理,需要特别照顾和帮助
30	生活严重不能自理
20	病重,需要住院和积极的支持治疗
10	病危,临近死亡
0	死亡

2. 线性模拟自我评定法(LASA)　该方法主要用于病人化疗毒副作用的评定、疗效以及化疗中病人主观感受的评定。1985 年 Selly 重新修订了 LASA 量表,用于乳腺癌病人化疗的生存质量评定,该量表共有 31 个条目,其中 13 个条目涉及乳腺癌症状和化疗的毒副作用。

3. 生活质量指数(quality of life-index)　Spitzer WO 等于 1981 年为癌症和其他慢性病病人设计的生活质量量表,包括活动能力、日常生活、健康的感觉、家庭及朋友的支持、对整个生活的认识,同时还包括一个 0~100 的目测分级量表。

4. 癌症病人生活功能指标量表　Schipper 等 1984 年制定了癌症病人生活功能指标量表,其有 22 个条目,适用于所有癌症病人的生存质量的评定,也可作为鉴定特异性功能障碍的筛选工具。

5. 欧洲癌症研究和治疗组织生存质量核心量表　Aaronson 等研制的欧洲癌症研究和治疗组织生

存质量核心量表，可适用于不同文化、不同社会背景的人，病人可独立完成而无需他人帮助。该量表共有30个条目，包括5个领域，即躯体功能、角色功能、认知功能、情绪功能、社会功能和3个症状模块，即疲劳、疼痛和恶心呕吐，以及6条单项测量条目和1条整体生存质量量表。

6. 癌症治疗功能评定系统的普适性量表 1989年由美国转归研究与教育中心研制，包括躯体状况、社会或家庭状况、情感状况和功能状况。在核心量表的基础上，又分别制定了特定的癌症子量表。目前，已经研制的特异性癌症子量表有肺癌、乳腺癌、膀胱癌、脑瘤、宫颈癌、结肠癌、头颈癌、卵巢癌、前列腺癌等。

7. 行为状态生存质量量表 美国东部癌症研究协作组制定的评估癌症病人的行为状态生存质量量表。它所评估的内容与KPS相似，但评分方法与其不同。ECOG共分6个等级，从正常状态到死亡分0~5分，分值越高，表示病人的整体状态越差。这一评分也为临床治疗方案的选择提供了依据，ECOG为0~2分的癌症病人可选择全身化疗等较为积极的治疗手段，而ECOG超过2分者往往采取姑息治疗。

（四）呼吸功能评定

多种恶性肿瘤都会导致呼吸功能异常，呼吸功能评定参见本教材第三章第二节相关内容。

（五）吞咽功能评定

消化系统、呼吸系统的恶性肿瘤可导致吞咽功能障碍。

1. 反复唾液吞咽测试 反复唾液吞咽测试是吞咽障碍的筛查方法之一，用于评定吞咽反射能否诱导吞咽功能。操作方法为被检查者采取放松体位，检查者将手指放在被检查者的喉结及舌骨处，让其尽量快速反复吞咽，观察30s内喉结及舌骨随着吞咽运动越过手指，向前上方移动再复位的次数。健康成人在规定时间内至少完成5~8次，若少于3次，则提示需要做进一步检查。

2. 洼田饮水试验 操作方法为：嘱病人取坐位，将30ml温水一口咽下，记录饮水情况，并对其进行分级及诊断（表20-16）。

表20-16 洼田饮水试验分级及诊断

分级	诊断
Ⅰ. 可一口喝完，无呛咳	5s内喝完为正常，超过5s则可疑吞咽障碍
Ⅱ. 分两次以上喝完，无呛咳	可疑吞咽障碍
Ⅲ. 能一次喝完，但有呛咳	确定有吞咽障碍
Ⅳ. 分两次以上喝完，且有呛咳	确定有吞咽障碍
Ⅴ. 常常呛咳，难以全部喝完	确定有吞咽障碍

（六）压疮的评定

癌症病人由于身体虚弱或病情严重影响肢体活动，导致长期卧床，局部组织长时间受压影响血液循环易产生压疮。而压疮一旦产生又会加重病情，继发感染进而危及生命，因此要特别加以重视。具体参见本教材第二十一章第一节压疮评定。

三、康复计划

癌症病人康复计划表见表20-17。

表20-17 癌症病人康复计划表

癌症病人的康复计划				
一般情况				
姓名：	性别：	年龄：	职业：	病历号：
联系电话：		家人或代理人联系电话：		
入院时间：		家庭地址：		

续表

<table>
<tr><td>主要诊断</td></tr>
<tr><td></td></tr>
<tr><td>入院时相关资料</td></tr>
<tr><td>慢性病史：
遗传史：
手术史：
药物治疗：
临床检查：①肿瘤标志物　②基因检测　③影像学检查
④内镜检查　⑤病理学检测
临床表现：①局部症状　②全身症状　③有无肿瘤转移
发病时间：①半年内　②半年~1 年　③大于 1 年</td></tr>
<tr><td>主要功能障碍及康复评定结果</td></tr>
<tr><td></td></tr>
<tr><td>康复目标</td></tr>
<tr><td>近期目标：通过综合康复治疗，提高身体功能，预防并发症。
远期目标：延缓病情进展，降低复发率，延长寿命，提高生活质量。</td></tr>
<tr><td>康复方案</td></tr>
<tr><td>□日常生活动作训练　□ 肢体运动功能训练　□ 心肺功能训练
□ 作业训练　□ 言语训练　□ 吞咽训练　□ 针灸、推拿
□ 气压治疗　□ 斜板床站立　□ 低频电治疗　□ 中频电治疗
□ 高频电治疗　□ 心理治疗　□ 其他</td></tr>
<tr><td>注意事项</td></tr>
<tr><td></td></tr>
</table>

本章小结

本章内容讲述了康复医学科老年病人的常见病、多发病。老年性痴呆、帕金森病、糖尿病、肥胖症、癌症的康复评定技术是康复治疗师所需掌握的基本内容。首先要熟悉老年性痴呆、帕金森病、糖尿病、肥胖症、癌症的发病原因、临床表现以及诊断依据，其次要掌握老年性痴呆、帕金森病、糖尿病、肥胖症、癌症的评定方法，并能够在临床实践中熟练操作。

（周建瑞）

思考题

1. 病人,男,75岁,大学毕业,退休前为公务员。近年来,出现记忆力衰退、注意力下降,但对物品、人、声音、形状以及气味等具有较好的识别能力。于1个月前到医院“老年病科”就诊。头颅CT检查显示轻度脑萎缩,听力和视力均正常,近1个月无焦虑、抑郁等精神障碍,配合度良好。诊断为阿尔茨海默病,现到康复科就诊。请问:你认为该病人处于发病的哪个阶段?你判断的依据是什么?

2. 帕金森病的临床表现有哪些?

3. 简述糖尿病足的分类。临床如何评定糖尿病足?

4. 肥胖度如何评定?

5. 简述癌症疼痛的评定方法。

扫一扫,测一测

思路解析

笔记

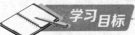

第二十一章　康复常见并发症评定技术

学习目标

1. 掌握　压疮的概念、好发部位及分级、分期的评定标准；“目测类比评分法”的临床应用；筛查吞咽障碍的“反复唾液吞咽测试”和“饮水试验”检查；排尿障碍、排便障碍及性功能评定的方法。

2. 熟悉　压疮产生的主要因素和危险因素评定；疼痛常用评定方法的适用人群；吞咽功能的分期；排尿、排便障碍及性功能评定的基础知识。

3. 了解　疼痛的分类和吞咽障碍的常见致病因素，辅助检查；排尿、排便障碍及性功能障碍的原因。

第一节　压 疮 评 定

一、概述

压疮（pressure sore）又名压力性溃疡，指局部组织长时间受压最终引起血液循环障碍，导致局部不同程度的缺血性溃疡和组织坏死。多见于长期卧床老年人和中枢神经系统损伤病人如偏瘫、截瘫和四肢瘫病人。

压疮本身不是原发疾病而是其他疾病护理不当所致，一旦发生压疮不仅给病人带来痛苦，加重病情，延长疾病康复的时间，严重时还会因继发感染引起败血症而危及生命。所以科学的评定压疮对判断病人功能障碍程度、制定康复目标、选择合适的康复治疗方案有重要的意义。

（一）压疮发生的原因

1. 压疮的诱发因素　主要包括营养不良、水肿、皮肤不卫生、皮肤破损擦伤、感染等。

2. 压疮的临床因素　有昏迷、痴呆、抑郁、肢体瘫痪、感觉障碍、年老体衰、术后低蛋白血症、长期卧床、护理不当等。

3. 压疮的主要因素　局部过度受压和受压时间过长是发生压疮的两个关键因素。垂直压力、剪切力、摩擦力是主要因素，压疮的发生通常是两三种这样的力联合作用引起的。

（1）垂直压力：局部组织的持续性垂直压力是引起压疮的最重要因素。压疮的形成与压力的大小和持续的时间有密切关系。压力越大，持续时间越长，发生压疮的概率就越高。皮肤和皮下组织可在短时间内耐受一定的压力而不发生组织坏死，如果压力高于 8.0kPa 以上，造成毛细血管血流受阻并持续作用不缓解，组织就会发生缺氧、血管塌陷、形成血栓，出现压疮。

(2)摩擦力:指两层相互接触的表面发生相对移动。摩擦力作用于皮肤时易损害皮肤的角质层。病人在床上活动或坐轮椅时,皮肤随时都可受到床单和轮椅表面逆行阻力的摩擦。皮肤擦伤后受潮湿、污染而发生压疮。

(3)剪切力:指骨骼及深层组织因重力作用向下滑行,而皮肤及表层组织由于摩擦阻力的缘故仍停留在原位,两层组织产生相对性移位。两层组织间发生剪切力时血管被拉长扭曲、撕裂而发生深层组织坏死。剪切力是由压力和摩擦力相加而成,与体位有密切关系。如病人平卧抬高床头时,身体下滑皮肤与床铺之间出现摩擦力,加上身体垂直方向的重力从而导致剪切力的产生,见图21-1。

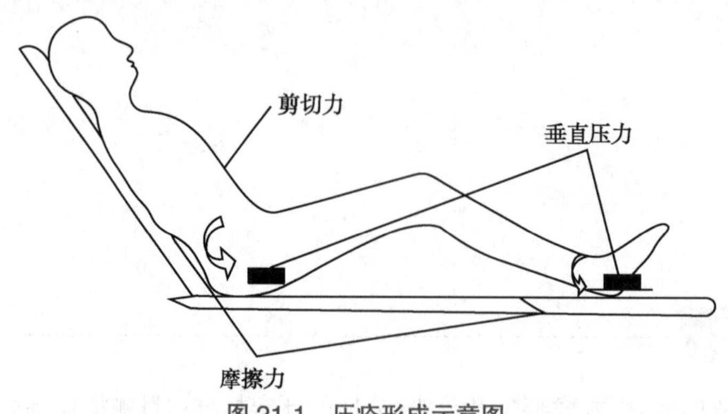

图21-1　压疮形成示意图

(二) 压疮好发的部位

压疮好发于受压和缺乏脂肪组织保护、无肌肉包裹或肌层较薄的骨骼隆突处,以及皮肤皱褶处,以骶尾部最多见,其次是踝、足跟等部位。临床中根据病人体位不同,受压点不同,好发部位亦不同。

1. 仰卧位　压疮好发于枕骨粗隆、肩胛、肘部、脊椎体隆突处、骶尾、外踝、足跟等部位,见图21-2A。

2. 侧卧位　好发于耳郭、肩峰、肘部、髋部、膝关节内外侧、内踝、外踝等部位,见图21-2B。

3. 俯卧位　好发于前额、面颊、耳郭、肩部、女性乳房、男性生殖器、髂嵴、膝部、足背脚趾等部位,见图21-2C。

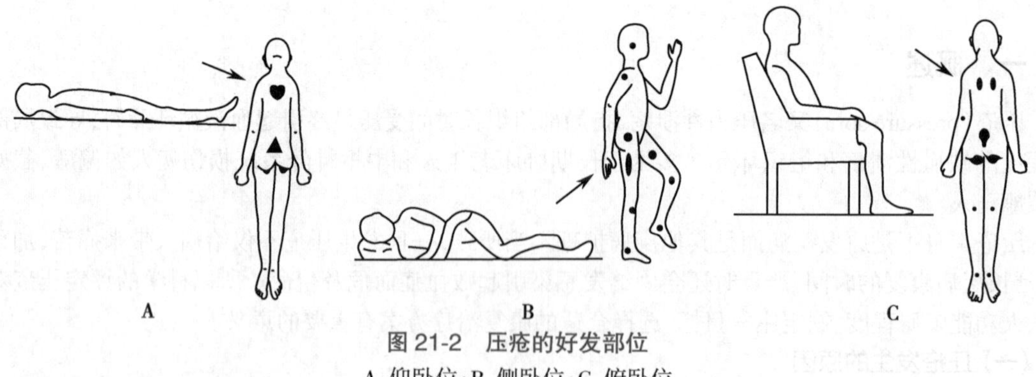

图21-2　压疮的好发部位

A. 仰卧位;B. 侧卧位;C. 俯卧位

二、压疮评定技术

(一) 压疮的分型

1. 溃疡型　压疮首先累及皮肤表层,逐渐向深层发展,组织坏死,形成溃疡,溃疡性压疮多见,压疮边缘多形成皮下浅腔,渗出较多。慢性溃疡性压疮四周形成很厚的瘢痕组织,难以愈合。

2. 滑囊炎型　主要发生在坐骨结节滑囊部位。早期局部充血肿胀,可抽出黄色液体,表现为滑囊炎。皮肤表面早期没有明显破溃,皮下深层组织坏死较为广泛,又称闭合性压疮。此压疮可形成窦道,引流不畅可合并感染。

（二）压疮的分级

我国多采用美国压疮协会压疮的分级法，见表 21-1。

表 21-1 美国压疮协会压疮分级

评定分级	评定标准
Ⅰ度	局部皮肤有红斑但皮肤完整
Ⅱ度	损害涉及皮肤表层或真皮层可见皮损及水疱
Ⅲ度	损害涉及皮肤全层及皮下脂肪交界处可见较深创面
Ⅳ度	损伤涉及肌肉、骨骼或结缔组织（肌腱、关节、关节囊等）

（三）压疮的分期

压疮根据临床表现一般分 4 期。

1. 淤血红润期　为压疮初期，受压部位出现暂时性血液循环障碍，组织缺氧，小动脉反应性扩张，局部表现为红、肿、热、麻木或触痛。此期皮肤的完整性未破坏，为可逆性的改变，如及时去除致病因素，可阻止压疮的发展，见图 21-3。

2. 炎性浸润期　若红肿部位继续受压，血液循环得不到改善，局部静脉淤血，受压部位将呈现紫红色，皮下产生硬结，皮肤水肿而变薄，表面可出现水疱，擦破即可显露出潮湿红润的疮面，伴有疼痛感，见图 21-4。

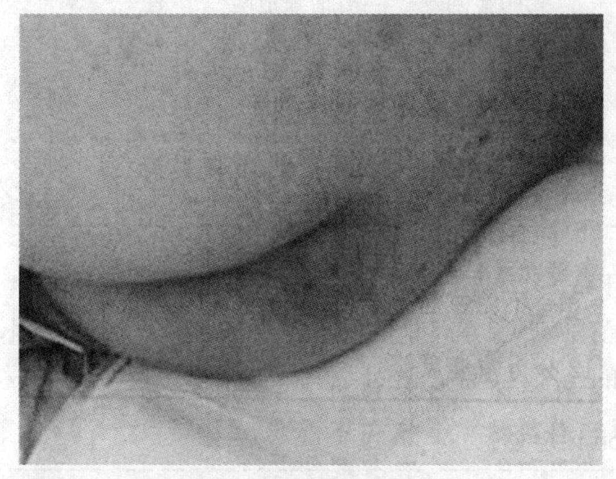

图 21-3 淤血红润期

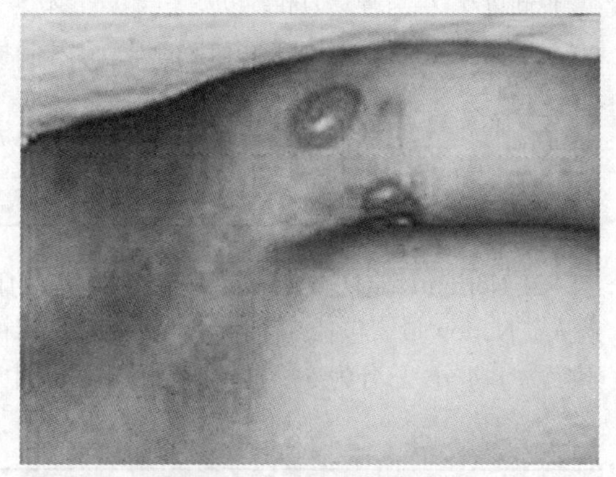

图 21-4 炎性浸润期

3. 浅度溃烂期　水疱逐渐扩大，破溃，真皮层疮面有黄色渗出液，感染后有脓液覆盖，形成溃疡，病人疼痛加重，见图 21-5。

4. 坏死溃疡期　为压疮严重期。溃疡达到肌肉组织，累及骨骼。坏死组织发黑，脓性分泌物增多，伴有恶臭。此期若细菌侵入血液循环可引起败血症，造成全身性感染，见图 21-6。

（四）压疮的危险因素评定

目前常用的评定法有 Braden 评定法和 Norton 评定法。即应用 Braden 量表和 Norton 量表通过评分的方式对病人发生压疮的危险性进行评定。

1. Braden 评定法　Braden 评定法在世界范围广泛应用，通过该评定法，针对危险因素采取措施预防压疮，使其发生率下降了 50%~60%。Braden 量表包括 6 个因素：活动性、运动能力、摩擦与切力、湿度、感觉和营养。除了摩擦和切力评分 1~3 分，其余项目评分均为 1~4 分，总分为 6~23 分。评分≤ 16 分，被认为具有一定危险性；评分≤ 12 分，属于高危病人，应采取相应措施实施重点预防。Braden 评分的分值越少发生压疮的危险性越高，见表 21-2。

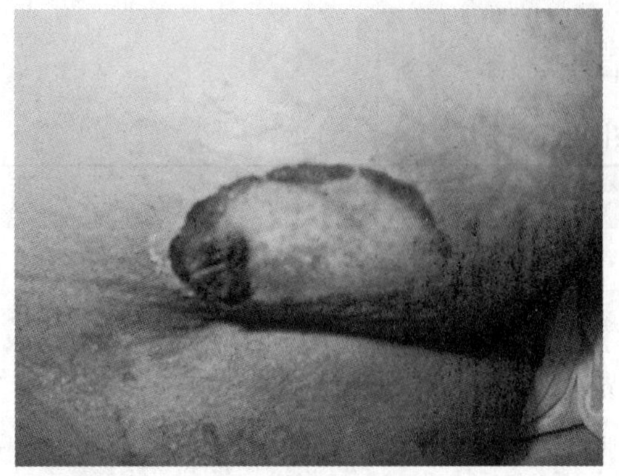

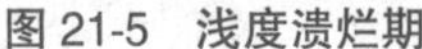

图 21-5　浅度溃烂期

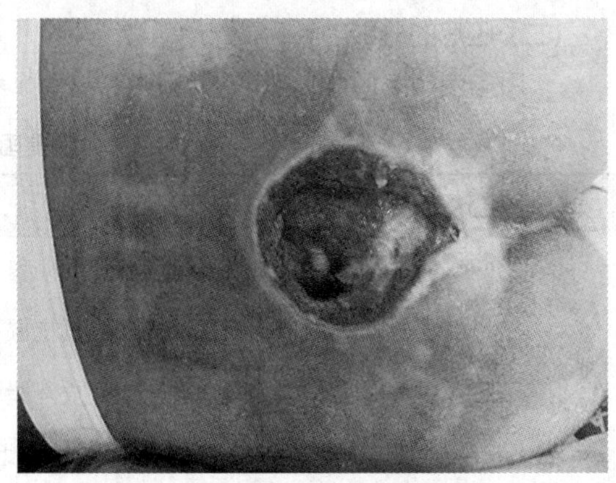

图 21-6　坏死溃疡期

表 21-2　Braden 评定法

因素	项目	分值			
		4	3	2	1
活动性	身体活动程度	经常步行	偶尔步行	局限于床上	卧床不起
运动能力	活动能力改变和控制体位能力	不受限	轻度限制	严重限制	完全不能
摩擦和切力	摩擦力和剪切力	无	无明显问题	有潜在危险	有
感觉能力	感觉对压迫有关的不适感受能力	未受损害	轻度丧失	严重丧失	完全丧失
湿度	皮肤暴露于潮湿的程度	很少发生	偶尔发生	非常潮湿	持久潮湿
营养	通常摄食状况	良好	适当	不足	恶劣

2. Norton 评定法　Norton 评定法是公认的预测压疮发生的有效评定方法。特别适用于评估老年病人。Norton 量表包括 5 个因素：身体状况、精神状况、活动性、运动能力及大小便失禁情况。每个因素定为 1~4 分，总分为 5~20 分，其分值越少发生压疮的危险性越高（表 21-3）。

表 21-3　Norton 评定法

因素	项目	分值			
		4	3	2	1
精神状况	意识状态	清醒	淡漠	模糊	昏迷
身体状况	营养状况	好	一般	差	极差
运动能力	运动	运动自如	轻度受限	重度受限	卧床
活动性	活动	活动自如	扶助行走	依赖轮椅	运动障碍
大小便失禁	排泄控制	能控制	小便失禁	大便失禁	大小便失禁
	循环	毛细血管再灌注迅速	毛细血管再灌注减慢	轻度水肿	中度至重度
	体温	36.6~37.2℃	37.2~37.7℃	37.7~38.3℃	>38.3℃
	药物使用	未使用镇静、类固醇类药	使用镇静药	使用类固醇类药物	使用镇静、类固醇类药

第二节　疼痛评定

一、概述

(一) 疼痛的定义

疼痛是一种不愉快的感觉和情绪上的主观感受，表现在对实际或潜在的组织损伤刺激所引起的情绪反应。常常伴有难以限定、解释或描述的特性。

疼痛评定是在临床诊断基础上进行的，可以应用间接或直接的评定方法对疼痛部位、疼痛强度、疼痛性质、疼痛持续时间和疼痛的发展过程等相关因素分别进行评定。由于疾病或损伤恢复期的慢性疼痛比急性疼痛更复杂，对人的身心健康危害更大，所以对慢性疼痛病人的评定更有临床意义。疼痛评定不但有助于鉴别引起疼痛的原因，从而选择正确的康复治疗方法，还能比较各种疗法的治疗效果。

(二) 疼痛的分类

疼痛作为一种预警信号，已被提为临床的第五大体征，分类较为复杂。现就临床常用的两种方法对疼痛进行分类。

1. 根据疼痛的持续时间分类　可分为急性疼痛、慢性疼痛、亚急性疼痛、再发性急性疼痛。

(1) 急性疼痛：疼痛时间通常在1个月以内。

(2) 慢性疼痛：疼痛时间通常在6个月以上。

(3) 亚急性疼痛：疼痛时间介于急性疼痛和慢性疼痛之间，约3个月。

(4) 再发性急性疼痛：疼痛是在数月或数年中不连续的有限的急性发作。

2. 根据疼痛的发生机制分类　可分为中枢性、外周性和心因性疼痛3类。

(1) 中枢性疼痛：多由中枢神经系统疾患或截肢后神经通路被阻断所致，如截肢术后的幻肢痛等。

(2) 外周性疼痛：又称伤害性疼痛，又可分为内脏痛和躯体痛两类。内脏痛主要由内脏疾病引起，如胆囊炎、胆结石、肾结石、消化性溃疡、冠心病及癌症等；躯体痛主要包括深部肌肉、骨、关节、结缔组织的疼痛以及浅部的各种皮肤疼痛等。

(3) 心因性疼痛：主要为癔病性疼痛、精神性疼痛等。

二、疼痛评定方法

疼痛作为一种主观感受，难以定量定性进行客观判断与对比。在康复医学临床工作中常用的疼痛评定方法有直接评定、间接评定和问卷调查等方法。

(一) 压力测痛法

压力测痛法是目前临床针对疼痛强度(如痛阈、耐痛阈)评定的主要方法之一，特别适用于肌肉骨骼系统疼痛的评定。但不适用于末梢神经炎的糖尿病病人和因凝血系统疾病而易产生出血倾向的病人。

图片：压痛阈测量仪

1. 评定方法　采用压痛阈测量仪测评。检查者先以手按找准痛点，将压痛阈测量仪的测痛探头平稳地对准痛点，逐渐施加压力并观察和听取受试者反应。记录受试者诱发疼痛第一次出现所需的压力强度(kg/cm^2)，此值为痛阈。继续施加压力至受试者不可耐受时记录下最高疼痛耐受限度所需的压力强度，此值为耐痛阈。同时记录所评定痛区的体表定位以便对比。应在数日或数周后重复评定，记录读数。

2. 注意事项

(1) 病人体位必须合适，检查部位应放松以提高检查的准确性。

(2) 测痛器的圆形探头须平稳地放在待测部位，避免用测痛探头的边缘测试。

(3) 测量记录应从压痛阈测量仪加压时开始，施加的压力在整个实验中应保持不变。

(二) 目测类比评分法

目测类比评分法又称视觉模拟评分法(visual analogue scale, VAS),是目前临床上最为常用的评定方法,适用于需要对疼痛的强度及强度变化进行评定的受试者。用于评价疼痛的缓解情况、治疗前后的比对。但对于感知直线和准确标定能力差或对描述词理解力差的老年人不宜使用。

1. 直线法　在纸上或尺上画一条10cm长的直线,一端标为无痛,另一端标为最痛,受试者根据自己对疼痛的感觉,用手指或笔画出表示疼痛程度的记号。这种方法简便,评价迅速,重复性好,但两点间不能量化,要求受试者有一定知识水平,年龄不小于8岁。

2. 数字评分法(numeric rating scales, NRS)　将疼痛程度用0~10这11个数字表示。0表示无痛,10表示最剧烈的疼痛,如图21-7。受试者根据个人疼痛感受在其中一个数字上做标记。

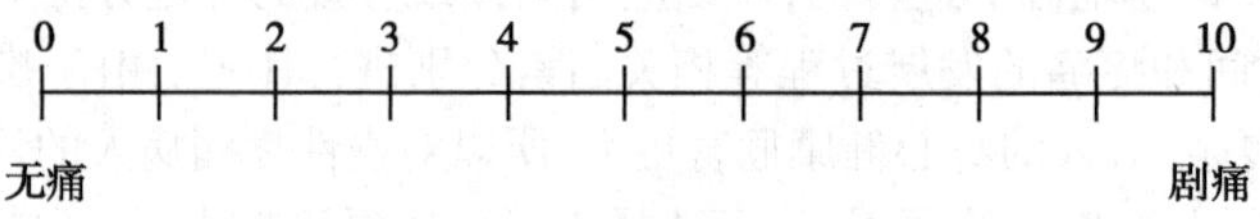

图21-7　数字评分法

3. 注意事项　应提醒受试者尽量准确标记,避免随意标记影响评分结果。

(三) 口述分级评分法

口述分级评分法(verbal rating scales, VRS)指应用言语评价量表进行疼痛评价的方法。言语评价量表由一系列用于描述疼痛的形容词组成,描述词以疼痛从最轻到最强的顺序排列。临床上最常用的是6级评分法,分为无痛、轻痛、中痛、重痛、剧痛和最痛6级。

(四) 面部表情分级评分法

面部表情分级评分法(face rating scale, FRS)在1990年开始用于临床评估,分为从快乐到悲伤及哭泣6个不同表现的面容,简单易懂,直观形象,且没有特定的文化背景或性别要求,适用范围广,特别适用于急性疼痛者、老年人、儿童、文化程度较低者及表达能力丧失者等,见图21-8。

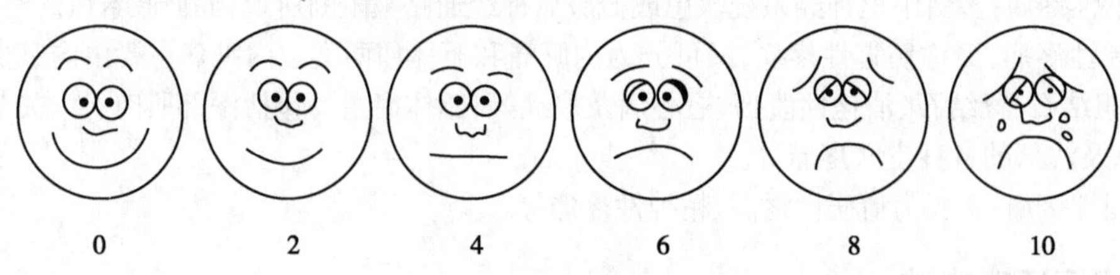

图21-8　面部表情分级评分

(五) 简化McGill疼痛问卷

简化McGill疼痛问卷(SF-MPQ)疼痛问卷在临床应用上具有简便、快速的特点,适用于对疼痛特性进行评定的评定者和存在疼痛心理问题者,见表21-4。

表21-4　简化McGill疼痛问卷(SF-MPQ)

项目		评分			
Ⅰ. 疼痛分级指数(PRI)					
	疼痛性质		疼痛程度		
A	感觉项	无	轻	中	重
1	跳痛	0	1	2	3
2	刺痛	0	1	2	3
3	刀割痛	0	1	2	3
4	锐痛	0	1	2	3
5	痉挛牵涉痛	0	1	2	3
6	绞痛	0	1	2	3
7	热灼痛	0	1	2	3

续表

项目		评分			
8	持续固定痛	0	1	2	3
9	胀痛	0	1	2	3
10	触痛	0	1	2	3
11	撕裂痛	0	1	2	3
	感觉项总分(S)				
B	情感	无	轻	中	重
1	软弱无力	0	1	2	3
2	厌烦	0	1	2	3
3	害怕	0	1	2	3
4	罪、惩罚感	0	1	2	3
		情感项总分			

Ⅱ. 视觉模拟评分法(VAS)

无痛(0)------------------------ 剧痛(10)

Ⅲ. 现时疼痛强度(PPI)

0 无痛　　1 轻度不适　　2 不适　　3 难受　　4 可怕的　　5 极为痛苦

检查者:　　　　　　　　　　　　　检查时间:　　年　　月　　日

第三节　吞咽障碍评定

一、概述

吞咽是人类摄食的主要功能体现,也是维持人体生存的重要功能活动。吞咽出现异常,多由下颌、唇、舌、软腭、咽喉、食管括约肌或食管功能受损所致,其结果将导致食物不能有效从口腔送至胃内完成营养吸收,即吞咽障碍。

吞咽障碍是临床疾病脑卒中常见的并发症之一,其严重性不仅易导致病人营养不良,更甚是伴随误咽,可发生吸入性肺炎、窒息等现象危及生命。因此,在临床工作中积极开展吞咽功能评定意义重大。

(一) 吞咽功能的分期

1. 口腔准备期　食团在口内经咀嚼、搅拌后,成为适合于吞咽的团块的过程,此时咽岬为软腭与舌后部所封闭。在吞咽开始前,软腭、舌骨及全咽均略向上升(图 21-9A)。

2. 口腔期　舌推压食团向后至口咽连接处时刺激软腭的感受器引起吞咽反射,同时软腭后上移位和喉上升使口咽与鼻咽封闭,咽与喉通道封闭,为食团向下推进提供有效空间。此期需时约 1s(图 21-9B)。

3. 咽部期　指食团通过反射运动由咽部向食管移送的阶段。此阶段上、中、下咽缩肌及舌根依次有序收缩,推动食团以 12~25cm/s 的速度沿喉旁梨状窝形成的“食物通道”向下。此时软腭紧靠咽后壁,但随上咽缩肌的蠕动而略下移。在食团抵达喉前庭之前,喉勺状软骨上升,靠紧倾向后下的会厌及移向前上的舌骨,声门关闭,全喉更向上升并稍变短,同时环咽段开放,食团适时通过,进入食管(图 21-9C 和 D)。正常情况下,1s 内食团将被送往食管,这一瞬间呼吸运动停止。临床中颈部手术及放射治疗后导致喉上升受限,则是近年吞咽障碍发病增加原因之一。

4. 食管期　环咽段在食团全部通过后关闭,之后食管平滑肌和横纹肌产生蠕动波推进食团由食管向胃内移送(图 21-9E)。此时食管入口处和贲门处有括约肌,即可防止食团从胃部逆流。

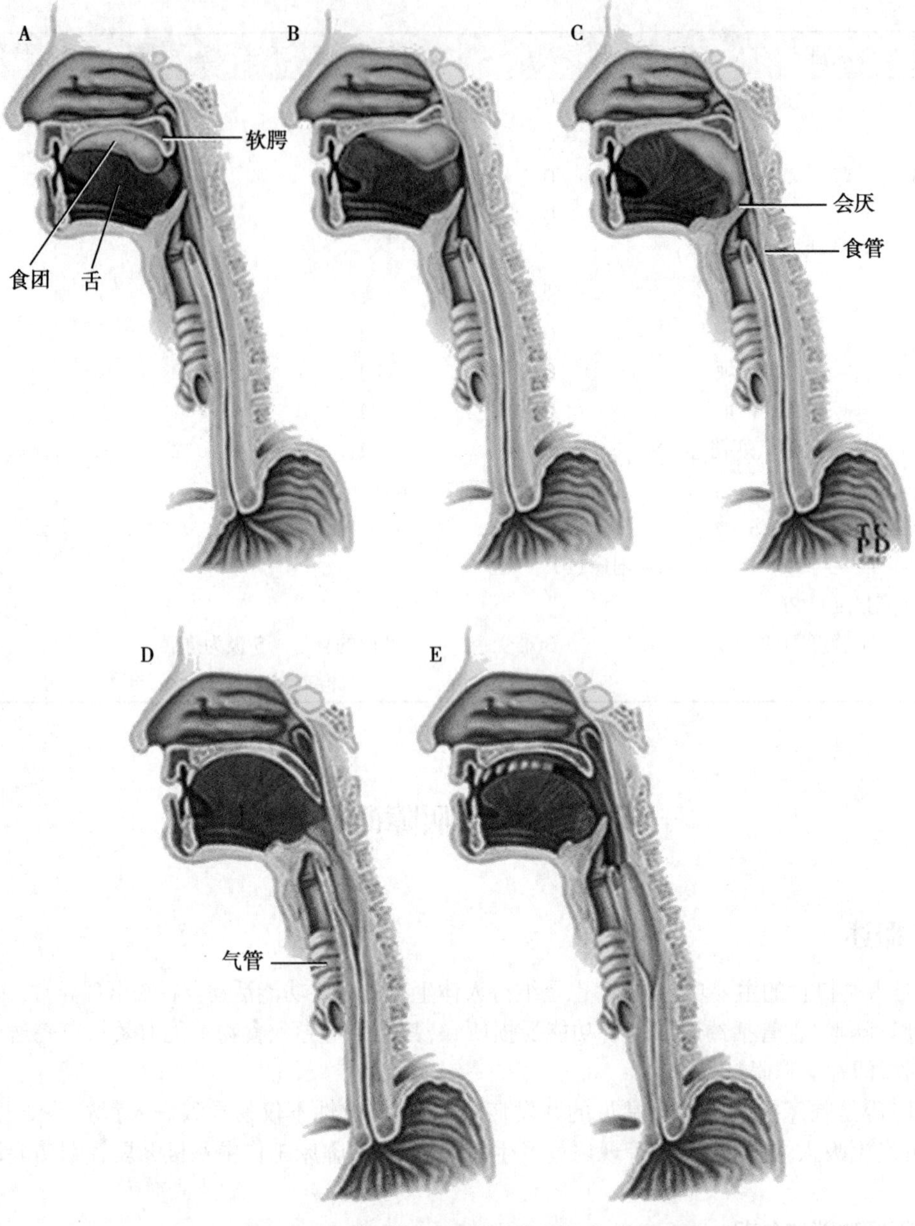

图 21-9　摄食 - 吞咽的分期及各自过程

A：口腔准备期；B：口腔期；CD：咽部期；E：食管期

（二）吞咽障碍的分类和致病因素

吞咽障碍可分为器质性吞咽障碍和功能性吞咽障碍两类。前者主要发生在口腔、咽、喉部的恶性肿瘤手术后，由解剖结构异常引起的吞咽障碍；后者则由中枢神经系统及末梢神经系统障碍、肌病引起，在解剖构造上没有问题，为运动异常引起的障碍，故需要关注临床常见引起吞咽障碍的疾病及其他因素。

1. 口腔、咽部病变　如肿瘤、肿瘤术后、急性扁桃体炎、扁桃体周围脓肿、急性会厌炎、咽后脓肿、咽喉结核等。

2. 食管病变　如恶性肿瘤、食管炎、溃疡、食管裂孔疝、食管痉挛、食管括约肌特发性失弛缓症等。

3. 颈部病变　如甲状腺肿、颈椎骨刺、半脱位等。

4. 神经系统疾病　如脑血管疾病、脑外伤、变性疾病（帕金森、阿尔茨海默病等）、神经肌肉接头处疾病（重症肌无力）、肌病等。

5. 其他　心因性因素及放疗之后等原因。

二、吞咽障碍评定技术

视频：吞咽功能的评定

(一) 评定目的

1. 筛查吞咽障碍是否存在。
2. 提供吞咽障碍病因和解剖生理变化的依据。
3. 确定是否需要改变提供营养的手段。
4. 确定病人有无误咽的危险因素。
5. 为病人提供合适的康复治疗方案和制定合理的康复目标做准备。

(二) 评定方法

1. 摄食前一般情况的评定

(1) 基础疾病：把握不同基础疾病如脑损伤、肿瘤、重症肌无力等的发展阶段，有利于采取不同的康复手段。

(2) 全身状态：注意有无发热、脱水、低营养、呼吸状态、体力、疾病稳定性等方面的问题，确认病人是否适合摄食。

(3) 意识水平：用格拉斯哥昏迷量表来评定意识状态，确认病人的意识水平是否可进行清醒进食。

(4) 高级脑功能：观察语言功能、认知、行为、注意力、记忆力、情感及智力水平有无问题。

2. 吞咽功能的评定

视频：口颜面部运动检查

(1) 口腔功能：仔细观察口部开合、口唇闭锁、舌部运动、有无流涎、软腭上抬、吞咽反射、呕吐反射、牙齿状态、口腔卫生、构音、发声、口腔内知觉、味觉、随意性咳嗽等。

(2) 吞咽功能

1) 反复唾液吞咽测试：受试者采取坐位，检查者将示指横置于病人甲状软骨上缘，要求受试者尽量快速反复做吞咽动作，观察 30s 内受试者喉头随吞咽动作上举，越过示指后复位的次数，老年受试者完成 3 次即可。

2) 饮水试验：让受试者喝下一茶匙水，如无问题，嘱受试者取坐位，将 30ml 温水一口咽下，记录饮水情况：Ⅰ. 可一口喝完，无呛咳；Ⅱ. 分两次以上喝完，无呛咳；Ⅲ. 能一次喝完，但有呛咳；Ⅳ. 分两次以上喝完，且有呛咳；Ⅴ. 常常呛住，难以全部喝完。情况Ⅰ，若 5s 内喝完，为正常；超过 5s，则可疑有吞咽障碍；情况Ⅱ也为可疑；情况Ⅲ、Ⅳ、Ⅴ则确定有吞咽障碍。

3. 吞咽过程的评定

(1) 先行期：意识状态、有无高级脑功能障碍影响、食速、食欲。

(2) 准备期：开口、闭唇、摄食、食物从口中洒落、舌部运动(前后、上下、左右)、下颌(上下、旋转)、咀嚼运动、进食方式变化。

(3) 口腔期：吞送(量、方式、所需时间)、口腔内残留。

(4) 咽部期：喉部运动、呛食、咽部不适感、咽部残留感、声音变化、痰量有无增加。

(5) 食管期：胸口憋闷、吞入食物逆流情况。

视频：电视内窥镜吞咽功能检查

4. 辅助性检查　为正确评价吞咽功能，了解是否有误咽及误咽发生的时期，可采用录像吞咽造影、内窥镜、超声波、吞咽压检查等手段。其中录像吞咽造影法是目前最可信的误咽评价检查方法。它是借助 X 线及录像设备，利用含钡食物动态观察病人有无误咽功能障碍及评价摄食 - 吞咽功能障碍的状态。

(郭艳)

第四节　排尿障碍评定

一、概述

排尿是一种复杂的反射活动，需要在高级中枢控制下进行，见图 21-10。

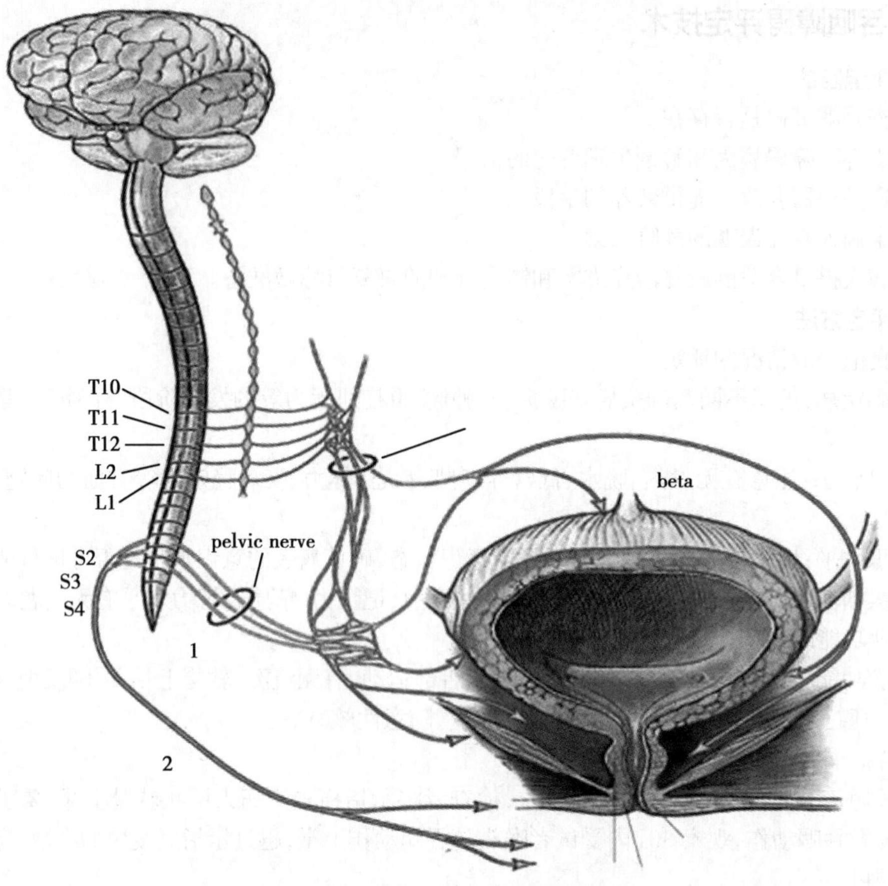

图 21-10　膀胱和尿道的神经支配

(一) 排尿的神经

1. 周围神经　与泌尿系统相关的周围神经主要是骶丛分支阴部神经(pudendal nerve),从骶丛发出后伴随阴部内动静脉出梨状肌下孔,绕坐骨棘穿坐骨小孔进坐骨直肠窝,贴此窝外侧壁向前分支分布于会阴部和外生殖器的肌肉和皮肤,其主要分支有:①肛神经(anal nerve)分布于肛门外括约肌及肛门部的皮肤;②会阴神经(perineal nerve)分布于会阴肌(包括尿道外括约肌)和阴囊或大阴唇的皮肤;③阴茎(阴蒂)背神经(dorsal nerve of penis)行于阴茎(阴蒂)的背侧,主要分布于阴茎(阴蒂)的海绵体和皮肤。

2. 自主神经

(1) 肾:①交感神经:胸 6~12 脊髓侧角——经内脏大小神经和腰内脏神经——腹腔丛、主动脉肾丛——沿肾血管周围神经丛分布;作用是血管收缩。②副交感神经:迷走神经背核——迷走神经——腹腔丛、肾丛;作用是血管舒张,肾盂收缩。

(2) 输尿管:①交感神经:胸 11~ 腰 2 脊髓侧角——内脏小神经和腰内脏神经——腹腔丛——肠系膜上下、肾丛——输尿管丛;作用是加强输尿管蠕动。②副交感神经:脊髓骶部副交感核——经盆内脏神经——输尿管丛;作用是抑制输尿管蠕动。

(3) 膀胱:①交感神经:腰 1~ 腰 2 脊髓侧角——经白交通支——交感干——腰内脏神经、腹主动脉丛、肠系膜下丛、腹下丛、盆丛——膀胱丛——膀胱;作用是血管收缩、膀胱三角肌收缩、尿道内口关闭、对膀胱逼尿肌的作用很小。②副交感神经:骶 2~4 脊髓的骶副交感神经核——经 2~4 骶神经——盆内脏神经——盆丛——膀胱丛;作用是逼尿肌收缩、尿道内括约肌松弛。

(二) 尿的排放

1. 输尿管的蠕动　输尿管壁的平滑肌可发生每分钟 1~5 次的规则的周期性蠕动。这种蠕动可以将肾盂中的尿液输入膀胱。膀胱内压升高时,输尿管末端被压迫,尿液不会从膀胱倒流入输尿管和肾盂。

2. 膀胱排空　膀胱和尿道的平滑肌受自主神经支配，而尿道外括约肌受躯体神经支配。膀胱的逼尿肌（detrusor muscle）和尿道内括约肌受交感神经和副交感神经的双重支配，交感神经末梢释放的递质使膀胱逼尿肌松弛，同时使尿道内括约肌收缩，故能阻抑膀胱内尿液的排放。副交感神经节后神经元末梢释放的递质使逼尿肌收缩，但尿道内括约肌则舒张，故能促进排尿。

3. 膀胱内压升高　正常成人，当膀胱内液体的容积达到 30~50ml 时，膀胱内压开始升高；膀胱内液体的容积继续增加至 200~300ml 时，由于膀胱壁的上述特性，膀胱内压虽有升高，但升高并不明显，通常当膀胱的容积大于 300~400ml 时，膀胱内压才会明显升高。

4. 排尿反射（micturition reflex）　排尿反射是一种脊髓反射，但是在正常情况下，排尿反射受脑的高级中枢控制，可以由意识抑制或者促进。在正常的情况下，膀胱逼尿肌在副交感神经的影响下处于轻度收缩状态，膀胱内压保持在 10cmH_2O 以下。当膀胱内尿液增加时，膀胱内压也增高，但是由于膀胱壁的适应能力，因此内压无明显升高，保持在 15cmH_2O 以下。当膀胱尿液增加至 350~550ml，膀胱内压力超过 15cmH_2O，刺激膀胱壁的牵张感受器产生神经冲动，神经冲动沿着盆神经传导至骶髓的初级排尿反射中枢，同时将冲动上传至大脑的高级排尿中枢，从而产生尿意。条件允许时，膀胱逼尿肌收缩，膀胱内括约肌松弛，则尿液排出，反之，大脑便抑制骶髓的初级排尿中枢直到有合适的机会抑制才会被解除。此外，腹肌和膈肌收缩，使腹压增高也促进膀胱内尿液的排空，见图 21-11。

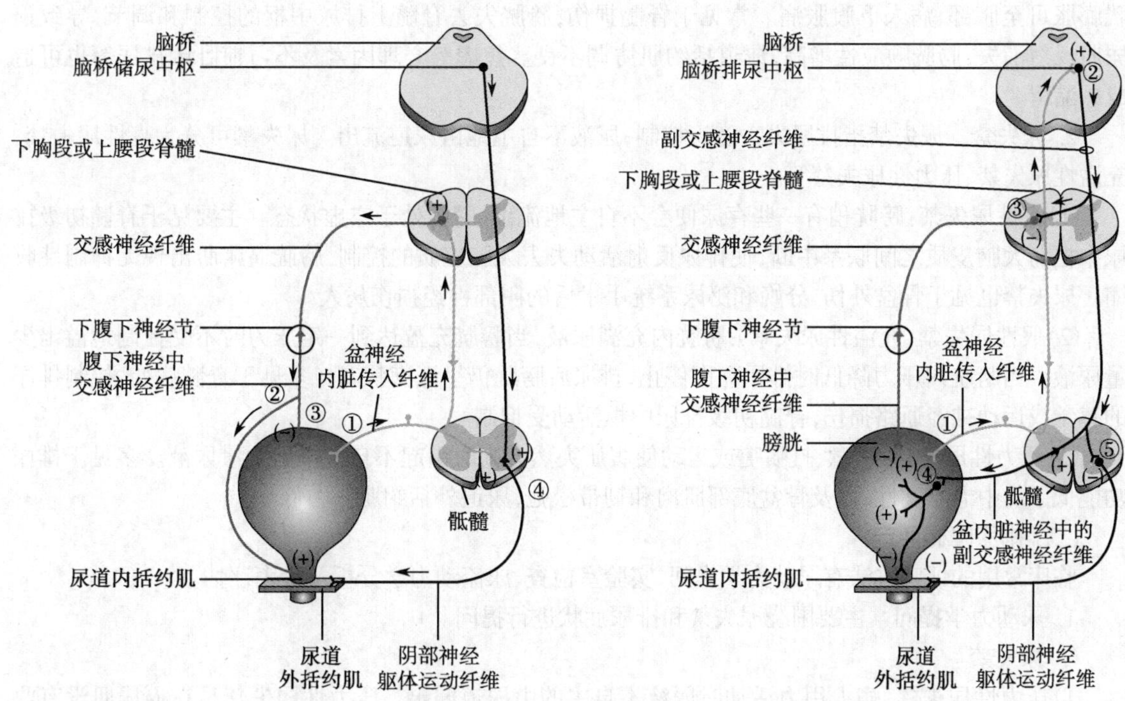

图 21-11　排尿反射

（三）排尿障碍

1. 神经源性膀胱尿道功能障碍　是临床常见的合并症之一。参与排尿功能的神经有大脑、脊髓和支配膀胱尿道的周围神经。它们受损后：

（1）大脑：损伤后引起排尿随意控制功能障碍。

（2）脊髓：病变使上运动神经元对下运动神经元的抑制作用解除，可引起尿潴留、阵发性短暂排尿、尿失禁、充盈性尿失禁、残余尿甚至反流。

（3）周围神经：病变直接损伤了对膀胱逼尿肌和尿道内外括约肌的控制，出现复杂的排尿功能障碍，如尿失禁、排尿无力、排尿时间延长、尿潴留等症状。

图片：排尿障碍的临床表现思维导图

2. 上运动神经元损伤的主要症状　表现为：①膀胱感觉缺失；②可能出现逼尿肌过度活跃；③可能有膀胱顺应性下降；④括约肌在充水时功能正常，在排尿时可能过度活跃；⑤排尿表现为反射性的。

3. 下运动神经元损伤主要症状 表现为：①膀胱感觉缺失；②逼尿肌不能收缩；③膀胱顺应性下降；④括约肌功能低下；⑤排尿需辅助用力。

4. 神经系统疾病的主要排尿功能异常

(1) 逼尿肌反射亢进：常用来指神经性疾病引起的逼尿肌不稳定。

(2) 功能性膀胱出口梗阻：继发于脊髓损伤脑脊膜膨出和多发性硬化症等引起尿道过度活跃、间断性尿道过度活跃或是逼尿肌-括约肌失调。尿道过度活跃可导致尿流速度呈间断性下降和膀胱排空不彻底，尿流中断则是由于病人排尿时需要不断用力以克服功能性梗阻造成的阻力。

二、排尿障碍评定

许多神经性疾病会引起排尿功能异常，如脑血管意外、多发性硬化症、帕金森病、脊髓损伤和骶骨发育不良等。脊髓外伤可能导致上运动神经元或下运动神经元损伤，这是两种与排尿障碍关系最密切的损伤。一些全身性疾病，如糖尿病，因造成支配神经的病变而影响排尿功能。对神经系统疾病病人，很难根据神经系统表现推断膀胱功能，尿流动力学检查在诊治过程中有至关重要的作用。

（一）分类

根据尿流动力学和功能分类。

1. 尿潴留 尿潴留指膀胱充满尿液而不能自主排出。潴留时的膀胱容积可达 3 000~4 000ml，膀胱膨胀可至脐部，病人下腹胀痛。常见于脊髓损伤，膀胱失去脊髓上排尿中枢的控制和调节，导致逼尿肌反射消失，膀胱顺应性增高，尿道括约肌协调不良。焦虑等心理因素及不习惯卧床排尿等也可造成尿潴留。

2. 尿失禁 尿失禁指排尿失去意识控制，尿液不自主地由尿道流出。尿失禁可分为真性尿失禁、充溢性尿失禁、压力性尿失禁等。

(1) 真性尿失禁：膀胱稍有一些存尿便会不自主地流出，膀胱处于空虚状态。主要见于脊髓初级排尿中枢与大脑皮质之间联系中断，使排尿反射活动失去大脑皮质的控制，膀胱逼尿肌出现无抑制性收缩。尿失禁也见于骨盆外伤、分娩和泌尿系统手术后的阴部神经损伤病人。

(2) 假性尿失禁（充溢性尿失禁）：膀胱内充满尿液，当膀胱充盈达到一定压力时不受控制地溢出少量尿液。当膀胱内压力降低时排尿立即停止，排尿后膀胱仍呈涨满状态。多见于脊髓病变，控制排尿的感觉或运动神经通路损伤，脊髓初级排尿中枢活动受抑制。

(3) 压力性尿失禁：咳嗽、打喷嚏或运动使腹压突然升高时引起不自主排出少量尿液。多见于排尿功能低下的中老年女性，以及骨盆底部肌肉和韧带松弛，尿道外括约肌张力低下。

（二）排尿障碍评定

临床常用的评定方法有尿动力学提问、实验室检查、尿流动力学分析及量表评估。

1. 尿动力学提问 主要围绕尿失禁和排尿症状进行提问。

(1) 尿失禁

1）压力性尿失禁：病人用力活动时尿液不自主的由尿道漏出。压力性尿失禁是在逼尿肌没有收缩的情况下，膀胱内压超过最大尿道压，使尿液不自主地漏出。尿动力学检查腹腔内压力升高，膀胱颈和尿道关闭不全。常见于下运动神经元损伤后出现的盆底肌运动无力。

2）急迫性尿失禁：是因为着急排尿而尿液不自主地漏出。急迫性尿失禁常见于逼尿肌不稳定，即动力性尿失禁和膀胱敏感性增高，即感觉性急迫性尿失禁。

3）夜间遗尿：指睡眠时的尿失禁。遗尿是因为脑功能紊乱，膀胱的胀大不能在大脑皮质引起正常的冲动。常见于神经系统疾病导致膀胱和尿道的感觉降低、逼尿肌过度活跃、镇静药物或酒精引起的大脑异常镇静状态等。

4）性生活时日的尿失禁：这种尿失禁与性活动密切相关，多为性交时女性出现漏尿症状。逼尿肌的不稳定、尿道括约肌的无力是常见原因之一。在男性偶尔发生射精时尿液同时排出，多见于神经源性疾病病人，如脊柱裂。

(2) 尿失禁分级：尿失禁分级是确定病情严重程度的具体标准。评价尿失禁时一定要认真分析出现频率和严重程度。尿失禁分级标准为：1 级：滴沥弄湿内裤；2 级：流尿，流在地上；3 级：流尿，弄湿外裤。

(3)排尿症状

1)尿等待:病人有尿意并开始排尿但不能马上排出称为尿等待;膀胱充盈时出现的尿等待则是尿潴留的先兆。尿等待常见于膀胱出口梗阻病人,需要等待一段时间让逼尿肌收缩到足以超过膀胱出口的压力。

2)尿流减小:神经系统病变导致逼尿肌收缩无力、逼尿肌括约肌失调、排尿量减少或尿频、膀胱颈至尿道外口任何水平的梗阻均可导致尿流减小。

3)排尿中断:排尿过程中在盆底水平发生尿道变窄。常见于神经病变引起的逼尿肌括约肌失调症状、逼尿肌收缩不稳定造成尿流的变化和中断。

4)排尿用力:排尿用力可能由于习惯或需要所致。有时膀胱内尿量少需稍用力以开始逼尿肌的收缩。

5)尿痛:尿痛可继发于尿路感染,较常见于尿道炎、前列腺炎和膀胱炎。

6)尿终滴沥:尿末滴沥是由于膀胱出口梗阻引起的逼尿肌收缩无力造成。

(4)尿潴留:询问病人有无尿潴留病史。最常见的病因是神经系统疾病、前列腺增生、盆腔手术分娩、使用对膀胱和输尿管有影响的药物等,某些心理因素也可引起尿潴留。

2. 实验室检查

(1)尿分析:尿液标本检查包括常规、镜检和细菌培养。

(2)放射学检查:每位病人都应该做腹部及盆腔的平片。较复杂的病例应做 CT 扫描、磁共振(MRI)检查。

(3)静脉尿路造影(IVU):如果存在血尿或平片有异常发现则速行 IVU。

(4)排尿期膀胱尿道造影(MCUG):MCUG 是先将造影剂注入膀胱,然后嘱病人排尿,同时在适当的阶段拍下一系列照片。

(5)内镜检查:内镜检查包括膀胱镜和尿道镜检查。对膀胱疼痛、血尿或有影像学异常等情况时可考虑用内镜检查。

(6)超声波检查:超声波检查可代替腹部平片作为主要的筛选性检查。

3. 尿流动力学检查

(1)尿流率测定:尿流率为单位时间内排出的尿量(ml/s)。反映排尿过程中逼尿肌与尿道括约肌之间的协调功能,可用于判断有无膀胱出口梗阻及逼尿肌收缩性。

尿流率测定应在一个单独的环境下,在病人有正常尿意并充分放松的情况下进行测量。检查前病人要尽量饮水达 1L 以上使膀胱充分充盈。到达检查室后病人再饮水 1L,然后让病人自己在检查室内排尿,病人排完尿后进行膀胱超声检查以测定残余尿量。当病人完成 3 次尿流率及残余尿测定后,将结果制成尿流率。

尿流率与尿量、年龄、性别有关。一般成年男性为 25.7ml/s ± 2.4ml/s;女性为 28.3ml/s ± 1.8ml/s。当膀胱容量在 200~400ml 时最大尿流率应大于 15ml/s。

(2)膀胱测压:用膀胱测压仪测得膀胱压、直肠压(腹压)和逼尿肌压从而研究膀胱的压力容量之间关系。

(3)尿道功能测试:由尿道测压仪可测得尿道各相应部位的压力。

(4)复合尿动力学检查:随着科技手段的进步,影像尿动力学检查越来越普遍地用于膀胱尿道功能失常,特别是复杂病人的检查。

文档:排尿日记记录表

(5)尿道外括约肌肌电图(EMG)检查:尿道外括约肌是控制排尿的主要部位。EMG 检查可以单独记录尿道外括约肌的功能。

(6)压力 EMG 同步检查:可反映膀胱容量、逼尿肌张力、尿道外括约肌的控制能力。

4. 量表评估

(1)尿失禁程度评估方法:见表 21-5。

表 21-5 尿失禁程度

尿失禁程度	治疗前	治疗后
Ⅰ度:没有尿失禁		
Ⅱ度:用力、屏气时出现尿失禁症状		
Ⅲ度:行走、活动时出现尿失禁症状		
Ⅳ度:直立、翻身时出现尿失禁症状		

注:Ⅰ度:无尿失禁;Ⅱ度:用力,屏气时尿失禁;Ⅲ度:行走,活动时尿失禁;Ⅳ度:直立,翻身时尿失禁。

(2)国际尿失禁咨询委员会尿失禁问卷表简表(ICI-Q-SF)评定(表 21-6):主要用于调查病人的尿失禁发生率以及尿失禁对病人生活的影响程度。让病人仔细回想自己近 4 周来的症状,然后回答下面的问题。

表 21-6 国际尿失禁咨询委员会尿失禁问卷表简表

1. 出生日期: 年 月 日
2. 性别(在空格处打√) 男□ 女□

3. 病人的漏尿次数(在□内打√)
□ 0 分 从来不漏尿
□ 1 分 每周大约漏尿 1 次或经常不到 1 次
□ 2 分 每周漏尿 2 次或 3 次
□ 3 分 每天大约漏尿 1 次
□ 4 分 每天漏尿数次
□ 5 分 一直漏尿

4. 您认为自己大概漏尿的量是多少?(使用了防护用品的也包括在内)
□ 0 分 不漏尿
□ 2 分 少量漏尿
□ 4 分 中等量漏尿
□ 6 分 大量漏尿

5. 总体上看,漏尿对您日常生活影响程度如何?
请在 0(表示没有影响)~10(表示有很大影响)之间的某个数字上画圈
0 1 2 3 4 5 6 7 8 9 10
没有影响 有很大影响

ICI-Q-SF 评分(将第 3、4、5 个问题的分数相加): 分

6. 什么时候发生漏尿?(请在与您情况相符合的□内打√)
□ 从不漏尿
□ 在去卫生间的过程中就有尿液漏出
□ 在咳嗽或打喷嚏时有尿液漏出
□ 在睡眠中有尿液漏出
□ 在行走或体育运动时漏尿
□ 在小便完和穿好衣服时漏尿
□ 在安静的情况下就出现尿液漏出
□ 在所有时间内漏尿

注:①漏尿次数。0 分:自始至终都没有漏尿;1 分:1 星期内大约出现 1 次漏尿或常常不到 1 次;2 分:1 星期内出现 2 次或 3 次漏尿;3 分:每天大约出现 1 次漏尿;4 分:每天漏尿很多次;5 分:经常漏尿,漏尿次数非常多。②漏尿量。0 分:没有漏尿;2 分:有少量的漏尿;4分:有中等量的漏尿;6分:有大量的漏尿。③总体上看漏尿病人日常生活影响程度:病人在0(表示没有影响)至 10(表示有很大影响)之间的某个数字分值上作出选择。

(3)临床症状评分:参考美国老年学会制定的尿失禁程度量表而定(表 21-7)。

表 21-7 临床症状评分

症状	等级	评分
尿失禁	无	0
	每周 1 次或更少	1
	每周两次以上,但不是每天	2
	几乎每天都有 1 次,但每周 1~2 天能控制	3
	每天 1 次以上	4
大便失禁	无	0
	每周 1 次或更少	1
	每周两次或以上	2
尿急	无	0
	轻度	1
	重度	2
排尿次数	每 3~4h 1 次	0
	每 1~2h 1 次	1
	每小时 2 次以上	2
夜尿	每晚 1 次或 2 次	0
	每晚 3 次或 4 次	1
	每晚 4 次以上	2

注:根据有无小便失禁、大便失禁、尿频、尿急和夜尿等症状以及程度分别评分为 0,1,2,3,4。0 分为正常,即没有出现上述症状;最高为 12 分,即出现上述症状而且很严重。

(4)膀胱括约肌控制评分:见表 21-8。

表 21-8 膀胱括约肌控制评分

无失禁	评分	有失禁
不需他人帮助,也不需器械、药物等帮助	6	每月少于 1 次
有排尿困难,不需他人帮助,但需器械、药物等帮助	5	每月 1 次
需接触身体帮助,自己能完成的在 75% 以上	4	每月 2 次
需接触身体帮助,自己能完成的为 50%~75%	3	每月 3~6 次
需接触身体帮助,自己能完成的为 49% 以下	2	每周 2~4 次
完全不能完成	1	每周大于 4 次,每日均失禁

评估类别:无失禁 / 有失禁　　总分:　　评估日期:　　评估人:

(三)常见的神经源性排尿障碍分析及评定

1. 大脑损害

(1)痴呆:多见于老年人由于脊髓排尿中枢失去了大脑皮质的控制,导致自控能力低下的尿失禁,症状多为紧迫性尿失禁。

(2)脑血管病:基底节、额叶、脑干、小脑等处的病变常伴有排尿功能障碍。初期多出现尿潴留,膀胱测压逼尿肌无反射。恢复期可出现尿频、尿急及紧迫性尿失禁,检查可见逼尿肌无抑制性收缩。

(3)帕金森病:其排尿障碍的主要表现是尿频、尿急和运动紧迫性尿失禁。

2. 骶髓以上脊髓损害

(1)休克期:逼尿肌无反射,尿道压大于膀胱压出现尿潴留。

(2)休克期后:由于脊髓排尿中枢失去了脊髓上中枢的控制,出现逼尿肌阵发性无抑制性收缩,膀胱容量变小,顺应性降低而尿道压力升高。

3. 骶髓损害　控制膀胱的副交感神经反射消失,逼尿肌无反射,膀胱容量增大。同时控制尿道外括约肌的阴部神经反射也消失,使尿道外括约肌张力减退或消失。但控制膀胱颈及近端尿道的交感神经正常,因此膀胱颈及近端尿道收缩产生大量残余尿,引起排尿困难。

文档:排尿障碍的康复训练

4. 周围神经损害

(1)糖尿病:主要表现为排尿无力、时间延长甚至间断性排尿或滴尿。长期大量残余尿及慢性尿潴留可继发尿路感染,有的甚至发生膀胱-输尿管反流和梗阻性肾病。

(2)外伤或术后:常见的有排尿困难、尿意丧失、大量残余尿、急紧迫性尿失禁或压力性尿失禁、尿潴留、充盈性尿失禁。

第五节　排便障碍评定

一、概述

随着人们饮食结构的改变及精神心理、社会因素等多方面的影响,排便障碍已成为影响现代人生活质量的重要因素之一。临床常见的排便功能障碍有便秘、排便次数异常、括约肌失能或失禁。

(一)排便障碍基础知识

1. 排便的神经支配

(1)副交感神经:副交感神经中枢位于 S_2 的侧角,其冲动经盆神经传出。兴奋时肠道的能动性,使降结肠、乙状结肠和直肠收缩,肛门内括约肌松弛从而产生排便。

(2)交感神经:交感神经起源于 T_1~L_2 的侧角,其纤维经腹下神经丛支配肠道。交感神经的功能在于增进肠道的贮存功能,使肛门内括约肌收缩保持对粪便的控制。

(3)躯体神经:控制排便的躯体神经为阴部神经,其神经核在 S_{2-4} 的前角,其纤维支配肛门外括约肌和耻骨直肠肌。非排便期这些肌肉持续性收缩(甚至睡眠中),从而保持对粪便的控制功能。

2. 病因　由于排便障碍的原因是多方面的,且经常会有病症的重叠现象发生。

(1)年龄:老年人的发病率较青壮年升高。由于食量和体力活动减少,胃肠道分泌消化液减少,肠管的张力和蠕动减弱,食物在肠内停留过久,水分过度被吸收;胃-结肠反射减弱,直肠敏感性下降,参与排便的肌肉张力低下。

(2)生活习惯:饮食过于精细少渣,缺乏食物纤维,液体量摄入不足等均可引起排便障碍。此外,有些病人有不良排便习惯,忽视正常便意,排便反射受到抑制。

(3)精神心理:许多病人有抑郁、焦虑、强迫观念及异常行为等心理障碍。很可能通过抑制外周自主神经对大肠的支配而引起排便障碍。

(4)代谢因素:有报道称乙状结肠中5-羟色胺、5-羟基吲哚乙酸水平的增加与排便障碍有关。

(5)神经病变:部分病人由于肠神经系统异常所致。神经元性肠道发育不良(neuronal intestinal dysplasia,NID)可引起排便障碍,是一种先天性黏膜下神经丛神经支配缺陷性疾病,其主要动力障碍是结肠、直肠推进性运动减弱。

(6)解剖结构:通过排粪造影可以发现很多排便障碍存在直肠前突、直肠内套叠、直肠黏膜脱垂等局部解剖结构异常。

(7)其他:一氧化氮(NO)分子是近年来研究的热点。NO作为胃肠道的抑制介质,能够激活鸟苷酸环化酶,使cGMP生成增多,改变细胞膜功能,使肠道平滑肌松弛。NO合酶(nitric oxide synthase,NOS)是生成NO的关键环节。

3. 病理生理　固态粪便储存于乙状结肠甚至降结肠中，当乙状结肠或更近端的结肠收缩时，可将粪便驱入直肠，引发排便反射。当上方结肠收缩将粪便以一定的量和一定的速度驱入直肠时，可引起变化：①进入直肠的粪便对直肠产生机械性扩张，使直肠内压升高，通过直肠壁内反射，使内括约肌弛缓、张力下降，肛管压力降低，这种反射呈容量依赖性和速度依赖性。②盆底肌、外括约肌则反射性收缩，刺激分布于盆底的排便感受器，冲动传至大脑皮质产生便意，并引起直肠平滑肌解除其张力收缩，使盆底诸肌、耻骨直肠肌、肛门外括约肌松弛，盆底下降呈漏斗状，肛管直肠角变大，肛管压力下降。③直肠和远端结肠反射性收缩使肠管缩短，肠腔内压增高；因便意得以顺利排出。若环境不允许排便，则盆底肌、耻骨直肠肌、肛门外括约肌主动收缩，不让粪便进入肛管，同时，直肠、结肠亦适应性松弛，直肠内压下降，便意逐步解除；若仍不理会便意，粪便将在直肠逆蠕动下返回上方结肠。

（二）大肠和肛门的功能

1. 吸收功能　回肠每天将 1 000~2 000ml 的内容物排入结肠，其中 90% 是水分，结肠可吸收其中 80% 的水分和 90% 以上的 NaCl，正常每天自粪便中排出仅 100~200ml 水分及少量电解质。

2. 传输功能　正常人的结肠以 5cm/h 的恒定速度将肠内容物向前推进，进食后可达 10cm/h。粪便由盲肠到肛门需 12~48h。

3. 排便功能　排便是一种反射性活动，当粪便进入直肠时使直肠膨胀，其信息经传入神经传导至大脑的排便中枢，排便中枢再发出冲动经盆神经的副交感纤维至效应器引起降结肠、乙状结肠和直肠收缩，肛门内、外括约肌松弛将粪便排出体外。

（三）常见的排便功能障碍

临床常见的排便功能障碍有便秘、腹泻、排便次数异常、括约肌失能或失禁。

1. 便秘　排便次数减少，排出的粪便干硬且排便不畅和困难。多见于中枢神经系统损伤、直肠肛门手术、长期卧床或排便活动受限制等。某些药物的不合理使用、饮食结构不合理、饮水量不足、滥用泻药也可导致便秘的发生。另外，便秘也与性别、年龄、职业、遗传、文化程度、家庭收入、地理分布、居住区域以及种族、性格等多种因素有关。表现腹胀、腹痛、食欲不佳、消化不良、乏力、头痛、恶心等。触诊腹部较结实且紧张，有时可触及包块，肛诊可触及粪块。

2. 粪便嵌塞　粪便持久滞留，堆积在直肠内，坚硬不能排出。常发生于慢性便秘的病人。便秘未能及时解除，粪便滞留在直肠内，水分被持续吸收，而乙状结肠排下的粪便又不断加入，最终使粪块变得又大又硬，不能排出而发生粪便嵌塞，病人有排便冲动，腹部胀痛，直肠肛门疼痛，肛门处有少量液化的粪便渗出但不能排便。

3. 腹泻　排便型态改变，频繁排出松散稀薄的粪便，甚至水样便。腹泻时，肠蠕动增加，肠黏膜吸收水分功能发生障碍，胃肠内容物迅速通过胃肠道，水分不能在肠道内被及时吸收。又因肠黏膜受刺激，肠液分泌增加，进一步增加了粪便的水分。

4. 排便失禁　肛门括约肌不受意识控制而不自主地排出粪便。直肠与肛门功能是使大便存留及排出，任何原因使肛门括约肌出现失神经控制均可引起排便失禁。

文档：大便失禁病人康复训练方法

5. 肠胀气　胃肠道内有过量气体积聚不能排出。一般情况下胃肠道内的气体只有 1ml 左右。胃内的气体可通过口腔嗝出。肠道内的气体部分在小肠被吸收，其余的可通过排出。肠胀气多见于长期卧床、腰脊神经痛、肠蠕动减少、肠道梗阻及肠道手术后病人表现为腹部膨隆、叩诊呈鼓音、腹胀、痉挛性疼痛、呃逆、肛门排气过多。当肠气压迫膈肌和胸腔时可出现气急和呼吸困难。

（四）排便的生理过程

正常人的直肠没有粪便。当肠的蠕动将粪便推入直肠时，刺激了直肠壁内的感受器，经盆神经和腹下神经传至脊髓腰骶段的初级排便中枢，同时上传到大脑皮质引起便意和排便反射。通过盆神经的传出冲动使降结肠、乙状结肠和直肠收缩，肛门内括约肌舒张，与此同时阴部神经的冲动减少，肛门外括约肌舒张使粪便排出体外。同时支配腹肌的神经兴奋，腹肌和膈肌也发生收缩，腹内压增加促进粪便的排出，正常人的直肠对粪便的压力刺激具有一定的阈值，当直肠内粪便达 100ml 左右或直肠内压力达 2.8kPa 时即可产生便意。

二、排便障碍评定

(一) 分类

1. 根据肠道发生病变的部位分类

(1)肠道传输功能障碍：肠道内容物通过缓慢称为慢传输性排便功能障碍。临床以结肠传输功能障碍多见，如痉挛性结肠、结肠迟缓无力。

(2)肛管、直肠功能异常：又称出口梗阻综合征，如直肠内脱垂、直肠前突、盆底疝等综合征。

(3)结肠慢传输和出口梗阻：两种类型疾病互为因果，同时并存。慢传输性便秘因粪便干结、排出困难而长期用力排便造成盆底功能障碍而致出口梗阻。

2. 根据神经损伤部位分类

(1)反射性大肠：$S_{2\sim4}$ 以上病变时，脊髓腰骶段的初级排便中枢和排便反射弧正常，排便反射仍存在，病人可通过反射自动排便。但因高级排便中枢被破坏，故缺乏主动控制能力，这种大肠功能状态称为反射性大肠。

2109
文档：大便显示的问题

(2)弛缓性大肠：S_2 以下的脊髓及所发出的神经损伤时，因初级排便中枢和排便反射弧被破坏，排便反射消失，控制排便的肌肉张力低下，这种大肠功能状态称为弛缓性大肠。

(二) 评定内容

1. 排便次数　排便次数因人而异，正常成人每天排便 1~3 次，每次大便间隔时间基本固定。

2. 排便量　正常人每天排便量 100~300g。进食低纤维、高蛋白质食物排便量少；进食粗纤维、蔬菜和水果时排便量较多。

3. 粪便性状　正常人的粪便为成形软便。便秘时粪便坚硬，腹泻时为稀便或水样便，正常人每次大便应在半小时内完成，便秘者消耗时间延长。

4. 腹泻　病人消耗时间少但排便次数增多。

5. 括约肌功能　括约肌有无失能或失禁，即排便不受意识控制也不受场合和时间限制，粪便自行自肛门溢出。

(三) 常用的评估方法

1. 肛门直肠指诊　先观察肛门是否正常，把手置于肛周并向外侧牵拉皮肤，肛门功能差的病人会出现肛门开放。

(1)肛门张力：将检查者的手指插入病人肛管：①手指感觉直肠内压力；②肛门局部刺激有无大便排出；③评估直肠穹窿有无粪嵌塞。

(2)肛门反射：划动肛周皮肤后出现肛门收缩。这是检查上运动神经元病变的最好办法。

(3)自主收缩：自主性的肛提肌收缩可以增加肛门括约肌的压力。

2. 结肠传输试验　结肠传输试验是客观地反映结肠内容物推进的速度，从而判断是在肠道传输减慢而引起的便秘。结肠传输功能测定的方法很多，包括应用染料、钡剂、放射性核素以及不透 X 线标志物等。其中不透 X 线标志物法操作简单、价廉，临床应用较广泛。检查前应注意：从检查前 3 天直到检查结束期间，禁止用任何影响胃肠道运动的药物，以免出现假阳性或假阴性结果。

3. 肛肠测压　肛管及直肠末端有众多括约肌和盆底肌肉围绕，直肠壁内也有平滑肌，肛管和直肠内存在一定的压力梯度以维持和协助肛门的自制。肛管压力高于直肠远端，而直肠远端压力又高于直肠近端。在排便时机体借助一系列协调的神经肌肉活动将直肠肛管的压力梯度倒置以完成排便。肛肠肌肉功能紊乱必然导致肛肠压力的异常。通过测定肛肠压力的异常变化可以了解某些肌肉的功能状况，有利于疾病的诊断。

4. 盆底肌电图检查　盆底肌电图主要用来了解肛门内外括约肌、耻骨直肠肌功能，区分肌肉功能的异常是神经源性损害、肌源性损害还是混合性损害。检查前不需灌肠、禁食，但应排空直肠、清洗肛门。一般采用四道肌电图仪。

5. 纤维结肠镜　纤维结肠镜的重要价值在于排除大肠器质性疾病。

6. 肛门自制功能试验　自肛门内灌入生理盐水，每分钟 60ml，计 25min，总量 1 500ml，生理情况下可以漏水 10ml。粪失禁病人约 500ml 时即难以控制。此试验可以客观地评估粪失禁的严重程度、外括约肌的肌力、外括约肌失控出现的时间等。

7. 自我观察日记 要求病人记录每天的活动、饮食、大便情况、应用泻剂及其他药物的情况等，以便对治疗前后进行对比、分析，根据疗效指导合理饮食及用药。

8. 磁共振成像技术 MRI 技术可以直接清晰地显示盆腔器官及盆底组织的切面，如矢状面、冠状面和横断面的解剖结构，避免造影检查时造影剂的互相重叠，因不用造影剂，无碘过敏现象易被病人接受。

9. 排粪造影 对排粪异常者进行病因诊断的一种动静状态结合的检查方法，是诊断功能性出口处梗阻的重要手段。检查前 2~3h 灌肠 2 次。清除乙状结肠、直肠内的积便，用黏稠的钡剂加适量羟甲基纤维素钠在 300~400ml 以充盈至降结肠为准，拍摄静坐、提肛、力排、正侧位共 3~4 张(拍摄范围应包括耻骨联合、骶尾骨和肛门)，然后测量肛直角、肛上距、乙耻距、骶前间距的大小，正常的情况如下：①直角力排较静坐时增大，提肛时最小；②肛上距力排 > 静坐，肛上距必须 <30mm(经产妇 <33mm)；③乙耻距：最小距均为负值；④骶前间距 <10mm；⑤钡剂排出顺利，未发现其他异常。

出口梗阻是只有在排便过程中才表现出来的盆底、直肠和肛管的暂时性解剖梗阻，包括直肠前膨出、直肠内套叠、直肠黏膜内脱垂、内括约肌失弛缓、耻骨直肠肌肥厚、盆底痉挛、肠疝及会阴下降等。

文档：排便障碍的康复训练

第六节 性功能评定

性功能是人的正常生理功能之一，正常的性功能不但是繁衍后代的需要，也与生活质量有关。进行性功能评定，可发现性功能障碍的原因，以便采取相应的对策，提高生活质量。

一、概述

(一) 正常性功能

正常性功能是由与异性接触、性欲、勃起、性交、射精、快感(性欲高潮)、受精等一系列条件反射和非条件反射构成的复杂生理活动。而女性除上述 7 项外还有妊娠和分娩过程。受密切联系的大脑皮质性功能中枢、间脑和下丘脑皮质下中枢以及与外生殖器官联系的脊髓勃起中枢、射精控制中枢。多种条件刺激(如视觉的、嗅觉的、听觉的、记忆的、触觉的等)均可引起性中枢的兴奋。性的条件反射在正常性功能中起决定性作用。

性中枢的兴奋通过脊髓神经中枢发出的神经纤维以及交感和副交感神经，使阴茎血液供应增加、海绵体血容积增加，引起阴茎勃起。性激素是生殖器官发育所必需的。在性生活过程中，男女均出现呼吸和心率加快，血压升高，全身肌肉发生随意和不随意的收缩等生理反应。随着年龄的增加，生理性的性反应的速度和强度会降低。性满足包括心理和躯体上的满足，若不能通过正常性交达到性满足，也可通过手淫、爱抚获得一定的心理或 / 和躯体上的性满足。

(二) 性功能障碍的类型

在上述正常性功能过程中，任何一个环节缺乏或不充分都叫性功能障碍。即指任何使本人或伴侣对性表现持续不满意的性行为障碍。男性的性功能障碍有生精功能障碍、勃起障碍、性交障碍和射精障碍(不能射精、早泄、迟泄等)。

性功能障碍从原因上可分为器质性障碍和功能性障碍两大类。器质性障碍包括先天发育畸形、疾病或损伤造成的外生殖器结构功能异常，如男性截瘫、阴茎先天发育畸形、阳痿等，女性阴道闭锁等。功能性障碍是指心理社会因素引起的。性功能障碍临床表现主要有：

1. 性欲降低 性欲降低表现为有意识、无意识的性冲动或性要求降低，主要是心理社会因素引起的。

2. 阴道润滑性下降 阴道润滑性下降表现为阴道润滑液减少，性交疼痛，其原因包括精神性因素引起的性兴奋激发不足，使阴道润滑液产生减少，以及多发性硬化、脊髓损伤、糖尿病等器质性因素。

3. 性高潮延迟 性高潮延迟表现为性高潮发生延迟，主要由精神性因素引起。

4. 性高潮缺失 性高潮缺失表现为无性高潮。主要是精神性的，健康状况不佳、多发性硬化、脊髓损伤等均可损及性欲高潮。

5. 勃起功能障碍 阴茎不能勃起进行性交，或阴茎不能维持足够的硬度进入阴道维持性交。

6. 早泄 早泄是指在阴茎进入阴道之前或刚进入阴道就发生射精，同时阴茎丧失勃起。早泄一般认为是心理生理性的，习得性因素占有重要因素。

7. 逆行射精 逆行射精是指因尿道内口不能充分缩紧引起精液射入膀胱。逆行射精造成功能性不育，常见于脊髓损伤、前列腺切除术、糖尿病性神经系统病变或手术等。

8. 阴茎异常勃起 阴茎海绵体引流不畅引起的长时间的、痛性勃起。主要是器质性因素引起。

9. 不能射精 在性交中一般能维持坚硬勃起，但达不到兴奋高潮，故不能射精或不能在阴道内射精。如在手淫等非性交刺激时能射精，而不能在阴道内射精，则提示有心理社会因素。

10. 阴道痉挛 阴道痉挛是指环绕阴道口或阴道外三分之一部位的肌肉非自主性痉挛或缩窄，引起性交疼痛，重度痉挛者阴茎不能插入阴道。多是精神性的，部分是先天发育异常或性器官肿瘤等器质性因素引起的。

（三）性功能障碍的原因

许多原因可引起性功能障碍，常见的有心理 - 社会因素、先天畸形、损伤、疾病等。

1. 先天发育畸形 如阴茎先天发育畸形、阴道闭锁等。

2. 损伤 骨盆和会阴部等严重损伤可造成阴茎勃起功能障碍。

3. 疾病 疾病或残疾可直接影响性功能，也可通过心理因素间接影响性功能。

4. 药物 心血管病药物、镇静安眠药、抗抑郁药、抗胆碱药物和激素等对性功能均有不同程度的抑制作用。

5. 心理 - 社会因素 心理 - 社会因素是性功能障碍最常见的原因。

6. 其他 吸烟、饮酒可不同程度地影响性功能。

二、性功能障碍评定技术

性功能障碍不仅是医学问题，而且也涉及婚姻、家庭、道德观念等社会问题。为此，必须进行全面的评定。

1. 一般状况 包括性别、年龄、文化程度、家庭情况、职业、恋爱及婚姻状况等社会背景情况。

2. 病史

（1）功能障碍史：原因或诱因、发生时间、特点（性欲、阴茎勃起、性交、射精、情欲高潮等各方面）、病情演变及诊疗过程和效果等；既往性经历及状况、非性交时的性反应、有无心理因素对性功能的影响；性功能障碍前后本人和配偶对性生活的看法及要求等。

（2）疾病或伤残史：疾病或伤残时间、病情演变（包括心理）及诊疗康复过程和效果、疾病或伤残对生殖器官和性功能产生了什么影响、本人和家庭特别是配偶对其残疾或疾病或身体状况的态度等。

3. 身体检查与实验室检查

（1）性功能障碍检查：如检查有无生殖系统先天畸形和后天损伤；测定夜间阴茎胀大情况，鉴别器质性和精神性阳痿；在非性交性高潮后观察有无精液自尿道口射出，或在性高潮或性生活后留尿，经离心沉淀后在显微镜下观察有无大量精子，以确定是否为逆行射精。

（2）其他检查：检查病人运动功能、感觉功能、大小便功能、心理状况等。通过详尽地了解背景资料、病史和身体检查，首先性功能障碍临床表现，区别性功能障碍主要是器质性的还是功能性的。

4. 性功能障碍评定

（1）造精功能障碍评定。

（2）勃起障碍评定。

（3）射精障碍评定。

(4)性交障碍评定。

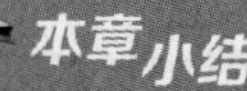

本章小结

常见并发症评定技术是康复医学重要的评估方法之一，深刻理解常见并发症的发病障碍病因病理及评定意义，扎实掌握这些评定技术的目的、原则和操作技术对指导临床工作，提高病人的功能有极其重要的意义。

（杨飞）

思考题

1. 压疮的临床分期及特点有哪些？
2. 目测类比评分法如何开展？
3. 吞咽障碍评定的临床意义有哪些？
4. 请整理临床开展神经源性排尿障碍评定的具体方法。
5. 病人李某，女性，65 岁，近五六年内，排便时总是感觉肛门收缩，不能顺畅排出，虽然每天定时排便，但总是比较吃力，肛门部位总是有坠胀感，有时出现便秘，但无出血，无疼痛感，请你选择一个评估方案？
6. 性功能障碍的主要临床表现有哪些？

扫一扫，测一测

思路解析

实 训 指 导

一、总　论

实训1　病史的采集

【实训目的】

1. 掌握采集病史的分类。
2. 掌握采集病史的技巧和内容。
3. 掌握如何过滤、筛选信息。

【实训要求】

1. 学生分组　其中每组模拟病人1人,两名工作人员,1人询问病史、观察受检者的表现;1人负责记录。
2. 教师指导　分组实训前指导教师先进行示教指导。

【学时】

1学时。

【实训步骤】

1. 复习定义　病史的内容主要包括主诉、现病史、功能史、既往史、系统回顾、病人概况和家族史等。
2. 操作方法与步骤

(1)了解受检者临床情况和基本情况。

(2)向受检者充分解释病史采集目的,确保采集信息的真实性,签署知情同意书。

(3)确定采集方案。

【实训报告】

学生写出本次实训中所了解的内容包括:实训目的、实训方法和步骤、实训结果及结果分析、实训中的注意事项,并附上实训报告单。

实训2　体格检查

【实训目的】

1. 掌握体温、脉搏、呼吸、血压的测量方法。
2. 掌握一般检查的内容、顺序和检查方法。
3. 掌握一般检查的正规记录方法。

【实训要求】

1. 学生分组　其中每组模拟病人1人,两名工作人员,1人询问病史、观察受检者的表现;1人负责记录。
2. 教师指导　分组实训前指导教师先进行示教指导。

【实训仪器设备及用品】

温度计、听诊器、血压计、软尺。

【学时】

1学时。

【实训方法】

按以下顺序和正规方法逐项完成各项检查。

1. 体温测量(学生只操作腋测法)

(1)腋测法:腋窝要干燥,如出汗而潮湿,需将腋窝擦干。将体温计水银柱甩至36℃以下,把体温计水银端放在腋窝顶部,令病人夹紧腋窝5~10min后,取出观察。注意体温计水银端必须紧密接触腋窝皮肤。

(2)口测法:将体温计水银柱甩至36℃以下,将体温计水银端放于病人舌下,嘱病人紧闭口唇。3~5min后,取出观察。注意测量前不可饮水(包括热水或冷水)。不可用牙齿咬住体温计。

2. 脉搏测量

(1)先在前臂屈面桡侧近腕关节处、用示指中指和环指找到桡动脉搏动,然后观察以下内容:

1)速率:测量每分钟脉搏次数,脉搏规则者可测半分钟之脉搏次数乘以2;脉搏不规则者,必须测量1min。

2)节律:是否规则,有无间歇。

3)强弱:动脉壁的硬度和弹性。

4)水冲脉的检查方法:将病人上肢抬高过头,触诊桡动脉,若脉搏洪大,骤起骤落,为水冲脉。

5)奇脉(吸停脉)的检查方法:先在平静呼吸时触诊桡动脉,在嘱病人深吸气,若吸气时脉搏显著减弱或消失,即为奇脉。

(2)找出动脉搏动的部位

1)颞动脉:颧骨上方靠近耳郭前缘处。

2)颌外动脉:下颌角之前方2~3cm处。

3)股动脉:腹股沟内侧大腿根部。

4)足背动脉:足背正中稍偏内侧,踝关节前3~4cm处。

(3)呼吸的测量:用眼观察胸廓或腹壁的呼吸运动。

1)速率:测量1min呼吸的次数。每一吸一呼为一次。

2)节律:是否规则。

3)深度:吸气或呼气时间长短。

测量呼吸时要分散病人注意力,避免病人注意自己的呼吸而引起呼吸不自然,造成人为的呼吸异常。

3. 血压的测量

(1)测血压前应嘱被检查者安静休息5~15min。

(2)坐位测量时,肱动脉位置应与第4肋同高。卧位测量时,肱动脉与腋中线同高。

(3)测量右臂,将该臂裸露,血压计袖带下缘在肘窝上2cm处。袖带缚扎需平整,松紧适度(以能插入2个手指为宜)。用鼓形听诊器胸件平放在肱动脉搏动最明显处,不要压得过重,亦不要将听诊器头塞到袖带下面。

(4)将血压计水银柱开关拨到“开”位置,并将橡皮气球旋钮扭到关闭。左手扶住听诊器头,右手握住气球,向袖带内打气,直至动脉搏动音消失,再继续打气使水银柱再上升20~30mm。然后旋动气球旋钮缓缓放气,水银柱下降速度以4mm/s(2个小格)为宜。当听到第一声动脉搏动音时,记下压力表上的读数即为收缩压。继续放气,当动脉搏动音消失时,压力表上的读数即为舒张压。对个别动脉搏动音持续不消失者,则以明显变调作为舒张压的标志,但应当加以注明。

(5)下肢血压测量方法:被测者取俯卧位,血压计袖带束于大腿,下缘在腘窝上2~3cm处,听诊器头放在腘窝正中。其方法同上肢测量。

4. 一般情况检查　发育以年龄、智力和体格成长状态(身高、体重及第二性征)之间的关系来衡量。以良好、中等、不良来表示。请进行以下发育指标的测量:

(1)胸围:以软尺测量乳头水平之胸廓周径。正常约等于身高的1/2。

(2)指距:两上肢水平展开,手指伸直,测两手中指尖之间的距离。正常约等于身高。

(3)坐高:端坐,两眼向前平视,测头顶至两坐骨结节连线水平之距离。正常坐高约等于下肢的长度。

(4)下肢长度:两下肢伸直,测量髂前上棘经髌骨内缘至内踝尖的长度。

5. 营养　根据皮肤、皮下脂肪、肌肉、毛发的情况来衡量。以良好、中等、不良来表示。

6. 意识状态　正常人意识清楚,查体合作。

7. 体位　正常人为自动体位。

8. 面容与表情　正常表情安详。

9. 皮肤

(1)颜色:有无苍白、潮红、紫绀、黄染、色素沉着等。

(2)弹性:常取手背、上臂内侧及腹部,用示指和拇指将皮肤捏起,然后放开。正常人在松手后皮肤皱褶立即展平消失。若松手后皮肤皱褶不能很快展平,表示皮肤弹性差。

(3)水肿:按压下肢胫骨前,如有凹陷,称凹陷性水肿。

(4)皮疹及出血斑点:有无皮疹、出血点及分布部位。

(5)其他:瘢痕、蜘蛛痣、毛发分布等。

10. 浅淋巴结　检查淋巴结应按一定顺序进行,以免遗漏。

(1)颈部淋巴结:病人颈部稍前倾,颈肌放松,分别触摸耳后、乳头区、枕骨下区、颈前三角区、颈后三角区。

(2)颌下淋巴结:病人稍低头,下颌内收。检查者双手拇指固定于病人面颊部,其余四指深入下颌角的下颌骨内进行触摸。

(3)锁骨上淋巴结:检查者站在病人背后,以四指紧贴颈根部,沿锁骨上窝进行滑行触诊。

(4)腋窝淋巴结:病人两臂自然下垂,肩胸部肌肉放松,用四指触诊。注意触摸腋窝顶部及内侧壁。

(5)滑车上淋巴结:病人肘关节轻度屈曲放松,检查者一手扶住病人前臂,另一只手四指在肘关节附近、内、后上方进行触诊。

(6)腹股沟淋巴结:病人仰卧,两腿伸展,用四指由腹股沟内侧向外侧滑行触诊。

如触到淋巴结时,要注意并记录其数目、大小、硬度,有无压痛及活动度等。

【实训报告】

学生写出本次见习中所了解的内容包括:实训目的、实训器材与设备、实训方法和步骤、实训结果及结果分析、实训中的注意事项,并写出见习体会。

(王玉龙)

二、人体形态和反射技术评定

实训3　人体形态评定技术

【实训目的】

1. 掌握常用的形态评定的临床意义和操作技术。

2. 熟悉人体形态测量的流程,体重指数、肢体长度、肢体围度测量的方法。

【实训对象】

学生扮演的感觉障碍的标准化病人,正常人体。

【实训步骤】

1. 学习实训内容　明确实训要求,掌握重点及注意事项。

2. 分组训练　参与实训的学生每2人一组,分别模拟“评定者”和“被测者”。

3. 实训课内容　由“评定者”为“被测者”进行神经反射和形态评定的评定。

4. 活动完成后,2人互换角色。

【实训仪器设备及用品】

软尺、秤台、身高测量仪等。

【学时】

1学时。

【实训内容与方法】

(一)四肢长度测量

1. 要求

(1)被检者充分暴露受检查部位。

(2)将两侧肢体放置在对称的位置上。

(3)利用体表的骨性标志来测量肢体或残肢长度。

(4)将两侧的测量结果进行比较。

2. 上肢长度的测量　见实训表 3-1。

实训表 3-1　上肢长度测量部位、体位与测量点

测量部位	测量体位	测量点
上肢长	坐位或立位，上肢在体侧自然下垂，肘关节伸展，前臂旋后，腕关节中立位	肩峰外侧端到桡骨茎突或中指尖的距离
上臂长	同上	肩峰外侧端到肱骨外上髁的距离
前臂长	同上	肱骨外上髁到桡骨茎突的距离
手长	手指伸展位	桡骨茎突与尺骨茎突连线的中点到中指尖的距离

3. 下肢长度的测量　见实训表 3-2。

实训表 3-2　下肢长度测量部位、体位与测量点

测量部位	测量体位	测量点
下肢长	仰卧位，骨盆水平位，下肢伸展，髋关节中立位	髂前上棘到内踝的最短距离，或从股骨的大转子到外踝的距离
大腿长	同上	从股骨大转子到膝关节外侧关节间隙距离
小腿长	同上	膝关节外侧关节间隙到外踝的距离
足长	踝关节呈中立位	足跟末端到第二趾末端的距离

（二）身体围度测量

1. 要求

(1)测量时被测者应充分放松被测患肢的肌肉。

(2)测量时注意皮尺与肢体纵轴垂直，松紧度适宜。

(3)将两侧的测量结果进行比较。

2. 四肢围度测量　见实训表 3-3。

实训表 3-3　四肢围度测量部位、体位与测量方法

测量部位	测量体位	测量方法
上臂围度	分别取肘关节用力屈曲和肘关节伸展两种体位	测上臂的中部、肱二头肌最膨隆部的围度
前臂围度	前臂在体侧自然下垂	分别测量前臂近端最膨隆处和前臂远端最细处的围度
大腿围度	仰卧位，下肢稍外展，膝关节伸展位	髌骨上缘起向大腿中段每隔 6cm、8cm、10cm、12cm 处测量围度
小腿围度	踝关节呈中立位	分别测量小腿最粗的部位和内、外踝最细处的围度

3. 截肢残端围度测量（实训表 3-4）

实训表 3-4　截肢残端围度测量部位、体位与测量方法

测量部位	测量体位	测量方法
上臂残端	站位和坐位	从腋窝直到残端末端，每隔 2.5cm 测量一次围度
前臂残端	同上	从尺骨鹰嘴直到残端末端，每隔 2.5cm 测量一次围度
大腿残端	站立位	从坐骨结节直到残端末端，每隔 5cm 测量一次围度
小腿残端	坐位	从膝关节外侧间隙起直到残端末端，每隔 5cm 测量一次围度

4. 躯干围度测量　见实训表 3-5。

实训表 3-5　躯干围度测量的部位、体位与测量方法

测量部位	测量体位	测量方法
头围	坐位或站立位或平卧位，上肢在体侧自然下垂	用软卷尺齐双眉上缘，后经枕骨结节，左右对称环绕一周
颈围	坐位或站立位，上肢在体侧自然下垂	通过喉结处测量颈部的围度，应注意软尺与地面平行
胸围	同上	分别在被测者平静呼气末和吸气末时，通过胸中点和肩胛骨下角点，绕胸一周
腹围	同上	通过脐或第 12 肋骨的下缘和髂前上棘连线中点的水平线
臀围	站立位，上肢在体侧自然下垂	测量大转子与髂前上棘连线中间上臀部的最粗部分

(三) 身高和体重测量

1. 身高测量

(1) 身高定义：身高是指身体的总高度，即人体直立时，由头顶点到地面的垂直距离。

(2) 测量方法：被测者应脱鞋赤足，背靠立柱，使足跟、骶骨正中线和两肩胛骨间三处与立柱贴紧，足尖分开成 60°，成立正姿势。并按测量者的指导，将头调整到耳眼平面，直至测量完成。

2. 体重测量

(1) 体重：体重即人体的重量，是描述人体横向发育的指标，它在很大程度上反映了人体骨骼、肌肉、皮下脂肪及内脏器官等组织的综合发育状况。

(2) 测量方法：被测者应轻踏称重计的秤台中央，身体不与其他物体接触，并保持平稳，直至测量完成。测量者待指示重量的标记稳定后，读数并记录。

3. 体重指数(body mass index，BMI)　见实训表 3-6。

实训表 3-6　世界卫生组织对 BMI 的健康推荐　　单位：kg/m^2

分类	健康风险	BMI
体重不足	中度至高度危险	<18.5
标准体重	正常至低危险	18.5~24.9
体重过重	危险度增加	25.0~30
肥胖	严重危险	>30

【注意事项】

1. 检查项目的选择要有针对性。
2. 测量按规定的方法操作。
3. 向被测者说明测量的目的和方法，以获得充分配合。
4. 测量时间应适宜，被测量的部位应充分暴露。
5. 测量肢体围度和长度时，应作双侧的对比以保证测量结果的可靠，重复测量时，测量点应固定不变。

【实训考核】

见实训表 3-7。

实训表 3-7 人体形态评定技术实训考核表

学生姓名		实训时间			
指导教师		实训成绩			
身体长度测量	得分	身体围度测量	得分	躯干围度测量	得分
上肢长		上臂围度		头围	
上臂长		前臂围度		颈围	
前臂长		大腿围度		胸围	
手长		小腿围度		腹围	
下肢长		上臂残端		臀围	
大腿长		前臂残端		身高	
小腿长		大腿残端		体重	
足长		小腿残端		体重指数	

注:躯干围度、身高、体重每项给 2 分,体重指数给 6 分,其余各项给 5 分,正确操作或符合要求满分 100 分;
总分 = 操作分数 ×90%+ 仪表态度有效沟通 ×10%。

实训 4 人体反射评定技术

【实训目的】

掌握人体发育过程中脊髓水平、脑干水平、中脑水平及大脑水平四个阶段的评定技术,并能根据操作的结果判断其是否存在发育障碍。

【实训意义】

反射发育的成熟过程经历脊髓水平、脑干水平、中脑水平和大脑水平 4 个阶段,从初级水平逐渐被高位中枢整合。只有结合反射发育存在的时间,才能正确地判断中枢神经发育的水平,全面评估运动功能。

【实训对象】

1. 脑瘫、发育迟滞、脑卒中、脑外伤病人。

2. 学生(进行正常人体发育的评定)。

【实训要求】

1. 按人体发育顺序评定,脊髓水平、脑干水平、中脑水平和大脑水平。

2. 掌握反射出现及消失的时间。

3. 为了保证反射能准确诱发出来,每项检查的体位、刺激部位、刺激速度和强度都应严格按照要求进行。

【实训仪器设备及用品】

叩诊锤、治疗床、平衡训练板等。

【学时】

1 学时。

【实训内容与方法】

(一) 脊髓水平

对脊髓反射检测的阳性或阴性反应在 2 个月的正常儿童可能存在,超过 2 个月的儿童阳性反应持续存在,可能预示着中枢神经系统的发育迟缓,阴性反应是正常的。

1. 屈肌收缩反射

检测体位:病人仰卧,头置正中,下肢伸展。

诱发刺激:刺激一侧足底。

阴性反应:受刺激的下肢维持伸展或对恼人的刺激快速地退缩。

阳性反应:受刺激的下肢失去控制而屈曲,不要与挠痒相混淆。

临床意义：出生后2个月内阳性反应是正常的，在这之后仍存在可能提示反射发育迟缓。

2. 伸肌伸展反射

检测体位：病人仰卧，头置正中，两下肢一侧伸直，一侧屈曲。

诱发刺激：刺激屈曲的一侧下肢的足底。

阴性反应：屈曲的下肢维持姿势不变。

阳性反应：屈曲的下肢失去控制而伸直，不要与挠痒相混淆。

临床意义：出生后2个月内阳性反应是正常的，在此之后仍存在可能提示反射发育迟缓。

3. 第一种交叉伸展反射

检测体位：病人仰卧，头置正中，一侧下肢伸直，另一侧下肢屈曲。

诱发刺激：屈曲伸直侧的下肢。

阴性反应：在伸直侧下肢屈曲时，对侧下肢仍保持屈曲。

阳性反应：在屈曲伸直侧下肢时，对侧屈曲的下肢变为伸直。

临床意义：在出生后2个月内阳性反应是正常的，在此之后仍存在可能提示反射发育迟缓。

4. 第二种交叉伸展反射

检测体位：病人仰卧，头置正中，双侧下肢伸直。

诱发刺激：连续轻拍大腿内侧。

阴性反应：双侧下肢对刺激无反应。

阳性反应：对侧下肢内收、内旋和足跖屈（呈典型的剪刀位），见图2-34。

临床意义：出生后2个月内阳性反应是正常的，2个月后仍存在可能提示反射发育迟缓。

（二）脑干水平

在出生后前4~6个月，脑干反射的阳性或阴性的存在可见于正常儿童，超过6个月的儿童仍存在阳性反射可能提示运动发育迟缓，阴性反应是正常的。

1. 不对称性紧张性颈反射

检测体位：病人仰卧，头置正中，上下肢伸直。

诱发刺激：将头转向一侧。

阴性反应：两侧肢体无反应。

阳性反应：面部朝向的一侧上下肢伸展或伸肌肌张力增高；对侧上下肢屈曲或屈肌张力增高。

临床意义：出生后4~6个月阳性反应是正常的，但任何时候出现的强制性不对称性紧张性颈反射都是病理性的，出生6个月后的阳性反应可能提示反射发育迟缓。

2. 第一种对称性紧张性颈反射

检测体位：病人取手足着地俯卧位或趴在检查者膝上。

诱发刺激：将头向腹侧屈曲。

阴性反应：四肢肌张力无变化。

阳性反应：上肢屈曲或屈肌张力增高；下肢伸展或伸肌张力增高。

临床意义：出生后4~6个月阳性反应是正常的，出生6个月后阳性反应的存在可能提示反射发育迟缓。

3. 第二种对称性紧张性颈反射

检测体位：病人取手足着地俯卧位或趴在检查者膝上。

诱发刺激：将头向背侧屈曲。

阴性反应：上下肢肌张力无变化。

阳性反应：上肢伸展或伸肌张力增高；下肢屈曲或屈肌张力增高。

临床意义：出生后4~6个月阳性反应是正常的，6个月后仍存在可能提示反射发育迟缓。

4. 仰卧位紧张性迷路反射

检测体位：病人仰卧，头置正中，上下肢伸直。

诱发刺激：维持仰卧位。

阴性反应：当上下肢被动屈曲时，伸肌张力无变化。

阳性反应：当上下肢被动屈曲时，伸肌张力增高。

临床意义:出生后4个月阳性反应是正常的,4个月之后仍存在可能提示反射发育迟缓。

5. 俯卧位紧张性迷路反射

检测体位:病人取俯卧,头置正中。

诱发刺激:维持俯卧位。

阴性反应:屈肌张力无变化,头、躯干、四肢伸直。

阳性反应:不能后伸头、后缩肩及伸展躯干和四肢。

临床意义:出生后4个月阳性反应是正常的,4个月后仍存在可能提示反射发育迟缓。

6. 联合反应 评定要点

体位:病人仰卧。

诱发刺激:让病人用力抓一物体(偏瘫病人用健侧手)。

阴性反应:在身体其他部位无反应或很少的反应或很轻微的肌张力增高。

阳性反应:对侧肢体出现同样的动作和/或身体其他部位肌张力增高。

临床意义:若阳性反应发生于伴有其他异常反射的病人,可能提示反射发育迟缓。

7. 阳性支持反应

检测体位:抱病人使之维持站立。

诱发刺激:使病人用足底跳跃几次。

阴性反应:肌张力无变化(下肢维持屈曲)。

阳性反应:下肢伸肌张力增高,足跖屈,膝反张也许发生。

临床意义:出生后4~8个月阳性反应是正常的,在8个月之后仍存在可能提示反射发育迟缓。

8. 阴性支持反应

检测体位:帮助病人成站立位。

诱发刺激:使之成自我负重位。

阴性反应:由于阳性支持产生的伸肌张力缓解,允许成跖行足(即踝关节90°)和下肢屈曲。

阳性反应:伸肌张力未缓解,阳性支持持续存在。

临床意义:正常反应是伸肌张力充分缓解,并允许屈曲;异常反应是超过8个月阳性支持反应仍存在。4个月后负重下肢的过度屈曲也是异常的。

(三)中脑水平

1. 调正反应 调正反应是出生后第一批发育的反射,到10~12个月时达到最大效应。当皮质控制增加时,它们逐渐改变并受到抑制,到5岁末时消失。它们的组合动作使得儿童能够翻身、起坐、手膝位起立和手足支撑俯卧。

(1)颈调正反射

检测体位:病人仰卧,头置正中,上下肢伸直。

诱发刺激:被动地或主动地将头转向一侧。

阴性反应:身体不旋转。

阳性反应:整个身体向着与头一样的方向旋转。

临床意义:出生后6个月阳性反应是正常的,超过6个月仍存在阳性反应可能提示反射发育迟缓。超过1个月的儿童阴性反应是反射发育迟缓指征。

(2)身体调正反射

检测体位:病人仰卧,头置正中,上下肢伸直。

诱发刺激:主动地或被动地将头转向一侧。

阴性反应:身体作为一个整体而不是分段旋转。

阳性反应:在骨盆和肩之间的躯干部分的旋转,如先是头转,然后是肩,最后是骨盆。

临床意义:大约出生后6个月直到18个月出现阳性反应,6个月后仍是阴性反应可能提示反射发育迟缓。

(3)第一种头部迷路调正反射

检测体位:将病人遮上眼睛,置俯卧位。

诱发刺激:维持俯卧位。

阴性反应:头不能自动地抬至正常位置。

阳性反应:头抬至正常位置,面部呈垂直位,口呈水平位。

临床意义:出生后 1~2 个月直到终生阳性反应都是正常的,2 个月后仍阴性反应可能提示反射发育迟缓。

(4)第二种头部迷路调正反射

检测体位:将病人遮上眼睛,置仰卧位。

诱发刺激:维持仰卧位。

阴性反应:头不能自动抬起到正常位置。

阳性反应:头抬至正常位置,面部呈垂直位,口呈水平位。

临床意义:出生后 6 个月开始直至终生阳性反应都是正常的,6 个月后仍为阴性反应可能提示反射发育迟缓。

(5)第三种头部迷路调正反射

检测体位:将病人眼睛遮上,抱住病人骨盆处。

诱发刺激:使病人向右侧倾斜。

阴性反应:头不能自动调正至正常位置。

阳性反应:头调正至正常位置,面部垂直,口呈水平位。

临床意义:出生后 6~8 个月直至终生阳性反应都是正常的,8 个月后仍为阴性反应可能提示反射发育迟缓。

(6)第四种头部迷路调正反射

检测体位:将病人眼睛遮上,抱住病人骨盆处。

诱发刺激:使病人向左侧倾斜。

阴性反应:头不能自动调正至正常位置。

阳性反应:头调正至正常位置,面部垂直,口呈水平位。

临床意义:出生后 6~8 个月直至终生阳性反应都是正常的,8 个月后仍为阴性反应可能提示反射发育迟缓。

(7)第一种视觉调正反射

检测体位:双手抱病人并使之在空中呈俯卧位。

诱发刺激:维持俯卧位。

阴性反应:头不能自动抬至正常位置。

阳性反应:头抬至正常位置,面部垂直,口呈水平位。

临床意义:阳性反应在头部迷路调正反射出现后不久出现,直至终生(如果迷路调正反射不存在,那么视觉调正反射在各个位置上都将是无效的),在此时间之后仍为阴性反应可能提示反射发育迟缓。

(8)第二种视觉调正反射

检测体位:双手抱病人并使之在空中呈仰卧位。

诱发刺激:维持仰卧位。

阴性反应:头不能自动抬至正常位置。

阳性反应:头抬至正常位置,面部垂直,口呈水平位。

临床意义:出生后 6 个月直到终生阳性反应都是正常的,6 个月后仍阴性反应可能提示反射发育迟缓。

(9)第三种视觉调正反射

检测体位:双手抱骨盆处并维持在空中。

诱发刺激:斜向右侧。

阴性反应:头不能自动抬至正常位置。

阳性反应:头抬至正常位置,面部垂直,口呈水平位。

临床意义:出生后 6~8 个月直至终生阳性反应都是正常的,8 个月后仍为阴性反应可能提示反射发育迟缓。

(10)第四种视觉调正反射

检测体位:双手抱骨盆处并维持在空中。

诱发刺激:斜向左侧。

阴性反应:头不能自动抬至正常位置。

阳性反应:头抬至正常位置,面部垂直,口呈水平位。

临床意义：出生后 6~8 个月直至终生阳性反应都是正常的，8 个月后仍为阴性反应可能提示反射发育迟缓。

(11) 两栖动物反应

检测体位：病人俯卧，头置正中，两下肢伸直、两上肢向头上伸直。

诱发刺激：将骨盆一侧抬起。

阴性反应：上肢、髋、膝不出现屈曲。

阳性反应：骨盆抬起侧的上肢、髋、膝屈曲。

临床意义：出生后 6 个月直至终生阳性反应都是正常的，6 个月后仍为阴性反应可能提示反射发育迟缓。

2. 自动运动反应　作为一组反射可在婴幼儿身上观察到，严格地说，它不是调正反射，但这些反应是随着头部的位置变化而变化的，涉及半规管、迷路或颈部的本体感觉。与调正反射一样，自动运动反应出现在发育的某个阶段，它的持续存在或缺乏可见于某些疾病。

(1) 拥抱反射

检测体位：病人取半仰卧位。

诱发刺激：突然将头伸向后下方。

阴性反应：无或轻微的惊愕反应。

阳性反应：上肢外展、伸直(或屈曲)、外旋，手指伸直和外展。

临床意义：直到出生后 4 个月内出现阳性反应是正常的，4 个月后仍有阳性反应可能提示反射发育迟缓，4 个月后阴性反应是正常的。

(2) 抬躯反射

检测体位：用手托住病人胸部，俯卧位置于空中。

诱发刺激：主动地或被动地抬头。

阴性反应：脊柱和下肢维持屈曲位。

阳性反应：脊柱和下肢伸直(当头向腹侧屈曲时，脊柱和下肢屈曲)。

临床意义：出生后 6 个月到 2 岁或 2 岁半阳性反应是正常的，2 岁半后仍阳性可能提示反射发育迟缓。从出生到 6 个月和从 2 岁半直至终生阴性反应都是正常的。

(3) 保护性伸展反应

检测体位：病人俯卧位，两上肢向头的方向伸展。

诱发刺激：抓起踝或骨盆将病人悬吊在空中，然后突然将头向地板方向运动。

阴性反应：上肢不能保护头，但显示原始反射，如对称或不对称紧张性颈反射。

阳性反应：上肢立即伸展伴手指外展和伸直以保护头。

临床意义：阳性反应大约在 6 个月出现并持续终生，6 个月后阴性反应可能提示反射发育迟缓。

(四) 大脑皮质水平

平衡反应的成熟标志着运动发育进入人类等两足动物阶段，它们在肌力正常时出现并提供身体对重心变化的适应，出生后 6 个月平衡反应开始出现。任何水平上的阳性反射都提示下一个更高级的水平出现运动活动的可能性。

1. 仰卧位平衡反应

检测体位：病人仰卧在斜板上，上下肢伸直。

诱发刺激：将斜板斜向一侧。

阴性反应：头和胸不能自我调正，无平衡或保护反应(在身体某些部位可能出现阳性反应，但其他部位不发生阳性反应)。

阳性反应：头和胸调正，抬起的一侧上下肢外展和伸直(平衡反应)，斜板较低侧身体出现保护性反应。

临床意义：出生后 6 个月直至终生出现阳性反应，6 个月后仍出现阴性反应可能是反射发育迟缓的一个征象。

2. 俯卧位平衡反应

检测体位：病人俯卧位在斜板上，上下肢伸直。

诱发刺激：将斜板斜向一侧。

阴性反应：头和胸不能自我调正，无平衡或伸展反应(身体的某些部位可能会出现阳性反应，但其他部位不出现)。

阳性反应:头和胸调正,抬起的一侧上下肢外展、伸直(平衡反应),斜板较低的一侧肢体出现保护性反应。

临床意义:出生后大约6个月出现阳性反应,并持续终生。6个月后仍为阴性反应可能是反射发育迟缓的一个征象。

3. 膝手四点位平衡反应

检测体位:病人膝手四点位支撑。

诱发刺激:将身体向一侧倾斜。

阴性反应:头、胸不能自我调正,没有平衡或保护反应(身体的某些部位有阳性反应而其他部位没有)。

阳性反应:头、胸调正,抬起的一侧上下肢外展、伸直,较低的一侧肢体出现保护性反应。

临床意义:出生后8个月阳性反应是正常的,并持续终生。8个月后仍为阴性反应可能是反射发育迟缓的征象。

4. 坐位平衡反应

检测体位:病人坐在椅上。

诱发刺激:拉或使病人向一侧倾斜。

阴性反应:头、胸不能自我调正,无平衡或保护性反应(身体某些部位可能出现阳性反应,其他部位没有)。

阳性反应:头、胸调正,抬高一侧上下肢外展、伸直(平衡反应),较低的一侧肢体出现保护性反应。

临床意义:出生后10~12个月出现阳性反应,并维持终生。12个月后仍为阴性反应可能是反射发育迟缓的征象。

5. 双膝立位平衡反应

检测体位:病人呈双膝立位。

诱发刺激:拉或使病人向一侧倾斜。

阴性反应:头、胸不能自我调正,无平衡或保护性反应(身体某些部位可能出现阳性反应,但其他部位没有)。

阳性反应:头、胸调正,抬高的一侧上下肢外展、伸直(平衡反应),较低的一侧出现保护性反应。

临床意义:出生15个月后出现阳性反应,并维持终生。15个月后仍为阴性反应可能是反射发育迟缓的征象。

6. 第一种跨步及跳跃反应

检测体位:病人呈站立位,检测者握住病人双侧上臂;诱发刺激:使病人向右或左侧移动。

阴性反应:头、胸不能自我调正,不能跨步维持平衡。

阳性反应:头、胸调正,向侧方跨步以维持平衡。

临床意义:出生后15~18个月出现阳性反应,并维持终生。18个月后仍为阴性反应可能是反射发育迟缓的象征。

7. 第二种跨步及跳跃反应

检测体位:病人呈站立位,检查者双手握住病人上臂。

诱发刺激:使病人向前活动。

阴性反应:头、胸不能自我调正,不能跨步维持平衡。

阳性反应:头、胸调正,向前跨步以维持平衡。

临床意义:出生后15~18个月出现阳性反应,并维持终生。18个月后仍为阴性反应可能是反射发育迟缓的象征。

8. 第三种跨步及跳跃反应

检测体位:病人呈站立位,检查者双手握住病人上臂。

诱发刺激:使病人向后活动。

阴性反应:头、胸不能自我调正,不能跨步维持平衡。

阳性反应:头、胸调正,向后跨步以维持平衡。

临床意义:出生后15~18个月出现阳性反应,并维持终生。18个月后仍为阴性反应可能是反射发育迟缓的象征。

9. 足背屈平衡反应

检测体位：病人呈站立位，检查者两手握病人腋下。

诱发刺激：使病人向后倾斜。

阴性反应：头、胸不能自我调正，足无背屈。

阳性反应：头、胸调正，足背屈。

临床意义：出生后15~18个月出现阳性反应是正常的，并维持终生。18个月后仍为阴性反应可能是反射发育迟缓的征象。

10. 跷跷板平衡反应

检测体位：（病人必须能维持站立平衡）病人站立位，检查者双手分别握住病人同侧的手、足，并屈膝、髋。

诱发刺激：轻而慢地向前外侧拉手臂。

阴性反应：头、胸不能自我调正，不能维持站立平衡。

阳性反应：头、胸调正，手握的屈曲的膝完全伸直并稍外展以维持平衡。

临床意义：出生后15个月出现阳性反应是正常的，并维持终生。15个月后仍为阴性反应可能是反射发育迟缓的征象。

11. 猿位平衡反应

检测体位：病人呈蹲坐位。

诱发刺激：将病人向一侧倾斜。

阴性反应：头、胸不能自我调正，维持原位，缺乏平衡或保护性反应。

阳性反应：头、胸调正，抬高的一侧上下肢外展、伸直（平衡反应），较低的一侧出现保护性反应。

临床意义：出生后15~18个月出现阳性反应是正常的，并维持终生。18个月后仍为阴性反应可能是反射发育迟缓的征象。

【实训考核】

见实训表4-1。

实训表4-1 人体反射评定技术实训考核表

学生姓名			实训时间		
指导教师			实训成绩		
脊髓水平	得分	脑干水平	得分	中脑水平	得分
交叉性伸展反射		不对称性紧张性颈反射		颈调正反射	
大脑皮质水平		对称性紧张性颈反射1		两栖动物反应	
仰卧位平衡反应		对称性紧张性颈反射2		拥抱反射	
俯卧位平衡反应		仰卧位紧张性迷路反射		抬躯反射	
膝手四点位平衡反应		俯卧位紧张性迷路反射		保护性伸展反应	
坐位平衡反应		联合反应			
双膝立位平衡反应					
三种跨步及跳跃反应					

注：交叉性伸展反射、不对称性紧张性颈反射每项给6分，其余各项给5分，正确操作或符合要求满分100分；总分＝操作分数×90%+仪表态度有效沟通×10%。

（李华）

三、心肺功能评定技术

实训5　心电分级运动试验

【实训目的】

1. 掌握心电分级运动试验的操作技术。
2. 掌握运动试验的绝对及相对禁忌证。
3. 掌握简易运动试验的操作程序及注意事项。

【实训要求】

1. 学生分组　其中每组模拟病人1人，两名工作人员，一人操作仪器、观察心电图；一人测量血压、观察受检者的表现。

2. 教师指导　分组实训前指导教师先进行示教指导。

【实训仪器设备及用品】

1. 活动平板　具有分级控制速度、坡度功能的步行运动装置。
2. 功率自行车　具有分级控制阻力和功率的踏车运动装置。
3. 心电监测仪　可以在运动中实时监测和记录心电图的设备。
4. 血压计　袖带式血压计。
5. 抢救药品及设备　除颤器、输液设备、吸氧设备、急救药品等。

【学时】

2学时。

【实训步骤】

1. 复习定义　采用分阶段递增运动负荷，同时进行症状、心电和血压监测，以分析心血管状态和运动能力的评测方法。

2. 操作方法与步骤

(1)了解受检者临床情况和试验目的，确定适应证或禁忌证。

(2)向受检者充分解释或示范试验方法，签署知情同意书。

(3)确定试验方案，根据试验目的选择低水平运动试验、亚极量运动试验。选用常用的活动平板方案为改良Bruce方案。下肢功率车方案：运动负荷为男300kg·m/min起始，每3min增加300kg·m/min；女200kg·m/min起始，每3min增加200kg·m/min。上肢功率车方案：运动起始负荷150~200kg·m/min，每3min增加100~150kg·m/min。

(4)执行心电运动试验基本程序。包括：皮肤处理、安放12导联心电电极、记录安静心电图、测定安静时血压、开始运动并按运动方案的相应阶段记录心电/测定血压、达到运动终点或者中止运动时记录心电图和测量血压、运动后即刻和运动后2min、4min、6min的心电图，同时测量血压。如有特殊情况可延长观察的时间，直到受检者的症状或异常表现消失为止。

3. 了解评定标准　符合下列条件之一可以评为运动试验阳性：

(1)运动中出现典型心绞痛。

(2)运动中及运动后(2min内出现)以R波为主的导联出现下垂型、水平型、缓慢上斜型(J点后0.08s)ST段下移≥0.1mV，并持续2min以上。如果运动前有ST段下移，则在此基础上再增加上述数值。

(3)运动中收缩期血压下降(低于安静水平)。

以上标准可以作为临床诊断的参考，而不等于临床诊断。故不能简单地套用。

4. 注意事项

(1)运动试验的终止指征：受检者出现心绞痛、呼吸困难、极度疲劳、面色苍白、紫绀、皮肤湿冷、眩晕、视物模糊、头痛、恶心、呕吐、步态不稳等症状及体征；严重的心律失常：成对的室性早搏、频发室早或室性心动过速、室颤、房性心动过速、房颤、房扑、Ⅱ度或Ⅲ度房室传导阻滞；ST段压低或抬高≥0.2mV；运动中心率及收缩压下降，收缩压≥220mmHg，舒张压≥120mmHg；达到预计心率；出现设备故障。

(2)运动试验当天及前1天不要进行大量的体力活动；试验前避免吸烟、饮酒、咖啡、浓茶、可乐等；试验前适当休息(30min)；不可饱餐或空腹。

(3)受检者穿着宽松、舒适的衣服及运动鞋，以便于运动。感冒或其他病毒、细菌性感染者一周内不宜进行运动试验。

【实训报告】

学生写出本次实训中所了解的内容包括：实训目的、实训器材与设备、实训方法和步骤、实训结果及结果分析、实训中的注意事项，并附上心电分级运动试验报告单(实训表5-1)。

实训表5-1 心电分级运动试验报告单

班级:__________姓名:__________学号:__________评定日期:__________

试验名称		持续时间	最大运动当量(METs)
心率	靶心率	运动中最高心率	占靶心率百分比
血压	运动前血压	运动中最高血压	运动中最低血压
心电图	运动前ST段形态		
	运动中ST段形态		
	运动后ST段形态		
	其他改变		
症状			
报告者		报告日期	

实训6　肺功能评定

【实训目的】

1. 掌握肺容积和肺容量测定的方法及注意事项。
2. 理解有氧代谢测定方法及临床意义。
3. 掌握基础代谢率测定方法及临床意义。

【实训要求】

学生分组见习，指导教师进行示教指导。

【实训仪器设备及用品】

肺量计、肺功能仪、听诊器、血压计、抢救药品及设备、除颤器、输液设备、吸氧设备、急救药品等。

【学时】

2学时。

【实训步骤】

1. 运动方案

(1)运动类型：最大摄氧量或峰值吸氧量测定的运动方式多采用平板运动，也可采用功率自行车、手摇车运动等。

(2)运动方案：活动平板多采用Bruce方案或Naughton方案(每级负荷增量1MET)，准备要求同心电运动试验。

(3)无氧能力测定：无氧代谢阈值(AT)测定可以通过常规运动试验获得。而无氧耐力测定则要求受试者在短时间内(3~5min)迅速达到最大运动水平，多采用踏车运动方式。这种测定对体力负荷要求极大，因此，有呼吸功能障碍者基本上不采用这类测定法。

2. 操作方法与步骤

(1)了解病人临床情况和试验目的，确定适应证或禁忌证。

(2)向受检者充分解释,逐个示范测定方法。

(3)设备准备:①开机预热;②用标准气体校准;③确认气体分析仪与运动装置的连接稳固,气体采集管的单向阀门可靠;④连接气体采集管、口嘴或面罩。⑤确认心电图系统工作状态正常。

(4)病人准备:①向病人简要介绍检查全过程;②安静休息30min左右;③口含采样口嘴并夹上鼻夹(避免鼻腔通气)或戴上面罩,检查没有漏气;④粘贴和连接心电图电极。

(5)试验过程:①检测安静时数据;②开始运动,气体采样和分析连续进行,心电图监护连续进行,记录在每阶段末进行;③最大吸氧量测定的运动终点为筋疲力尽、吸氧量不能随运动强度的增加而增加(增加幅度<5%)、呼吸商(VCO_2/VO_2)超过1.2;④峰值吸氧量测定的运动终点是病人达到最大努力或出现心电图、血压、循环等方面的异常表现,类似于症状限制性心电图运动试验;⑤定量运动试验以达到预定试验负荷作为终点。⑥达到运动终点后一般再采集和记录数据3~5min,以观察运动后恢复过程。

【注意事项】

1. 参与运动的肌群　由于活动肌数量和机械效率的差异,不同的运动方式所测得的 VO_{2max} 有所不同。参与运动的肌群越多,所测得的 VO_{2max} 越高。分析结果时应注意。

2. 病人的情绪　主观努力程度对结果有显著影响,因此,必须在病人密切配合的前提下,结果才能最准确地反映实际情况。

【实训报告】

学生写出本次见习中所了解的内容包括:实训目的、实训器材与设备、实训方法和步骤、实训结果及结果分析、实训中的注意事项,并写出见习体会。

(周菊芝)

四、认知功能的评定

实训7　认知功能的评定

【实训目的】

1. 掌握认知功能障碍常见评定量表。
2. 熟悉各种认知功能障碍的评定方法。
3. 了解评定结果及临床意义

【实训对象】

1. 能够配合实训操作的认知功能障碍病人。
2. 由学生扮演的认知功能障碍病人。

【实训要求】

1. 教师进行示教指导。
2. 学生分组:两个同学一组,分别扮演治疗师和病人角色相互进行评定。
3. 分组实训过程中指导老师要巡视各组进行指导。
4. 利用课后临床见习时间,在临床带教老师指导下评定认知功能障碍的病人。

【学时】

2学时。

【实训内容与方法】

(一)认知功能障碍筛查

1. 实训材料　GCS、MMSE评估量表、铅笔、手表、纸。
2. 实训过程　按照GCS、MMSE评估量表依次询问并观察被检者的表现。
3. 结果分析　GCS得分判断意识程度;MMSE得分判断认知障碍并记录。

(二)知觉障碍评定

1. 实训材料　铅笔、图片、卡片、钥匙、牙刷、玻璃杯、积木、照片等生活用具。

2. 实训过程

(1)躯体构图障碍评定

1)单侧忽略:出示数条直线的卡片,要求被检者对其进行二等分。

2)左右分辨障碍:让被检者根据指令完成相应动作。

3)躯体失认:让被检者根据指令指认出身体部位,比如:眼睛在哪里?

4)手指失认:询问被检者的手指命名或指认某一手指,比如:示指。

(2)视空间关系障碍评定

1)图形背景分辨困难:出示 Ayres 图形 - 背景测试卡片。

2)空间定位障碍:让被检者把牙刷放在玻璃杯中,观察其过程。

3)空间关系障碍:出示点式图连接测试卡片。

4)地形定向障碍:让被检者画出教室到厕所的路线。

5)形态恒常性识别障碍:出示铅笔和牙刷让被检者辨认。

6)距离知觉障碍:让被检者抓握放置于桌面上的玻璃杯。

(3)失认症的评定

1)视觉失认:出示被检者本人照片让其辨认;检查者说牙刷,观察被检者是否能从一堆常见生活用具中选中牙刷。

2)触觉失认:被检者闭眼触摸某一物品如玻璃杯,睁眼后观察其是否能选出该物品。

3)听觉失认:检查者在被检者背后发出咳嗽、拍手等响动,询问被检者是什么声音。

(4)失用症评定

1)意念性失用:让被检者演示刷牙的整套动作:用茶杯接水 - 漱口 - 将牙膏挤在牙刷上 - 刷牙 - 漱口。

2)意念运动性失用:让被检者做擦脸动作,再把水滴在被检者脸上,递给其纸巾观察能否自主出现擦脸动作。

3)肢体运动性失用:让被检者快速地进行前臂的旋前旋后动作、示指屈曲动作、手指的屈曲和伸展抓握运动等。

4)结构性失用:被检者搭积木。

5)穿衣失用:观察被检者穿衣的过程。

3. 结果分析　根据各类知觉障碍的评定操作,得出相应的障碍情况并记录。

(三) 注意障碍评定

1. 实训材料　注意广度检查表、电筒、音响、卡片。

2. 实训过程

(1)注意广度:检查者说出一串数字,让被检者正向和逆向复述。

(2)注意持久性:提供删除字母列卡片让被检者划消。

(3)注意选择:在背景音乐的干扰下观察被检者能否和你对话。

(4)注意转移:做题(详见第四章正文)。

(5)注意分配:被检者一边写字一边唱歌。

3. 结果分析　结合被检者的表现得出注意障碍的情况并记录。

(四) 记忆障碍评定

1. 实训材料　图片、卡片、随身物品。

2. 实训过程　出示图片让被检者注视 2s 后收回,让被检者凭记忆临摹;30s 后临摹;1min 后临摹。评定其瞬时、短时、长时记忆。

3. 结果分析　结合被检者的表现得出记忆障碍的情况并记录。

(五) 执行能力障碍评定

1. 实训材料　测验题、图片、卡片。

2. 实训过程　被检者完成测验题。

3. 结果分析　结合被检者的表现得出执行能力障碍的情况并记录。

（六）抑郁和焦虑评定

1. 实训材料 SDS、SAS 量表。

2. 实训过程 被检者完成量表。

3. 结果分析 结合被检者的得分情况推算出抑郁或焦虑状态并记录。

【实训记录】

实训记录表见实训表 7-1。

实训表 7-1 认知功能评定实训记录表

学生姓名 指导老师		评定日期 实训成绩	
项目		被检者情况	操作得分
认知功能障碍筛查	GCS		
	MMSE		
知觉障碍评定	躯体构图障碍		
	视空间关系障碍		
	失认症		
	失用症		
注意障碍评定	注意广度		
	注意持久性		
	注意选择		
	注意转移		
	注意分配		
记忆障碍评定	瞬时记忆		
	短时记忆		
	长时记忆		
执行能力障碍评定	测试题		
情绪评定	焦虑		
	抑郁		

（王小青）

五、言语功能的评定

实训 8 失语症的评定

【实训目的】

掌握失语症的评定方法。

【实训原理及意义】

语言的形成及发育离不开听觉器官、发音器官和大脑功能的完善，任何一项功能的异常均可出现不同程度的言语及语言功能障碍。语言包括文字、视觉信号、书面、表情、手势等。左侧大脑额叶为运动性语言中枢即说话中枢，损害将导致运动性失语；顶叶为视觉语言中枢，损害将导致对看到的文字及符号理解障碍；颞叶为感觉性语言中枢，损伤将导致感觉性失语。语言信号主要是通过视觉器官与听觉器官感知后传入中枢，在中枢语言处理分析器处理分析、储存后再经神经传出支配语言运动器官咽、喉、舌而进行语言的口头表达，因此，评定的方法离不开视觉输入、听觉、口语表达、理解等内容。

【实训对象】

1. 失语症病人。

2. Broca 失语、Wernicke 失语、命名性失语、混合性失语的模拟病人。

【评定标准】

AQ 值在 98.4~99.6 之间为正常；AQ 值在 93.8~98.4 之间，可能为弥漫性脑损伤、皮质下损伤；AQ<93.8 可评定为失语。

【实训要求】

1. 实训对象为病人时，要求生命体征必须平稳，有认知功能障碍、聋哑人、精神病病人不在入选对象范畴。

2. 评定要求在 1h 内完成，以免病人疲劳。

3. 如果是模拟病人，实训前指导教师必须对学生模拟的标准化病人进行点评，确保“模拟病人”标准后，方可进行实训。

4. 评定结束后，指导教师对操作的要点进行强化。

【实训仪器设备及用品】

1. 仪器评定 《失语症计算机评测分析系统》(WAB 版双屏触摸)。

2. 评定工具 失语症评定表格、西方失语成套测验（WAB）卡。

3. 评定中所需物品 梳子、书、钢笔等。

【学时】

1 学时。

【实训内容与方法】

(一) 自发言语评定

分信息量和流畅度两个方面评定。

1. 任意准备一幅图，内容要求与日常生活关系密切，简单容易回答。

2. 针对图画内容提出 7 个简单问题，如“你今天好吗？”“你以前来过这里吗？”“你叫什么名字？”“你住在哪里？”“你做什么工作？”“你为什么到这里？”“你在画中看见些什么？”等。

3. 观察被检者对图画中信息内容的掌握程度。

4. 通过回答问题，对被检者的语言流畅度进行评定。

5. 评分标准 满分 20 分，流畅度及信息量分别为 10 分。

(二) 理解能力评定

1. 回答是非

(1) 提出 20 个与日常生活关系密切的问题。

(2) 回答方式：用“是”或“否”回答问题。

(3) 评定标准：不能回答者，可用“闭眼”表示“是”，答对 1 题给 3 分（经自我修正后正确亦给 3 分），如“你用勺子夹菜吗？”。如果回答模糊，可再问一次，若仍不能准确回答，给 0 分，60 分为满分，见实训表 8-1。

实训表 8-1 回答是非题

问题	正确答案	表达方式			评分
		言语	手势	闭眼	
1. 你叫张明华吗？	否				3
2. 你叫（病人真实姓名）吗？	是				3
3. 你住在北京吗？	否				3
4. 你住在（病人真实住址）吗？	是				3

续表

问题	正确答案	表达方式			评分
		言语	手势	闭眼	
5. 你是男(女)人吗?	是				3
6. 你是医师吗?	否				3
7. 我是男(女)人吗?	是				3
8. 这房间有灯吗?	是				3
9. 门是关着的吗?	是				3
10. 这是旅馆吗?	否				3
11. 这是你家吗?	否				3
12. 这是医院吗?	是				3
13. 你穿着红睡衣吗?	否				3
14. 纸能在火中燃烧吗?	是				3
15. 3月比6月先来到吗?	是				3
16. 香蕉不剥皮就能吃吗?	否				3
17. 7月下雪吗?	否				3
18. 马比狗大吗?	是				3
19. 你用斧子割草吗?	否				3
20. 你用勺子夹菜吗?	否				3

2. 听词辨认

(1)向被检者出示绘有物体、物体形状、字母、数字、颜色、家具、身体部分、手指、身体的左右部分等10项卡片。

(2)再将卡片上的实物随机地放在病人的视野之内。

(3)检查者出示一张卡片,被检查者指出相应的物体,可重复出示一次。

(4)评定标准:共60项(详细内容见教材),每项正确给1分,共60分,如每次指出2个以上物体为0分。

3. 相继指令

(1)病人坐在桌子前。

(2)按一定顺序在桌子上放上笔、梳子和书。

(3)要求被检者根据治疗师的指令完成相应的动作,如果病人表现出迷惑,可将整个句子重复一次。

(4)评定标准:满分80分。

(三)复述能力评定

1. 治疗师发出指令。

2. 被检者复述指令。

3. 评定标准　满分100分,若没听清楚可重复一次。

(四)命名能力评定

1. 物体命名

(1)测试者出示20个物体。

(2)要求被检者对其命名。

(3)无反应可让他用手摸一下物体。

(4)仍无正确反应,可给予词的偏旁、部首或首词提示。

(5)评定标准:每项检查不得超过20s。答对一项给3分,有可能认出的音素错语给2分,若同时需触觉和音素提示给1分,满分60分,见实训表8-2。

实训表8-2　物体命名的检查

物体	反应	触觉提示	因素提示	评分
1. 书				
2. 球				
3. 刀				
4. 杯				
5. 电话				
6. 锤子				
7. 牙刷				
8. 橡皮				
9. 盘子				
10. 螺丝				
11. 铅笔				
12. 钥匙				
13. 纸夹子				
14. 电视				
15. 木梳				
16. 皮尺				
17. 汤匙				
18. 透明胶纸卷				
19. 叉子				
20. 打火机				

2. 自发命名

(1)要求被检者在1min内尽可能多地说出动物的名称。

(2)若有迟疑时可提示,如"哪种动物头上有王字?"。

(3)30s内未完成可对被检者进行催促。

(4)评定标准:说对一种动物给1分,即使有语义错语也给1分,最高20分。

3. 完成句子能力测试

(1)询问被检者的文化程度。

(2)测试者根据其文化程度说出5个不完整的句子。

(3)被检者将5个句子补充完整。

(4)评分标准:每句正确2分,有音素错语给1分,满分为10分,见实训表8-3。

实训表 8-3　完成句子的检查

不完整句子	答案
草是 _____ 的	绿
醋是 _____ 的	酸
玫瑰是红的，紫罗兰是 _____ 的	蓝紫
霜打的茄子 _____	蔫了
夏天下雨，冬天 _____	下雪

4. 反应性命名

(1)被检者提出 5 个物品的名称。

(2)被检者根据物品名称特点回答问题。

(3)评分标准：每题正确给 2 分，有音素错语给 1 分，满分为 10 分，见实训表 8-4。

实训表 8-4　反应性命名检查

问题	答案
1. 你用什么喝水	杯子或水杯
2. 木耳是什么颜色的	黑色的
3. 一天有多少小时	24h
4. 医师在哪里工作	医院
5. 你在哪里存钱	银行

【实训考核】

实训考核表见实训表 8-5。

实训表 8-5　失语症评定考核表

学生姓名 指导老师	评定日期 实训成绩
项目	评分
1. 自发言语	
(1)信息量	
(2)流畅度、文法完整性和错语	
2. 理解	
(1)是否题	
(2)听词辨认	
(3)相继指令	
3. 复述	
4. 命名	
(1)物体命名	
(2)自发命名	
(3)完成句子	
(4)反应性命名	

注：每项给 5 分，满分 50 分。

实训9 构音功能的评定

【实训目的】

掌握 Frenchay 评定法的操作技术。

【实训原理及意义】

神经系统损伤会导致支配言语的有关肌肉麻痹或运动不协调,其中与咽、喉、舌、唇、软腭等发音器官关系最为密切,而反射直接受神经的支配,因此,构音功能的评定紧紧围绕这些发音器官及神经反射进行。构音障碍的病人往往存在吞咽障碍,易导致呛咳,进而引起肺部感染,因此,对构音障碍的病人及时进行评定,并给予针对性的治疗,可以有效预防或减少临床并发症的发生。

【实训对象】

听觉理解正常,发音和言语不清的病人。

【学时】

1 学时。

【评定标准】

每一项评定都分 5 个等级,即 a,b,c,d,e,其中 a 级为正常或接近正常,e 级为功能完全丧失。

【实训内容与方法】

评定内容包括反射、呼吸、唇、颌、软腭、喉、舌及言语等 8 个方面的内容:

(一) 反射的评定

1. 吞咽评定

(1)准备 140ml 的温开水及 2 块饼干(或其他固体面食)。

(2)被检者在 15s 内吃掉饼干,饮完温开水。

(3)评定标准:正常时间为 4~15s,平均 8s,超过 15s 为异常。

2. 咳嗽反射评定

(1)准备 1 杯温水及固体食物。

(2)要求被检者分别饮水及食用固体食物。

(3)观察是否有咳嗽反应。

(4)评定标准:正常时无咳嗽反应。

3. 流涎评定

(1)准备一本科普读物。

(2)要求被检者阅读 5min。

(3)观察是否有流涎。

(4)评定标准:常时无流涎现象。

(二) 呼吸的评定

1. 令被检者深吸气。

2. 被检者缓慢呼出。

3. 令被检者一口气从 1 数到 20。

4. 与被检者交谈。

5. 评定标准:正常人平稳呼出时间为 5s,并能在 10s 内从 1 数到 20,说话时无气短。

(三) 唇的评定

1. 观察被检者唇角是否对称。

2. 令被检者龇牙尽量抬高唇角,观察双唇的抬高和收缩运动。

3. 令被检者吹气鼓起两颊,并坚持 15s,观察是否有漏气。

4. 再捏住被检者的鼻子,让其吹气鼓起两颊,并坚持 15s。

5. 令被检者重复发 /u/、/i/10 次,在 10s 内完成,要求夸张运动但不必发出声音(每秒钟做 1 次),记下所用的时间。

6. 与被检者交流,观察口唇的运动是否正常。

7. 评定标准　正常龇牙时口角外展,吹气鼓腮是时无漏气并能坚持 15s。

(四) 下颌的评定

观察静止及说话状态下下颌的位置。

(五) 软腭

1. 准备半流食。
2. 令被检者食用。
3. 再令被检者发"啊"音 5 次。
4. 评定标准　正常时无食物进入鼻腔,发"啊"音时软腭对称运动,说话没有鼻漏音。

(六) 喉的评定

1. 测试者与被检者一起尽可能长地发"啊"。
2. 令被检者唱音阶(至少 6 个音符)。
3. 令被检者从 1 数到 5,每数一个数增大一次音量。
4. 令被检者阅读一段文字。
5. 评定标准　正常人发"啊"能持续 15s,并能控制音量,发音清晰。

(七) 舌的评定

1. 令被检者张开嘴,保持 1s(如果病人张嘴确实有困难,就用压舌板协助)。
2. 令被检者伸舌及收回,完成 5 次。
3. 令被检者把舌伸出,做指鼻和指下颌的运动,连续做 5 次。
4. 令被检者伸舌,从一边到另一边运动 5 次。
5. 令被检者以最快的速度说个词,如"喀(kɑ)啦(lɑ)"10 次。
6. 评定标准　正常时张嘴舌可保持静止状态,按要求能完成伸舌、舌的上下运动及两侧运动,均可在 4s 内完成,交替发音无异常。

(八) 语言的评定

1. 读字

(1)准备 12 张卡片,每张卡片上有一个字。
(2)将卡片有字的一面朝下。
(3)逐张揭开卡片。
(4)令测试者阅读(前 2 张为示范卡)。
(5)评定标准:10 个字均正确,言语容易理解。

2. 阅读速度测评

(1)准备录音机及科普读物。
(2)令测试者阅读,并录音。
(3)计算阅读速度。
(4)评定标准:正常每秒 2~4 个字,每分钟 100~200 个字。

【实训考核】

Frenchay 构音障碍评定实训考核表见实训表 9-1。

实训表 9-1　Frenchay 构音障碍评定实训考核表

学生姓名		评定日期				
指导老师		实训成绩				
项目	功能	损伤严重程度 a 正常←　　→严重损伤 e				
		a	b	c	d	e

续表

学生姓名		评定日期
指导老师		实训成绩
反射	咳嗽	
	吞咽	
	流涎	
呼吸	静止状态	
	言语时	
唇	静止状态	
	唇角外展	
	闭唇鼓腮	
	交替发音	
	言语时	
颌	静止状态	
	言语时	
软腭	进流质食物	
	软腭抬高	
	言语时	
喉	发音时间	
	音调	
	音量	
	言语时	
舌	静止状态	
	伸舌	
	上下运动	
	两侧运动	
	交替发音	
	言语时	
言语	读字	
	读句子	
	会话	
	速度	

注:音调、静止状态呼吸、下颌及舌的评定每项给 0.5 分,其余每项 1 分,满分 25 分。

(冯传博)

六、感觉功能的评定

实训 10　感觉功能的评定

【实训目的】

1. 掌握感觉的分类，包括浅感觉、深感觉、复合感觉等。
2. 掌握节段性感觉支配的检查方法。

【实训对象】

学生扮演的感觉障碍的标准化病人，正常人体。

【实训步骤】

1. 学习实训内容，明确实训要求，掌握重点及注意事项。
2. 分组训练　参与实训的学生每 2 人一组，分别模拟“评定士”和“被测者”。
3. 实训课内容　由“评定士”为“被测者”进行感觉功能的评定。
4. 活动完成后，2 人互换角色。

【实训仪器设备及用品】

叩诊锤、大头钉；试管（冷热水）及试管架；棉花、医用棉签、纸巾或软刷；钥匙、硬币、铅笔、汤勺等常见物；一套形状、大小、重量相同的物件；几块不同质地的布；音叉、耳机或耳塞等。

【学时】

1 学时。

【实训内容与方法】

（一）痛觉检查

1. 用大头针轻刺被检者皮肤。
2. 询问有无疼痛、疼痛程度。
3. 若发现局部痛觉减退或过敏，与正常区域比较。

（二）触觉检查

1. 检查者准备一束棉絮。
2. 轻触被检者皮肤或黏膜。
3. 询问被检者有无察觉、感受的程度、棉絮接触的次数。

（三）温度觉检查

1. 用试管分别盛装 5°~10℃的冷水及 40°~45℃的热水。
2. 嘱被检者闭目。
3. 检查者先用盛冷水的玻璃试管（5°~10℃）接触皮肤。
4. 令被检者告知“冷”或“热”。
5. 再用热水（40°~45℃）的玻璃试管接触皮肤，告知检查者“冷”或“热”。

（四）运动觉检查

1. 嘱病人闭目。
2. 检查者轻轻捏住病人手指或足趾的两侧。
3. 向上、向下移动 5° 左右。
4. 令其说出移动的方向。
5. 如果被检者判断移动方向有困难，可加大活动的幅度。
6. 如果病人不能感受移动，可再试较大的关节，如腕、肘、踝和膝关节等。

（五）位置觉检查

1. 嘱被检者闭目。
2. 检查者移动其一侧肢体至特定位置。

3. 令其说出肢体所放的位置，或用对侧肢体模仿移动位置。

（六）振动觉检查

1. 将振动的音叉柄置于被检者骨隆起处（如尺桡骨茎突处）。
2. 询问有无振动的感觉。
3. 两侧对比。

（七）实体觉检查

1. 嘱被检者闭目。
2. 将被检者熟悉的常用物体，如钥匙、纽扣、钢笔、硬币或手表等，放于病人手中。
3. 让其触摸和感受。
4. 说出物体的大小、形状和名称。

（八）定位觉检查

1. 嘱病人闭目。
2. 用竹签轻触皮肤。
3. 用手指出触及的部位，正常误差在 10cm 以内。

（九）两点辨别觉检查

1. 嘱被检者闭目。
2. 检查者将钝头的两脚规分开，两脚同时接触皮肤。
3. 如果被检者能感受到两点，则缩小两脚间距离，直到两脚接触点被感受为一点为止。

（十）图形觉检查

1. 嘱被检者闭目。
2. 用竹签在被检者皮肤上画各种简单图形，如圆形、方形和三角形等。
3. 令其说出所画图形。

【注意事项】

1. 意识模糊者不予检查。
2. 检查环境应安静舒适，被检者要求遮蔽双眼并保持舒适的体位，充分暴露检查部位。
3. 随机、无规律地给予刺激，并注意左右和远近端的比较。
4. 若发现感觉障碍，应从感觉消失或减退区查至正常区，若感觉过敏则从正常区查至过敏区。
5. 检查时应按脊神经根节段性支配区域进行检查。

【实训考核】

实训考核表见实训表 10-1。

实训表 10-1　节段性感觉支配与感觉检查部位实训考核表

学生姓名 指导教师				实训时间 实训成绩	
脊神经根	得分	脊神经根	得分	脊神经根	得分
C_2 枕外隆突		T_1 肘前窝的尺侧部		L_1、T_{12} 与 L_2 之间上 1/3 处	
C_3 锁骨上窝		T_2 腋窝		L_2 大腿前中部	
C_4 肩锁关节顶部		T_3 第 3 肋间		L_3 股骨内上髁	
C_5 肘前窝桡侧部		T_4 第 4 肋间		L_4 内踝	
C_6 拇指		T_5 第 5 肋间		L_5 足背第 3 跖趾关节	
C_7 中指		T_6 第 6 肋间		S_1 足跟外侧	
C_8 小指		T_7 第 7 肋间		S_2 腘窝中点	

续表

学生姓名 指导教师		实训时间 实训成绩
	T_8 第 8 肋间	S_3 坐骨结节
	T_9 第 9 肋间	S_4~S_5 肛门周围
	T_{10} 第 10 肋间（平脐）	
	T_{11} 第 11 肋间	
	T_{12} 腹股沟韧带中部	

注：T_4~T_9 每项给 2 分，其余各项给 4 分，正确操作或符合要求满分 100 分；总分 = 操作分数 ×90%+ 仪表态度有效沟通 ×10%。

（宋锐）

七、肌张力评定

实训 11　痉挛的评定

【实训目的】

掌握痉挛的评定方法和 Ashworth 分级法。

【实训对象】

上运动神经元损伤后肌张力增高的病人、小儿脑瘫的病人和学生模仿的标准化病人。

【实训意义】

痉挛也称肌张力增强，是上运动神经元性疾病常见的表现，许多疾病如脑血管病、脊髓损伤、脑性瘫痪、多发性硬化等都可引起痉挛。由于肌张力是维持身体各种姿势以及正常运动的基础，通过肌张力的评定，可以判断痉挛的程度，可为康复方案的制订、康复疗效的评定、病人预后的判断提供依据。

【实训原理】

被动运动受检者的关节，由于肌腱的牵拉引起牵张反射，使活动遇到阻力，通过感知运动时的阻力情况，从而判断肌张力的大小。

【评定标准】

见实训表 11-1。

实训表 11-1　改良的 Ashworth 痉挛评价量表

等级	评定标准
0 级	无肌张力的增加
1 级	肌张力轻微增加，受累部分被动屈伸时，在 ROM 之末时出现突然卡住然后呈现最小的阻力或释放
1+ 级	肌张力轻度增加，表现为被动屈伸时，在 ROM 后 50% 范围内出现突然卡住，然后均呈现最小的阻力
2 级	肌张力较明显的增加，通过 ROM 的大部分时肌张力均较明显的增加，但受累部分仍能较容易被移动
3 级	肌张力严重增高，进行 ROM 检查有困难
4 级	僵直：受累部分被动屈伸时呈现僵直状态，不能活动

【注意事项】

1. 不良的姿势或不正确的体位放置可使肌张力增高。

2. 紧张、焦虑及不良的心理状态可以使肌张力增高。

3. 有感染、便秘、疼痛、关节挛缩等并发症时，肌张力可增高。

4. 中枢抑制系统和中枢易化系统失衡，可使肌张力发生变化。

5. 局部肢体受压、骨折等外伤或疾病、烟碱等药物、气温剧烈变化、受试者对运动的主观控制作用均可导致肌张力发生变化。

【学时】

1学时。

【实训内容与方法】

（一）肌张力评定操作流程

1. 病史采集　了解异常肌张力对受试者功能的影响，包括受累肌肉及数目、引发痉挛的原因及受试者肢体或躯体异常的姿势等。

2. 反射检查　检查受试者是否存在腱反射亢进等现象。

3. 被动运动评定　徒手感觉肌肉的抵抗，体会其活动度和抵抗时的肌张力的变化。

4. 摆动检查　以关节为中心，主动肌和拮抗肌交互快速收缩，快速摆动，观察其摆动振幅的大小。

5. 伸展性检查　检查肢体双侧肌肉的伸展度，如果患侧肢体伸展与健侧相同部位肢体伸展相比出现过伸展，提示肌张力下降。反之，肌张力增高。

6. 功能评定　对痉挛或肌张力异常是否干扰坐、站立平衡、移行以及日常生活活动能力进行评定。

（二）痉挛评定方法（以肱二头肌为例）

1. 体位　选择卧位，保证体位舒适，充分暴露被检查部位，了解肘关节活动是否受限。

2. 介绍情况　让受试者了解测量过程、测量原因，以取得受试者的配合。

3. 观察　通过观察了解上臂肌肉紧张度，确定痉挛的肌肉是肱二头肌。

4. 反射检查　检查肱二头肌腱反射，发现腱反射亢进。

5. 被动运动评定　治疗师一手固定病人上臂，另一手握住病人前臂，使之被动伸直，体会肘关节伸直过程中关节活动度的改变和肱二头肌的抵抗。

【实训报告】

痉挛评定实训报告见实训表11-2。

实训表11-2　痉挛评定实训报告

班级：__________ 姓名：__________ 学号：________ 评定日期：________

评定内容	肌张力	操作得分
1. 胸大肌		
2. 肱二头肌		
3. 屈腕肌		
4. 指屈肌		
5. 股四头肌		
6. 腓肠肌		

附：2，3，4，5操作正确各给10分；1，6项操作正确各给5分，满分50分。

（李静）

八、肌力评定技术

实训12　肌力评定技术

【实训目的】

1. 掌握上肢、下肢、颈部和躯干主要肌肉的徒手肌力评定方法。
2. 熟悉评定结果记录和分析。
3. 了解器械评定在肌力评定中的应用。

【实训对象】

上运动神经元损伤后肌力异常的病人、小儿脑瘫的病人或学生模仿的标准化病人。

【评定标准】

将结果记录在实训表12-1中。

实训表12-1　Lovett分级评定标准

分级	名称	评级标准
0	零	未触及或未观察到肌肉的收缩
1	微	可触及或观察到肌肉的收缩，但不能引起关节活动
2	差	解除重力的影响，能完成全关节活动范围的运动
3	好	能抗重力完成全关节活动范围的运动，但不能抗阻力
4	良	能抗重力及中等阻力，完成全关节活动范围的运动
5	正常	能抗重力及最大阻力，完成全关节活动范围的运

【注意事项】

1. 体位不一样，评定出来的肌力有出入。
2. 紧张、焦虑及不良的心理状态和病人配合情况可以影响肌力评定准确性。
3. 注意健患侧的对比评定。

【实训准备】

1. 物品　PT床、PT凳、光滑平板、桌子、电子握力计、电子背力计等。
2. 环境　环境安静，光线充足。

【实训学时】

3学时。

【实训方法】

1. 教师示教　各部位主要肌肉徒手肌力评定（具体操作方法参照教材第八章）。
2. 学生练习　学生2人为一组，一人作为评测者，另一人为受测者，完成后交换角色，互相练习，并做好记录。
3. 其他　教师巡视、指导和纠错。

【实训结果】

1. 学生较熟练地掌握上下肢、颈部和躯干的主要肌肉的徒手评定方法。
2. 学生能准确判断肌力级别。

【实训报告】

将结果记录在实训表12-2中。

实训表 12-2　肌力评定实训报告

班级：　　　姓名：　　　学号：　　　评定日期：

评定内容	考核内容	分值	要求	得分
评定前准备	态度、沟通	10	态度和蔼可亲、有效沟通	
动作示范	体位和起始位	10	是否正确	
主要肌肉评测	0~5 级具体操作	65	是否正确	
口令、交流	口令是否恰当	5	是否合理	
操作熟练程度	熟练、连贯	10	是否流畅	
总分		100		

（郁利清）

九、关节活动度评定技术

实训 13　关节活动度测量方法

【实训目的】

1. 学会量角器的使用技术。

2. 学会肩关节、肘关节、腕关节、髋关节、膝关节、踝关节的关节活动度测量方法。

【实训对象】

学生模拟病人

【实训要求】

1. 学生首先应进行正常人体关节活动度的测量。

2. 其次，对关节炎症、痛风、关节强直、创伤、骨折愈合后、截肢、关节周围软组织损伤、肌肉痉挛及短缩、肌腱断裂、关节继发性损害、烧伤后皮肤瘢痕增生、制动后关节活动受限者进行评定。

3. 禁止选用关节脱位或骨折未愈合，近期经历肌腱、韧带、肌肉手术后，骨化性肌炎或异位骨化的病人。

【主要仪器设备】

量角器、皮尺。

【学时】

2 学时。

【实训内容与步骤】

（一）量角器的使用方法

1. 轴心　对准关节的运动轴心。

2. 固定臂　与关节的近端骨的长轴平行。

3. 移动臂　与关节的远端骨的长轴平行。

（二）关节活动度测量方法

1. 解释说明　向受试者说明测量的目的、过程、测量原因，以取得受试者的配合。

2. 摆放体位　受试者体位舒适，充分暴露被检查部位，测量在全关节活动范围不受限的解剖位上进行，保证测量时关节活动不受限。

3. 固定　远端骨运动时，充分固定近端骨，避免代偿运动。

4. 放置量角器　首先确定量角器放置的关节活动面，然后确定其轴心（通常是骨性标志点），最后确定量角器的固定臂及移动臂。

5. 关节活动度测量　包括主动活动度和被动活动度测量两项内容。病人在允许的关节活动范围之内主动活动关节为主动活动度，治疗师轻柔地移动关节测量的活动度为被动关节活动度，同时询问受试者有无疼痛或不适感。

6. 记录主动关节活动终末位的角度及被动关节活动终末位的角度。

7. 每一个关节测量三次取平均值。

（三）关节活动度测量技术流程

1. 肩关节活动度的测量

(1) 坐位或仰卧位。

(2) 轴心位于肱骨侧面肩峰，固定臂与躯干平行，移动臂与肱骨平行。

(3) 肩关节做前屈、后伸、外展、内旋、外旋运动。

2. 肘关节活动度的测量

(1) 病人选择坐位，充分暴露被检查部位。

(2) 要求病人完成一次屈肘动作。

(3) 以肱骨外上髁为轴心，固定臂平行于肱骨中线，移动臂平行于前臂中线。

(4) 标明关节的 0° 位，若不能从 0° 位开始，应记录实际开始位角度。

(5) 肘关节在矢状面上围绕冠状轴完成屈伸动作。

(6) 病人尽力主动屈肘，并维持在屈肘位置，测量出肘关节的活动度数，为主动关节活动度。

(7) 在肘关节可能的活动范围之内，轻柔地被动移动关节至肘关节活动的终末点，然后维持肘关节的位置，测量出肘关节的被动活动度。

3. 腕关节活动度的测量

(1) 坐位，屈肘。

(2) 腕关节掌屈：前臂旋前置于桌上，腕关节中立位悬于桌缘外。轴心置于尺骨茎突，固定臂与尺骨长轴平行，移动臂与第五掌骨长轴平行，腕关节掌屈运动。

(3) 腕关节背伸：前臂旋前置于桌上。轴心置于尺骨茎突，固定臂与尺骨长轴平行，移动臂与第五掌骨长轴平行，腕关节背伸运动。

4. 髋关节活动度的测量

(1) 髋关节屈曲：仰卧位，轴心位于股骨大转子，固定臂与躯干腋中线平行，移动臂平行于股骨长轴，并指向股骨外上髁（测量过程中膝关节屈曲及伸展各测量一次）。

(2) 髋关节伸展：俯卧位，轴心位于股骨大转子，固定臂与其躯干腋中线平行，移动臂平行于股骨长轴，并指向股骨外上髁，在测量过程中膝关节维持伸展。

(3) 髋关节内收及外展：仰卧位（髋内收时对侧下肢尽量外展），轴心位于髂前上棘，固定臂位于两髂前上棘连线上，移动臂与股骨长轴平行。

5. 膝关节活动度的测量

(1) 俯卧位。

(2) 轴心位于股骨外侧髁，固定臂与股骨长轴平行，移动臂与腓骨长轴平行。

(3) 膝关节屈、伸运动。

6. 踝关节活动度的测量

(1) 仰卧位或坐位（坐位时膝关节屈曲 90°），踝关节中立位。

(2) 轴心位于外踝下 2.5cm 处，固定臂与腓骨长轴平行，移动臂与第五跖骨平行。

(3) 踝关节做跖屈、背屈运动。

【实训考核】

将结果记录在实训表 13-1 中。

实训表 13-1　关节活动度评定实训考核表

学生姓名		评定日期	
指导教师		实训成绩	
关节	活动度(°)		操作评分
	左	右	
肩关节			
前屈			
后伸			
外展			
水平内收			
水平外展			
肘关节			
屈曲			
伸展			
前臂旋前			
前臂旋后			
腕关节			
背伸			
掌屈			
髋关节			
前屈			
后伸			
外展			
内收			
膝关节			
屈曲			
伸展			
踝关节			
背伸			
跖屈			
内翻			
外翻			

注：腕关节、膝关节的活动度分别给 5 分，其余各项给 10 分，满分 50 分。

【注意事项】

1. 关节活动度有一定误差，应该左右对比检查。
2. 康复治疗后不宜行关节活动度检查。
3. 应该进行主动及被动两种关节活动度检查。
4. 检查时应熟悉关节解剖结构和正常活动范围，熟练掌握评定技术，才能取得准确结果。
5. 检查时必须充分暴露受检部位，保持舒适体位，测定时不得移动，以免代偿活动影响检查结果。
6. 使用双臂测角计时，测角计的轴心必须与关节活动轴心一致，两臂与关节两端肢体长轴平行，肢体活动时，轴心及两臂不得偏移。
7. 记录结果应写明关节活动的起、止度数，当关节处于过伸时，用负号表示如“-15°”，无运动时记录为 0°

或者无。

8. 测定时应对疼痛、肿胀程度、肌紧张、肌萎缩、皮肤状况、有无外伤等情况予以记载。

（路莹）

十、协调与平衡功能评定技术

实训 14 协调功能的评定

【实训目的】

1. 掌握协调功能评定的评定程序及方法。
2. 掌握 Fugl-Meyer 平衡反应评定方法。
3. 掌握 Berg 平衡测试方法。

【实训原理及意义】

协调是人体多组肌群共同参与并相互配合，进行平稳、准确、良好姿势控制的运动能力。

要求病人按照一定的节奏和方向，在一定的时间内用适当的力量和速度完成稳定的动作，准确地达到目标。协调功能的评定可了解病人有无协调功能障碍，评估肌肉或肌群共同完成一种作业或功能活动的能力，判断协调障碍的程度、类型及引起协调功能障碍的原因。

平衡是人体保持姿势与体位，完成各项日常生活活动的基本保证，尤其是各种转移动作、行走、跑、跳等复杂运动都离不开平衡功能。平衡功能离不开支撑面，即人体在各种体位下所依靠的接触面，当身体的重心落在支撑面以内时，人体能够保持平衡，当重心落在支撑面以外时，人体将失去平衡。由于中枢神经系统疾病；耳、鼻、喉疾病；骨关节病与外伤等均会引起平衡功能障碍，因此，判断病人是否有平衡功能障碍、障碍的类型及性质，在康复评定中具有重要的作用。

【实训用具】

评定表、笔、定时钟、2 把椅子、治疗桌和眼睛遮盖物。

【实训内容及方法】

（一）指鼻试验

1. 被检者平卧位。
2. 肩外展 90°，肘伸展。
3. 用示指指尖触碰自己鼻尖。

（二）指 - 指试验

1. 检查者和被检者相对而坐。
2. 检查者伸出示指。
3. 令被检者示指去指检查者的示指。
4. 检查者变换手指的位置，被检者根据变化．完成指指运动。
5. 评定标准：能准确完成指 - 指运动，并随方向、距离和速度的改变做出相应的反应。

（三）示指对指试验

1. 被检者两肩外展 90°。
2. 两肘伸展。
3. 将两示指在中线相触。

（四）拇指对指试验

1. 被检者坐位或卧位。
2. 用拇指尖连续触及该手的其他指尖。
3. 逐渐加快速度完成上述运动。

（五）抓握试验

1. 被检者坐位。

2. 用力握拳。
3. 充分伸展各指。
4. 逐渐加快速度完成交替握拳和伸指运动。

（六）前臂旋转试验

1. 被检者坐位。
2. 上臂紧贴身体，肘屈曲 90°。
3. 手掌朝下和朝上交替翻转。
4. 逐渐加快速度完成上述动作。

（七）反跳测验

1. 被检者坐位。
2. 肘关节屈曲。
3. 检查者施加足够的阻力产生肱二头肌的等长收缩。
4. 突然去掉阻力。
5. 评定标准：正常时，拮抗肌群（肱三头肌）将收缩和阻止肢体的运动；异常时肢体过度反弹，即前臂和拳反击病人身体。

（八）拍膝试验

1. 被检者坐位。
2. 肘关节屈曲。
3. 双手同时或分别以手掌、手背交替翻转拍打膝部。
4. 逐渐加快速度完成上述运动。

（九）拍地试验

1. 被检者坐位。
2. 双足及地。
3. 用一足掌在地板上拍打，膝不能抬起，足跟接触在地板上。

（十）跟膝胫试验

1. 被检者仰卧位。
2. 一侧的足跟沿对侧膝向胫骨远端滑动。

（十一）肢体保持试验

1. 被检者坐位或立位。
2. 检查者将其上肢保持在向前水平伸直位。
3. 突然松手，观察肢体坠落情况。

实训 15 平衡功能的评定

【实训对象】

1. 中枢神经系统疾病而导致偏瘫的病人。
2. 下肢骨折后运动受限的病人。
3. 骨关节疾病病人。
4. 正常人的平衡测试。

【实训要求】

1. 选择实训对象中的任何一项即可。
2. 中枢神经系统导致偏瘫病人，要确保病情平稳，骨折病人要确保复位及固定良好。
3. 评定要求在 20min 内完成，避免病人疲劳。
4. 对病人只能采用一种平衡测试评定，即平衡仪器测试或用量表测试，以避免疲劳。

【评定标准】

1. Berg 平衡反应评定可以预测病人是否有跌倒的危险，指出病人应该采取哪种活动方式。评定包括 14 个项目，每项最高分 4 分，最低分 0 分，总分 56 分，要求在 20min 内完成评定。

2. Fugl-Meyer 平衡测试主要用于偏瘫的评定,包括 7 个方面的内容,满分 14 分,每一项不能按要求完成的给 0 分,按要求完成的给 2 分。

【主要仪器设备】

1. 多功能康复评估训练平台,包括受力平台、显示器、电子计算机、专用软件等。

2. Berg 平衡测试表格、Fugl-Meyer 评定表格、秒表、软尺、扶梯、椅子。

【学时】

2 学时。

【实训内容及方法】

(一) 坐位平衡反应

1. 被检者取坐位(或跪位)。

2. 检查者将其上肢向一侧牵拉。

3. 评定标准:被检者的头部和躯干向中线调整,对侧上肢、下肢伸展并外展为阳性反应,被检者未出现保护性反应为阴性反应。

(二) 双足站立静态平衡反应(获得坐位平衡后)

1. 被检者睁眼保持立位。

2. 双足并行站立。

3. 双足并行站立稳定后,进行足跟碰足尖站立。

4. 单脚交替支撑站立。

5. 闭眼平衡站立,流程同 1~4。

6. 评定标准:正常人在睁眼和闭眼状态下,通过肢体调整可保持平衡。

(三) 双足站立动态平衡反应

1. 被检者分别处于坐位和立位。

2. 推动病人,让其头、颈、躯干在移动的情况下保持平衡。

3. 令被检者足跟碰足趾走直线及标记物。

4. 令被检者侧方走,倒退走,走圆圈。

5. 评定标准:正常人进行上述任务后身体通过调整能够保持平衡。

(四) 单足站立静态平衡反应

1. 被检者睁眼双足站立平衡。

2. 令被检者双手叉腰,单腿站立。

3. 保持 10s。

4. 被检者闭眼,将负重腿的足跟抬起离开地面,并尽可能长时间地保持此体位。

5. 获得闭目单足站立平衡后,令其一足立于一个平板上(3cm × 30cm × 32cm),测其是否能保持此体位。

6. 另一侧下肢重复相同动作。

7. 评定标准:正常人可单足站立保持 10s,并能顺利完成上述运动。

(五) 动态行走平衡反应

1. 准备 9 个长度和高度相同但宽度不同的平衡木。

2. 令被检者双手叉腰,双目注视地面。

3. 足跟抬起足尖着地行走。

4. 先从宽的平衡木上行走,再到窄的平衡木上行走。

5. 再令被检者向侧方固定地点跳跃。

6. 弯腰捡地上物体,至少保持此体位 5s。

7. 评定标准:正常人可以通过肢体调整动作完成上述任务。

(六) Berg 平衡评定

Berg 平衡评定主要适用于具有一定平衡能力者,在评定中注意使用指导语。

1. 令被检者从坐位站起(请站起来,试着不用手扶)。

2. 独立站立(请不要用手扶,坚持站 2min)。

3. 独立坐(请双臂交叉抱拢,坐 2min)。
4. 从站立位坐下(请坐下)。
5. 转移(准备两把椅子,让受检查者坐在无扶手椅子上,然后指示被检者坐到另一把椅子上去)。
6. 无支持闭眼站立(请闭目站立 10s)。
7. 双足并拢站立(请双足并拢站立 1min)。
8. 站立位上肢前伸(请将上肢手指尽量向前伸展,正常时向前伸距离大于 25cm)。
9. 站立位时从地面拾物(将某种物品如鞋子,放在足前,发出指令:请拾起你脚前面的鞋子)。
10. 站立位转身(请从左侧转身向后看,再从右侧转身向后看)。
11. 转身 360°(请原地转一圈,停,再从另一侧,转一圈)。
12. 双足交替踏台阶(请将脚交替放在面前的台阶上,连续 4 次)。
13. 一脚在前的无支持站立(请将一只脚直接放在另一只脚的正前方,足跟与足尖接触)。
14. 单腿站立(请尽量单腿站立并保持 10s)。

(七) Fugl-Meyer 平衡反应

评定按坐→站→单腿站的顺序,7 项内容按顺序逐项评定,当某一项平衡未达到要求时,不必进行下一项的评定。

1. 支持坐位　支持坐位下,坐立位超过 5min。
2. 健侧展翅反应　推动患侧时,健侧有肩外展及伸肘反应。
3. 支持站立　1 人帮助下,能站立 1min。
4. 无支持站立　不在他人帮助下,能站立 1min。
5. 健肢站立维持平衡　多于 9s 给 2 分,少于 1s 给 0 分。
6. 患肢站立维持平衡　多于 9s。

(郭艳)

十一、步态分析技术

实训 16　步态分析技术

【实训目的】

掌握步态分析中的足印分析法。

【实训原理及意义】

步态是指人体步行时的姿势,正常的步态是人体在中枢神经系统控制下通过骨盆、髋、膝、踝和足趾的一系列活动完成的,具有稳定性、周期性、协调性以及个体差异性,当神经系统或运动系统出现病变时,步态将发生改变,出现异常步态。步态分析是利用力学原理和人体解剖学、生理学知识对人类行走状态进行对比分析的一种研究方法。其中,足印分析法是临床常用的步态分析法,具有简便易行、客观实用的特点,它是通过对病人的足印进行测量和计算,以间接分析步态的一种方法,该法可分析步长、步宽、步速、足偏角等参数。

【实训对象】

1. 中枢神经系统疾患　如脑卒中、脑外伤、多发硬化、帕金森病,脊髓损伤的病人。
2. 周围神经系统疾患　如周围神经炎、周围神经损伤的病人。
3. 运动系统疾患　如下肢肌无力、肌营养不良、关节炎、骨关节损伤的病人。
4. 正常人体　如同学、病人家属。

【所需物品】

绘画颜料、1 100cm × 45cm 白纸、秒表、剪刀、直尺、量角器、笔等。

【学时】

2 学时。

【注意事项】

1. 正式检查前,可让被检者在白纸旁试走 2 次或 3 次。
2. 确保中间 600cm 测量区至少包含 6 个足印。
3. 如病人步态不稳,行走中要注意监护,防止跌倒。

【实训内容及方法】

1. 将 1 100cm × 45cm 白纸平铺在地面上。
2. 在距离两端各 250cm 处画一横线,中间 600cm 作为正式测量用。
3. 被检者赤脚,足底粘上颜料。
4. 被检者以自然状态走过 1 100cm × 45cm 白纸。
5. 记录被检者走过中间 600cm 路程所用时间。
6. 剪去白纸两端,保留中间 600cm,并勾勒出足印的轮廓。
7. 根据足印测量出相关参数,包括步长、跨步长、步宽、足偏角。
8. 根据已知数据计算出步频和步速。
9. 评定标准

(1) 步长:行走时左、右侧足跟先后着地两点之间的距离称为步长,通常以 cm 为单位表示,正常人为 50~80cm,左、右步长基本相等,它反映步态的对称性与稳定性。

(2) 跨步长:同侧足跟前后 2 次着地点间的距离称为跨步长,通常以 cm 为单位表示,正常人跨步长是步长的 2 倍,为 100~160cm。

(3) 步宽:行走时左右两足间的距离称为步宽,通常以足跟中点为测量参考点,以 cm 为单位表示,正常人为 5~11cm,步宽反映行走时身体的稳定性。

(4) 足偏角:行走时人体前进方向与足的长轴(足跟与第 2 足趾与第 3 足趾之间的连线)形成的夹角,通常以“°(度)”为单位表示,正常约为 6.75°。

(5) 步频:单位时间内行走的步数称为步频,通常以 steps/min 表示,正常人平均为 95~125steps/min,步频的快慢反映了步态的节奏性。

(6) 步速:单位时间内行走的距离称为步行速度,通常以 m/min 表示,正常人平均自然步速为 65~95m/min。

(郭艳)

十二、神经电生理检查技术

实训 17 肌电图检查

【实训目的】

掌握肌电图检查的操作技术

【实训对象】

学生模拟病人

【实训要求】

1. 学生分组　其中每组模拟病人 1 人,2 名工作人员,1 人操作仪器、观察肌电图仪;1 人观察受检者的表现。
2. 教师指导　分组实训前指导教师先进行示教指导。

【实训仪器设备及用品】

1. 针极肌电图。
2. 乙醇。
3. 抢救药品及设备:除颤器、输液设备、吸氧设备、急救药品等。

【学时】

1 学时。

【注意事项】

【适应证】

1. 脊髓前角细胞疾病　运动神经元病，脊髓灰质炎，脊髓空洞症，脊髓肿瘤，脊髓血管畸形，脊髓炎及脱髓鞘病等。

2. 周围神经疾病　周围神经损伤，颈椎病，前斜角肌综合征，椎间盘突出症，腕管综合征，肘管综合征，急性感染性多发性神经根炎，腓骨肌萎缩，其他各种原因引起的周围神经病。

3. 肌病　进行性肌营养不良，多发性肌炎，皮肌炎，肌强直综合征，其他原因引起的肌病。

4. 神经 - 肌肉接头疾病　重症肌无力，肌无力综合征。

【禁忌证】

1. 血液系统疾病，如有出血倾向者、血友病及血小板 $<30\times10^9$/L 者。

2. 乙型肝炎病人（或使用一次性针电极）。

3. 艾滋病病人或 HIV（+）者（或使用一次性针电极）。

4. 克雅病病人（或使用一次性针电极）。

【方法】

1. 消毒　针极须经煮沸消毒，可在专用消毒锅内置放蒸馏水，待温度升至 100℃后，在消毒锅橡皮塞口插入电极，维持温度 30min。也可高压灭菌。

2. 受检肌肉选择　①神经根、神经丛、周围神经疾病时，选择该神经支及附近神经支支配的肌肉。②神经根压迫征时，应检查一定节段的神经根支配的四肢肌肉及骶棘肌。③脊髓前角细胞疾病时，应选择双侧远、近端的肌肉。④肌源性疾病时，除检查上、下肢肌肉外，尚应检查肩胛带、骨盆带肌肉，应同时检查严重萎缩、中等萎缩和肥大的肌肉。⑤神经吻合术后，应选择距离断端不同距离的分支支配的肌肉，以判定神经再生。

3. 插入针极　受检肌肉部皮肤常规消毒，快速插入针极。插针位置选择肌腹中央或运动点上，每块肌肉一般插入 1~2 根针极。测定运动单位电位各项参数时，可去肌肉上、中、下不同部位插针。

4. 调节设备　①先将放大器调至 20~100μV/cm，挪动、提插、弹拨针极观察插入活动，待针极活动停止后观察各种自发电位，并按顺时针方向 3，6，9，12 点钟处以及不同深度改变针极在肌肉内的位置，观察自发电位的数量和特点。②将放大器调至 100μV/cm，扫描速度调至 5ms/cm，延迟调至 10ms。令病人轻轻用力收缩，产生一个或几个运动单位电位，调节触发电平，使波形相似的电位显示在示波屏不同扫描线的相同位置，分别测出时限，电压，波形，并计算出平均时限，平均电压，多相电位比例的百分数。③再将放大器调至 500~1 000μV/cm，扫描速度置于 50~200ms/cm，令病人作最大用力收缩，观察肌电波形。

5. 完成检查　上述检查过程中，均可描记，照相或用磁带、磁盘记录。检查完毕后取下针极，将机器上各种按钮恢复到起始位置。将针极擦拭干净，放入针极盒内。针极连接导线按一定顺序环绕，以防折断。

【体位】

受试者坐位或卧位，尽量保持放松状态。检查者将针电极插入被检肌肉，观察肌肉放松状态、小力自主收缩状态和大力收缩状态下的电活动。

【评定标准】

1. 正常肌电图　①插入电活动：在针电极插入肌肉或在肌肉内移动时，产生的短促电活动。正常的插入电位持续短暂。针极插到肌肉运动终板附近时，可出现不规则电位，并听到海啸样声音，为终板噪声，受试者诉说进针处疼痛，将针稍退出疼痛即消失。②电静息：肌肉完全放松时，不出现肌电活动，显示器上呈一条平线。③轻收缩时肌电图：肌肉轻收缩时可记录到运动单位电位。记录参数：上升时间、时限、波幅、位相。④运动单位电位募集和发放类型。

2. 异常肌电图　①插入电位的增多或减少。②自发电位：正锐波，纤颤电位，束颤电位，复合重复放电（CRD），肌颤搐放电等。③肌强直放电。④ MUAP 的改变：神经源性损害表现为时限增宽，波幅升高及多相波百分比增多；肌源性损害表现为时限缩短，波幅降低和多相波百分比增多。⑤大力收缩募集电位：神经源性损害时，由于运动单位明显减少，大力收缩时可见单个独立的运动单位电位。

【临床意义】

1. 可发现潜在的病灶或易被忽视的病变，例如运动神经元病的早期诊断；肥胖儿童深部肌肉萎缩的检测等。

2. 神经源性损害,肌源性损害及神经-肌肉接头病变的诊断和鉴别诊断。

3. 神经病变节段的定位诊断,如H反射异常提示S_1神经根病变;肱二头肌和三角肌神经源性损害提示C_5、C_6神经根受累。

4. 了解病变的程度和病变的分布。

【注意事项】

1. 检查者应熟悉神经解剖知识。

2. 检测前应进行详细的神经系统检查。

3. 检查前务须做好解释工作,获得病人的合作,避免过度紧张及空腹状态下检查,以免晕针。若出现晕针,应拔出针极,去枕平卧半小时以上。

(1)检测过程中保持肢体放松状态,尽量避免精神紧张。

(2)检测过程中随着电刺激量的增加会有不适的感觉,运动神经传导速度(MVC)等测定(刺激运动神经)时会有肌肉收缩的动作。针电极检查会有疼痛等。

4. 操作前须检查针极,对弯折,损坏的针极应及时处理,报废,以免断针。

5. 针极必须严格消毒,检查中应无菌操作,防止感染。

6. 在上背部,胸腹部肌肉插针检查时,应正确掌握插针深度,尤在萎缩肌肉部位,更应注意,防止损伤内脏。

【针电极的消毒及安全性】

1. 可重复使用的针电极每次用后应及时清洗和消毒。消毒方法包括常规高温,高压消毒,甲醛溶液熏蒸法等。

2. CJD和痴呆病人使用的针电极应高压消毒120℃,持续时间1h,同艾滋病。

3. 乙型肝炎病人及其他传染病病人应使用一次性针电极。

实训18 神经传导检查

【实训目的】

掌握神经传导的操作技术。

【实训对象】

学生模拟病人

【实训要求】

1. 学生分组 其中每组模拟病人1人,2名工作人员,1人操作仪器、观察;1人观察受检者的表现。

2. 教师指导 分组实训前指导教师先进行示教指导。

【实训仪器设备及用品】

1. 神经传导检查仪。

2. 乙醇。

3. 抢救药品及设备 除颤器、输液设备、吸氧设备、急救药品等。

【学时】

1学时。

【适应证】

判定各种原因所致周围神经损害与单纯侵犯脊髓前角细胞疾病相鉴别。

【操作方法及程序】

1. 记录电极可用针极或表面电极 使用表面电极时,须先用乙醇擦拭皮肤,涂敷电极胶,将电极用胶布固定在受检神经支配的远端肌肉上。刺激电极多用双极表面电极,置于该神经的浅表位置。

2. 设备调制 刺激电流时限宜选0.1~0.5ms,频率1~2/s,逐渐增加刺激强度直至引起肌肉反应出现肌电位后,继续增加刺激强度达超限刺激,此时由数字平均器直接测定从刺激开始至引出反应的潜伏期,诱发电位的电压,时限。

3. 记录 每条神经均须测定2个以上端点的潜伏期,从皮表投影测量端点间的神经长度,按下列公式计算运动神经传导速度。

Mcv（m/s）= 神经两端点间的距离（cm）× 10/（近端潜伏期 – 远端潜伏期）（ms）

4. 刺激点及记录点位置的选择　正中神经：刺 - 锁骨上窝 Erb 点，腋窝，肘部肱骨内上髁内上方，腕部横纹正中。

【注意事项】

1. 检查前须测皮肤温度，如上肢温度低于 30° 时应复温后再做检查。

2. 刺激点应正确置于运动点上，检查时应防止位置移动。

3. 刺激电压应达到超限刺激强度，避免将 H 波误认为运动反应波，并在记录电位时，电压放大灵敏度调节应置于合适位置。

4. 距离测量要正确，上肢可用皮尺测量，测量尺神经时前臂应取伸展位。测量下肢神经时可用骨盆尺，上肢近端距离亦可用骨盆尺测量。

5. 病人如有心脏疾病，应避免刺激 Erb 点，以免发生意外。

实训 19　H 反射测定

【实训目的】

掌握 H 反射测定的操作技术。

【实训对象】

学生模拟病人

【实训要求】

1. 学生分组　其中每组模拟病人 1 人，2 名工作人员，1 人操作仪器、观察；1 人观察受检者的表现。

2. 教师指导　分组实训前指导教师先进行示教指导。

【实训仪器设备及用品】

1. 神经传导检查仪。

2. 乙醇。

3. 抢救药品及设备：除颤器、输液设备、吸氧设备、急救药品等。

【适应证】

骶神经根疾病，上运动神经元疾病，神经根段，脊髓内传导的研究。

【方法】

1. 准备　用皮肤电极固定于腓肠肌，比目鱼肌肌腹，刺激电极置于腘窝胫神经处。

2. 设备调制　刺激电流时限 0.2ms，逐渐增加刺激强度，即可引出 H 波，稍增加电流直至 H 波幅度最大，再增加刺激强度出现 M 反应。分别测量 H 波潜伏期以及 H 波及 M 波最大波幅的比值。并用不同间隔的双脉冲刺激测定 H 反射的恢复曲线。

3. 电极位置　放置于比目鱼肌，阴极朝向近端，阳极在远端。

4. 刺激强度　低强度，通常在出现 F 波后降低刺激强度直至出现稳定的 H 波。

5. 检测项目　H 反射的波幅，波形和潜伏期等。

【评定标准】

1. 结果判定　正常人 H 波潜伏期为 29 ± 0.7ms，H 波幅度 2~10mV，骶神经根病变时 H 波幅度下降，消失，潜伏期延长。上运动神经元疾病时，H 波与 M 波波幅比增加，H 波阈值降低。正常人刺激间隔在 100ms 以内时，H2 明显减弱。在上运动神经元疾病时 H2 有易化现象。

2. 异常的判断标准　① H 反射潜伏期延长。②两侧差值 > 均值 ± 2.5SD 或 3SD。③ H 反射未引出。

【注意点】

检查侧足部应取背屈位，刺激电极阴极置于向心端，刺激频率以 1/s 为宜。

实训 20　F 反射测定

【实训目的】

掌握 F 反射测定的操作技术。

【实训对象】

学生模拟病人

【实训要求】

1. 学生分组　其中每组模拟病人 1 人，2 名工作人员，1 人操作仪器、观察；1 人观察受检者的表现。

2. 教师指导　分组实训前指导教师先进行示教指导。

【实训仪器设备及用品】

1. 神经传导检查仪。

2. 乙醇。

3. 抢救药品及设备：除颤器、输液设备、吸氧设备、急救药品等。

【适应证】

测定神经近心端传导速度，诊断各类周围神经疾病。

【方法】

1. F 波测定的步骤同 MCV，不同的是刺激电极的阴极置于近端。

2. 记录电极放置在小指展肌（尺神经）、拇短展肌（正中神经）或上、下肢其他肌肉（胫前肌，腓肠肌等）表面电极分别在近心端神经干走行的浅表部位刺激，刺激强度较引出运动反应为大(超强刺激)，在 M 波后出现 F 波，测出其最短时间的 F 波的潜伏期，并按下列公式计算出 F 波传导速度。

F 波速度（m/s）=（刺激位 – 颈 7 距离）mm/F 波传导时间（ms）

F 波传导时间（ms）=（F 波潜伏期 –M 波潜伏期 –1）/2

3. 观察项目

(1) 最短潜伏期，最长潜伏期和平均潜伏期。

(2) F 波出现率。

(3) F 波与 M 波波幅的比值。

【评定标准】

1. 结果判断　正常人尺神经腕部刺激时为 53.7~66.7m/s，平均 61.7m/s，肘部为 52.3~72.3m/s，平均 62.3m/s。

2. F 波异常的判断　潜伏期延长和 / 或出现率降低均为异常。

【注意点】

1. 刺激强度要达到超限刺激，避免记录 H 波。

2. 记录 F 波潜伏期时需选择最短者，放大器灵敏度应调节适宜。

实训 21　瞬目反射测定

【实训目的】

掌握瞬目反射测定的操作技术。

【实训对象】

学生模拟病人

【实训要求】

1. 学生分组　其中每组模拟病人 1 人，2 名工作人员，1 人操作仪器、观察；1 人观察受检者的表现。

2. 教师指导　分组实训前指导教师先进行示教指导。

【实训仪器设备及用品】

1. 神经传导检查仪。

2. 乙醇。

3. 抢救药品及设备：除颤器、输液设备、吸氧设备、急救药品等。

【方法】

1. 刺激部位　通常为眶上神经。

2. 记录　在同侧记录到的第一个诱发反应称为 R1 波，位于 R1 波之后成分称为 R2；在刺激对侧面肌上只能记录到第二个成分称为 R2′。

3. 检测项目　R1、R2、R2′ 各潜伏期，双侧潜伏期差值及波幅。

【评定标准】

瞬目反射异常的判断标准　有助于定位面神经、三叉神经、脑干病变。

(1)各波潜伏期延长。

(2)双侧潜伏期差值增宽。

(3)任何一个成分未引出。

实训22　表面肌电图测定

【实训目的】

掌握表面肌电图测定的操作技术。

【实训对象】

学生模拟病人

【实训要求】

1. 学生分组　其中每组模拟病人1人,2名工作人员,1人操作仪器、观察;1人观察受检者的表现。

2. 教师指导　分组实训前指导教师先进行示教指导。

【实训仪器设备及用品】

1. 表面肌电图仪。

2. 乙醇。

3. 抢救药品及设备　除颤器、输液设备、吸氧设备、急救药品等。

【禁忌证】

装有心脏起搏器等植入性医疗仪器者禁用。

【方法】

1. 刺激部位　选择指伸肌群,电极粘贴到待测部位。

2. 链接仪器　打开配套电脑,启动表面肌电图配套软件,电脑可通过蓝牙适配器或连接线连接表面肌电图仪。

3. 电极位置　①一般采用施加适当阻力时观察有否EMG反应的方法确定需要检查的肌肉。②电极置于神经分布区域中心与肌腱之间的中点,若受试者可自主收缩,可把电极置于肌腹,电极需沿着肌腹方向。③用运动点的电刺激确定最佳电极放置点。④用体表标志和测量到标准应用点间距离的方法确定放置点。地线电极应靠近记录电极,且为身体同侧。

4. 电极之间的距离　推荐电极中心之间的间距为2~10mm。

5. 噪声和伪迹的解决　选择信噪比比较高的放大器,以便降低噪声和与电路内在噪声有关的伪迹。

6. 参数设置　设置通道开启、通道名称、通道灵敏度、通道置零、采样率、励磁输出、0位数值、满位数值、单位、重置配件名称、存储方式及转接盒处设置存储位置等。

7. 归零　测试位置与姿势调整,进行通道归零操作。可通过软件模拟通道设置界面或使用转接盒操作归零。

8. 其他　在各种姿势、体位及运动中测量。

【判断标准】

1. 时域　在时间维度上反映肌电曲线变化特征的评价指标,主要有IEMG、AEMG、RMS等。

2. 频域　在表面肌电信号的检测与分析中具有重要的应用价值。

3. 幅频联合分析　幅频联合分析可同时对sEMC信号振幅和频谱变化加以综合考虑,有效辨别肌力增加与疲劳状态导致的肌电信号变化的类似现象。

4. 小波分析法　时频分析是近年来发展起来的研究非平稳信号的一种有效方法。

5. 分形分析　分形理论是研究非线性生物信号的一个有效途径,而肌电信号具备非线性分形的规律。

（杨飞）

十三、日常生活活动能力评定技术

实训23　龙氏日常生活能力评定量表

【实训目的】

掌握龙氏日常生活能力评定技术。

【实训要求】

1. 学生分组　其中每组模拟病人 1 人,监护人员 1 人,工作人员 1 人。

2. 示教指导　分组实训前指导教师先进行示教指导。

【实训仪器设备及用品】

1. 病床。

2. 轮椅、拐杖或助行器。

【学时】

2 学时。

【实训内容与方法】

(一) 复习定义

根据功能障碍者活动范围的不同将人分为床上人、家庭人(包括乘坐轮椅)和社会人(可参与户外活动的人群)三个群体。对每个群体选择三项符合该类人群实际的日常活动进行评定。床上人的具体评定项目是大小便控制、进食和娱乐;家庭人的评定项目是如厕、个人清洁和家务;社会人的评定项目是小区锻炼、购物和活动参与。

注:通过病人本身功能状况或家属提供信息判定病人的得分与功能分级。

(二) 操作方法与步骤

1. 了解受评者的临床情况。

2. 向受评者充分讲解及告知评估目的。

3. 确定评估方向分类提问:

提问一:“请问在不借助他人的帮助下,您是否能独立下床坐到轮椅上或椅子上?”

——答“否”,评估床上 ADL 三项。

——答“是”,继续提问二。

提问二:“请问在不借助他人的帮助下,您是否能独自出门来到户外环境?”

——答“否”,评估家庭 ADL 三项。

——答“是”,评估社区 ADL 三项。

(三) 了解评定标准

1. 床上 ADL(能动但不能主动下床的功能障碍者可参考此示范)

(1) 大小便控制

他人了解

医生:“请问病人想要大小便时会不会给您传达一些信息? 或者是一些动作上的暗示?”

回答 1:

监护人员:“怎么可能? 他话都不会说(他意识不清醒),给他绑的有尿袋”

医生:“会经常失禁吗?”

监护人员:“是的,他自己控制不了,有时来不及处理还把床搞得很脏。”

【通过交谈得到的关键信息及词汇,我们可以了解到病人没有感觉也没有自我控制能力,为 1 分】

回答 2:

监护人员:“他想大便时会说。”

医生:“那他可以控制吗? 有没有来不及和您说就拉床上的时候?”

监护人员:“有的,有时来不及给他放便盆时他可能也会有失禁的时候,不过只是偶尔。”

【通过交谈我们可以了解到,病人有便意,但是自我控制能力比较差,为 2 分】

回答 3:

监护人员:“会说的,不过都是我们给他绑的尿袋。”

医生:“那有没有大小便失禁的情况。”

监护人员:“没有的,他控制能力很好的! 有时还可以自己使用便盆!”

【通过交谈我们可以知道病人的自我控制能力很强,无失禁情况,为 3 分】

病人自述

医生:“请问您大小便时自己有感觉么? 可以自己控制吗? 有没有失禁的情况?”

回答 1：

病人："完全没感觉，也控制不了。"（或者摇头）

【通过病人的描述可以知道病人自身没有控制能力，有失禁现象，为 1 分】

回答 2：

病人："有感觉，可以控制但是偶尔会有失禁现象。"（或者先点头后也点头）

【通过病人的描述可以知道病人自身有一定的控制能力但是较差，所以偶尔会有失禁现象发生，为 2 分】

回答 3：

病人："可以自己控制，没有失禁的情况。"（或者先点头后摇头）

【通过病人的描述可以知道病人本身有很好的自我控制能力，为 3 分】

(2) 进食

他人了解

医生："病人可以自己进食吗？"

回答 1：

监护人员："不能的，都是我们（用鼻饲管）喂的。"

【通过上述回答我们可以知道病人没有自行进食的能力，并且他需要别人的帮助才能进食。为 1 分】

回答 2：

监护人员："不能的，现在都用鼻饲管。"

医生："那病人有试过自己用鼻饲管打餐吗？"

监护人员："他可以打餐。"

【通过上述回答，我们可以了解到在别人准备好食物及工具后，病人可以借助工具，不需要他人帮忙的情况下自己进餐，为 2 分】

回答 3：

监护人员："可以的，饭给他，他可以自己吃，不需要我们帮忙。"

【通过上述回答，我们可以了解到病人不需要他人的帮忙及工具的辅助，可以自己独立完成，为 3 分】

病人自述

回答 1：

病人："不能，都是家人（护工）喂的我。"

【通过上述回答，我们可以知道病人没有自行进食的能力，需要他人帮助进食，为 1 分】

回答 2：

病人："在家属（护工）准备好饭食后，我可以自己使用鼻饲管（我可以用万能袖带 / 改装过的匙羹进食）。"

【通过上述回答，我们可以知道病人不需要他人帮助可以借助工具完成进食，为 2 分】

回答 3：

病人："可以的，我平时就是自己吃饭的。"

【通过上述回答，我们可以知道病人无需他人和器具的辅助，可以自己独立完成进食，为 3 分】

(3) 娱乐

他人了解

医生："病人平时有看电视或者听歌之类的娱乐活动么？或者参与你们的聊天么？"

回答 1：

监护人员："有时会放些他喜欢的歌，但他意识不清醒是无法与我们交流的。"

【通过此回答我们可以了解到病人是属于被动休闲娱乐，没有主动参与，为 1 分】

回答 2：

监护人员："有的，他平时喜欢看电视，每天晚上 7 点总是会让我们给他调到中央新闻呢！说话倒是说到有趣时，他会插上一两句。"

【通过此回答我们可以知道病人有主动参与意识，但需要其他人帮助，为 2 分】

回答 3：

监护人员："要说娱乐，那他可不用愁，每天手机平板不离手，喜欢用微信。"

【通过此回答可以了解到病人是可以独立使用工具，选择自己喜爱的活动，为 3 分】

病人自述

医生："您平时有看电视或者与人聊天吗？"

回答 1：

病人：摇头（昏迷）

【通过病人行为我们可以得知病人无娱乐项目，属被动状态，无法自主参与，为 1 分】

回答 2：

病人："平时病房有人打开电视了就看会，有时看些新闻，别的不喜欢看，没事了也会与同病房的人讨论一下。"

【通过此回答我们可以知道病人自己主动的参与一些娱乐活动，但仍需他人帮助，为 2 分】

回答 3：

病人："有的，我平时喜欢看综艺，病房的人喜欢电视剧，所以我经常拿着手机看电视。有时也看微信。"

【通过此回答可以了解病人自己可以独立使用工具，选择他自己的娱乐活动，为 3 分】

2. 家庭 ADL

(1) 如厕

他人了解

医生："请问病人平时大小便可以自己去厕所吗？"

回答 1：监护人员："他哪可以自己解决啊！平时都是我们帮他用尿袋（排尿管、尿套、便盆）。"

【此回答我们可以了解到大小便时病人是完全依赖于他人没有办法去厕所的，所以可评为 1 分】

回答 2：监护人员："我们有时也会扶着他去上厕所。"

【通过回答我们可以了解到病人可以在他人或辅助器具的帮助下到洗手间完成如厕，为 2 分】

回答 3：监护人员："是的，他可以扶着东西自己去厕所。"

【通过话语我们可以了解到，病人大小便时没有他人帮助可以独立去厕所，于是可以判定此项为 3 分】

病人自述

医生："请问您平时大小便是怎样解决的？"

回答 1：

"一般都是家里人帮忙，在床边使用坐便器。"

【通过此话可以了解到病人需要他人的帮助，就近如厕，为 1 分】

回答 2：

"我可以在家人的搀扶下到洗手间完成如厕，有时家人不在，我也会坐轮椅自己去"

【通过病人描述，我们可以知道病人在他人或器具的辅助下，可以自主去厕所，为 3 分】

回答 3：

"我可以自己去厕所的！"

【通过描述，我们可以知道病人可以独立自主地完成这项活动，为 3 分】

(2) 个人清洁

他人了解

医生："请问病人平时的个人清洁和洗漱洗澡是怎样完成的？"

回答 1：

"我们把工具挪到房间里，他可以自己做些简单的擦脸修饰工作。"

【通过描述，我们可以知道病人有自主参与，可独立完成难度低的一些活动，为 1 分】

回答 2：

"我们把所有的东西在卧室里准备好，他可以自己擦身。"

【通过描述，我们可知道病人可主动参与，可独立完成一些难度高的活动，为 2 分】

回答 3：

"他可以自己去浴室，我们不用管他的。"

【通过描述我们可知病人的个人清洁可以自理，为 3 分】

病人自述

医生:“请问您的个人清洁需要别人帮忙吗?”

回答 1:

“需要他人帮我准备好工具,我自己才能在床边剃胡子擦脸,但剩下的不行。”

【通过描述我们了解到病人在条件充足的情况下,在卧室,可独立完成简单修饰活动或简易的清洁,为1分】

回答 2:

“需要的,但在我的家人把工具帮我准备好后,我可以自己在房间里面完成擦身清洁。”

【通过描述可以了解到病人在条件充足的情况下,可以在卧室独立完成难度较大的清洁活动,但不能自己去卫生间,为 2 分】

回答 3:

“不需要,我可以自己去洗手间洗漱洗澡。”

【通过描述可以了解到病人可以在洗手间独立完成个人清洁,不需依赖他人,为 3 分】

(3)家务

他人了解

医生:“病人在家里有做家务吗?”

回答 1:

“有啊,他可以帮忙收一下碗筷,有时还能帮忙擦一下桌子,做些简单的家务。”

【通过描述可以了解到病人在家中可以协助家人完成简单家务活动,为 1 分】

回答 2:

“有的,他可以自己去扫地、刷碗、还有我们平时不回来给他准备好饭菜他还能自己用微波炉加热,真是省心多了呢。”

【通过描述可以知道病人可以借助工具完成较轻便的家务,为 2 分】

回答 3:

“当然可以啊,家里的饭都是他做的,和以前几乎无异。”

【通过描述我们了解到病人可以完全独立地完成稍复杂的家务,为 3 分】

病人自述

医生:“您在家中是否做一些家务?都能做哪些家务?”

回答 1:

“有的,在家里饭后的桌子和碗筷都是我收拾的,还可以帮助家里人做一些简单的事。”

【通过描述可以了解到病人在家中可以协助家人完成部分家务活动,为 1 分】

回答 2:

“有做一些简易的家务,没事的话会在家里用吸尘器扫一下地,用升降杆晾晒下衣服,收拾一下物品。”

【通过描述可以知道病人能借助工具独立完成较轻便的家务,为 2 分】

回答 3:

“当然有啊,在家里洗衣做饭和以前几乎没啥两样。”

【通过描述我们了解病人可以独立完成复杂的家务,为 3 分】

3. 社区 ADL

(1)小区锻炼

他人了解

医生:“病人平时能去户外转转,在小区锻炼吗?”

回答 1:

“有的,今天早上还用轮椅推着他去院子里晒了太阳,走了一会儿。”

【通过描述我们了解到病人可以在别人的帮助下进行户外锻炼,为 1 分】

回答 2:

“他啊,每天早上拄着拐杖在公园里转,都不用我们扶他。”

【通过描述我们了解到病人不需要他人帮助,借助器具可独立完成锻炼,为 2 分】

回答 3:

“有啊，他自己走下去的，都不用我们操心的。”

【通过描述我们可以了解到病人可以自己独立地完成这个活动，无需他人或器具的辅助，为 3 分】

病人自述

医生：“您去屋外活动或者锻炼吗？”

回答 1：

“几乎每天都有的，我的家人用轮椅推我出去，在他们的监护下我会自己站一会儿。”

【通过描述我们了解到病人可以在别人的帮助下去户外进行锻炼，为 1 分】

回答 2：

“有的，我自己有时会用助行器在小区里四处走走，练习下步态。”

【通过描述我们了解到病人不需要他人帮助，借助器具可独立完成锻炼，为 2 分】

回答 3：

“我每天都去的，经常自己一个人绕小区走一圈，然后给家里人带早点回去。”

【通过描述我们可以了解到病人可以自己独立地完成这个活动，无需他人或器具的辅助，为 3 分】

(2) 购物

他人了解

医生：“病人平时有购物活动吗？是怎么进行的？”

回答 1：

“他啊，他没办法出去，都是在网上买东西。”

【通过描述我们可以了解到病人可以自己利用互联网在屋内购物，为 1 分】

回答 2：

“我们经常用轮椅推着他去就近的超市买东西。”

【通过描述我们可以了解到病人可以在家人的监护下外出购物，为 2 分】

回答 3：

“就他自己去的啊，经常步行过去，有时候也会坐车，看他自己心情了。”

【通过描述我们可以了解到病人可以自己独立外出购物，为 3 分】

病人自述

医生：“您平时都是怎样购物的？”

回答 1：

“我出去不方便，所以经常网购。”

【通过描述我们可以了解到病人可以自己利用互联网在屋内购物，为 1 分】

回答 2：

“家里人会陪我或者推轮椅去就近的超市购物。”

【通过描述我们可以了解到病人可以在家人的监护下外出购物，为 2 分】

回答 3：

“我经常自己去超市或者是近点的商场里买东西。”

【通过描述我们可以了解到病人可以自己独立外出购物，为 3 分】

(3) 活动参与

他人了解

医生：“请问病人平时都有什么社交活动吗？”

回答 1：

“他平时经常在家里和他的那些老伙伴们视频，也经常和儿子女儿电话联系。”

【通过描述我们可以了解到病人可以利用通信工具与他人进行交流，为 1 分】

回答 2：

“他平时喜欢坐着轮椅去小区和他的那群老伙伴们一起下象棋。”

【通过描述我们可以知道病人可以利用辅助器具在现实中参与一些低强度的社交活动为 2 分】

回答 3：

“他的应酬可多了呢，他经常约朋友出去聚餐。”

【通过描述我们了解到病人可以独立参与或组织一些集体社交活动，为3分】

病人自述

医生：“请问您平时有什么社交活动吗？”

回答1：

“就与朋友亲戚打打电话，微信聊聊天。”

【通过描述我们可以了解到病人可以利用通信工具与他人进行交流，为1分】

回答2：

“我经常坐轮椅去楼下和几个老伙计一起打牌，逗鸟。”

【通过描述我们可以知道病人可以利用辅助器具在现实中参与一些低强度的社交活动为2分】

回答3：

“那可多了，我们几个老哥们经常聚餐，今年9月份还约好跟团出国游呢。”

【通过描述我们了解到病人可以独立参与或组织一些集体社交活动，为3分】

（四）评定流程（实训图23-1）

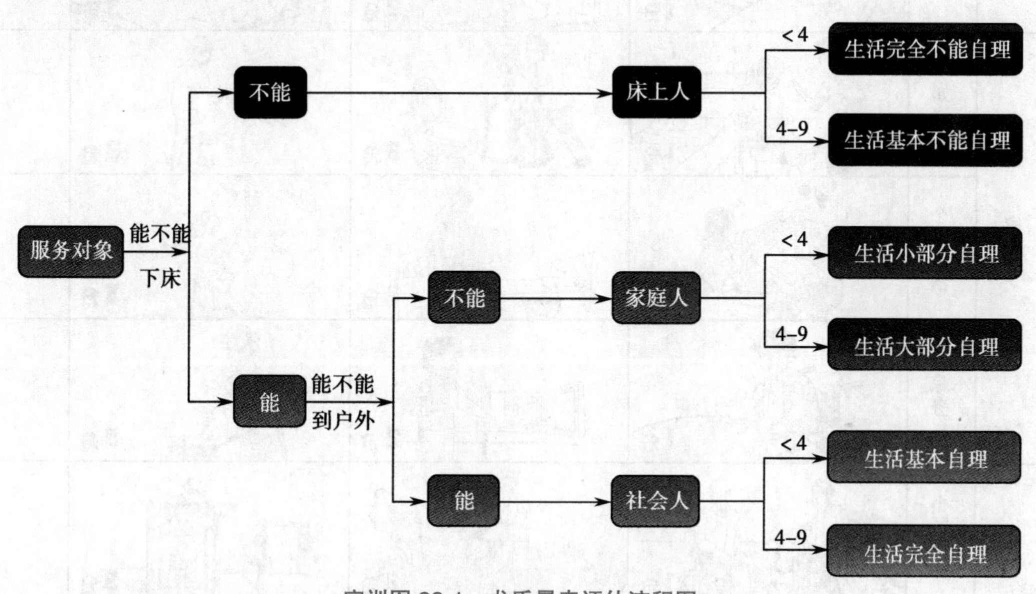

实训图23-1 龙氏量表评估流程图

（五）注意事项

1. 首先要查看病人病历，了解病史及病人的基本情况。了解伤病的原因、病情发展情况及功能情况（如认知功能、运动功能、社会心理状态等），并了解病人的生活环境和在环境中的表现。

2. 评定前应做好解释说明工作，使病人了解评定的目的和方法，以取得病人的理解与配合。

3. 尽量在合适的时间和环境下进行评定。

4. 评定应记录病人确实能做什么，而不是可能或应达到什么程度。

5. 评定时，通常由评定者给病人一个总的动作指令，让病人完成某个具体动作，而不要告诉病人坐起来或穿衣的具体步骤。

6. 在评定中，只有当病人需要辅助器或支具时，才可以提供，不能依赖和滥用。

7. 除非评定表中有说明，否则使用辅助器、支具或采取替代的方法，均认为是独立完成活动，但应注明。

8. 任何需要体力帮助的活动都被认为是没有能力独立完成。

【实训报告】

学生写出本次实训中所了解的内容包括：实训目的、实训器材与设备、实训方法和步骤、实训结果及结果分析、实训中的注意事项，并附上龙氏日常生活能力评定量表。

日常生活能力评定量表

姓名：__________ 性别：____ 年龄：______ 联系方式：______________________

人群	评定内容				得分
床上人	大小便控制	1分	2分	3分	
	进食	1分	2分	3分	
	娱乐	1分	2分	3分	
家庭人	如厕	1分	2分	3分	
	个人清洁	1分	2分	3分	
	家务	1分	2分	3分	
社会人	小区锻炼	1分	2分	3分	
	购物	1分	2分	3分	
	活动参与	1分	2分	3分	

评分结果	床上□	家庭□	社区□	总分□
评定等级	生活完全不能自理 □	生活基本不能自理 □	生活小部分自理 □	
	生活大部分自理 □	生活基本自理 □	生活完全自理 □	
评定者：		评定日期：		

（吕星）

十四、生活质量和社会功能评定技术

实训 24　生活质量评定

【实训目的】

1. 通过实训掌握常用的生存质量评定，熟悉常用的生存质量评定量表。

2. 通过了解就业能力评定准备，熟悉就业能力评定的对象及人的个性与职业的匹配。

3. 了解就业评定方法。

【实训对象】

学生模拟。

【实训要求】

1. 实训指导教师讲解本次实训的目的与要求，介绍实训方法及设备、注意事项，示范操作要点和程序。

2. 学生每 2 人一组，模拟评定者和被评定者互相检查。

3. 教师巡回检查、指导，随时解答学生提出的问题，及时发现并纠正学生在操作中出现的问题。

【实训仪器设备及用品】

1. 生存质量评定量表　生活满意度量表（LSR-LSIA-LSIB）、世界卫生组织生存质量测定简表（WHO/QOL-BREF）、医疗结局研究简表（SF-36）、脑卒中专门生活质量量表（SS-QOL）、糖尿病病人生存质量特异量表（DQOL）。

2. 社会功能评定量表　社会生活能力概括评定问卷、功能评定调查表。

3. 其他物品　小金属棒和夹子、电线、有瓶盖的瓶子、纸箱子、邮政编码、库存物品、卡片、邮件等。

【学时】

1 学时。

【实训内容及方法】

(一) 普适性量表

1. 生活满意度量表（LSR-LSIA-LSIB）　包含三个独立的分量表 LSR、LSIA、LSIB。LSR 又包含五个 1~5 分制的子量表。LSI 由与 LSR 相关程度最高的 20 项同意 ~ 不同意式条目组成，而 LSIB 则由 12 项与 LSR 高度相关的开放式、清单式条目组成。LSR 得分从 5（满意度最低）到 25（满意度最高）；LSIA 得分从 0（满意度最低）到 20（满意度最高）；LSIB 得分从 0（满意度最低）到 22（满意度最高）。生活满意度量表总分 31~35 分：对生活特别满意；26~30 分：非常满意；21~25 分：大体满意；20 分：无所谓满意不满意；15~19 分：不大满意；10~14 分：不满意；5~9 分：特别不满意。

2. 世界卫生组织生存质量测定简表（WHO/QOL-BREF）　简表包括 5 个领域（躯体、心理、社会、环境及综合）、26 个项目，是一种适用于不同文化背景、具有多种文字的评定量表，根据内容或程度备选答案分为“很不满 ~ 很满意”“很差 ~ 很好”作为判定。

WHOQOL-BREF 量表能够产生四个领域的得分，包含两个独立分析的问题条目：问题 1(G1) 和问题 2(G2)，领域得分按照正向计（即得分越高，QOL 越好）。领域得分通过计算其所属条目的平均分再乘以 4 得到。

生理领域（PHYS）= 4 ×［(6–Q3) + (6–Q4) +Q10+Q15+Q16+Q17+Q18］/7

心理领域（PSYCH）= 4 ×［Q5+Q6+Q7+Q11+Q19+ (6–Q26)］/6

社会关系领域（SOCIL）= 4 ×（Q20+Q21+Q22）/3

环境领域（ENVIR）=4 ×（Q8+Q9+Q12+Q13+Q14+Q23+Q24+Q25）/8

当一份问卷中有 20% 的数据缺失时便作废，如果一个领域中有不多于两个问题条目缺失，则以该领域中另外条目的平均分代替该缺失条目的得分。如果一个领域中有多余两条目缺失，那么就不再计算该领域的得分(社会关系领域除外，该领域只允许不多于一个问题条目缺失)。

3. 医疗结局研究简表(SF-36)　包括躯体活动功能、躯体功能对角色功能的影响、躯体疼痛、健康总体自评、活力、社会功能、情绪对角色功能的影响和心理卫生 8 个领域。评定大约耗时 5~10min。SF-36 量表中的每个问题根据其代表的功能损害严重程度，给予相应的权重，并将各方面得分换算成百分制：

换算得分 =（实际得分 – 该方面的可能最低分）÷（该方面的可能最低得分）× 100

每一方面最高可能得分为 100 分，最低可能得分 0 分，各方面之和为综合得分，得分越高，QOL 越好。

（二）疾病专用量表

1. 脑卒中专门生活质量量表（SS-QOL） 共包括体能、家庭角色、语言、活动能力、心情、个性、自理能力、社会角色、思想、上肢功能、视力及工作能力 12 个领域，78 个条目，耗时 10~15min，得分越高表示生活质量越好。作为疾病专病量表，SS-QOL 针对性强、覆盖面广、敏感性强、有较好的信度及效度。

2. 糖尿病病人生存质量特异量表（DQOL） DQOL 从生理功能及行为能力、心理、社会关系、独立能力四个方面对糖尿病病人进行评定。

实训 25 社会功能评定

（一）社会生活能力评定

1. 社会生活能力概括评定问卷 社会生活能力概括评定问卷是一个简易的评定量表，供使用者针对病人的社会生活能力进行简单快速的评定。

2. 社会功能缺陷筛选量表（social disability screening schedule，SDSS） 该量表主要用于评定社区精神病病人的社会功能缺陷程度，是进行精神医学调查中，较为常用的评定工具。但该量表不适合于住院期间的评定或住院时间少于 2 周的病人病人。适用年龄在 15~59 岁之间。评定时由经过培训的评定员，重点通过对知情人的询问，参照每个项目的具体评分标准对病人做三级评定，评定最近 1 个月的行为表现。

SDSS 共包括 10 个项目，每项的评分为 0~2 分。其中：0 分为无异常或仅有不引起抱怨或问题的极轻微缺陷，1 分为确有功能缺陷，2 分为严重功能缺陷。

（二）就业能力评定

1. 残存功能评定 评定平衡及协调能力、手功能进行评定、感觉功能、耐力等，通过检查，初步确定病人适合的工种，如上肢为主的工作或全身性工作以及功能强度。

2. 就业能力的医学评定 采用 Crewe N.W. 和 Athelstan G.T. 拟定的功能评估调查表（functional assessment inventory）。该表是较全面的功能状态评定表，可了解残疾者就业能力的受损和残存状况。0~5 分：职业能力无显著损伤；6~31 分：职业能力轻度受损；32~62 分：职业能力中度受损；63~93 分：职业能力严重受损。注意：凡“3”分的项目均需列出，并根据这些项目的特征，指明因需要这些方面的功能或 / 和条件而不能从事的职业。

3. 智能方面评定 特殊能力测验（运动技能—明尼苏达操作速度测验；机械能力——Bennett 机械理解测验、文书能力测验、美术能力测验、音乐能力测验）、多项能力和兴趣测验（Kuder 职业兴趣调查）、其他（专业、成就、个性）。

4. 体能方面评定 评定病人所能承受的劳动强度。

5. 职业操作能力评定 机械能力测验（克劳福小部件灵活测验）可评定手指和手腕的灵活程度。通过使用镊子和小改锥将螺栓、小金属插销和小垫圈插入或者旋入相应的孔中，以完成 2 项测试作业的时间作为病人的成绩。

工作评定和定向试验（Testing Orientation Work Evaluation in Rehabilitation，TOWER），“Micro-Tower，MT”——微塔法。微塔法所评定的能力包括：①运动神经协调能力：用手和手指正确操作的能力，评定内容有：拧瓶盖、装箱、插小金属棒和夹子、电线连接等。②空间判断能力：正确理解判断图的能力，评定内容包括：看图纸、描图。③事务处理能力：正确处理文字、数字资料的能力。常用评定内容：查邮政编码、库存物品核对、卡片分类、分捡邮件等。④计算能力：正确处理数字及数字运算的能力，评定内容如：数钱、算钱。⑤语言能力：读、写、理解文字及语言的能力，评定内容包括：对招聘广告的理解、传话、留言的处理。

【注意事项】

1. 评定者在评定前必须熟悉评定内容及评分标准。

2. 多数量表如 WHO/QOL-BREF、SF-36 用于评定病人的自身感受，故属于主观评定，因此，评定时，病人必须明白评定者的语言，如果病人讲方言，评定者需要懂得方言，以免由于沟通障碍影响评定结果。

【实训报告】

写出本次实训中所了解的内容包括：实训目的、实训器材与设备、实训方法和步骤、实训结果及结果分析、实训中的注意事项。

（耿姣姣）

十五、环境评定技术

实训 26　环境评定技术

【实训目的】

1. 环境评定的分级及环境改造原则。
2. 熟悉各类环境评定的内容及环境改造步骤，熟悉环境改造常用辅具。

【实训对象】

学生扮演的运动障碍的标准化病人，正常人体。

【实训地点】

ADL 评定室。

【实训步骤】

1. 学习实训内容　明确实训要求，掌握重点及注意事项。
2. 分组训练　参与实训的学生每 5 人一组，分别模拟"评定者"和"被测者"。
3. 实训课内容　由"评定者"为"被测者"生活环境、行动环境、交流环境、居家环境和公共环境进行评定。

【实训仪器设备及用品】

叩诊锤、大头钉；试管（冷热水）及试管架；棉花、医用棉签、纸巾或软刷；一套形状、大小、重量相同的物件；几块不同质地的布；音叉、耳机或耳塞、碗、水杯、吸管、牙刷、指甲剪；钥匙、硬币、铅笔、汤勺等常见物、图片、字卡、录音机；一定重量沙袋、软尺等。

【学时】

1 学时。

【实训内容与方法】

（一）生活环境评定

1. 姓名：____________2. 性别：□男　□女　3. 出生日期：__________年____月____日

4. 障碍类别

□视力障碍　□听力障碍　□智力障碍　□言语障碍　□精神障碍

□肢体障碍：　○上肢（手）　○下肢（脚）　○躯干　○四肢

5. 障碍级别：　□无残疾证　□一级　□二级　□三级　□四级

6. 身体功能和身体结构的损伤及功能评定

	无辅助（0 分）	轻辅助（+1 分）	中辅助（+2 分）	重辅助（+3 分）	完全辅助（+4 分）	分值 总 / 平均
一、自己清洗和擦干身体						
1. 部分身体						
2. 全身						
二、护理身体各部的环境						
3. 护理皮肤						
4. 护理牙齿						
5. 护理毛发						

续表

	无辅助（0分）	轻辅助（+1分）	中辅助（+2分）	重辅助（+3分）	完全辅助（+4分）	分值 总/平均
6. 护理手指甲						
7. 护理脚趾甲						
三、如厕环境						
8. 控制小便						
9. 控制大便						
四、穿脱的环境						
10. 穿脱衣裤						
11. 穿脱鞋袜						
五、进食的环境						
12. 进餐						
13. 使用餐具						
六、喝水						
14. 用杯子喝水						
15. 用吸管喝水						
七、照顾个人健康						
16. 确保身体舒适						
17. 控制饮食						
小结						

结论：

评估人员：_________专业职称：_______评估日期：_____年___月___日

（二）行动环境评定

1. 姓名：____________2. 性别：□男 □女 3. 出生：_______年____月____日

4. 障碍类别

□视力障碍 □听力障碍 □智力障碍 □言语障碍 □精神障碍

□肢体障碍： ○上肢（手） ○下肢（脚） ○躯干 ○四肢

5. 障碍级别： □无残疾证 □一级 □二级 □三级 □四级

6. 身体功能和身体结构的损伤及功能评定

	无辅助（0分）	轻辅助（+1分）	中辅助（+2分）	重辅助（+3分）	完全辅助（+4分）	分值 总/平均
一、保持和改变身体姿势						
1. 卧姿						
2. 蹲姿						
3. 跪姿						
4. 坐姿						

续表

	无辅助 （0 分）	轻辅助 （+1 分）	中辅助 （+2 分）	重辅助 （+3 分）	完全辅助 （+4 分）	分值 总 / 平均
5. 站姿						
6. 体位变换						
二、移动自身						
7. 坐姿移动自身						
8. 卧姿移动自身						
三、举起和搬运物体的环境						
9. 举起						
10. 用手搬运						
11. 用手臂搬运						
12. 用肩和背搬运						
13. 放下物体						
四、用下肢移动物体的环境						
14. 用下肢推动						
15. 踢						
五、精巧手的使用环境						
16. 拾起						
17. 抓握						
18. 控制						
19. 释放						
六、手和手臂的使用环境						
20. 拉						
21. 推						
22. 伸						
23. 转动或旋转						
24. 投掷						
25. 接住						
七、行走环境						
26. 短距离						
27. 长距离						
28. 不同地表面						
29. 绕障碍物						
八、不同场所移动的环境						
30. 住所内						

续表

	无辅助（0分）	轻辅助（+1分）	中辅助（+2分）	重辅助（+3分）	完全辅助（+4分）	分值 总/平均
31. 建筑物内						
32. 住所和建筑物外						
九、使用器具移动的环境						
33. 助行器具						
34. 各种轮椅						
十、乘坐交通工具的环境						
35. 各种汽车						
36. 火车						
37. 飞机						
38. 轮船						
十一、驾驶车辆的环境						
39. 自行车						
40. 三轮车						
41. 摩托车						
42. 汽车						
小结						

结论：
评估人员：__________专业职称：________评估日期：______年____月____日

（三）交流环境评定报告

1. 姓名：______________2. 性别：□男　□女　3. 出生：____________年____月____日

4. 障碍类别

□视力障碍　□听力障碍　□智力障碍　□言语障碍　□精神障碍

□肢体障碍：　○上肢（手）　○下肢（脚）　○躯干　○四肢

5. 障碍级别：　□无残疾证　□一级　□二级　□三级　□四级

6. 身体功能和身体结构的损伤及功能评定

	无辅助（0分）	轻辅助（+1分）	中辅助（+2分）	重辅助（+3分）	完全辅助（+4分）	分值 总/平均
一、口语交流环境						
1. 听懂口语						
二、非口语交流环境						
2. 理解身体姿势						
3. 理解信号和符号						
4. 理解绘画和相片						
5. 理解非正式手语						
6. 书面信息交流						

续表

	无辅助（0分）	轻辅助（+1分）	中辅助（+2分）	重辅助（+3分）	完全辅助（+4分）	分值 总/平均
三、讲话的环境						
7. 讲话						
四、生成非语言信息的环境						
8. 生成肢体语言						
9. 生成信号和符号						
10. 绘画和照片						
11. 生成正式手语						
12. 书面信息						
五、交谈的环境						
13. 与一人交谈						
14. 与多人交谈						
六、使用交流器具和技术的环境						
15. 使用通信器具						
16. 使用书写器具						
17. 使用交流技术						
小结						

结论：
评估人员：________专业职称：________评估日期：______年____月____日

（四）居家环境评定

1. 姓名：__________2. 性别：□男 □女 3. 出生：__________年____月____日

4. 障碍类别

□视力障碍 □听力障碍 □智力障碍 □言语障碍 □精神障碍

□肢体障碍： ○上肢（手） ○下肢（脚） ○躯干 ○四肢

5. 障碍级别： □无残疾证 □一级 □二级 □三级 □四级

6. 身体功能和身体结构的损伤及功能评定

	无辅助（0分）	轻辅助（+1分）	中辅助（+2分）	重辅助（+3分）	完全辅助（+4分）	分值 总/平均
一、获得商品和服务的环境						
1. 购物						
2. 收集日用品						
二、准备膳食的环境						
3. 简单食物						
4. 复杂食物						
三、照料家务的环境						
5. 清洗和晾干衣服						
6. 清洁餐厅和餐具						

续表

	无辅助（0分）	轻辅助（+1分）	中辅助（+2分）	重辅助（+3分）	完全辅助（+4分）	分值 总/平均
7. 清洁生活区						
8. 使用家用电器						
9. 贮藏日用品						
10. 处理垃圾						
四、照料居室物品的环境						
11. 缝补衣服						
12. 维修住处和家具						
13. 维修室内用具						
14. 保养车辆						
15. 保养辅助器具						
16. 照管室内外植物						
17. 照管宠物						
五、住宿设计、建设及建造的产品和技术						
18. 住宅出入口						
19. 门开启						
20. 走廊						
21. 客厅设施						
22. 饭厅设施						
23. 浴室设施						
24. 厕所设施						
25. 卧室设施						
26. 厨房设施						
27. 书房设施						
28. 交流设施						
29. 厨柜						
30. 温度控制						
31. 地面铺设						
32. 紧急疏散						
小结						

结论：

评估人员：________ 专业职称：______ 评估日期：______年___月___日

（五）公共环境评定报告

1. 姓名：__________ 2. 性别：□男 □女 3. 出生：__________年____月____日

4. 障碍类别

□视力障碍 □听力障碍 □智力障碍 □言语障碍 □精神障碍

□肢体障碍： ○上肢（手） ○下肢（脚） ○躯干 ○四肢

5. 障碍级别： □无残疾证 □一级 □二级 □三级 □四级

6. 身体功能和身体结构的损伤及功能评定

	无辅助 (0 分)	轻辅助 (+1 分)	中辅助 (+2 分)	重辅助 (+3 分)	完全辅助 (+4 分)	分值 总 / 平均
一、参加公共活动的环境						
1. 非正式社团活动						
2. 正式社团活动						
3. 典礼						
二、公共建筑物设计、建设及建造的产品和技术						
4. 建筑物出入口						
5. 门开启						
6. 室内公共场所						
7. 室外公共场所						
8. 电话						
9. 公交车						
10. 公交车站						
11. 上下楼梯						
12. 电梯设施						
13. 公共厕所						
14. 过马路						
15. 人行道						
16. 广场						
17. 停车场						
18. 各种指示牌						
小结						

结论：

评估人员：__________专业职称：________评估日期：______年____月____日

【注意事项】

1. 对残疾人的环境进行评定时，既要考虑残疾人的障碍类型，又要考虑环境类型。

2. 建议环境评定时，最好由评估小组来进行，可通过问卷调查和观察以及必要的实地考察来打分。

3. 评估人员要按有关评定表中对每项活动的环境做出判断，在无障碍、轻障碍、中障碍、重障碍、完全障碍5 项中进行选择打“√”，并算出障碍平均值。然后对全体评估人员各自得出的障碍平均值再取总平均值作为个案的该项环境评定报告的总分值。

4. 先初评，待环境改造或重建后再终评，然后每次随访都评定并记录在“环境评定汇总报告”中。

5. 每次评定都由同一小组进行，才能使环境评定的分值尽量有可比性。

【实训考核】

实训考核表见实训表 26-1。

实训表 26-1　环境评定实训考核表

学生姓名				实训时间					
指导教师				实训成绩					
生活环境	得分	行动环境	得分	交流环境	得分	居家环境	得分	公共环境	得分
1. 自己清洗和擦干身体(2)		1. 保持和改变身体姿势(6)		1. 口语交流环境(1)		1. 获得商品和服务的环境(2)		1. 参加公共活动的环境(3)	
2. 护理身体各部的环境(5)		2. 移动自身(2)		2. 非口语交流环境(5)		2. 准备膳食的环境(2)		2. 公共建筑物设计、建设及建造的产品和技术(15)	
3. 如厕环境(2)		3. 举起和搬运物体的环境(5)		3. 讲话的环境(1)		3. 照料家务的环境(6)			
4. 穿脱的环境(2)		4. 用下肢移动物体的环境(2)		4. 生成非语言信息的环境(5)		4. 照料居室物品的环境(7)			
5. 进食的环境(2)		5. 精巧手的使用环境(4)		5. 交谈的环境(2)		5. 住宿设计、建设及建造的产品和技术(15)			
6. 喝水(2)		6. 和手臂的使用环境(6)		6. 使用交流器具和技术的环境(3)					
7. 照顾个人健康(2)		7. 行走环境(4)							
		8. 不同场所移动的环境(3)							
		9. 使用器具移动的环境(2)							
		10. 乘坐交通工具的环境(4)							
		11. 驾驶车辆的环境(4)							

注：每项给 0.7 分，正确操作或符合要求满分 100 分；总分 = 操作分数 + 仪表态度有效沟通。

（李华）

十六、常见骨关节疾病康复评定技术

实训 27　手外伤的评定

【实训目的】

掌握手休息位的评定、手的运动功能、感觉功能及整体功能评定的操作。

【实训对象】

标准化病人或临床病例

【实训要求】

1. 学生分组　每组 4~6 人(其中 1 人模拟标准化病人或每组一名临床病例)。

2. 教师指导　分组实训前指导教师先进行示教指导。

【实训仪器设备及用品】

1. 关节量角器、握力计、手指捏力计、单纤维感觉测定器、音叉、两点辨别觉测定仪、秒表。
2. Moberg 手功能评定套件：小木盒、硬币、钥匙、茶杯、玻璃球、纽扣等。
3. 9 孔插板。

【注意事项】

操作过程中应注意病人隐私的保护，强化评定的礼仪，同时应着重培养受伤意识。

【学时】

2 学时。

【实训内容与方法】

（一）复习定义

手的神经支配和肌腱分区。

（二）操作方法与步骤

1. 了解受检者临床情况和实训目的，确定适应证或禁忌证。
2. 向受检者充分解释或示范实训方法，签署知情同意书。
3. 测量手休息位时手腕部各关节的角度并记录。
4. 测定手部各关节的关节活动度，并计算各手指关节的总主动活动度（TAM）。
5. 测定拇指捏力和手部握力。
6. 手部正中神经、桡神经、尺神经支配区两点辨别觉，并记录。
7. 测定左右两手 Moberg 拾物试验的时间。
8. 评定手部 9 孔插板试验时间。

【实训报告】

将结果记录到实训报告表中（实训表 27-1）。

实训表 27-1　手外伤康复评定实训报告

班级：　　　　姓名：　　　　学号：　　　　评定日期：

实训名称			
评定目的			
肌力	拇指捏力	握力	
手指关节活动度	掌指关节：	屈	伸
	近侧指间关节：	屈	伸
	远侧指间关节：	屈	伸
两点辨别觉	正中神经支配区		
	桡神经支配区		
	尺神经支配区		
Moberg 拾物试验	睁眼时间：利手		非利手
	睁眼时间：利手		非利手
9 孔插板试验	利手		非利手
评定结果及分析：			
		报告者：	报告日期：

实训 28　肩周炎评定

【实训目的】

掌握肩关节压痛点、肌力、关节活动度、特殊理学检查、Constant-Murley 肩关节功能评分评定的操作。

【实训对象】

标准化病人或临床病例。

【实训要求】

1. 学生分组　每组 4~6 人(其中 1 人模拟标准化病人或每组 1 名临床病例)。
2. 教师指导　分组实训前指导教师先进行示教指导。

【实训仪器设备及用品】

关节量角器、VAS 疼痛评分尺。

【注意事项】

操作过程中应注意病人隐私的保护,强化评定的礼仪,同时应着重培养爱伤意识。

【学时】

2 学时。

【实训内容与方法】

(一) 复习定义

肩部的解剖结构。

(二) 操作方法与步骤

1. 了解受检者临床情况和实训目的,确定适应证或禁忌证。
2. 向受检者充分解释或示范实训方法,签署知情同意书。
3. 在肩部肩袖肌群止点进行压痛点检查。
4. 采用 VAS 评分方法进行疼痛评定。
5. 采用徒手肌力测量法对肩部肌肉进行肌力评定。
6. 对肩部进行特殊理学检查评定。
7. 采用 Constant-Murley 肩关节功能评分量表进行评定。

【实训报告】

将结果记录到实训报告表中(实训表 28-1)。

实训表 28-1　肩周炎康复评定实训报告

班级：　　姓名：　　学号：　　评定日期：

实训名称					
评定目的					
压痛点部位					
VAS 疼痛评定					
肌力及关节活动度	屈	AROM：	PROM：	主动肌：	肌力：
	伸	AROM：	PROM：	主动肌：	肌力：
	外展	AROM：	PROM：	主动肌：	肌力：
	内收	AROM：	PROM：	主动肌：	肌力：
	水平外展	AROM：	PROM：	主动肌：	肌力：
	水平内收	AROM：	PROM：	主动肌：	肌力：
	旋前	AROM：	PROM：	主动肌：	肌力：

续表

实训名称					
肌力及关节活动度	旋后	AROM：	PROM：	主动肌：	肌力：
特殊理学检查	肱二头肌腱	Speed 试验　Yergason 试验			
	稳定性检查	前抽屉试验　恐惧试验　加强试验　复位试验　撤力试验 后抽屉试验　后方恐惧试验			
	肩袖检查	Neer 征　Hawkins 征　肩痛弧征　Jobe 征			
Constant-Murley 肩关节功能评分					
评定结果及分析：					
			报告者：		报告日期：

实训 29　颈椎病评定

【实训目的】

掌握颈椎病特征性理学检查的实际操作及结果分析，独立进行颈椎关节活动度评定，熟悉颈椎病的 JOA 评定方法。

【实训对象】

标准化病人或临床病例。

【实训要求】

1. 学生分组　每组 4~6 人（其中 1 人模拟标准化病人或每组 1 名临床病例）。
2. 教师指导　分组实训前指导教师先进行示教指导。

【实训仪器设备及用品】

关节量角器。

【注意事项】

操作过程中应注意病人隐私的保护，强化评定的礼仪，同时应着重培养爱伤意识。

【学时】

2 学时。

【实训内容与方法】

（一）复习定义

颈椎病是颈椎椎间盘退行性改变及其继发病理改变累及其周围组织结构（神经根、脊髓、椎动脉、交感神经等），出现相应的临床表现。根据临床表现将颈椎病分为颈型、神经根型、脊髓型、椎动脉型、交感神经型和混合型。

（二）操作方法与步骤

1. 了解受检者临床情况和实训目的，确定适应证或禁忌证。
2. 向受检者充分解释或示范实训方法，签署知情同意书。
3. 颈部特征性理学检查的评定。
4. 颈椎关节活动度评定。
5. JOA 颈椎评定量表评定。

【实训报告】

将结果记录到实训报告表中（实训表 29-1）。

实训表 29-1 颈椎病康复评定实训报告

班级： 姓名： 学号： 评定日期：

实训名称			
评定目的			
特征性理学检查	压顶试验		
	臂丛牵拉试验		
	前屈旋颈试验		
	低头试验		
	仰头试验		
颈椎活动度评定	屈		
	伸		
	侧屈	左：	右：
	旋转	左：	右：
JOA 颈椎病评分			
评定结果及分析：			
	报告者：		报告日期：

实训 30 腰椎间盘突出症的评定

【实训目的】

掌握 JOA 腰背痛评分量表、疼痛、腰椎的活动范围、相应部位的感觉及肌力的测评的具体操作方法及结果的意义。

【实训对象】

1. 能够配合实训操作的腰椎间盘突出症病人。
2. 由学生扮演的腰椎间盘突出症标准化病人。

【实训要求】

1. 学生分组其中每组模拟病人 1 人或愿意配合实训操作的病人 1 人，1 人负责记录，其他同学依次进行评定。
2. 分组实训前指导老师先进行示教指导，分组实训过程中指导老师要巡视各组进行指导。

【实训材料】

量角器、棉签、叩诊锤、治疗床。

【学时】

1 学时。

【实训内容与方法】

（一）JOA 腰背痛评分量表（实训表 30-1）

对受试者的日常生活能力和工作能力进行评估。

1. 病人做腰部俯仰动作，询问是否有疼痛。
2. 询问腿痛及麻木程度。
3. 询问病人日常步行情况。
4. 患侧直腿抬高。
5. 检查下肢的感觉。

6. 徒手肌力检查股四头肌、胫前肌、踇趾背伸肌的肌力。
7. 日常生活能力评定。
8. 询问并观察受试者膀胱功能。

实训表 30-1 JOA 腰背痛评分量表

评价内容	得分
主观症状(9 分)	
下腰背痛(3 分)	
无任何疼痛	3
偶尔稍微疼痛	2
频发的稍微疼痛或偶发严重疼痛	1
频发或持续的严重疼痛	0
腿痛和 / 或麻刺痛(3 分)	
无任何疼痛	3
偶尔稍微疼痛	2
频发的稍微疼痛或偶发严重疼痛	1
频发或持续的严重疼痛	0
步行能力(3 分)	
正常	3
即使感到肌肉无力,也可步行超过 500m	2
步行 < 500m,即出现腿痛、刺痛、无力	1
步行 <100m,即出现腿痛、刺痛、无力	0
临床体征(6 分)	
直腿抬高试验(包括加强试验)(2 分)	
正常	2
30°~70°	1
< 30°	0
感觉障碍(2 分)	
无	2
轻度障碍	1
明显障碍	0
运动障碍(MMT)(2 分)	
正常(肌力 5 级)	2
轻度无力(肌力 4 级)	1

续表

评价内容		得分	
明显无力(0~3级)		0	
日常生活受限程度(14分)	明显受限	轻度受限	正常
平卧翻身	0	1	2
站立	0	1	2
洗漱	0	1	2
身体前屈	0	1	2
坐位(大约1h)	0	1	2
举重、持物	0	1	2
行走	0	1	2
膀胱功能(6分)			
正常		0	
轻度受限		-3	
明显受限(尿潴留、尿失禁)		-6	

根据治疗前、后评分计算改善指数和改善率。

改善指数 =(治疗后评分 - 治疗前评分)/ 治疗后评分

改善率 =(治疗后评分 - 治疗前评分)/(正常评分 - 治疗前评分)× 100%

改善指数可评估病人治疗前后腰椎功能的改善情况，改善率可反映临床疗效。改善率也可对应疗效评定标准。改善率100% 为治愈，大于60% 为显效，25%~60% 为有效，低于25% 为无效。

(二) 疼痛程度的评定

1. 采用视觉模拟评分法进行疼痛评定。
2. 采用数字疼痛评分法进行疼痛评定。
3. 采用口述分级评分法进行疼痛评定。

(三) 腰椎关节活动度的评定

1. 腰椎屈曲活动度的测量

(1)受试者站立位。

(2)测量直立和弯腰姿势下第七颈椎至第一骶椎的脊柱长度。

(3)计算弯腰和直立时脊柱长度的差值。

2. 腰椎后伸活动度的测量

(1)受试者采取站立位。

(2)做脊柱后伸动作。

(3)将量角器轴心对准第一骶椎棘突。

(4)固定臂与地面垂直，移动臂对准第七颈椎棘突。

(5)读出固定臂与移动臂之间的夹角值。

3. 腰椎侧屈活动度的测量

(1)受试者站立位，骨盆固定同时向侧方倾斜。

(2)将量角器轴心对准第一骶椎棘突。

(3)固定臂与地面垂直，移动臂对准第七颈椎棘突。

(4)读出固定臂与移动臂之间的夹角值。

4. 腰椎旋转活动度的测量

(1)受试者采取仰卧位。

(2)固定骨盆做最大幅度躯干旋转。

(3)将量角器轴心对准头顶中心点。

(4)固定臂与双侧髂嵴上缘连线平行,移动臂与双侧肩峰连线平行。

(5)读出固定臂与移动臂之间的夹角值。

(四)肌力评定

1. 股四头肌肌力评定。
2. 踇趾背伸肌力评定。

(五)感觉评定

1. 受试者仰卧位闭眼。
2. 检查受试者大腿前侧及小腿前内侧的痛觉。
3. 检查受试者大腿前外侧、足背内侧、踇趾的痛觉。
4. 检查受试者小腿和足的外侧以及足底的痛觉。

【实训报告】

将结果记录到实训报告表中(实训表 30-2)。

实训表 30-2　腰椎间盘突出症实训报告

学生姓名		评定日期	
指导老师		实训成绩	
项目			操作得分
JOA 腰背痛评定	主观症状	下腰背痛	
		腿痛或麻刺痛	
		步行能力	
	体征	直腿抬高试验	
		感觉障碍	
		运动障碍	
	ADL 受限	平卧翻身	
		站立	
		洗漱	
		身体前屈	
		坐 1h	
		举重、持物	
		行走	
	膀胱功能		
脊柱关节活动度测量	屈曲		
	后伸		
	侧屈		
	旋转		

附:评定包括 5 项内容,学生熟练且正确完成每一项操作给满分,每一项 10 分,共 50 分。

(任凯　周建瑞)

十七、常见神经系统疾病康复评定技术

实训 31　脑卒中 Brunnstrom 评定法

【实训目的】

1. 熟悉 Brunnstrom 功能恢复六阶段理论，Brunnstrom 评定法的评定标准。
2. 掌握常用的 Brunnstrom 评定法检查方法。

【实训器材】

PT 床、PT 凳

【实训方法】

1. 讲解、示教。
2. 学生 2~3 人为一组进行角色扮演练习，教师巡视指导。
3. 学生回示，小结。

【内容步骤】

1. 评定者仪表端庄，衣帽整洁，了解病情，交代被评估者应注意事项，取得配合。
2. 准备 PT 床、PT 凳等器材。
3. 进行上肢运动功能评定

病人坐位，肩 0° 肘屈 9° 下前臂旋前旋后；肘伸直肩可屈 90°；手背可触及腰骶部。

病人坐位，肘伸直肩外展 90°；肘伸直肩前屈 30°~90° 时前臂旋前和旋后；肘伸直前臂取中间位，上肢上举过头。

病人坐位，双上肢外展伸展，轮流指鼻。

观察病人动作完成情况，进行分级。

4. 进行手运动功能评定

病人坐位，手指进行屈伸、侧捏和球状、圆柱状抓握活动。

观察病人动作完成情况，进行分级。

5. 进行下肢运动功能评定

病人坐位，屈膝 90° 以上，使足后滑到椅子下方，在足跟不离地的情况下使踝背屈。

病人健腿站，病腿先屈膝后伸髋，在伸膝下作踝背屈（重心落在健腿上）。

病人在站立位使髋外展到超出抬起该侧骨盆所能达到的范围；坐位下伸直膝进行内外旋下肢，合并足的内外翻。

观察病人动作完成情况，进行分级。

6. 治疗结束后整理器材。

【注意事项】

1. 注意检查时病人的体位，放松肢体，再开始运动。
2. 检查前注意解释说明动作要领，必要时示范。
3. 检查时要注意观察病人完成动作的方式，是联带运动还是分离运动。
4. 熟练掌握分级标准，按标准进行正确分级。

实训 32　脊髓损伤评定

【实训目的】

掌握脊髓损伤的评定技术。

【实训器材】

PT 床、PT 凳、棉签、一次性针头。

【实训方法】

1. 讲解、示教。

2. 学生 2~3 人为一组进行角色扮演练习，教师巡视指导。

3. 学生回示，小结。

【内容步骤】

1. 评定者仪表端庄，衣帽整洁，了解病情，交代被评估者应注意事项，取得配合。

2. 准备 PT 床、PT 凳、棉签、一次性针头等器材。

3. 进行运动平面评定并完成运动功能评分。按照徒手肌力评定的要求分别在减重与抗重体位下，完成对 10 对关键肌肌力评定，并记录运动功能评分。

4. 进行感觉平面评定并完成感觉功能评分。对 28 个关键点分别进行针刺觉和轻触觉评定，并记录感觉评分。

5. 进行脊髓损伤程度评定。根据感觉与运动评定情况结合 ASIA 损伤程度分级标准进行分级，ASIA 损伤程度分级见实训表 32-1。

6. 治疗结束后整理器材。

实训表 32-1　ASIA 损伤程度分级

级别		指标
A	完全损伤	骶段 S_{4-5} 无任何运动、感觉功能保留
B	不完全损伤	损伤平面以下至骶段 S_{4-5} 无运动功能但有感觉功能的残留
C	不完全损伤	损伤平面以下有运动功能保留，但 1/2 以上关键肌肌力 <3 级
D	不完全损伤	损伤平面以下有运动功能保留，且至少 1/2 关键肌肌力 ≥ 3 级
E	正常	运动、感觉功能正常

【注意事项】

1. 注意检查时病人按要求摆放减重与抗重体位，再开始运动。

2. 检查前注意解释说明动作要领，必要时示范。

3. 检查时要注意观察病人完成动作的方式，不能有代偿运动。

4. 给予病人阻力时注意施加阻力的部位和方向。

5. 熟练掌握 ASIA 损伤程度分级标准，按标准进行正确分级。

【实训报告】

将结果记录到实训报告表中(实训表 32-2)。

实训表 32-2　脊髓损伤水平评分(ASIA 美国脊髓损伤协会)实训报告

姓名：　　　　性别：　　　　年龄：

神经节段	感觉检查关键点	左		右		运动检查关键肌群	左	右
		痛觉	触觉	痛觉	触觉			
C_2	枕骨粗隆							
C_3	锁骨上窝							
C_4	肩锁关节的顶部							
C_5	肘前窝的外侧面					屈肘肌		
C_6	拇指					伸腕肌		
C_7	中指					伸肘肌		

续表

神经节段	感觉检查关键点	左		右		运动检查关键肌群	左	右
		痛觉	触觉	痛觉	触觉			
C_8	小指					中指屈指肌		
T_1	肘前窝的尺侧面					小指展肌		
T_2	腋窝							
T_3	第3肋间							
T_4	第4肋间(乳线)							
T_5	第5肋间(T_4与T_6之间)							
T_6	第6肋间(剑突水平)							
T_7	第7肋间							
T_8	第8肋间(T_7与T_9之间)							
T_9	第9肋间(T_8与T_{10}之间)							
T_{10}	第10肋间(脐水平)							
T_{11}	第11肋间(T_{10}与T_{12}之间)							
T_{12}	腹股沟韧带中部							
L_1	T_{12}与L_2之间上1/3处							
L_2	大腿前中部					屈髋肌		
L_3	股骨内上髁					伸膝肌		
L_4	内踝					踝背伸肌		
L_5	足背第三跖趾关节					趾伸肌		
S_1	足跟外侧					踝跖屈肌		
S_2	腘窝中点							
S_3	坐骨结节							
S_{4-5}	肛周皮肤							
总感觉评分						总运动评分		
括约肌功能及反射检查		尿道球海绵体反射						
		肛门指诊				肛门反射		
总评分				损害程度分级				
评定日期 ____年____月____日				评定者签字__________				

（罗萍）

十八、常见心肺疾病评定技术

实训33　6分钟步行试验

【实训目的】

1. 掌握6分钟步行试验(6MWT)的临床应用的操作技术。
2. 掌握运动试验的绝对及相对禁忌证。
3. 掌握简易运动试验的操作程序及注意事项。

【实训要求】

1. 学生分组　其中每组模拟病人1人,1名工作人员,观察受检者的表现。
2. 教师指导　分组实训前指导教师先进行示教指导。

【实训仪器设备及用品】

1. 计时器(或秒表)
2. 圈数计数器
3. 用来标志转身返回点的两个小锥体
4. 一把可以沿步行路线灵活移动的椅子
5. 放在剪贴板上的工作表
6. 氧气
7. 血压计
8. 电话
9. 除颤器

【病人的准备】

1. 穿着舒适。
2. 穿适于步行的鞋子。
3. 病人试验过程中应使用平时步行时使用的辅助物(拐杖、助步器等)。
4. 病人平时的治疗方案要继续。
5. 试验前饮食应清淡。
6. 试验前2个小时内病人应避免过度运动。

【学时】

1学时。

【实训步骤】

1. 复习定义　采用分阶段递增运动负荷,同时进行观察受试者表现、血压监测。
2. 明确掌握6分钟步行试验的适应证和禁忌证。

(1)适应证:评价中重度心肺疾病病人对治疗的反应情况;评价病人整体的功能状况。包括肺动脉高压、心力衰竭、COPD、间质性肺疾病、肺移植、肺减容术、肺切除术等。

(2)绝对禁忌证:近1个月存在不稳定型心绞痛或心肌梗死。相对禁忌证:静息状态下,心率超过120次/min;收缩压高于180mmHg;舒张压超过100mmHg。

3. 测试程序

(1)场地的准备长30m走廊,每3m要做一个标记,出发点和终点要有明亮的颜色条带标于地面上,折返点放置圆锥形路标作为标志。

(2)物品准备。

(3)病人准备。

4. 操作与步骤

(1)病人在试验前10min到达试验地点,于起点附近放置一把椅子,让病人就座休息。核实病人是否具有试验禁忌证，确认病人穿着适宜的衣服和鞋。测量血压、脉搏、血氧饱和度，并记录。

(2)病人站立并用 Borg 量表评价病人基线呼吸困难和疲劳情况。

(3)将圈数计数器归零，计时器调到 6min。准备好所有必需的设备(圈数计数器、计时器、剪贴板、Borg 量表、工作表)并且放到出发点。

(4)测试方法：①让病人站在出发线上。试验过程中您也应该站在出发线附近，不要跟着病人步行。病人开始行走就开始计时；②步行过程中不要跟任何人交谈，用平缓的语调和声音以及标准用语鼓励病人；③要求病人在走廊里来回地走，6min 内尽可能走得远一些。

(5)试验后记录病人行走后的 Borg 呼吸困难和疲劳情况；记录血氧饱和度和脉率；记录下病人最后一个来回中走过的距离，计算病人走过的总路程，数值四舍五入，以米为单位计算，并将计算结果记录到工作表上。

5. 注意事项

(1)应在一个能够及时处理急诊情况的地方进行，并选择适当的位置放置抢救车。准备氧气、含服用硝酸甘油、阿司匹林和沙丁胺醇(定量吸入器或雾化器)。应有电话或其他求救方式。

(2)操作者熟练掌握心肺复苏技术，能够对紧急事件迅速做出反应试验；并不是所有的试验都需要医师监护。申请该试验或检查的实验室医师会决定在特殊试验时是否需要医师参加。

(3)正在接受持续氧疗的病人试验时需要接受平时水平的氧疗，或者服从医师或方案的指导。

(4)需要立即停止 6MWT 的情况包括：①胸痛；②不能耐受的呼吸困难；③下肢痉挛；④走路摇晃；⑤出汗；⑥面色苍白或灰白。

(5)技术员必须接受培训以识别这些情况并正确处理。如果试验由于上述任何原因停止，根据具体情况或严重程度以及发生晕厥的风险大小病人应该坐下或平卧，技术员测量血压、脉率、氧饱和度，医师要对其进行评价，需要时应该给予氧疗。

6. 结果解读　6min 内，若步行距离 <150m，表明心力衰竭程度严重；150~425m 为中度心力衰竭；426~550m 为轻度心力衰竭。

【实训报告】

将结果记录到实训报告表中(实训表 33-1)。

实训表 33-1　6 分钟步行试验(6MWT)记录表

基本情况	姓名			病历号		
	性别			身高		
	年龄			体重		
目前诊断						
NYHA 功能分级						
服用药物	名称			剂量		
	时间	心率	呼吸	血压	Borg 呼吸困难评分	SpO_2
开始测试						
测试结束						
步行距离						
试验中病人出现的状况						
备注	中途是否有暂停或停止：否　或　是 其他：					
				操作者：		

(沈维青)

十九、脑性瘫痪的评定

实训 34　肌张力的评定

【实训目的】

1. 脑瘫严重程度分级的评定。
2. 肌张力的评定。
3. 运动能力的评定。
4. 反射的评定。

【实训对象】

学生扮演的脑性瘫痪的标准化患儿、橡胶娃娃。

【实训步骤】

1. 学习实训内容,明确实训的要求,掌握重点及注意事项。
2. 分组训练,参与实训的学生每 2 人一组,分别模拟“评定士”和“脑瘫患儿”。
3. 实训课内容为由“评定士”为“脑瘫患儿”进行评定。
4. 活动完成后,2 人互换角色。

【实训仪器设备及用品】

钥匙、笔、木块、纸盒、小凳、高凳、儿童玩具数件、智商测量表、叩诊锤、棉签、压舌板、诊疗床、手电筒等。

【学时】

1 学时。

【实训内容与方法】

(一) 肌肉的硬度

被动运动时触摸肌肉。

(二) 摆动度

1. 将被检者的肢体近端固定。
2. 摆动肢体远端。
3. 评定标准肌张力高时,摆动幅度小;肌张力低下时无抵抗,肢体摆动幅度大。

(三) 关节伸展度

1. 内收肌角(外展角)

(1) 小儿仰卧位。
(2) 治疗师握住小儿膝部。
(3) 使小儿双下肢伸直,外展。
(4) 测量两大腿之间的角度。

2. 腘窝角

(1) 小儿仰卧位。
(2) 一侧下肢屈曲并使同侧大腿紧贴腹部。
(3) 伸直膝关节。
(4) 测量小腿与大腿之间的角度。

3. 足背屈角

(1) 小儿仰卧位。
(2) 治疗师用手按压小儿足部。
(3) 使其尽量向小腿方向背屈。
(4) 观察足背与小腿之间的角度。

4. 足跟耳试验

(1)小儿仰卧位。
(2)治疗师握住小儿一侧足部。
(3)尽量向同侧耳部靠拢。
(4)测量足跟、臀部连线与检查台面形成的角度,注意腰背部不得抬离台面。

实训 35 运动能力评定

分多种体位进行评定,共 88 项。

(一) 仰卧位

1. 头居中,双手对称放于身体两侧,转动头部。
2. 将双手合拢放于中线位。
3. 抬头 45°。
4. 屈曲右侧髋、膝关节。
5. 屈曲左侧髋、膝关节。
6. 伸出右手,越过中线。
7. 伸出左手,越过中线。
8. 从右侧翻身到俯卧位。
9. 从左侧翻身到俯卧位。

(二) 俯卧位

1. 抬头向上。
2. 双臂支撑,抬头,抬起胸部。
3. 右前臂支撑,左前臂伸直向前。
4. 左前臂支撑,右前臂伸直向前。
5. 从右侧翻身到仰卧位。
6. 从左侧翻身到仰卧位。
7. 上肢向右水平转动 90°。
8. 上肢向左水平转动 90°。

(三) 坐位

1. 抓住双手,从仰卧位到坐位,头与身体呈直线。
2. 向右侧翻身到坐位。
3. 向左侧翻身到坐位。
4. 检查者支撑被检者背部,保持头直立 3s。
5. 检查者支撑被检者背部,保持头直立在中线位 10s。
6. 双臂撑地坐,保持 5s。
7. 双臂游离坐,保持 3s。
8. 前倾,拾起玩具后恢复坐位,不用手支撑。
9. 触到在右后方 45° 的玩具后恢复坐位。
10. 触到在左后方 45° 的玩具后恢复坐位。
11. 右侧坐,双臂游离,保持 5s。
12. 左侧坐,双臂游离,保持 5s。
13. 从坐位慢慢回到俯卧位。
14. 从坐向右侧转到四点跪位。
15. 从坐向左侧转到四点跪位。
16. 不用双臂协助,向左、右水平转动 90°。
17. 坐在小凳上,不需任何帮助,保持 10s。
18. 从站位到坐在小凳上。
19. 从地上坐到小凳上。

20. 从地上坐到高凳上。
21. 俯卧位，向前爬行 2m。
22. 手膝负重，保持四点跪位 10s。
23. 从四点跪位到坐位，不用手协助。
24. 从俯卧位到四点跪位，手膝负重。
25. 四点跪位，右臂前伸，手比肩高。
26. 四点跪位，左臂前伸，手比肩高。
27. 爬行或拖行 2m。
28. 交替爬行 2m。
29. 用手和膝、脚爬行上 4 级台阶。
30. 用手和膝、脚后退爬行下 4 级台阶。
31. 用手臂协助从坐位到直跪，双手放开，保持 10s。
32. 用手协助从直跪到右膝半跪，双手放开，保持 10s。
33. 用手协助从直跪到左膝半跪，双手放开，保持 10s。
34. 双膝行走 10 步，双手游离。

(四) 站立位

1. 从地上扶着高凳站起。
2. 站立，双手游离 3s。
3. 一手扶着高凳，抬起右脚 3s。
4. 一手扶着高凳，抬起左脚 3s。
5. 站立，双手游离 20s。
6. 站立，双手游离，抬起右脚 10s。
7. 站立，双手游离，抬起左脚 10s。
8. 从坐在小凳上到站起，不用手协助。
9. 从直跪通过右膝半跪到站立，不用手协助。
10. 从直跪通过左膝半跪到站立，不用手协助。
11. 从站立位慢慢坐回到地面，不用手协助。
12. 从站立位蹲下，不用手协助。
13. 从地下拾起物品后恢复站立。

(五) 走、跑、跳

1. 双手扶着高凳，向右侧行走 5 步。
2. 双手扶着高凳，向左侧行走 5 步。
3. 双手扶持，前行 10 步。
4. 单手扶行，前行 10 步。
5. 不用扶持，前行 10 步。
6. 前行 10 步，停下，转身 180°，走回。
7. 退行 10 步。
8. 双手携带物品，前行 10 步。
9. 在 20cm 宽的平衡线中连续行走 10 步。
10. 在 2cm 宽直线内连续行走 10 步。
11. 右脚先行，跨过平膝高的障碍。
12. 左脚先行，跨过平膝高的障碍。
13. 向前跑 5m，停下，跑回。
14. 右脚踢球。
15. 左脚踢球。
16. 双脚同时向前跳 5cm 高。

17. 双脚同时向前跳 30cm 高。
18. 在直径 60cm 的圆圈内，右脚跳 10 次。
19. 在直径 60cm 的圆圈内，左脚跳 10 次。
20. 单手扶持，上 4 级台阶，一步一级。
21. 单手扶持，下 4 级台阶，一步一级
22. 不用扶持，上 4 级台阶，一步一级。
23. 不用扶持，下 4 级台阶，一步一级。
24. 双脚同时从 15cm 高的台阶跳下。

【实训考核】

将结果记录到实训考核表中(实训表 35-1)。

实训表 35-1 脑性瘫痪评定实训考核表

学生姓名		实训时间
指导教师		实训成绩
	项目	评定
脑瘫严重程度分级的评定	功能、教育、工作	
	活动能力	
	言语	
	手功能	
	智商	
肌张力的评定	肌肉的硬度	
	摆动度	
	内收肌角	
	腘窝角	
	足背屈角	
	足跟耳试验	
运动能力评定	仰卧位	
	俯卧位	
	坐位	
	站立位	
	走、跪、跳	

注：评定分为 3 个方面，其中运动能力为 40 分，肌张力评定为 40 分，严重程度分级为 20 分，学生熟练且正确完成每一项操作给满分，共 100 分。

(宋锐)

二十、临床常见病症的评定

实训 36　压疮评定

【实训目的】

掌握美国压疮协会压疮分级标准。

【实训原理及意义】

1. 正常毛细血管动脉端压力为 4.26kPa，局部受压超过上述力，持续时间超过 2h，局部皮肤、脂肪、纤维结缔组织和肌细胞即可出现不可逆的缺血性改变，最后导致坏死而形成压疮。

2. 病人感觉和自主运动功能丧失，或者血液循环功能障碍、护理不当、饮食不良、血清白蛋白降低等可使压疮发生率增高。

3. 压疮的诱发因素包括营养不良、水肿、皮肤不卫生、皮肤破损擦伤、感染等。

4. 体位和受压点不同，压疮发生部位也不同。

【实训对象】

1. 神经系统损伤后长期卧床病人。
2. 年老体弱、营养不良者。
3. 肥胖、水肿病人。
4. 石膏制动的病人。
5. 大小便失禁的病人。
6. 发热病人。

【实训用具】

量表、尺子（皮尺或纤维素尺）、棉签、照相机等。

【学时】

0.5 学时。

【实训内容及方法】

（一）分级评定

1. 令被检者充分暴露压疮部位。
2. 观察局部皮肤是否完整，如有红斑为压疮Ⅰ度。
3. 皮肤不完整，表皮可见破损或水疱为压疮Ⅱ度。
4. 皮肤全层及皮下脂肪交界处可见较深创面为压疮Ⅲ度。
5. 肌肉、骨骼或结缔组织可见损伤为压疮Ⅳ度。

（二）Braden 量表法

包括 6 个因素：活动性、运动能力、摩擦力和剪切力、湿度、感觉、营养。

1. 令被检者俯卧位，暴露压疮部位。
2. 判断营养状况（摄食良好、适当、不足或恶劣）。
3. 皮肤的湿度（皮肤暴露于潮湿的程度，包括很少发生、偶尔发生、非常潮湿、持久潮湿）。
4. 感觉功能是否正常（未受损、轻度丧失、严重丧失、完全丧失）。
5. 检查活动性（经常步行、偶尔步行、局限于床上、卧床不起）。
6. 检查运动能力（不受限、轻度受限、严重受限、完全不能）。
7. 检查是否存在摩擦力和剪切力（无、无明显问题、有潜在危险、有）。

【评定标准】

1. 最高 23 分，最低 4 分，分值越低发生压疮的危险性越高。
2. 评分≤ 16 分，具有一定危险性；评分≤ 12 分，高危病人。

实训37 疼痛评定

【实训目的】

掌握使用视觉模拟量表法(visual analogue scale,VAS),即目测类比评分法。

【实训原理及意义】

1. 疼痛是一种不愉快的感觉和对实际或潜在的组织损伤刺激所引起的情绪反应,是临床医学常见的症状之一,也是感觉生理学、病理学、药理学领域中的重要问题,在康复医学中同样占有重要地位。

2. 痛觉是一种复合感觉,既有主观上痛的感知,又有躯体和内脏痛的反应,严重危害人的身心健康。

3. 疼痛的评定是对疼痛部位、疼痛强度、疼痛性质、疼痛持续时间及其发展过程等相关因素分别进行评定。

4. 有助于鉴别引起疼痛的原因,选择正确的康复治疗方案,能比较各种疗法的治疗效果。

【实训对象】

1. 能够配合的躯体疼痛的病人(急性疼痛或慢性疼痛的病人)。

2. 学生模仿的标准化病人。

3. 正常人体。

【实训用具】

痛阈测定仪、纸和医用疼痛测量尺。

【评定标准】

1. 提醒病人尽量准确标记,评定者测量直线长度时应避免误差。

2. VAS分值越高,疼痛越剧烈。

【学时】

0.25学时。

【实训内容与方法】

1. 在纸上画一条10cm长的直线,一端标为无痛,另一端为最痛。

2. 被检者根据自身对疼痛的感觉,用手指或笔画以表示疼痛程度的记号。

3. 根据医用疼痛测量尺在尺子上标记疼痛程度。

4. 测试3次,取其平均值。

实训38 吞咽障碍评定

【实训目的】

1. 掌握吞咽障碍的评定技术。

2. 掌握饮水试验的操作。

【实训原理及意义】

1. 吞咽障碍是由于下颌、舌、软腭、咽喉、食管括约肌或食管功能受损所致的功能障碍,导致食物不能从口腔送到胃。

2. 吞咽障碍的病人易发生营养不良、脱水、吸入性肺炎、窒息等各种并发症,甚至危及生命。

【实训对象】

1. 吞咽障碍的病人。

2. 学生模仿的标准化病人。

【实训用具】

一次性水杯、适量温水、食物、评定表格。

【学时】

0.25学时。

【实训内容与方法】

(一) 饮水试验

1. 病人取坐位。

2. 用水杯盛30ml温水。

3. 嘱病人饮用。

4. 注意观察病人饮水经过，并记录所用时间。

评定标准：测试者一饮而尽，无呛咳，5s之内喝完为正常；一饮而尽，无呛咳，但5s以上喝完，或者2次以上喝完，无呛咳，为可疑；饮水有呛咳为异常。

（二）表格评定法

1. 病人取坐位。
2. 用碗盛少量食物。
3. 嘱病人吃下食物。
4. 观察病人能否把食物送入咽喉。
5. 观察病人能否把食物送入食管。
6. 观察病人有无误咽及呛咳。

【实训考核】

将结果记录到实训考核表中（实训表38-1）。

实训表38-1　常见并发症评定实训考核表

学生姓名			实训日期
指导教师			实训成绩
	实训内容		得分
压疮的评定	压疮的临床评定	Ⅰ级	
		Ⅱ级	
		Ⅲ级	
		Ⅳ级	
	Braden评定法	感觉能力	
		潮湿程度	
		活动能力	
		移动能力	
		营养摄取能力	
		摩擦力和剪切力	
疼痛的评定	痛阈测试	1	
		2	
		3	
	VAS	1	
		2	
		3	
吞咽障碍的评定	饮水试验		
	表格评定法	口腔期	
		咽喉期	
		误咽程度	

注：摩擦力和剪切力评定给1分，其余每项给2分，满分50分。

（丁建红）

二十一、康复常见并发症评定技术

实训39 饮水试验

【实训目的】

1. 筛查吞咽障碍是否存在。
2. 提供吞咽障碍病因和解剖生理变化的依据。
3. 确定是否需要改变提供营养的手段。
4. 确定病人有无误咽的危险因素。
5. 为提供合适的康复治疗方案和制定合理的康复目标做准备。

【实训要求】

1. 学生分组 其中每组模拟病人1人,1名工作人员。
2. 教师指导 分组实训前指导教师先进行示教指导。

【实训仪器设备及用品】

治疗床/治疗桌、治疗椅、茶匙、量杯、温水、秒表;

抢救药品及设备、除颤器、输液设备、吸氧设备、急救药品等。

【学时】

1学时。

【实训步骤】

1. 复习定义 了解吞咽相关解剖结构、吞咽分期,呛咳的处理等。

2. 操作方法与步骤

(1)了解受检者临床情况和试验目的,确定适应证或禁忌证。

(2)向受检者充分解释或示范试验方法,签署知情同意书。

(3)步骤:让受试者喝下一茶匙水,如无问题,嘱受试者取坐位,将30ml温水一口咽下,记录饮水情况:

Ⅰ.可一口喝完,无呛咳。

Ⅱ.分两次以上喝完,无呛咳。

Ⅲ.能一次喝完,但有呛咳。

Ⅳ.分两次以上喝完,且有呛咳。

Ⅴ.常常呛住,难以全部喝完。

3. 了解评定标准 符合下列条件之一可以评为运动试验阳性:

(1)情况Ⅰ,若5s内喝完,为正常。

(2)超过5s,则可疑有吞咽障碍;情况Ⅱ也为可疑。

(3)情况Ⅲ、Ⅳ、Ⅴ可确定有吞咽障碍。

4. 注意事项 试验中严格观察病人情况,严防呛咳。

【实训报告】

学生写出本次实训中所了解的内容包括:实训目的、实训器材与设备、实训方法和步骤、实训结果及结果分析、实训中的注意事项,并附上试验报告单。

实训40 VAS疼痛评定

【实训目的】

1. 掌握疼痛的分类及不同评定方法,这里用VAS评定举例。
2. 掌握VAS评定法的临床意义。

【实训要求】

1. 学生分组 其中每组模拟病人1人,1名工作人员。

2. 指导教师进行示教指导。

【实训仪器设备及用品】

VAS 评分表、治疗床 / 治疗椅。

【学时】

1 学时。

【实训步骤】

1. 筛选受检者 了解受检者临床情况，感知直线和准确标定能力差或对描述词理解力差的老年人不宜使用。

2. 操作方法与步骤

(1) 了解病人临床情况和试验目的，确定适应证。

(2) 向受检者充分解释，逐个示范测定方法。

1) 直线法：在纸上或尺上画一条 10cm 长的直线，一端标为无痛，另一端标为最痛，受试者根据自己对疼痛的感觉，用手指或笔画出表示疼痛程度的记号。这种方法简便，评价迅速，重复性好，但两点间不能量化，要求受试者有一定知识水平，年龄不小于 8 岁。

2) 数字评分法（numeric rating scales，NRS）：将疼痛程度用 0~10 这 11 个数字表示。0 表示无痛，10 表示最剧烈的疼痛，受试者根据个人疼痛感受在其中一个数字上做标记。

【实训报告】

学生写出本次见习中所了解的内容包括：实训目的、实训器材与设备、实训方法和步骤、实训结果及结果分析、实训中的注意事项，并写出见习体会。

（郭艳 杨飞）

中英文名词对照索引

D

E

F

G

H

J

K

L

M

N

P

Q

R

S

T

W

参考文献

[1] 张磊，王绵珍，王治明，等 . 动静态心肺功能遥测系统重测信度的评价 [J]. 工业卫生与职业病，2003，29（1）：29-33.

[2] 胥少汀，葛宝丰，徐印坎 . 实用骨科学 [M]. 北京：人民军医出版社，2005.

[3] 卢祖能 . 实用肌电图学 [M]. 北京：人民卫生出版社，2002.

[4] 陆廷仁 . 骨科康复学 [M]. 北京：人民卫生出版社，2007.

[5] 王玉龙 . 康复功能评定学 [M]. 北京：人民卫生出版社，2008.

[6] 章稼 . 康复功能评定 [M]. 北京：人民卫生出版社，2009.

[7] 王玉龙 . 康复评定技术 [M]. 北京：人民卫生出版社，2010.

[8] 张秀花 . 康复评定技术实训指导 [M]. 北京：人民卫生出版社，2011.

[9] 中华人民共和国卫生部 . 儿童孤独症诊疗康复指南（卫办医政发 [2010] 123 号）[J]. 中国儿童保健杂志，2011，19（3）：289-294.

[10] 王玉龙 . 康复功能评定学 [M].2 版 . 北京：人民卫生出版社，2012.

[11] 柳涛，蔡柏蔷 . 慢性阻塞性肺疾病诊断、处理和预防全球策略（2011 年修订版）介绍 [J]. 中国呼吸与危重监护杂志，2012，11（1）：1-12.

[12] 中华医学会呼吸病学分会睡眠呼吸障碍学组 . 阻塞性睡眠呼吸暂停低通气诊疗指南（2011 年修订版）[J]. 中华结核和呼吸杂志，2012，35（1）：9-12.

[13] 黄晓琳，燕铁斌 . 康复医学 [M].5 版 . 北京：人民卫生出版社，2013.

[14] 周爱保 . 认知心理学 [M]. 北京：人民卫生出版社，2013.

[15] 何金彩 . 神经心理学 [M]. 北京：人民卫生出版社，2013.

[16] 叶涛，李刚，罗金寿，等 .MRI 肩周炎的临床诊断价值 [J]. 中国医学计算机成像杂志，2013，19（5）：430-433.

[17] 罗金寿，叶涛，陆念祖，等 . 肩关节周围炎 MRI 表现（附 35 例临床报道）[J]. 中国中医骨伤科杂志，2013，23（3）：28-30.

[18] 何成奇 . 内外科疾病康复学 [M]. 北京：人民卫生出版社，2013.

[19] 窦祖林 . 作业治疗技术 [M].2 版 . 北京：人民卫生出版社，2013.

[20] 王玉龙，张秀花 . 康复评定技术 [M].2 版 . 北京：人民卫生出版社，2014.

[21] 王玉龙 . 康复评定技术 [M].2 版 . 北京：人民卫生出版社，2014.

[22] 张秀花 . 康复评定技术实训指导与学习指导 [M]. 北京：人民卫生出版社，2014.

[23] 王左生，王丽梅 . 言语治疗技术 [M]. 北京：人民卫生出版社，2014.

[24] 张绍岚，何小花 . 疾病康复 [M].2 版 . 北京：人民卫生出版社，2014.

[25] 唐久来，秦炯，邹丽萍，等 . 中国脑性瘫痪康复指南（2015）：第一部分 [J]. 中国康复医学杂志，2015，30（7）：747-754.

[26] 黄真，杨红，陈翔，等 . 中国脑性瘫痪康复指南（2015）：第二部分 [J]. 中国康复医学杂志，2015，30（8）：858-866.

[27] 陈秀洁，姜志梅，史惟，等 . 中国脑性瘫痪康复指南（2015）：第三部分 [J]. 中国康复医学杂志，2015，30（9）：972-978.

[28] 陈秀洁，姜志梅，史惟，等 . 中国脑性瘫痪康复指南（2015）：第四部分 [J]. 中国康复医学杂志，2015，30（10）：1082-1090.

[29] 刘立席 . 康复评定技术 [M].2 版 . 北京：人民卫生出版社，2016.

[30] 燕铁斌 .2017 年康复医学治疗技术模拟试卷 [M]. 北京：人民卫生出版社，2016.

[31] 燕铁斌 .2017 年康复医学与治疗技术精选习题集 [M]. 北京：人民卫生出版社，2016.

[32] 全国卫生技术资格考试用书编写专家委员会 .2017 全国卫生技术资格考试指导康复医学与治疗技术 [M]. 北京：人

民卫生出版社，2016.

［33］WEISS J M. 轻松学习肌电图：神经传导检查和肌电图操作指南［M］.2 版 . 潘华，译 . 北京：北京大学医学出版社，2017.

［34］燕铁斌 .2018 年康复医学治疗技术模拟试卷［M］. 北京：人民卫生出版社，2017.

［35］燕铁斌 .2018 年康复医学与治疗技术精选习题集［M］. 北京：人民卫生出版社，2017.

［36］中华中医药学会骨伤科分会髋关节功能障碍诊疗指南制定工作组 . 中医骨伤科临床诊疗指南［J］. 人工髋关节置换围手术期康复专家共识 . 康复学报，2017，27（4）：1-6.

［37］中华医学会儿科学分会发育行为学组，中国医师协会儿科分会儿童保健专业委员会，儿童孤独症诊断与防治技术和标准研究项目专家组 . 孤独症谱系障碍儿童早期识别筛查和早期干预专家共识［J］. 中华儿科杂志，2017，55（12）：890-897.

［38］陈俊飞，汤强，严翊，等 . 常见便携式遥测气体代谢仪核心测量指标的信度和效度分析［J］. 体育科研，2017，38（6）：67-73.

［39］WASSERMAN K. 心肺运动试验的原理及其解读［M］. 孙兴国，译 . 北京：北京大学医学出版社，2018.